新编中草药

彩 色 图 谱

第三版

朱意麟 李 斌 周 蓓 主编

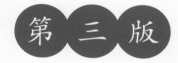

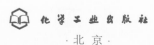

化学工业出版社

·北京·

内容简介

本书收录较常用、功效较确切的中草药700多种，按照中草药主要功效分类编排，共分为解表药、清热药、泻下药、祛风湿药、化湿药、利水渗湿药、温里药、理气药、消食药、驱虫药、止血药、活血化瘀药、化痰止咳平喘药、安神药、平肝息风药、开窍药、补药、收涩药、涌吐药、攻毒杀虫燥湿止痒药、其他等二十一大类，每一类再分为多个小类。每种中草药按别名、来源、原植物、采收加工、药材性状、性味归经、功能与主治、用法用量、注意事项的顺序阐述，并配有精美、清晰的原植物、动物和药材彩图。本书适合临床医师、药师及中医药专业研究人员、教师、学生和中草药爱好者参考阅读。

图书在版编目（CIP）数据

新编中草药彩色图谱/朱意麟，李斌，周蓓主编． —3版．
—北京：化学工业出版社，2020.11
ISBN 978-7-122-37648-0

Ⅰ．①新⋯　Ⅱ．①朱⋯②李⋯③周⋯　Ⅲ．①中草药－图谱
Ⅳ．①R282-64

中国版本图书馆CIP数据核字（2020）第165409号

责任编辑：赵兰江　　　　　　　　　　　　装帧设计：张　辉
责任校对：刘　颖

出版发行：化学工业出版社（北京市东城区青年湖南街13号　邮政编码100011）
印　　装：中煤（北京）印务有限公司
710mm×1000mm　1/16　印张43　字数1075千字　2021年3月北京第3版第1次印刷

购书咨询：010-64518888　　　　　　　　售后服务：010-64518899
网　　址：http://www.cip.com.cn
凡购买本书，如有缺损质量问题，本社销售中心负责调换。

定　　价：198.00元　　　　　　　　　　　　　　版权所有　违者必究

编写人员名单

主　编	朱意麟	李　斌	周　蓓
副主编	黄克南	易　蔚	周重建
编　者	马雯芳	甘日呈	龙春莉
	朱意麟	李　斌	吴　双
	陆海琳	易　蔚	周　蓓
	周重建	唐云丽	黄克南
	梁子宁	银胜高	樊立勇

第三版前言

　　自《新编中草药彩色图谱》出版距今已经9年多，该书出版后得到了广大读者以及医药界同行的厚爱、关心和热情支持，已经重印8次，再版一次，并于2014年在韩国出版发行了韩文版。在此期间，许多专家学者和读者对该书的进一步改进提出了较多的宝贵意见，中草药的研究也有了进一步的进展。所以，我们对全书内容再次进行了修订、增补。

　　第三版主要的变化是新补充了全书所有中药的用法用量和注意事项等临床实用文字内容，并增加了30多种常用中药品种。我们对全书内容进行的另一个较大的改动是将30多个按照基源不同而单列的品种根据功效进行了合并，同时，根据主要功效调整了20多个品种的分类。另外对部分品种的图片进行了替换。

　　衷心希望通过这次修订后更能进一步满足广大读者的需要。由于编者水平有限，书中疏漏及不足在所难免，敬请读者指正。

编　者
2020年8月

第一版前言

我国的中医药文化源远流长，在不同历史时期，中医药为我国人民和世界人民的健康与繁衍作出了巨大的贡献，在人们与疾病斗争中发挥了极其重要的作用。本草学从秦汉时期至今历经几千年，得到不断壮大、丰富和发展，说明它具有极其强大的生命力。中药作为天然药物资源的宝贵财富，受到了世界各国人民的青睐，不断吸引着世人的目光，他们瞄准了我国的传统中药，希望在利用中药治疗和保健的过程中更加合理、科学，更好地为人类造福！

我国幅员辽阔，气候万千，为中草药的生长提供了适宜的环境，孕育了丰富的中草药资源。为了满足人们对健康与保健的需要，国家以及地方政府都非常重视我国中医药的发展，在政府的支持和科学工作者及专家的努力下出版了形式多种多样的本草（中药）学典籍，极大地方便了各个层次人们的需要。但具有原植物及其药材或饮片彩色原图和性状描述，同时又有较详细的功效应用的本草（中药）学著作相对较少，而中药中同一药物不同来源（多来源）或同一基原植物（同来源）其不同部位又有不同的药用功效、用途，因而其配伍应用也不同。人们在应用过程中往往出现一些用药混乱或用药不准确的现象，因此，本书力求在这方面有所突破，力争在中药的基原、药材或饮片的鉴定、鉴别以及功效应用方面做到通俗易懂、易于掌握，在中药材或饮片的选择上力图选择道地药材或优质药材。

本书收录了600多种中草药，均为教科书、药典或地方较常用的药物，以常用或通用的中药名为正名，并将与中药名不同名的原植物名一并列出。本书正文按中药名、别名、来源、原植物、采收加工、药材或饮片性状、性味归经、功能与主治的顺序描述，并附有植物形态和药材或饮片特征图。

本书的编写工作主要由广西中医学院药学院的专家负责，同时得到了广西药用植物园、福建中医学院药学院、安徽中医学院药学院、长春中医药大学药学院、成都中医药大学药学院、中国中医科学院药物研究所、广西中药研究所、山东东阿集团等单位专家们的鼎力支持和无私帮助，在此深表感谢！

由于编者水平有限，时间比较仓促，书中疏漏之处在所难免，敬请读者批评和指正。

编 者
2011年3月

目录

三、泻下药

四、祛风湿药

十一、止血药

十二、活血化瘀药

十三、化痰止咳平喘药

十八、收涩药

（一）发散风寒药

桂枝

别名 菌桂、桂、辣桂、玉桂。

来源 为樟科肉桂 *Cinnamomum cassia* Presl 的干燥嫩枝。

原植物 常绿乔木。全株气芳香，树皮灰褐色；枝条被灰黄色短柔毛。单叶互生，革质，叶片长椭圆形，上面无毛有光泽，下面疏被黄色短绒毛。圆锥花序腋生或近顶生，花两性，白色；能育雄蕊9，分3轮排列，花药4室，退化雄蕊3，箭头状。果实椭圆形，紫色无毛；果托浅杯状。生于常绿阔叶林中，但多为栽培。在福建、海南、广东、广西、云南等地均有栽培，尤以广西栽培为多。

采收加工 春、夏两季采收，除去叶，晒干，或切片晒干。

饮片鉴别 桂枝呈类圆形的薄片。木部黄白色或浅黄棕色，皮部红棕色，髓部略呈方形，周边棕色及红棕色。质硬而脆。有特异香气，味甜、微辛，皮部味较浓。桂枝木呈类圆形的薄片，气微香特异，味微辛。桂枝尖形同桂枝而细，呈不规则的小段。炒桂枝形同桂枝，黄棕色，偶有焦斑。蜜桂枝形同桂枝，黄棕色，略有黏性，味微甜。

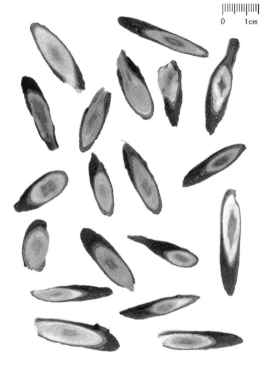

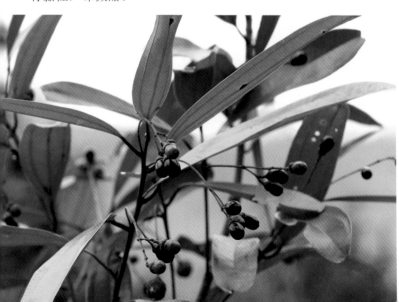

性味归经 味辛、甘，性温。归心、肺、膀胱经。

功能与主治 散寒解表，温通经脉，通阳化气。主治风寒表证，寒湿痹痛，四肢厥冷，经闭痛经，癥瘕结块，胸痹，心悸，痰饮，小便不利。

用法用量 内服：煎汤，3～9克。

注意事项 温热病、阴虚阳盛、血热妄行者及孕妇忌服。

麻黄

别名 龙沙、狗骨、华麻黄。

来源 为麻黄科植物草麻黄 *Ephedra sinica* Stapf 的草质茎。

原植物 草本状灌木，高20～40cm。木质茎短，常似根茎，匍匐地上或横卧土中；小枝直伸或微曲，绿色，长圆柱形，细纵槽纹常不明显，节明显。鳞叶膜质鞘状，下部约1/2合生，上部2裂，裂片锐三角形，先端急尖，常向外反曲。花成鳞球花序，通常雌雄异株；雄球花多成复穗状，常具总梗；雌球花单生，有梗，成熟时苞片增大，肉质，红色，成浆果状。种子2，黑红色或灰褐色，三角状卵圆形或宽卵圆形，表面有细皱纹。花期5～6月，种子成熟期7～8月。生于干山坡、平原、干燥荒地、河床、干草原、河滩附近及固定沙丘，常成片丛生。分布于我国华北及吉林、辽宁、陕西、新疆、河南西北部等地。

采收加工 8～10月间割取部分绿色茎枝，去净泥土，放通风处晾干，或晾至六成干时，再晒干。干后切段供药用。

药材性状 麻黄呈细长圆柱形，少分枝，直径1～2mm，有时带少量棕色木质茎；表面浅绿色或黄绿色，有细纵脊线，触之微有粗糙感。节明显，节间长2～6cm，节上有膜质鳞叶；裂片2（稀3），锐三角形，先端灰白色，基部联合成筒状，红棕色。体轻，质脆，易折断，断面略纤维性，周边绿黄色，髓部红棕色，近圆形。气微香，味涩、微苦。

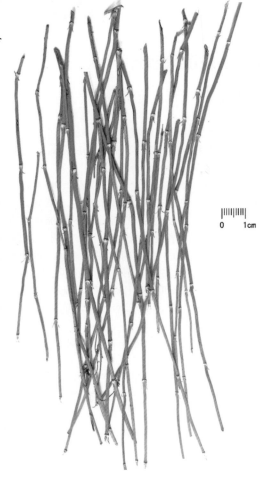

0   1cm

性味归经 味辛、微苦，性温。归肺、膀胱经。

功能与主治 发汗散寒，宣肺平喘，利水消肿。主治风寒感冒，胸闷喘咳，风水浮肿，支气管哮喘。蜜麻黄润肺止咳，多用于表证已解，气喘咳嗽。

用法用量 内服：煎汤（宜先煎），2～9克。

注意事项 体虚盗汗者禁服。

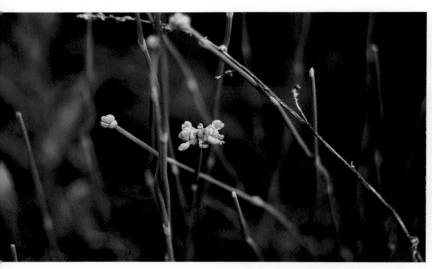

紫苏

别名 苏、苏叶、紫菜。

来源 为唇形科植物草本紫苏 *Perilla frutescens* (L.) Britt. 的干燥茎、叶。叶称紫苏叶，茎称紫苏梗。

原植物 一年生草本，高30～100cm。具有特殊芳香。茎直立，多分枝，紫色或绿色，钝四棱形，密被长柔毛。叶对生；叶片阔卵形、卵状圆形，边缘具粗锯齿，两面紫色。轮伞花序，由2花组成偏向一侧成假总状花序，顶生和腋生；花萼钟状，外面下部有黄色腺点。花冠白色或紫红色，雄蕊着生于花冠筒内中部，子房4裂。小坚果近球形，灰棕色或褐色。全国各地广泛栽培。

采收加工 南方7～8月，北方8～9月，枝叶茂盛时收割，摊在地上或悬于通风处阴干，干后将叶摘下即可。

药材性状 叶片多皱缩卷曲、破碎，完整者展平后呈卵圆形，长4～11cm，宽2.5～9cm。先端长尖或急尖，基部圆形或宽楔形，边缘具圆锯齿。两面紫色或上表面绿色、下表面紫色，疏生灰白色毛，下表面有多数凹点状的腺鳞。叶柄长2～5cm，紫色或紫绿色。质脆。带嫩枝者，枝的直径2～5mm，紫绿色，断面中部有髓。气清香，味微辛。

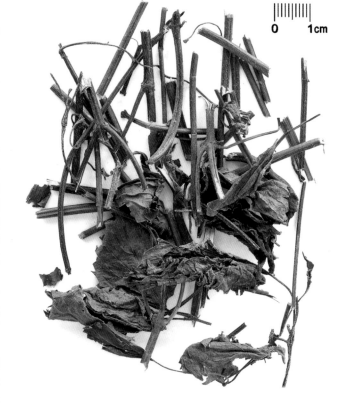

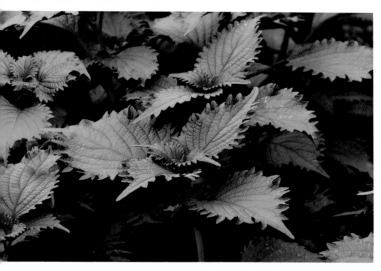

性味归经 味辛，性温。归肺、脾经。

功能与主治 ①紫苏叶：理气宽中、止痛、安胎；主治胸膈痞闷、胃脘疼痛、嗳气呕吐，胎动不安。②紫苏梗：解表散寒、行气和胃；主治风寒感冒、咳嗽呕恶、妊娠呕吐、鱼蟹中毒。

用法用量 内服：煎汤，6～9克。外用：煎水洗或捣敷。

注意事项 温病、气弱者忌服。

生姜

来源 为姜科多年生草本姜 *Zingiber officinale* Rosc. 的新鲜根茎。

原植物 多年生草本，高 50～80cm。根茎肥厚，断面黄白色，有浓厚的辛辣气味。叶互生，排成2列，无柄，几抱茎；叶舌长2～4mm；叶片披针形至线状披针形，较长，先端渐尖，基部狭，叶基鞘状抱茎，无毛。花葶自根茎中抽出，穗状花序椭圆形；苞片卵形，淡绿色，边缘淡黄色，先端有小尖头；花萼管具3短尖齿；花冠黄绿色，裂片3，披针形，长不及2cm，唇瓣的中间裂片长圆状

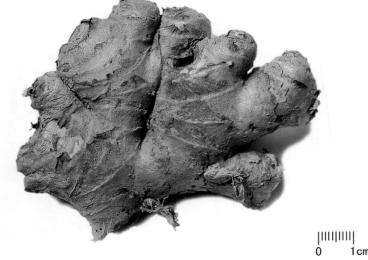

倒卵形，较花冠裂片短，有紫色条纹和淡黄色斑点。两侧裂片卵形，黄绿色，具紫色边缘；雄蕊1，暗紫色，花药长约9mm，药隔附属体包裹住花柱；子房3室，无毛，花柱1，柱头近球形。两果。种子多数，黑色。花期8月。我国中部、东南部至西南部各省广为栽培。

采收加工 秋、冬二季采挖，除去须根及泥沙。

药材性状 呈不规则块状，略扁，具指状分枝，长4～18cm，厚1～3cm。表面黄褐色或灰棕色，有环节，分枝顶端有茎痕或芽。质脆，易折断，断面浅黄色，内皮层环纹明显，维管束散在。气香特异，味辛辣。

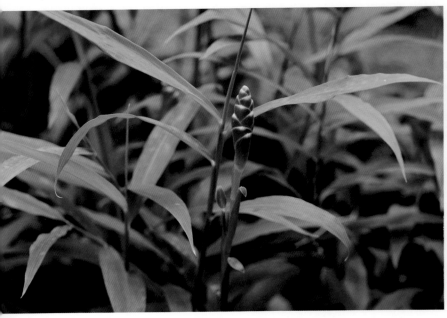

性味归经 味辛，微温。归肺、脾、胃经。

功能与主治 解表散寒，温中止呕，化痰止咳。主治风寒感冒，胃寒呕吐，寒痰咳嗽。

用法用量 内服：煎汤或捣汁冲服，3～9克。外用：捣敷。

注意事项 阴虚内热者或实热者忌服。

羌活

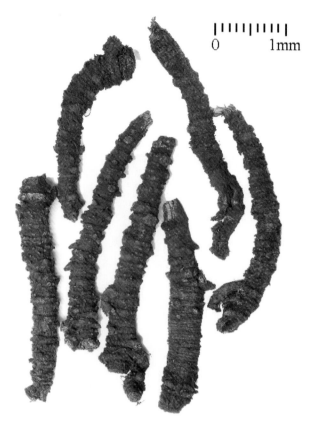

别名 羌青、退风使者、黑药、胡王使者。

来源 为伞形科植物羌活 *Notopterygium incisum* Ting ex H. T. Chang. 的干燥根茎和根。

原植物 多年生草本，高60～150cm。茎直立，中空，圆柱形，表面淡紫色，有纵直细条纹。基生叶及茎下部叶有长柄，并由基部向两侧扩展成膜质叶鞘，抱茎；叶片为三出三回羽状复叶，小叶片3～4对，末回裂片卵状披针形至长圆卵形，边缘缺刻状浅裂至羽状深裂；茎上部叶成鞘状，近无柄，先端有羽状分裂的小叶片。复伞形花序顶生或腋生，小伞形花序直径1～2cm，小总苞片线形；花多数，萼齿卵状三角形；花瓣5，白色，倒卵形，先端钝而内凹；雄蕊的花丝内弯，黄色。分果长圆形，主棱均扩展为宽约1mm的翅。花期7～9月，果期8～10月。生于海拔2000～4200m的灌丛、林缘下或沟谷草丛中。分布于陕西、甘肃、青海、四川、西藏等地。

采收加工 春、秋二季采挖，除去须根及泥沙，晒干。

药材性状 本品为圆柱形略弯曲的根茎，长4～13cm，直径0.6～2.5cm。表面棕褐色至黑褐色，外皮脱落的地方呈黄色。节间缩短，呈紧密隆起的环状，形似蚕，习称"蚕羌"；节间延长，形如竹节状，习称"竹节羌"。节上有多数点状或瘤状突起的根痕及棕色破碎鳞片。体轻，质脆，易折断。断面不平整，有多数裂隙，皮部黄棕色至暗棕色，油润，有棕色油点，木部黄白色，射线明显，髓部黄色至黄棕色。气香，味微苦而辛。

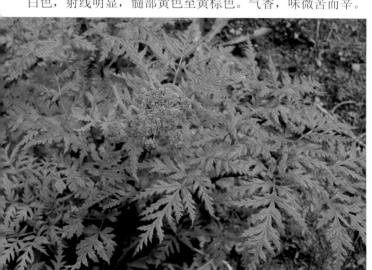

性味归经 味辛、苦，性温。归膀胱、肾经。

功能与主治 解表散寒，祛风除湿，止痛。主治风寒感冒，头痛项强，风湿痹痛，肩背酸痛。

用法用量 内服：3～9克。

注意事项 血虚痹痛者忌服。

香薷

别名 香菜、石香薷、石艾。

来源 为唇形科植物江香薷 *Mosla chinensis* 'Jiangxiangru' 或石香薷 *Mosla chinensis* Maxim 的干燥地上部分。

原植物 江香薷 直立草本，高55～65cm。基部的分枝较长，向上的分枝渐短。茎四棱形。叶对生；叶柄长0.7～1cm，被小纤毛；叶片披针形，长3～6cm，宽0.6～1cm，顶端渐尖，

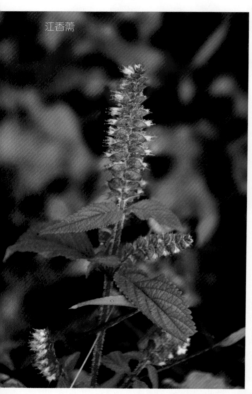

江香薷

基部渐狭，边缘具5～9个锐浅锯齿，侧脉明显，上面黄绿色，被短柔毛，间有长绵毛，下面较淡，主脉上为长柔毛，余为短柔毛，两面均具凹陷腺点。总状花序密集成穗状、长2～3.5cm，苞片覆瓦状排列，倒卵圆形或圆卵形，先端短尾尖，全缘，上面上半部被疏柔毛，下部近无毛；下面密被白色长柔毛，上半部密生凹陷腺点，边缘具长睫毛，脉7～9条，自基部掌状生出。花萼钟形，长4mm，宽2～2.5mm。外被白色柔毛及凹陷腺点，内面在喉部以上被白色绵毛，下部无毛，萼齿5，钻形或披针形，近相等，约为全长的2/3，果时基部膨大；花冠淡紫色。或少有白色，长0.6～0.8cm，伸出苞片，外被微柔毛，内面在冠筒上簇生长柔毛，冠筒基部具一圈长毛环，其余脉上具疏短毛茸，下唇中裂片边缘具不规则圆或尖锯齿，前端凹入。小坚果扁圆球形，表面具疏网纹，网眼内平坦，具疣状突起。花期6月，果期7月。江西分宜、新余等地有栽培。

石香薷 与江香薷极其相似，但叶呈线状披针形，长1.8～2.6cm，宽0.3～0.4cm，边缘具疏锯齿3～4个，苞片多为5条脉，冠筒内基部具2～3行乳突状或短棒状毛茸，退化雄蕊多不发育，2药室，一小一大。小坚果具深穴状或针眼状雕纹，穴窝内具腺点。野生于海拔至1400m草坡或林下。分布于华东、中南、台湾、贵州。

采收加工 夏季茎叶茂盛、花盛时择晴天采割，除去杂质，阴干。

药材性状 茎方柱形，基部类圆形，直径1～2mm，节明显，节间长4～7cm；质脆。叶对生，边缘有疏浅锯齿。穗状花序顶生及腋生，苞片圆卵形或圆倒卵形；花萼宿存，钟状，淡紫红色或灰绿色，先端5裂，密被茸毛。小坚果4，直径0.7～1.1mm，近圆球形，具网纹。气清香而浓，味微辛而凉。

性味归经 味辛，性微温。归肺、胃经。

功能与主治 发汗解表，化湿和中。主治暑湿感冒，恶寒发热，头痛无汗，腹痛吐泻，水肿，小便不利。

用法用量 内服：煎汤，3～9克；或煎汤含漱。外用：适量，捣敷。

注意事项 表虚者忌服。

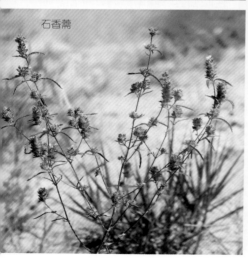

石香薷

土香薷

别名 香草头、鱼香草、水芳花。

来源 为唇形科植物香薷 *Elsholtzia ciliate* (Thunb.) Hyland. 的干燥全草。

原植物 一年生草本，高30～90cm。茎直立，四棱形，紫褐色，多分枝，被疏柔毛。叶对生；叶柄边缘具狭翅，披毛；叶片卵形，边缘具锯齿，上面被小硬毛，下面叶脉被小硬毛，其余散布腺点。轮伞花序多花密集成假穗状花序，顶生

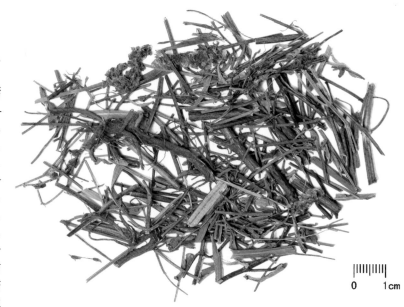

和腋生；苞片宽卵圆形，先端针芒状，外面近无毛而具腺点，边缘具缘毛；花萼钟形，萼齿5，前2齿较长，先端具针芒状；花冠淡紫色，外面被毛，上唇直立，下唇3裂；雄蕊4，伸出，花药2室；雌蕊子房4裂，花柱内藏，柱头2浅裂。小坚果长圆形，棕黄色。生于山地、林内、河岸和路旁。全国各地均有产。

采收加工 全草夏、秋季采收，切段，晒干，或鲜用。

药材性状 茎呈方柱形，多分枝，长30～50cm，表面紫褐色；质脆。叶卷曲皱缩，展平后呈卵形或椭圆状披针形，长3～9cm，宽1～4cm，上面暗绿色，有疏生硬毛，下面淡绿色，散生多数亮黄色腺点；叶柄长0.5～3cm，有小硬毛。顶生假穗状花序，稍偏向一侧，花淡紫色。揉搓后有特异清香，味辛凉。以枝嫩、穗多、气香浓者为佳。

性味归经 味辛，性微温。归肺、胃经。

功能与主治 发汗解暑，化湿利尿。主治夏季感冒，中暑，泄泻，小便不利，水肿，湿疹，痈疮。

用法用量 内服：煎汤，9～15克。外用：适量，捣敷。

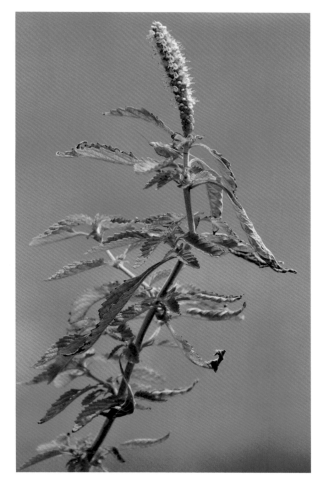

防风

别名 铜芸、屏风、风肉。

来源 为伞形科植物防风 *Saposhnikovia divaricata* (Turcz.) Schischk. 的根。

原植物 多年生草本，高30～80cm。根粗壮，长圆柱形，有分枝，淡黄棕色，根头处密生纤维状叶柄残基及明显的环纹。茎单生，二歧分枝，分枝斜上升，与主茎近等长，有细棱。基生叶丛生，有扁长的叶柄，基部有宽叶鞘；叶片卵形或长圆形，极长，2～3回羽状分裂，第一回裂片卵形或长圆形、有柄，第二回裂片下部具短柄，末回裂片狭楔形；顶生叶简化，有宽叶鞘。复伞形花序多数，生于茎和分枝顶端，顶生花序伞辐5～7，无毛；无总苞片；小伞形花序有花4～10，小总苞片线形或披针形；萼齿三角状卵形；花瓣倒卵形，白色。双悬果狭圆形或椭圆形。花期8～9月，果期9～10月。生于草原、丘陵和多石砾山坡上。分布于我国东北、华北及陕西、甘肃、宁夏、山东等地。

采收加工 一般于栽种第2年的冬季收获。采挖后，去掉残茎、须根及泥土，晒至九成干时，按粗细长短分别扎成小捆，再晒或烘干。

药材性状 根呈长圆锥形或长圆柱形，下部渐细，有的略弯曲，长15～30cm，直径0.5～2cm。表面灰棕色，粗糙，有纵皱纹、多数横长皮孔及点状突起的细根痕。根头部有明显密集的环纹。体轻，质松，易折断，断面不平坦，皮部浅棕色，有裂隙，散生黄棕色油点，木部浅黄色。气特异，味微甘。以条粗壮、断面皮部色浅棕、木部色浅黄者为佳。

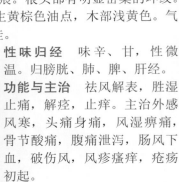

性味归经 味辛、甘，性微温。归膀胱、肺、脾、肝经。

功能与主治 祛风解表，胜湿止痛，解痉，止痒。主治外感风寒，头痛身痛，风湿痹痛，骨节酸痛，腹痛泄泻，肠风下血，破伤风，风疹瘙痒，疮疡初起。

用法用量 内服：煎汤，4～9克。外用：适量，煎汤熏洗。一般生用，止泻炒用，止血炒炭用。

注意事项 血虚痉急、头痛不因风邪者忌服。

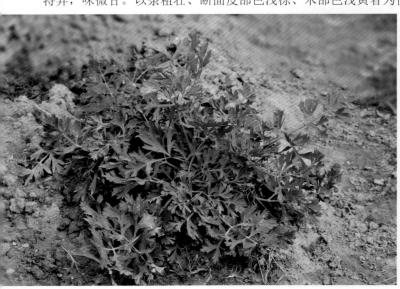

荆芥

别名 假苏、鼠蓂、姜芥。

来源 为唇形科植物裂叶荆芥 *Schizonepeta tenuifolia* Briq. 的茎叶和花穗。

原植物 一年生草本，高 60～100cm。具强烈香气。茎直立，四棱形，上部多分枝，基部棕紫色。全株被灰白色短柔毛。叶对生；茎基部的叶片无柄或近无柄，羽状深裂；中部及上部叶无柄，羽状深裂，先端锐尖，基部楔状渐狭并下延至叶柄，裂片披针形，上面暗绿色，下

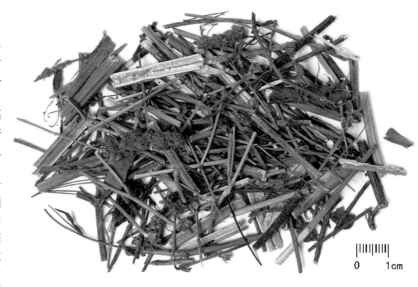

面灰绿色，两面均无毛。花为轮伞花序，多轮密集于枝端，形成穗状；苞片叶状；小苞片线形，较小；花小，花萼漏斗状倒圆锥形，被灰色柔毛及黄绿色腺点，先端5齿裂，裂片卵状三角形；花冠浅红紫色，二唇形，上唇先端2浅裂，下唇3裂；雄蕊4，二强；子房4纵裂，花柱基生，柱头2裂。小坚果4，长圆状三棱形，棕褐色，表面光滑。花期7～9月，果期9～11月。生于山坡路旁或山谷、林缘。分布于黑龙江、辽宁、河北、山西、陕西、甘肃、青海、河南、四川、贵州等地，江苏、浙江、福建、云南等地有栽培。

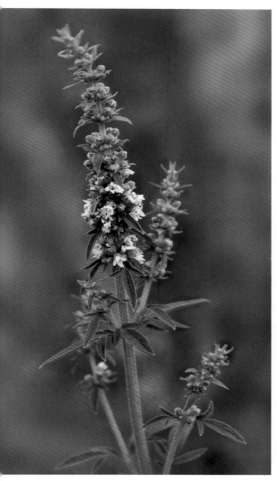

采收加工 秋季花开穗绿时割取地上部分，晒干。

药材性状 荆芥为不规则小段，茎、叶、穗混合。茎呈方柱形，淡黄绿色或淡紫红色，被短柔毛。叶片皱缩卷曲，破碎。花穗淡棕色或黄绿色。气芳香，味辛，有清凉感。荆芥穗为不规则的小段，花冠多脱落，宿萼钟状，淡棕色或黄绿色。气芳香，味微涩而辛凉。

性味归经 味辛、微苦，性微温。归肺、肝经。

功能与主治 祛风，解表，透疹，止血。主治感冒发热，头痛，目痒，咳嗽，咽喉肿痛，麻疹，风疹，痈肿，疮疥，衄血，吐血，便血，崩漏，产后血晕。

用法用量 内服：煎汤，4～9克。外用：适量，煎水洗，捣敷、研末调敷。

注意事项 自汗、阴虚头痛者忌服。

白芷

别名 芳香、泽芬、香白芷。

来源 为伞形科植物杭白芷 *Angelica dahurica* （Fisch. ex Hoffm）Benth. et Hook.（f.ex Franch.e）的根。

原植物 多年生高大草本，高1～1.5m。根长圆锥形，上部近方形，表面灰棕色，有多数较大的皮孔样横向突起，断面白色。茎及叶鞘多为黄绿色。基生叶一回羽状分裂，有长柄，叶柄下部有管状抱茎、边缘膜质的叶鞘；茎上部叶2～3回羽状分裂，叶片为卵形至三角形，极长，叶柄下部为囊状膨大的膜质叶鞘；末回裂片长圆形、卵形或线状披针形，多无柄，急尖，边缘有不规则的白色软骨质粗锯齿，具短尖头，花序下方的叶简化成无叶的、显著膨大的囊状叶鞘，外面无毛。复伞形花序顶生或腋生，花序梗、伞辐和花柄均有短糙毛；小总苞片线状披针形，膜质；花白色；花瓣倒卵形。果实长圆形至卵圆形，黄棕色。花期7～8月，果期8～9月。栽培于江苏、安徽、浙江、江西、湖北、湖南、四川等地。

采收加工 春播在当年10月中、下旬采收，秋播于翌年8月下旬叶枯萎时采收，抖去泥土，晒干或烘干。

药材性状 根圆锥形，长10～20cm，直径2～2.5cm。上部近方形或类方形，表面灰棕色，有多数皮孔样横向突起，长0.5～1cm，略排成四纵行，顶端有凹陷的茎痕。质坚实较重，断面白色，粉性。气芳香，味辛、微苦。以独枝、条粗壮、质硬、体重、粉性足、香气浓者为佳。

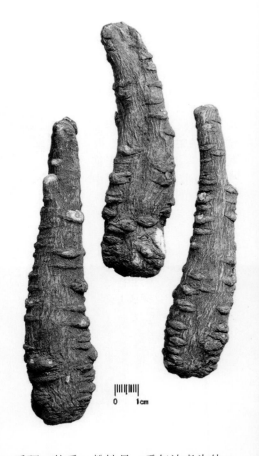

性味归经 味辛，性温。归肺、脾、胃经。

功能与主治 祛风除湿，通窍止痛，消肿排脓。主治感冒头痛，眉棱骨痛，牙痛，鼻塞，鼻渊，湿胜久泻，妇女白带，痈疽疮疡，毒蛇咬伤。

用法用量 内服：煎汤，3～9克。外用：研末撒或调敷。

注意事项 阴虚血热者忌服。

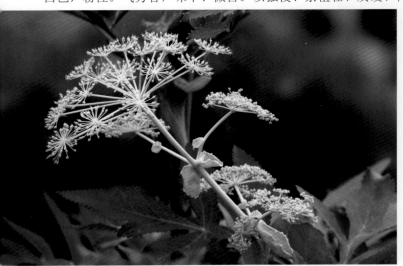

细辛

别名　华细辛、小辛、少辛。

来源　为马兜铃科植物华细辛 *Asarum sieboldii* Miq. 的带根全草。

原植物　多年生草本。根茎直立或横走。叶通常2枚；芽苞叶肾圆形，边缘疏被柔毛；叶片心形或卵状心形，先端渐尖或急尖，基部深心形，上面疏生短毛，脉上较密，下面仅脉上被毛。花紫黑色；花被管钟状，内壁有疏离纵行脊皱；花被裂片三角状卵形，直立或近平展；雄蕊着生子房中部，花丝与花药近等长或稍长，药隔突出，短锥形；子房半下位或几近七位，球状，花柱6，较短，先端2裂，柱头侧生。蒴果近球状。花期4～5月。生于林下阴湿腐殖质土中。分布于陕西、山东、安徽、浙江、江西、河南、湖北、四川等地。

采收加工　移栽田生长3～5年、直播地生长5～6年采收。9月中旬挖出全部根系，去掉泥土，每1～2kg捆成1把。放阴凉处阴干。

药材性状　常卷曲成团。根茎细长，长5～15cm，直径1～3mm，节间长0.2～1cm；表面灰棕色，粗糙，根细长，密生节上；表面灰黄色；质脆，易折断，断面黄白色。基生叶，叶柄长，光滑，完整叶展平后呈卵状心形或肾状心形，表面深绿色，上面脉上有毛，下面毛密。偶见花，紫褐色，半球状。气芳香，味辛辣，略有麻舌感。

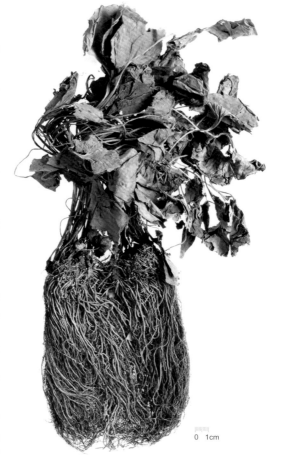

0　1cm

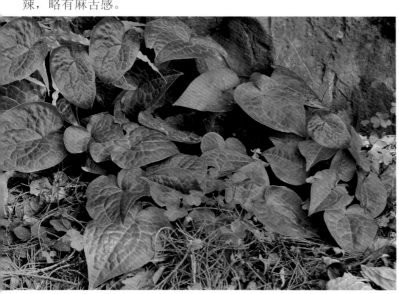

性味归经　味辛，性温，小毒。归肺、肾、心经。

功能与主治　散寒祛风，止痛，温肺化饮，通窍。主治风寒表证，头痛，牙痛，风湿痹痛，痰饮咳喘，鼻塞，鼻渊，口疮。

用法用量　内服：煎汤，1.5～9克。外用：研末吹鼻或煎水含漱。

注意事项　气虚多汗、血虚头痛、阴虚咳嗽者忌服。反藜芦。

苍耳子

别名 牛虱子、棉螳螂、胡苍子、饿虱子、苍裸子、老苍子。

来源 为菊科植物苍耳 *Xanthium sibiricum* Patr. 的干燥成熟带总苞的果实。

原植物 一年生草本，高20～90cm。根纺锤状。茎直立，被灰白色糙伏毛。叶互生；有长柄；叶片三角状卵形，基出三脉，上面绿色，下面苍白色，被粗糙或短白伏毛。头状花序近于无柄，聚生，单性同株；雄花序球形，总苞片小，1列，雄蕊5；雌花序卵形，总苞片2～3列，小花2朵，无花冠，子房在总苞内，花柱线形，突出在总苞外。成熟的具瘦果的总苞变坚硬，绿色，淡黄色或红褐色，外面疏生具钩的总苞刺；瘦果2，倒卵形，瘦果内含1颗种子。花期7～8月，果期9～10月。生于平原、丘陵、低山、路边、草地、村旁等处。分布于全国各地。

采收加工 秋季果实成熟，由青转黄，叶已大部分枯萎脱落时，选晴天，剖下全株，脱粒，扬净，晒干。

药材性状 呈纺锤形或卵圆形，长1～1.5cm，直径0.4～0.7cm。表面黄棕色或黄绿色，全体有钩刺，顶端有2枚较粗的刺。质硬而韧，横切面中央有纵隔膜。瘦果略呈纺锤形，一面较平坦，顶端具1突起的花柱基，果皮薄，灰黑色，具纵纹。气微，味微苦。

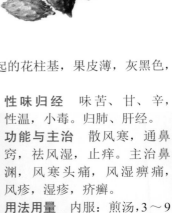

性味归经 味苦、甘、辛，性温，小毒。归肺、肝经。

功能与主治 散风寒，通鼻窍，祛风湿，止痒。主治鼻渊，风寒头痛，风湿痹痛，风疹，湿疹，疥癣。

用法用量 内服：煎汤，3～9克。外用：适量，捣敷或煎水洗。

注意事项 血虚、痹痛忌服。

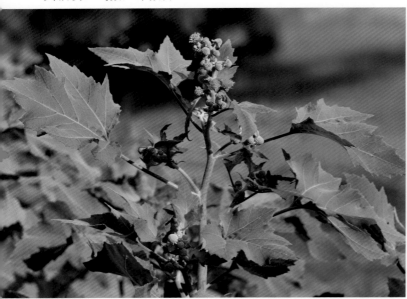

辛夷

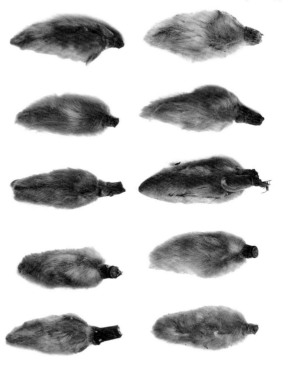

0 1cm

别名　房木、迎春、木笔花、玉堂春。

来源　为木兰科植物玉兰 *Magnolia denudate* Desr. 的干燥花蕾。

原植物　玉兰，落叶乔木，高6～12m。小枝黄绿色或淡棕黄色，光滑或近梢处有毛；冬芽卵形，苞片密生淡黄色茸毛。单叶互生；叶柄基部有托叶痕；叶片长圆状披针形或卵状披针形，先端渐尖，基部圆形或楔形，全缘，表面深绿色，光滑，背面淡绿色，沿脉有疏毛。花先叶开放，单生枝顶，稀腋生，呈钟状，白色，外面基部带紫红色，芳香；外轮花被3，萼片状近线形，长约为花瓣的1/4；中、内轮花被各3，匙形；雄蕊多数，在伸长的花托下部螺旋状排列；雌蕊多数，排列在花托上部。聚合果圆筒形，稍扭曲；蓇葖木质。种子倒卵形。花期2～3月，果期8～9月。

采收加工　1～3月，齐花梗处剪下未开放的花蕾，白天置阳光下暴晒，晚上堆成垛发汗。晒至五成干时，堆放1～2d，再晒至全干。

药材性状　呈长卵形，似毛笔头，有的基部具短梗。花蕾长15～30mm，直径10～15mm。苞片外面密被灰白色或淡黄白色茸毛，体轻，质脆。有特异香气，味辛而稍苦。

性味归经　味辛，性温。归肺、胃经。

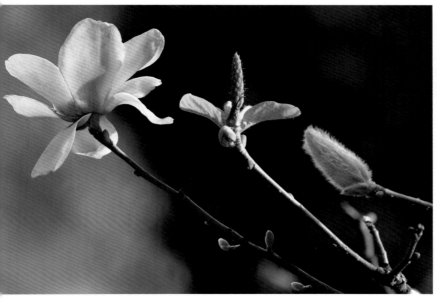

功能与主治　散风寒，通鼻窍。主治鼻渊，风寒感冒之头痛、鼻塞、流涕。

用法用量　内服：煎汤，3～9克，包煎。外用：适量，研末搐鼻。

注意事项　阴虚火旺者忌服。

葱白

别名 葱茎白、葱白头。

来源 为百合科植物葱 *Allium fistulosum* L. 的近根部鳞茎。

原植物 多年生草本，可高达50cm。通常簇生，全体辛臭，折断后有辛味之黏液。须根丛生，白色。鳞茎圆柱形，先端稍肥大，鳞叶成层，白色，上具白色纵纹。叶基生；叶片圆柱形，中空，长约45cm，直径1.5～2cm，先端尖，绿色，具纵纹；叶鞘浅绿色。花葶约与叶等长，总苞白色，2裂，伞形花序球形。多花，密集，花梗与花被等长或为其2/3长，无苞片；花被钟状，白色，花被片6，狭卵形，先端渐尖，具反折的小尖头；花丝长为花被片的1.5～2倍，锥形，基部合生并与花被贴生。蒴果三棱形。种子黑色，三角状半圆形。花期7～9月，果期8～10月。全国各地均有栽培。

药材性状 圆柱形，先端稍肥大，白色鳞叶成层，上面具有白色纵纹。味辛。

采收加工 夏、秋季采挖，除去须根、叶及外膜，鲜用。

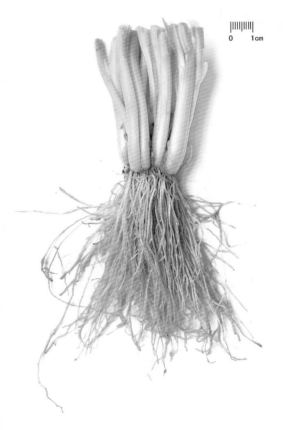

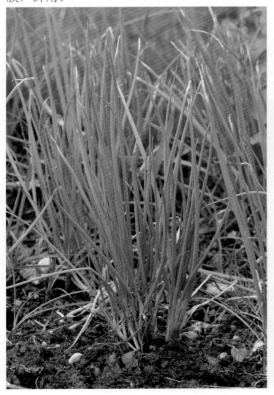

性味归经 味辛，性温。归肺、胃经。

功能与主治 发表，通阳，解毒，杀虫。主治感冒风寒，阴寒腹痛，二便不通，痢疾，疮痈肿痛，虫积腹痛。

用法用量 内服：煎汤，9～15克。外用：适量，捣敷，或蜂蜜或醋调敷。

注意事项 表虚汗多者忌服。

胡荽

别名 香菜、香荽、芫荽、筵葛草。

来源 为伞形科植物芫荽 *Coriandrum sativum* L. 的全草。

原植物 一年生或二年生草本，高30～100cm。全株无毛，有强烈香气。根细长，有多数纤细的支根。茎直立，多分枝，有条纹。基生叶一至二回羽状全裂，叶柄长2～8cm；羽片广卵形或扇形半裂，边缘有钝锯齿、缺刻或深裂；上部茎生叶三回至多回羽状分裂，末回裂片狭线形。先端钝，全缘。伞形花序顶生或与叶对生，无总苞；伞辐3～8；小总苞片2～5，线形，全缘；小伞形花序有花3～10，花白色或带淡紫色，萼齿通常大小不等，卵状三角形或长卵形；花瓣倒卵形，先端有内凹的小舌片；辐射瓣通常全缘，有3～5脉；花柱于果成熟时向外反曲。果实近球形，背面主棱及相邻的次棱明显。胚乳腹面内凹，油管不明显，或有1个位于次棱下方。花果期4～11月。现我国各地多有栽培。原产地中海地区。

采收加工 全年均可采收，洗净，晒干。

药材性状 多卷缩成团，茎、叶枯绿色，干燥茎直径约1mm，叶多脱落或破碎，完整的叶1～2回羽状分裂。根呈须状或长圆锥形；表面类白色。具浓烈的特殊香气，味淡微涩。

性味归经 味辛，性温。归肺、脾、肝经。

功能与主治 发表透疹，消食开胃，止痛解毒。主治风寒感冒、麻疹、痘疹透发不畅，食积，脘腹胀痛，呕恶，头痛，牙痛，脱肛，丹毒，疮痈初起，蛇咬伤。

用法用量 内服：煎汤，9～15克。外用：适量，煎汤洗或捣敷。

注意事项 痧疹已透或热毒壅滞、非风寒外束者忌服。

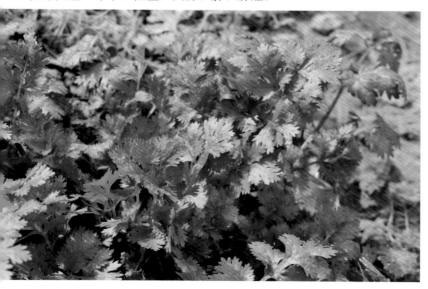

柽柳

别名　柽、河柳、赤柽柳。

来源　为柽柳科植物柽柳 *Tamarix chinensis* Lour. 的嫩枝叶。

原植物　灌木或小乔木，高3～6m。幼枝柔弱，开展而下垂，红紫色或暗紫色。叶鳞片状、钻形或卵状披针形，半贴生，背面有龙骨状脊。每年开花2～3次；春季在去年生小枝上侧生总状花序，花稍大而稀疏；夏、秋季在当年生幼枝顶端形成总状花序并组成顶生大型圆锥花序，常下弯，花略小而密生，每朵花具1线状钻形的绿色小苞片；花5，粉红色；萼片卵形；花瓣椭圆状倒卵形；雄蕊着生于花盘裂片之间，长于花瓣；子房圆锥状瓶形，花柱3，棍棒状。蒴果，3瓣裂。花期4～9月，果期6～10月。喜生于河流冲积地、海滨、滩头、潮湿盐碱地和沙荒地。野生于辽宁、河北、山东、江苏、安徽、河南等地；我国东部至西南部各地均有栽培。

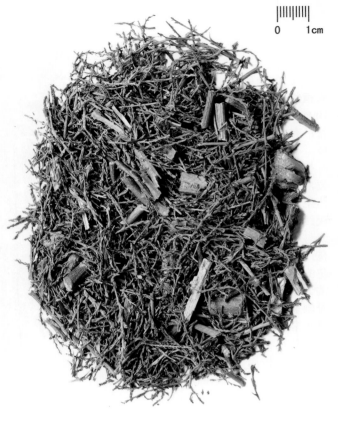

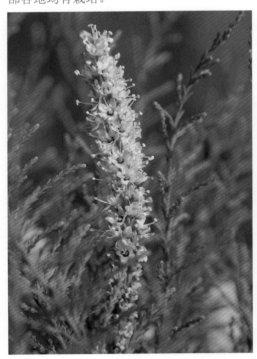

采收加工　未开花时采下幼嫩枝梢，阴干。

药材性状　为不规则小段，枝、叶混合。嫩枝呈圆柱状，表面灰绿色，有多数互生的鳞片状小叶；稍粗的枝，表面红褐色，叶片多脱落而残留突起状叶基。

性味归经　味甘、辛，性平。归肺、胃、心经。

功能与主治　疏风，解表，透疹，解毒。主治风热感冒，麻疹初起，疹出不透，风湿痹痛，皮肤瘙痒。

用法用量　内服：煎汤，10～15克。外用：适量，煎汤擦洗。

注意事项　麻痛已透、体虚多汗者禁服。

鹅不食草

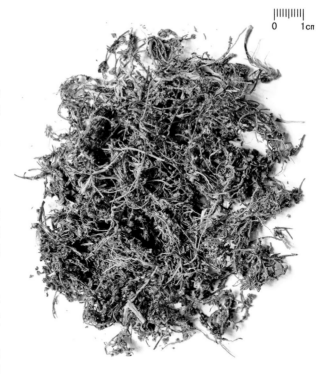

别名 山胡椒、二郎戟、杜网草、砂药草、地白茜、猪屎潺、通天窍、球子草。

来源 为菊科植物石胡荽 *Centipeda minima* (L.) A. Br. et Aschers. 的干燥全草。

原植物 一年生小草本，高5～20cm。茎纤细，多分枝，基部匍匐，着地后易生根，无毛或略具细绵毛。叶互生；无柄；叶片楔状倒披针形，先端钝，边缘有不规则的疏齿，无毛，或下面稍有细毛。头状花序细小，扁球形，单生于叶腋，无总花梗或近于无总花梗；总苞半球形；总苞片2层，椭圆状披针形，绿色，边缘膜质，外层较内层大；花托平坦，无托片；花杂性，淡黄色或黄绿色，全为筒状；外围雌花多层，花冠细，有不明显的裂片；中央的两性花，花冠明显4裂。瘦果椭圆形，具4棱，边缘有长毛；无冠毛。花期9～11月。生于路旁荒野、田埂及阴湿草地上。分布于我国东北、华北、华中、华东、华南、西南。

采收加工 夏、秋两季花开时采收，洗去泥沙，晒干。

药材性状 缠结成团。须根纤细，淡黄色。茎细，多分枝，质脆，易折断，表面黄绿色，断面黄白色，中心有髓或中空。叶小，近无柄；叶片多皱缩、破碎，完整者展平后呈匙形，表面灰绿色或棕褐色，边缘有3～5个锯齿。头状花序黄色或黄褐色。气微香，久嗅有刺激感，味苦、微辛。

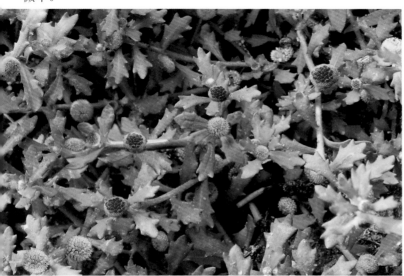

性味归经 味辛，性温。归肺、肝经。

功能与主治 通鼻窍，止咳。主治风寒头痛，咳嗽痰多，鼻塞不通，鼻渊流涕。

用法用量 内服：煎汤，6～9克。外用：适量，捣烂塞鼻、研末搐鼻。

广西九里香

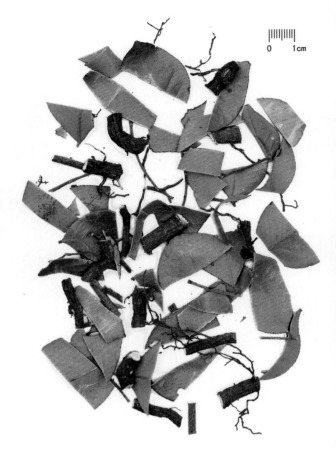

别名 山柠檬。

来源 为芸香科植物广西九里香 *Murraya kwangsienisis* (Huang，Huang 的枝叶。

原植物 灌木，高约 1～2m。小枝浑圆，初时密被微柔毛，其后无毛。奇数羽状复叶互生，有时为偶数。叶柄及叶轴被短小的微柔毛；小叶片 7～10，近革质，生于叶轴上部的较大，斜长圆形或卵状长圆形，生于叶轴下部的较细小，广卵形，先端稍尖略圆头，基部楔形，边缘有细小而疏的钝锯齿，下面深绿色，稍光亮，无毛，下面青色，密被柔软的绒毛，中脉在下面凸起，侧脉 6～8 对，在上面可见，有棕黑色的腺点，以齿缝处腺点粗大。圆锥花序顶生，花柄及总花梗被短小的微柔毛；萼片 5，广卵形，外面被毛，边缘被缘毛。浆果圆球形，黑色，光亮，有腺点。花期 9 月，果期 11～12 月。生长于杂木林中。分布于广西。

采收加工 夏、秋季采收，鲜用或晒干。

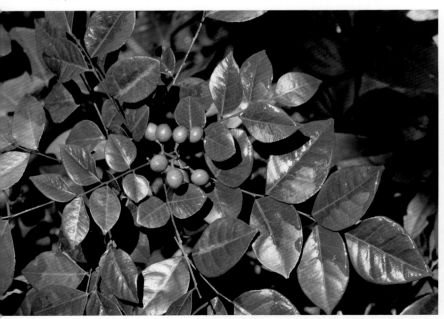

药材性状 为 1～2cm 长的小段。茎表面褐色。叶黄绿色，完整的叶长圆形或卵状长圆形、广卵形，无毛。味辛。

性味归经 味辛、苦，性微温。归肝经。

功能与主治 疏风解表，活血消肿。主治感冒，麻疹，角膜炎，跌打损伤，骨折。

用法用量 内服：煎汤，9～15 克。外用：适量，捣敷。

东风橘

别名 黄根、狗吉、乌柑仔。

来源 为芸香科植物酒饼簕*Atalantia buxifolia* (Poir.) Oliv. 的根及叶。

原植物 灌木或小乔木。分枝甚多，刺生于叶腋，茎坚硬。单叶互生；叶狭长椭圆形、倒卵状椭圆形或卵形，先端圆，明显微凹，基部圆形至楔形，边缘全缘，中脉及侧脉均微凸起，侧脉在叶缘处连成明显的缘脉，网脉明显、革质。密伞花序有花3～8朵或单花，腋生；花具短梗或无梗；花药不规则5深裂。裂片不等大，卵形，花瓣5，白色，倒卵状椭圆形或倒卵形；雄蕊10，分离，极少在基部合生，长短不相等，长的与花瓣等长，短的有时无花药；子房2～3，花柱比子房稍长，柱头略增粗；花盘略升起。浆果球形或扁圆形，紫黑色。花期4～6月，果期8～10月。生长于平地或低海拔阳坡灌木丛中。分布于台湾、广东、海南、广西。

采收加工 全年均可采收，根洗净、切片、晒干，叶阴干。

药材性状 叶黄绿色，狭长椭圆形、倒卵状椭圆形或卵形，先端圆，明显微凹。味辛、苦。

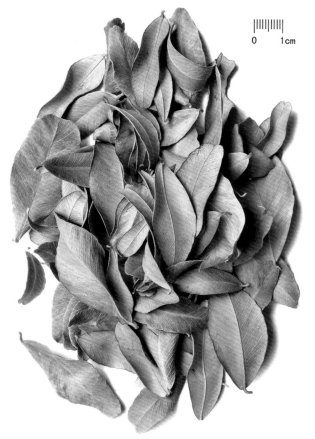

|||||||||
0   1cm

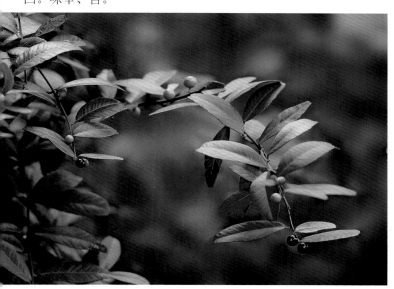

性味 味辛、苦，性微温。

功能与主治 祛风解表，化痰止咳，行气活血，止痛。主治感冒，咳嗽，疟疾，胃痛，疝气痛，风湿痹痛，跌打肿痛。

用法用量 内服：煎汤，10～30克。外用：适量，捣敷，或研末酒炒敷。

山小橘

别名　山油柑、山金橘、野沙柑。

来源　为芸香科植物山小橘 *Glycosmis citrifolia* (Willd.) Lindl. 的根和叶。

原植物　灌木或小乔木，高约3m。嫩枝常被褐锈色绒毛几呈压扁状。叶互生，有单叶和羽状复叶两种；单叶生于短柄上；奇数羽状复叶具小叶3～5；小叶片纸质，长圆形，先端渐尖或急尖而钝头，基部狭楔形，缘或为不规则的微波状，两面无毛，上面绿色，下面较淡，具透明腺点，干后两面苍暗。圆锥花序腋生，稀顶生，花序轴初时被褐色短柔毛；萼5裂，广卵形，外被毛；花瓣5，白色或淡黄色，椭圆形，光滑；雄蕊10，等长，药隔无腺体，但在先端为延长的凸尖；子房上位，扁圆形，花柱短，有细小腺点。浆果近球形，淡红色或朱红色，熟时半透明。花期6～9月，果期10～11月。生于低丘陵的灌丛或疏林中。分布于福建、台湾、广东、海南、广西、贵州、云南等地。

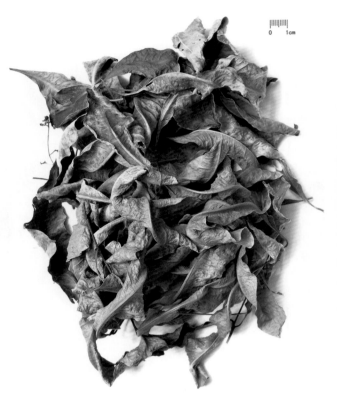

采收加工　根全年均可采，洗净，切片晒干；叶鲜用。

药材性状　叶片多皱缩，完整者展平后呈长椭圆形或椭圆状披针形，长7～14cm，宽3～6cm，先端钝或急尖，基部楔形，全缘，上面灰绿色，微有光泽，下面浅黄绿色。叶脉稍隆起，两面有透明服点；叶柄短。气微香，味苦、辛。

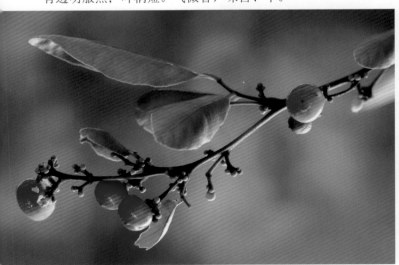

性味归经　味苦，性平。归肺、胃、肝经。

功能与主治　祛风解表，化痰止咳，理气消积，散瘀消肿。主治感冒咳嗽，食滞纳呆，食积腹痛，疝气痛，跌打肿痛。

用法用量　内服：煎汤，9～15克。外用：适量，煎水洗或捣敷。

注意事项　孕妇忌服。

野芫荽

别名　香信、山芫荽、节节花。

来源　为伞形科植物刺芹 *Eryngium foetidum* L. 的带根全草。

原植物　二年生或多年生草本，高 10 ～ 60cm。全株有特殊香气。根纺锤形，茎无毛，上部有三至九歧聚伞式分枝。基生叶革质，披针形或倒披针形，先端钝，基部渐狭，有膜质叶鞘，边缘有骨质尖锐锯齿，两面无毛，羽状网脉达锯，齿尖端成硬刺，无叶柄。花葶直立，粗壮，二歧分枝，具有疏生尖齿的茎生叶；由多数头状花序组成的聚伞花序具三至五回二歧分枝；总苞片 5 ～ 6，叶状，开展且反折，边缘有 1 ～ 3 刺状锯齿；小总苞片披针形，边缘膜质透明；萼齿卵状披针形，先端尖锐；花瓣倒披针形至倒卵形，顶端内折，白色、淡黄色或草绿色；花柱直立或向外倾斜。双悬果球形或卵圆形，表面有瘤状凸起，果棱不明显。花果期 4 ～ 12 月。生于丘陵、山地林下、林边、路旁、沟边等阴湿处。分布于台湾、广东、海南、广西、云南、贵州等地。

采收加工　全年均可采收，晒干。

药材性状　全株有特殊香气。根纺锤形。叶多皱缩，完整的基生叶展开时呈披针形或倒披针形，边缘有骨质尖锐锯齿，无毛，无叶柄，质脆。聚伞花序具三至五回二歧分枝；花序头状，总苞片 5 ～ 6，叶状。双悬果球形或卵圆形，表面有瘤状凸起。味辛。

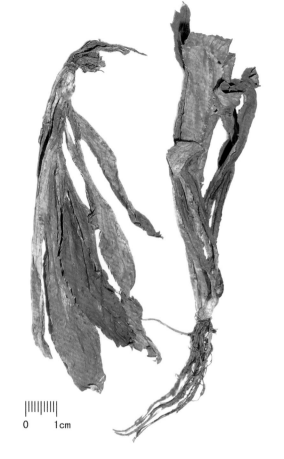

|||||||||||
0　　1cm

性味　味辛、苦，性平。

功能与主治　发表止咳，透疹解毒，理气止痛，利尿消肿。主治感冒，咳喘，麻疹不透，咽痛，胸痛，食积，呕逆，脘腹胀痛，泻痢，肠痛，肝炎，淋痛，疮疖，烫伤，跌打伤肿，蛇咬伤。

用法用量　内服：煎汤，6 ～ 15克。外用：适量，煎汤洗或捣敷。

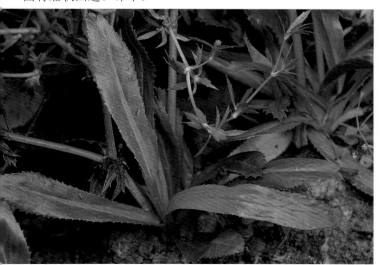

蛇百子

别名 山薄荷、大还魂。

来源 为唇形科植物山香 *Hyptis suaveolens* (L.) Poit. 的茎、叶。

原植物 一年生草本，高 0.6 ～ 1.6m。揉之有香气。茎直立，钝四棱形，被平展刚毛。叶对生；叶柄被平展刚毛；叶片卵形或宽卵形，先端近锐尖，基部圆形或浅心形，边缘具小锯齿，两面均被疏柔毛。聚伞花序 2 ～ 5 花，着生于叶腋，排列成假总状花序或圆锥花序；花萼钟形，花后结果增大，外被长柔毛及腺点，萼齿 5，短三角形，先端长锥尖形，被毛；花冠蓝色，圆筒形，外面上部被微柔毛，上唇先端 2 圆裂，下唇 3 裂，中裂片囊状，侧裂片与上唇裂片相似，略长；雄蕊 4，前对较长，被疏柔毛，花药汇合成一室；子房 4 裂，无毛，柱头 2 浅裂；花盘边缘微波浪状。小坚果长圆形，暗褐色。花期 1 ～ 12 月，果期 1 ～ 12 月。生于开旷荒地上，或栽培于庭园、屋旁。分布于福建、台湾、广东和广西等地。

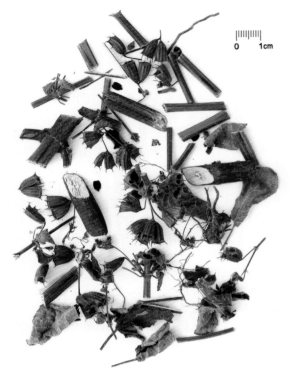

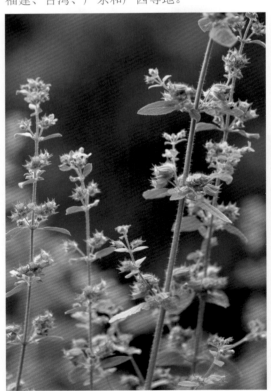

采收加工 夏、秋季采收，阴干或鲜用。

药材性状 为 1 ～ 2cm 的小段。茎棕褐色或黄绿色，断面淡黄色或白色，有髓部。叶多卷曲。完整叶片展开呈卵形或宽卵形，先端近锐尖，基部圆形或浅心形，边缘具小锯齿，两面均被疏柔毛。花萼钟形。味辛。

性味归经 味辛、苦，性平。归肺、脾、肝经。

功能与主治 解表利湿，行气散瘀。主治感冒，风湿痹痛，腹胀，泄泻，痢疾，跌打损伤，湿疹，皮炎。

用法用量 内服：煎汤，6 ～ 15 克。外用：适量，捣敷或煎水洗。

落马衣

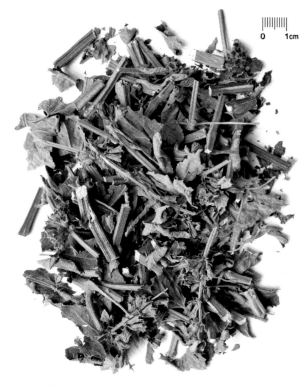

别名　马衣叶、豨莶草、防风草、排风草、臭苏、野苏麻、土藿香。

来源　为唇形科植物广防风 *Epimeredi indica* (L.) Rothm. 的全草。

原植物　直立草本，粗壮，分枝，高1～2m。茎四棱形，密被白色贴生短柔毛。叶对生；苞片叶状；叶片阔卵圆形，边缘具不规则的牙齿，两面均被毛。轮伞花序多花，密集，在主茎和侧枝顶排列成密集或间断的长穗状花序，苞片线形；花萼钟形，外面被长硬毛及腺柔毛和腺点，萼齿5，三角状披针形；花冠淡紫色，外面无毛，内面中部有毛环，上唇直伸，长圆形，下唇平展，3裂，中裂片倒心形，边缘微波状，侧裂片较小，卵圆形；雄蕊4，伸出；花盘平顶，具圆齿。小坚果近圆球形，黑色、有光泽。花期8～9月，果期9～11月。生于热带及南亚热带地区的林缘或路旁等荒地上。分布于浙江南部、江西南部、福建、台湾、湖南南部、广东、广西及西南等地。

采收加工　夏、秋季割取全草，洗净，晒干或鲜用。

药材性状　全草长100～150cm。茎呈四方柱形，有分枝，表面棕色或棕红色，被黄色向下卷曲的细柔毛；质硬，断面纤维性，中央有白色髓。叶多皱缩，展平后呈阔卵形，边缘有锯齿，表面灰棕色，背面灰绿色，两面均密被淡黄色细柔毛；质脆，易破碎。有时可见密被茸毛的顶生假穗状花序，花多脱落，残留灰绿色花萼。小坚果类圆形，表面黑褐色，气微，味微苦。

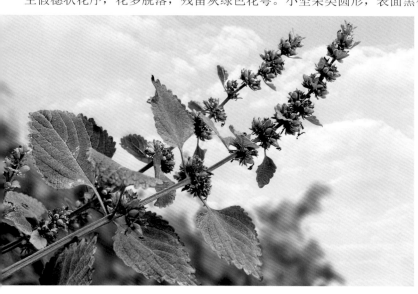

性味　味辛、苦，性平。

功能与主治　祛风湿，消疮毒。主治感冒发热，风湿痹痛，痈肿疮毒，皮肤湿疹，虫蛇咬伤。

用法用量　内服：煎汤，9～15克；或浸酒。外用：适量，捣敷或煎水洗。

（二）发散风热药

薄荷

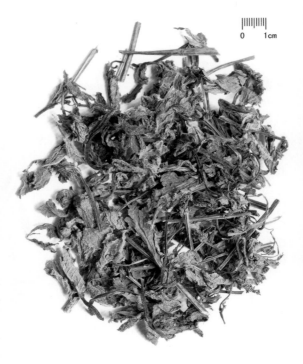

0　1cm

别名　升阳菜、夜息花、仁丹草。

来源　为唇形科植物薄荷 *Mentha haplocalyx* Briq. 的干燥地上部分。

原植物　多年生芳香草本，茎直立，高 30～80cm。具匍匐的根茎。茎锐四棱形，多分枝，角隅及近节处毛较显著。单叶对生；叶形变化较大，披针形、卵状披针形、长圆状披针形至椭圆形，边缘在基部以上疏生粗大的牙齿状锯齿，上面深绿色，下面淡绿色，两面具柔毛及黄色腺鳞，以下面分布较密。轮伞花序腋生，轮廓球形；总梗上有小苞片数枚；花萼管状钟形，外被柔毛及腺鳞；花二唇形，花冠淡紫色至白色，冠檐4裂；雄蕊4；花柱略超出雄蕊。小坚果长卵球形，黄褐色。生于溪沟旁、路边及山野湿地。分布于我国华北、华东、华中、华南及西南各地。

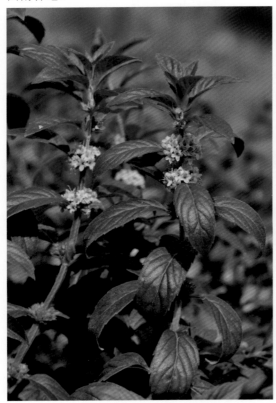

采收加工　全草夏、秋两季茎叶茂盛或花开至3轮时分次采割，晒干或阴干。

药材性状　薄荷为不规则的小段，茎、叶、花混合。茎长5～8mm，呈方形，表面紫棕色或淡绿色，略被茸毛，切面白色，髓部中空。叶片深绿色或灰绿色，皱缩而破碎。花序轮伞状，花冠黄棕色，有特殊清凉香气。味辛。

性味归经　味辛，性凉。归肺、肝经。

功能与主治　宣散风热，清头目，透疹。主治风热感冒，风温初起，头痛，目赤，喉痹，口疮，风疹，麻疹，胸胁胀闷。

用法用量　内服：煎汤，3～6克，不宜久煎，后下。外用：适量，捣敷或煎水洗。

注意事项　阴虚血燥、肝阳上亢、表虚多汗者忌服。

牛蒡子

别名 大牛子、鼠粘子、恶实。

来源 为菊科植物牛蒡 *Arctium lappa* L. 的成熟果实。

原植物 二年生草本，高1～2m。根粗壮，肉质，圆锥形。茎直立，上部多分枝，带紫褐色，有纵条棱。基生叶大，丛生，有长柄；茎生叶互生；叶片长卵形或广卵形，先端钝，具刺尖；基部常为心形，全缘或具不整齐波状微齿，上面绿色或暗绿色，具疏毛，下面密被灰白色短绒毛。头状花序簇生于茎顶或排列成伞房状，花序梗表面有浅沟，密被细毛；总苞球形，苞片多数，覆瓦状排列，披针形或线状披针形，先端钩曲；花小，红紫色，均为管状花，花药黄色；子房下位，先端圆盘状；花柱细长。瘦果长圆形或长圆状倒卵形。花期6～8月，果期8～10月。常栽培。多生于山野路旁、沟边、荒地、山坡向阳草地、林边和村镇附近。分布于我国东北、西北、中南、西南及河北、山西、山东、江苏、安徽、浙江、江西、广西等地。

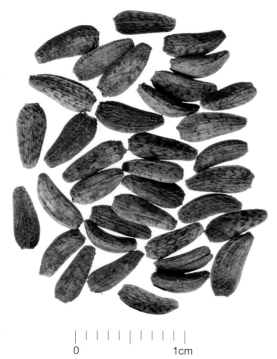

|　|　|　|　|　|　|　|　|　|　|
0　　　　　　　　　　1cm

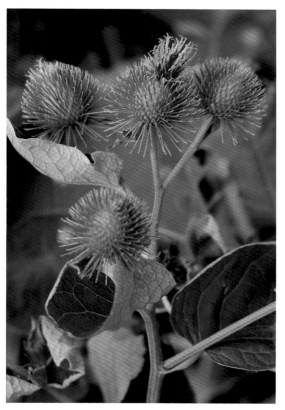

采收加工 7～8月果实呈灰褐色时，分批采摘，堆积2～3d，暴晒，脱粒，扬净，再晒至全干。

药材性状 瘦果长倒卵形，两端平截，略扁，微弯，长5～7mm，直径2～3mm。表面灰褐色或淡灰褐色，具多数细小黑斑，并有明显的纵棱线。先端较宽，有一圆环，中心有点状凸起的花柱残迹；基部狭窄，有圆形果柄痕。质硬，折断后可见子叶两片，淡黄白色。种子气特异，味苦微辛，稍久有麻舌感。以粒大、饱满、色灰褐者为佳。

性味归经 味辛、苦，性寒。归肺、胃经。

功能与主治 疏散风热，宣肺透疹，利咽散结，解毒消肿。主治风热咳嗽，咽喉肿痛，斑疹不透，风疹瘙痒，疮疡肿毒。

用法用量 内服：煎汤，5～10克。外用：适量，煎汤含漱。

注意事项 气虚便溏者忌用。

桑叶

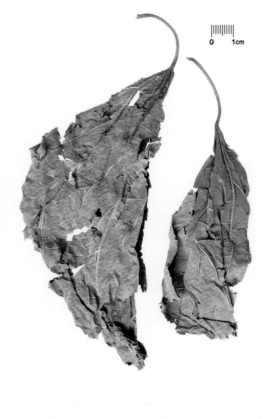

别名 铁扇子、蚕叶。

来源 为桑科植物桑 *Morus alba* L. 的干燥叶。

原植物 落叶灌木或小乔木，高3～15m。树皮灰白色，有条状浅裂；单叶互生；叶片卵形或宽卵形，先端锐尖或渐尖，基部圆形或近心形，边缘有粗锯齿或圆齿，有时有不规则的分裂，上面无毛，有光泽，下面脉上有短毛，腋间有毛，基出脉3条与细脉交织成网状，背面较明显；托叶披针形，早落。花单性，雌雄异株；雌、雄花序均排列成穗状柔荑花序，腋生；雌花序被毛；雄花序下垂，略被细毛；雄花具花被片4，雄蕊4，中央有不育的雌蕊；雌花具花被片4，基部合生，柱头2裂。瘦果，多数密集成一卵圆形或长圆形的聚合果，初时绿色，成熟后变肉质、黑紫色或红色。花期4～5月，果期5～6月。生于丘陵、山坡、村旁、田野等处，多为人工栽培。分布于全国各地。

采收加工 初霜后采收，除去杂质，晒干。

药材性状 多皱缩、破碎，完整者有柄，叶片展平后呈卵形或宽卵形，长8～15cm，宽7～13cm；先端渐尖，基部截形、圆形或心形，边缘有锯齿或钝锯齿，有的不规则分裂。上表面黄绿色或浅黄棕色；下表面颜色稍浅，叶脉突出，小脉网状。质脆。气微，味淡、微苦涩。

性味归经 味苦、甘，性寒。归肺、肝经。

功能与主治 疏散风热，清肺润燥，清肝明目。主治风热感冒，肺热燥咳，头晕头痛，目赤昏花。

用法用量 内服：煎汤，4～9克。外用：适量，捣敷或煎水洗。

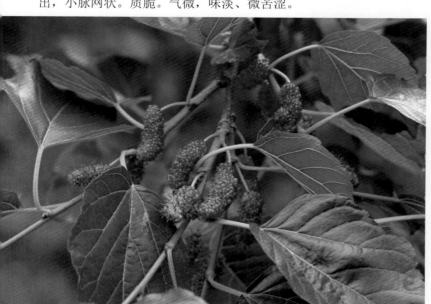

蝉蜕

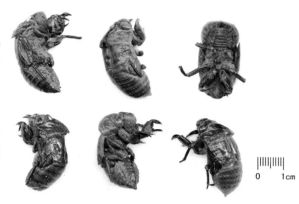

别名 蜩甲、蝉壳、知了皮、仙人衣。

来源 为蝉科昆虫黑蚱 *Cryptotympana pustulata* Fabricius 的若虫羽化时脱落的皮壳。

采收加工 夏、秋两季收集，除去泥沙，晒干。

药材性状 略呈椭圆形而弯曲，长约3.5cm，宽约2cm。表面黄棕色，半透明，有光泽。头部有丝状触角1对，多已断落，复眼突出。额部先端突出，口吻发达，上唇宽短，下唇伸长成管状。胸部背面呈十字形裂开，裂口向内卷曲，脊背两旁具小翅2对；腹面有足3对，被黄棕色细毛。腹部钝圆，共9节。体轻，中空，易碎。气微，味淡。

性味归经 味甘，性寒。归肺、肝经。

功能与主治 散风除热，利咽，透疹，退翳，解痉。主治风热感冒，咽痛，喑哑，麻疹不透，风疹瘙痒，目赤翳障，惊风抽搐，破伤风。

用法用量 内服：煎汤，3～6克。外用：适量，煎水洗或研末调敷。

注意事项 孕妇慎服。

淡豆豉

别名 香豉、豉、淡豉、大豆豉。

来源 为豆科植物大豆 *Glycine max* (L.) Merr. 的成熟种子的发酵加工品。

采收加工 取桑叶、青蒿各70～100克，加水煎煮，滤过，煎液拌入净大豆1000克中，待吸尽后，蒸透，取出，稍凉，再置容器内，用煎过的桑叶、青蒿渣覆盖，闷使发酵至黄衣上遍时，取出，除去药渣，洗净，置容器内再闷15～20d，至充分发酵、香气溢出时，取出，略蒸，干燥，即得。

药材性状 淡豆豉呈扁椭圆形，表面黑色略皱缩，上附有黄灰色膜状物。皮松脆，偶有脱落，种仁棕黄色，质坚。气香，味微甜。

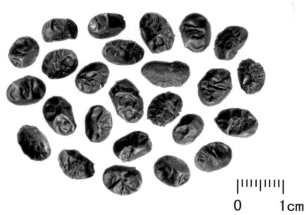

性味归经 味苦、辛，性凉。归肺、胃经。

功能与主治 解表，除烦，宣发郁热。主治感冒、寒热头痛，烦躁胸闷，虚烦不眠。

用法用量 内服：煎汤，5～15克；或入丸剂。外用：适量，炒焦研末调敷或捣敷。

菊花

别名 甘菊、真菊、甜菊花、药菊。

来源 为菊科植物菊 *Chrysanthemum morifolium* Ramat. 的干燥头状花序。

原植物 多年生草本，高60～150cm。茎直立，分枝或不分枝，被柔毛。叶互生；有短柄；叶片卵形至披针形，羽状浅裂或半裂，基部楔形，下面被白色短柔毛。头状花序大小不一，单个或数个集生于茎枝顶端；总苞片多层，外层绿色，条形，边缘膜质，外面被柔毛；舌状花白色、红色、紫色或黄色。瘦果不发育。花期9～11月。全国各地均有栽培。药用菊花以河南、安徽、浙江栽培最多。

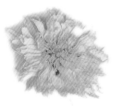
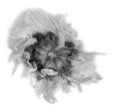

采收加工 9～11月初开花时，待花瓣平展，由黄转白而心略带黄时，选晴天露水干后或午后分批采收花，阴干、晒干、烘干均可。

药材性状 ①亳菊：呈倒圆锥形或圆筒形，总苞碟状；总苞片3～4层，卵形或椭圆形，外面被柔毛，边缘膜质。舌状花数层，类白色，劲直，上举，纵向折缩，散生金黄色腺点；管状花多数，两性，位于中央，为舌状花所隐藏，黄色。②滁菊：呈不规则球形或扁球形，直径1.5～2.5cm；舌状花类白色，不规则扭曲，内卷。③贡菊：呈扁球形或不规则球形，直径1.5～2.5cm；舌状花白色或类白色，斜升，上部反折；管状花少，外露。④杭菊：呈碟形或扁球形，直径2.5～4cm，常数个相连成片。舌状花类白色或黄色；管状花多数，外露。体轻，质柔润，干时松脆。气清香，味甘、微苦。

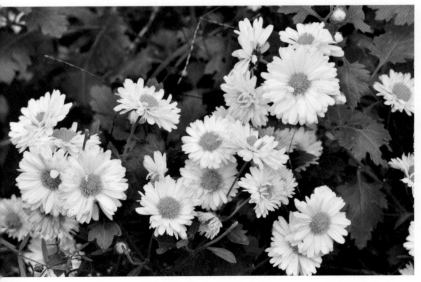

性味归经 味甘、苦，性微寒。归肺、肝经。

功能与主治 散风清热，平肝明目。主治风热感冒，头痛眩晕，目赤肿痛，眼目昏花。

用法用量 内服：煎汤，5～15克；或泡茶。外用：适量，捣敷或煎水洗。

注意事项 气胃虚寒、食少泄泻者，宜少用。阳虚或者头痛而恶寒者均忌用。

蔓荆子

别名 蔓荆实、荆子、万荆子、蔓青子。
来源 为马鞭草科植物蔓荆 *Vitex trifolia* L. 的干燥成熟果实。
原植物 落叶灌木，植株高 1.5～5m。具香味。小枝四棱形，密生细柔毛。三出复叶，对生，有时偶有单叶；小叶片卵形、长倒卵形或倒卵状长圆形，先端钝或短尖，基部楔形，全缘，表面绿色，无毛或被微柔毛，背面密生灰白色绒毛；侧脉 8 对；小叶无柄或有时中间 1 片小叶下延成短柄；圆锥花序顶生，花序梗密被灰白色绒毛；花萼钟形，先端 5 浅裂，被灰白色绒毛；花冠淡紫色或蓝紫色，外面有毛。花冠管内及喉部有毛，先端 5 裂，二唇形；雄蕊 4，伸于花冠外；子房密生腺点。核果近圆形，熟时黑色。花期 7 月，果期 9～11 月。生于海边、沙滩、河边、平原及村寨附近。分布于福建、台湾、广东、广西、云南。
采收加工 秋季果实成熟时采收，先在室内堆放 3～4d，然后摊开晒或烘干，筛去枝梗，扬净杂质即成。
药材性状 呈球形，直径 4～6mm。表面灰黑色或黑褐色，被灰白色粉霜状茸毛，有纵向浅沟 4 条，顶端微凹，基部有灰白色宿萼及短果梗。萼长为果实的 1/3～2/3，5 齿裂，其中 2 裂较深，密被茸毛。体轻，质坚韧，不易破碎，横切面可见 4 室，每室有种子 1 枚。气特异而芳香，味淡、微辛。

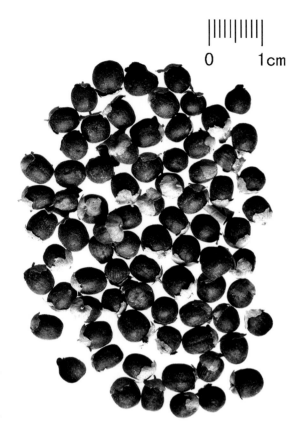

0   1cm

性味归经 味辛、苦，性微寒。归膀胱、肝、胃经。
功能与主治 疏散风热，清利头目。主治风热感冒头痛，齿龈肿痛，目赤多泪，目暗不明，头晕目眩。
用法用量 内服：煎汤，6～9 克，或浸酒。外用：适量，煎汤外洗。
注意事项 胃虚者慎服。

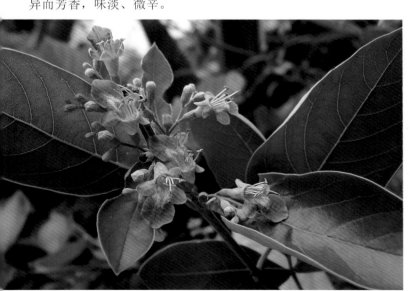

柴胡

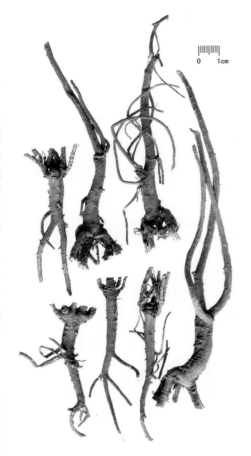

别名 蚂蚱腿、山根菜、山柴胡、红柴胡。

来源 为伞形科植物柴胡 *Bupleurum chinense* DC. 的根。

原植物 多年生草本，高40～85cm。主根较粗大，坚硬。茎单一或数茎丛生，上部多回分枝，微作"之"字形曲折。叶互生；基生叶倒披针形或狭椭圆形，先端渐尖，基部收缩成柄；茎生叶长圆状披针形，先端渐尖或急尖，有短芒尖头，基部收缩成叶鞘，梗细，上面鲜绿色，下面淡绿色，常有白霜。复伞形花序多分枝，顶生或侧生，梗细，常水平伸出，形成疏松的圆锥状；总苞片少，狭披针形；小总苞片披针形，先端尖锐，3脉，向叶背凸出；小伞形花序；花瓣鲜黄色，上部内折，中肋隆起，小舌片半圆形；花柱基深黄色，宽于子房。双悬果广椭圆形，棕色。花期7～9月，果期9～11月。生于向阳旱荒山坡、路边、林缘灌丛或草丛中。分布于我国东北、华北、西北、华东和华中地区。

采收加工 春、秋两季均可采挖。抖净泥土，晒干。

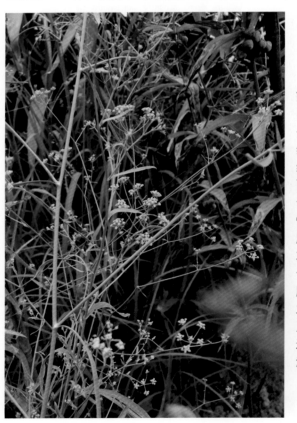

药材性状 根圆锥形或圆柱形，有时略弯曲，长6～15cm，直径0.3～1.2cm，常有分枝；根头膨大，顶端残留数个茎基或短纤维状叶基。表面灰褐色或棕褐色，具纵皱纹、支根痕及皮孔。质坚硬，不易折断，断面纤维性，横断面皮部淡棕色、木部黄白色；气微香，味微苦辛。

性味归经 味苦、辛，性微寒。归肝、胆经。

功能与主治 解表退热，疏肝解郁，升举阳气。主治外感发热，寒热往来，疟疾，肝郁胁痛乳胀，头痛头眩，月经不调；气虚下陷之脱肛、子宫脱垂、胃下垂。

用法用量 内服：煎汤，3～9克。外用：适量，煎汤洗或研末调敷。

注意事项 真阴亏损、肝阳上升者忌服。

升麻

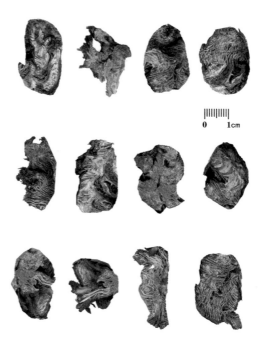

别名 绿升麻。

来源 为毛茛科植物升麻 *Cimicifuga foetida* L. 的根茎。

原植物 多年生草本，高1～2m。根茎粗壮，表面黑色。有许多内陷的圆洞状老茎残迹。茎直立，上部有分枝，被短柔毛。叶为二至三回三出羽状复叶；叶柄较长；茎下部叶的顶生小叶具长柄，菱形，常3浅裂，边缘有锯齿；侧生小叶具短柄或无柄，斜卵形，比顶生小叶略小，边缘有锯齿，上面无毛，下面沿脉被疏白色柔毛。复总状花序具分枝3～20，极长；花序轴密被灰色或锈色腺毛及短柔毛；苞片钻形，比花梗短；花两性；萼片5，花瓣状，倒卵状圆形，白色或绿白色，早落；无花瓣；退化雄蕊宽椭圆形；心皮2～5，密被灰色柔毛，无柄或柄极短。蓇葖果，长圆形，密被贴伏柔毛。种子椭圆形，褐色，四周有膜质鳞翅。花期7～9月，果期8～10月。生于山地林缘、林中或路旁草丛中。分布于山西、陕西、甘肃、青海、河南西部、湖北、四川、云南、西藏。

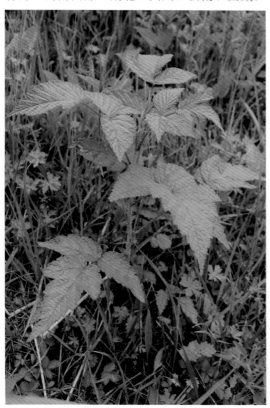

采收加工 秋季采挖，除去泥沙，晒至须根干时，燎去或除去须根，晒干。

药材性状 升麻根茎呈不规则长块状，分枝较多，长3～17cm，直径1.7～4cm。表面暗棕色，极粗糙，上面具多个圆形空洞状的茎基，内壁粗糙，洞浅；下面有众多须根残基。体实质坚韧，不易折断，断面不平坦，木部黄绿色，呈放射状，髓部稍平坦，稍具粉性。气微，味微苦而涩。

性味归经 味辛、甘，性微寒。归肺、脾、大肠、胃经。

功能与主治 清热解毒，发表透疹，升阳举陷。主治时疫火毒，口疮，咽痛，斑疹，头痛寒热，痈肿疮毒，中气下陷，脾虚泄泻，久痢下重，妇女带下，崩中。

用法用量 内服：煎汤，升阳，3～6克，宜蜜炙、酒炒；清热解毒，10～15克，宜生用。外用：适量，淋洗，或研末调敷，或煎汤含漱。

注意事项 阴虚阳浮、喘满气逆、麻疹已透者忌服。

葛根

别名 粉葛、黄葛根、葛条根。

来源 为豆科植物野葛 *Pueraria lobata* (Willd.) Ohwi 的干燥根。

原植物 多年生落叶藤本。三出复叶；托叶盾状着生，卵状长椭圆形，小托叶针状；总状花序腋生或顶生；花冠蓝紫色或紫色；苞片狭线形；萼钟状；萼齿5，披针形；旗瓣近圆形或卵圆形；雄蕊10，二体；子房线形，花柱弯曲；荚果线形，密被黄褐色长硬毛；种子卵圆形，赤褐色，有光泽。花期4～8月，果期8～10月。生于山坡、路边草丛中及较阴湿的地方。除新疆、西藏外，全国各地均有分布。

采收加工 栽培3～4年后在冬季进行采挖，把块根挖出，除去泥沙，刮去粗皮，切成片，晒干或烘干。

药材性状 呈纵切的长方形厚片或小方块，长5～35cm，厚0.5～1cm。外皮淡棕色，有纵皱纹，粗糙。切面黄白色，纹理不明显。质韧，纤维性强。无臭，味微甜。

性味归经 味甘、辛，性平。归脾、胃经。

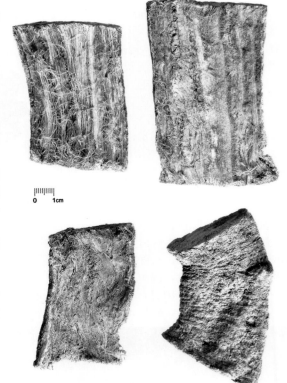

功能与主治 解肌退热，生津，透疹，升阳止泻。主治外感发热头痛、项背强痛，口渴，消渴，麻疹不透，热痢，泄泻；高血压病，颈项强痛。

用法用量 内服：煎汤，9～15克。外用：适量，捣敷。

注意事项 表虚汗多、胃寒者慎用。

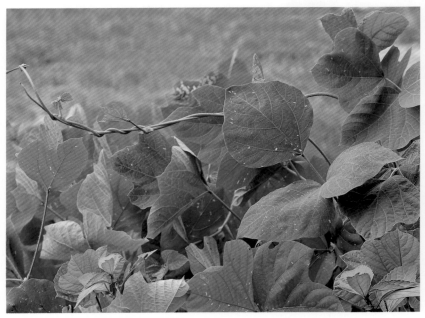

木贼

别名 节节草、无心草、笔管草。

来源 为木贼科植物木贼 *Equisetum hiemale* L. 的干燥地上部分。

原植物 多年生草本，高40～100cm。根茎粗、黑褐色；地上茎直立，单一，中空，径5～10mm，表面有纵棱脊20～30条；脊上有疣状突起2行，茎表极粗糙。叶退化成鳞片状，基部合成筒状的鞘，鞘长6～10mm，叶鞘基部和鞘齿各有一黑色环圈；鞘齿线状钻形，顶部尾状早落而成钝头，背面有2行棱脊，形成浅沟。孢子囊穗生于茎顶，长圆锥形，长7～15mm，先端具暗褐色的小尖头，由许多轮状排列的六角形盾状孢子叶构成，中央具柄，周围轮状排列椭圆形的孢子囊；孢子多数，球形，具2条弹丝，遇水就弹开，便于散播。孢子期6～8月。喜生于山坡林下阴湿处、溪边、河岸湿地。分布于东北、华北、西北、华中、西南。

采收加工 夏、秋二季采割地上部分，洗净，晒干。

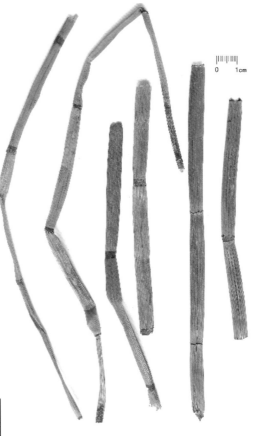

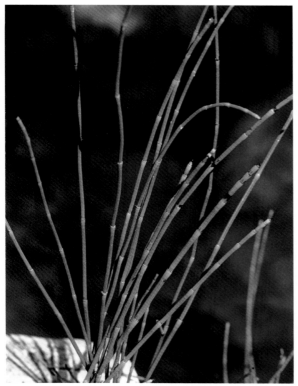

药材性状 本品呈长管状，不分枝，长40～60cm，直径0.2～0.7cm。表面灰绿色或黄绿色，有18～30条纵棱，棱上有多数细小光亮的疣状突起；节明显，节间长2.5～9cm，节上着生筒状鳞叶，叶鞘基部和鞘齿黑棕色，中部淡棕黄色。体轻，质脆，易折断，断面中空，周边有多数圆形的小空腔。气微，味甘淡、微涩，嚼之有沙粒感。

性味归经 味甘、苦，性平。归肺、肝经。

功能与主治 明目退翳，疏散风热。主治风热目赤，迎风流泪，目生云翳。

用法用量 内服：煎汤，3～9克。外用：适量，研末撒敷。

注意事项 气血虚者慎服。

浮萍

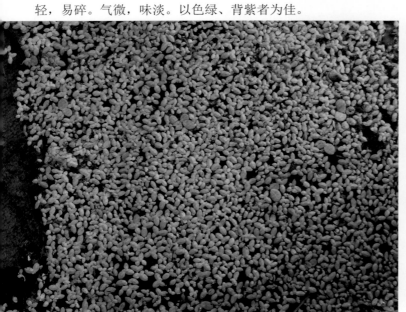

别名 水萍、水帘、萍、田萍。

来源 为浮萍科植物浮萍 *Lemna minor* L. 的全草。

原植物 浮水小草本。根1条，纤细，根鞘无翅，根冠钝圆或截切状。叶状体对称、倒卵形、椭圆形或近圆形，叶面平滑，绿色，不透明，下面浅黄色或为紫色，全缘。具不明显的3脉纹。叶状体背面一侧具囊，新叶状体于囊内形成浮出，以极短的细柄与母体相连，随后脱落。花单性，雌雄同株，生于叶状体边缘开裂处；佛焰苞囊状，内有雌花1、雄花2；雄花花药2室，花丝纤细；雌花具1雌蕊，子房1室，具弯生胚珠1枚。果实近陀螺状，无翅。种子1颗，具凸起的胚乳和不规则的凸脉12～15条。生长于池沼、水田、湖泊或静水中，常与紫萍混生。分布于全国各地。

采收加工 6～9月采收。捞出后去杂质，洗净，晒干。

药材性状 叶状体呈卵形、卵圆形或卵状椭圆形，直径3～6mm。单个散生或2～5片集生，上表面淡绿至灰绿色，下表面紫绿至紫棕色，边缘整齐或微卷，上表面两侧有一小凹陷，下表面该处生有数条须根。质轻，易碎。气微，味淡。以色绿、背紫者为佳。

性味归经 味辛，性寒。归肺、膀胱经。

功能与主治 发汗解表，透疹止痒，利水消肿，清热解毒。主治风热表证，麻疹不透，隐疹瘙痒；水肿，癃闭，疮癣，丹毒，烫伤。

用法用量 内服：煎汤，3～9克。外用：适量，煎水熏洗；研末撒或调敷。

注意事项 表虚自汗者禁服。

大浮萍

别名 水浮莲、水浮萍、浮萍、大番萍、红莴苣。

来源 为天南星科植物大藻 *Pistia stratiotes* L. 的全草。

原植物 水生飘浮草本。有多数长而悬垂的根，须根羽状，密集。叶簇生成莲座状；叶片倒三角形、倒卵形、扇形，先端截头状或浑圆，基部厚，两面被毛。佛焰苞白色，外被茸毛，中部两侧狭缩，管部卵圆形，檐部卵形，锐尖，近兜状；肉穗花序短于佛焰苞，花单性同序，下部雌花序具单花，上部雄花序有花 2～8，无附属器，雄花排列为轮状；雌花单一，子房卵圆形，斜生于肉穗花序轴上。浆果小，卵圆形。种子圆柱形。花期5～11月。本种适宜于在平静的淡水池塘、沟渠中生长。长江流域以南各地均有栽培，福建、广东、广西、云南有野生品种。

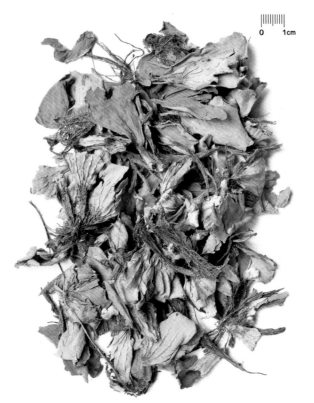

采收加工 夏季采收，除去须根，洗净，鲜用或晒干。

药材性状 多皱缩，全体呈团状。叶簇生，叶片展开后呈倒卵状楔形，长1.5～5cm，宽1～3.5cm，先端钝圆而呈微波状，淡黄至淡绿色，两面均有细密的白色短绒毛，基部被有长而密的棕色绒毛。须根残存。质松软，易碎。气微，味咸。

性味归经 味辛，性寒。归肺、脾、肝经。

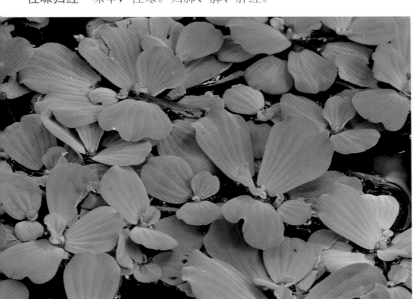

功能与主治 疏风透疹，利尿除湿，凉血活血。主治风热感冒，麻疹不透，荨麻疹，血热瘙痒，汗斑，湿疹，水肿，小便不利，风湿痹痛，膝疮，丹毒，无名肿毒，跌打肿痛。

用法用量 内服：煎汤，9～15克。外用：适量，煎水熏洗或捣敷。

注意事项 孕妇、非实热实邪者禁用。

笔管草

别名 通气草、锁眉草、草麻黄、节骨草、锉刀草。

来源 为木贼科植物节节草 *Hippochaete ramosissima* (Desf.) Boerner 的干燥全草。

原植物 多年生常绿草本。茎高18～100cm或更高。根茎横走，黑色或黑褐色。地上茎绿色，直立，基部节上有分枝2～5，各分枝中空，节上每节生小枝，稀无分枝，表面有棱脊6～20条；棱脊上有1列小疣状突起。沟内有气孔线1～4行。叶退化，轮生，下部联合成筒状梢，鞘片背上无棱脊，鞘齿短三角形，黑色，有易落的膜质尖尾。孢子囊穗生在分枝及主茎顶端，长圆形，有小尖头，无柄；孢子叶六角形，中央凹入，盾状着生，排列紧密，边缘生长形的孢子囊6～9；孢子同型，圆球状，有弹丝4，成十字形，平时紧绕在孢子外面，遇水即弹开；孢子期8～10月。生于路边、山坡草丛、溪旁、池沼边等地。广泛分布于全国各地。

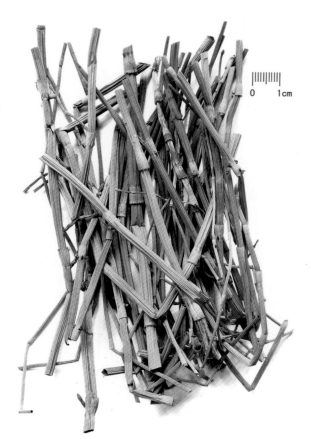

采收加工 夏、秋季采挖，洗净，鲜用或晾通风处阴干。

药材性状 茎灰绿色，基部多分枝，长短不等，直径1～2mm，中部以下节处有2～5个小枝，表面粗糙，有肋棱6～20条，棱上有1列小疣状突起。叶鞘筒似漏斗状，长为直径的2倍，叶鞘背上无棱脊，先端有尖三角形裂齿，黑色，边缘膜质，常脱落。质脆，易折断，断面中央有小孔洞。气微，味淡、微涩。

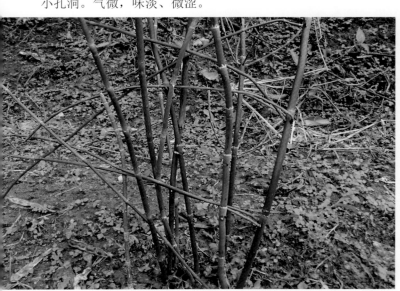

性味 味甘、苦，性微寒。

功能与主治 清热，明目，止血，利尿。主治风热感冒，咳嗽，目赤肿痛，云翳，鼻衄，尿血，肠风下血，淋证，黄疸，带下，骨折。

用法用量 内服：煎汤，9～30克。外用：适量，捣敷或研末撒。

冰糖草

别名 香仪、假甘草、节节珠、米碎草、叶上珠。

来源 为玄参科植物野甘草*Scoparia dulcis* L. 的全株。

原植物 直立草本或为亚灌木状，可高达1m。根粗壮。茎多分枝，枝有棱角及狭翅，无毛。叶对生或轮生；近无柄；叶片菱状卵形至菱状披针形，枝上部较小而多，顶端钝，基部长渐狭，全缘或前半部有齿，两面无毛。花单朵或成对生于叶腋；花梗细；无小苞片；萼分生，齿4，卵状长圆形，先端钝，具睫毛；花冠小，白色，喉部生有密毛，花瓣4，上方1枚稍大，钝头，缘有细齿；雄蕊4，近等长，花药箭形；花柱挺直，柱头截形或凹入。蒴果卵圆形至球形，室间室背均开裂，中轴胎座宿存。花期3～7月。生于荒地、路旁，偶见于山坡。分布于福建、广东、广西、云南等地。

采收加工 全年均可采，鲜用或晒干。

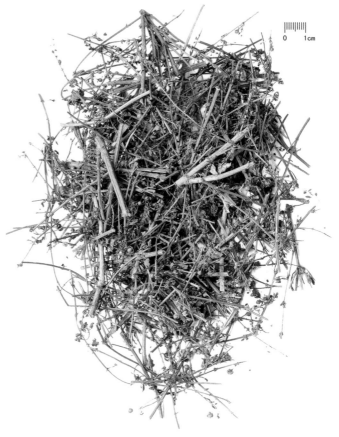

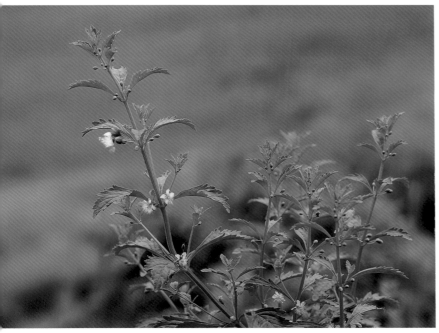

药材性状 为2～3cm长的小段。茎淡绿色、灰色至淡棕色。蒴果卵圆形至球形，室间室背均开裂。味甘。

性味 味甘，性凉。

功能与主治 疏风止咳，清热利湿。主治感冒发热，肺热咳嗽，咽喉肿痛，肠炎，痢疾，小便不利，脚气水肿，湿疹，痱子。

用法用量 内服：煎汤，15～30克。外用：适量，捣汁涂。

磨盘草

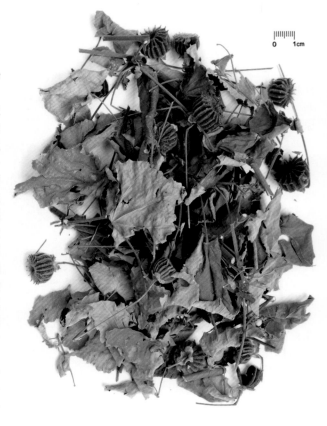

别名 金花草、耳响草、磨盆草。

来源 为锦葵科植物磨盘草 *Abutilon indicum* (L.) Sweet 的全草。

原植物 一年生或多年生直立亚灌木状草本，高1～2.5m。分枝多，全株均被灰色短柔毛。叶互生；叶柄被灰色短柔毛和丝状长柔毛；托叶钻形，外弯；叶卵圆形或近圆形，先端短尖或渐尖，基部心形，两面均被星状柔毛；边缘具不规则锯齿。花单生于叶腋，花梗近顶端具节，被灰色星状柔毛；花萼盘状，绿色，密被灰色柔毛，裂片5，宽卵形，先端短尖；花黄色，花瓣5；雄蕊柱被星状硬毛；心皮15～20，成轮状，花柱5，柱头头状；果为倒圆形似磨盘，黑色，分果爿15～20，先端截形，具短芒，被星状长硬毛。种子肾形，被星状疏柔毛。花期7～10月，果期10～12月。生于平原、海边、砂地、旷野、山坡、河谷及路旁。分布于福建、台湾、广东、海南、广西、贵州、云南等地。

采收加工 夏、秋季采收，切碎晒干。

药材性状 全草主干粗约2cm，有分枝，外皮有网格状皱纹，淡灰褐色如被粉状，触之有柔滑感。叶皱缩，浅灰绿色，背面色淡，少数呈浅黄棕色，被短柔毛，手捻之较柔韧而不易碎，有时叶腋有花或果。气微。

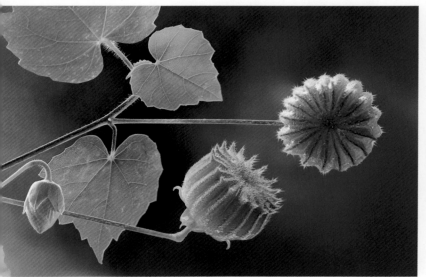

性味归经 味甘、淡，性凉。归肺、胃经。

功能与主治 疏风清热，化痰止咳，消肿解毒。主治感冒，发热咳嗽，泄泻，中耳炎，耳聋，咽炎，腮腺炎，尿路感染，疮痈肿毒，跌打损伤。

用法用量 内服：煎汤，30～60克。外用：适量，煎水熏洗或捣敷。

注意事项 孕妇慎服。

蛇尾草

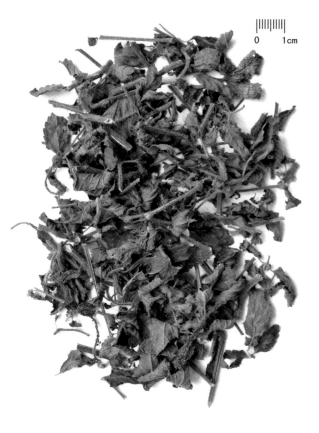

别名 水毛射、狗仔尾、老鼠癀。

来源 为唇形科植物水珍珠菜 *Pogostemon auricularius* (L.) Hassk. 的全草。

原植物 一年生草本，高 0.4～2m。茎基部平卧，节上生根，上部上升、四棱形，密被黄色平展长硬毛。叶对生；叶柄短，密被黄色糙硬毛；上部叶近无柄；叶片长圆形或卵状长圆形，先端钝或急尖，基部圆或浅心形，边缘具锯齿，两面被黄色糙硬毛，下面具腺点。轮伞花序多花，通常在茎或枝顶组成紧密而连续、有时基部间断的假穗状花序；苞片卵状披针形，常与花冠等长，边缘具糙硬毛；花萼钟状，仅萼齿边缘具疏柔毛，其余部分无毛，但具小腺点，萼齿5，短三角形，长约为萼筒的1/4；花冠淡紫或白色，长约为花萼长度的2.5倍，无毛，上唇3裂。下唇全缘，裂片边缘具柔毛；雄蕊4，长长地伸出，伸出部分具髯毛；子房4裂，花柱比雄蕊短，柱头2裂；花盘杯状。小坚果近球形，褐色。花期4～11月，果期5～12月。生于疏林下湿润处或溪边近水潮湿处。分布于江西、福建、台湾、广东、广西及云南等地。

采收加工 夏、秋季采收，洗净。鲜用或晒干。

药材性状 为2～3cm长的小段。茎淡黄色，密被黄色平展长硬毛，髓部中空。完整的叶片长圆形或卵状长圆形，先端钝或急尖，基部圆或浅心形，边缘具锯齿，两面被黄色糙硬毛，绿色。味微苦。

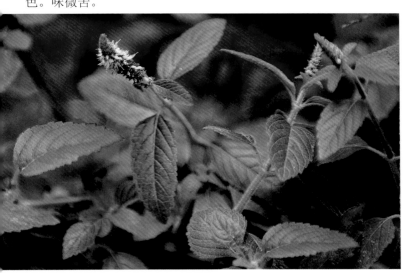

性味 味微苦、辛，性凉。

功能与主治 散风清热，祛湿解毒，消肿止痛。主治感冒发热，惊风，风湿痛，肠伤寒，疝气，疮肿湿烂，湿疹，小儿胎毒，毒蛇咬伤。

用法用量 内服：煎汤，10～30克。外用：适量，捣敷或煎水洗。

榕须

别名 半天吊、榕树须、老公须。

来源 为桑科植物榕树 *Ficus microcarpa* L. 的气生根。

原植物 常绿大乔木，高15～25m。全株有乳汁。老枝上有气生根（榕须），下垂，深褐色。单叶互生；托叶披针形，叶片革质而稍带肉质，椭圆形，上面深绿色，光亮，下面浅绿色，全缘或浅波状；基出脉3条，侧脉纤细，3～10对。隐头花序（榕果）单生或成对腋生或着生于已落枝叶腋，扁球形，成熟时黄色或微红色。基部苞片阔卵形，宿存，无总花梗；雄花、瘿花和雌花生于同一花序托内，花间有少数刚毛，花柱侧生，短，柱头棒形。瘦果小，卵形。花、果期4～11月。生于林缘或旷野，野生或植为行道树。分布于浙江、江西、福建等地。

采收加工 全年均可采收，割下气生根，扎成小把，鲜用或晒干。

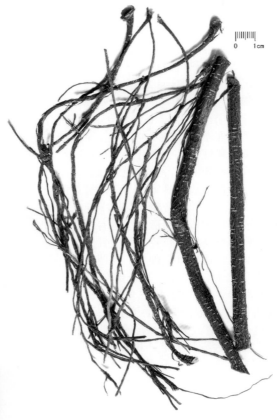

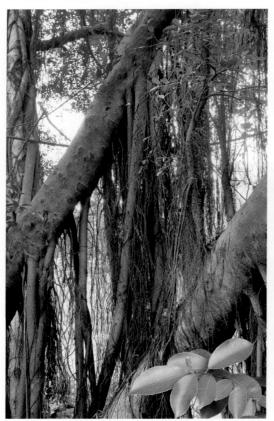

药材性状 干燥气生根呈木质细条状，长1m左右，基部较粗，直径4～8mm，末端渐细，多分枝，有时簇生6～7条支根。表面红褐色，外皮多纵裂，有时剥落，皮孔灰白色，呈圆点状或椭圆状。质韧，皮部不易折断，断面木部棕色。气微，味苦、涩。

性味归经 味苦，性平。归肺、脾、肾经。

功能与主治 散风热，祛风湿，活血止痛。主治流感，百日咳，麻疹不透，扁桃体炎，结膜炎，风湿骨痛，疝气腹痛，久痢，胃痛，白带，湿疹，阴痒，跌打损伤。

用法用量 内服：煎汤，9～15克；或浸酒。外用：适量，煎水洗。

臭草

别名 臭艾、小香草、荆芥七、猴子草。

来源 为芸香科植物芸香 *Ruta graveolens* L. 的全草。

原植物 多年生木质草本，可高达1m。全株无毛但多腺点。叶互生，二至三回羽状全裂至深裂；裂片倒卵状长圆形、倒卵形或匙形，全缘或微有钝齿。聚伞花序顶生或腋生；花两性；金黄色，直径约2cm；萼片4～5，细小，宿存；花瓣4～5，边缘细撕裂状；雄蕊8～10，花开初期与花瓣对生的4枚贴伏于花瓣，与萼片对生的4枚较长，斜出而外露，花盛开时全部雄蕊并列竖直且等长；心皮3～5，上部离生；花盘有腺点。蒴果4～5室；种子有棱，种皮有瘤状突起。花期4～5月，果期6～7月。为栽培植物，我国南部常见，长江以北则栽培于温室。

采收加工 7～8月生长盛期收割，阴干或鲜用。

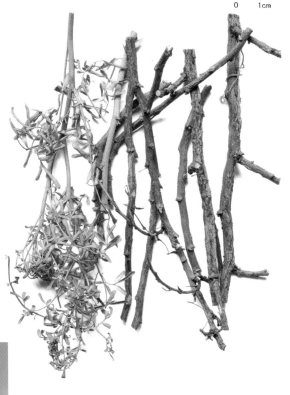

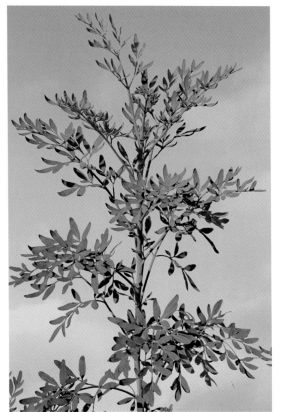

药材性状 全草多分枝，叶为2～3回羽状复叶或深裂，长6～12cm，末回小叶或裂片倒卵状矩圆形或匙形，长0.6～2cm，先端急尖或圆钝，基部楔形，全缘或微有锯齿。茎叶表面粉白色或灰绿色，可见细腺点，揉之有强烈的刺激气味，味微苦。以枝叶嫩、叶多、色灰绿者为佳。

性味归经 味辛、微苦，性寒。归肺、肾、肝、心经。

功能与主治 祛风清热，活血散瘀，消肿解毒。主治感冒发热，小儿高热惊风，痛经，闭经，跌打损伤，热毒疮疡，小儿湿疹，蛇虫咬伤。

用法用量 内服：煎汤，3～9克。外用：适量，捣敷、煎水熏洗或塞鼻。

注意事项 孕妇忌服。

大叶桉

别名 桉叶。

来源 为桃金娘科植物大叶桉 *Eucalyptus robusta* Smith 的叶。

原植物 大乔木，高达20m。树皮不剥落，深褐色，有不规则斜裂沟；嫩枝有棱。有嫩叶对生，叶片厚革质，卵形，有柄；成熟叶互生，叶片厚革质，卵状披针形，两侧不等，两面均有腺点；伞形花序粗大，有花4～8朵，总梗压扁；花梗短，粗而扁平；花萼管半球形或倒圆锥形；花瓣与萼片合生成一帽状体，帽状体约与萼管同长，先端收缩成喙；雄蕊多数，花药椭圆形，纵裂；子房与萼管合生。蒴果卵状壶形，上半部略收缩，蒴口稍扩大，果瓣3～4，深藏于萼管内。花期4～9月。栽培于我国华南、西南等地，常作行道树。

采收加工 秋季采收，阴干或鲜用。

药材性状 幼嫩叶卵形，厚革质，长11cm，宽达7cm，有柄；成熟叶卵状披针形，厚革质，长8～17cm，宽3～7cm，侧脉多而明显，以80°角缓斜走向边缘。两面均有腺点。叶柄长1.5～2.5cm。叶片干后呈枯绿色。揉碎后有强烈香气，气微苦而辛。

性味 味辛、苦，性凉。

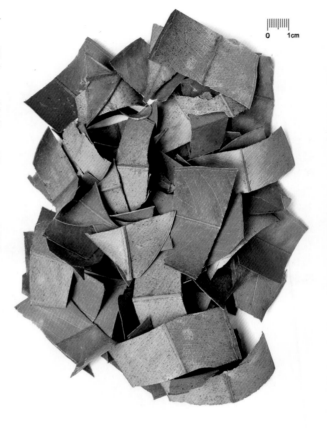

功能与主治 疏风发表，祛痰止咳，清热解毒，杀虫止痒。主治感冒，高热头痛，肺热咳喘，泻痢腹痛，疟疾，风湿痹痛，丝虫病，钩端螺旋体病，咽喉肿痛，目赤，翳障，耳痛，丹毒，痈疽，乳痈，麻疹，风疹，湿疹，疥癣，烫伤。

用法用量 内服：煎汤，6～9克。外用：适量，煎汤洗。

注意事项 脾胃虚寒者忌服。

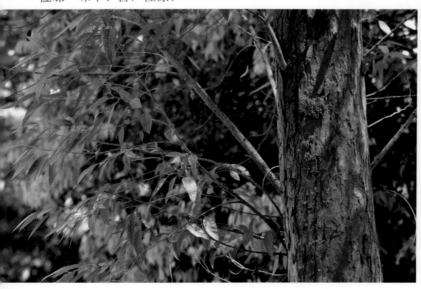

虎耳草

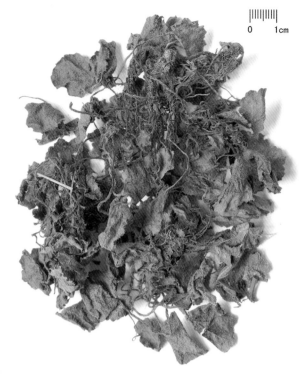

0   1cm

别名 石荷叶、金丝荷叶、丝绵吊梅、耳
聋草、金线莲、石丹药、丝丝草、金笑
梅、天青地红。

来源 为虎耳草科植物虎耳草 *Saxifraga stolonifera* Curt. 的全草。

原植物 多年生小草本，冬季不枯萎。根
纤细；匍匐茎细长，红紫色，有时生出叶
与不定根。叶基生，通常数片；叶片肉
质，圆形或肾形，有时较大，基部心形或
平截，边缘有浅裂片和不规则细锯齿，上
面绿色，常有白色斑纹，下面紫红色，两
面被柔毛。花茎高达25cm，直立或稍倾
斜，有分枝；圆锥状花序，轴与分枝、花
梗被腺毛及绒毛；苞片披针形，被柔毛；
萼片卵形，先端尖，向外伸展；花多数，
花瓣5，白色或粉红色，下方2瓣特长，
椭圆状披针形，上方3瓣较小，卵形，基
部有黄色斑点；雄蕊10，花丝棒状，比萼
片长约1倍，花药紫红色；子房球形，花
柱纤细，柱头细小。蒴果卵圆形，先端2深裂，呈喙状。花期5～8月，果期7～11月。

采收加工 四季均可采收，将全草拔出，洗净，晾干。

药材性状 全体被毛。单叶，基部丛生，叶柄长，密生长柔毛；叶片圆形至肾形，肉质，宽
4～9cm，边缘浅裂，疏生尖锐齿牙；下面紫赤色，无毛，密生小球形的细点。花白色，上面
3瓣较小，卵形，有黄色斑点，下面2瓣较大，披针形，倒垂，形似虎耳。蒴果卵圆形。气微，
味微苦。

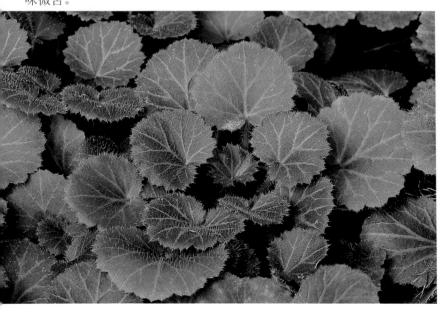

性味归经 味苦、
辛，性寒，小毒。归
肺、脾、大肠经。

功能与主治 疏风清
热，凉血解毒。主治
风热咳嗽，肺痈，吐
血，聤耳流脓，风火
牙痛，风疹瘙痒，痈
肿丹毒，痔疮肿痛，
毒虫咬伤，烫伤，外
伤出血。

用法用量 内服：煎
汤，9～15克。外用：
煎水熏洗。

注意事项 本品有
毒，使用勿过量。

苦丁茶

来源 为冬青科植物苦丁茶冬青 *Ilex kudingcha* C. J. Tseng 的嫩叶。

原植物 形态与大叶冬青相似。主要区别为：幼枝无小凸点，无毛；叶片长圆状椭圆形，基部楔形；花萼直径只有2.5mm，裂片无缘毛，花瓣长圆形至倒卵形，雄蕊比花瓣短；果实较大，直径1～1.2cm。

采收加工 成林苦丁茶树在清明前后摘取嫩叶，头轮多采，次轮少采，长梢多采，短梢少采。叶采摘后，放在竹筛上通风，晾干或晒干。

药材性状 叶片长圆状椭圆形，长10～16cm，宽4～8cm，边缘有锯齿，主脉于上表面凹下，于下表面凸起，侧脉每边10～14条，叶柄直径2～3mm。表面橄榄绿色或淡棕色。叶片厚硬、革质。气微，味苦、微甘。

性味归经 味甘、苦，性寒。归肝、肺、胃经。

功能与主治 疏风清热，明目生津。主治风热头痛，齿痛，目赤，聤耳，口疮，热病烦渴，泄泻，痢疾。

用法用量 内服：煎汤，3～9克。外用：适量，煎水熏洗。

注意事项 脾胃虚寒者慎服。

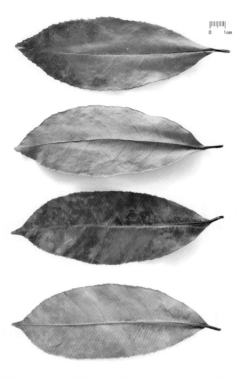

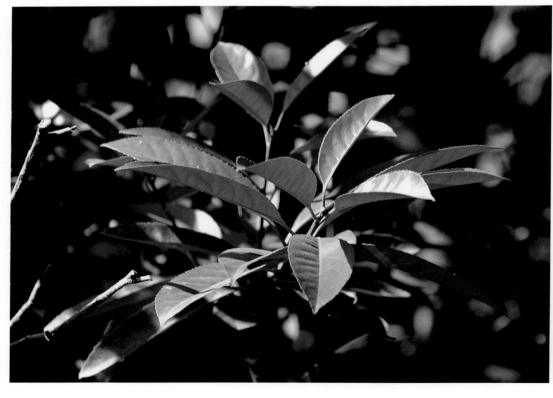

狗仔花

别名 大叶咸虾花、万重花、牛鞭子草、蜻蜓饭。

来源 为菊科植物咸虾花 *Vernoia patula* (Dryand.) Merr. 的全草。

原植物 一年生粗壮草本，高60～100cm。根垂直，具多数纤维状根。茎直立，基部茎多分枝，枝圆柱形，具明显条纹，被灰色短柔毛。叶互生；叶柄长基部和下部叶在花期常凋落，中部叶具柄；叶片卵形、卵状椭圆形，先端钝或短尖，基部宽楔状狭成叶柄，边缘波状或有浅齿，上面近无毛，下面有灰色密柔毛，具腺点，侧脉4～5对，弧状斜升；下部无翅，上部叶向上渐小。头状花序较大，通常2～3个生于枝端或排列成分枝宽圆锥状或伞房花序；花序密被绢状长柔毛，无苞片；总苞扁球形，总苞片4～5层，绿色，卵状披针形，锐尖，外面有短柔毛；花托稍凸起，具窝孔；花淡红紫色，花冠管状，向上稍扩大，裂片线状披针形。瘦果近圆柱形，具4～5棱，无毛。花期7月至翌年5月。

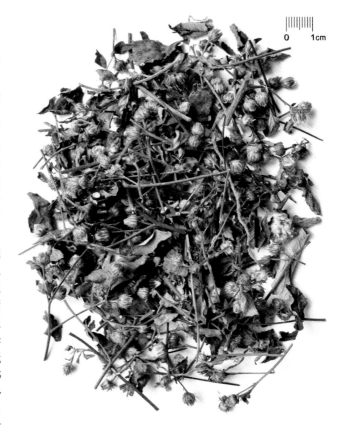

采收加工 全年均可采收，洗净，晒干或鲜用。

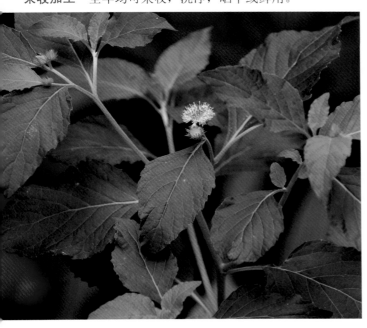

药材性状 主茎粗4～8mm，茎枝均呈灰棕色或黄绿色，有明显的纵条纹及灰色短柔毛，质坚而脆，断面中心有髓。叶互生，多破碎，灰绿色至黄棕色，被灰色短柔毛。小枝通常带果序，瘦果圆柱形，有4～5棱，无毛。气微，味微苦。

性味 味苦、辛，性平。

功能与主治 疏风清热，利湿解毒，散瘀消肿。主治感冒发热，疟疾，头痛，高血压，泄泻，痢疾，风湿痹痛，湿疹，荨麻疹，疮疖，乳腺炎，颈淋巴结结核，跌打损伤。

用法用量 内服：煎汤，15～30克。外用：适量，煎水洗或捣敷。

二、清热药

（一）清热泻火药

石膏

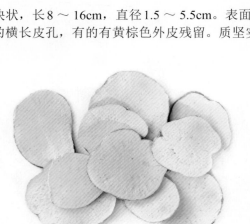

别名　细石、寒水石、白虎、玉大石、冰石。

来源　为硫酸盐类矿物硬石膏族石膏 Gypsum。

药材性状　本品为纤维状的集合体，呈长块状、板块状或不规则块状。白色、灰白色或淡黄色，有的半透明。体重。质软。纵断面具绢丝样光泽。气微，味淡。

性味归经　味甘、辛，性大寒。归肺、胃经。

功能与主治　清热泻火，除烦止渴。主治外感热病，高热烦渴，肺热喘咳，胃火亢盛，头痛，牙痛。

用法用量　内服：煎汤，10 ～ 50 克。外用：煅研撒或调敷。

注意事项　脾胃虚寒，血虚、阴虚发热者忌服。

天花粉

别名　栝楼根、天瓜粉、栝楼粉。

来源　葫芦科植物栝楼 *Trichosanthes kirilowii* Maxim 的干燥根。

原植物　见瓜蒌仁项下。

采收加工　春、秋季均可采挖，以秋季采者为佳。挖出后，洗净泥土，刮去粗皮，切成长 10 ～ 20 段，粗大者可再切对开，晒干。

药材性状　本品呈不规则圆柱形、纺锤形或瓣块状，长 8 ～ 16cm，直径 1.5 ～ 5.5cm。表面黄白色或淡棕黄色，有纵皱纹、细根痕及略凹陷的横长皮孔，有的有黄棕色外皮残留。质坚实，断面白色或淡黄色，富粉性，横切面可见黄色木质部，略呈放射状排列，纵切面可见黄色条纹状木质部。气微，味微苦。

性味归经　甘、微苦，微寒。归肺、胃经。

功能与主治　清热泻火，生津止渴，消肿排脓。主治热病烦渴，肺热燥咳，内热消渴，疮疡肿毒。

用法用量　内服：煎汤，9 ～ 15 克；或入丸、散。外用：适量，研末撒布或调敷。

注意事项　脾胃虚寒、大便溏泄者慎服，孕妇慎用；不宜与川乌、制川乌、草乌、制草乌、附子同用。

决明子

别名 假绿豆、马蹄子、羊角豆、野青豆、猪骨明。

来源 为豆科植物决明 *Cassia obtusifolia* L. 的干燥成熟种子。

原植物 一年生半灌木状草本，高0.5～2m。上部分枝多。叶互生，羽状复叶；小叶3对，叶片倒卵形或倒卵状长圆形，下面及边缘有柔毛，最下1对小叶间有1条形腺体，或下面2对小叶间各有一腺体。花成对腋生，最上部的聚生；总花梗极短；萼片5，倒卵形；花冠黄色，花瓣5，倒卵形，基部有爪；雄蕊10，发育雄蕊7，3个较大的花药先端急狭成瓶颈状；子房细长，花柱弯曲。荚果细长，近四棱形。种子多数，棱柱形或菱形略扁，淡褐色，光亮，两侧各有1条线形斜凹纹。花期6～8月，果期8～10月。生于丘陵、路边、荒山、山坡疏林下。我国南北各省均有栽培或野生。

采收加工 秋季采收成熟果实，晒干，打下种子，除去杂质。

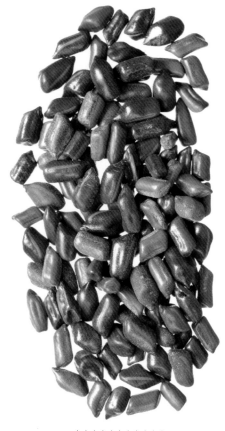

|||||||||||||
0   1cm

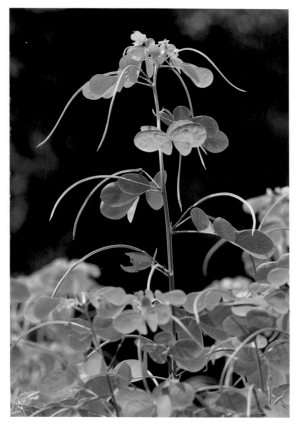

药材性状 略呈棱柱形或短圆柱形，两端平行倾斜，长3～7mm，宽2～4mm。表面绿棕色或暗棕色，平滑有光泽。一端较平坦，另一端斜尖，背腹面各有1条突起的棱线，棱线两侧各有1条斜向对称而色较浅的线形凹纹。质坚硬，不易破碎。种皮薄，子叶2，黄色，呈"S"形折曲并重叠。气微，味微苦。

性味归经 味甘、苦、咸，性微寒。归肝、大肠经。

功能与主治 清热明目，润肠通便。主治目赤涩痛，羞明多泪，头痛眩晕，目暗不明，大便秘结。

用法用量 内服：煎汤，9～15克。

注意事项 泄泻和血压低者慎用。

知母

别名 蒜辫子草、羊胡子根、马马草。

来源 为百合科植物知母 *Anemarrhena asphode-loides* Bumge 的干燥根茎。

原植物 多年生草本。全株无毛。根茎横生，粗壮。密被许多黄褐色纤维状残叶基，下面生有多数肉质须根。叶基生，丛出，线形，上面绿色，下面深绿色，无毛，质稍硬。叶基部扩大包着根茎。花葶直立，不分枝，下部具披针形退化叶，上部疏生鳞片状小苞片；花2～6朵成一簇，散生在花葶上部呈长总状花序；花黄白色，具短梗；花被片6，基部稍连合，2轮排列，长圆形，先端稍内折，边缘较薄；发育雄蕊3，花药黄色，退化雄蕊3，不具花药；雌蕊1，子房长卵形，3室，花柱短。蒴果卵圆形。种子长卵形，具3棱，一端尖，黑色。花期5～8月，果期7～9月。生于向阳干燥山坡、丘陵草丛中或草原地带，常成群生长。分布我国于东北、华北及陕西、宁夏、甘肃、山东、江苏等地。

采收加工 春、秋两季采挖，除去须根及泥沙，晒干或烘干，习称"毛知母"；趁鲜剥去外皮，晒干为"知母肉"。

药材性状 ①毛知母：根茎扁圆长条状，微弯曲，长3～15cm；一端有浅黄色的茎叶残痕；表面黄棕色至棕色，上面有一凹沟，具紧密排列的环状节，节上密生黄棕色的残存叶基，下面略凸起，有纵皱纹及凹点状根痕或须根痕及残茎。
②知母肉：表面黄白色。质坚硬，易折断。断面黄白色，颗粒状。气微，味微甜、略苦，嚼之带黏性。

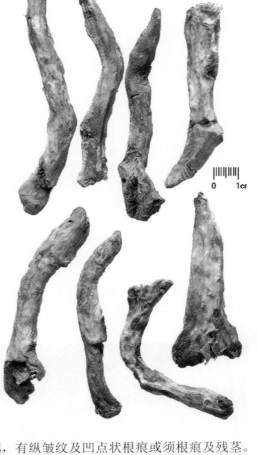

性味归经 味苦、甘，性寒。归肺、胃、肾经。

功能与主治 清热泻火，生津润燥。主治外感热病，高热烦渴，肺热喘咳，骨蒸潮热，内热消渴，肠燥便秘。

用法用量 内服：煎汤，6～12克。清热泻火，滋阴润燥，生用；入肾降火滋阴用盐水炒。

注意事项 脾胃虚寒、大便溏泄者忌服。

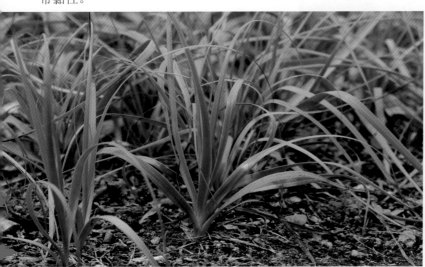

栀子

别名 木丹、鲜支。

来源 为茜草科栀子*Gardenia jasminoides* Ellis 的干燥成熟果实。

原植物 常绿灌木，高1～2m。小枝绿色，幼时被毛，后近无毛。单叶对生；托叶两片，生于叶柄内侧；叶片革质，全缘，上面光泽，仅下面脉腋内簇生短毛；侧脉羽状。花大，极芳香，顶生或腋生；萼绿色；花冠高脚碟状，白色，后变乳黄色，基部合生成筒，旋转排列；雄蕊与花冠裂片同数，着生于花冠喉部，花丝极短，花药线形，纵裂，2室；雌蕊1，子房下位，1室。果实深黄色，倒卵形或长椭圆形，有5～9条翅状纵棱，先端有条状宿存之萼。种子多数，鲜黄色，扁椭圆形。花期5～7月，果期8～11月。生于丘陵山地或山坡灌林中。分布于我国中南、西南及江苏、安徽、浙江、江西、福建等地。

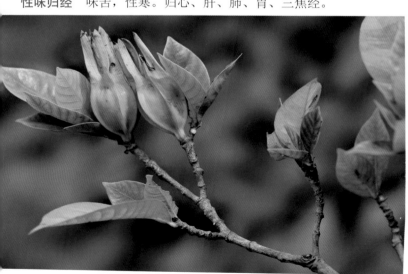

采收加工 于10月中、下旬，当果皮由绿色转为黄绿色时采收，除去果柄杂物，置蒸笼内微蒸或放入明矾水中微煮，取出晒干或烘干。亦可直接将果实晒干或烘干。

药材性状 果实呈长椭圆形或倒卵形。表面红黄色或棕红色，具翅状纵棱5～9条，两棱间有明显的纵脉1条，顶端有宿萼基部稍尖，有果柄痕。果皮薄而脆，稍具光泽；内表面色较浅，有光泽。种子扁椭圆形，集结成团，暗红色或红黄色，表面有细点状突起。气微，味微酸而苦。

性味归经 味苦，性寒。归心、肝、肺、胃、三焦经。

功能与主治 泻火除烦，清热利湿，凉血解毒。主治热病心烦，肝火目赤，头痛，湿热黄疸、淋证，吐血衄血，血痢尿血，口舌生疮，疮疡肿毒，扭伤肿痛。

用法用量 内服：煎汤，6～10克。外用：适量，研末调敷。

注意事项 脾虚便溏者忌服。

夏枯草

别名 棒柱头花、灯笼头、棒槌草、锣锤草、丝线吊铜锤。

来源 为唇形科植物夏枯草 *Prunella vulgaris* L. 的干燥果穗。

原植物 多年生草本，茎高15～30cm。有匍匐地上的根状茎，节上生须根。茎上升，下部伏地，自基部多分枝，钝四棱形。具浅槽，紫红色，被稀疏的糙毛或近无毛。叶对生，叶柄自下部向上渐变短；叶片卵状长圆形，大小不等，先端钝，基部圆形、截形至宽楔形，下延至叶柄成狭翅，边缘具不明显的波状齿或几近全缘。轮伞花序密集排列成顶生的假穗状花序；苞片肾形或横椭圆形，具骤尖头；花萼钟状，二唇形，上唇扁平，先端几截平，有3个不明显的短齿，中齿宽大，下唇2裂，裂片披针形；花冠紫色、蓝紫色或红紫色。小坚果黄褐色，长圆状卵形；花期4～6月，果期6～8月。生于荒地、路旁及山坡草丛中。全国大部分地区均有分布。

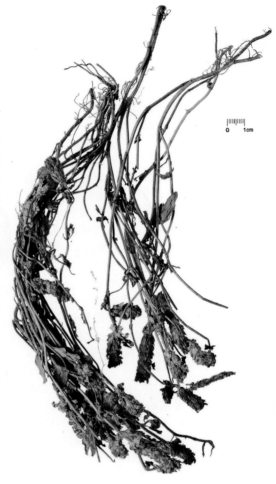

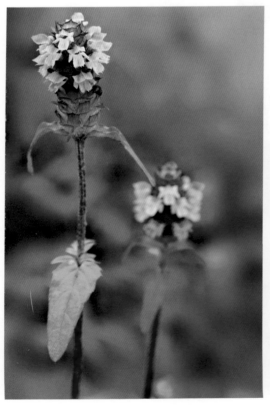

采收加工 夏季果穗呈棕红色时采收，除去杂质，晒干。

药材性状 呈圆柱状，略扁，长1.5～8cm，直径0.8～1.5cm，淡棕色至棕红色。全穗由数轮至十数轮宿萼与苞片组成，每轮有对生苞片2片，呈扇形，先端尖尾状，脉纹明显，外表面有白毛。每一苞片内有花3朵，花冠多已脱落，宿萼二唇形，内有小坚果4枚，卵圆形，棕色，尖端有白色突起。体轻。气微，味淡。

性味归经 味辛、苦，性寒。归肝、胆经。

功能与主治 清肝明目，散结解毒。主治目赤羞明，目珠疼痛。头痛眩晕，耳鸣，瘰疬，瘿瘤，乳痈，痄腮，痈疖肿毒，急、慢性肝炎，高血压病。

用法用量 内服：煎汤，6～15克。外用：适量，煎水洗或捣敷。

注意事项 脾胃虚弱者慎服。

芦根

别名 苇根、芦柴根、苇子根、甜梗子、芦头。

来源 为禾本科植物芦苇 *Phragmites communis* Trin. 的新鲜或干燥根茎。

原植物 多年生高大草本，高1～3m。地下茎粗壮，横走，节间中空，节上有芽。茎直立，中空。叶2列，互生；叶鞘圆筒状，叶舌有毛；叶片扁平，边缘粗糙。穗状花序排列成大型圆锥花序，顶生，微下垂。下部梗腋间具白色柔毛；小穗通常有4～7朵花，第1朵花通常为雄花，颖片披针形，不等长，第1颖片长为第2颖片之半或更短；外稃长于内稃，光滑开展；两性花，雄蕊3，雌蕊1，花柱2，柱头羽状。颖果椭圆形至长圆形，与内稃分离。花、果期7～10月。生于河流、池沼岸边浅水中。全国大部分地区都有分布。

采收加工 全年均可采挖，除去芽、须根及膜状叶，鲜用或晒干。

药材性状 鲜芦根：呈长圆柱形，有的略扁，长短不一，直径1～2cm。表面黄白色，有光泽，外皮疏松可剥离，节呈环状，有残根及芽痕。体轻，质韧，不易折断。切断面黄白色，中空，壁厚1～2mm，有小孔排列成环。气微，味甘。干芦根：呈扁圆柱形。节处较硬，节间有纵皱纹。饮片多切成长1～2cm小段。

性味归经 味甘，性寒。归肺、胃经。

功能与主治 清热生津，除烦，止呕，利尿。主治热病烦渴，胃热呕哕，肺热咳嗽，肺痈吐脓，热淋涩痛。

用法用量 内服：煎汤，15～30克。外用：适量，煎汤洗。

注意事项 脾胃虚寒者慎服。

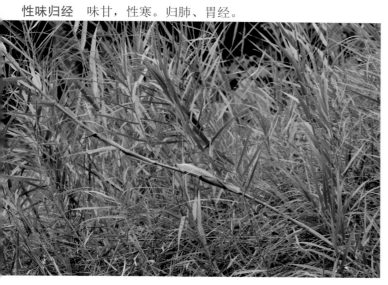

淡竹叶

别名 叶门冬青、迷身草、长竹叶、山冬、淡竹米、林下竹。

来源 为禾本科植物淡竹叶 *Lophatherum gracile* Brongn. 的干燥茎叶。

原植物 多年生草本，高40～90cm。根状茎粗短，坚硬。须根稀疏，其近顶端或中部常肥厚成纺锤状的块根。秆纤弱，多少木质化。叶互生，广披针形，先端渐尖或短尖，全缘，基部近圆形或楔形而渐狭缩成柄状或无柄，平行脉多条，并有明显横脉，呈小长方格状，两面光滑或有小刺毛；叶鞘边缘光滑或具纤毛；叶舌短小，质硬，有缘毛。圆锥花序顶生，分枝较少，疏散，斜升或展开；小穗线状披针形，具粗壮小穗柄；颖片长圆形，具五脉，先端钝，边缘薄膜质，第1颖片短于第2颖片；外稃较颖片为长，披针形，先端具短尖头，具5～7脉，内稃较外稃为短，膜质透明。颖果纺锤形，深褐色。花期6～9月，果期8～10月。野生于山坡林下或沟边阴湿处，分布于长江流域以南和西南等地。

采收加工 夏季未抽花穗前采割，晒干。

药材性状 长25～75cm。茎呈圆柱形，有节，表面淡黄绿色，断面中空。叶鞘开裂。叶片披针形，有的皱缩；表面浅绿色或黄绿色。叶脉平行，具横行小脉，形成长方形的网格状，下表面尤为明显。体轻，质柔韧。气微，味淡。

性味归经 味甘、淡，性寒。归心、胃、小肠经。

功能与主治 清热除烦，利尿。主治热病烦渴，小便赤涩淋痛，口舌生疮。

用法用量 内服：煎汤，6～15克。

注意事项 无实火、湿热者，慎服。体虚有寒者，禁服。

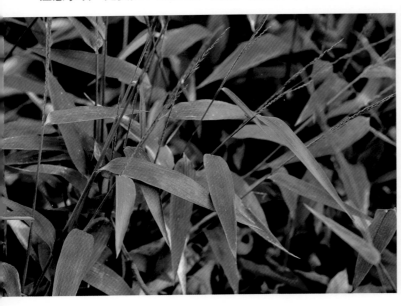

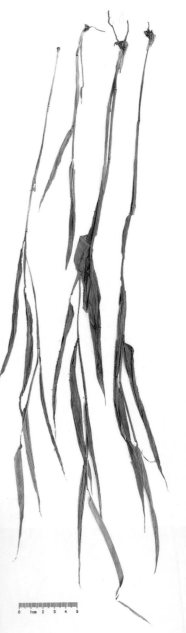

莲子心

別名　薏、苦薏、莲薏、莲心。

来源　为睡莲科植物莲 *Nelumbo nucifera* Gaertn. 成熟种子中的干燥幼叶及胚根。

原植物　多年生水生草本。根茎横生，肥厚，节间膨大，内有多数纵行通气孔洞，外生须状不定根。节上生叶，露出水面；叶柄着生于叶背中央，粗壮，圆柱形，多刺；叶片圆形，直径20～90cm。全缘或稍呈波状，上面粉绿色，下面叶脉从中央射出，有1～2次叉状分枝。花单生于花梗顶端，花梗与叶柄等长或稍长，也散生小刺；花大，芳香，红色、粉红色或白色；花瓣椭圆形或倒卵形；雄蕊多数，花药条形，花丝细长，着生于花托之下；心皮多数，埋藏于膨大的花托内，子房椭圆形，花柱极短。花后结"莲蓬"，倒锥形，有小孔20～30个，每孔内含果实1枚；坚果椭圆形或卵形。果皮革质，坚硬，熟时黑褐色。种子卵形或椭圆形，种皮红色或白色。花期6～8月，果期8～10月。生于水泽、池塘、湖沼或水田内，野生或栽培。广泛分布于南北各地。

采收加工　从莲蓬中取出，晒干。

药材性状　略呈细圆柱形，长1～1.4cm，直径约0.2cm。幼叶绿色，一长一短，卷成箭形，先端向下反折，两幼叶间可见细小胚芽。胚根圆柱形，长约3mm，黄白色。质脆，易折断，断面有数个小孔。气微，味苦。

性味归经　味苦，性寒。归心、肾经。

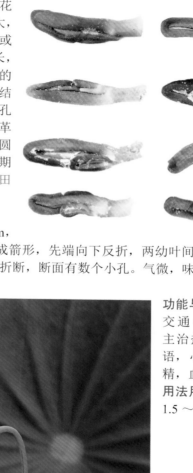
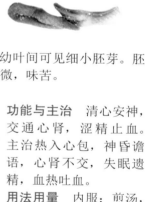
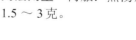

功能与主治　清心安神，交通心肾，涩精止血。主治热入心包，神昏谵语，心肾不交，失眠遗精，血热吐血。

用法用量　内服：煎汤，1.5～3克。

鸭跖草

别名 鸡舌草、地地藕、竹叶菜、露草、帽子花、竹叶兰、鹅儿菜。

来源 为鸭跖草科植物鸭跖草 Commelina communis L. 的干燥地上部分。

原植物 一年生草本，植株高 15～60cm。多有须根。茎多分枝，具纵棱，基部匍匐，上部直立。仅叶鞘及茎上部被短毛。单叶互生，无柄或近无柄；叶片卵圆状披针形或披针形，先端渐尖，基部下延成膜质鞘，抱茎，有白色缘毛，全缘。总苞片佛焰苞状，有柄，与叶对生，心形，稍镰刀状弯曲，先端短急尖，边缘常有硬毛。聚伞花序生于枝上部者，花 3～4 朵，具短梗；萼片 3，卵形，膜质；花瓣 3，深蓝色，较小的 1 片卵形，较大的 2 片近圆形，有长爪；雄蕊 6；花丝较短，无毛，先端蝴蝶状；雌蕊 1，子房上位，卵形，花柱丝状而长。蒴果椭圆形，2 室，每室种子 2 颗。种子表面凹凸不平，具白色小点。花期 7～9 月，果期 9～10 月。生于湿润阴处，在沟边、路边、田埂、荒地、山坡及林缘草丛中常见。分布于我国南北大部分地区。

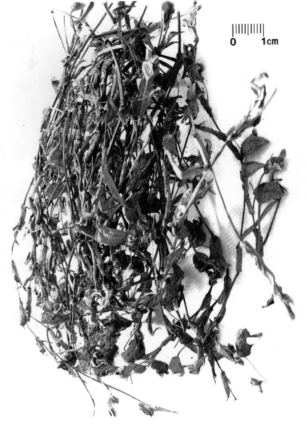

采收加工 夏、秋两季采收，晒干。

药材性状 本品可长达 60cm，黄绿色或黄白色，较光滑。茎有纵棱，多有分枝或须根，节稍膨大；质柔软，断面中心有髓。叶多皱缩、破碎，完整叶片展平后呈卵圆状披针形或披针形。花多脱落，总苞片佛焰苞状，心形；花瓣皱缩，蓝色。气微，味淡。

性味归经 味甘、淡，性寒。归肺、胃、小肠经。

功能与主治 清热解毒，利水消肿。主治风热感冒，高热不退，咽喉肿痛，水肿尿少，热淋涩痛，痈肿疔毒。

用法用量 内服：煎汤，15～30 克。外用：适量，捣敷。

注意事项 脾胃虚寒者慎服。

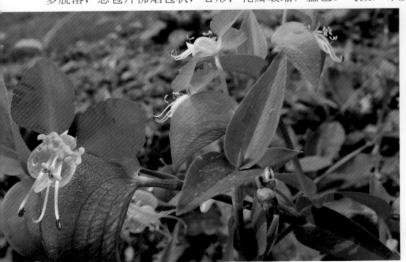

密蒙花

别名 小锦花、羊耳朵、疙瘩皮树花、染饭花。

来源 为马钱科植物密蒙花*Buddleja officinalis* Maxim. 的干燥花蕾及花序。

原植物 落叶灌木，高约3m，最高可达6m以上。小枝灰褐色，微具4棱，枝及叶柄、叶背、花序均密被白色星状毛及茸毛。单叶对生；叶片宽披针形，全缘或具小锯齿。大圆锥花序由聚伞花序组成，顶生及腋生，总苞及萼筒、花冠密被灰白色绒毛；花萼钟状，先端4裂；花冠筒状，先端4裂，筒部紫堇色，口部橘黄色，内外均被柔毛；雄蕊4，着生于花冠管中部；子房上位，2室，被毛，花柱短，柱头膨大，长卵形。蒴果长卵形，2瓣裂，外果皮被星状毛，基部具宿存花被。种子细小，两端具翅。花期2～3月，果期5～8月。生于山坡、丘陵、河边、村边的灌木丛和林缘。分布于我国中南、西南及陕西、甘肃、安徽、福建、西藏等地。

采收加工 春季花未开放时采收，除去杂质，干燥。

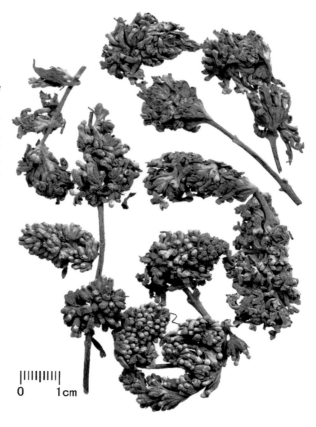

药材性状 多为花蕾密聚的花序小分枝，呈不规则圆锥状。表面灰黄色或棕黄色，密被茸毛。花蕾呈短棒状，上端略大；花萼钟状；花冠筒状，与萼等长或稍长，先端4裂，裂片卵形；雄蕊4，着生在花冠管中部。质柔软。气微香，味微苦、辛。

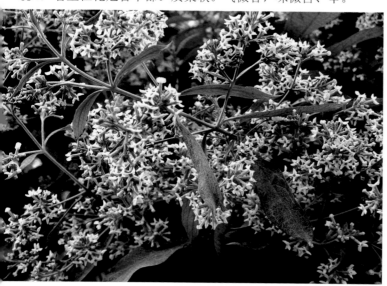

性味归经 味甘，性微寒。归肝经。

功能与主治 清热养肝，明目退翳。主治目赤肿痛，多泪羞明，眼生翳膜，肝虚目暗，视物昏花。

用法用量 内服：煎汤，6～15克。

注意事项 虚寒内伤、劳伤目疾、阳虚、肝寒胃弱者禁服。

谷精草

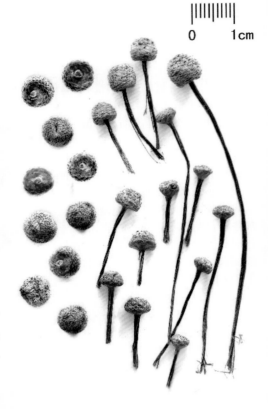

别名 戴星草、文星草、移星草、珍珠草、鱼眼草。

来源 为谷精草科植物谷精草 *Eriocaulon buergerianum* Koern. 的干燥带花茎的头状花序。

原植物 一年生草本，呈莲座状。须根细软，稠密。无茎。叶基生，线状披针形，长6～20cm，中部宽3～4mm，顶端稍钝，有纵脉10余条，叶片上有纵横脉构成的透明小方格。花葶多数，长短不一，高者可达30cm，短于或高于叶片；花序近球形，直径4～6mm，总苞片倒卵形，秆黄色；花苞片倒卵形，先端骤尖，长约2mm，上部密被短毛。雄花较少，外轮花被片合生成倒卵形苞状；内轮花被片合生成倒圆锥状筒形；雄蕊6，花药黑色；雌花多数，生于花序周围，几无梗；外轮花被片合生成椭圆形苞状，内轮花被片3，匙形，离生，先端有一黑色腺体，有细长毛。蒴果三棱状球形，长约1mm。种子长椭圆形，有毛茸。花、果期7～12月。生于溪沟、沼泽和田边阴湿处。分布于华东、西南及湖南、台湾等地。

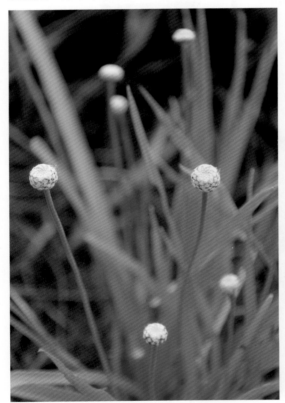

采收加工 秋季采收，将花序连同花茎拔出，晒干。

药材性状 本品头状花序呈半球形，直径4～5mm。底部有苞片层层紧密排列，苞片淡黄绿色，有光泽，上部边缘密生白色短毛；花序顶部灰白色。揉碎花序，可见多数黑色花药及细小黄绿色未成熟的果实。花茎纤细，长短不一，直径不及1mm，淡黄绿色，有数条扭曲的棱线。质柔软。气微，味淡。

性味归经 味辛、甘，性平。归肝、肺经。

功能与主治 明目退翳，疏散风热。主治风热目赤，肿痛羞明，眼生翳膜，风热头痛。

用法用量 内服：煎汤，9～12克。外用：适量，捣敷。

注意事项 血虚目疾者慎服。忌铁器煎药。

青葙子

别名 草决明、野鸡冠花子、狗尾巴子、牛尾巴花子。

来源 为苋科植物青葙 *Celosia argentea* L. 的干燥成熟种子。

原植物 一年生草本，高30～90cm。全株无毛。茎直立，通常上部分枝，绿色或红紫色，具条纹。单叶互生；有叶柄或无柄；叶片纸质，披针形或长圆状披针形，先端尖或长尖，基部渐狭且稍下延，全缘。花着生甚密，初为淡红色，后变为银白色，穗状花序单生于茎顶或分枝顶，呈圆柱形或圆锥形，苞片、小苞片和花被片干膜质，白色光亮；花被片5，白色或粉红色，披针形；雄蕊5，下部合生成杯状，花药紫色。胞果卵状椭圆形，盖裂，上部作帽状脱落，顶端有宿存花柱，包在宿存花被片内。种子扁圆形，黑色，光亮。花期5～8月，果期6～10月。生于坡地、路边、平原较干燥的向阳处。全国大部分地区均有野生或栽培品种。

采收加工 秋季果实成熟时采割植株或摘取果穗，晒干，收集种子，除去杂质。

药材性状 呈扁圆形，少数呈圆肾形，直径1～1.5mm。表面黑色或红黑色，光亮，中间微隆起，侧边微凹处有种脐。种皮薄而脆。气微，无味。

性味归经 味苦，性微寒。归肝经。

功能与主治 清肝泻火，明目，退翳。主治肝热目赤，眼生翳膜，视物昏花，肝火眩晕。

用法用量 内服：煎汤，6～15克。外用：适量，研末调敷。

注意事项 瞳孔散大者忌服。

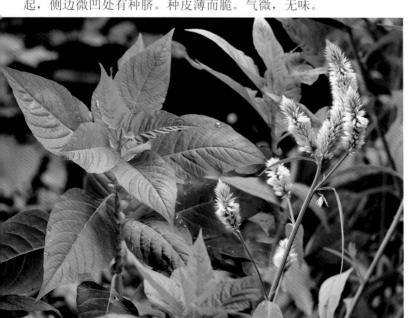

荸荠

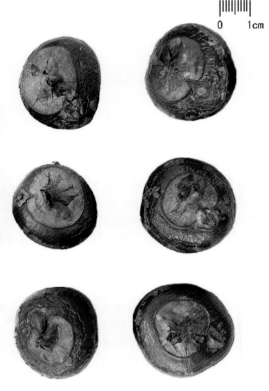

0 1cm

别名　黑三棱、地栗、马蹄、红慈菇。

来源　为莎草科植物荸荠 *Eleocharis dulcis* (Burm. f.) Trin. ex Henschel 的球茎。

原植物　多年生水生草本，高30～100cm。匍匐根茎细长，顶端膨大成球茎。秆丛生，圆柱状，光滑，有多数横隔膜。无叶片，秆基部有叶鞘2～3。小穗圆柱状，淡绿色，有多数花；鳞片卵状长圆形，螺旋状排列，中脉1，有淡棕色细点；下位刚毛7条，较小坚果长1.5倍，有倒刺；柱头3。小坚果宽倒卵形，双凸状，先端不缢缩，有颈并呈领状的环，棕色，光滑；花柱基三角形，宽为小坚果的1/2。花、果期5～9月。我国大部分地区均有栽培。

采收加工　冬季采挖，洗净泥土，鲜用或风干。

药材性状　球茎圆球形，稍扁，大小不等，下端中央凹陷，上部顶端有数个聚生的嫩芽，外包枯黄的鳞片。表面紫褐色或黄褐色。节明显，环状，附残存的黄色膜质鳞叶。质嫩脆，剖面白色。气微，味甜。以个大、肥嫩者为佳。

性味归经　味甘，性寒。归肺、胃经。

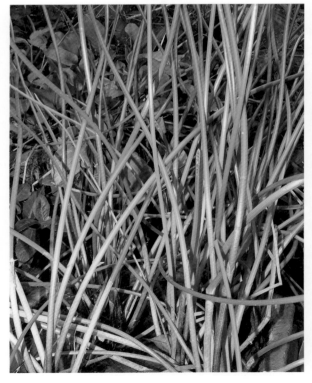

功能与主治　清热生津，化痰，消积。主治温病口渴，咽喉肿痛，痰热咳嗽，目赤，消渴，痢疾，黄疸，热淋，食积，赘疣。

用法用量　内服：煎汤，60～120克；或嚼食；或澄粉。外用：适量，涂擦。

注意事项　虚寒及血虚者慎服。

苦瓜

别名 癞瓜、凉瓜、红羊。

来源 为葫芦科植物苦瓜 *Momordica charantia* L. 的果实。

原植物 一年生攀缘草本。多分枝，茎枝被细柔毛。卷须不分枝，纤细，被微柔毛。叶片为卵状椭圆状肾形或近圆形，膜质，上面绿色，背面淡绿色，脉上被明显的微柔毛，5～7深裂，裂片卵状长圆形，边缘具粗锯齿或者不规则的小裂片，先端多半钝圆形，基部弯曲成半圆形，叶脉掌状。雌雄同株；雄花单生，有柄，中部或基部有苞片，苞片肾状圆心形，萼筒钟形，5裂，

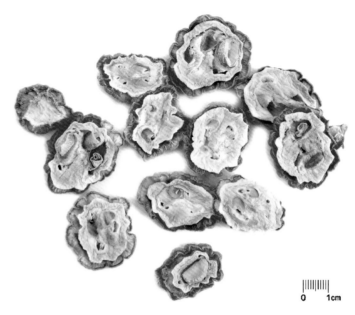

0   1cm

裂片卵状披针形，花冠黄色，5裂，先端钝圆或微凹，雄蕊3；雌花单生，有柄，基部有苞片，子房纺锤形，花柱细长，柱头3枚。果实为长椭圆形、卵形或两端狭窄，全体具钝圆不整齐的瘤状突起，成熟时橘黄色。种子椭圆形扁平，包于红色肉质的假种皮内。花期6～7月，果期9～10月。我国南北均普遍栽培。

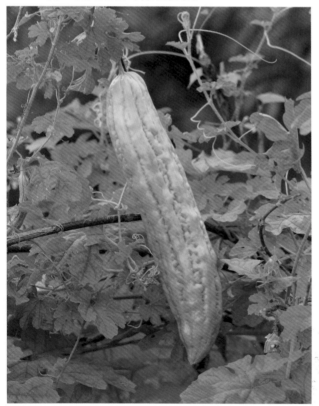

采收加工 秋季采收果实，切片晒干或鲜用。

药材性状 干燥的苦瓜片呈椭圆形或矩圆形，厚2～8mm，长3～15cm，宽0.4～2cm，全体皱缩，弯曲，果皮浅灰棕色，粗糙，有纵皱或瘤状突起，中间有时夹有种子或种子脱落后留下的孔洞，质脆，易断。气微，味苦。以青边、肉质、片薄、子少者为佳。

性味归经 味苦，性寒。归心、脾、肺经。

功能与主治 祛暑涤热，明目，解毒。主治暑热烦渴，消渴，赤眼疼痛，痢疾，疮痈肿毒。

用法用量 内服：煎汤，6～15克。外用：适量，捣敷。

注意事项 脾胃虚寒者慎服。

（二）清热燥湿药

黄芩

别名 元芩、山茶根、黄金条根。

来源 为唇形科植物黄芩 *Scutellaria baicalensis* Georgi 的干燥根。

原植物 多年生草本，高30～80cm。茎钝四棱形，具细条纹，绿色或常带紫色；自基部分枝多而细。叶交互对生，无柄或几无柄；叶片披针形至线状披针形，全缘，上面深绿色，无毛或微有毛，下面淡绿色，沿中脉被柔毛，密被黑色下陷的腺点。总状花序顶生或腋生，偏向一侧；苞片叶状，卵圆状披针形至披针形；花萼二唇形，紫绿色；花冠二唇形，蓝紫色或紫红色，上唇盔状，中裂片三角状卵圆形，两侧裂片向上唇靠合。花冠管细，基部骤曲；雄蕊4，稍露出，药室裂口有白色髯毛；子房褐色，生于环状花盘上，花柱细长。小坚果4，卵球形，黑褐色，有瘤。花期6～9月，果期8～10月。生于向阳干燥山坡、荒地上，常见于路边。分布于我国东北、内蒙古、河北、山西、陕西、甘肃、山东、河南等地。

采收加工 春、秋两季采挖，除去须根及泥沙，晒后摘去粗皮，晒干。

药材性状 呈圆锥形，扭曲。表面棕黄色或深黄色，有稀疏的疣状细根痕，上部较粗糙，有扭曲的纵皱或不规则的网纹，下部有顺纹和细皱，质硬而脆，易折断，断面黄色，中心红棕色；老根中心枯朽状或中空，暗棕色或棕黑色。气微，味苦。

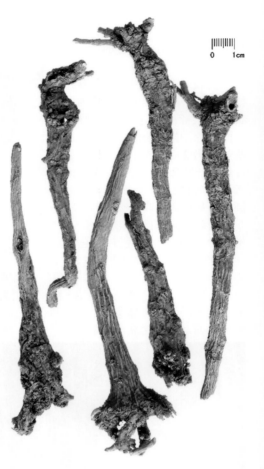

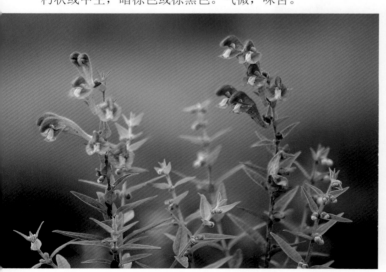

性味归经 味苦，性寒。归肺、胆、脾、大肠、小肠经。

功能与主治 清热燥湿，泻火解毒，止血，安胎。主治湿温、暑温之胸闷呕恶，湿热痞满，泻痢，黄疸，肺热咳嗽，高热烦渴，血热吐衄，痈肿疮毒，胎动不安。

用法用量 内服：煎汤，3～9克。外用：适量，煎水洗或研末调敷。

注意事项 脾肺虚热者忌服。

黄连

别名 王连、支连。

来源 为毛茛科植物黄连 *Coptis chinensis Franch* 的干燥根茎。

原植物 多年生草本。根茎黄褐色，常分枝。叶基生，叶片卵状三角形，3全裂，中央裂片具细柄，卵状菱形，羽状深裂，边缘锐锯齿，侧生裂片不等二深裂。聚伞花序顶生；花黄绿色；总苞片披针形，通常3，羽状深裂；小苞片圆形；萼片5，窄卵形；花瓣线形或线状披针形，长约为萼片的1/2，中央有蜜槽；雄蕊多数；心皮8～12，离生。蓇葖果具细柄。花期2～4月，果期3～6月。生于山地林中或山谷阴处，野生或栽培。分布于四川、贵州、湖南、湖北、陕西南部。

采收加工 全年可采收，以秋末冬初挖取为佳。栽培黄连以生长5～6年采收为宜，挖出根茎，除净泥土，剪去须根及茎叶，烘干，趁热装入"撞笼"内撞净须根及泥沙。

药材性状 多集聚成簇，常弯曲，形如鸡爪，单枝根茎长3～6cm，直径0.3～0.8cm。表面灰黄色或黄褐色，粗糙，有不规则结节状隆起、须根及须根残基。质硬，断面不整齐，皮部橙红色或暗棕色，木部鲜黄色或橙黄色，呈放射状排列，髓部有的中空。气微，味极苦。

性味归经 味苦，性寒。归心、肝、胃、大肠经。

功能与主治 清热燥湿，泻火解毒。主治热邪入心经之高热、烦躁、谵妄或热盛迫血妄行之吐衄，湿热胸痞、泄泻、痢疾，心火亢盛之心烦失眠，胃热呕吐或消谷善饥，肝火目赤肿痛，以及热毒疮疡、疔毒走黄、牙龈肿痛、口舌生疮、聤耳、阴肿、痔血、湿疹、烫伤。

用法用量 内服：煎汤，2～5克。外用：适量，研末调敷；或煎水洗；或熬膏。

注意事项 脾胃虚寒呕恶，泄泻，五更肾泻，均应慎服。

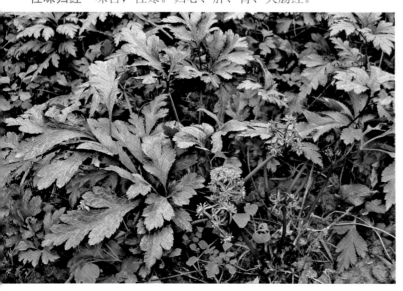

黄柏

别名 檗木、檗皮、黄檗。

来源 为芸香科植物黄皮树 *Phellodendron chinense* Schneid. 的干燥树皮。

原植物 落叶乔木，高 10～12m。树皮外观棕褐色，可见唇形皮孔，外层木栓较薄。奇数羽状复叶对生，长圆状披针形至长圆状卵形，先端长渐尖，基部宽楔形或圆形，不对称，近全缘，上面中脉上具有锈色短毛，下面密被锈色长柔毛，小叶厚纸质。花单性，雌雄异株；排成顶生圆锥花序，花序轴密被短毛。花紫色；雄花有雄蕊 5～6，长于花瓣，退化雌蕊钻形；雌花有退化雄蕊 5～6，子房上位，有短柄，5 室，花柱短，柱头 5 浅裂。果轴及果皮粗大，常密被短毛；浆果状核果近球形，密集成团，熟后黑色，内有种子 5～6 颗。花期 5～6 月，果期 10～11 月。生于杂木林中。分布于陕西南部、浙江、江西、湖北、四川、贵州、云南、广西等地。

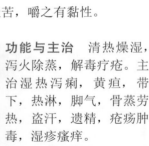

采收加工 定植 15～20 年采收，5 月上旬至 6 月上旬剥皮。剥下的皮，趁鲜刮掉粗皮，晒至半干，再叠成堆，用石板压平，再晒至全干。

药材性状 呈板片状或浅槽状，长宽不一，厚 1～6mm。外表面黄褐色或黄棕色，平坦或具纵沟纹；内表面暗黄色或淡棕色，具细密的纵棱纹。体轻，质硬，断面纤维性，呈裂片状分层，深黄色。气微，味极苦，嚼之有黏性。

性味归经 味苦，性寒。归肾、膀胱经。

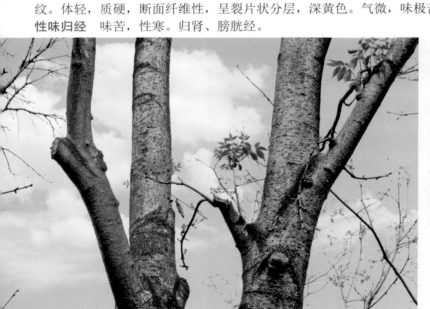

功能与主治 清热燥湿，泻火除蒸，解毒疗疮。主治湿热泻痢，黄疸，带下，热淋，脚气，骨蒸劳热，盗汗，遗精，疮疡肿毒，湿疹瘙痒。

用法用量 内服：煎汤，3～12 克。外用：适量，研末调敷或煎水洗。

注意事项 脾虚泄泻、胃弱食少者忌服。

苦参

别名 苦骨、川参、凤凰爪、牛参、地骨、野槐根。

来源 为豆科植物苦参*Sophora flavescens* Ait. 的干燥根。

原植物 落叶半灌木，高1.5～3m。根圆柱状，外皮黄白色。茎直立，多分枝，具纵沟；幼枝被疏毛，后变无毛。奇数羽状复叶，互生；小叶15～29，叶片披针形至线状披针形，先端渐尖，基部圆，有短柄，全缘，背面密生平贴柔毛；托叶线形。总状花序顶生，被短毛，苞片线形；萼钟状，扁平，5浅裂；花冠蝶形，淡黄白色；子房柄被细毛，柱头圆形。荚果线形，先端具长喙，成熟时不开裂。种子间微缢缩，呈不明显的串珠状，疏生短柔毛。种子3～7颗，近球形，黑色。花期5～7月，果期7～9月。生于沙地或向阳山坡草丛中及溪沟边。分布于全国各地。

采收加工 春、秋两季采挖，除去根头及小支根，洗净，干燥，或趁鲜切片，干燥。

饮片鉴别 苦参为圆形或类圆形厚片，表面黄白色，具放射纹理及裂隙，时见同心性环纹，周边灰棕色或棕黄色。质坚韧，纤维性。气微，味极苦。

性味归经 味苦，性寒。归心、肝、胃、大肠、膀胱经。

功能与主治 清热燥湿，杀虫，利尿。主治热痢，便血，黄疸尿闭，赤白带下，阴肿阴痒，湿疹，湿疮，皮肤瘙痒，疥癣麻风；外治滴虫性阴道炎。

用法用量 内服：煎汤，3～9克。外用：适量，煎水熏洗或研末敷。

注意事项 脾胃虚寒，肝、肾虚而无大热者忌服。

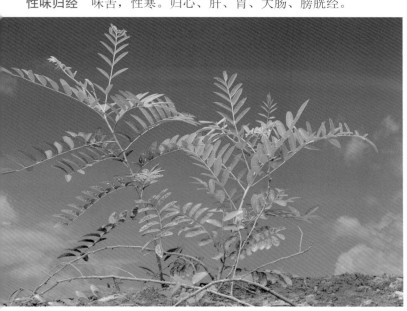

龙胆

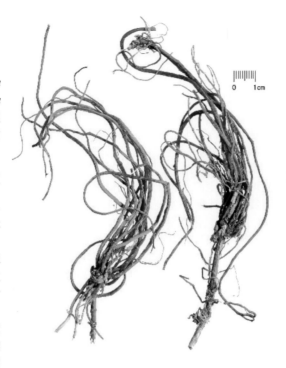

别名 胆草、地胆草、四叶胆。

来源 为龙胆科植物条叶龙胆*Gentiana manshurica* Kitag.、龙胆*Gentiana scabra* Bge.、三花龙胆*Gentiana triflora* Pall.或滇龙胆*Gentiana rigescens* Franch.的干燥根和根茎。前三种习称"龙胆"，后一种习称"坚龙胆"。

原植物 龙胆：多年生草本，高30～60cm。花枝单生，直立，中空。叶对生；无柄；下部叶鳞片状，基部合生，长5～10mm，中、上部叶近革质，叶片卵形或卵状披针形，长2.5～7cm，宽0.7～3cm，顶端急尖或长渐尖，基部心形或圆形，上面暗绿色，下面色淡，边缘外卷，粗糙；叶脉3～5条。花多数，簇生枝顶和叶腋，无花梗；每朵花下面具2个披针形或线状披针形苞片；花萼钟形，顶端5裂，常外反或开展，不整齐；花冠筒状钟形，蓝紫色，花冠顶端5裂，裂片卵形，褶三角形；雄蕊5，着生于花筒中部，花柱短，柱头2裂。蒴果内藏，长圆形，有柄。种子多数，褐色，有光泽，具网纹，两端具宽翅。花期8～9月，果期9～10月。生于海拔200～1700m的山坡草地、林下草甸、路边、河滩灌丛中。分布于东北及内蒙古、河北、陕西、新疆、江苏、安徽、浙江、江西、福建、广东、广西、湖南、湖北等地。

采收加工 春、秋二季采挖，洗净，干燥。

药材性状 龙胆：根茎呈不规则的块状，表面暗灰棕色或深棕色，上端有茎痕或残留茎基，周围和下端着生多数细长的根。根圆柱形，略扭曲；表面淡黄色或黄棕色，上部多有显著的横皱纹，下部较细，有纵皱纹及支根痕。质脆，断面略平坦，皮部黄白色或淡黄棕色，木部色较浅，呈点状环列。气微，味甚苦。

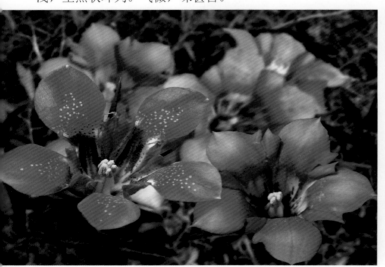

性味归经 味苦，性寒。归肝、胆经。

功能与主治 清热燥湿，泻肝胆火。主治湿热黄疸，阴肿阴痒，带下，湿疹瘙痒，肝火目赤，耳鸣耳聋，胁痛口苦，强中，惊风抽搐。

用法用量 内服：煎汤，3～6克。外用：适量，煎水洗或研末调搽。

注意事项 脾胃虚弱泄泄、无湿热实火者忌服，勿空腹服用。

秦皮

别名 楸树皮、楸皮、核桃楸皮。

来源 为木犀科植物白蜡树 *Fraxinus chinensis* Roxb. 的干燥树皮。

原植物 落叶大乔木，高 12～15m。树皮灰褐色，光滑，老时浅裂。冬芽阔卵形，先端尖，黑褐色，具光泽，内侧密被棕色曲柔毛。当年生枝淡黄色，通直、无毛，去年生枝暗褐色，皮孔散生。叶轴上面具浅沟，小叶着生处具关节，节上有时簇生棕色曲柔毛；小叶 5～7 枚，革质，小叶卵形、倒卵状长圆形至披针形。叶缘呈不规则粗锯齿，齿尖稍向内弯。圆锥花序顶生或腋生于当年生枝梢；苞片长披针形，早落；雄花与两性花异株；花萼筒状，紧贴坚果基部。萼片三角形；无花冠；两性花具雄蕊 2；雌蕊具短花柱，柱头 2 叉深裂；雄花花萼小，花丝细。翅果线形，先端坚果略隆起。花期 4～5 月，果期 9～10 月。生于山坡、河岸、路旁。分布于我国南北各地。多栽培品种，也可见于山地杂木林中。

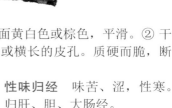

采收加工 春、秋两季剥取，晒干。

药材性状 ①枝皮：呈卷筒状或槽状，外表面灰白色、灰棕色至黑棕色或两色相间呈斑状，平坦或稍粗糙，并有灰白色圆点状皮孔及细斜皱纹；内表面黄白色或棕色，平滑。② 干皮：为长条状块片，外表面灰棕色，具龟裂状沟纹及红棕色圆形或横长的皮孔。质硬而脆，断面纤维性。气微，味苦。

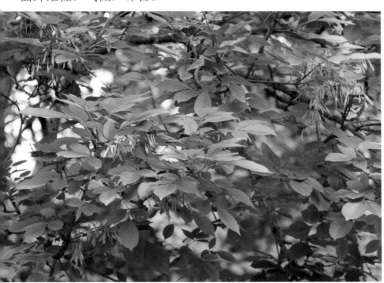

性味归经 味苦、涩，性寒。归肝、胆、大肠经。

功能与主治 清热燥湿，收涩，明目。主治热痢，泄泻，赤白带下，目赤肿痛，目生翳膜。

用法用量 内服：煎汤，6～12 克。外用：适量，煎水洗眼或取汁点眼。

注意事项 脾胃虚寒者忌服。

白鲜皮

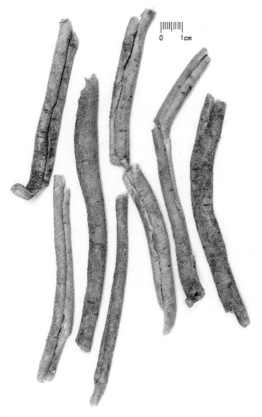

别名 藓皮、北鲜皮、野花椒根皮、臭根皮。

来源 为芸香科植物白鲜 *Dictamnus dasycarpus* Turcz. 的干燥根皮。

原植物 多年生草本，高可达1m。全株有特异的香味。根肉质，侧根多，外皮黄白至黄褐色。奇数羽状复叶，互生；叶轴有狭翼，无叶柄；小叶9～13。叶片卵形至椭圆形，顶端锐尖，基部楔形，边缘具细锯齿，上面深绿色，密布腺点，下面白绿色，腺点较稀疏。总状花序顶生，长可达30cm，花轴及花柄混生白色柔毛及黑色腺毛；萼片5，卵状披针形，基部稍连合；花瓣5，色淡红而有紫红色线条，倒披针形或长圆形，基部渐小呈柄状；雄蕊10；子房上位，5室。蒴果，密被腺毛。成熟时5裂，每瓣片顶端有一针尖。种子2～3颗，近球形，顶端短尖，黑色，有光泽。花期4～5月，果期6月。生长于土坡及灌丛中。分布于东北、华北、华东及陕西、河南、甘肃、四川、贵州等地。

采收加工 春、秋二季采挖根部，除去泥沙和粗皮，剥取根皮，干燥。

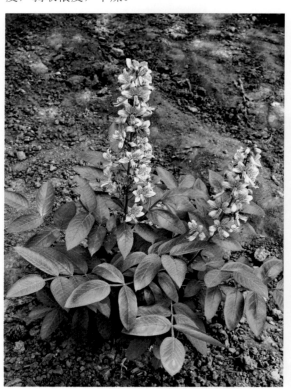

药材性状 本品呈卷筒状，长5～15cm，直径1～2cm，皮厚0.2～0.5cm。外表面灰白色或淡灰黄色，具细根痕和细纵皱纹，常有突起的颗粒状小点；内表面类白色，有细纵纹。质脆，折断时有粉尘飞出，断面不平坦，略呈层片状，剥去外层，迎光可见闪烁的小亮点。有羊膻气，味微苦。

性味归经 味苦，性寒。归脾、胃、膀胱经。

功能与主治 清热燥湿，祛风解毒。主治湿热疮毒，黄水淋漓，湿疹，风疹，疥癣疮癞，风湿热痹，黄疸尿赤。

用法用量 内服：煎汤，5～12克。外用：适量，煎水洗或研末敷。

注意事项 虚寒证忌服。

功劳木

别名　土黄柏、十大功劳、老鼠刺、刺黄连。

来源　为小檗科植物阔叶十大功劳 *Mahonia bealei* (Fort.) Carr. 的根和茎。

原植物　常绿灌木，高 1～4m。茎表面土黄色或褐色，粗糙，断面黄色，叶互生，厚革质；具柄，基部扩大抱茎；奇数羽状复叶，小叶 7～15 片，侧生小叶无柄，阔卵形，大小不等，顶生小叶较大，有柄，先端渐尖，基部阔楔形或近圆形，边缘反卷，每边有 2～8 枚大的刺状锯齿，上面深绿色，有光泽，下面黄绿色。总状花序生于茎顶，直立，6～9 个簇生，小苞片 1；萼片 9，排成三轮；花黄褐色，花瓣 6，长圆形，先端 2 浅裂，基部有 2 个蜜腺；雄蕊 6；雌蕊 1。浆果卵圆形，成熟时蓝黑色，被白粉。花期 8～10 月，果期 10～12 月。生于向阳山坡的灌丛中，也可栽培。分布于陕西、安徽、浙江、江西、福建、河南、湖北、湖南、四川等地。

采收加工　全年均可采收，鲜用或晒干；亦可先将茎外层粗皮刮掉，然后剥取茎皮，鲜用或晒干。

饮片鉴别　为不规则圆形薄片，表面黄色，木部有菊花纹。周边灰黄色或棕褐色，粗糙，有纵沟纹。质坚硬、不易碎。气微，味微苦。

性味归经　味苦，性寒。归肺、肝、大肠经。

功能与主治　清热，燥湿，解毒。主治肺热咳嗽，黄疸，泄泻，痢疾，目赤肿痛，疮疡，湿疹，烫伤。

用法用量　内服：煎汤，10～15 克，鲜品 30～60 克。外用：适量，研末调敷。

注意事项　脾胃虚寒者慎服。

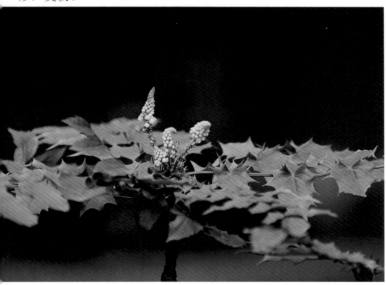

南天竹叶

别名 南竹叶、天竹叶。

来源 为小檗科植物南天竹 *Nandina domestica* Thunb. 的叶。

原植物 常绿灌木，高约2m。茎直立，圆柱形，丛生，分枝少，幼嫩部分常为红色。叶互生，革质有光泽；叶柄基部膨大呈鞘状；叶通常为三回羽状复叶，小叶3～5片，椭圆状披针形，先端渐尖，基部楔形，全缘，两面深绿色，冬季常变为红色。花成大型圆锥花序，萼片多数，每轮3片，内两轮呈白色花瓣状；雄蕊6，离生；子房1室，有2个胚珠，花柱短。浆果球形，熟时红色或有时黄色，内含种子2颗，种子扁圆形。花期5～7月，果期8～10月。生长于疏林及灌木丛中，多栽培于庭院。分布于陕西、江苏、浙江、福建、湖北、广东、广西、四川等地。

采收加工 四季均可采叶，洗净，除去枝梗杂质，晒干。

药材性状 二至三回羽状复叶，最末的小羽片有小叶3～5枚；小叶椭圆状披针形，先端渐尖，基部楔形，全缘，表面深绿色或红色，革质。气弱，味苦。

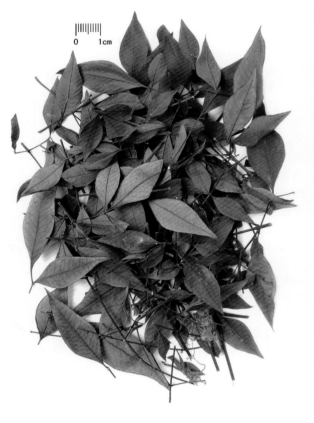

性味归经 味苦，性寒。归肺、膀胱经。

功能与主治 清热利湿，泻火解毒。主治肺热咳嗽，百日咳，热淋，尿血，目赤肿痛，疮痈，瘰疬。

用法用量 内服：煎汤，9～15克。外用：适量，捣敷。

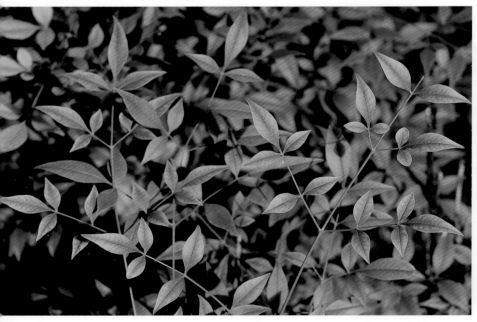

黄藤

别名 土黄连、黄连藤、伸筋藤、山大王、天仙藤。

来源 为防己科植物藤黄连 *Fibraurea recisa* Pierre 的根、茎或叶。

原植物 木质大藤本，长达10m。根和茎的木质部均鲜黄色，甚苦。茎粗壮，常扭曲，灰棕色，具深沟状裂纹。叶柄两端明显膨大；叶片革质，长圆状卵形，有时阔卵形，先端急尖或短渐尖，基部圆，两面均有光泽。圆锥花序生于无叶的老枝上，阔大而疏散；花单性异株，花被片8～12，自外向内渐大；雄花雄蕊3，分离，花丝肥厚；雌花具3心皮。核果长圆状椭圆形，黄色，内果皮木质。花期春末夏初，果期秋冬季。生于山谷密林中或石壁上。分布于广东、广西、云南等地。

采收加工 根、茎全年均可采收，切片，晒干；叶春、夏季采收，晒干。

药材性状 根圆柱形；表面黄棕色，具不规则纵棱，皮孔横向，有支根痕，栓皮易脱落；质硬，断面鲜黄色，有菊花状纹理和裂隙；气微，味极苦。茎圆柱形，直径可达3cm或更粗；表面暗灰黄色至灰绿色，节微隆起，断面鲜黄色、中心有髓；味苦。叶卵形，暗灰绿色至暗黄棕色，两面无毛；气微弱。根、茎以条粗、断面色黄者为佳。

性味归经 味苦，性寒。归肺、肝、大肠经。

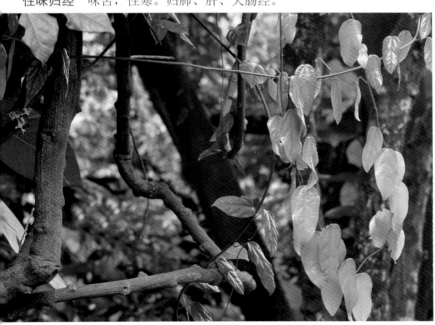

功能与主治 清热解毒，利湿。主治急性扁桃体炎，咽喉炎，上呼吸道感染，结膜炎，黄疸，胃肠炎，痢疾，小儿消化不良，饮食中毒，输卵管炎，急慢性子宫内膜炎，急性盆腔炎，阴道炎，疮疖，烧烫伤。

用法用量 内服：煎汤，6～10克。外用：适量，煎水洗或研末调敷。

注意事项 体质虚寒者忌用。

鸡蛋花

别名 缅栀子、鸭脚木、蕃花。

来源 为夹竹桃科植物鸡蛋花 *Plumeria rubra* Linn. cv. Acutifolia 的花朵或茎皮。

原植物 落叶小乔木。枝条粗壮肥厚肉质，全株具丰富乳汁。叶互生；叶片厚纸质，常聚集于枝上部，长圆状倒披针形，两面无毛；侧脉未达叶缘网结成边脉。顶生聚伞花序；花梗淡红色；花萼5裂，不张开而压紧花冠筒；花冠外面白色，内面黄色，裂片狭倒卵形，向左覆盖，花冠筒圆筒形，内面密被柔毛；雄蕊5，着生于花冠筒基部，花丝极短，花药长圆形；心皮2，离生，花柱短，柱头长圆形，中间缢缩，先端2裂。蓇葖果双生，广歧，圆筒形。种子斜长圆形，扁平，先端具长圆形膜质翅。花期5～10月，果期7～12月。福建、广东、广西等地有栽培。

采收加工 夏、秋季采收茎皮，花开时采收花，晒干或鲜用。

药材性状 花多皱缩成条状，或扁平三角状，淡棕黄或黄褐色，湿润展平后，花萼较小，花冠裂片5，倒卵形，长约3cm，宽约1.5cm，呈旋转排列；下部合生成细管，长约1.5cm。雄蕊5，花丝极短。气香，味微苦。以花完整、色黄褐、气芳香者为佳。

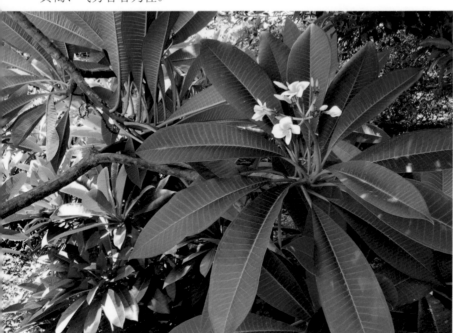

性味归经 味甘、微苦，性凉。归肺、大肠经。

功能与主治 清热，利湿，解暑。主治感冒发热，肺热咳嗽，湿热黄疸，泄泻痢疾，尿路结石，预防中暑。

用法用量 内服：煎汤，5～9克。外用：适量，捣敷。

注意事项 凡寒湿泻泄、肺寒咳嗽，皆宜慎用。

苦石莲

别名 石莲子、猫儿核、广石莲子、石花生、盐棒头果。

来源 为豆科植物喙荚云实 *Caesalpinia minax* Hance 的种子。

原植物 有刺藤本，高约4m。各部均被短柔毛。根圆柱形，浅黄色。茎和叶轴上均有散生钩刺。二回羽状复叶，互生，长达45cm，托叶锥状而硬；羽片5～8对，小叶6～12对，椭圆形或长圆形，两面沿中脉被短柔毛，小叶柄甚短，其下有1枚小倒钩刺。总状花序或圆锥花序顶生，苞片卵状披针形；萼片5，密生黄色绒毛；花冠蝶形，白色，有紫色斑点，最上1枚倒卵形；雄蕊10，离生，2轮排列，较花瓣稍短；子房密生细刺，花柱稍超出于雄蕊，无毛。荚果长圆形，果瓣外面密生针状刺。种子4～8颗，长椭圆形，有环状纹。花期4～5月，果期7月。生于山沟、溪旁或灌丛中。分布于广东、广西、四川、贵州、云南，福建也有栽培。

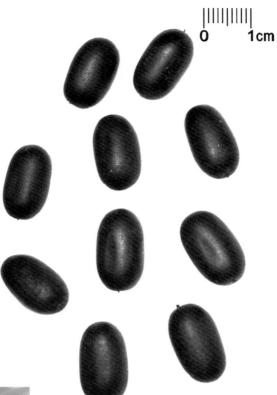

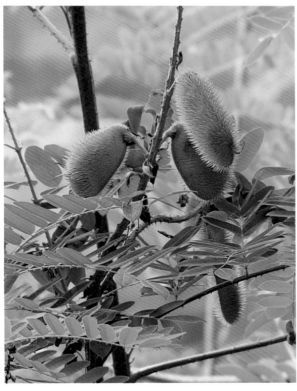

采收加工 8～9月间采收成熟果实，敲破，除去果壳，取出种子，晒干。

药材性状 种子呈椭圆形，两端钝圆，长1.2～2.2cm，直径0.7～1.2cm。表面乌黑色，有光泽。基部有株柄残基，其旁为小圆形的合点。质坚硬，极难破开。种皮厚约1mm，内表面灰黄色，平滑而有光泽，除去种皮后，内为2片棕色肥厚的子叶，富油质，中央有空隙。气微弱，味极苦。

性味 味苦，性凉。

功能与主治 清热化湿，散瘀止痛。主治风热感冒，痢疾，淋浊，呃逆，痈肿，疮癣，跌打损伤，毒蛇咬伤。

用法用量 内服：煎汤，6～9克。外用：适量，煎水洗或捣敷。

注意事项 虚寒无火、大便燥结者忌用。

三叉虎

别名 三脚赶、三桠苦、三桠虎、跌打王、三岔叶。

来源 为芸香科植物三叉苦 *Evodia lepta* (Spreng.)Merr. 的茎、叶或根。

原植物 落叶灌木或小乔木，高2～5m。树皮灰白色，不剥落，全株味苦。三出复叶对生；叶长圆形或长椭圆形，全缘或不规则浅波状，纸质，有腺点。聚伞花序排成伞房花序式，腋生；小苞片三角形；花单性，黄白色，略芳香；花萼广卵形至长圆形；雄花的雄蕊4；雌花的退化雄蕊4，较花瓣短。子房上位，密被毛。蓇葖果2～3，先端无喙。外果皮暗黄褐色至红褐色。种子卵状球形，蓝黑色，有光泽。花期3～5月，果期6～8月。生于山谷、溪边、林下。分布于浙江、江西、福建、台湾、广东、海南、广西、贵州、云南等地。

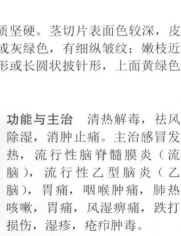

采收加工 夏、秋季采收，鲜用或切段晒干。

药材性状 根、茎多为圆形或不规则斜切片，粗细不等。根皮表面黄白色至灰褐色，横切面皮部厚0.5～2mm，木部占绝大部分，黄白色，质坚硬。茎切片表面色较深，皮部稍薄，木部中央可见细小的髓部。枝呈圆柱形，表面灰棕色或灰绿色，有细纵皱纹；嫩枝近方形，质硬而脆。小叶片多皱缩、破碎，完整者展平后呈椭圆形或长圆状披针形，上面黄绿色或绿褐色，下面色较浅，两面光滑无毛。气微，味苦。

性味 味苦，性寒。

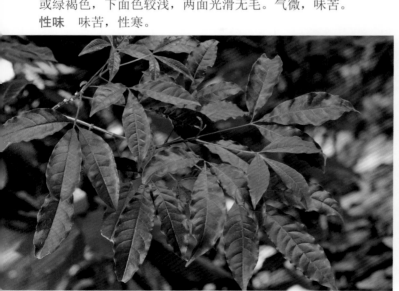

功能与主治 清热解毒，祛风除湿，消肿止痛。主治感冒发热，流行性脑脊髓膜炎（流脑），流行性乙型脑炎（乙脑），胃痛，咽喉肿痛，肺热咳嗽，胃痛，风湿痹痛，跌打损伤，湿疹，疮疖肿毒。

用法用量 内服：煎汤，9～15克。外用：适量，煎水洗或捣烂敷。

注意事项 虚寒者慎服。

（三）清热解毒药

马勃

别名　牛屎菇、灰包菌、药包、人头菌、鸡肾菌。

来源　为灰包科真菌紫色马勃 *Calvatia lilacina* (Mont. et Berk.) Lloyd 的干燥子实体。

原植物　子实体近扁球形，直径1.5～12cm，基部缢缩，有根束与基质相连。外表淡紫堇色至污褐色，成熟后表面有网状裂纹。内部的造孢层初呈白色，后转黄色至浓紫色。基部为营养菌丝所交织，海绵质，乳白色兼带淡紫褐色，孢子淡紫色，球形，一端具短柄，壁具刺突。孢丝长而多分枝，有隔膜，菌丝粗5～6μm。夏、秋季多生于草地、开阔地。分布于吉林、辽宁、河北、山西、青海、新疆、山东、江苏、安徽、福建、河南、湖北、广东、广西、四川等地。

采收加工　夏、秋两季子实体成熟时及时采收，除去泥沙，干燥。

药材性状　呈陀螺形，或已压扁而呈扁圆形，直径5～12cm，不孕基部发达。包被薄，两层，紫褐色，粗皱，有圆形凹陷，外翻，上部常裂成小块或已部分脱落。孢体紫色。

性味归经　味辛，性平。归肺经。

功能与主治　清肺利咽，止血。主治风热郁肺之咽痛，咳嗽，喑哑；外治鼻衄、创伤出血。

用法用量　内服：煎汤，1.5～3克。外用：研末撒、调敷。

注意事项　风寒劳咳失音者忌服。

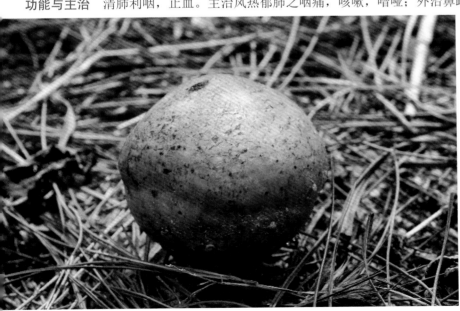

金银花

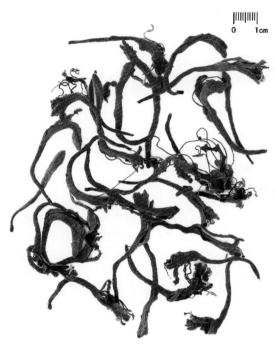

别名 忍冬花、银花、双花、二花、金藤花、双苞花。

来源 为忍冬科植物忍冬*Lonicera japonica* Thunb. 的干燥花蕾或带初开的花。

原植物 多年生半常绿缠绕木质藤本。长达9m。茎中空，多分枝，幼枝密被短柔毛和腺毛。叶对生；叶柄密被短柔毛；叶纸质，叶片卵形、长圆状卵形或卵状披针形。花成对腋生，花梗密被短柔毛和腺毛；总花梗通常单生于小枝上部叶腋，与叶柄等长或稍短，密被短柔毛和腺毛；苞片2枚，叶状，广卵形或椭圆形，被毛或近无毛；花萼短小，无毛，5齿裂，裂片卵状三角形或长三角形；花冠唇形，上唇4浅裂，花冠筒细长，上唇4裂片，先端钝形，下唇带状而反曲。花初开时为白色，2～3d后变金黄色。浆果球形，成熟时蓝黑色，有光泽。花期4～7月，果期6～11月。生于山坡疏林中、灌木丛中、村寨旁、路边等处，亦可栽培。分布于我国华东、中南、西南及辽宁、河北、山西、陕西、甘肃等地。

采收加工 开花时间集中，一般在5月中、下旬采第1次花，6月中、下旬采第2次花。当花蕾上部膨大尚未开放，呈青白色时采收最适宜，采后应立即晾干或烘干。

药材性状 呈棒状，上粗下细，略弯曲，长1.3～5.5cm。表面淡黄色或淡黄棕色，久贮色变深，密被粗毛或长腺毛；花萼细小，绿色。萼筒类球形，萼齿卵状三角形，有毛；花冠筒状，上部稍开裂成二唇形。气清香，味甘、微苦。

性味归经 味甘，性寒。归肺、心、胃经。

功能与主治 清热解毒，凉散风热。主治痈肿疔疮，喉痹，丹毒，热毒血痢，风热感冒，温病发热。

用法用量 内服：煎汤，9～15克。外用：适量，捣敷。

注意事项 脾胃虚寒、气虚疮疡脓清者忌服。

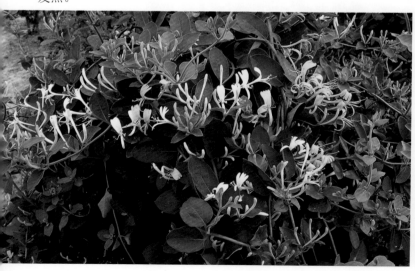

山银花

别名　大金银花、土银花、山金银花。

来源　为忍冬科植物红腺忍冬 *Lonicera hypoglauca* Miq. 华南忍冬 *Lonicera confusacsweet*、DC.、灰毡毛忍冬 *Lonicera macranthoides* Hand-Mazz symb.sin. 的干燥花蕾或带初开的花。

原植物　红腺忍冬：多年生半常绿缠绕木质藤本。茎中空，多分枝，幼枝密被短柔毛和腺毛。叶对生；叶柄密被短柔毛；叶纸质，叶片卵形、长圆状卵形或卵状披针形，先端短尖、渐尖或钝圆，基部圆形或近心形，全缘，两面和边缘均被短柔毛，叶下面有时粉绿色，有柄或具极短柄的黄色至橘红色蘑菇形腺体。花成对腋生，花梗密被短柔毛和腺毛；总花梗通常单生于小枝上部叶腋，与叶柄等长或稍短；苞片2枚，线状披针形，与萼筒近等长，外面具短糙毛和缘毛。萼筒无毛，5齿裂，裂片卵状三角形或长三角形，先端尖，外面和边缘密被毛；花冠唇形，上唇4浅裂，花冠筒细长，外面被短毛和腺毛。花冠白色，后变金黄色，外面疏被倒生

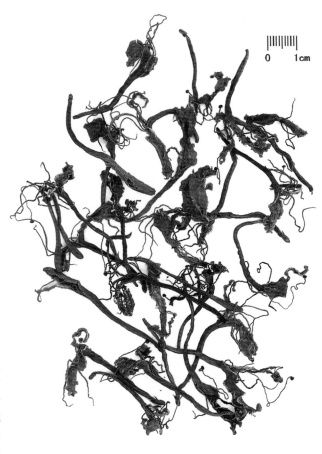

微伏毛，并常具无柄或有短柄的腺；雄蕊5，着生于花冠内面筒口附近，子房下位，花柱细长，伸出。浆果球形。花期4～6月，果熟期10～11月。生于灌丛或疏林中。分布于安徽、浙江、江西、福建、台湾、湖北、湖南、广东、广西、四川、贵州、云南等地。

华南忍冬：多年生半常绿缠绕木质藤本，长达9m。茎中空，多分枝，幼枝、叶柄、总花便、苞片、小苞片均被灰黄色卷曲短柔毛，并疏被微腺毛；叶片卵形至卵状长圆形，幼时两面被短糙毛，老时上面无毛。苞片披针形；小苞片先端具缘毛；萼筒被柔毛。果实黑色。花期4～5月，果熟期10月。生于丘陵、山坡、杂木灌丛及平原旷野、路旁或河岸边。分布于广东、海南、广西。

灰毡毛忍冬：藤本；幼

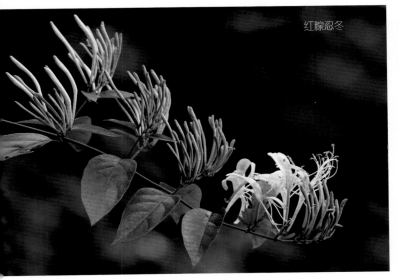

红腺忍冬

枝或其顶梢及总花梗有薄绒状短糙伏毛，有时兼具微腺毛，后变栗褐色有光泽而近无毛。叶革质，卵形、卵状披针形、矩圆形至宽披针形，顶端尖或渐尖，基部圆形、微心形或渐狭，上面无毛，下面被由短糙毛组成的灰白色或有时带灰黄色的毡毛，并散生暗橘黄色微腺毛，

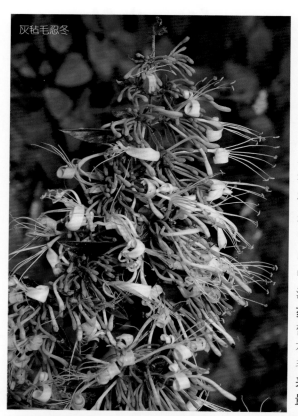

灰毡毛忍冬

网脉凸起而呈明显蜂窝状。花有香味，双花常密集于小枝梢成圆锥状花序；苞片披针形或条状披针形，连同萼齿外面均有细毡毛和短缘毛；萼筒常有蓝白色粉，无毛或有时上半部或全部有毛，萼齿三角形，比萼筒稍短；花冠白色，后变黄色，外被倒短糙伏毛及橘黄色腺毛，唇形，筒纤细，内面密生短柔毛，与唇瓣等长或略较长，上唇裂片卵形，基部具耳，两侧裂片裂隙深达1/2，中裂片长为侧裂片之半，下唇条状倒披针形，反卷；雄蕊生于花冠筒顶端。果实黑色，常有蓝白色粉，圆形。花期6月中旬至7月上旬，果熟期10～11月。生于山谷溪流旁、山坡或山顶混交林内或灌丛中。产于安徽、浙江、江西、福建、湖北、湖南、广东、广西、四川及贵州。

药材性状 呈棒状，上粗下细，略弯曲，花蕾，黄棕色或棕色；萼筒无毛，萼齿被毛；花冠外无毛或冠筒有少数倒生微伏毛，无腺毛。气清香，味甘微苦。

采收加工、性味归经、功能与主治、用法用量、注意事项 见金银花项下。

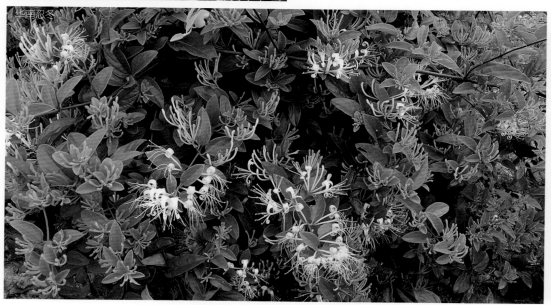

华南忍冬

毛柱金银花

来源 为忍冬科植物水忍冬*Lonicera dasystyla* Rehd. Syn. *Lonicera*的干燥花蕾或带初开的花。

原植物 藤本；小枝、叶柄和总花梗均密被灰白色微柔毛；幼枝紫红色，老枝茶褐色。叶纸质，卵形或卵状矩圆形，茎下方的叶有时不规则羽状3～5中裂，顶端钝或近圆形，有时具短的凸尖，基部圆形、截形或微心形，两面无毛或疏生短柔毛和微柔毛，上面有时具紫晕，下面稍粉红色，壮枝的叶下面被灰白色毡毛；两叶柄相连处呈线状凸起。双花生于小枝梢叶腋，集合成总状花序，芳香；苞片极小，三角形，远比萼筒短；萼筒稍有白粉，萼齿宽三角形、半圆形至卵形，顶端钝或圆；花冠白色，近基部带紫红色，后变黄色，唇形，筒外面略被倒生微柔伏毛或无毛，筒内沿上唇方向密生短柔毛，上唇与筒几等长；雄蕊与花冠几等长，花丝基部有疏柔毛，花药条形。果实黑色。

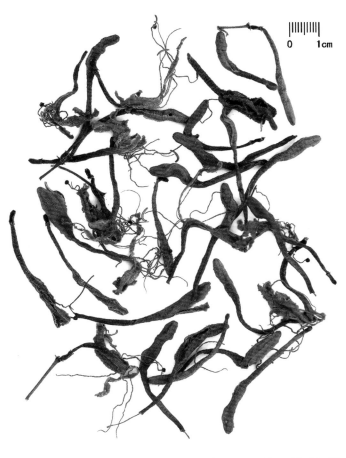

花期3～4月，果熟期8～10月。生于水边灌丛中。分布于广东和广西。

药材性状 呈棒状，上粗下细，略弯曲。

采收加工、性味归经、功能与主治、用法用量、注意事项 见金银花项下。

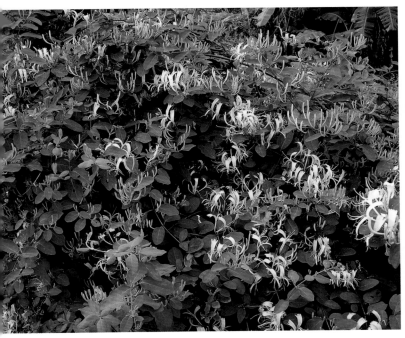

连翘

别名 旱莲子、大翘子、空翘、落翘。

来源 为木犀科植物连翘 *Forsythia suspensa* (Thunb.) Vahl的干燥果实。

原植物 落叶灌木。小枝土黄色或灰褐色，略呈四棱形，疏生皮孔，节间中空，节部具实心髓。单叶或3裂至3出复叶；叶柄无毛；叶片卵形、宽卵形或椭圆状卵形至椭圆形，叶缘除基部外具锐锯齿或粗锯齿。花通常单生或2至数朵着生于叶腋，先于叶开放；花萼绿色，裂片4，长圆形或长圆状椭圆形；花冠黄色，裂片4，倒卵状椭圆形；雄蕊2；花柱细长，柱头2裂。蒴果卵圆形，2室，先端喙状渐尖，表面疏生瘤点。花期3～4月，果期7～9月。生于山坡灌丛、疏林及草丛中。分布于河北、山西、陕西、甘肃、山东、江苏、安徽、河南、湖北、四川等地。现可栽培。

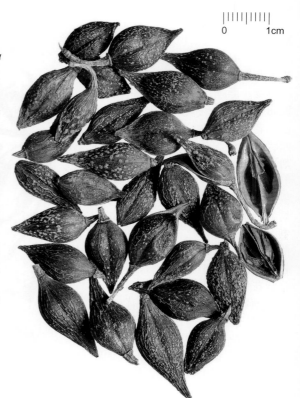

采收加工 秋季果实初熟尚带绿色时采收，除去杂质，蒸熟，晒干，习称"青翘"；果实熟透时采收，晒干，除去杂质，习称"老翘"。

药材性状 呈长卵形至卵形，稍扁。表面有不规则的纵皱纹及多数突起的小斑点，两面各有1条明显的纵沟。顶端锐尖，基部有小果梗或已脱落。青翘多不开裂，表面绿褐色，突起的灰白色小斑点较少；质硬；种子多数，黄绿色。老翘自顶端开裂或裂成两瓣，表面黄棕色或红棕色，内表面多为浅黄棕色，种子棕色。气微香，味苦。

性味归经 味苦，性微寒。归肺、心、小肠经。

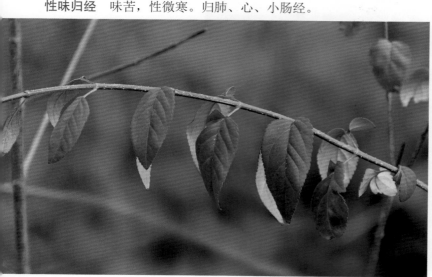

功能与主治 清热解毒，消肿散结。主治痈疽，瘰疬，乳痈，丹毒，风热感冒，温病初起，温热入营，高热烦渴，神昏发斑，热淋尿闭。

用法用量 内服：煎汤，6～15克。

注意事项 脾胃虚弱、气虚发热者，痈疽已溃者忌服。

板蓝根

别名 靛青根、蓝靛根。

来源 为十字花科植物菘蓝 *Isatis indigotica* Fort. 的干燥根。

原植物 二年生草本，植株高 50～100cm。光滑无毛，常被粉霜。根肥厚，近圆锥形，表面黄色，具短横纹及少数须银。基生叶莲座状，叶片长圆形至宽倒披针形，先端钝尖，边缘全缘，或稍具浅波齿，有圆形叶耳或不明显；茎顶部叶宽条形，全缘，无柄。总状花序顶生或腋生，在枝顶组成圆锥状；萼片 4，宽卵形或宽披针形；花瓣 4，黄色，宽楔形，先端近平截、边缘全缘，基部具不明显短爪；雄蕊 6，4长 2 短；雌蕊 1，子房近圆柱形，花柱界限不明显，柱头平截，短角果近长圆形，扁平，无毛，边缘具膜质翅，尤以两端的翅较宽，果瓣具中脉。种子 1 颗，长圆形，淡褐色。花期 4～5月，果期 5～6 月。原产我国，现各地均有栽培。

采收加工 秋季采挖，除去泥沙，晒干。

药材性状 呈圆柱形，稍扭曲，长 10～20cm，直径 0.5～1.0cm。表面淡灰黄色或淡棕黄色，有纵皱纹、横长皮孔样突起及支根痕。根头略膨大，可见暗绿色或暗棕色轮状排列的叶柄残基和密集的疣状突起。体实，质略软，断面皮部黄白色，木部黄色。气微，味微甜后苦涩。

性味归经 味苦，性寒。归心、胃经。

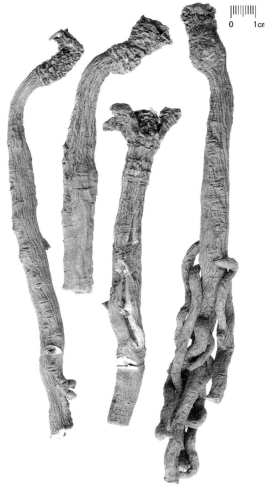

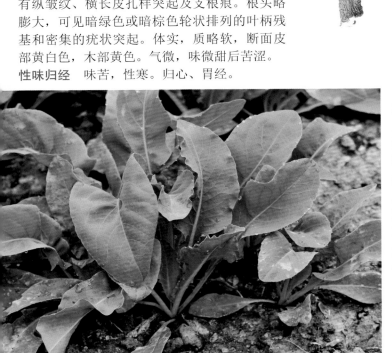

功能与主治 清热解毒，凉血利咽。主治温毒发斑，舌绛紫暗，疟腮，喉痹，烂喉丹痧，大头瘟疫，丹毒，痈肿。

用法用量 内服：煎汤，10～20克。外用：适量，煎汤熏洗。

注意事项 体虚而无实火热毒者忌服。

南板蓝根

别名 土板蓝根、蓝靛根、板蓝根。

来源 为爵床科植物马蓝*Baphicacanthus cusia* (Nees) Bremek. 的干燥根和根茎。

原植物 多年生草本，高30～70cm。干时茎叶呈蓝色或墨绿色。根茎粗壮，断面呈蓝色。地上茎基部稍木质化，略带方形，稍分枝，节膨大，幼时被褐色微毛。叶对生；叶片倒卵状椭圆形或卵状椭圆形，边缘有浅锯齿或波状齿或全缘，上面无毛。花无梗，成疏生的穗状花序，顶生或腋生；苞片叶状，狭倒卵形；花萼裂片5，条形，通常一片较大，呈匙形，无毛；花冠漏斗状，淡紫色，5裂近相等，先端微凹；雄蕊4，花粉椭圆形，有带条，带条上具两条波形的脊；子房上位，花柱细长；蒴果为稍狭的匙形，种子4颗。花期5～10月，果期7～11月。生于山地、林缘潮湿处，野生或栽培。分布于江苏、浙江、福建、湖北、广东、广西、四川、贵州、云南等地。

采收加工 初冬采挖，除去茎叶，洗净，晒干。

药材性状 根茎圆柱形，多弯曲，有时分叉，直径2～6mm；上部常具短地上茎。表面灰褐色，节膨大，节处着生细长而略弯曲的根，表面有细皱纹。茎及根茎质脆，易折断，断面不平坦，略呈纤维状，中央有髓，较大。根质稍柔韧。气弱，味淡。

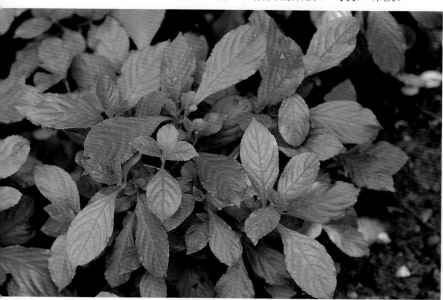

性味归经 味苦，性寒。归心、肝、胃经。

功能与主治 清热解毒，凉血消肿。主治温毒发斑，高热头痛，大头瘟疫，丹毒，痄腮，病毒性肝炎，流行性感冒，肺炎，疮肿，疱疹。

用法用量 内服：煎汤，10～20克。外用：适量，捣敷或煎汤熏洗。

注意事项 脾胃虚寒、无实火热毒者慎服。

青黛

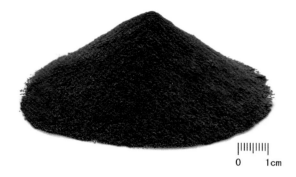

别名 靛花、青蛤粉、蓝露、靛沫花、青缸花。

来源 为爵床科植物马蓝 *Baphicacanthus cusia* (Nees) Bremek.、蓼科植物蓼蓝 *Polygonum tinctorium* Ait. 或十字花科植物菘蓝 *Isatis indigotica* Fort. 的叶或茎叶经加工制得的干燥粉末、团块或颗粒。

采收加工 夏、秋季采收茎叶，置缸中，加清水浸2～3天，至叶腐烂、茎脱皮时，将茎枝捞出，加入石灰（每100千克加石灰8～10千克），充分搅拌，至浸液由深绿色转为紫红色时，捞出液面泡沫，于烈日下晒干，即得。

药材性状 本品为深蓝色的粉末，体轻，易飞扬；或呈不规则多孔性的团块、颗粒，用手搓捻即成细末。微有草腥气味，味淡。

性味归经 味咸，性寒。归肝经。

功能与主治 清热解毒，凉血消斑，泻火定惊。主治温毒发斑，血热吐衄，胸痛咯血，口疮，痄腮，喉痹，小儿惊痫。

用法用量 内服：1.5～5克，宜入丸剂。外用：适量，干撒或调敷。

注意事项 中寒者勿用。

绿豆

别名 青小豆。

来源 为豆科植物绿豆 *Vigna radiata* (L.) Wilczek 的种子。

采收加工 立秋后种子成熟时采收，拔取全株，晒干，打下种子，去除杂质。

药材性状 种子短距圆形，长4～6mm。表面黄绿色、暗绿色、绿棕色，光滑而有光泽。种脐位于种子的一侧，白色，条形。气微，嚼之具豆腥味。以粒大、饱满、色绿者为佳。

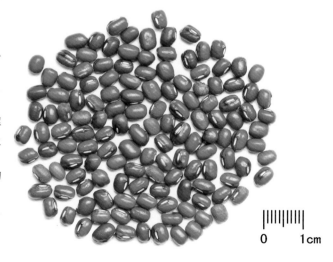

性味归经 味甘，性寒。归心、肝、胃经。

功能与主治 清热，消暑，利水，解毒。主治暑热烦渴，感冒发热，霍乱吐泻，痰热哮喘，头痛目赤，口舌生疮，水肿尿少，疮疡痈肿，风湿丹毒，药物及食物中毒。

用法用量 内服：煎汤，15～30克。外用：适量，研末调敷。

注意事项 脾胃虚寒滑泄者忌服。

贯众

别名 绵马贯众、贯节、虎卷、药藻、凤尾草。

来源 为鳞毛蕨科植物粗茎鳞毛蕨 *Dryopteris crassirhizoma* Nakai 的干燥根茎。

原植物 多年生草本，高50～100cm。叶簇生于根茎顶端；叶柄基部直达叶轴密生棕色条形至钻形狭鳞片，叶片草质，倒披针形，二回羽状全裂或深裂，羽片无柄，裂片密接，长圆形，圆头或圆截头，近全缘或近先端有钝锯齿；上面深绿色，下面淡绿色，侧脉羽状分叉。孢子叶、营养叶同形。孢子囊群着生于叶中部以上的羽片上，生于叶背小脉中部以下，囊群盖肾形或圆肾形，棕色。生于海拔300～1200m的林下沼泽地或林下阴湿处。分布于东北及内蒙古、河北、北京市等地。

采收加工 秋季采挖，削去叶柄，须根，除去泥沙，晒干。

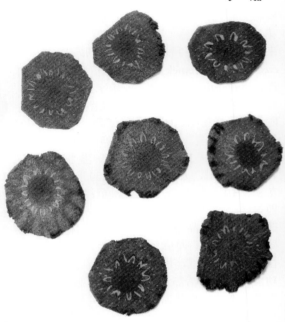

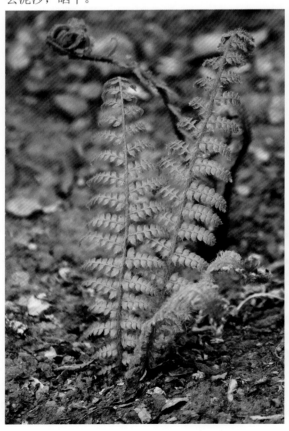

药材性状 本品呈长倒卵形，稍弯曲，上端钝圆或截形，下端较尖。表面黄棕色至黑褐色，密被排列整齐的叶柄残基及鳞片，并且有弯曲的须根。叶柄残基呈扁圆形，长3～5cm，直径0.5～1.0cm；表面有纵棱线，质硬而脆，断面略平坦，棕色，有黄白色维管束5～13个，环状排列；每个叶柄残基的外侧常有3条须根，鳞片条状披针形，全缘，常脱落。质坚硬，断面略平坦，深绿色至棕色，有黄白色维管束5～13个，环列，其外散有较多的叶迹维管束。气特异，味初淡而微涩，后渐苦而辛。

性味归经 味苦，性微寒；有小毒。归肝、胃经。

功能与主治 清热解毒，止血，杀虫。主治时疫感冒，风热头痛，温毒发斑，疮疡肿毒，崩漏下血，虫积腹痛。

用法用量 内服：煎汤，5～12克。外用：适量，研末调涂。

注意事项 阴虚内热、脾胃虚寒者不宜服用，孕妇慎用。

蒲公英

别名　婆婆丁、白鼓丁、黄花地丁、黄狗头、黄花草。

来源　为菊科植物蒲公英 *Taraxacum mongolicum* Hand. Mazz. 同属数种植物的干燥全草。

原植物　多年生草本，高10～25cm。全株含白色乳汁，被白色疏软毛。根深长。叶根生，排列成莲座状；叶片线状披针形、倒披针形或倒卵形，边缘浅裂或作不规则羽状分裂，裂片齿牙状或三角状，全缘或具疏齿，绿色或边缘带淡紫色斑迹。花茎由叶丛中抽出；头状花序单一，全为舌状花；总苞片多层；花冠黄色；雄蕊5，聚药；雌蕊1，子房下位，柱头2裂。瘦果倒披针形，具纵棱，并有横纹相连，果上全部有刺状突起；冠毛白色。花期4～5月，果期6～7月。生于山坡草地、路旁、河岸沙地及田间。全国大部分地区均产。

采收加工　4～5月开花前或刚开花时连根挖取，除净泥土，洗净，晒干。

药材性状　呈皱缩卷曲的团块。根呈圆锥状，表面棕褐色，抽皱；根头部有棕褐色或黄白色的茸毛。叶基生，多皱缩破碎，完整叶片呈倒披针形，绿褐色或暗灰色，先端尖或钝，边缘浅裂或羽状分裂，基部渐狭，下延呈柄状。花茎1至数条，每条顶生头状花序，花冠黄褐色或浅黄白色。有的可见多数具白色冠毛的长椭圆形瘦果。气微，味微苦。

性味归经　味苦、甘，性寒。归肝、胃经。

功能与主治　清热解毒，消肿散结，利尿通淋。主治疗疮肿毒，乳痈，瘰疬，目赤，咽痛，肺痈，肠痈，湿热黄疸，热淋涩痛。

用法用量　内服：煎汤，10～30克。外用：适量，捣敷。

注意事项　阳虚外寒、脾胃虚弱者忌用。

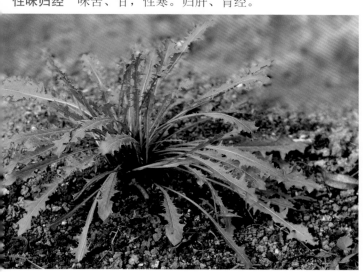

鱼腥草

别名 九节莲、折耳根、臭腥草。

来源 为三白草科植物蕺菜 *Houttuynia cordata* Thunb. 的干燥地上部分。

原植物 多年生腥臭草本，高达60cm。茎下部伏地，节上轮生小根，上部直立，无毛或节上被毛。叶互生，薄纸质，有腺点；托叶膜质，条形，下部与叶柄合生为叶鞘，基部扩大，略抱茎；叶片卵形或阔卵形，上面绿色，下面常呈紫红色，两面脉上被柔毛。穗状花序生于茎顶，与叶对生；总苞片4枚，长圆形或倒卵形，白色；花小而密，无花被；雄蕊3，花丝长为花药的3倍，下部与子房合生；雌蕊1，由3心皮组成，子房上位，花柱3，分离。蒴果卵圆形，先端开裂，具宿存花柱。种子多数，卵形。花期5～6月，果期10～11月。生于沟边、溪边及潮湿的疏林下。分布于陕西、甘肃及长江流域以南各地。

采收加工 鲜品全年均可采割；干品夏季茎叶茂盛花穗多时采割，除去杂质，晒干。

药材性状 茎呈扁圆柱形，扭曲，表面黄棕色，具纵棱数条；质脆，易折断。叶片卷折皱缩，展平后呈心形，上表面暗黄绿色至暗棕色，下表面灰绿色或灰棕色。穗状花序黄棕色。

性味归经 味辛，性微寒。归肺、膀胱、大肠经。

功能与主治 清热解毒，消痈排脓，利尿通淋。主治肺痈吐脓，痰热咳喘，热痢，热淋，痈肿疮毒。

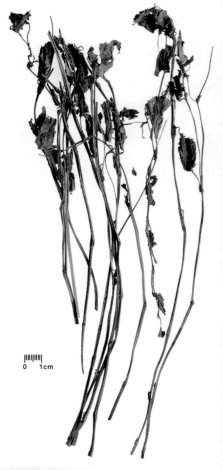

0 1cm

用法用量 内服：煎汤，15～25克，不宜久煎。外用：适量，捣敷或煎汤熏洗。

注意事项 虚寒症、阴性外疡者忌服。

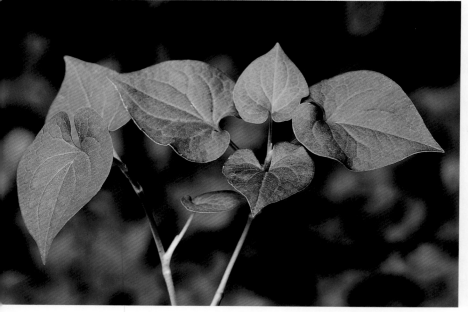

射干

别名 冷水丹、扁竹兰、金蝴蝶、山蒲扇、剪刀草。

来源 为鸢尾科植物射干*Belamcanda chinensis* (L.) DC. 的干燥根茎。

原植物 多年生草本。根茎粗壮，横生，鲜黄色，呈不规则的结节状，着生多数细长的须根。茎直立，高50～150cm，实心，下部生叶。叶互生，扁平，宽剑形；对折，互相嵌叠，排成2列，先端渐尖，基部抱茎，全缘，绿色且带白粉；叶脉数条，平行。聚伞花序伞房状顶生，2叉状分枝，枝端着生数花，花梗及分枝基部均有膜质苞片；苞片披针形至狭卵形；花被片6，2轮，外轮花被裂片倒卵形或长椭圆形，内轮3片略小，倒卵形或长椭圆形，有暗红色斑点；雄蕊3，贴生于外花被片基部，花药外向；雌蕊1，子房下位，3室；中轴胎座；柱头3浅裂。蒴果倒卵形或长椭圆形，具3纵棱，成熟时室背开裂。果瓣向外弯曲。种子多数，

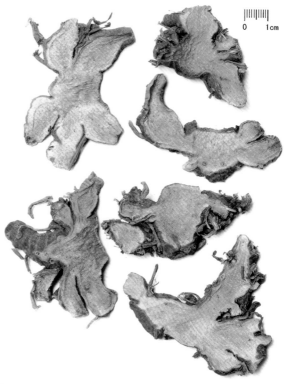

近圆形，黑紫色，有光泽。花期6～8月，果期7～9月。生于山坡、草原、田野旷地、杂木林缘，栽培品种常见。分布于全国各地。

采收加工 春初刚发芽或秋末茎叶枯萎时采挖，除去须根及泥沙，干燥。

饮片鉴别 为不规则的薄片，边缘不整齐，表面黄色，或颗粒状；周边黄褐色或棕褐色，皱缩。气微，味苦、微辛。

性味归经 味苦，性寒。归肺经。

功能与主治 清热解毒，消痰利咽。主治热毒痰火郁结之咽喉肿痛，痰涎壅盛之咳嗽气喘。

用法用量 内服：煎汤，5～9克。外用：适量，研末吹喉。

注意事项 病无实热、脾虚便溏者及孕妇禁服。

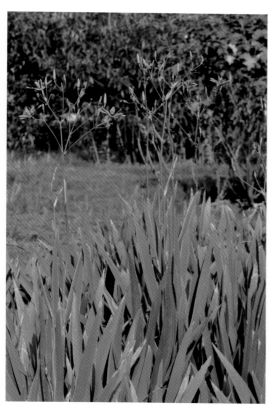

白头翁

别名 野丈人、胡王使者、白头公。

来源 为毛茛科植物白头翁 *Pulsatilla chinensis* (Bge.) Regel 的干燥根。

原植物 多年生草本，高15～35cm。根状茎粗。基生叶4～5，开花时长出地面，叶3全裂；叶柄被密长柔毛；叶片宽卵形，上面疏被毛，后期脱落无毛，下面密被长柔毛，3全裂，中央全裂片有柄或近无柄，3深裂，中央深裂片楔状卵形或狭楔形，全缘或有齿，侧深裂片不等2浅裂；侧全裂片无柄或近无柄，不等3深裂。花葶1～2，花后生长，苞片3，基部合生，裂片条形，外面密被长柔毛，内面无毛；花两性，单朵，直立；萼片6，排成2轮，狭卵形或长圆状卵形，蓝紫色，外面密被柔毛；花瓣无；雄蕊多数，长约为萼片之半；心皮多数，被毛。瘦果被长柔毛，顶部有羽毛状宿存花柱。花期4～5月，果期6～7月。生于平原或低山山坡草地，林缘或干旱多石的坡地。分布于东北、华北及陕西、甘肃、山东、江苏、安徽、河南、湖北、四川。

采收加工 春、秋两季采挖，洗去泥土，晒干。

药材性状 呈类圆柱形或圆锥形，稍扭曲，长6～20cm，直径0.5～2cm。表面黄棕色或棕褐色，具不规则纵皱纹或纵沟，皮部易脱落，露出黄色的木部，近根头处常有朽状凹洞。根头部稍膨大，有白色绒毛。质硬而脆，断面皮部黄白色或淡黄棕色，木部淡黄色。气微，味微苦涩。

性味归经 味苦，性寒。归胃、大肠经。

功能与主治 清热解毒，凉血止痢。主治热毒血痢，阴痒带下，阿米巴痢疾。

用法用量 内服：煎汤，15～30克。外用：适量，煎汤洗或捣敷。

注意事项 虚寒泻痢者忌服。

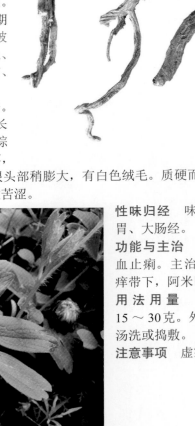

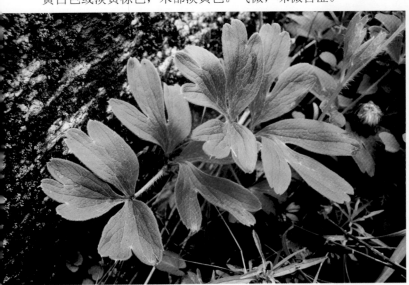

野菊花

别名 山菊花、千层菊。

来源 为菊科植物野菊 *Chrysanthemum indicum* L. 的干燥头状花序。

原植物 多年生草本，高25～100cm。根茎粗厚，分枝，有长或短的地下匍匐枝。茎直立或基部铺展。基生叶脱落；茎生叶卵形或长圆状卵形，羽状分裂或分裂不明显；顶裂片大，侧裂片常2对，卵形或长圆形，全部裂片边缘浅裂或有锯齿；上部叶渐小；全部叶上面有腺体及疏柔毛，下面灰绿色，毛较多，基部渐狭成具翅的叶柄；托叶具锯齿。头状花序，在茎枝顶端排成伞房状圆锥花序或不规则的伞房花序；总苞片边缘宽、膜质；舌状花黄色，雌性；盘花两性，筒状。瘦果全部圆形，有5条极细的纵肋，无冠状冠毛。花期9～10月。生于山坡草地、灌丛、河边水湿地、海滨盐泽地及田边、路旁。广泛分布于我国东北、华北、华东、华中及西南。

采收加工 花初开放时采摘，晒干，或蒸后晒干。

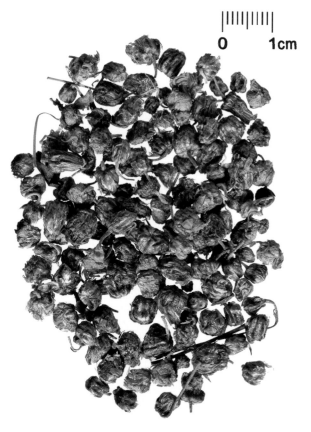

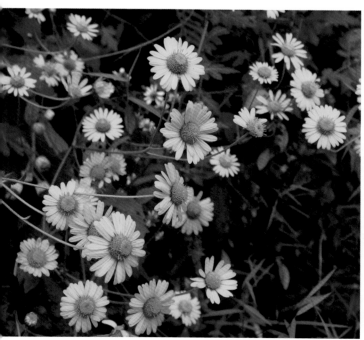

药材性状 呈类球形，直径0.3～1cm，棕黄色。总苞由4～5层苞片组成，外层苞片卵形或条形，外表面中部灰绿色或淡棕色，通常被有白毛，边缘膜质；内层苞片长椭圆形，膜质，外表面无毛。总苞基部有的残留总花梗。舌状花1轮，黄色至棕黄色，皱缩卷曲；管状花多数，深黄色。体轻。气芳香，味苦。

性味归经 味苦、辛，性微寒。归肝、心经。

功能与主治 清热解毒。主治疔疮痈肿，目赤肿痛，头痛眩晕。

用法用量 内服：煎汤，6～12克。外用：适量，捣敷或煎水洗。

白花蛇舌草

别名 蛇舌草、目目生珠草、蛇总管、甲猛草、南地珠、奶沙尔。

来源 为茜草科植物白花蛇舌草 *Hedyotis diffusa* Willd. 的干燥或新鲜全草。

原植物 一年生披散草本，高 15～50cm。根细长，分枝，白色。茎略带方形或扁圆柱形，光滑无毛，从基部发出多分枝。叶对生，无柄；叶片线形至线状披针形，上面光滑，下面有时稍粗糙，侧脉不明显；托叶膜质，基部合生成鞘状，先端芒尖。花单生或成对生于叶腋，常具短而略粗的花梗，稀无梗；萼筒球形，4 裂，裂片长圆状披针形，边缘具睫毛；花冠白色，漏斗形，先端 4 深裂，裂片卵状长圆形，秃净；雄蕊 4，着生于冠筒喉部，与花冠裂片互生，花丝扁，花药卵形，背着，2 室，纵裂；子房下位，2 室。柱头 2 浅裂，呈半球形。蒴果扁球形，室背开裂，花萼宿存。种子棕黄色，细小，具 3 个棱角。花期 7～9 月，果期 8～10 月。生于潮湿的田边、沟边、路旁和草地。分布于我国东南至西南部各地。

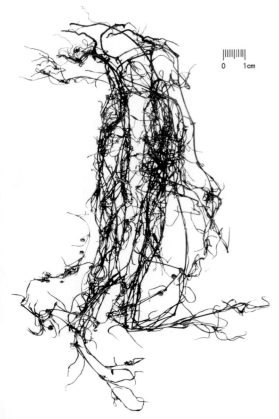

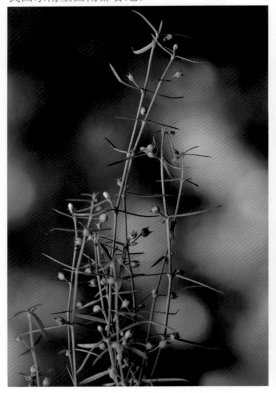

采收加工 夏、秋季采集，洗净，鲜用或晒干。

药材性状 全体扭缠成团状，灰绿色至灰棕色。主根细长，粗约 2mm，须根纤细，淡灰棕色。茎细，卷曲，质脆，易折断，中心髓部白色。叶多皱缩，破碎。花、果单生或成对生于叶腋，花常具短而略粗的花梗。蒴果扁球形，直径 2～2.5mm，室背开裂，宿萼顶端 4 裂，边缘具短刺毛。气微，味淡。

性味归经 味苦、甘，性寒。归心、肺、肝、大肠经。

功能与主治 清热解毒，利湿。主治肺热喘嗽，咽喉肿痛，肠痈，疔肿疮疡，毒蛇咬伤，热淋涩痛，水肿，痢疾，肠炎，湿热黄疸，癌肿。

用法用量 内服：煎汤，15～50 克。外用：捣敷。

注意事项 孕妇慎用。

山豆根

别名 苦豆根、广豆根、南豆根、小黄连。

来源 为豆科植物越南槐*Sophora tonkinensis* Gagnep. 的干燥根及根茎。

原植物 小灌木，直立或平卧，高1～2m。根圆柱状，少分枝，根皮黄褐色，茎分枝少，密被短柔毛。奇数羽状复叶，互生；小叶片11～19，椭圆形或长圆状卵形，顶端小叶较大，上面疏被短柔毛，背面密被灰棕色短柔毛。总状花序顶生，密被短毛；小花梗被细毛；花萼阔钟状，外被疏毛，先端5裂；花冠黄白色，旗瓣卵圆形，先端凹，基部具短爪，翼瓣长于旗瓣，基部具三角形耳；雄蕊10，离生，基部稍宽扁；子房具柄，圆柱形，密被长柔毛，花柱弯曲，柱头圆形，具长柔毛。荚果密被长柔毛，种子间成念珠状。种子3～5颗。黑色，有光泽，椭圆形，种脐小。花期5～6月，果期7～8月。生于山地和岩石缝中。分布于江西、广东、广西、贵州、云南等地。

采收加工 秋季采收，除去杂质，洗净，干燥。

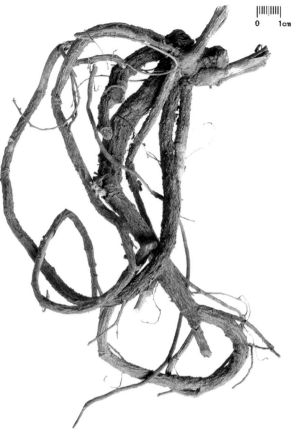

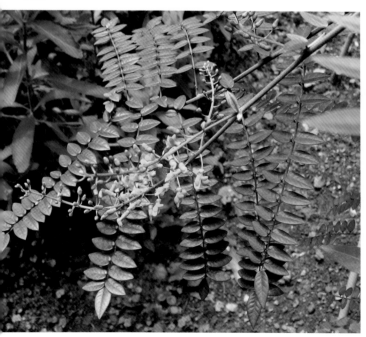

药材性状 根茎呈不规则的结节状，顶端常残存茎基，其下着生根数条。根呈长圆柱形，常有分枝，长短不等，直径0.7～1.5cm。表面棕色至棕褐色，有不规则的纵皱纹及横长皮孔样突起。质坚硬，难折断，断面皮部浅棕色，木部淡黄色。有豆腥气，味极苦。

性味归经 味苦，性寒，有毒。归肺、胃经。

功能与主治 清热解毒，消肿利咽。主治火毒蕴结，咽喉肿痛，齿龈肿痛。

用法用量 内服：煎汤，6～12克。外用：适量，捣敷或含漱。

注意事项 脾胃虚寒泄泻者禁服。

穿心莲

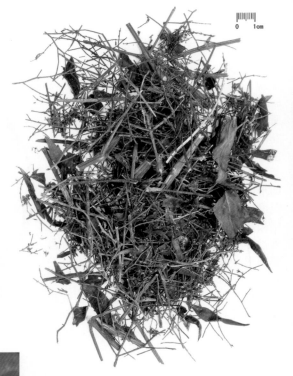

别名 一见喜、万病仙草、榄核莲、日行千里、苦草。

来源 为爵床科植物穿心莲 *Andrographis paniculata* (Burm. f.) Nees 的干燥地上部分。

原植物 一年生草本。茎直立，具4棱，多分枝，节处稍膨大，易断。叶对生；叶片披针形或长椭圆形，边缘浅波状，两面均无毛。总状花序顶生和腋生，集成大型的圆锥花序；苞片和小苞片微小，披针形；萼有腺毛；花冠淡紫色，二唇形，上唇外弯，2裂，下唇直立，3浅裂，裂片覆瓦状排列，花冠筒与唇瓣等长；雄蕊2，伸出，花药2室，药室一大一小，大的基部被髯毛，花丝有毛。蒴果扁长椭圆形，中间具一沟，微被腺毛。种子12颗，四方形，有皱纹。花期9～10月，果期10～11月。我国南方诸地均有栽培。

采收加工 秋初茎叶茂盛时采割，晒干。

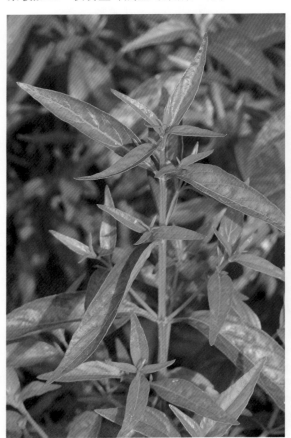

药材性状 茎呈方柱形，多分枝，长50～70cm，节稍膨大；质脆，易折断。单叶对生，叶柄短或近无柄；叶片皱缩、易碎，完整者展开后呈披针形或卵状披针形，全缘或波状；上表面绿色，下表面灰绿色，两面光滑。气微，味极苦。

性味归经 味苦，性寒。归心、肺、大肠、膀胱经。

功能与主治 清热解毒，凉血，消肿。主治感冒发热，咽喉肿痛，口舌生疮，顿咳劳嗽，泄泻痢疾，热淋涩痛，痈肿疮疡，毒蛇咬伤。

用法用量 内服：煎汤，9～15克。外用：适量，捣烂或制成软膏涂患处。

注意事项 阳虚证、脾胃弱者慎服。

土茯苓

别名　毛尾薯、地胡苓、狗朗头、土苓、山硬硬、红土苓。

来源　为百合科植物光叶菝葜 *Smilax glabra* Roxb. 的干燥根茎。

原植物　攀缘灌木。茎光滑，无刺。根状茎粗厚、块状，常由匍匐茎相连接。叶互生，具狭鞘，常有纤细的卷须2条，脱落点位于近顶端；叶片薄革质，狭椭圆状披针形至狭卵状披针形，下面通常淡绿色。伞形花序单生于叶腋，通常具10余朵花；雄花序总花梗常短于叶柄，在总花梗与叶柄之间有1芽；花序托膨大，连同多数宿存的小苞片有时呈莲座状，花绿白色，六棱状球形，雄花外花被片近扁圆形，兜状，背面中央具纵槽，内花被片近圆形，边缘有不规则的齿；雄花靠合，花丝极短；雌花外形与雄花相似，但内花被片边缘无齿，具3枚退化雄蕊。浆果，熟时黑色，具粉霜。花期5～11月，果期11月至翌年4月。生长于林下、灌木丛中、河岸或山谷中。分布于甘肃（南部）、长江流域以南，以及台湾、海南、云南等地。

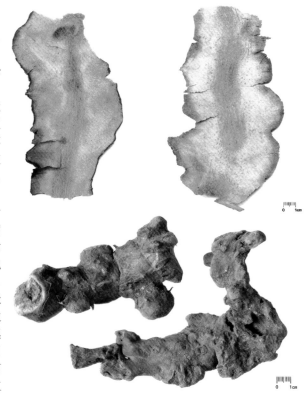

采收加工　夏、秋两季采挖，除去须根，洗净，干燥；或趁鲜切成薄片，干燥。

药材性状　略呈圆柱形，稍扁或呈不规则条块，有结节状隆起，具短分枝，长5～22cm，直径2～5cm。表面黄棕色或灰褐色，凹凸不平，有坚硬的须根残基，分枝顶端有圆形芽痕。质坚硬。切片呈长圆形或不规则，厚1～5mm，边缘不整齐；切面类白色至淡红棕色，粉性，可见点状维管束及多数小亮点。气微，味微甘、涩。

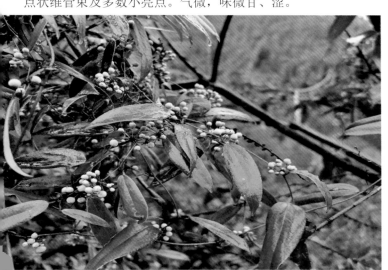

性味归经　味甘、淡，性平。归肝、胃经。

功能与主治　除湿，解毒，通利关节。主治湿热淋浊，带下，痈肿，瘰疬，疥癣，梅毒及汞中毒所致的肢体拘挛、筋骨疼痛。

用法用量　内服：煎汤，10～60克。外用：适量，研末调敷。

注意事项　肝肾阴虚者慎服。

土牛膝

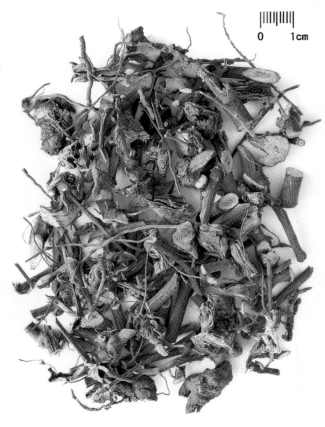

别名　倒扣草、杜牛膝。

来源　为苋科多年生草本土牛膝 *Achyranthes aspera* L. 的干燥根及根茎。

原植物　多年生草本，高20～120cm。根细长，土黄色。茎四棱形，有柔毛，节部稍膨大，分枝对生。叶对生；叶片纸质，宽卵状倒卵形或椭圆状长圆形，两面密生粗毛。穗状花序顶生，直立，花期后反折；总花梗具棱角，粗壮、坚硬，密生白色伏贴或开展柔毛；花疏生；苞片披针形，先端长渐尖；小苞片刺状，坚硬、光亮、常带紫色，基部两侧各有1个薄膜质翅，全缘，全部贴生在刺部；花被片披针形，长渐尖，花后变硬且锐尖，具1脉；雄蕊长2.5～3.5mm；退化雄蕊先端截状或细圆齿状，有具分枝流苏状长缘毛。胞果卵形。种子卵形，棕色。花期6～8月，果期10月。生于山坡疏林或村庄附近空旷地。分布于我国华南、西南及江西、福建、台湾、湖北、湖南等地。

采收加工　全年均可采收，除去茎叶，洗净，鲜用或晒干。

药材性状　根茎短圆柱形，灰棕色，周围着生众多圆柱状细长的根，长6～10cm，粗2～5mm，略弯曲。表面灰棕色，有细浅的纵皱纹。质坚硬，易折断，断面纤维性，淡灰青色至灰白色。味淡无臭。

性味归经　味甘、微苦、微酸，性寒。归肝、肾经。

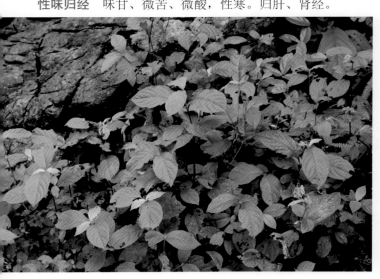

功能与主治　活血祛瘀，泻火解毒，利尿通淋。主治白喉，咽喉肿痛，痢疾，淋证，水肿，闭经，跌打损伤，风湿关节痛，疮痈。

用法用量　内服：煎汤，9～15克，鲜品30～60克。外用：适量，捣敷。

注意事项　孕妇忌用。

胖大海

别名 安南子、胡大海、大海子、大海、大海榄。

来源 为梧桐科植物胖大海 *Sterculia lychnophora* Hance 的干燥种子。

原植物 落叶乔木，可高达40m。树皮粗糙，有细条纹。叶互生；叶柄较长；叶片革质，长卵圆形或略呈三角状，光滑无毛，下面网脉明显。圆锥花序顶生或腋生，花杂性同株；花萼钟状，深裂，裂片披针形，宿存，外面被星状柔毛；雄花具10～15个雄蕊，花药及花丝均被疏柔毛，不育心皮被短柔毛；雌花具1枚雌蕊，由5个被短柔毛的心皮组成，具1细长纤弱的子房柄，柱头2～5裂，退化雄蕊为1簇无花丝的花药，环绕子房着生。蓇葖果1～5个，船形，成熟前开裂，内含1颗种子。种子椭圆形或长圆形，有时为梭形，黑褐色或黄褐色，表面疏被粗皱纹，种脐位于腹面的下方而显歪斜。生于热带地区。分布于东南亚、印度等地。我国广东、海南、云南已有引种。

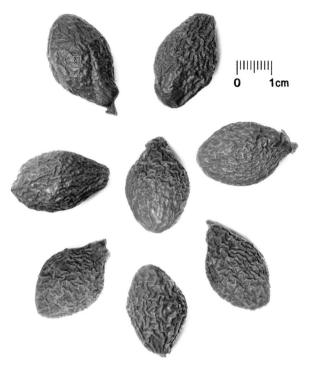

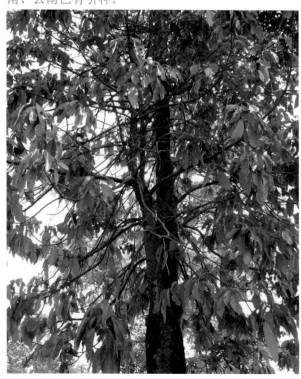

采收加工 4～6月果实开裂时及时采取成熟的种子，晒干。

药材性状 呈纺锤形或椭圆形，长2～3cm，直径1～1.5cm。先端钝圆，基部略尖而歪，具浅色的圆形种脐，表面棕色或暗棕色，微有光泽，具不规则的干缩皱纹。外层种皮极薄，质脆，易脱落。中层种皮较厚，黑褐色，质松易碎，遇水膨胀成海绵状，断面可见散在的树脂状小点。气微，味淡，嚼之有黏性。

性味归经 味甘，性寒。归肺、大肠经。

功能与主治 清热润肺，利咽解毒，润肠通便。主治肺热声哑，干咳无痰，咽喉干痛，热结便闭，头痛目赤。

用法用量 内服：煎汤或开水泡，2～4枚；入散剂，用量减半。

重楼

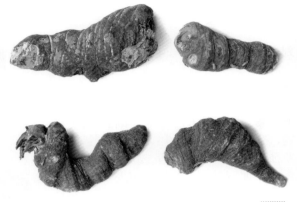

别名　草河车、螺丝七、白河车、陀螺三七、上三七。

来源　为百合科植物七叶一枝花*Paris polyphylla* Smith或云南重楼*Paris polyphylla* Smith var. *yunnanensis* (Franch.)Hand. -Mazz. 的干燥根茎。

原植物　七叶一枝花：多年生草本，高30～100cm。根茎肥厚，黄褐色，结节明显。茎直立，圆柱形，常带紫红色或青紫色，基部有1～3片膜质叶鞘包茎。叶轮生茎顶，通常7片；叶片长圆状披针形、倒卵状披针形或倒披针形，全缘，膜质或薄纸质。花柄出自轮生叶中央，通常比叶长，顶生一花；花两性，外轮花被片4～6，狭卵状披针形；内轮花被片狭条形，长超过外轮花被片或近等长；雄蕊8～12，花药短，与花丝近等长或稍长；花柱粗短，具4～5分枝。蒴果紫色，3～6瓣开裂。种子多数，具鲜红色多浆汁的外种皮。花期4～7月，果期8～11月。生于林下。分布于我国西南地区和西藏东南部。

云南重楼：多年生草本，高30～100cm。根茎肥厚，结节明显。茎直立，圆柱形，常带紫红色或青紫色，基部有1～3片膜质叶鞘包茎。叶6～10片轮生；叶片披针形、卵状长圆形至倒卵形。花柄出自轮生叶中央，通常比叶长，顶生一花；花两性，外轮花被片4～6，绿色，披针形或长卵形；内轮花被片黄色，线形而略呈披针状，中部以上长为外轮花被片的1/2至近等长；雄蕊8～10，排列成2～3轮，花丝比花药短，药隔突出。花期6～7月，果期9～10月。生于高山山沟林下，或阳坡杂木林下。分布于我国华南和西南地区。

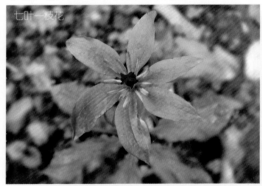

七叶一枝花

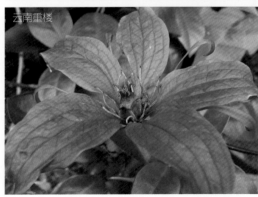

云南重楼

采收加工　移栽3～5年后，在9～10月倒苗时，挖起根茎，晒干或烘干后，撞去粗皮、须根。

药材性状　根茎类圆柱形，多平直，直径1～2.5cm，长3.7～10cm，顶端及中部较膨大，末端渐细。表面淡黄棕色或黄棕色，具斜向环节，节间长1.5～5mm；上侧有半圆形或椭圆形凹陷的茎痕；下侧有稀疏的须根及少数残留的须根；膨大顶端具凹陷的茎残基。质坚实、易折断，断面平坦，粉性或角质，粉性者粉白色，角质者淡黄棕色，可见草酸钙针晶束亮点。气微，味苦。

性味归经　味苦，性微寒，小毒。归肝经。

功能与主治　清热解毒，消肿止痛，凉肝定惊。主治痈肿疮毒，咽肿喉痹，乳痈，蛇虫咬伤，跌打伤痛，肝热抽搐。

用法用量　内服：煎汤，3～10克。外用：适量，研末调敷。

注意事项　虚寒证、阴证外疡者及孕妇禁服。

拳参

别名 紫参，牡蒙，众戎，童肠。

来源 蓼科植物拳参*Polygonum bistorta* L.的干燥根茎。

原植物 多年生草本，高35～90cm。根茎肥厚，弯曲，外皮紫棕色。茎直立，单一，无毛。基生叶有长柄；叶片革质，长圆披针形或披针形，长10～20cm，宽2～6cm，先端渐尖，基部圆钝或截形，有时心形，沿叶柄下延成翅状，边缘外卷，两面稍被毛，老时渐脱落，下面具网脉；茎生叶互生，向上柄渐短至抱茎，托叶鞘筒状，膜质，长2～5cm。总状花序呈穗状顶生，圆柱形，直立或稍弯，长3～6cm；小花密集，苞片卵形，膜质，花梗纤细；花淡红色或白色，直径约2.5mm，花被5深裂，裂片椭圆形；雄蕊8，与花被近等长或稍长；花柱3。瘦果三棱状椭圆形，红棕色，光亮，包于宿存花被内。花期6～9月，果期9～11月。生于山野草丛中或林下阴湿处。分布于辽宁、内蒙古、河北、山西、陕西、宁夏、甘肃、新疆、山东、江苏、安徽、浙江、河南、湖北、湖南等地。

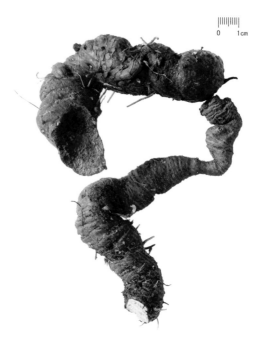

采收加工 春初发芽时或秋季茎叶将枯萎时采挖，除去泥沙，晒干，去须根。

药材性状 本品呈扁长条形或扁圆柱形，弯曲，有的对卷弯曲，两端略尖，或一端渐细，长6～13cm，直径1～2.5cm。表面紫褐色或紫黑色，粗糙，一面隆起，一面稍平坦或略具凹槽，全体密具粗环纹，有残留须根或根痕。质硬，断面浅棕红色或棕红色，维管束呈黄白色点状，排列成环。

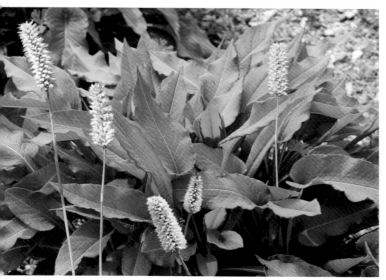

性味归经 苦、涩，微寒。归肺、肝、大肠经。

功能与主治 清热解毒，消肿，止血。主治赤痢热泻，肺热咳嗽，痈肿瘰疬，口舌生疮，血热吐衄，痔疮出血，蛇虫咬伤。

用法用量 内服：煎汤，3～12克；或入丸、散。外用：适量，捣敷或煎水含漱、熏洗。

注意事项 无实火热毒者不宜服。阴疽患者禁服。

白花败酱

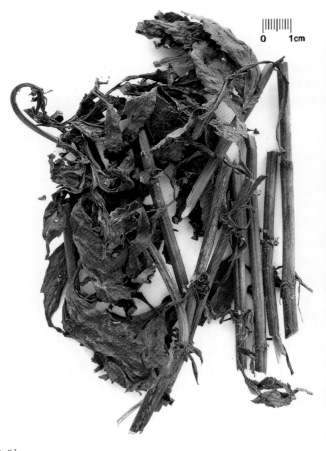

别名 胭脂麻、鹿肠、泽败、马草。

来源 为败酱科植物白花败酱 *Patrinia villosa* (Thunb.) Juss. 的全草。

原植物 多年生草本，高 50 ～ 100cm。根茎有特殊臭味；茎枝被粗白毛，后毛渐脱落。基生叶丛生；叶柄较叶片稍长；叶片宽卵形或近圆形，边缘有粗锯齿；茎生叶对生；上部叶渐近无柄；叶片卵形、菱状卵形或窄椭圆形，叶2对羽状分裂，两面疏具糙伏毛或近无毛。聚伞圆锥花序，集成疏生大伞房状；总苞叶卵状披针形；花萼小，萼齿5，不明显；花冠白色，冠筒短，先端5裂；雄蕊4，伸出；子房下位，花柱稍短于雄蕊。瘦果倒卵形。生于荒山草地、林缘灌丛中。分布于我国东北、华北、华东、华南和西南等地。

采收加工 野生者夏、秋季采挖，栽培者可在当年开花前采收。洗净，晒干。

药材性状 根茎短，长约至10cm，有的具细长的匍匐茎，断面无棕色"木心"，茎光滑，直径可达1.1cm；完整叶卵形或长椭圆形，不裂或基部具1对小裂片；花白色；苞片膜质。多具2条主脉。

性味归经 味辛、苦，性微寒。归胃、大肠、肝经。

功能与主治 清热解毒，活血排脓。主治肠痈，肺痈，痈肿，痢疾，产后瘀滞腹痛。

用法用量 内服：煎汤，10 ～ 15克。外用：鲜品适量，捣敷患处。

注意事项 胃虚脾弱、泄泻不食、虚寒下脱者禁服。

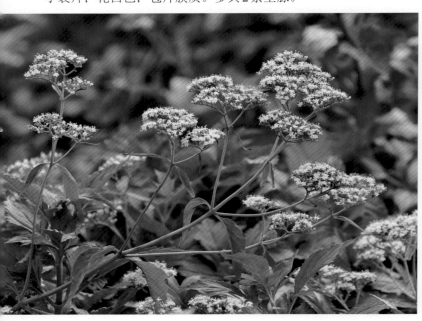

大血藤

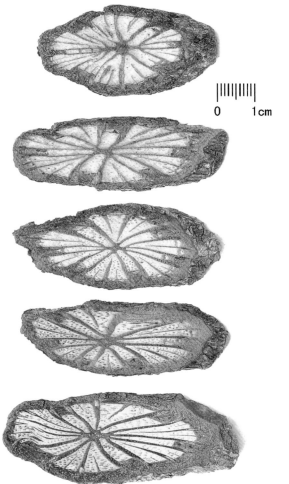

别名 红藤、过山龙、红藤、大活血、五花血藤、血灌肠。

来源 为木通科植物大血藤 *Sargentodoxa cuneata* (Oliv.) Rehd. et Wils. 的藤茎。

原植物 落叶木质藤本，长达10m。茎圆柱形，褐色扭曲，砍断时有红色液汁渗出。三出复叶互生；有长柄；中间小叶倒卵形，侧生小叶较大，斜卵形。花单性，雌雄异株，总状花序出自上年生叶腋基部，下垂；萼片6；花瓣6，黄色；雄花有雄蕊6个，花瓣对生；雌花有退化雄蕊6个。心皮多数，离生，螺旋排列，胚珠1粒。浆果肉质，具果柄，多数着生于一球形花托上。种子卵形，黑色，有光泽。花期3～5月，果熟期8～10月。生于深山疏林、大山沟畔土壤肥沃的灌木丛中。分布于我国中南及陕西、江苏、安徽、浙江、江西、福建、四川、贵州、云南等地。

采收加工 8～9月采收，除去枝叶，洗净，切段或切片，晒干。

饮片鉴别 为长椭圆形或圆形厚片，厚约5mm，表面红棕色，有数处木部内嵌，木部黄白色，有多数细孔及红棕色放射状纹理，周边灰棕色、粗糙。质坚硬。气微，味微涩。

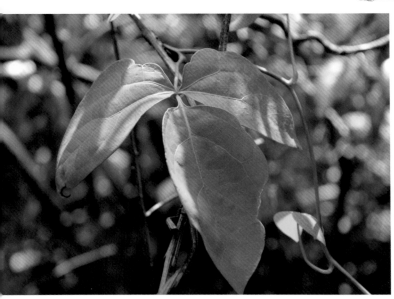

性味归经 味苦，性平。归大肠、肝经。

功能与主治 清热解毒，活血，祛风止痛。主治肠痈腹痛，热毒疮疡，经闭，痛经，跌扑肿痛，风湿痹痛。

用法用量 内服：煎汤，9～15克；或浸酒。外用：适量；捣烂敷患处。

注意事项 孕妇慎服。

马齿苋

别名 瓜子菜、酸味菜、猪母菜、地马菜、马蛇子菜、长寿菜、耐旱菜。

来源 为马齿苋科植物马齿苋 *Portulaca oleracea* L. 的干燥全草。

原植物 一年生草本，肥厚多汁，无毛，高 10～30cm。茎圆柱形，下部平卧，上部斜生或直立，多分枝，向阳面常带淡褐红色。叶互生或近对生；倒卵形、长圆形或匙形，先端圆钝，基部狭窄成短柄，上面绿色，下面暗红色。花常 3～5 朵簇生于枝端；总苞片 4～5枚，三角状卵形；萼片 2，对生，卵形，花瓣 5，淡黄色，倒卵形，基部与苞片同生于子房上；雄蕊 8～12，花药黄色；雌蕊 1，子房半下位，花柱 4～5 裂，线形，伸出雄蕊外。蒴果短圆锥形，棕色，盖裂。种子黑色，表面具细点。花期 5～8 月，果期 7～10 月。生于田野路边及庭园废墟等向阳处。分布于全国各地。

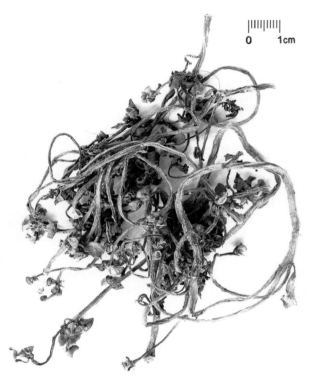

采收加工 夏、秋两季采收，除去残根及杂质，洗净，略蒸或烫后晒干。

药材性状 多皱缩卷曲，常结成团。茎圆柱形，长可达 30cm，直径 0.1～0.2cm，表面黄褐色，有明显纵沟纹。叶对生或互生，易破碎，完整叶片倒卵形，绿褐色，先端钝平或微缺，全缘。花小，3～5 朵生于枝端，花瓣 5，黄色。蒴果圆锥形，长约 5mm，内含多数细小种子。气微，味微酸。

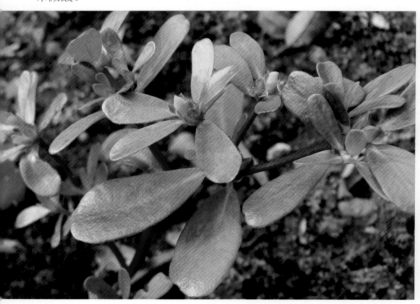

性味归经 味酸，性寒。归肝、大肠经。

功能与主治 清热解毒，凉血止血。主治热毒血痢，痈肿疔疮，湿疹，丹毒，蛇虫咬伤，便血，痔血，崩漏下血。

用法用量 内服：煎汤，10～15 克，鲜品 30～60克。外用：适量，捣敷或烧灰研末调敷。

注意事项 脾胃虚寒、肠滑作泄者忌服。

鸦胆子

别名 苦参子、鸦蛋子、鸭胆子。

来源 为苦木科植物鸦胆子 *Brucea javanica* (L.) Merr 的干燥成熟果实。

原植物 常绿灌木或小乔木，高1.5～8m。全株均被黄色柔毛，小枝具有黄白色皮孔。奇数羽状复叶互生；小叶卵状披针形，基部宽楔形，偏斜，边缘具三角形粗锯齿。聚伞状圆锥花序腋生；雄花序长过于叶，萼片卵形，边缘疏生腺体，花瓣4，长圆状披针形，边缘有腺体，雄蕊4，花盘发达，半球形；雌花序短于叶，萼片、花瓣同雄花，但稍大，雄蕊具不发育的花药，花盘杯状，心皮常4，卵圆形，花柱反折，紧贴子房。核果椭圆形，紫红色转黑色。花期4～6月，果期8～10月。生于石灰山疏林中。分布于福建、台湾、海南、广西、贵州、云南等地。

采收加工 秋季果实成熟时采收，除去杂质，晒干，除去果壳及杂质。

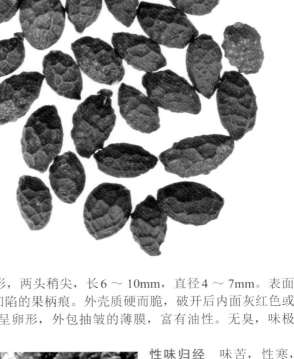

药材性状 干燥成熟的果实呈长圆形或卵形，两头稍尖，长6～10mm，直径4～7mm。表面灰黑色，有不规则多角形的网纹，底端有凹陷的果柄痕。外壳质硬而脆，破开后内面灰红色或灰黄色，光滑而油润。内有黄白色种仁，呈卵形，外包抽皱的薄膜，富有油性。无臭，味极苦。以质坚、仁白、油性足者为佳。

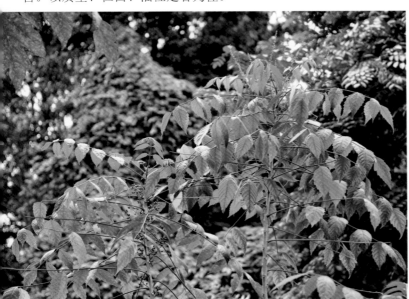

性味归经 味苦，性寒，有小毒。归大肠、肝经。

功能与主治 清热解毒，截疟，止痢，腐蚀赘疣。主治痢疾，疟疾；外治赘疣，鸡眼。

用法用量 内服：多去壳取仁，用胶囊或龙眼肉包裹吞服。治疗疟疾每次10～15粒，治疗痢疾每次10～30粒。外用：适量，捣敷；或煎水洗；或制成鸦胆子油局部涂敷。

注意事项 孕妇、小儿及脾胃虚弱、呕吐者禁服。

翻白草

别名 鸡腿儿、天藕儿、鸡脚草、鸡脚爪、金钱吊葫芦。

来源 蔷薇科植物翻白草 *Potentilla discolor* Bunge 的干燥全草。

原植物 多年生草本。根粗壮，下部常肥厚呈纺锤状。花茎直立，上升或铺散，高 10～45cm，密被白色绒毛。基生叶有小叶 2～4 对，对生或互生；叶柄密被白色绵毛，有时并有长柔毛，小叶无柄；托叶膜质，褐色，外面密被白色长柔毛；小叶片长圆形或长圆状披针形，长 1～5cm，宽 5～8mm，先端圆钝，稀急尖，下面暗绿色，被疏白色绵毛或脱落几无毛，下面密被白色或灰白色绵毛；茎生叶 1～2，有掌状 3～5 小叶，托叶草质，卵形或宽卵形，边缘常有缺刻状牙齿，下面密被白色绵毛。花两性；聚伞花序，花梗长 1～2.5cm，外被绵毛；花直径 1～2cm；萼片三角状卵形，副萼片披针形，比萼片短，外被白色绵毛；花瓣黄色，倒卵形，先端微凹或圆钝，比萼片长；花柱近顶生。瘦果近肾形，宽约 1mm，光滑。花、果期 5～9 月。生于海拔 100～1850m 的荒地、山谷、沟边、山坡草地、草甸及疏林下。分布于东北、华北、华东、中南及陕西、四川等地。

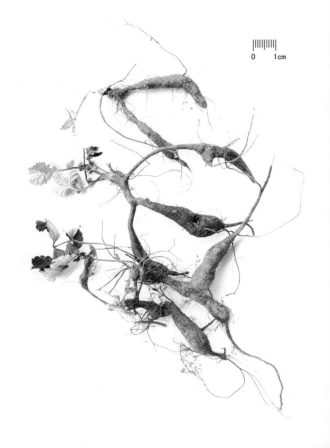

采收加工 夏、秋二季开花前采挖，除去泥沙和杂质，干燥。

性味归经 甘、微苦、平。归肝、胃、大肠经。

功能与主治 清热解毒；止痢，止血。主治湿热泻痢，痈肿疮毒，血热吐衄，便血，崩漏。

用法用量 内服：煎汤，10～15克；或浸酒服。外用：适量，煎水熏洗或鲜品捣敷。

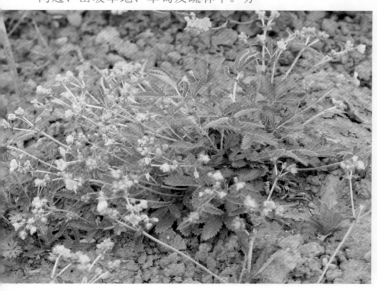

委陵菜

别名 翻白菜、白头翁、天青地白。

来源 蔷薇科植物委陵菜*Potentilla chinensis* Ser.的干燥全草。

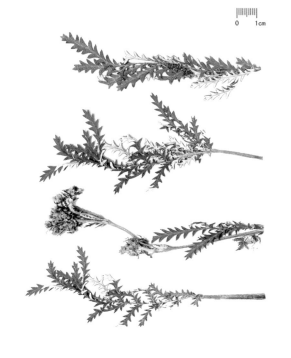

原植物 多年生草本，高20～70cm。根粗壮，圆柱形，稍木质化。花茎直立或上升，被稀疏短柔毛及白色绢状长柔毛。基生叶为羽状复叶；总叶柄被短毛及绢状长柔毛；托叶近膜质，褐色，外被白色绢状长柔毛；小叶5～15对，对生或互生，上部小叶较长，向下渐变短，无柄；小叶片长圆形、倒卵形或长圆披针形，长1～5cm，宽0.5～1.5cm，先端急尖或圆钝，边缘羽状中裂，裂片三角卵形、三角状披针形或长圆披针形，边缘向下反卷，上面被短柔毛或近无毛，中脉下陷，下面被白色绒毛，沿脉被白色绢状长柔毛；茎生叶与基生叶相似，唯叶片对数较少，托叶草质，边缘通常呈齿牙状分裂。花两性；伞房状聚伞花序，花茎被白色绢状长柔毛，花序基部有披针形苞片，外密被短柔毛；花直径0.8～1cm，稀达1.3cm；萼片5，三角卵形，先端急尖，花后不增大，紧贴果实，副萼片5，比萼片短约1倍，且狭窄，外被短柔毛及少数绢状柔毛；花瓣5，宽倒卵形，先端微凹，比萼片稍长，黄色；花柱近顶生，柱头扩大。瘦果卵球形，深褐色，有明显皱纹。花、果期4～10月。生于海拔400～3200m的山坡、草地、沟谷、林缘、灌丛及疏林下。分布于东北、华北、中南、西南及陕西、甘肃、山东、江苏、安徽、浙江、江西、台湾、西藏等地。

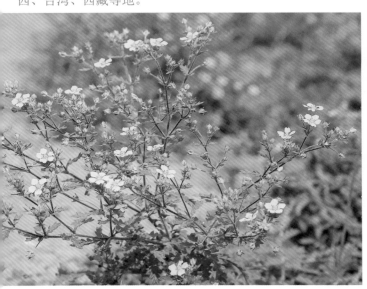

采收加工 4～10月采挖带根的全草，除去花枝与果枝，洗净，晒干。

性味归经 苦，寒。归大肠、肺、肝经。

功能与主治 凉血止痢，清热解毒。主治赤痢腹痛，久痢不止，痔疮出血，疮痈肿毒。

用法用量 内服：煎汤，15～30克；研末或浸酒。外用：适量，煎水洗，捣敷或研末敷。

千里光

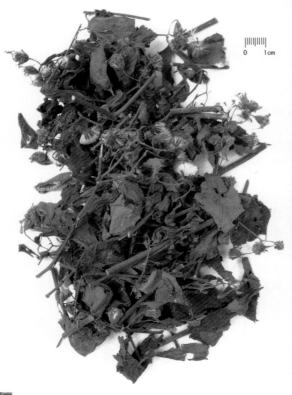

别名 九里光、黄花草、九龙光、千里明、黄花母、箭草、光明草、千家药。

来源 为菊科植物千里光 *Senecio scandens* Buch.-Ham. 的干燥全草。

原植物 多年生攀缘草本，长2～5m。根状茎木质。茎曲折，多分枝，初常被密柔毛，后脱毛，变木质，皮淡褐色。叶互生，卵状披针形至长三角形，边缘有浅或深齿。两面无毛或下面被短柔毛。头状花序，多数，在茎及枝端排列成复总状伞房花序，总花梗常反折或开展，密被微毛，有细条形苞叶；总苞筒状，1层，12～13片，条状披针形。舌状花黄色。筒状花多数。瘦果，圆柱形，有纵沟，被柔毛；冠毛白色。花期10月到翌年3月，果期2～5月。生于路旁及旷野间。分布于我国华东、中南、西南及陕西、甘肃、广西、西藏等地。

采收加工 9～10月收割全草，晒干或鲜用。

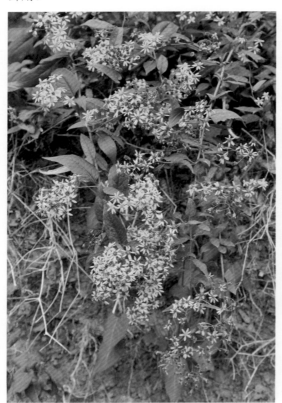

药材性状 茎细长，表面深棕色或黄棕色，具细纵棱；质脆，易折断，断面髓部白色。叶多卷缩破碎，完整者展平后呈卵状披针形至长三角形，边缘具不规则锯齿，暗绿色或灰棕色；质脆。有时枝梢带有枯黄色头状花序。瘦果有纵沟，冠毛白色。气微，味苦。

性味 味苦、辛，性寒。

功能与主治 清热解毒，明目退翳，杀虫止痒。主治流感，上呼吸道感染，肺炎，急性扁桃体炎，腮腺炎，急性肠炎，菌痢，黄疸型肝炎，胆囊炎，急性尿路感染，目赤肿痛翳障，痈肿疔毒，丹毒，湿疹，干湿癣疮，滴虫性阴道炎，烧烫伤。

用法用量 内服：煎汤，15～30克。外用：适量，煎水洗；或捣敷。

注意事项 中寒泄泻者忌服。

白花鬼针草

别名 金杯银盏、金盏银盆、盲肠草。

来源 为菊科植物白花鬼针草 *Bidens pilosa* L. var. *radiata* Sch. Bip. 的全草。

原植物 一年生直立草本，高30～100cm。茎钝四棱形，无毛或上部被极稀的柔毛。茎下部叶较小，3裂或不分裂，通常在开花前枯萎；中部叶具无翅的柄，三出；小叶常为3枚，很少为具5～7小叶的羽状复叶，两侧小叶椭圆形或卵状椭圆形，边缘有锯齿；顶生小叶较大，长椭圆形或卵状长圆形，具长1～2cm的柄。头状花序有花序梗；总苞苞片7～8枚，条状匙形，外层托片披针形，内层条状披针形；舌状花5～7枚，舌片椭圆状倒卵形，白色，先端钝或有缺刻；盘花筒状，冠檐5齿裂。瘦果黑色，条形，先端芒刺3～4枚，具倒刺毛。生于村旁、路边及旷野。分布于我国华东、中南、西南及西藏等地。

采收加工 夏、秋季采收，切段晒干。

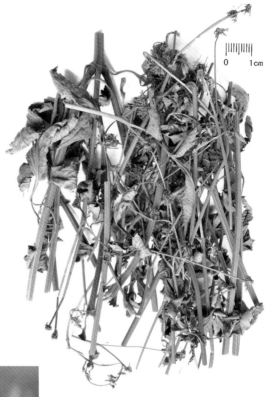

药材性状 干燥药材呈条状。茎钝四棱形。下部叶3裂或不分裂；中部叶具柄，小叶3枚，椭圆形或卵状椭圆形，边缘具锯齿。头状花序边缘具舌状花5～7枚，舌片椭圆状倒卵形，黄白色，先端钝或有缺刻。气微，味微苦。

性味 味甘、微苦，性平。

功能与主治 清热解毒，利湿退黄。主治感冒发热，风湿痹痛，湿热黄疸，痈肿疮疖。

用法用量 内服：煎汤，15～30克。

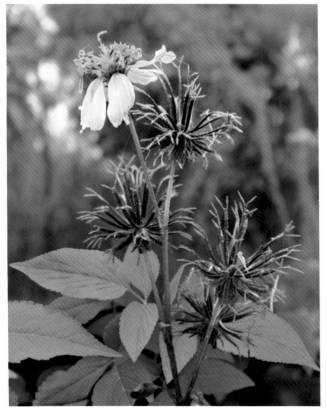

金果榄

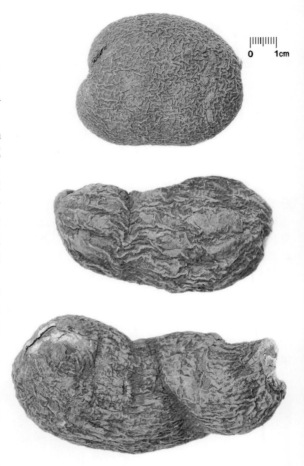

别名 金牛胆、地苦胆、九牛子、金狮藤、青鱼胆。

来源 为防己科植物青牛胆 *Tinospora sagittata* (Oliv.) Gagnep. 的块根。

原植物 多年生常绿缠绕藤本。根长达 1m 左右，串生数个块根，块根卵圆形、球形或团块状，外皮黄棕色，内面浅黄色，味苦。分枝纤细，圆柱形，有纵条纹。叶纸质至薄革质，披针形、长圆状披针形或卵状披针形，通常仅脉上被短硬毛。花单性异株，黄白色，组成总状花序或圆锥花序，腋生，疏散；雄花序常几个簇生，雌花序常单生；雄花萼片 6，2 轮；花瓣 6，短于萼片；雄蕊 6，离生。核果近球形，白色，熟时红色，秋季成熟；内果皮近半球形。生于山谷溪边疏林下或石缝间。分布于陕西、江西、湖北、湖南、广东、广西、四川、贵州等地。

采收加工 9～11 月间挖取块根，除去茎及须根，洗净切片，烘干或晒干备用。

药材性状 块根呈不规则长纺锤形或团块状，大小不等，长 5～10cm，直径 3～6cm。表面黄棕色或淡棕色，皱缩不平，有不规则深皱纹，两端往往可见细根残基。质坚硬，击破面黄白色，粉性。气无，味苦。以体重、质坚实者为佳。

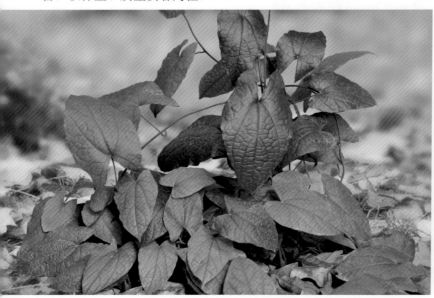

性味归经 味苦，性寒。归肺、胃经。

功能与主治 清热解毒，消肿止痛。主治咽喉肿痛，口舌糜烂，白喉，痄腮，热咳失喑，脘腹疼痛，泻痢，痈疽疔毒，毒蛇咬伤。

用法用量 内服：煎汤，3～9 克。外用：适量，捣敷或研末吹喉。

注意事项 脾胃虚弱者慎服。

金荞麦

别名 赤薛荔、金锁银开、贼骨头、野荞麦根、荞当归。

来源 为蓼科植物金荞麦*Fagopyrum dibotrys* (D. Don) Hara 的根茎。

原植物 多年生宿根草本，高0.5～1.5m。主根粗大，呈结节状，横走，红棕色。茎直立，多分枝，具棱槽。淡绿微带红色，全株微被白色柔毛。单叶互生，具柄，柄上有白色短柔毛；叶片为戟状三角形，长宽约相等，但顶部叶长大于宽，顶端叶狭窄，无柄抱茎，全缘呈微波状，下面脉上有白色细柔毛；托叶鞘抱茎。秋季开白色小花，为顶生或腋生、稍有分枝的聚伞花序；花被片5，雄蕊8，2轮；雌蕊1，花柱3。瘦果呈卵状三棱形，红棕色。花期7～8月，果期10月。生于路边、沟旁较阴湿地。分布于我国华东、中南、西南和陕西、甘肃等地。

采收加工 在秋季地上部分枯萎后采收，先割去茎叶，将根刨出，去净泥土，晒干或阴干，或50℃内烘干。

药材性状 根茎呈不规则团块状，常具瘤状分枝，长短、大小不一，直径1～4cm。表面棕褐色至灰褐色，有紧密的环节及不规则的纵皱纹，以及众多的须根或须根痕；顶端有茎的残基。质坚硬，不易折断，切断面淡黄白色至黄棕色，有放射状纹理，中央有髓。气微，味微涩。以个大、质坚硬者为佳。

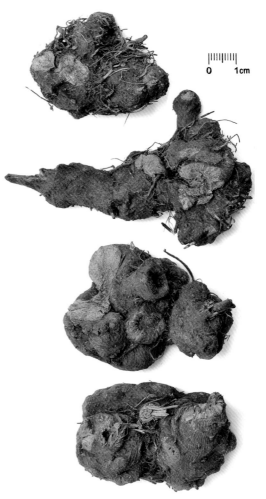

性味归经 味酸、苦，性寒。归肺、胃、肝经。

功能与主治 清热解毒，活血消痈，祛风除湿。主治肺痈，肺热咳喘，咽喉肿痛，痢疾，风湿痹症，跌打损伤，痈肿疮毒，蛇虫咬伤。

用法用量 内服：煎汤，15～30克。外用：适量，捣敷。

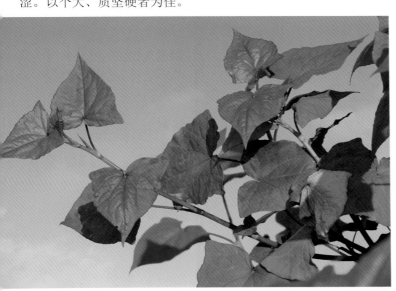

半边莲

别名 细米草、蛇舌草、鱼尾花、箭豆草、肺经草、长虫草。

来源 为桔梗科植物半边莲 *Lobelia chinensis* Lour. 的带根全草。

原植物 多年生矮小草本，仅高达10cm。茎细长，多匍匐于地面，在节上生根，分枝直立，无毛，折断有白色乳汁渗出。叶互生；无柄或近无柄；叶片狭披针形或条形，全缘或有波状疏浅锯齿，无毛。花两性，通常1朵，生分枝的上部叶腋，基部有小苞片2枚、1枚或无，小苞片无毛；花萼筒倒长锥形，裂片5，狭三角形；花冠粉红色或白色，背面裂至基部；裂片5，全部平展于下方，呈一个平面，2个侧裂片披针形，较长，中间3枚裂片椭圆状披针形，较短；雄蕊5，花丝上部与花药合生，花药位于下方的2个有毛，上方的3个无毛，花丝下半部分离；雌蕊1，子房下位，2室。蒴果倒圆锥状。种子椭圆状，稍扁平，近肉色。花期5～8月，果期8～10月。

采收加工 夏、秋季生长茂盛时，选晴天，带根拔起，晒干。鲜用者随采随用。

药材性状 全体长15～35cm，常缠结成团。根细小，侧生纤细须根。根茎细长圆柱形，表面淡黄色或黄棕色，具细纹。茎细长，有分枝，灰绿色，节明显。叶互生，无柄或近无柄；叶片多皱缩，绿褐色，展平后叶片呈狭披针形或条形，叶缘具疏锯齿。花梗细长；花小，单生于叶腋。气微，味微甘而辛。以茎叶色绿、根黄者为佳。

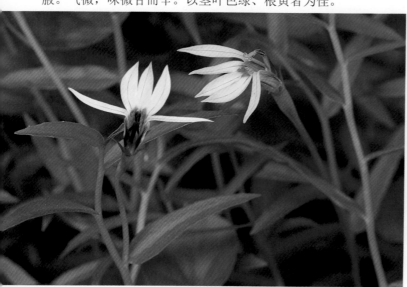

性味归经 味甘，性平。归心、肺、小肠经。

功能与主治 清热解毒，利水消肿。主治毒蛇咬伤，痈肿疔疮，扁桃体炎，湿疹，足癣，跌打损伤，湿热黄疸，阑尾炎，肠炎，肾炎，肝硬化腹水，多种癌症。

用法用量 内服：煎汤，15～30克。外用：适量，捣敷。

注意事项 虚症忌用。

乌毛蕨贯众

别名 大凤尾草、东方乌毛蕨。

来源 为乌毛蕨科植物乌毛蕨 *Blechnum orientale* L.的根茎。

原植物 植株高 1 ～ 2m。根茎直立，木质，密被暗褐色光亮的披针形鳞片。叶簇生；叶柄坚硬，上面有纵沟，沟两侧有瘤状气囊体疏生；叶片革质，长阔披针形，一回羽状；羽片多数，下部多对缩短，最下部缩成耳片。孢子囊群线形，沿中脉两侧着生；囊群盖圆形，开向中脉。生于海拔 100 ～ 1300m 的山坡或溪沟边。分布于我国西南及浙江、江西、福建、湖南、广西、广东、海南等地。

采收加工 全年均可采收。全株掘起，清除地上部分及须根后充分晒干。

药材性状 根茎呈圆柱形，棕褐色或黑褐色，密被有空洞的叶柄残基及须根和鳞片。质坚硬，横断面多呈空洞状，皮部薄，有 10 余个点状维管束，环状排列。气微而特异，味涩、微甘。饮片多呈不规则形状的薄片。

性味归经 味苦、涩，性寒。归肝、肺、大肠经。

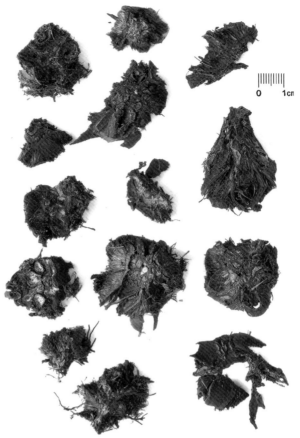

功能与主治 清热解毒，活血止血，驱虫。主治感冒，热病斑疹，白喉，乳痈，瘰疬，痢疾，黄疸，吐血，便血，崩漏，痔血，带下，跌打损伤，肠道寄生虫。

用法用量 内服：煎汤，6 ～ 15 克。

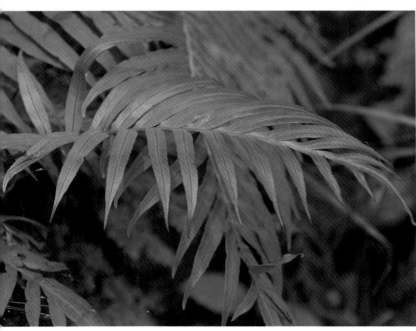

赤芍

别名 木芍药、赤芍药、红芍药、草芍药。

来源 为毛茛科植物芍药 *Paeonia lactiflora* Pall. 的干燥根。

原植物 多年生草本，高40～70cm。根肥大，纺锤形或圆柱形，黑褐色。茎直立，下部叶为二回三出复叶，上部叶为三出复叶；小叶狭卵形、椭圆形或披针形，边缘具白色软骨质细齿，两面无毛，下面沿叶脉疏生短柔毛，近革质。花两性，数朵生于茎顶和叶腋；苞片披针形，大小不等；萼片4，宽卵形或近圆形，绿色，宿存；花瓣倒卵形，白色，有时基部具深紫色斑块或粉红色，栽培品种花瓣各色并具重瓣；雄蕊多数，花药黄色；花盘浅杯状；心皮离生，无毛。蓇葖果卵形或卵圆形。花期5～6月，果期6～8月。生于山坡草地和林下。分布于我国华北、东北、陕西及甘肃。

采收加工 8～9月采挖，去除地上部分及泥土，晾晒至半干时，捆成小捆，晒至足干。

药材性状 圆柱形，稍弯曲，长10～40cm，直径0.6～3.0cm。表面褐色或黑棕色，有横向皮孔样突起；外皮易脱落。质硬脆，易折断，断面粉白色或黄白色，皮部窄，色较深，木部放射状纹理明显，有时具裂隙。气微香，味微苦、涩。

性味归经 味苦，性微寒。归肝、脾经。

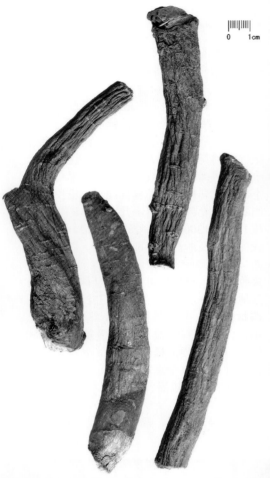

功能与主治 清热凉血，活血祛瘀。主治温毒发斑，吐血衄血，肠风下血，目赤肿痛，痈肿疮疡，闭经，痛经，崩带淋浊，瘀滞胁痛，疝瘕积聚，跌打损伤。

用法用量 内服：煎汤，6～12克。

注意事项 不宜与藜芦同用。血虚无瘀之症、痈疽已溃者慎服。

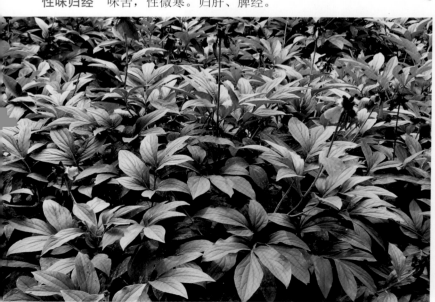

山慈菇

别名 毛慈姑、泥冰子、算盘七、采配兰。

来源 为兰科植物杜鹃兰 Cremastra appendiculata (D.Don) Makino、独蒜兰 Pleione bulbocodioides (Franch.) Rolfe 或云南独蒜兰 Pleione yunnanensis Rolfe 的干燥假鳞茎。前者习称"毛慈菇"，后二者习称"冰球子"。

原植物 独蒜兰：半附生草本植物，高15～25cm。假鳞茎狭卵形或长颈瓶状，长1～2cm，叶1枚，顶生，叶落后有1杯状齿环。叶椭圆状披针形，长10～25cm，宽2～5cm，顶端稍钝或渐尖，基部收狭成柄，抱花葶。花与叶同时出现，花葶顶生1朵花。花淡紫色或粉红色；萼片直立，狭披针形，顶端急尖；唇瓣基部楔形，不明显3裂，侧裂片半卵形，中裂片半圆形或近楔形，先端凹缺或几乎不凹缺，边缘具不整齐的锯齿，内面有3～5条波状或近直立的褶片。花期4～5月，果期7月。生于海拔630～3000m的林下或沟谷旁有泥土的石壁上。分布于华东、中南、西南及陕西、甘肃等地。

采收加工 夏、秋二季采挖，除去地上部分及泥沙，分开大小置沸水锅中蒸煮至透心，干燥。

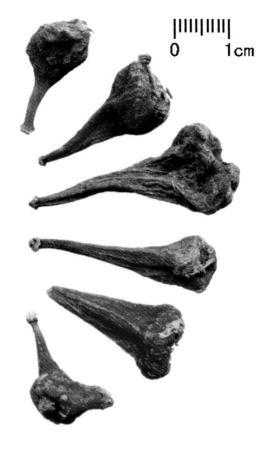

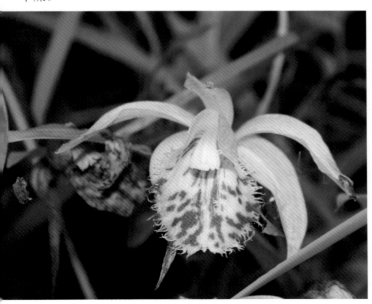

药材性状 冰球子：呈圆锥形，瓶颈状或不规则团块，直径1～2cm，高1.5～2.5cm。顶端渐尖，尖端断头处呈盘状，基部膨大且圆平，中央凹入，有1～2条环节，多偏向一侧。撞去外皮者表面黄白色，带表皮者浅棕色，光滑，有不规则皱纹。断面浅黄色，角质半透明。

性味归经 味甘、微辛，性凉。归肝、脾经。

功能与主治 清热解毒，化痰散结。主治痈肿疔毒，瘰疬痰核，蛇虫咬伤，癥瘕痞块。

用法用量 内服：煎汤，3～6克。外用：适量，研末调敷。

漏芦

别名 鬼油麻、祁漏芦、大头翁、龙葱根。

来源 为菊科植物祁州漏芦 *Rhaponticum uniflorum* (L.) DC. 的干燥根。

原植物 多年生草本。茎直立，不分枝，簇生或单生，有条纹，具白色绵毛或短毛。基生叶叶柄长6～20cm，被厚绵毛；基生叶及下部茎叶，羽状全裂呈琴形，裂片常再羽状深裂或深裂，两面均被蛛丝状毛或粗糙毛茸；中部及上部叶较小，有短柄或无柄。头状花序，单生于茎顶，直径约5cm；总苞宽钟状，总苞片多层，具干膜质附片，外层短，卵形，中层附片宽，掌状分裂，内层披针形，顶端尖锐；花冠淡紫色，长约2.5cm，下部条形，上部略扩张成圆筒形，顶端5裂；雄蕊5，聚合花药；子房下位，花柱伸出，柱头2裂，紫色。瘦果，倒圆锥形，棕褐色，具四棱；冠毛刚毛状，具羽状短毛。花期5～7月。果期6～8月。生于海拔390～2700m的山坡丘陵地、松林下或桦木林下。分布于东北及内蒙古、河北、山西、陕西、甘肃、青海、山东、河南、四川等地。

采收加工 春、秋二季采挖，除去须根和泥沙，晒干。

药材性状 本品呈圆锥形或扁片块状，常扭曲，长短不一，直径1～2.5cm。表面暗棕色、灰褐色或黑褐色，粗糙，具纵沟及菱形的网状裂隙。外层易剥落，根头部膨大，有残茎和鳞片状叶基，顶端有灰白色绒毛。体轻，质脆，断面不整齐，灰黄色，有裂隙，中心有的呈星状裂隙，灰黑色或棕黑色。气特异，味微苦。

性味归经 味苦，性寒。归胃经。

功能与主治 清热解毒，消痈，下乳，舒筋通脉。主治乳痈肿痛，痈疽发背，瘰疬疮毒，乳汁不通，湿痹拘挛。

用法用量 内服：煎汤，5～9克。外用：适量，研末醋调敷。

注意事项 气虚、疮疡平塌不起者及孕妇忌服。

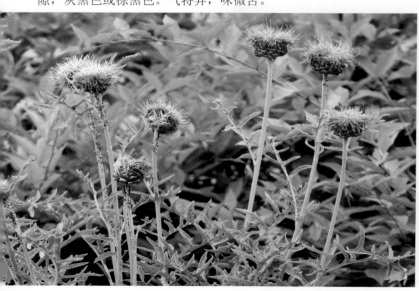

紫花地丁

别名 箭头草、地丁草、兔耳草、羊角子。

来源 为堇菜科植物紫花地丁 *Viola yedoensis* Makino 的干燥全草。

原植物 多年生草本，高4～14cm。根茎短，淡褐色，具数条细根。叶多数，基生，莲座状；叶柄在花期长于叶片1～2倍，有狭翅，在果期长可达10cm，或更长，上部有较宽的翅；下部叶片通常较小，呈三角状卵形或狭卵形，上部者较长，呈长圆形、狭卵状披针形或长圆状卵形，顶端圆钝，基部截形或楔形，稀微心形，边缘有较平的圆齿。花梗常多数，与叶片近等长或高出叶片；花紫堇色或淡紫色，稀呈白色，喉部色较淡并带有紫色条纹；花瓣5，倒卵形或长圆状倒卵形；具细管状距。蒴果长圆形，长5～12mm，无毛。种子卵球形，长1.8mm，淡黄色。花、果期4月中旬至9月。生于田间、山坡草丛、荒地、林缘或灌丛中。分布于全国大部分地区。

采收加工 春、秋二季采收，除去杂质，晒干。

药材性状 主根长圆锥形，直径1～3mm；淡黄棕色，具细纵皱纹。叶基生，灰绿色，展平后叶片呈披针形或卵状披针形；顶端钝，基部截形或稍心形，边缘具钝锯齿；叶柄细，长2～6cm，上部有明显狭翅。花茎纤细；花瓣5，紫堇色或淡棕色；具细管状花距。蒴果椭圆形或3裂，种子多数，淡棕色。气微，味微苦而稍黏。

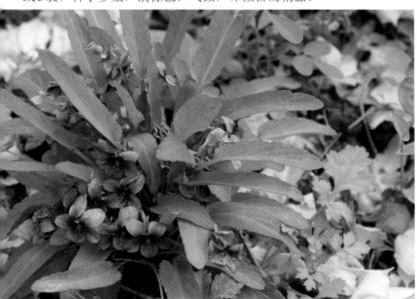

性味归经 味苦、辛，性寒。归心、肝经。

功能与主治 清热解毒，凉血消肿。主治疔疮肿毒，痈疽发背，丹毒，毒蛇咬伤。

用法用量 内服：煎汤，15～30克。外用：适量，捣敷。

四季青

别名 冬青叶、一口血。

来源 为冬青科植物冬青 *Iiex chinensis* Sims 的叶。

原植物 常绿乔木，高达12m。树皮灰色或淡灰色，无毛。叶互生；叶柄长5～15cm；叶片革质，狭长椭圆形，长6～10cm，宽2～3.5cm，顶端渐尖，基部楔形，很少圆形，边缘具疏浅锯齿，上面深绿色，有光泽，冬季变紫红色，中脉在下面隆起。花单性，雌雄异株，聚伞花序，生于叶腋外或叶腋内；花萼4裂，花瓣4，淡紫色；雄蕊4；子房上位。核果椭圆形，长6～10mm，熟时红色，内含核4颗，果柄长约5mm。花期5月，果熟期10月。多生长于疏林中。分布于我国长江以南各地。

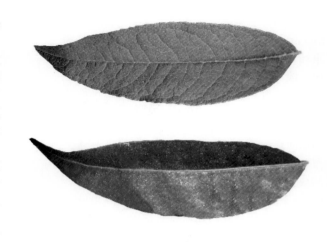

采收加工 秋、冬二季采收，鲜用或晒干。

药材性状 叶呈椭圆形或狭长椭圆形，长6～12cm，宽2～4cm。顶端急尖或渐尖，基部楔形，边缘具疏浅锯齿。上表面棕褐色或灰绿色，具光泽；下表面色较浅；叶柄长0.5～1.8cm。革质。气微清香，味苦、涩。

性味归经 味苦、涩，性凉。归肺、大肠、膀胱经。

功能与主治 清热解毒，消肿祛瘀。主治肺热咳嗽，咽喉肿痛，痢疾，胁痛，热淋；外治烧烫伤，皮肤溃疡。

用法用量 内服：煎汤，15～30克。外用：适量，捣敷或煎水洗。

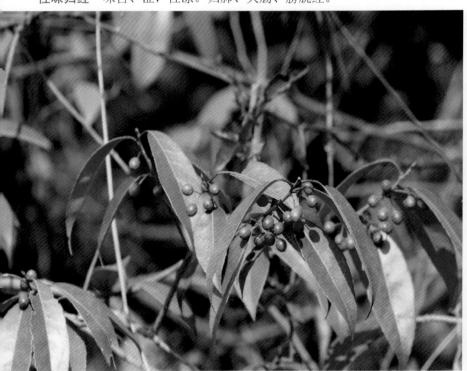

菥蓂

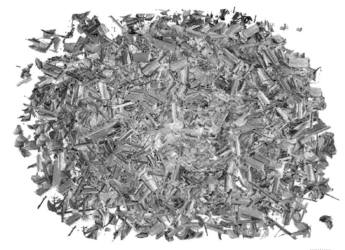

别名 大荠、花叶荠、老鼓草、苏败酱。

来源 为十字花科植物菥蓂 *Thlaspi arvense* L. 的干燥地上部分。

原植物 一年生草本，高9～60cm，无毛。茎直立，不分枝或分枝，具棱。基生叶叶柄长1～3cm；叶片倒卵状长圆形，长3～5cm，宽1～1.5cm，顶端圆钝或急尖，基部抱茎，两侧箭形，边缘具疏齿。总状花序顶生；花白色；萼片4，卵形，顶端圆钝，直立；花瓣长圆状倒卵形，长2～4mm，顶端圆钝或微凹。短角果近圆形或倒宽卵形，扁平，周围有宽翅，先端有深凹缺。种子5～10颗，卵形，棕褐色，表面有颗粒状环纹。花果期5～7月。生长于路旁、沟边或村落附近。分布几乎遍及全国。

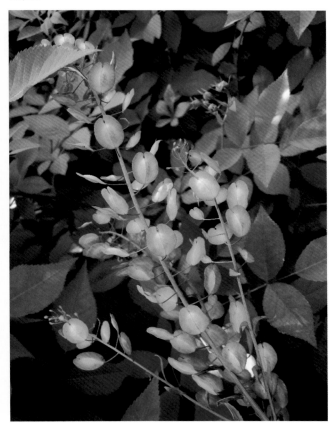

采收加工 夏季果实成熟时采割，除去杂质，干燥。

药材性状 本品茎呈圆柱形；表面黄绿色或灰黄色，具细纵棱线；质脆，断面髓部白色。叶互生，披针形。总状果序生于茎枝顶端和叶腋，果实卵圆形而扁平，表面灰黄色或灰绿色，中心略隆起，边缘具翅，两面中间各有1条纵棱线，顶端凹陷，基部具细果梗；果实分2室，中间有纵隔膜隔开，每室种子5～7粒。种子扁卵圆形。气微，味淡。

性味归经 味辛，性微寒。归肝、胃、大肠经。

功能与主治 清热解毒、利水消肿。主治目赤肿痛，脘腹胀痛，胁痛，肠痛，水肿，带下，疮疖痈肿。

用法用量 内服：煎汤，10～30克。

白药子

别名 白药、白药根、山乌龟。

来源 为防己科植物金线吊乌龟*Stephania cepharantha* Hayata的干燥块根。

原植物 多年生落叶藤本。块根肥厚，椭圆形或呈不规则形状。老茎基部稍木质化，具细沟纹，略带紫色；叶互生；盾状着生；叶片圆三角形，或扁圆形，长5～9cm，宽与长近相等或大于长度；顶端钝圆，常具小突尖，基部微凹或平截，全缘或微呈波状，上面绿色，下面粉白色，无毛，掌状脉5～9条，纸质。花小，单性，雌雄异株；雄株复头状聚伞花序，腋生，总花序梗长1～2cm，花序梗顶端有盘状花托，约有20朵花；雄花：萼片6～8，排列成2轮；花瓣3，淡绿色；雌株单头状聚伞花序，腋生，总花梗较短，顶端有盘状花托。核果球形，紫红色，果梗短，肉质，背部有4行小横肋状雕纹。花期6～7月，果期8～9月。生于肥沃湿润的草丛、灌木林或山坡路旁阴处。分布于江苏、安徽、浙江、江西、福建、台湾、湖南、广东、广西、贵州等地。

采收加工 全年或秋末冬初采挖，除去须根、泥土，洗净，切片，晒干。

药材性状 块根呈不规则团块或短圆柱形，直径2～9cm，常有几个略短圆柱形的根相连，稍弯曲，有缢缩的横沟，根的远端有时膨大成椭圆形，并常数个相连成念珠状；根的顶端有根茎残基。市售品多为横切或纵切的不规则块片，表面棕色或暗褐色，有皱纹以及须根痕，切面粉性足，类白色或灰白色，可看见筋脉纹（维管束），呈点状或条纹状排列。质硬脆，易折断，断面粉性。气微，味苦。

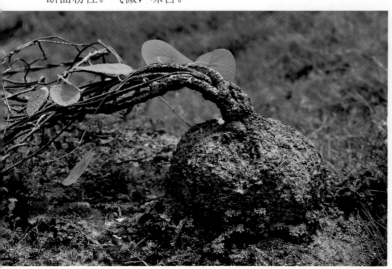

性味归经 味苦、辛，性凉，有小毒。归肺、胃经。

功能与主治 清热解毒，祛风止痛，凉血止血。主治咽喉肿痛，热毒痈肿，风湿痹痛，腹痛，泻痢，吐血，衄血，外伤出血。

用法用量 内服：煎汤，9～15克。外用：适量，捣敷。

注意事项 脾胃素弱、阴虚内热者忌用。

金莲花

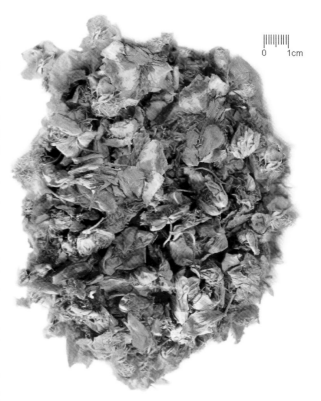

别名 旱地莲、金芙蓉、旱金莲、金疙瘩

来源 为毛茛科植物金莲花 *Trollius chinensis* Bunge、宽瓣金莲花 *Trollius asiaticus* L.、矮金莲花 *Trollius farreri* Stapf和短瓣金莲花 *Trollius ledebouri* Reichb.的干燥花。

原植物 宽瓣金莲花：多年生草本，高25～50cm。全株无毛。茎直立，不分枝或上部分枝。基生叶约3，有长柄，柄长约20cm，基部有狭鞘；叶片五角形，3全裂，中央全裂片菱形，先端急尖，3裂达中部，边缘具缺刻状尖牙齿；侧全裂片不等2裂近基部；茎生叶互生，2～3枚，叶形与基生叶相似，但较小，具短柄或无柄。花两性，单朵生于茎顶或生于分枝顶端；萼片常10～15，金黄色，宽椭圆形或倒卵形，全缘或顶端有不整齐小齿；花瓣（蜜叶）匙状线形；雄蕊多数，长约可达10mm，螺旋状排列，花丝线形，花药在侧面开裂，长达3mm；心皮约30。蓇葖果，喙短。花期6月，果期7～8月。生长于湿草甸、林间草地或林下。分布于黑龙江、新疆等地。

采收加工 夏季花开放时采，晾干。

药材性状 花皱缩，湿润展平后，直径2.5～4.8cm；萼片10～20，橙黄色，宽椭圆形或倒卵形，全缘或顶端有不整齐小齿；花瓣18～22，棕色，匙状线形，等长或稍短于萼片；雄蕊多数；子房多数，聚合，花柱短尖。气微，味苦。

性味归经 味苦，性微寒。归肺、胃经。

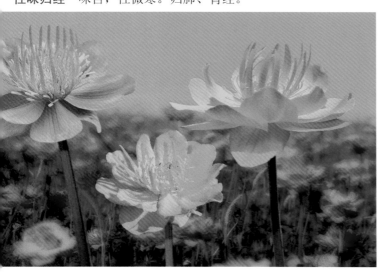

功能与主治 清热解毒，消肿，明目。主治感冒发热，咽喉肿痛，口疮，牙龈肿痛，牙龈出血，目赤肿痛，疔疮肿毒，急性鼓膜炎，急性淋巴管炎。

用法用量 内服：煎汤，3～6克，或泡水当茶饮。外用：适量，煎水含漱。

注意事项 脾胃虚寒者慎服。

米口袋

别名 甜地丁、米布袋、地丁、痒痒草。

来源 为豆科植物米口袋 *Gueldenstaedtia multiflora* Bunge 的干燥带根全草。

原植物 多年生草本。根圆锥状。分茎缩短，叶在分茎上丛生。托叶三角形，具长柔毛；奇数羽状复叶；小叶片11～21，椭圆形、卵形或长椭圆形；伞形花序具花4～6朵；花萼钟状，上面2萼齿较大，与花梗均被有长柔毛；花冠紫色，旗瓣卵形，长约13mm，翼瓣长约10mm，龙骨瓣短，长5～6mm；雄蕊10，二体；子房圆筒状，花柱内卷。荚果圆筒形，无假隔膜，长17～22mm。种子肾形，有凹点，具光泽。花期4月，果期5～6月。生长于山坡、草地或路旁。分布于东北、华北、甘肃、陕西、山东、江苏、安徽、湖北、湖南等地。

采收加工 夏、秋季采收，鲜用或扎把晒干。

药材性状 本品根呈长圆锥形，表面红棕色或灰黄色，具纵皱纹、横向皮孔及细长侧根；质硬，断面黄白色，边缘绵毛状，中央浅黄色，颗粒状。茎短而细，灰绿色，具茸毛。单数羽状复叶，丛生，有托叶，叶多皱缩、破碎，完整小叶片展平后椭圆形，灰绿色，具白色茸毛。有时可见伞形花序，蝶形花冠紫色或黄棕色。荚果圆柱形，棕色，具白色茸毛；种子黑色，细小。气微，味淡、微甜，嚼之有豆腥味。以根粗长、叶色灰绿者为佳。

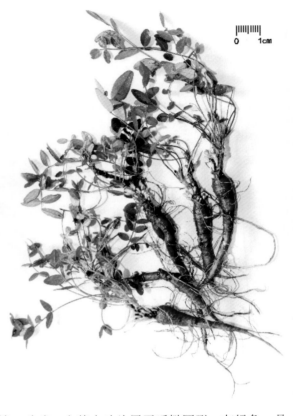

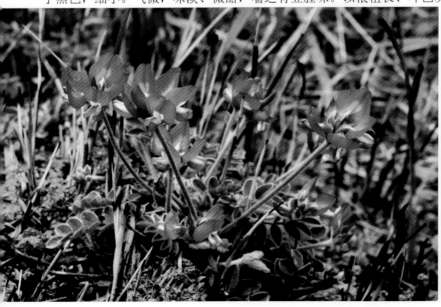

性味归经 味甘、苦，性寒。归心、肝经。

功能与主治 清热解毒，凉血消肿。主治痈肿疔疮，丹毒，肠痈，瘰疬，毒虫咬伤，黄疸，肠炎，痢疾。

用法用量 内服：煎汤，6～30克。外用：适量，捣敷或煎水含漱。

苘麻子

别名 苘实、青麻子、野棉花子、冬葵子。

来源 为锦葵科植物苘麻*Abutilon theophrasti* Medicus. 的干燥成熟种子。

原植物 一年生亚灌木状草本，高达 1～2m。茎枝被柔毛。叶互生；圆心形，长5～10cm，基部心形，顶端长渐尖，叶柄长3～12cm，被星状细柔毛；托叶早落；两面均被星状柔毛，边缘具细圆锯齿。花单生于叶腋，花梗长1～3cm，被柔毛，近顶端具节；花萼杯状，密被短绒毛，裂片5，卵形，长约6mm；花黄色，花瓣倒卵形，长约1cm；雄蕊柱无毛；心皮15～20，长1～1.5cm，顶端平截，具扩展、被毛的长芒2，排列成轮状，密被软毛。蒴果半球形，直径约2cm，长约1.2cm，分果爿15～20，被粗毛，顶端具长芒2。种子肾形，褐色，被星状柔毛。花期7～8月。常见于荒地、路旁、田野间。我国除青藏高原不产外，其他各地均产，东北各地也有栽培。

采收加工 秋季采收成熟果实，晒干，打下种子，除去杂质。

药材性状 本品呈三角状肾形，长3.5～6mm，宽2.5～4.5mm，厚1～2mm。表面灰黑色或暗褐色，具白色稀疏绒毛，类椭圆状种脐在凹陷处，淡棕色，四周有放射状细纹。种皮坚硬，子叶2，重叠折曲，富油性。气微，味淡。

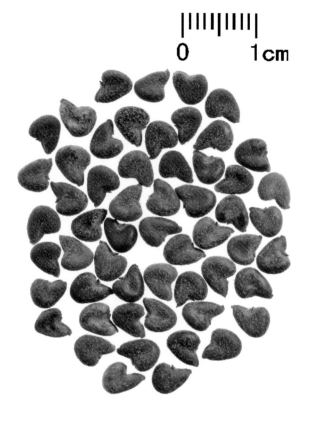

性味归经 味苦，性平。归大肠、小肠、膀胱经。

功能与主治 清热解毒，利湿，退翳。主治赤白痢疾，淋证涩痛，痈肿疮毒，目生翳膜。

用法用量 内服：煎汤，6～12克。

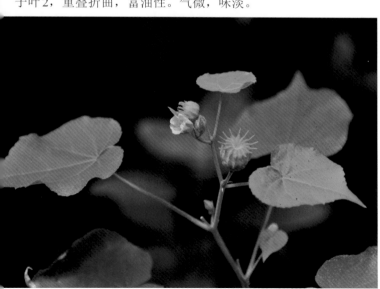

苦木

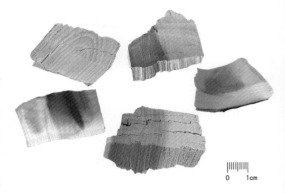

别名 黄楝瓣树，熊胆树，鱼胆树，苦胆木。

来源 苦木科植物苦木 *Picrasma quassioides*（D.Don）Benn. 的干燥枝和叶。

原植物 落叶灌木或小乔木，高 7 ～ 10m。树皮灰黑色，幼枝灰绿色，无毛，具明显的黄色皮孔。奇数羽状复叶互生，常集生于枝端；小叶 9 ～ 15，卵状披针形至阔卵形，先端渐尖，基部阔楔形，两侧不对称，边缘具不整齐锯齿。二歧聚伞花序腋生，总花梗长达 12cm，密被柔毛；花杂性，黄绿色；萼片 4 ～ 5，卵形；花瓣 4 ～ 5，倒卵形，比萼片长约 2 倍；雄蕊 4 ～ 5，着生于 4 ～ 5 裂的花盘基部；雌花较雄花小，子房卵形，4 ～ 5 室，花柱 4 ～ 5，彼此相拥扭转，基部连合。核果倒卵形，肉质，蓝至红色，3 ～ 4 个并生，基部具宿存花萼。花期 4 ～ 5 月，果期 8 ～ 9 月。生于海拔 2 400m 以下的湿润而肥沃的山地、林缘、溪边、路旁等处。分布于黄河以南各地。

采收加工 夏、秋二季采收，干燥。

药材性状 本品枝呈圆柱形，表面灰绿色或棕绿色，有细密的纵纹和多数点状皮孔；质脆，易折断，断面不平整，淡黄色，嫩枝色较浅且髓部较大。叶为单数羽状复叶，小叶卵状长椭圆形或卵状披针形，近无柄，边缘具钝齿；两面通常绿色，有的下表面淡紫红色，沿中脉有柔毛。气微，味极苦。

性味归经 苦，寒；小毒。归肺、大肠经。

功能与主治 清热解毒，祛湿。主治风热感冒，咽喉肿痛，湿热泻痢，湿疹，疮疖，蛇虫咬伤。

用法用量 内服：煎汤，3 ～ 5 克。外用：适量，煎水洗；研末撒或调敷。

注意事项 有小毒，内服不宜过量。孕妇慎服。

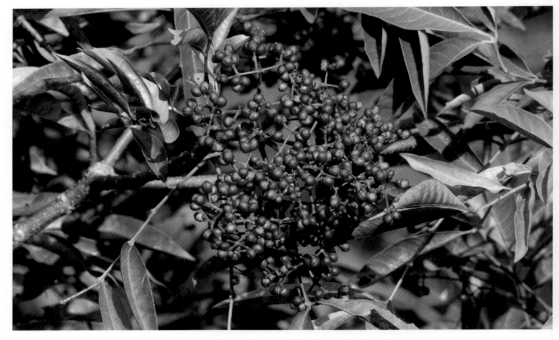

木芙蓉叶

别名 木莲、地芙蓉、华木。

来源 为锦葵科植物木芙蓉 *Hibiscus mutabilis* L. 的叶。

原植物 落叶灌木或小乔木，高2～5m。小枝、叶柄、花梗和花萼均密被星状毛与真毛相混的细绵毛。叶互生；托叶披针形，常早落；叶宽卵形至卵圆形或心形，常5～7裂，裂片三角形，先端渐尖，具钝圆锯齿，上面疏被星状细毛和点，下面密被星状细绒毛；主脉7～11条。花单生于枝端叶腋间，花梗近端具节；小苞片8，线形，密被星状绵毛，基部合生；萼钟形，裂片5，卵形，渐尖头；花初开时白色或淡红色，后变深红色，花瓣近圆形，外面被毛，基部具髯毛；雄蕊柱无毛；花柱5，疏被毛。蒴果扁球形，被淡黄色刚毛和绵毛，果爿5。种子肾形，背面被长柔毛。花期8～10月。原产于我国湖南，现我国华东、中南、西南及辽宁、河北、陕西、台湾等地亦有栽培。

采收加工 夏、秋季采摘叶，阴干或晒干，研成粉末贮藏。

药材性状 全体被灰白色星状毛。叶片多皱缩破碎，完整者展平后呈卵圆状心形，直径10～20cm，掌状3～7裂，裂片三角形，先端渐尖，基部心形，边缘有钝齿，叶面深绿色，叶背灰绿色，叶脉两面突起。叶柄圆柱形，黄褐色。质脆易碎。气微，味微辛。

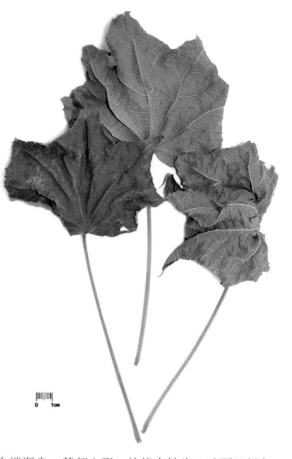

性味归经 味辛、微苦，性凉。归肝、肺经。

功能与主治 清肺凉血，解毒消肿。主治肺热咳嗽，目赤肿痛，痈疽肿毒，恶疮，缠身蛇丹，脓疱疮，肾盂肾炎，水火烫伤，毒蛇咬伤，跌打损伤。

用法用量 内服：煎汤，10～30克。外用：适量，捣敷。

注意事项 孕妇禁服。

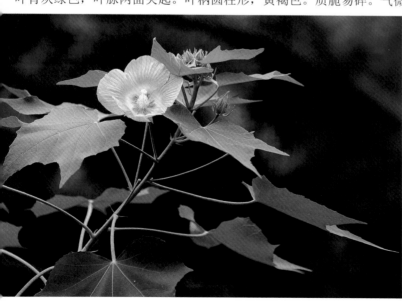

半枝莲

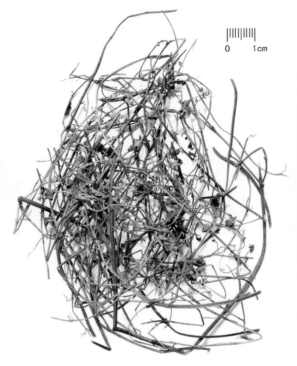

别名　狭叶韩信草、通经草、水韩信、溪边黄芩、野夏枯草。

来源　为唇形科植物半枝莲 *Scutellaria barbata* D. Don 的全草。

原植物　多年生草本，高15～50cm。茎四棱形，无毛或花序轴上部疏被紧贴小毛，不分枝或具分枝。叶对生；叶片卵形、三角状卵形或披针形，边缘具疏浅钝齿，上面橄榄绿色，下面带紫色。花对生，偏向一侧，排列成顶生或腋生的总状花序；下部苞片叶状，较小，上部苞片逐渐变得更小，全缘；花梗有微柔毛，中部有1对针状小苞片；花冠蓝紫色，花冠筒基部囊状增大，向上渐宽，至喉部宽，上唇盔状，下唇渐宽，中裂片梯形，侧裂片三角状卵形。小坚果褐色，扁球形，具小疣状突起。花期5～10月，果期6～11月。生于水田边、溪边或湿润草地上。分布于华东、华南、西南及河北、

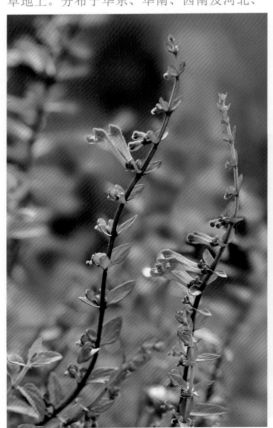

陕西、湖南、湖北。

采收加工　种子繁殖的，从第2年起，每年的5月、7月、9月都可收获一次。分株繁殖的，在当年9月收获第1次，以后每年可收获3次。用刀齐地割取全株，拣除杂草，捆成小把，晒干或阴干。

药材性状　根纤细。茎四棱形，表面黄绿色至暗紫色。叶对生，皱缩或卷折，展平后呈卵状披针形，长1.5～3.0cm，上面深绿色，下面灰绿色；叶柄短或近无柄。枝顶有偏于一侧的总状花序，具残存的宿萼，有时内藏四个小坚果。茎质柔，易折断。气微，味苦涩。

性味归经　味辛、苦，性寒。归肺、肝、肾经。

功能与主治　清热解毒，散瘀止血，利尿消肿。主治热毒痈肿，咽喉疼痛，肺痈，瘰疬，毒蛇咬伤，跌打损伤，吐血，衄血，血淋，水肿，腹水，癌症。

用法用量　内服：煎汤，15～30克。外用：适量，捣敷。

注意事项　血虚者、孕妇慎服。

朱砂根

别名 紫金牛、地木、散血丹、土丹皮、金锁匙、真珠凉伞。

来源 为紫金牛科植物朱砂根 *Ardisia crenata* Sims 的根。

原植物 灌木，高 1～2m。除侧生特殊花枝外，无分枝。叶互生；叶片革质或坚纸质，椭圆形、椭圆状披针形至倒披针形，边缘具皱波状或波状齿；侧脉 12～18 对，构成不规则的边缘脉。伞形花序或聚伞花序，着生于侧生特殊花枝顶端；花枝近顶端常具 2～3 片叶；萼片长圆状卵形，具腺点；花瓣白色，略带粉红色，盛开时反卷，卵形，先端急尖，具腺点，里面有时近基部具乳头状突起；雄蕊较花瓣短，花药三角状披针形，背面常具腺点；雌蕊与花瓣近等长或略长，子房具腺点。果球形，鲜红色，具腺点。花期 4～5 月，果期 10～12 月，有时 2～4 月。生于林苗下或灌丛中。分布于我国西藏东南部至台湾，湖北至海南各地。

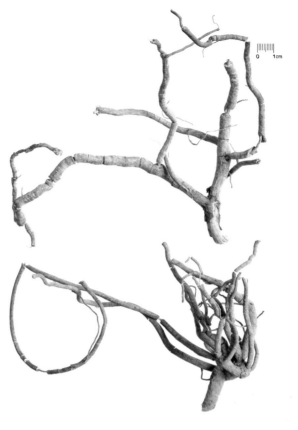

采收加工 秋季采挖，切碎，晒干或鲜用。

药材性状 根簇生于略膨大的根茎上，呈圆柱形，略弯曲，长 5～25cm，直径 2～10mm。表面棕褐色或灰棕色，具多数纵皱纹及横向或环状断裂痕，皮部与木部易分离。质硬而脆，易折断，折断面不平坦，皮部厚，约占断面的一半，类白色或浅紫红色，木部淡黄色。气微，味微苦、辛，有刺舌感。以条粗、皮厚者为佳。

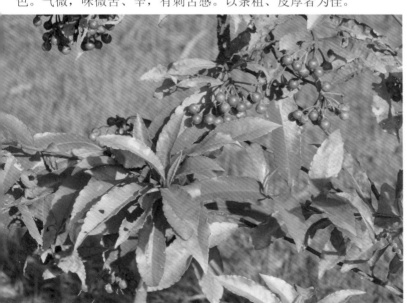

性味 味苦、辛，性凉。

功能与主治 清热解毒，活血止痛。主治咽喉肿痛，风湿热痹，黄疸，痢疾，跌打损伤，丹毒，乳腺炎，睾丸炎。

用法用量 内服：煎汤，9～15 克。外用：适量，捣敷。

注意事项 虚弱者慎用。

木蝴蝶

别名 千张纸、玉蝴蝶、白玉纸、白千层、海船皮、满天飞。

来源 为紫葳科植物木蝴蝶 *Ororylum indicum* (L.) Bentham ex Kurz 的成熟种子。

原植物 小乔木，高 7～12m。树皮厚，有皮孔。小枝皮孔极多而突起。叶痕明显而大。叶对生；大型奇数二至四回羽状复叶，着生于茎干近顶端；小叶多数，小叶片三角状卵形，上面绿色，下面淡绿色，两面无毛，干后为蓝色。总状聚伞花序顶生；花萼钟状，紫色，先端平截，宿存；花冠橙红色，肉质钟形，先端 5 浅裂，裂片大小不等；雄蕊 5，着生于花冠筒中部，伸出于花冠外；花盘大，肉质；花柱头 2 片开裂。蒴果木质，扁平，阔线形，成熟时棕黄色，沿腹缝线裂开，果瓣具中肋。种子多数，种子连翅除基部外，全被白色半透明的薄翅包围。花期 7～10 月，果期 10～12 月。

采收加工 秋、冬季采收成熟果实，暴晒至果实开裂，取出种子，晒干。

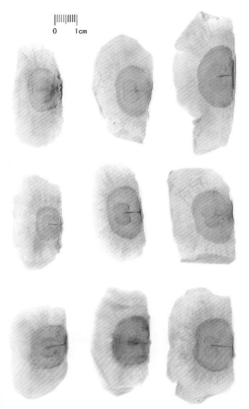

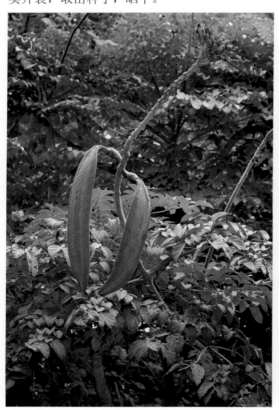

药材性状 种子近椭圆形，薄片状，长 2～3cm，宽 1.5～2cm。表面浅白色，有绢丝样光泽。种皮三面向外扩展成宽大的翅，呈膜质半透明状，具放射状纹理，边缘多破裂。体轻，剥去种皮，有薄膜状胚乳紧包子叶。子叶 2 枚，扁平碟形，黄绿色或浅黄色。气微，味微苦。以张大、色白、有光泽、翼柔软如绸者为佳。

性味归经 味微苦、甘，性微寒。归肺、肝、胃经。

功能与主治 利咽润肺，疏肝和胃，敛疮生肌。主治咽痛喉痹，声音嘶哑，咳嗽，肝胃气滞，疮疡久溃不敛，浸淫疮。

用法用量 内服：煎汤，3～6 克。

羊蹄草

别名 红背紫丁、一点红、小蒲公英。

来源 为菊科植物一点红 *Emilia sonchifolia* (L.) DC. 的全草。

原植物 一年生或多年生草本，高10～40cm。茎直立或基部倾斜，紫红色或绿色，光滑无毛或被疏毛，多少分枝，枝条柔弱，粉绿色。叶互生；无柄；叶片稍肉质，生于茎下部的叶卵形，琴状分裂，边缘具钝齿，茎上部叶小，通常全缘或有细齿，上面深绿色，下面常为紫红色，基部耳状，抱茎。头状花序，具长梗，为疏散的伞房花序，花枝常2歧分枝；花全为两性，筒状，花冠紫红色，5齿裂；总苞圆柱形，苞片1层，与花冠等长。瘦果狭矩圆形，有棱；冠毛白色，柔软，极丰富。花期7～11月；果期9～12月。生于村旁、路边、田园和旷野草丛中。分布于陕西、江苏、浙江、江西、福建、湖北、湖南、广东、广西、四川、贵州及云南等地。

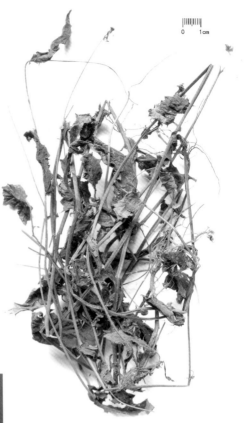

采收加工 全年均可采收，洗净，鲜用或晒干。

药材性状 全草长约30cm。根茎细长，圆柱形，浅棕黄色；茎少分枝，细圆柱形，有纵纹，灰青色或黄褐色。叶多皱缩，灰青色，基部叶卵形、琴形，上部叶较小，基部稍抱茎；纸质。头状花序干枯，花多已脱落，花托及总苞残存，苞片茶褐色，膜质。瘦果浅黄褐色，冠毛极多，白色。有干草气，味淡、略咸。

性味 味苦，性凉。

功能与主治 清热解毒，散瘀消肿。主治口腔溃疡，上呼吸道感染，肺炎，乳腺炎，肠炎，菌痢，尿路感染，疮疖痈肿，湿疹，跌打损伤。

用法用量 内服：煎汤，9～18克。外用：适量，煎水洗或捣敷。

注意事项 孕妇慎用。

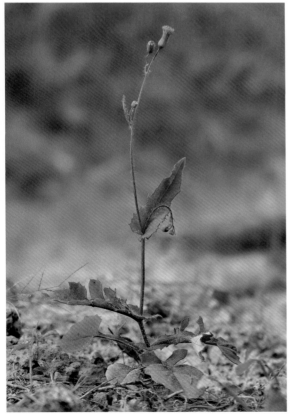

杠板归

别名 犁头刺藤、老虎利。

来源 为蓼科植物杠板归 *Polygonum perfoliatum* L. 的全草。

原植物 多年生蔓生草本，长 1～2m。全株无毛；茎有棱，棱上有倒钩刺。叶互生；叶柄盾状着生，几与叶片等长；托叶鞘叶状，圆形或卵形，抱茎，直径 2～3cm；叶片近三角形，长、宽均为 2～5cm，淡绿色，下面叶脉疏生钩刺，有时叶缘也散生钩刺。短穗状花序顶生或生于上部叶腋，两性花；花小，多数，具苞，苞片圆形，花被白色或淡红色，5 裂，裂片卵形，果时增大，肉质，变为深蓝色；雄蕊 8；花柱 3 叉状。瘦果球形，暗褐色，有光泽。花期 6～8 月，果期 9～10 月。生于荒芜的沟岸、河边及村庄附近。全国均有分布。

采收加工 在夏、秋季采收。割取地上部分，鲜用或晾干。

药材性状 茎细长，略呈方柱形，直径 1～5mm；表面红棕色、棕黄色或黄绿色，生有倒生钩状刺；节略膨大，具托叶鞘脱落后的环状痕；质脆，易折断，断面黄白色，有髓部或中空。叶互生；叶片多皱缩或破碎，完整者展平后近三角形，淡棕色或灰绿色，叶缘、叶背主脉及叶柄疏生倒钩状刺。短穗状花序顶生或生于上部叶腋，苞片圆形，花小，多萎缩或脱落。气微，味微酸。

性味归经 味酸、苦，性平。归肺、小肠经。

功能与主治 清热解毒，利湿消肿，散瘀止血。主治疔疮痈肿，丹毒，痄腮，乳腺炎，聤耳，喉蛾，感冒发热，肺热咳嗽，百日咳，瘰疬，痔疾，黄疸，臌胀，水肿，淋浊，带下，疟疾，风火赤眼，跌打肿痛，吐血、便血、蛇虫咬伤。

用法用量 内服：煎汤，10～15 克。外用：适量，捣敷或煎水熏洗。

注意事项 虚弱者慎服。

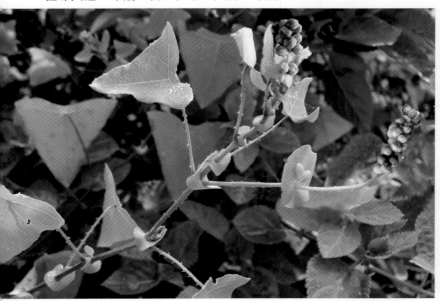

铁苋菜

别名 海蚌含珠、野黄麻、金石榴。

来源 为大戟科植物铁苋菜 *Acalypha australis* L. 的全草。

原植物 一年生草本，高30～50cm。茎直立，分枝，被微柔毛。叶互生；叶柄长2～5cm；叶片卵状菱形或卵状椭圆形，基出脉3条，边缘有钝齿，两面均粗糙无毛。穗状花序腋生；花单性，雌雄同株；通常雄花序极短，生于极小苞片内；雌花序生于叶状苞片内，苞片展开时肾形，合时如蚌，边缘有钝锯齿，基部心形；花萼四裂；无花瓣；雄蕊7～8枚；雌花3～5朵；子房被疏柔毛，3～4室；花柱羽状分裂至基部。蒴果小，三角状扁圆形，被粗毛；种子卵形，灰褐色。花期5～7月，果期7～10月。

采收加工 5～7月间采收，除去泥长，晒干或鲜用。

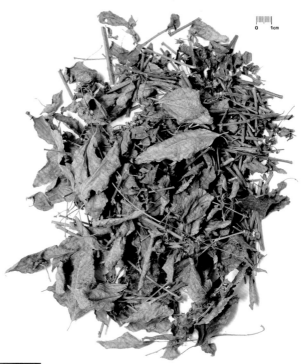

药材性状 为不规则的小段，根、茎、叶混合。全体被灰白色茸毛。圆茎棕色，切面黄白色，有髓。叶片多皱缩、破碎，黄绿色，具钝齿。苞片肾形，合时如蚌。小蒴果呈三角状扁圆形。气微，味淡。

性味归经 味苦、涩，性凉。归心、肺、大肠、小肠经。

功能与主治 清热利湿，凉血解毒，消积。主治痢疾，泄泻，吐血，衄血，尿血，便血，崩漏，小儿疳积，痈疖疮疡，皮肤湿疹。

用法用量 内服：煎汤，10～15克。外用：适量，水煎洗或捣敷。

注意事项 孕妇禁用。老弱气虚者慎用。

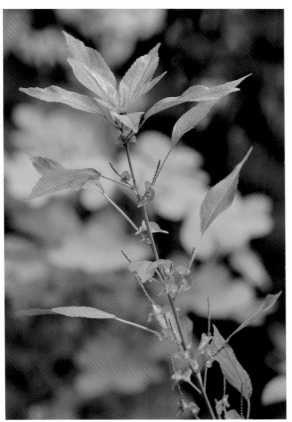

蕉芋

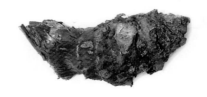

别名 姜芋、芭蕉芋、蕉藕、蕉芽。

来源 为美人蕉科植物蕉芋 *Canna edulis* Ker GawL. 的根茎。

原植物 多年生草本，高达3m。具块状根茎。茎紫色，直立，粗壮。叶互生；叶柄短；叶鞘边缘紫色；叶片长圆形，边缘或背面紫色。总状花序疏散，单一或分叉；花单生或2朵簇生，小苞片卵形，淡紫色；萼片淡绿而染紫，披针形；花冠管杏黄色，花冠裂片杏黄色而先端染紫；外轮退化雄蕊2～3枚，花瓣状，倒披针形，红色，基部杏黄色，直立，其中1枚微凹，唇瓣披针形，卷曲，先端2裂，上部红色，基部杏黄色；发育雄蕊披针形，杏黄色而染红；子房圆球形，绿色，密被小疣状突起。蒴果呈3瓣开裂，瘤状。花期9～10月。全国各地常栽培。

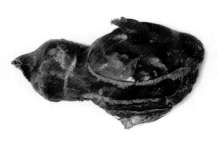

采收加工 全年均可采挖，去净茎叶，晒干或鲜用。

药材性状 根茎圆锥形，先端有茎基，周围被有数枚叶鞘，表面灰棕色或灰黄色。节明显，具细根或点状根痕，质坚硬，断面粉性。气微，味淡。

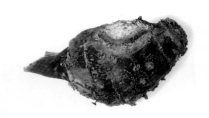

性味 味甘、淡，性凉。

功能与主治 清热利湿，解毒。主治痢疾，泄泻，黄疸，痈疮肿毒。

用法用量 内服：煎汤，10～15克。外用：适量，捣敷。

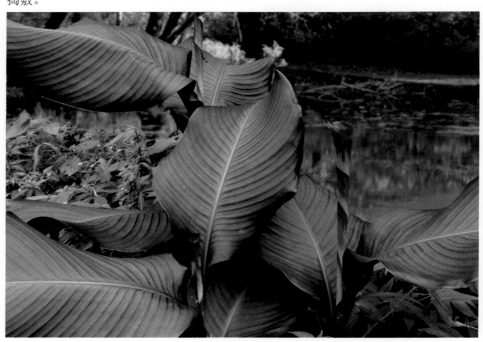

扭肚藤

别名 假素馨、白花菜、毛毛茶。

来源 为木犀科植物扭肚藤 *Jasminum elongatum* (Bergius) Willd. 的枝叶。

原植物 攀缘灌木，高 1～7m。小枝圆柱形，疏被短柔毛至密被黄褐色绒毛。叶对生，单叶；叶片纸质，卵形、狭卵形或卵状披针形，两面被短柔毛，或除下面脉上被毛外，其余近无毛。聚伞花序密集，顶生或腋生，通常着生于侧枝顶端，有花多朵；苞片线形或卵状披针形；花梗短，密被或疏被黄色短柔毛；花微香；花萼密被柔毛或近无毛，内面近边缘处被长柔毛，裂片 6～8 枚，锥形，边缘具睫毛；花冠白色，高脚碟状，花冠裂片披针形，先端锐尖。果长圆形或卵圆形，黑色。花期 4～12 月，果期 8 月至翌年 3 月。生于灌木丛、混交林及沙地。分布于广东、海南、广西、云南。

采收加工 夏、秋季采收，鲜用或晒干。

药材性状 茎呈类圆柱形，多扭曲成团，或截段；幼枝茶褐色，有疏毛或近光滑，节部稍膨大；质坚，断面粗糙，木部白色，中央具明显的髓部或形成空洞；叶

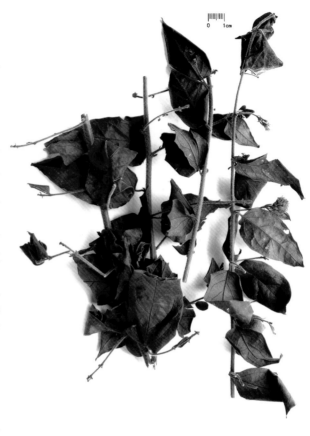

对生或脱落，多卷曲皱缩，展平后呈卵状披针形，上面茶褐色，下面脉上有柔毛，叶柄短。气微香，味微涩。以叶多、枝少、色茶褐者为佳。

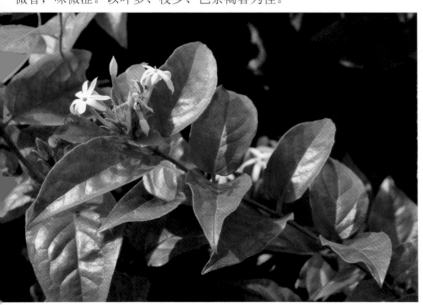

性味 味微苦，性凉。

功能与主治 清热，利湿，解毒。主治湿热泻痢，腹痛里急后重，风湿热痹，四肢肿痛，痈疡，疮疥。

用法用量 内服：煎汤，15～30 克。外用：适量，煎水洗或捣敷。

马缨丹

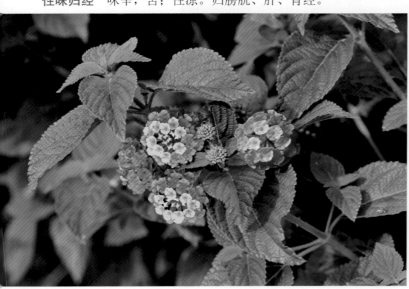

别名 五色梅、如意草、七变花。

来源 为马鞭草科植物马缨丹 *Lantana camara* L. 的枝叶。

原植物 直立或蔓性灌木。植株有臭味，高1～2m，有时呈藤状，长可达4m。茎、枝均呈方柱形，有糙毛，常有下弯的钩刺或无刺。单叶对生；叶片卵形至卵状长圆形，边缘有钝齿，表面有粗糙的皱纹和短柔毛，背面具小刚毛。侧脉约5对。头状花序腋生；花序梗粗壮，长于叶柄；苞片披针形，长为花萼的1～3倍，有短柔毛；花萼筒状，先端有极短的齿；花冠黄色、橙黄色、粉红色至深红色，花冠管两面均有细短毛；雄蕊4，内藏。果实圆球形，成熟时紫黑色。全年开花。常生于海边沙滩、路边及空旷地。我国庭园亦有栽培。福建、台湾、广东、广西有野生品种。

采收加工 全年均可采收，鲜用或晒干。

药材性状 长1～2m。枝呈方柱形，有糙毛，常有下弯的钩刺或无刺。单叶对生；展开的叶片呈卵形至卵状长圆形，基部楔形或心形，边缘有钝齿，表面有短柔毛。果实圆球形。质脆，有臭味。味苦、微甘。

性味归经 味辛，苦；性凉。归膀胱、肝、肾经。

功能与主治 清热解毒，祛风止痒。主治湿疹，疥癣，皮炎，跌打损伤。

用法用量 内服：煎汤，15～30克。外用：适量，煎水洗或捣敷。

注意事项 不宜过量。孕妇、体弱者禁服。

毛鸡骨草

别名　黄头草、假牛甘子、猪腰草、黄食草。

来源　为豆科植物毛相思子*Abrus mollis* Hance 的带根全草。

原植物　柔弱缠绕藤本；全株密被张开的黄色短柔毛。簇生细小须状根。偶数羽状复叶，互生；小叶11～16对，膜质，长圆形，最上的常为倒卵形，先端截头状，但有小锐尖，上面被疏毛，背面密被长毛；小脉不明显；托叶极小。总状花序腋生，长约为叶之半，蝶形花粉红色，4～8朵聚生于花序总轴的每一短枝上；萼密被灰色柔毛；雄蕊9，花丝合生成1管。荚果扁平，淡灰黄色、被长柔毛。先端有喙，含种子7～8颗。种子卵形，扁平，暗褐色，光亮。花期8～10月，边开花边结果。

采收加工　全年均可采挖，除去泥沙及荚果，干燥。

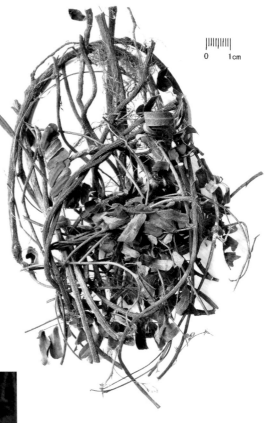

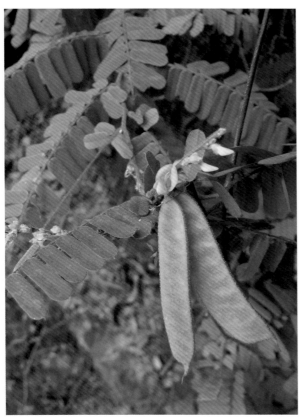

药材性状　根细长圆柱形，须根多，直径1～5mm，表面灰黄色至灰棕色；质地坚脆，折断时有粉尘飞扬。根茎膨大呈瘤状，上面丛生众多的茎枝；茎较粗壮，长1～2m，直径1.5～3mm，紫褐色至灰棕色；小枝黄绿色，密被茸毛。叶长12～24mm，宽4～6mm，两面密被长柔毛。气微，味微苦。

性味　味甘、淡，性凉。

功能与主治　清热解毒，利湿。主治传染性肝炎，乳痈，疖肿，烧烫伤，小儿疳积。

用法用量　内服：煎汤，9～15克。外用：适量，捣敷。

白英

别名　天灯笼、望冬红、土防风、葫芦草、毛老人、野猫耳朵。

来源　为茄科植物白英 *Solanum lyratum* Thunb. 的全草。

原植物　多年生蔓生草本，长达5m。基部木质化，上部草质，茎、叶和叶柄密被具节的长柔毛。叶互生；叶片多戟形或琴形，上部全缘或波状，下部常有1～2对耳状或戟状裂片，少数为全缘，中脉明显。聚伞花序顶生或腋外侧生；花萼5浅裂，宿存；花冠蓝紫色或白色，5深裂，裂片自基部向下反折；雄蕊5，花丝极短，花药顶孔开裂；雌蕊1，花柱细长，柱头小，头状，子房卵形，2室。浆果球形，熟时红色。种子近盘状，扁平。花期7～9月，果期10～11月。生于阴湿的路边、山坡、竹林下及灌木丛中。分布于我国华东、中南、西南及山西、陕西、甘肃、台湾等地。

采收加工　夏、秋季采收全草，鲜用或晒干。

药材性状　根浅棕黄色，茎圆柱形，稍有棱，直径2～7mm，表面灰绿色或灰黄色，切面中空。叶片破碎皱缩，完整叶片展开后呈戟形或琴形，棕绿色或绿灰色。聚伞花序。浆果球形，绿棕色。种子近圆形，扁平。气微，味苦。

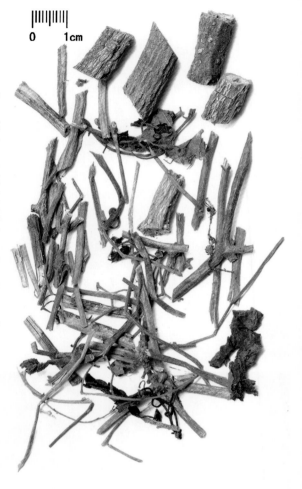

性味归经　味甘、苦，性寒，小毒。归肝、胆、肾经。

功能与主治　清热利湿，解毒消肿。主治湿热黄疸，胆囊炎，胆石症，肾炎水肿，风湿关节痛，妇女湿热带下，小儿高热惊搐，痈肿瘰疬，湿疹瘙痒，带状疱疹。

用法用量　内服：煎汤，9～15克。

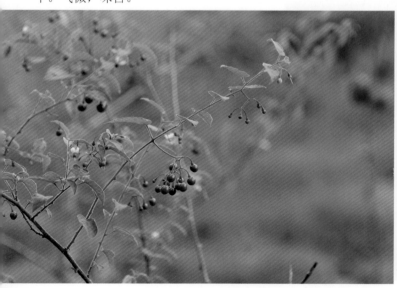

天葵子

别名 千年老鼠屎、天去子、天葵根、一粒金丹。

来源 为毛茛科植物天葵 *Semiaquilegia adoxoides* (DC.) Makino 的块根。

原植物 多年生小草本，高10～30cm。块根外皮棕黑色。茎直立，1～3条，上部有分枝，被稀疏白色柔毛。基生叶为三出复叶；叶柄基部扩大呈鞘状；叶片卵圆形或肾形；小叶扇状菱形或倒卵状菱形，3深裂，深裂片又作2～3圆齿状短刻裂，两面无毛，下面常带紫色；茎生叶较小，互生，叶柄较短。单歧或二歧聚伞花序，花梗被白色细柔毛；苞片、小苞片叶状；花两性，小萼片5，花瓣状，狭椭圆形，白色，常带淡紫色，先端圆钝；花瓣5，匙状，先端近截形，基部凸起呈囊状；雄蕊8～14，花丝下部变宽，花药宽椭圆形，黄色；退化雄蕊2，线状披针形，白色膜质；心皮3～4，花柱短，先端向外反卷，无毛。蓇葖果表面具横向脉纹。种子多数，卵状椭圆形，黑褐色，表面有小瘤状突起。花期3～4月，果期4～5月。生于疏林下、草丛、沟边路旁或山谷地较阴处。分布于陕西、江苏、安徽、浙江、江西、福建、湖北、湖南、广西、四川、贵州。

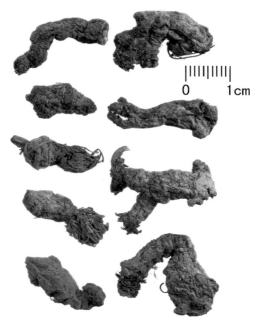

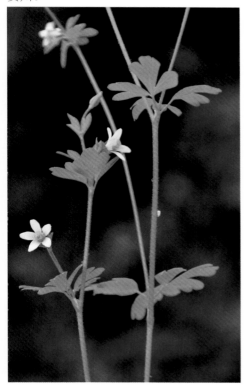

采收加工 移栽后的第3年5月植株未完全枯萎前采挖，较小的块根留作种用，较大的去尽残叶，晒干，加以揉搓，去掉须根，抖净泥土。

药材性状 块根呈不规则短柱形、纺锤形或块状，略弯曲，表面暗褐色至灰黑色，具不规则的皱纹及须根或须根痕；顶端常有茎叶残基，外被数层黄褐色鞘状鳞片；中部通常较膨大。质较软，易折断，断面皮部类白色，木部黄白色或黄棕色，略显放射状纹理。气微，味甘、微苦辛。以个大、断面皮部色白者为佳。

性味归经 味甘，微苦、微辛，性寒，小毒。归肝、脾、膀胱经。

功能与主治 清热解毒，消肿散结，利尿通淋。主治小儿热惊，癫痫，痈肿，疔疮，乳痈，瘰疬，皮肤痒疮，目赤肿痛，咽痛，蛇虫咬伤，热淋，砂淋。

用法用量 内服：煎汤，6～9克。外用：适量，捣敷。

玉簪花

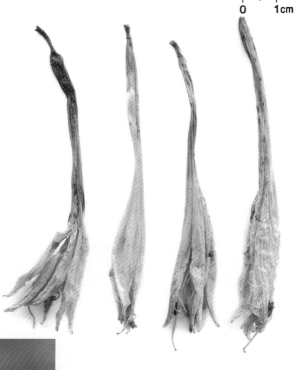

别名 白鹤仙、玉泡花、银净花。

来源 为百合科植物玉簪 *Hosta planta-ginea* (Lam.) Aschers. 的干燥花。

原植物 多年生草本。具粗根茎。叶基生；叶柄长20～40cm；叶片卵形至心状卵形。花葶于夏、秋两季从叶丛中抽出，具1枚膜质的苞片状叶。总状花序，基部具苞片；花白色，芳香，花被筒下部细小，花被裂片6，长椭圆形；雄蕊下部与花被筒贴生，与花被等长，或稍伸出花被外；花柱常伸出花被外。蒴果圆柱形，长6cm，直径1cm。花期7～8月，果期8～9月。生于阴湿地区。全国各地均有栽培。

采收加工 在7～8月份花似开非开时采摘，晒干。

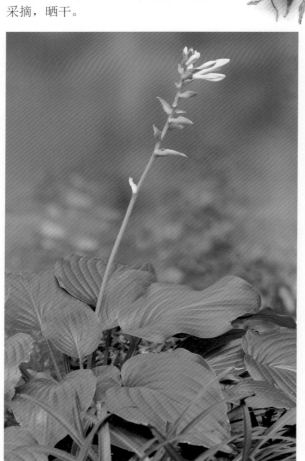

药材性状 多皱缩成条状。花被漏斗状，白色或淡棕黄色，先端6裂，裂片长椭圆形。雄蕊6，下部与花被筒贴生。气微香，味略苦。

性味 味苦、甘，性凉，小毒。

功能与主治 清热解毒，利水，通经。主治咽喉肿痛，疮痈肿痛，小便不利，经闭。

用法用量 内服：煎汤，3～6克。外用：适量，捣敷。

无花果

别名　优昙钵、奶浆果、品仙果、挣桃、树地瓜。

来源　为桑科植物无花果 *Ficus carica* L. 的果实。

原植物　落叶灌木或小乔木，高达 3～10m。全株具乳汁；多分枝，小枝粗壮，表面褐色，被稀短毛。叶互生；叶柄粗壮；托叶卵状披针形，红色；叶片厚膜质，宽卵形或卵圆形，3～5裂，裂片卵形，边缘有不规则钝齿，上面深绿色、粗糙，下面密生细小钟乳体及黄褐色短柔毛。雌雄异株，隐头花序，花序托单生于叶腋；雄花和瘿花生于同一花序托内；雄花生于内壁口部，雄蕊2，花被片3～4；瘿花花柱侧生，短；雌花生在另一花序托内，花被片3～4，花柱侧生，柱头2裂。榕果（花序托）梨形，成熟时长3～5cm，呈紫红色或黄绿色，肉质。花、果期8～11月。我国各地有栽培。

采收加工　果实呈绿色时，分批采摘，或拾取落地的未成熟果实，鲜果用开水烫后，晒干或烘干。

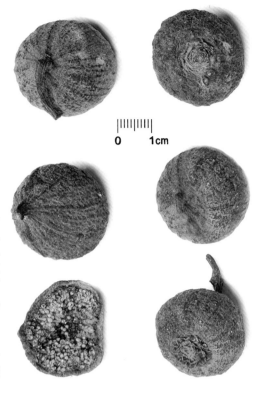

药材性状　干燥的花序托呈倒圆锥形或类球形；表面淡黄棕色至暗棕色、青黑色，有波状弯曲的纵棱线；顶端稍平截，中央有圆形突起，基部渐狭，带有果柄及残存的苞片。质坚硬，横切面黄白色，内壁着生众多细小瘦果。瘦果卵形或三棱状卵形，淡黄色，外有宿萼包被。气微，味甜、略酸。以干燥、青黑色或暗棕色、无霉蛀者为佳。

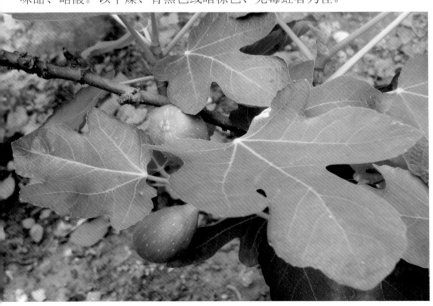

性味归经　味甘，性凉。归肺、胃、大肠经。

功能与主治　清热生津，健脾开胃，解毒消肿。主治咽喉肿痛，燥咳声嘶，乳汁稀少，肠热便秘，食欲不振，消化不良，泄泻，痢疾，痈肿，癣疾。

用法用量　内服：煎汤，9～15克；或鲜果1～2枚。外用：适量，煎水洗。

古羊藤

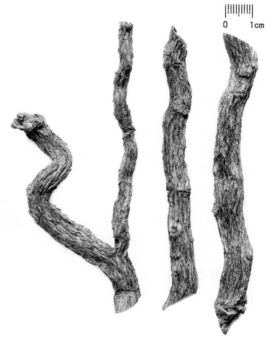

别名 老鸦咀、鱼藤、南苦参、奶藤、小暗消。

来源 为萝藦科植物马莲鞍*Streptocaulon griffithii* Hook. f. 的根。

原植物 木质藤本。具乳汁，茎褐色，有皮孔。老枝被毛渐脱落；枝条、叶、花梗、果实均密被棕黄色绒毛。根圆柱状，弯曲，根皮暗棕色，有瘤状突起和纵皱纹。叶对生，厚纸质；叶片倒卵形或阔椭圆形，中部以上较宽，侧脉羽状平行。聚伞花序腋生，三歧，阔圆锥状；花序梗和花梗有许多苞片和小苞片；外面密被绒毛；花小，花冠外面黄绿色，内面黄红色，辐状，花冠裂片向右覆盖；副花冠裂片丝状；花粉器内藏有许多四合花粉；子房被柔毛，由2枚离生心皮组成。蓇葖果叉生，张开成直线、圆柱状；种子先端具长达3cm的白色或淡黄色绢质种毛。花期6～10月，果期8月至翌年3月。

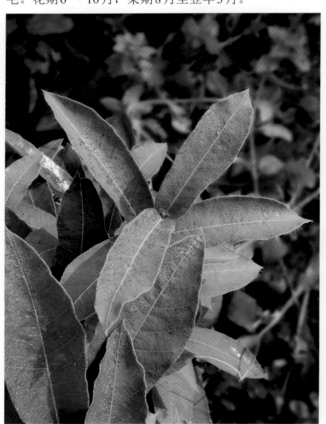

采收加工 全年均可采收，洗净，切片，晒干或鲜用。

药材性状 根长圆柱形，略弯，上部稍粗，下部渐细。外皮棕色至暗棕色，有小瘤状凸起和不规则的纵皱纹。质硬，不易折断，断面不平整，皮部类白色，稍带粉性，可与木部剥离，木部微黄色，具放射状纹理，导管显著，小孔状。气微，味苦。

性味 味苦、微甘，性凉。

功能与主治 清热解毒，散瘀止痛。主治感冒发热，泻痢，胃痛，腹痛，跌打瘀痛，毒蛇咬伤。

用法用量 内服：煎汤，3～6克。外用：适量，捣敷。

注意事项 虚寒者忌服。

玉叶金花

别名 山甘草、白蝴蝶、白茶。

来源 为茜草科植物玉叶金花 *Mussaenda pubescens* Ait. f. 的茎叶。

原植物 被毛的攀缘灌木。叶对生和轮生；托叶三角形，叶片卵状长圆形或卵状披针形，长端渐尖，基部楔尖，上面无毛或被疏毛，下面密被短柔毛。聚伞花序顶生，稠密，有极短的总花梗和被毛的条形苞片；花5数，被毛，无梗，萼筒陀螺状，裂片条形，一些花的1枚萼裂片扩大成叶状，白色，宽椭圆形，具纵脉；花冠黄色，内面有金黄色粉末状小凸点。果肉质，近椭圆形，干后黑色。花期夏季。生于海拔400～500m的山坡、路旁及灌丛中。分布于长江以南各地。

采收加工 夏季采收，晒干。

药材性状 茎圆柱形，直径3～7mm，表面棕色或棕褐色，具细纵皱纹、点状皮孔及叶痕。质坚硬，不易折断，断面黄白色或淡黄绿色，髓部明显，白色。气微，味淡。

性味 味甘、微苦，性凉。

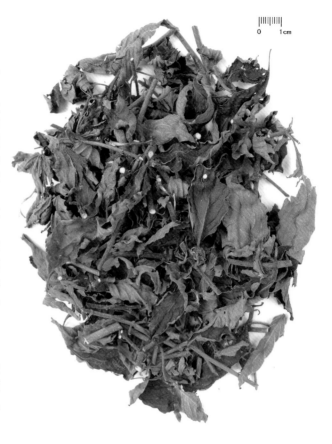

功能与主治 清热利湿，解毒消肿。主治感冒，中暑发热，咳嗽，咽喉肿痛，泄泻，痢疾，肾炎水肿，小便不利，疮疡脓肿，毒蛇咬伤。

用法用量 内服：煎服，10～30克。外用：适量，捣敷。

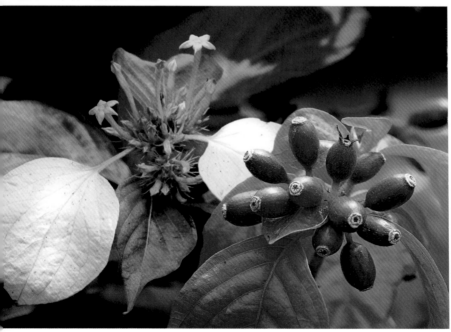

乌蔹莓

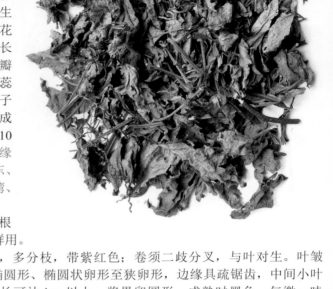

别名 五龙草、龙尾、赤泼藤。

来源 为葡萄科植物乌蔹莓 *Cayratia japonica* (Thunb.) Gagnep. 的全草或根。

原植物 多年生草质藤本。茎带紫红色，有纵棱；卷须二歧分叉，与叶对生。鸟足状复叶互生；小叶5，膜质，椭圆形、椭圆状卵形至狭卵形，边缘具疏锯齿，中间小叶较大而具较长的小叶柄，侧生小叶较小；托叶三角状，早落。聚伞花序呈伞房状，通常腋生或假腋生，具长梗；花小，黄绿色；花萼不明显；花瓣4，先端无小角或有极轻微小角；雄蕊4，与花瓣对生；花盘肉质，浅杯状；子房陷于4裂的花盘内。浆果卵圆形，成熟时黑色。花期5～6月，果期8～10月。生于山坡、路旁灌木林中，常攀缘于它物上。分布于陕西、甘肃、山东、江苏、安徽、浙江、江西、福建、台湾、河南、湖北、广东、广西、四川等地。

采收加工 夏、秋季割取藤茎或挖出根部，除去杂质，洗净，切段，晒干或鲜用。

药材性状 茎圆柱形，扭曲，有纵棱，多分枝，带紫红色；卷须二歧分叉，与叶对生。叶皱缩，展平后为鸟足状复叶，小叶5，椭圆形、椭圆状卵形至狭卵形，边缘具疏锯齿，中间小叶较大，存长柄，侧生小叶较小；叶柄长可达4cm以上。浆果卵圆形，成熟时黑色。气微，味苦、涩。

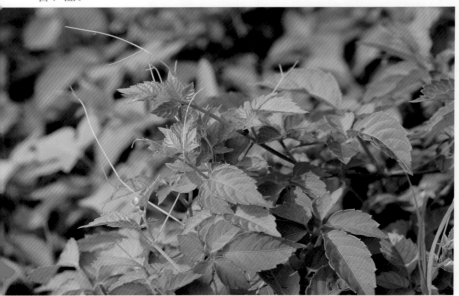

性味归经 味苦、酸，性寒。归心、肝、胃经。

功能与主治 清热利湿，解毒消肿。主治热毒痈肿，疔疮，丹毒，咽喉肿痛，蛇虫咬伤，水火烫伤，风湿痹痛，黄疸，泻痢，白浊，尿血。

用法用量 内服：煎汤，15～30克。外用：适量，捣敷。

大尾摇

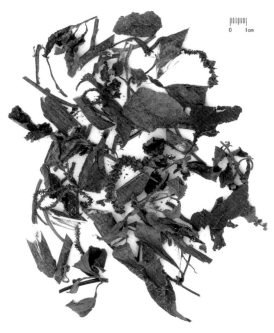

别名 猫尾草、斑草、勾头蛇。

来源 紫草科植物大尾摇 *Heliotropium indicum* L. 的全草或根。

原植物 一年生草本，高15～60cm。根圆柱形，干时黄褐色。茎直立，粗壮，多分枝，被糙伏毛。叶互生，稀近对生；叶片卵形或椭圆形，边缘稍有锯齿或略呈波状，两面疏生短糙毛。蝎尾状聚伞花序，细长弯曲，单一，不分枝，顶生或与叶对生，无苞片；花小密集，呈2列排列于花序轴的一侧；花萼5深裂，裂片披针形，被糙伏毛；花冠浅蓝色或蓝紫色，稀白色，高脚碟状，先端5浅裂，裂片近圆形，扩展，喉部光滑，无附属物；雄蕊5，内藏，着生于花冠筒基部；子房小，花柱与柱头极短，柱头阔圆锥体形，先端平截。核果卵形，有纵肋，2深裂，每裂瓣分成2枚各具单颗种子的分核。花期4～7月，果期8～10月。生于丘陵山坡旷野、田边、路旁荒草地或溪沟边。分布于福建、台湾、广东、海南、广西、云南等地。

采收加工 秋季采收，鲜用或晒干。

药材性状 多切成段。茎被糙伏毛。叶多皱缩，两面疏生短糙毛。可看到蝎尾状的聚伞花序。质脆。味苦。

性味归经 味苦，性平。归肺、膀胱经。

功能与主治 清热解毒，利尿。主治肺炎，脓胸，咽痛，口腔糜烂，膀胱结石，痈肿。

用法用量 内服：煎汤，15～30克。外用：适量，煎水洗。

注意事项 孕妇忌服。

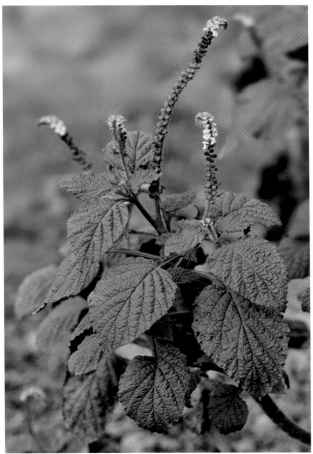

鳞衣草

别名 大蛇疮药、飞扬草、红四季草。

来源 为爵床科植物鳞花草 *Lepidagathis incurva* Buch. Ham. ex D. Don 的带根全草。

原植物 多年生草本，高 30～60cm。茎直立或下部伏地，方形，多分枝，节稍膨大。叶对生；叶片卵形至长圆状披针形，全缘，呈波浪状，两面均有针状结晶的小线条。花小，为顶生或腋生稠密穗状花序，圆柱形，单生或数个聚生，花常偏于花序的一侧，被柔毛；苞片叶状，狭披针形，先端锐尖，具 1 脉；萼 5 深裂，最外裂片较大，线状披针形，具睫毛；花冠白色，管状，上部膨胀，冠檐 2 唇形，上唇微裂，下唇 3 裂；雄蕊 4，2 长 2 短，花药 2 室，斜叠生。蒴果有种子 4 颗。花期 11～12 月至翌年 3 月。生于村边、路旁、阴湿地。分布于广东、海南、广西、四川、贵州、云南等地。

采收加工 秋季采挖，洗净，鲜用或晒干。

药材性状 茎圆柱形，略具四棱，有分枝，长短不一，具短毛。叶对生，皱缩，完整叶片卵状椭圆形，长 2.5～10cm，先端尖，基部楔形，下延至柄成狭翅状；全缘或边缘略呈波状；两面具茸毛。气微，味微苦。

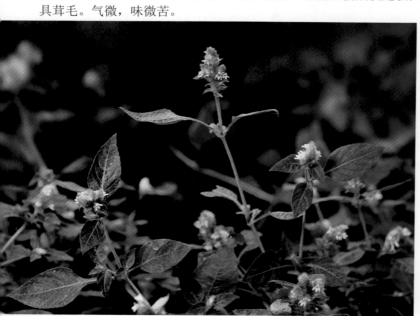

性味 味甘、微苦，性寒。

功能与主治 清热解毒，消肿止痛。主治感冒发热，肺热咳嗽，疮疡肿毒，口唇糜烂，目赤肿痛，皮肤湿疹，跌打伤痛，蛇咬伤。

用法用量 内服：煎汤，9～15 克。外用：适量，煎汤洗或捣敷。

海芋

别名 天荷、观音莲、独脚莲。

来源 为天南星科植物海芋 *Alocasia marorrhiza* (L.) Schott 的根茎或茎。

原植物 多年生草本，可高达5m。茎粗壮，粗达30cm。叶互生；叶柄粗壮，下部粗大，抱茎；叶片阔卵形，先端短尖，基部广心状箭头形；侧脉9～12对，粗而明显，绿色。花雌雄同株；花序柄粗壮；佛焰苞粉绿色，苞片舟状，绿黄色，先端锐尖；肉穗花序短于佛焰苞；雌花序位于下部，中性花序位于雌花序之上；雄花序位于中性花序之上，附属器有网状槽纹；子房3～4室。浆果红色。种子1～2颗。花期春季至秋季。生于山野间。分布于我国华南、西南及福建、台湾、湖南等地。

采收加工 全年均可采收，用刀削去外皮，切片，清水浸漂5～7d，并多次换水，取出鲜用或晒干。加工时用布或纸垫手，以免中毒。

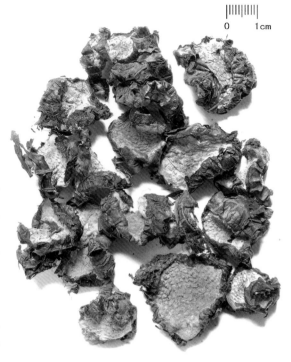

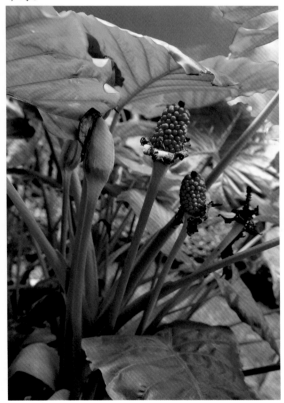

药材性状 商品多横切成片，类圆形或长椭圆形，常卷曲成各种形态，直径6～10cm，厚2～3cm；表面棕色或棕褐色。质轻，易折断，断面白色或黄白色，显颗粒性，维管束呈淡黄色点状散在，内皮层环清晰。气微，味淡，嚼之麻舌而刺喉。

性味归经 味辛，性寒，有毒。归心、肝、胆、大肠经。

功能与主治 清热解毒，行气止痛，散结消肿。主治流感，感冒，腹痛，肺结核，风湿骨痛，疔疮，痈疽肿毒，瘰疬，附骨疽，斑秃，疥癣，虫蛇咬伤。

用法用量 内服：煎汤，3～6克。外用：适量，捣敷患处皮肤；或以湿纸包裹煨热敷患处。

注意事项 不宜生食。体虚者、孕妇慎服。

假海芋

别名 卜芥、独脚莲、观音莲、山芋。

来源 为天南星科植物尖尾芋 *Alocasia cucullata* (Lour.) Schott 的根茎。

原植物 直立草本。地下茎粗壮，肉质；地上茎圆柱形，黑褐色，具环形叶痕，通常由基部伸出许多短缩的芽条，发出新枝。叶互生；叶柄绿色，由中部至基部强烈扩大成宽鞘；叶片膜质至亚革质，深绿色，宽卵状心形，全缘，叶脉两面凸起。花序柄圆柱形，稍粗壮，常单生；佛焰苞近肉质，管部长圆状卵形，淡绿色至深绿色，檐部狭舟状，边缘内卷，先端具狭长的凸尖，外面上部淡黄色，下部淡绿色；肉穗花序比佛焰苞短；雄花序位于上部，中性花位于中部，雌花序位于下部；附属器淡绿色、黄绿色，狭圆锥形。浆果淡红色，球形，通常有种子1颗。花期5～6月，果期7～8月。生于溪谷湿地或田边，亦可栽培于庭院或药圃。分布于浙江、福建、广东、海南、广西、四川、贵州、云南等地。

采收加工 全年均可采收。挖取根茎，洗净，鲜用或切片晒干。

药材性状 根状茎圆柱形，黑褐色，有环形叶痕，直径2.5～6cm，表面具皱纹。横切片厚3～4mm，常卷曲成各种形态。断面白色，粗糙，呈颗粒状。质脆。气微，味辛，嚼之麻舌而刺喉。有大毒。

性味 味辛、微苦，性寒，大毒。

功能与主治 清热解毒，散结止痛。主治流感，钩端螺旋体病，疮疡痈毒初起，瘰疬，蜂窝组织炎，慢性骨髓炎，毒蛇咬伤，毒蜂蜇伤。

用法用量 内服：煎汤，3～6克。外用：适量，捣敷患处皮肤或以湿纸包裹煨热敷患处。

注意事项 有毒，不宜生食。体虚者、孕妇慎服。

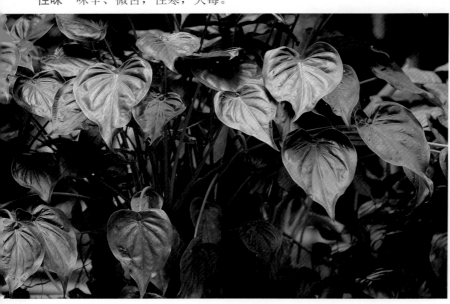

疬子草

别名 马兰花、白当归、狮子草。

来源 为报春花科植物延叶珍珠菜 *Lysimachia decurrens* Forst. 的全草。

原植物 多年生粗壮草本，高40～90cm。全株无毛，茎直立，有棱角，上部分枝，基部常木质化。叶互生，有时近对生；叶柄基部沿茎下延；叶片披针形或椭圆状披针形，基部楔形，下延至叶柄成狭翅，上面绿色，下面淡绿色，两面均有不规则的黑色腺点，有时腺点仅见于边缘，并常连接成条。总状花序顶生；苞片钻形；花梗斜展或下弯；花萼分裂近达基部，5裂，裂片狭披针形，边缘有腺状腺毛，背面具黑色短腺条。花冠白色或带淡紫色，基部合生部分5深裂，裂片匙状长圆形，先端圆钝，裂片间弯缺近圆形；雄蕊5枚，明显伸出花冠外，花丝密被小腺体，贴生于花冠裂片的基部；花药卵圆形，紫色；子房球形，花柱细长。蒴果球形或略扁，不规则开裂。花期3～4月，果期6～7月。生于村旁荒地、路边、山谷溪边疏林下及草丛中。分布于江西南部、福建、台湾、湖南南部、广东、广西、贵州、云南南部等地。

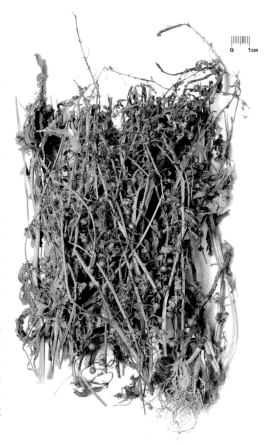

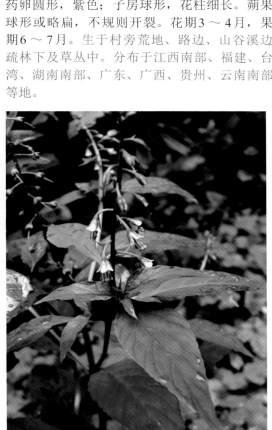

采收加工 春、夏季采收，鲜用或晒干。

药材性状 多切成小段。无毛，茎有棱角，黄褐色。可见顶生的总状花序。蒴果球形或略扁，不规则开裂。质脆，轻。

性味 味苦、辛，性平。

功能与主治 清热解毒，活血散结。主治瘰疬，喉痹，疔疮肿毒，月经不调，跌打损伤。

用法用量 内服：煎汤，9～15克。外用：适量，捣敷。

了哥王

别名 垂穗荛花、九信菜、九信药、山黄皮。

来源 为瑞香科植物南岭荛花 *Wikstroemia indica* (L.) C. A. Mey. 的茎叶。

原植物 半常绿小灌木，高达1m。全株平滑无毛。茎直立，多分枝，幼枝红褐色。根皮和茎皮富含绵毛状纤维，不易折断。叶对生，几无柄；叶片倒卵形至长椭圆形，先端钝或短尖，全缘，基部楔形，侧脉多数，极纤细，干时褐色。花黄绿色，数花簇生于枝顶，排成聚伞状伞形花序或呈近无柄的头状花序；花两性，无苞片，花被管状，先端4裂，无毛；雄蕊8，成上下两轮着生花被管内，花丝短，花药椭圆形；子房倒卵形或长椭圆形，具圆头状柱头。核果卵形或椭圆形，熟时鲜红色。花果期夏、秋季。生于山坡灌木丛中、路旁和村边。分布少浙江、江西、福建、台湾、湖南、广东、广西、贵州、云南等地。

采收加工 茎、叶全年均可采收，洗净，切段，晒干或鲜用。

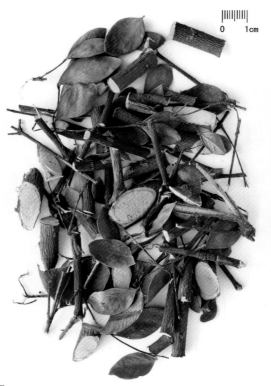

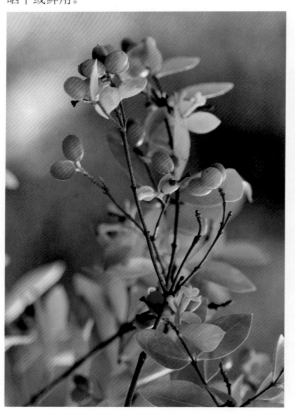

药材性状 茎圆柱形，有分枝；粗茎表面淡棕色至棕黑色，有不规则粗纵皱纹，皮孔突起；细茎表面暗棕红色，有细纵皱纹，并有对生的叶柄痕。质硬，折断面皮部有众多绵毛状纤维。叶不规则卷曲，展平后长椭圆形，全缘，淡黄绿色至淡绿色，下面叶脉稍突出。质脆，易碎。气微，味微苦。

性味归经 味苦、辛，性寒，有毒。归心、肺、小肠经。

功能与主治 清热解毒，化痰散结，消肿止痛。主治痈肿疮毒，瘰疬，风湿痛，跌打损伤，蛇虫咬伤。

用法用量 内服：煎汤（宜久煎4h以上），3～6克；外用：适量，捣敷或煎水洗。

注意事项 有剧毒，宜慎用，孕妇忌服。

大蛇药

别名 五加通、阿婆伞。

来源 为五加科植物幌伞枫 *Heteropanax fragrans* (Roxb.) Seem. 的根、树皮或叶。

原植物 常绿乔木。树皮肥厚，多汁，浅灰棕色，深纵裂；枝粗壮，无刺。三至五回羽状复叶，互生；叶柄无毛或几无毛，小叶柄长约1cm或无柄，顶生小叶柄有时更长；小叶片纸质，在羽片轴上对生，椭圆形，两面均无毛。圆锥花序顶生，主轴及分枝离生锈色星状绒毛，后渐脱落；伞形花序头状，有花数朵；花萼有绒毛，边缘有5个三角形小齿；花瓣5，卵形，淡黄白色，外面疏被绒毛；雄蕊5，花丝长于花瓣；子房下位，2室，花柱2，离生，开展。果实卵球形，略侧扁，黑色。种子2颗，形扁。花期秋季，果期冬季。生于森林中，庭园中偶有栽培。分布于广东、海南、广西、云南等地。

采收加工 秋、冬季挖取根部或剥取树皮，洗净，切片，鲜用或晒干。叶全年均可采收，多鲜用。

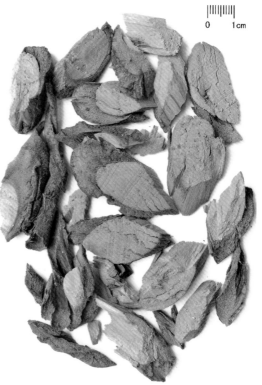

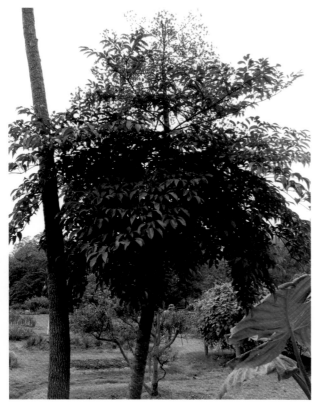

药材性状 根多切成圆片或不规则薄片，淡黄色。味苦。

性味 味苦，性凉。

功能与主治 清热解毒，消肿止痛。主治感冒发热，中暑头痛，痈疽肿毒，瘰疬，风湿痹痛，跌打损伤，毒蛇咬伤。

用法用量 内服：煎汤，15～30克。外用：适量，捣敷或煎汤洗。

木棉花

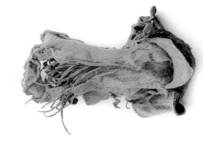

别名 英雄花、班枝花、琼枝。

来源 为木棉科植物木棉*Bombax malabaricum* DC. 的花。

原植物 落叶大乔木。树干常有圆锥状的粗刺。掌状复叶；小叶5～7枚，长圆形。花生于近枝顶叶腋，先叶开放，红色或橙红色，直径约10cm；萼杯状，厚，3～5浅裂；花瓣肉质，倒卵状椭圆形，两面被星状柔毛；雄蕊多数，下部合生成短管，排成3轮，中间10枚雄蕊较短，不分叉，最外轮集生成5束，花药1室，肾形；花柱长于雄蕊；子房5室，蒴果长圆形，木质，被灰白色长柔毛和星状毛，室背5瓣开裂，内有丝状绵毛。种子多数，倒卵形，黑色，藏于绵毛内。花期春季，果期夏季。生于干热河谷、稀树草原、次生林中及村边、路旁。分布于我国华南、西南等地。

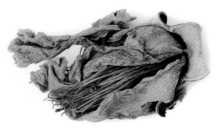

采收加工 春末采收，阴干。

药材性状 呈干缩的不规则团块状，长5～8cm；子房及花柄多脱离。花萼杯状，长2～4.5cm，3或5浅裂，裂片钝圆、反卷，厚革质而脆，外表棕褐色或棕黑色，有不规则细皱纹；内表面灰黄色，密被有光泽的绢毛。花瓣5片，皱缩或破碎，完整者倒卵状椭圆形或披针状椭圆形，外表棕黄色或深棕色，密被星状毛，内表面紫棕色或红棕色，疏被星状毛。气微，味淡、微甘涩。

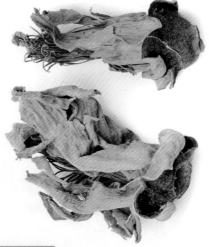

性味归经 味甘、淡，性凉。归胃、大肠经。

功能与主治 清热，利湿，解毒，止血。主治泄泻，痢疾，咯血，吐血，血崩，金疮出血，疮毒，湿疹。

用法用量 内服：煎汤，9～15克。

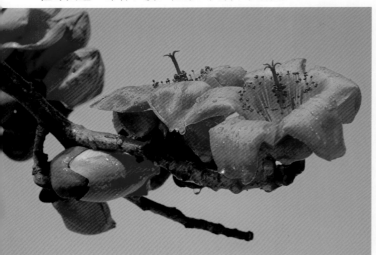

路边青

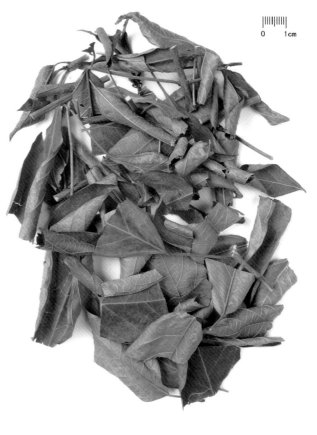

别名 大青、大青叶、臭大青、臭根、土骨皮。

来源 为马鞭草科植物大青*Clerodendrum cyrtophyllum* Turcz. 的干燥茎、叶。

原植物 灌木或小乔木。幼枝黄褐色，被短柔毛，髓坚实，白色。单叶对生；叶片纸质，长圆状披针形、长圆形、卵状椭圆形或椭圆形，全缘，两面无毛或沿叶脉疏生短柔毛，背面常有腺点。伞房状聚伞花序顶生或腋生，具线形苞片；花萼杯状，先端5裂，裂片三角状卵形，粉红色，外面被黄褐色短绒毛和不明显的腺点；花冠白色，花冠管细长，先端5裂，裂片卵形；雄蕊4，与花柱同伸出花冠外。果实球形或倒卵形，绿色，成熟时蓝紫色。花、果期6月至翌年2月。生于平原、路旁、丘陵、山地林下或溪谷旁。分布于我国华东及湖南、湖北、广东、广西、贵州、云南等地。

采收加工 夏、秋季采收，洗净，鲜用或切段晒干。

药材性状 叶微皱褶，有的将叶及幼枝切成小段。完整叶片展平后呈长椭圆形至细长卵圆形；全缘，先端渐尖，基部钝圆，上面棕黄色、棕黄绿色至暗棕红色，下面色较浅；纸质而脆。气微臭，味稍苦而涩。

性味归经 味苦，性寒。归胃、心经。

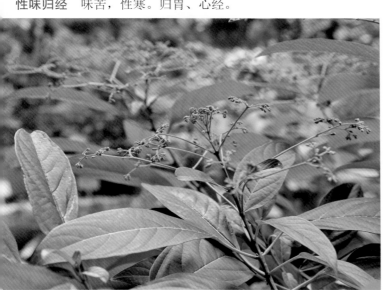

功能与主治 清热解毒，凉血止血。主治外感热病热盛烦渴，咽喉肿痛，口疮，黄疸，热毒痢，急性肠炎，痈疽肿毒，衄血，血淋，外伤出血。

用法用量 内服：煎汤，15～30克。外用：适量，捣敷或煎水洗。

注意事项 脾胃虚寒者慎服。

145

牛白藤

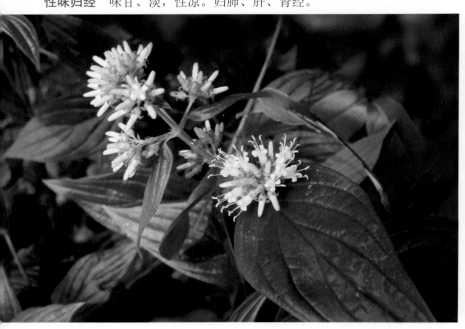

别名 毛鸡屎藤、大叶龙胆草、白藤草。

来源 为茜草科植物牛白藤 *Hedyotis hedyo-tidea* DC. 的茎叶。

原植物 粗壮藤状灌木，高3～5m，触之粗糙。幼枝四棱形，密被粉末状柔毛。叶对生；有4～6条刺毛；叶片卵形或卵状披针形，先端渐尖，基部阔楔形，上面粗糙，下面被柔毛，全缘，膜质。花序球形，腋生或顶生；花细小，白色，具短梗；萼筒陀螺状，裂片4，线状披针形；花冠裂片披针形；外反；雄蕊二型，伸出或内藏。蒴果近球形，先端极隆起，有宿存萼裂片，开裂。花期秋季。生于山谷、坡地、林下、灌木丛中。分布于广东、广西、云南。

采收加工 全年均可采收，鲜用或切段晒干。

药材性状 藤茎多切成斜片或段片，外皮淡黄色或灰褐色，粗糙，有稍扭曲的浅沟槽及细纵纹；皮孔点状突起，常纵向排列成棱线，黄白色；质坚硬，不易折断，断面皮部暗灰色，较窄，木部宽广，深黄色、黄白色或红棕色，有不规则菊花纹，中心有髓。叶对生，多皱缩，完整叶片展平后呈卵形或卵状矩圆形；托叶截头状，先端有刺毛4～6条。气微，味微甘。以片张厚薄均匀、切面黄白色者为佳。

性味归经 味甘、淡，性凉。归肺、肝、肾经。

功能与主治 清热解毒。主治风热感冒，肺热咳嗽，中暑高热，肠炎，皮肤湿疹，带状疱疹，痈疮肿毒。

用法用量 内服：煎汤，10～30克。外用：适量，捣敷。

金边虎尾兰

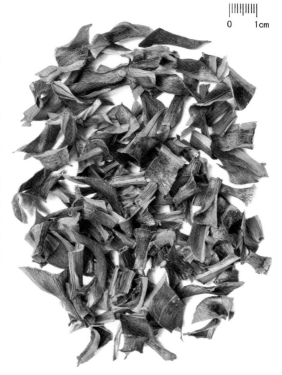

别名 老虎尾、弓弦麻、花蛇草。

来源 为龙舌兰科植物金边虎尾兰 Sanservieria trifasciata var. Laurenii (De Wildem.) N. E. Brown 的叶。

原植物 多年生草本，具匍匐的根茎。叶1～6枚基生，挺直，质厚实；叶片条状倒披针形至倒披针形，长30～120cm，宽2.5～8cm，宽端对褶成尖头，基部渐狭成有槽的叶柄，两面均具白色和深绿色相间的横带状斑纹；叶边缘为金黄色。花葶连同花序高30～80cm；花3～8朵1束，1～3束一簇在花序轴上疏离地散生；花梗长6～8mm，近中部具节；花被片6，白色至淡绿色，长10～12mm，花被筒长6～8mm；雄蕊与花被近等长；花柱伸出花被。花期11～12月。我国各地有栽培。

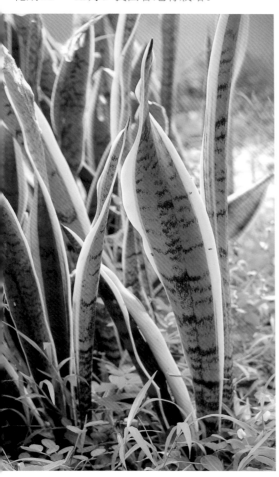

采收加工 全年均可采收，洗净鲜用或晒干。

药材性状 叶片皱缩折曲，展平后完整者呈长条形或长倒披针形，长30～60cm，宽2.8～5cm，两面灰绿色或浅绿色，具相间的暗绿色横斑纹，先端刺尖，基部渐窄，全缘。质稍韧而脆，易折断，断面整齐。气微，味淡、微涩。

性味 味酸，性凉。

功能与主治 清热解毒，活血消肿。主治感冒，肺热咳嗽，疮疡肿毒，跌打损伤，毒蛇咬伤，烫火伤。

用法用量 内服：煎汤，15～30克。外用：适量，捣敷。

山大刀

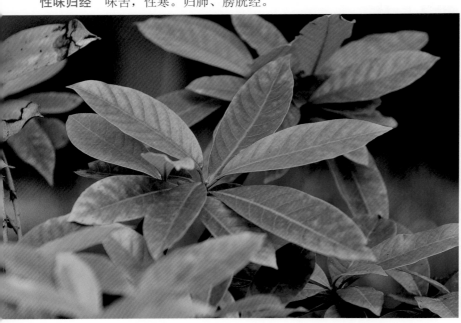

别名 大丹叶、暗山公、大罗伞、散血丹、假木竹、九节木。

来源 为茜草科植物九节木 *Psychotria rubra* (Lour.) Poir. 的嫩枝及叶。

原植物 常绿灌木，高1～3m。小枝近四棱形，后渐变为圆形，暗黑色。叶对生，纸质；托叶膜质，早落；叶片椭圆状长圆形或倒披针状长圆形，先端短渐尖，基部楔形，全缘，除下面脉腋内有簇毛外，两面均无毛，干时暗红色。聚伞花序常顶生；总花梗极短，近基部3分枝；花小，白色，有短梗；萼裂片短三角形；花冠漏斗状，花冠内喉部有白毛，顶端5裂，裂片三角状披针形；雄蕊5，花药伸出；子房2室。核果近球形，熟时红色，光滑；种子背面有纵沟。花期8～10月。生于山坡林缘、沟谷疏林下及水边。分布于我国南部各地。

采收加工 夏、秋季采收嫩枝叶，晒干或鲜用。

药材性状 叶皱缩或破碎，完整叶呈椭圆状长圆形，长8～20cm，先端尖或钝，基部渐狭，上面暗红色，下面淡红色，侧脉腋内可见簇生短柔毛，质脆易碎。气微，味淡。以枝嫩、叶完整、色带红者为佳。

性味归经 味苦，性寒。归肺、膀胱经。

功能与主治 清热解毒，祛风除湿，活血止痛。主治感冒发热，咽喉肿痛，白喉，痢疾，肠伤寒，疮疡肿毒，风湿痹痛，跌打损伤，毒蛇咬伤。

用法用量 内服：煎汤10～30克。外用：适量，煎水熏洗或捣敷。

山半支

别名 石上马牙苋、酱瓣半支、酱瓣草、酱瓣豆草、狗牙瓣。

来源 为景天科植物凹叶景天 *Sedum emarginatum* Migo 的全草。

原植物 多年生肉质草本，高 10～20cm，全株无毛。根纤维状。茎细弱，下部平卧，节处生须根，上部直立，淡紫色，略呈四方形，棱钝，有槽，平滑。叶对生或互生；匙状倒卵形至宽卵形，先端圆，微凹，基部渐狭，有短趾，全缘，光滑。蝎尾状聚伞花序，顶生，花小，多数，稍疏生；苞片叶状；萼片5，绿色，匙形；花瓣5，黄色，披针形；雄蕊10，花药紫色。蓇葖果，略叉开，腹面有浅囊状隆起。种子细小。花期4～6月，果期6～8月。生于较阴湿的岩石上或溪谷林下。分布于陕西、安徽、福建、湖北、广东、四川、云南等地。

采收加工 夏、秋季采收，洗净，鲜用或置沸水中稍烫，晒干。

药材性状 全草长 5～15cm，茎细，直径约 1mm。表面灰棕色，有细纵皱纹。节明显，有的节上生有须根。叶对生，多已皱缩碎落，叶展平后呈匙形。有的可见顶生聚伞花序，花黄褐色。气微，味淡。

性味归经 味苦、酸，性凉。归心、肝、大肠经。

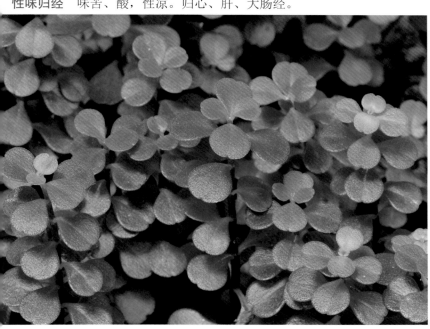

功能与主治 清热解毒，凉血止血，利湿。主治痈疖，疔疮，带状疱疹，瘰疬，咯血，衄血，便血，痢疾，淋病，黄疸，崩漏，带下。

用法用量 内服：煎汤，15～30克。外用：适量，捣敷。

佛甲草

别名 火烧草、火焰草、佛指甲、龙牙草、同生草、猪牙齿。

来源 为景天科植物佛甲草 *Sedum Lineare* Thunb. 的茎叶。

原植物 多年生肉质草本，高 10～20cm。全株无毛。根多分枝，须根状，茎纤细倾卧，着地部分节上生根。叶 3～4 片轮生；近无柄；叶片条形，质肥厚，先端钝尖，基部有短距。聚伞花序，顶生，有 2～3 分枝；花细小，疏生；萼片 5，线状披针形，不等长；花瓣 5，黄色，长圆状披针形，先端急尖，基部渐狭；雄蕊 10，2 轮；心皮 5。蓇葖果，成熟时呈五角星状，种子细小。花期 5～6 月，果期 7～8 月。生于阴湿处或山坡、山谷岩石缝中。分布于我国中南及甘肃、浙江、江西、四川、云南等地。

采收加工 鲜用随采；或夏、秋两季，拔出全株，洗净，放开水中烫一下，捞起，晒干或烘干。

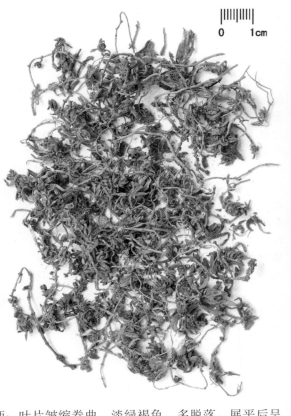

药材性状 根细小。茎弯曲，长 7～12cm，直径约 1mm；表面淡褐色至棕褐色，有明显的节，偶有残留的不定根。叶轮生，近无柄；叶片皱缩卷曲，淡绿褐色，多脱落，展平后呈条形或条状披针形。聚伞花序，顶生，浅棕色。气微，味淡。以叶多者为佳。

性味归经 味甘、淡，性寒。归肺、肝经。

功能与主治 清热解毒，利湿，止血。主治咽喉肿痛，目赤肿痛，热毒痈肿，疔疮，丹毒，缠腰火丹，烫伤，毒蛇咬伤，黄疸，湿热泻痢，便血，崩漏，外伤出血，扁平疣。

用法用量 内服：煎汤，9～15 克。外用：适量，捣敷。

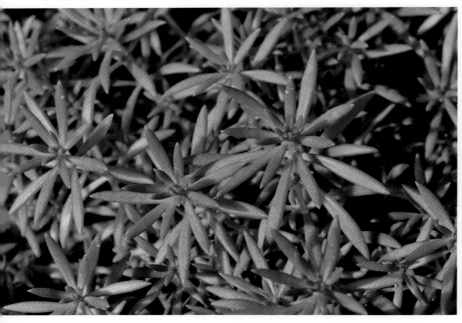

迎春花

别名 金腰带、清明花、金梅花。

来源 为木犀科植物迎春花 *Jasminum nudiflorum* Lindl. 的花。

原植物 落叶灌木，直立或匍匐，高0.3～5m。小枝四棱形，棱上多少具狭翼。叶对生，三出复叶，小枝基部常具单叶；叶轴具狭翼；小叶片卵形、椭圆形，先端具短尖头，基部楔形，无柄或基部延伸成短柄。叶缘反卷；顶生小叶片较大，单叶为卵形。花常单生于去年生小枝的叶腋；苞片小叶状，披针形；花萼绿色，裂片5～6枚，窄披针形；花冠黄色，合生，向上渐扩大，裂片5～6枚，椭圆形，先端锐尖或圆钝；雄蕊2，着生于花冠筒内；子房2室。花期4～5月。生于山坡灌丛中。分布于陕西、四川、西藏。各地亦有栽培。

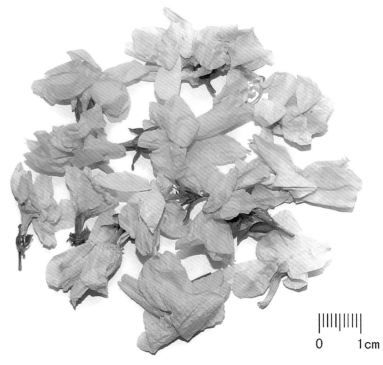

采收加工 4～5月开花时采收，鲜用或晾干。

药材性状 花皱缩成团，展开后，可见狭窄的黄绿色叶状苞片；萼片5～6枚，条形或长圆状披针形，与萼筒等长或较长；花冠棕黄色，直径约2cm。冠筒长1～1.5cm，裂片通常5～6枚，倒卵形或椭圆形，约为冠筒长的1/2。气清香，味微涩。

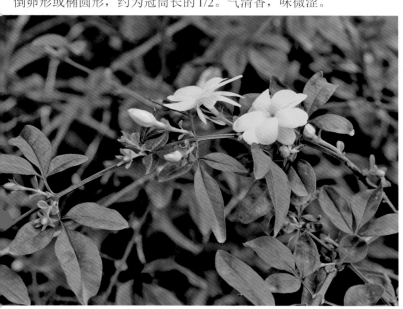

性味归经 味苦、微辛，性平。归肾、膀胱经。

功能与主治 清热解毒，活血消肿。主治发热头痛，咽喉肿痛，小便热痛，恶疮肿毒，跌打损伤。

用法用量 内服：煎汤，9～15克。外用：适量，捣敷或调麻油搽。

蟛蜞菊

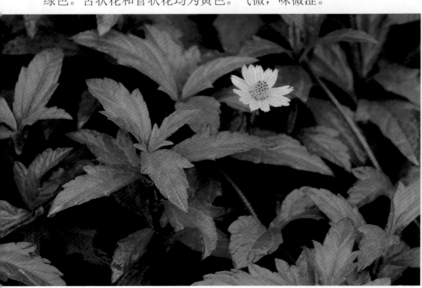

别名 路边菊、水兰、黄花龙舌草。

来源 为菊科植物蟛蜞菊 *Wedelia chinensis* (Osbeck.) Merr. 的全草。

原植物 多年生草本，矮小。茎匍匐，上部近直立，基部各节生不定根，基部分枝，疏被短而压紧的毛。叶对生；无柄或短叶柄；叶片椭圆形或长圆状披针形，两面密被伏毛，主脉3条，侧脉1～2对，无网状脉。头状花序单生于茎顶或叶腋；总苞钟形；总苞片2层，外层叶质，绿色，椭圆形；内层较小，长圆形；花托平；花异型；舌状花黄色；筒状花两性，黄色；花冠近钟形，向上渐扩大，檐部5裂，裂片卵形。瘦果，倒卵形，有3棱或两侧压扁。花期3～9月。生于田边、路旁或湿润草地上。分布于辽宁、福建、广西等地。

采收加工 春、夏季采收全草，秋季挖根，鲜用或切段晒干。

药材性状 茎呈圆柱形，弯曲，可长达40cm，直径1.5～2mm；表面灰绿色或淡紫色，有纵皱纹，嫩茎被短毛。叶对生，近无柄；叶多皱缩，展平后呈椭圆形或长圆状披针形，边缘有粗锯齿；上表面绿褐色，下表面灰绿色。两面均被白色短毛。头状花序单生于茎顶或叶腋，花序梗及苞片均被短毛，苞片2层，灰绿色。舌状花和管状花均为黄色。气微，味微涩。

性味 味微苦、甘，性凉。

功能与主治 清热解毒，凉血散瘀。主治感冒发热，咽喉炎，扁桃体炎，腮腺炎，白喉，百日咳，气管炎，肺炎，肺结核咯血，鼻衄，尿血，肝炎，痢疾，痔疮，疔疮肿毒。

用法用量 内服：煎汤，15～20克。外用：适量，捣敷。

大理花

别名 天竺牡丹、大丽花、西番莲、洋芍药。

来源 为菊科植物大丽花 *Dahlia pinnata* Cav. 的块根。

原植物 一年生至多年生草本，可高达1.5m。地下具块状根。茎直立，光滑，多分枝。叶对生；叶柄基部扩展几近相连，小叶柄稍有窄翼；叶片二回羽状分裂，或上部叶作一回羽状分裂，裂片卵圆形，边缘具圆钝锯齿，上面绿色，下面灰绿色。头状花序水平开展或稍下垂，直径6～12cm，有长梗；总苞

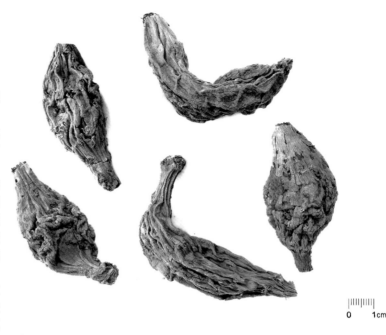

片2层，外层较短小，绿色，内层质薄，鳞片状，基部连合；舌状花8枚，红色、紫红色或粉红色，中性或雌性；管状花黄色，两性，孕育。瘦果长椭圆形或倒卵形，先端圆；冠毛缺乏或具不明显的齿2枚。花期7～8月。全国各地庭园中普遍栽培。

采收加工 秋季挖根，洗净，晒干或鲜用。

药材性状 块根呈长纺锤形，微弯，有的已压扁，有的切成两瓣，长6～10cm，直径3～4.5cm。表面灰白色或类白色，未去皮的黄棕色，有明显而不规则的纵沟纹，先端有茎基痕，先端及尾部均呈纤维状。质硬，不易折断，断面类白色，角质化。气微，味淡。

性味 味辛、甘，性平。

功能与主治 清热解毒，散瘀止痛。主治腮腺炎，龋齿疼痛，跌打损伤。

用法用量 内服：煎汤，6～15克。外用：适量，捣敷。

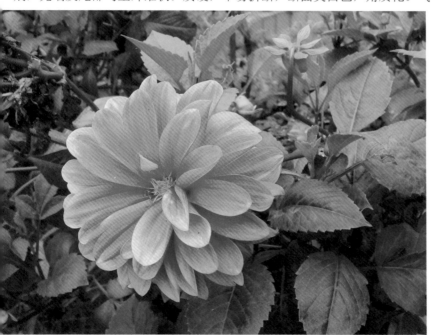

地稔

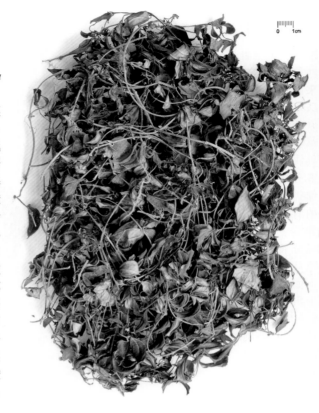

别名　山地稔、地红花、地葡萄。

来源　为野牡丹科植物地稔 *Melastoma dodecandram* Lour. 的地上部分。

原植物　矮小灌木，高 10 ～ 30cm。茎匍匐上升，逐节生根，分枝多，披散，地上各部被糙伏毛。叶对生；叶片坚纸质，卵形或椭圆形，全缘或具密浅细锯齿。聚伞花序顶生，有花 1 ～ 3 朵，基部有叶状总苞 2；花 5 数，花萼管被糙伏毛，毛基部膨大成圆锥状，裂片披针形，边缘具刺毛状缘毛，裂片间具 1 小裂片；花瓣淡紫色至紫红色，菱状倒卵形，上部略偏斜，先端有 1 束刺毛，被疏缘毛；雄蕊 5 长 5 短，长者药隔基部延伸，弯曲，末端具 2 小瘤，短者药隔不伸延，药隔基部具 2 小瘤；子房下位，先端具刺毛。蒴果坛状球形，平截，肉质，不开裂。花期 5 ～ 7 月，果期 7 ～ 9 月。生于山坡矮草丛中，为酸性土壤常见植物。分布于浙江、江西、福建、湖南、广东、广西、贵州等地。

采收加工　5 ～ 6 月采收，洗净，除去杂质，晒干或烘干。

药材性状　茎四棱形，多分枝，长 10 ～ 25cm，直径 1 ～ 2mm，表面灰褐色或棕褐色，扭曲，有纵条纹，节处有细须根。叶对生，深绿色，多皱缩破碎，展开后呈卵形或椭圆形，仅上面边缘和下面脉上生极疏的糙伏毛，花棕褐色。气微，味微酸涩。

性味归经　味甘、涩，性凉。归心、肝、脾、肺经。

功能与主治　清热解毒，活血止血。主治高热，肺痈，咽肿，牙痛，赤白痢疾，黄疸，水肿，痛经，崩漏，带下，产后腹痛，瘰疬，痈肿，疔疮，痔疮，毒蛇咬伤。

用法用量　内服：煎汤，15 ～ 30 克。外用：适量，捣敷或煎汤洗。

注意事项　孕妇忌服。恶麦冬、硫黄、雄黄。

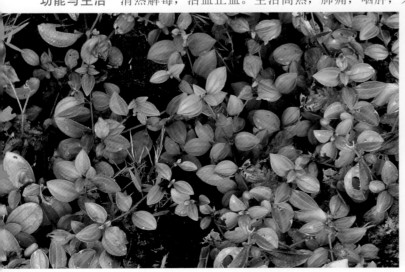

三加皮

别名 刺三加、苦刺头、三甲皮、三叶五加、三五加。

来源 为五加科植物白簕 *Acanthopanax trifoliatus* (L.) Merr. 的根或根皮。

原植物 攀缘状灌木，高1～7m。枝细弱铺散，老枝灰白色，新枝棕黄色。疏生向下的针刺，刺先端钩曲，基部扁平。叶互生，有3小叶，偶4～5。叶柄有刺或无刺；叶片椭圆状卵形至椭圆状长圆形，中央一片最大，先端尖，基部楔形，边缘有细锯齿或疏钝齿。伞形花序组成顶生圆锥花序，萼筒边缘有5小齿；花黄绿色，花瓣5，三角状卵形，开花时反曲；雄蕊5；子房2室，花柱2，基部或中部以下合生。核果浆果状，扁球形，成熟时黑色。花期8～12月，果期9～12月。生于山坡路旁、林缘或灌丛中。分布于我国中南至西南各地。

采收加工 9～10月间挖取，鲜用，或趁鲜时剥取根皮，晒干。

药材性状 根皮呈不规则筒状或片状，长2～7.5cm，厚0.5～1.5mm。外表面灰红棕色，有纵皱纹，皮孔类圆形或略横向延长；内表面灰褐色，有细纵纹。体轻质脆，折断面不平坦。气微香，味微苦、辛而涩。

性味 味苦、辛，性凉。

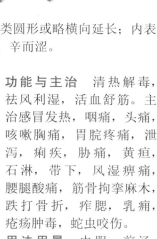

功能与主治 清热解毒，祛风利湿，活血舒筋。主治感冒发热，咽痛，头痛，咳嗽胸痛，胃脘疼痛，泄泻，痢疾，胁痛，黄疸，石淋，带下，风湿痹痛，腰腿酸痛，筋骨拘挛麻木，跌打骨折，疟腮，乳痈，疮疡肿毒，蛇虫咬伤。

用法用量 内服：煎汤，15～30克；或浸酒。外用：适量，捣敷或煎水洗。

注意事项 孕妇慎服。

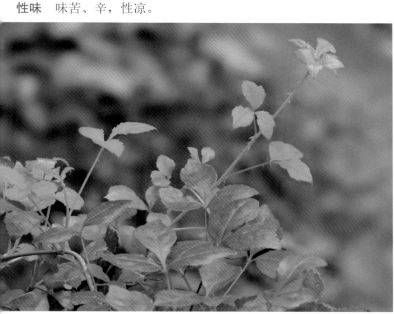

剪刀股

别名 假蒲公英、蒲公英、鸭舌草。

来源 为菊科植物剪刀股 *Ixeris debilis* (Thunb.) A. Gray 的全草。

原植物 多年生草本，高10～30cm。全株无毛，具匍茎。基生叶莲座状，叶基部下延成叶柄，叶片匙状倒披针形至倒卵形，先端钝，基部下延，全缘或具疏锯齿或下部羽状分裂；花茎上的叶仅1～2枚，全缘，无叶柄。头状花序1～6；有梗；外层总苞片卵形，内层总苞片约8枚，长圆状披针形，先端钝；舌状花黄色。瘦果成熟后红棕色，冠毛白色。花期4～5月。生于海边低湿地、路旁及荒地。分布于我国东北、华东及中南。

采收加工 春季采收，洗净，鲜用或晒干。

药材性状 主根圆柱形或纺锤形，表面灰黄色至棕黄色。叶基生，多破碎或皱缩卷曲，完整者展平后叶片呈匙状倒披针形，长5～15cm，宽1.5～3cm，先端钝、基部下延成叶柄，全缘或具稀疏的锯齿或羽状深裂。花茎上常有不完整的头状花序或总苞。偶见长圆形瘦果，扁平。气微，味苦。

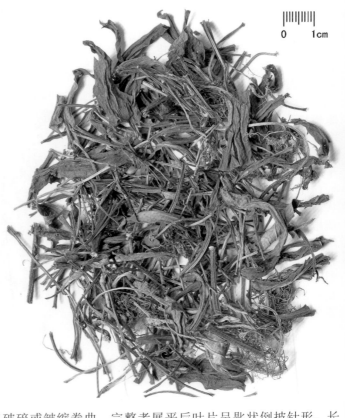

性味归经 味苦，性寒。归胃、肝、肾经。

功能与主治 清热解毒，利尿消肿。主治肺脓疡，咽痛，目赤，乳腺炎，痈疽疮疡，水肿，小便不利。

用法用量 内服：煎汤，9～15克。外用：适量，捣敷。

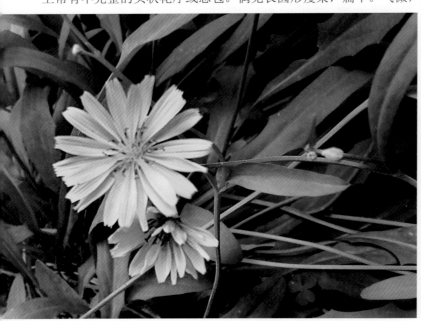

糯米藤

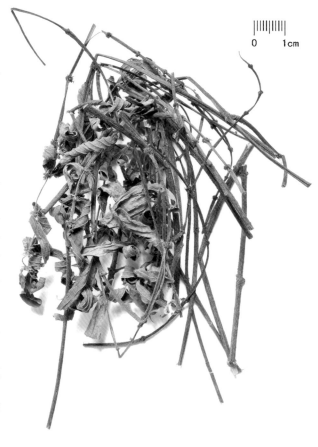

别名 糯米菜、自消散、猪仔菜。

来源 为荨麻科植物糯米团 *Gonostegia hirta* (Bl.) Miq. 的带根全草。

原植物 多年生草本。茎基部伏卧，长达1m左右，通常分枝，有短柔毛。叶对生；有短柄或无柄；叶片狭卵形、披针形或卵形，先端渐尖，基部浅心形，全缘，上面稍粗糙；基生脉3条。花小，单性，雌雄同株，簇生于叶腋，淡绿色；雄花有细柄，花蕾近陀螺形，上面截形，花被片5，雄蕊5，对生；雌花近无梗，花被结合成筒形，上缘被白色短毛，内有雌蕊1，柱头丝状，脱落性。瘦果卵形，先端尖锐，暗绿或黑色，有光泽，约有10条细纵肋。花期8～9月，果期9～10月。生于溪谷林下阴湿处、山麓水沟边。分布于陕西、江苏、广西等地。

采收加工 全年均可采收，鲜用或晒干。

药材性状 干燥带根全草，根粗壮，肉质，圆锥形，有支根；表面浅红棕色；不易折断，断面略粗糙，呈浅棕黄色。茎黄褐色。叶多破碎，暗绿色，粗糙有毛，润湿展平后，3条基脉明显，背面网脉明显。有时可见簇生的花或瘦果，果实卵形，顶端尖。约具10条细纵肋。气微，味淡。

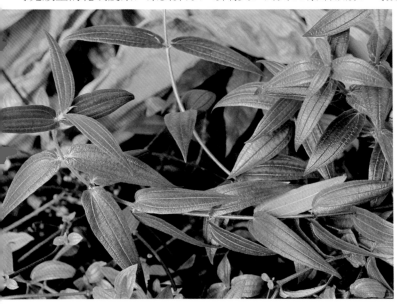

性味 味甘、微苦，性凉。

功能与主治 清热解毒，健脾消积，利湿消肿，散瘀止血。主治乳痈，肿毒，痢疾，消化不良，食积腹痛，疳积，带下，水肿，小便不利，痛经，跌打损伤，咯血，吐血，外伤出血。

用法用量 内服：煎汤，10～30克。外用：适量，捣敷。

雾水葛

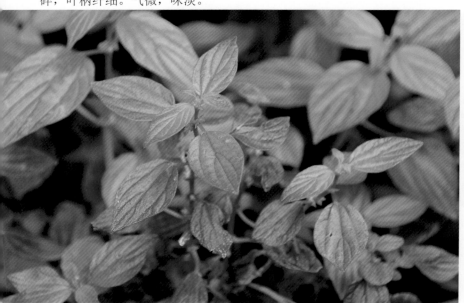

别名 田薯、山参、山三茄。

来源 为荨麻科植物雾水葛 *Pouzolzia ze-ylanica* (L.) Benn. 的带根全草。

原植物 多年生草本，长30～90cm。不分枝或下部有1～3对分枝，茎细弱常呈匍匐状，无毛或疏被粗毛。叶对生，或茎顶部的叶互生；托叶卵状披针形，脱落；叶片膜质，卵形至宽卵形，先端短尖，基部圆形或钝，全缘，两面疏被贴伏的粗毛，通常下面较密，上面钟乳体点状，稠密，基出脉3条。花小，组成腋生的团伞花序，雌雄花混生；雄花淡绿色或带紫色，花被片卵圆形，先端急尖或呈短芒状，疏被短柔毛，雄蕊4，突出；雌花花被壶状，上部2齿裂，被柔毛。瘦果卵形，先端尖，黑色，有光泽。花期4～9月，果期5～10月。生于潮湿的山地、沟边和路旁或低山灌丛中或疏林中。分布于甘肃、安徽、浙江、福建、湖北、湖南、广东、海南、四川、云南等地。

采收加工 全年均可采收，洗净，鲜用或晒干。

药材性状 干燥带根全草，根系细小，主茎短，分枝较多，疏被毛，红棕色。叶膜质而脆，易碎，叶柄纤细。气微，味淡。

性味 味甘、淡，性寒。

功能与主治 清热解毒，消肿排脓，利水通淋。主治疮疡痈疽，乳痈，风火牙痛，痢疾，腹泻，小便淋痛，白浊。

用法用量 内服：煎汤，15～30克。外用：适量，捣敷。

水蓑衣

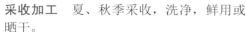

别名 大青草、节上花、穿心蛇。

来源 为爵床科植物水蓑衣 *Hygrophila salicifolia* (Vahl) Nees 的全草。

原植物 一年生至二年生草本，高30～60cm。根状茎圆柱形，暗棕色，无毛或被短柔毛。叶对生；具短柄或几无柄；叶片通常为披针形或长圆状披针形，先端尖至渐尖，基部楔形，全缘或微波状，两面有线条状钟乳体。花3～7朵簇生叶腋；苞片卵形或椭圆形；小苞片披针形或条形，长约为花萼的一半；被短糙毛，5裂达中部，裂片三角状披针形，有毛；花冠淡红紫色，外有微毛，冠檐二唇形，上唇2浅裂，下唇3裂，裂片圆形；雄蕊4，二强；子房无毛，具长花柱，柱头钩曲。蒴果条形。种子细小，四方状圆形而扁，淡褐色，浸水即见白色密绒毛。花期9～10月。生于溪沟边或阴湿地的草丛中。分布于我国西南及江苏、浙江、江西、湖北、湖南、广东、海南、广西等地。

采收加工 夏、秋季采收，洗净，鲜用或晒干。

药材性状 全草长约60cm，茎略呈圆柱形，具棱，节处被疏柔毛。叶对生，多皱缩，完整叶片披针形、长圆状披针形或线状披针形，下部叶为椭圆形，长3～14cm，宽2～15mm。先端渐尖，基部下延，全缘。气微，味淡。

性味 味甘、微苦，性凉。

功能与主治 清热解毒，散瘀消肿。主治时行热毒，丹毒，黄疸，口疮，咽喉肿痛，乳痈，吐衄，跌打伤痛，骨折，毒蛇咬伤。

用法用量 内服：煎汤，6～30克。外用：适量，捣敷。

注意事项 胃寒者慎服。

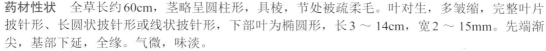

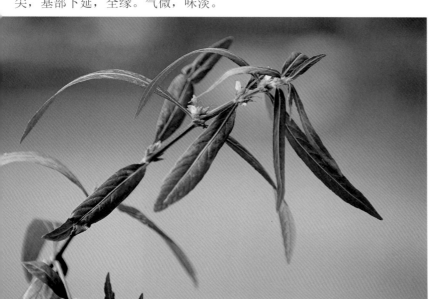

酸藤木

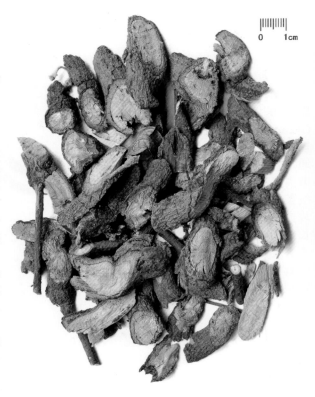

别名 透地龙、白背酸藤、通天霸。

来源 为紫金牛科植物酸藤子*Embelia laeta* (L.) Mez的枝叶或根。

原植物 攀缘灌木或藤本，稀小灌木，长1～3m。叶互生；叶片坚纸质，倒卵形或长圆状倒卵形，背面常有薄白粉，中脉隆起，侧脉不明显。总状花序，腋生或侧生，生于前年无叶枝上，被细微柔毛，有花；3～8朵，基部具1～2轮苞片；花梗有时被微柔毛，小苞片钻形或长圆形，具缘毛；花4数；萼片卵形或三角形，先端急尖，具腺点；花瓣白色或带黄色，分离，卵形或长圆形，先端圆形或纯，具缘毛，里面密被乳头状突起，具腺点；雄蕊在雌花中退化，在雄花中略超出花瓣，基部与花瓣合生，花丝挺直，花药背部具腺点；雌蕊在雄花中退化，在雌花中较花瓣略长，子房瓶形，花柱细长，柱头扁平或几成盾状。果球形。花期12月至翌年3月，果期4～6月。生于草丛、灌丛或林下。分布于江西、福建、台湾、广东、海南、广西、云南等地。

采收加工 全年均可采收，洗净，切段，鲜用或晒干。

药材性状 叶片多卷曲，展平后呈倒卵形至椭圆形，长3～5.5cm，宽1～2.5cm，先端钝圆或微凹，基部楔形，全缘，侧脉不明显。叶柄短，长5～8mm。有时可见小枝细圆柱形，长短不一，紫褐色。气微，味酸。

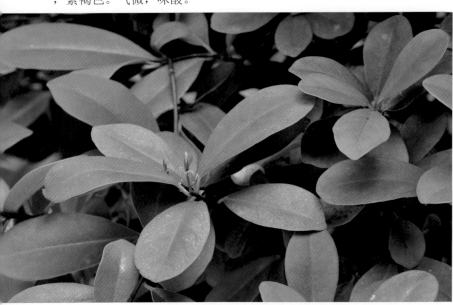

性味 味酸、涩，性凉。

功能与主治 清热解毒，散瘀止血。主治咽喉红肿，齿龈出血，痢疾、泄泻，疮疖溃疡，皮肤瘙痒，痔疮肿痛，跌打损伤。

用法用量 内服：煎汤，9～15克。外用：适量，捣敷或煎水洗。

（四）清热凉血药

生地黄

别名 鲜生地、山菸根。

来源 为玄参科植物地黄 *Rehmannia glutinosa* (Geartn.) Libosch. ex Fisch. et Mey. 的新鲜块根。

原植物 多年生草本。全株被灰白色长柔毛及腺毛。根肥厚，肉质，呈块状，圆柱形或纺锤形。茎直立，单一或基部分生数枝。基生叶成丛，叶片倒卵圆状披针形，叶面多皱；茎生叶较小。花茎直立，被毛，与茎上部呈总状花序；苞片叶状，发达；花萼钟状，先端5裂，裂片三角形，被多细胞长柔毛和白色长毛；花冠宽筒状，稍弯曲，外面暗紫色，里面杂以黄色，有明显紫纹，先端5浅裂，略呈二唇形；雄蕊4，二强，花药基部叉开；子房上位，卵形，2室，花后变1室，花柱1，柱头膨大。蒴果卵形或长卵形，种子多数。花期4～5月，果期5～6月。主要为栽培种，亦野生于海拔50～1100m的山坡及路旁荒地等处。分布于辽宁、内蒙古、河北、山西、陕西、山东、江苏、安徽、浙江、河南、湖北、湖南、四川等地。

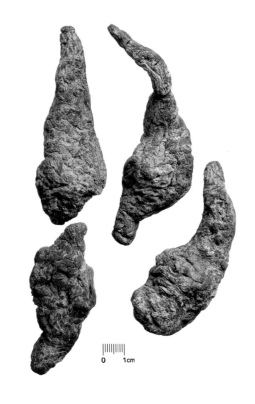

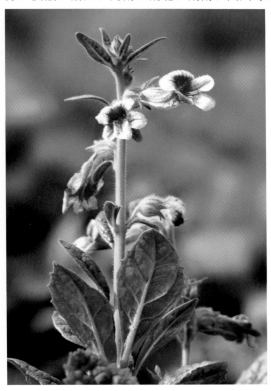

采收加工 早地黄在10月上、下旬收获；晚地黄在10月下旬至11月上旬收获；采挖根部后，除净茎叶、芦头及须根，洗净泥土即为鲜地黄。亦可挖出后不洗即以干砂土埋藏，放干燥阴凉处，用时取出，可保存2～3个月。

药材性状 呈纺锤形或条形，表面浅红黄色，具纵直弯曲的皱纹、横长皮孔及不规则的斑痕。肉质，易断，断面皮部淡黄白色，可见橘红色油点，木部黄白色，导管呈放射状排列。气微，味微甜、微苦。以条粗长直者为佳。

性味归经 味甘、苦，性寒。归心、肝、肾经。

功能与主治 清热凉血，生津润燥。主治急性热病，高热神昏，斑疹，津伤烦渴，血热妄行之吐血、衄血、崩漏、便血，口舌生疮，咽喉肿痛，劳热咳嗽，跌打伤痛，痈肿。

用法用量 内服：煎汤，10～30克。外用：适量，捣敷或取汁涂搽。

注意事项 忌铜铁器。服药期间不宜食用萝卜、葱白、薤白。脾胃有湿邪、阳虚者忌服。

玄参

别名 野脂麻、山当归、水萝卜。

来源 为玄参科植物玄参 *Scrophularia ningpoensis* Hemsl. 的干燥根。

原植物 多年生草本，高60～120cm。根肥大，近圆柱形，下部常分枝，皮灰黄或灰褐色。茎直立，四棱形，有沟纹，光滑或有腺状柔毛。下部叶对生，上部叶有时互生，均具柄；叶片卵形或卵状椭圆形，边缘具细锯齿。聚伞花序疏散开展，呈圆锥形；花序轴和花梗均被腺毛，萼5裂，裂片卵圆形，先端钝，边缘膜质；花冠暗紫色，管部斜壶状，先端5裂，不等大；雄蕊4，二强，另有一退化雄蕊，呈鳞片状，贴生于花冠管上；子房上位，2室，花柱细长，柱头短裂。蒴果卵圆形，深绿色或暗绿色。花期7～8月，果期8～9月。生于山坡林下。分布于河北、山西、陕西、江苏、安徽、浙江、江西、福建、河南、湖北、湖南、广东、四川、贵州。南方各地均有栽培。

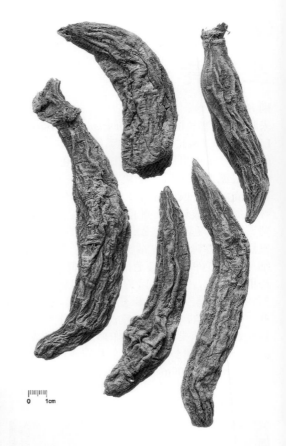

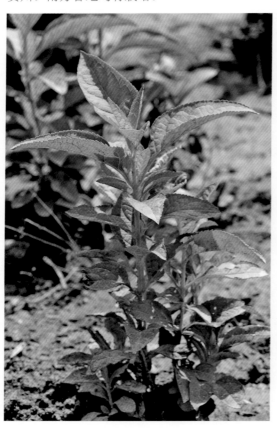

采收加工 栽种1年，在10～11月当茎叶枯萎时收获。挖起全株，摘下块根，晒或炕到半干时，堆积盖草压实，经反复堆晒待块根内部变黑，再晒（烘）至全干。

药材性状 根类圆柱形，中部略粗，或上粗下细，有的微弯似羊角状。表面灰黄色或棕褐色。有明显纵沟或横向皮孔。质坚实，难折断，断面略平坦，乌黑色，微有光泽。有焦糖气，味甘、微苦。以水浸泡，水呈墨黑色。

性味归经 味甘、苦、咸，性微寒。归肺、胃、肾经。

功能与主治 清热凉血，滋阴降火，解毒散结。主治温热病热入营血，身热，烦渴，舌绛，发斑，骨蒸劳嗽，虚烦不寐，津伤便秘，目涩昏花，咽喉肿痛，瘰疬痰核，痈疽疮毒。

用法用量 内服：煎汤，9～15克。外用：适量，捣敷。

注意事项 脾胃有湿、脾虚便溏者忌服。

牡丹皮

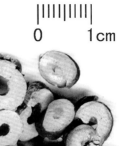

别名 牡丹根皮、丹皮、丹根。

来源 为芍药科植物牡丹 *Paeonia suffruticosa* Andr. 的根皮。

原植物 落叶小灌木，高 1～2m。根粗大。茎直立，枝粗壮，树皮黑灰色。叶互生，纸质；叶柄无毛；叶通常为二回三出复叶，或二回羽状复叶，近枝端的叶为三小叶，顶生小叶常深 3 裂，上面绿色，无毛，下面淡绿色；侧生小叶狭卵形或长圆状卵形，近无柄。花两性，单生枝顶；苞片 5，长椭圆形，大小不等；萼片 5，宽卵形，大小不等，绿色，宿存；花瓣 5，倒卵形；雄蕊多数花丝亦具紫红等色，花药黄色；花盘杯状，革质，顶端有数个锐齿或裂片，完全包裹心皮，在心皮成熟时裂开；心皮 5，离生，绿色，密被柔毛。蓇葖果长圆形，腹缝线开裂，密被黄褐色硬毛。花期 4～5 月，果期 6～7 月。全国各地多有栽培供观赏。

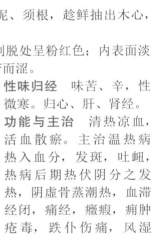

采收加工 种子播种 4～6 年，分株繁殖 3～4 年收获，9 月下旬至 10 月上旬地上部枯萎时将根挖起，去泥、须根，趁鲜抽出木心，晒干，即为原丹皮。刮去丹皮后，去除木心者，称刮丹皮。

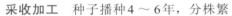

饮片鉴别 牡丹皮为空心圆形薄片，外表面灰褐色或黄褐色。栓皮刮脱处呈粉红色；内表面淡灰黄色或浅棕色，常见发亮的结晶物。质脆，粉性。气芳香，味微苦而涩。

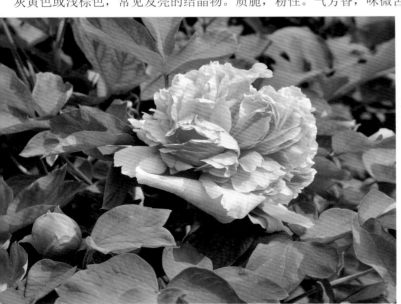

性味归经 味苦、辛，性微寒。归心、肝、肾经。

功能与主治 清热凉血，活血散瘀。主治温热病热入血分，发斑，吐衄，热病后期热伏阴分之发热，阴虚骨蒸潮热，血滞经闭，痛经，癥瘕，痈肿疮毒，跌仆伤痛，风湿热痹。

用法用量 内服：煎汤，6～12 克。

注意事项 血虚有寒，孕妇及月经过多者慎服。胃气虚寒、自汗多者勿服。

紫草

别名 鸦衔草、山紫草、红石根、红紫草、紫根。

来源 为紫草科植物紫草 *Lithospermam erythrorhizon* Sieb. et Zuce 的根。

原植物 多年生草本，高 50～90cm。根粗大，肥厚，圆锥形，略弯曲，常分枝，外皮紫红色。茎直立，圆柱形，不分枝，或上部有分枝，全株密被白色粗硬毛。单叶互生；无柄；叶片长圆状披针形至卵状披针形，先端渐尖，基部楔形，全缘，两面均被糙伏毛。聚伞花序总状，顶生或腋生；花小，两性；苞片披针形或狭卵形，两面有粗毛；花萼 5 深裂近基部，裂片线形；花冠白色，筒状，先端 5 裂，裂片宽卵形，开展，喉部附属物半球形，先端微凹；雄蕊 5，着生于花冠筒中部稍上，花丝着生花冠筒中部，子房深 4 裂，花柱线形，柱头球状，2 浅裂。小坚果卵球形，灰白色或淡黄褐色，平滑，有光泽。种子 4 颗。花期 6～8 月，果期 8～9 月。生于向阳山坡草地、灌丛或林缘。分布于我国东北地区及河北、河南、山西、陕西、宁夏、甘肃、青海、山东、江苏、安徽、江西、湖北、湖南、广西、四川、贵州等地。

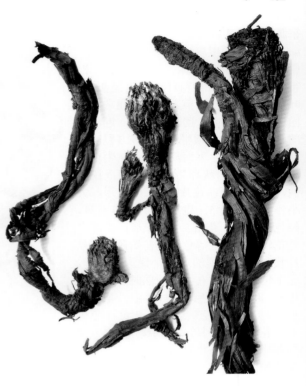

采收加工 春、秋季采挖，除去泥沙，晒干。

药材性状 硬紫草根呈圆锥形，扭曲，有分枝，长 7～14cm，直径 1～2cm。表面紫红色或紫黑色，粗糙有纵纹，皮部薄，易剥落。质硬而脆，易折断，断面皮部深紫色，木部较大，灰黄色。气特异，味涩。

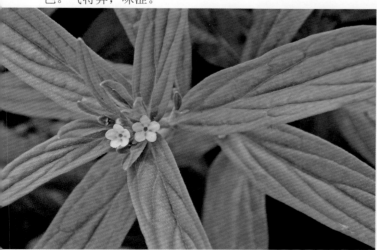

性味归经 味甘、咸，性寒。归心、肝经。

功能与主治 凉血活血，解毒透疹。主治斑疹，麻疹，吐血，衄血，尿血，紫癜，黄疸，痈疽，烫伤。

用法用量 内服：煎汤，3～9 克。外用：适量，熬膏或制油涂。

注意事项 胃肠虚弱、大便滑泄者慎服。

水牛角

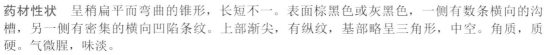

别名 沙牛角。

来源 为牛科动物水牛 *Bubalus bubalis* Linnaeus 的角。

原动物 水牛体长达2.5m以上。角较长大而扁，上有很多切纹，颈短，腰腹隆凸。四肢较短，蹄较大。皮厚无汗腺，毛粗而短，体前部较密，后背及胸腹各部较疏。体色大多灰黑色，但亦有黄褐色或白色者。全国大部分地区均有饲养，以南方水稻产区为多。

采收加工 全年均可采收。取角后，水煮，去除角塞，干燥。

药材性状 呈稍扁平而弯曲的锥形，长短不一。表面棕黑色或灰黑色，一侧有数条横向的沟槽，另一侧有密集的横向凹陷条纹。上部渐尖，有纵纹，基部略呈三角形，中空。角质，质硬。气微腥，味淡。

性味归经 味苦、咸，性寒。归心、肝经。

功能与主治 清热，解毒，凉血，定惊。主治热病头痛，高热神昏，发斑发疹，吐血，衄血，瘀热发黄，小儿惊风及咽喉肿痛，口舌生疮。

用法用量 内服：煎汤，15～30克，宜先煎3小时以上。外用：适量，研末掺或调敷。

注意事项 中虚胃寒者慎服。

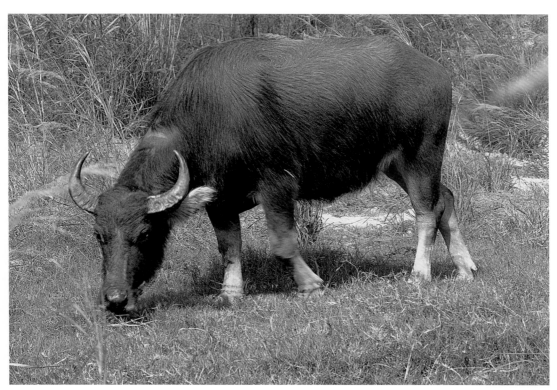

余甘子

别名 土橄榄、油甘子、牛甘子、橄榄子、滇橄榄。

来源 为大戟科植物余甘子 *Phyllanthus emblica* L. 的果实。

原植物 落叶小乔木或灌木，高3～8m。树皮灰白色，薄而易脱落，露出大块赤红色内皮。叶互生于细弱的小枝上，2列，密生，极似羽状复叶；近无柄；落叶时整个小枝脱落；托叶线状披针形；叶片长方线形或线状长圆形。花簇生于叶腋，花小，黄色；单性，雌雄同株，具短柄；每花簇有1朵雌花，每花有花萼5～6片，无瓣；雄花花盘成6个极小的腺体，雄蕊3，合生成柱；雌花花盘杯状。果实肉质，圆而略带6棱，初为黄绿色，成熟后呈红色，味先酸涩而后回甜。花期4～5月，果期9～11月。生于疏林下或山坡向阳处。分布于福建、台湾、广东、海南、广西、四川、贵州、云南等地。

采收加工 9～11月果熟时采收，开水烫透或用盐水浸后晒干。

药材性状 果实球形或扁球形，直径1.2～2cm，表面棕褐色至墨绿色，有淡黄色颗粒状突起，具皱纹及不明显的6棱，果肉（中果皮）厚1～4mm，质硬而脆。内果皮黄白色，硬核样，表面略具6棱，干后裂成6瓣。种子6颗，近二棱形，棕色。气微，味酸涩、回甜。以个大、肉厚、回甜味浓者为佳。

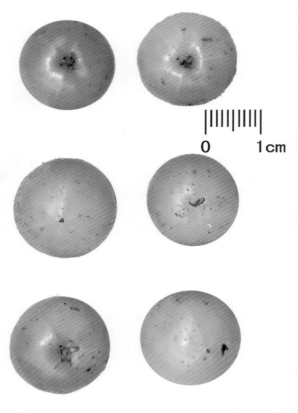

性味归经 甘，酸、涩，凉。归肺、胃经。

功能与主治 清热凉血，消食健胃，生津止咳。主治血热血瘀，消化不良，腹胀，咳嗽，喉痛，口干。

用法用量 3～9克，多入丸散服。

注意事项 脾胃虚寒者慎用。

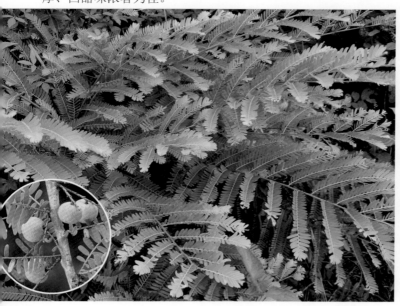

白毛夏枯草

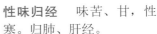

别名 见血青、白夏枯草、散血丹、朋花、筋骨草、苦草、蚊毒草。

来源 为唇形科植物金疮小草 *Ajuga decumbens* Thunb. 的全草。

原植物 多年生草本，高10～30cm。茎基部倾斜或匍匐，上部直立，多分枝，四棱形，略带紫色，全株密被白色柔毛。单叶对生，具柄；叶片卵形或长椭圆形，边缘有波状粗齿，下面及叶缘常带有紫色，两面有短柔毛。轮伞花序，多花，腋生或在枝顶集成间断的多轮的假穗状花序；花萼漏斗形，齿5；花冠唇形，淡蓝色或淡紫红色，稀白色，花冠下唇约为上唇的2倍；雄蕊4，二强；子房上位。小坚果倒卵状三棱形，背部灰黄色，具网状皱纹。花期3～4月，果期5～6月。生于路旁、林边、草地、村庄附近及沟边较阴湿肥沃的土壤。分布于我国华东、中南及西南等地。

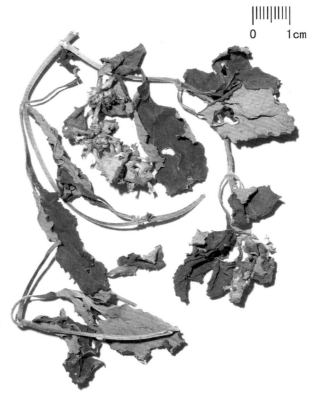

采收加工 第1年9～10月收获1次。但第2、第3年，则在5～6月和9～10月各收获1次。齐地割起全草，拣净杂质，鲜用或晒干。

药材性状 全草长10～30cm。根细小，暗黄色。地上部分灰黄色或暗绿色，密被白柔毛。茎细，具四棱，质较柔软，不易折断。叶对生，多皱缩、破碎，完整叶片展平后呈卵形或长椭圆形，绿褐色，两面密被白色柔毛，边缘有波状锯齿；叶柄具狭翅。轮伞花序腋生，小花二唇形，黄褐色。气微，味苦。以色绿、花多者为佳。

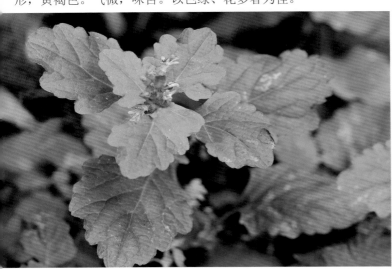

性味归经 味苦、甘，性寒。归肺、肝经。

功能与主治 清热解毒，化痰止咳，凉血散血。主治咽喉肿痛，肺热咳嗽，肺痈，目赤肿痛，痢疾，痈肿疔疮，毒蛇咬伤，跌打损伤。

用法用量 内服：煎汤，10～30克。外用：适量，捣敷或煎水洗。

苦地胆

别名　鹿耳草。

来源　为菊科植物地胆草 *Elephantopus scaber* L. 的全草。

原植物　多年生草本，高 30～60cm。根状茎平卧或斜升；茎直立，粗壮，二歧分枝，茎枝叶被白色粗硬毛。单叶，大都为基生；叶片匙形、长圆状匙形或长圆状披针形。头状花序约有小花 4 个；总苞片 8 枚；多数头状花序密集成复头状花序，被长圆状卵形的叶状苞片所包围；花冠筒状，淡紫色；全为两性花，先端 4 裂，一边开裂。瘦果有棱，被白色柔毛，先端具长硬刺毛；冠毛 1 层，污白色。花期 7～11 月，果期 11 月至翌年 2 月。生于山坡、路旁、山谷疏林中。分布于江西、福建、广东、广西、贵州及云南等地。

采收加工　夏末采收，洗净，鲜用或晒干。

药材性状　全长 15～40cm。根状茎长 2～5cm；具环节，密被紧贴的灰白色茸毛，质坚，不易折断，断面黄白色，根茎下簇生多数皱缩须根，棕褐色，具不规则的纵皱纹。茎圆柱形，常二歧分枝，密被紧贴的白色粗毛。叶多基生，展平后完整叶呈匙形或倒披针形，黄绿色至绿褐色，边缘稍具钝齿；两面均被紧贴灰白色粗毛，幼叶尤甚，叶柄短，稍呈鞘状，抱茎，茎生叶少而小。气微，味微苦。

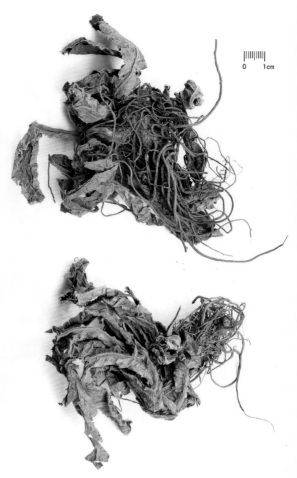

性味归经　味苦、辛，性寒。归肺、肝、肾经。

功能与主治　清热，凉血，解毒，利湿。主治感冒，百日咳，扁桃体炎，咽喉炎，眼结膜炎，黄疸，肾炎水肿，月经不调，白带，疮疖，湿疹，虫蛇咬伤。

用法用量　内服：煎汤，6～15克。外用：适量，捣敷或煎水熏洗。

注意事项　寒症、体虚者及孕妇慎用。

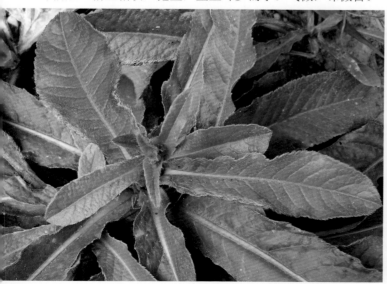

肿节风

别名 接骨木、九节风、鸭脚节、珍珠兰、野靛、铜脚灵仙、九节兰、接骨莲。

来源 为金粟兰科植物草珊瑚*Sarcandra glabra* (Thunb.) Nakai 的干燥全株。

原植物 常绿半灌木，高50～150cm，茎数枝丛生，绿色，节部明显膨大。叶对生；叶柄基部合生成鞘状；托叶钻形；叶片革质，椭圆形、卵形至卵状披针形，先端渐尖，基部楔形，边缘具粗锐锯齿，齿尖有一腺体，两面无毛。穗状花序顶生，分枝；苞片三角形；花黄绿色；雄蕊1，肉质，棒状至圆柱状，花药2室，生于药隔上部之两侧，侧向，有时内向；雌蕊1，由1心皮组成；子房球形或卵形，无花柱，柱头近头状。核果球形，熟时亮红色。花期6～7月，果期8～10月。生于山谷林下阴湿处。分布于安徽、浙江、江西、福建、台湾、湖南、广东、广西、四川、贵州和云南。

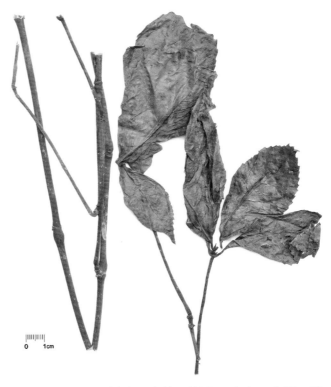

采收加工 夏、秋两季采收，除去杂质，晒干。

药材性状 一般长50～120cm。根茎较粗大，密生细根。茎圆柱形，多分枝，直径0.3～1.3cm。表面暗绿色至暗褐色，有明显细纵纹，散有纵向皮孔，节膨大；质脆，易折断，断面有髓或中空。叶片卵状披针形至卵状椭圆形，表面绿色、绿褐色至棕褐色或棕红色，光滑；边缘有粗锯齿；穗状花序顶生。气微香，味微辛。

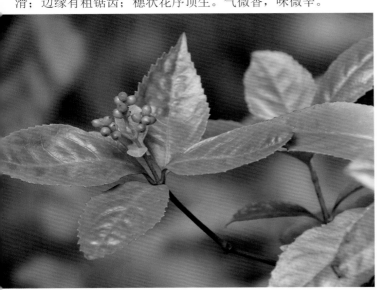

性味归经 味苦、辛，性平。归心、肝经。

功能与主治 清热凉血，活血消斑，祛风通络。主治血热紫斑，风湿痹痛，跌打损伤。

用法用量 内服：煎汤，9～15克。外用：适量，捣敷或煎水熏洗。

菊芋

别名 洋姜、番羌。

来源 为菊科植物菊芋 *Helianthus tuberosus* L. 的块茎或茎叶。

原植物 多年生草本，高1～3m。具块状地下茎，茎直立，上部分枝，被短糙毛或刚毛。基部叶对生，上部叶互生；有叶柄，叶柄上部有狭翅；叶片长卵形至卵状椭圆形，边缘有锯齿，上面粗糙，下面被柔毛，具3脉。头状花序数个，生于枝端；有1～2个线状披针形苞叶；总苞片披针形或线状披针形，开展；舌状花中性，淡黄色，特别显著；

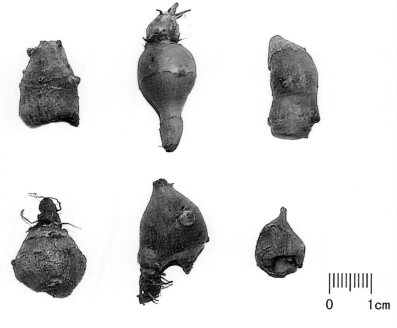

0   1cm

管状花两性孕育，花冠黄色、棕色或紫色，裂片5。瘦果楔形；冠毛上端常有2～4个具毛的扁芒。花期8～10月。现我国大多数地区有栽培种。

采收加工 秋季采挖块茎，夏、秋季采收茎叶，鲜用或晒干。

药材性状 根茎块状。茎上部分枝，被短糙毛或刚毛。基部叶对生，上部叶互生，长卵形至卵状椭圆形，上表面粗糙，下表面有柔毛，叶缘具锯齿。

性味 味甘、微苦，性凉。

功能与主治 清热凉血，消肿。主治热病，肠热出血，跌打损伤，骨折肿痛。

用法用量 内服：煎汤，9～15克；或块根1个，生食。

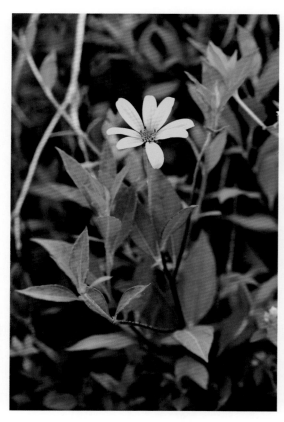

龙船花

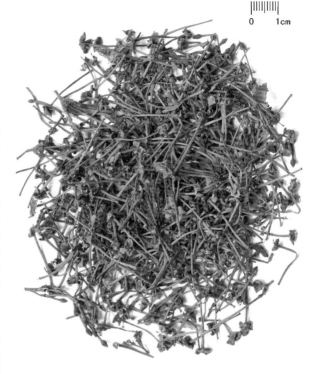

别名 山丹、卖子木、五月花。

来源 为茜草科植物龙船花 *Ixora chinensis* Lam. 的花。

原植物 常绿小灌木，高0.5～2m。小枝深棕色。叶对生；托叶绿色，抱茎，顶端具软刺状突起；叶片薄革质，椭圆形或倒卵形，先端急尖，基部楔形，全缘。聚伞花序顶生，密集成伞房状；花序柄深红色；苞片极小，红色，齿状；花萼深红色，光滑无毛，4浅裂，裂片钝齿状；花冠略肉质，红色；花冠筒4裂，裂片近圆形，顶端圆；雄蕊4，花丝极短；雌蕊1，红色，子房下位，2室，柱头2裂，略张开。浆果近球形，熟时紫红色。花期4～8月。散生于疏林下、灌丛中或旷野路旁。分布于福建、台湾、广东、广西。

采收加工 全年均可采收，鲜用或晒干。

药材性状 花序卷曲成团，展平后呈伞房花序。花序具短梗，有红色的分枝。花径1～5mm，具极短花梗；萼4裂，萼齿远较萼筒短；花冠4浅裂，裂片近圆形，红褐色，肉质；花冠筒扭曲，红褐色，长3～3.5cm；雄蕊与花冠裂片同数，着生于花冠筒喉部。气微，味微苦。以花朵完整、色红褐者为佳。

性味归经 味甘、淡，性凉。归肝经。

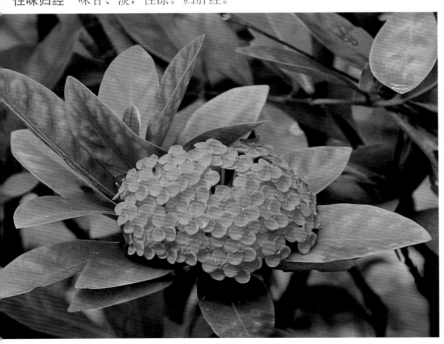

功能与主治 清热凉血，散瘀止痛。主治高血压，月经不调，闭经，跌打损伤，疮疡疖肿。

用法用量 内服：煎汤，9～15克。外用：适量，捣敷。

狗肝菜

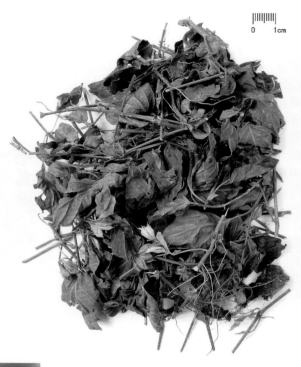

别名　猪肝菜、羊肝菜、土羚羊、假米针、紫燕草、假红蓝。

来源　为爵床科植物狗肝菜 Diclptera chinensis (L.) Nees 的全草。

原植物　一年或二年生草本，高30～80cm。全株被毛，直立或近基部外倾。节常膨大呈膝状。叶对生；叶片纸质；卵状椭圆形，先端短渐尖，基部阔楔形。花序腋生或顶生，聚伞式，多个簇生；总苞片阔倒卵形或近圆形，大小不等，具脉纹；小苞片线状披针形；花萼5裂，钻形；花冠淡紫红色，二唇形，上唇阔卵状，近圆形，全缘，有紫红色斑点，下唇长圆形，3浅裂；雄蕊2，着生于花冠喉部；子房2室。蒴果被柔毛。种子坚硬，扁圆，褐色。花期10～11月，果期翌年2～3月。生于旷野或疏林中。分布于福建、台湾、广东、海南、广西等地。

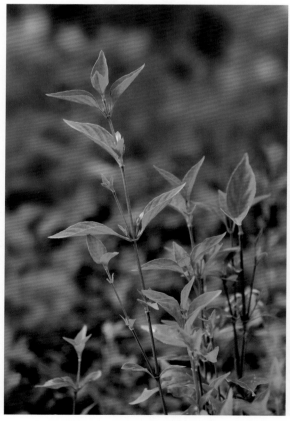

采收加工　夏、秋季采收，洗净，鲜用或晒干。

药材性状　根须状，淡黄色。茎多分枝，折曲状，具棱，节膨大呈膝状，下面节处常匍匐具根。叶对生，暗绿色或灰绿色，多皱缩，完整叶片卵状椭圆形，纸质。有的带花，由数个头状花序组成的聚伞花序生于叶腋，叶状苞片一大一小，倒卵形。蒴果卵形。种子有小疣点。气微，味淡、微甘。以叶多、色绿者为佳。

性味归经　味甘、微苦，性寒。归心、肝、肺经。

功能与主治　清热，凉血，利湿，解毒。主治感冒发热，热病发斑，吐衄，便血，尿血，崩漏，肺热咳嗽，咽喉肿痛，肝热目赤，小儿惊风，小便淋沥，带下，带状疱疹，痈肿疔疮，蛇犬咬伤。

用法用量　内服：煎汤，30～50克。外用：适量，捣敷或煎汤洗。

注意事项　脾胃虚寒者慎服。

牡蒿

别名 齐头蒿、流尿蒿、臭艾、碗头青、油艾。

来源 为菊科植物牡蒿 *Artemisia japonica* Thunb. 的全草。

原植物 多年生草本，高50～150cm。根状茎粗壮，常有若干条营养枝。茎叶被微柔毛或近无毛。茎直立，常丛生，上部有分枝。下部叶倒卵形，有条形假托叶，上部有齿或裂；中部叶匙形，上端有裂片，每裂片上端有锯齿或无；上部叶近条形，三裂或不裂；苞片叶长椭圆形。头状花序多数，卵球形，于分枝端排成复总状，有短梗及条形苞叶；总苞球形；总苞片3～4层；雌花3～8朵，能孕；内层为两性花5～10朵，不孕育。瘦果小，倒卵形。花、果期7～10月。生于林下、旷野、山坡、丘陵、路旁及灌丛下。广泛分布于我国南北各地。

采收加工 夏、秋间采收全草，晒干或鲜用。

药材性状 干燥的全草，茎圆柱形，直径0.1～0.3cm，表面黑棕色或棕色；质坚硬，折断面纤维状，黄白色，中央有白色疏松的髓。残留的叶片黄绿色至棕黑色，多破碎不全，皱缩卷曲，质脆易脱。花序黄绿色，片内可见长椭圆形褐色种子数枚。气香，味微苦。

性味 味苦、微甘，性凉。

功能与主治 清热，凉血，解毒。主治夏季感冒，肺结核潮热，咯血，小儿疳热，衄血，便血，崩漏，带下，黄疸型肝炎，丹毒，毒蛇咬伤。

用法用量 内服：煎汤，10～15克。外用：适量，煎水洗或捣敷。

注意事项 孕妇、体弱虚寒者慎用。

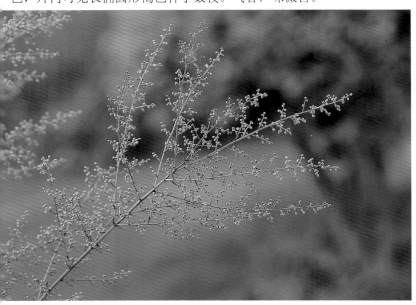

凉粉草

别名 仙人草、仙人冻、仙草。

来源 为唇形科植物凉粉草 *Mesona chinensis* Benth. 的地上部分。

原植物 一年生草本，高15～100cm。茎上部直立，下部伏地，四棱形，被脱落的长柔毛或细刚毛。叶对生；叶柄被柔毛；叶片狭卵形或宽卵圆形，边缘具锯齿，两面被细刚毛或柔毛。轮伞花序多花，组成总状花序，顶生或生于侧枝；苞片圆形或菱状卵圆形，具尾状突尖；花萼钟形，密被疏柔毛，上唇3裂，中裂片特大，先端尖，下唇全缘；花冠白色或淡红色，外被微柔毛，上唇宽大，具4齿，2侧齿较高，中央2齿不明显，下唇全缘，舟状；雄蕊4，前对较长，后对花丝基部具齿状附属器，其上被硬毛，花药汇合成一室；子房4裂，花柱较长，柱头2浅裂。小坚果长圆形，黑色。花期7～10月，果期8～11月。生于干沙地草丛或水沟边。分布于浙江、江西、台湾、广东、广西等地。

采收加工 夏季收割地上部分，晒干。或晒至半干，堆叠焖之使发酵变黑，再晒干。

药材性状 全草长20～45cm，呈灰褐色或棕黄色。茎四棱形，有分枝，被疏毛或细刚毛，幼枝毛更明显，质脆，断面中空。叶对生，多皱缩，黄褐色，展平后呈狭卵形，边缘有小锯齿，两面均被疏长毛，质稍韧。手捻不易破碎，水湿后显黏滑感，水煎液有胶黏性。气微，味甘、淡。

性味 味甘、淡，性寒。

功能与主治 消暑，清热，凉血，解毒。主治中暑，糖尿病，黄疸，泄泻，痢疾，高血压病，肌肉、关节疼痛，急性肾炎，风火牙痛，烧烫伤，丹毒，梅毒，漆过敏。

用法用量 内服：煎汤，15～30克。外用：适量，煎水洗或捣敷。

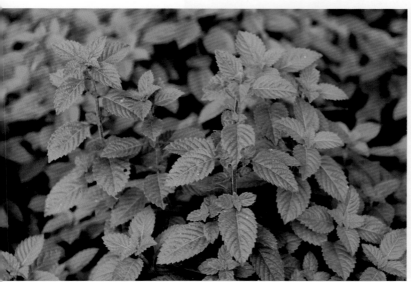

自消容

别名 十字珍珠草、通心容、响铃豆。

来源 为豆科植物大猪屎豆 *Crotalaria assamica* Benth. 的茎叶。

原植物 直立灌木状草本，高1～2m。茎和枝均有丝光质短柔毛。单叶互生，膜质；托叶小，钻状，宿存；叶片长圆形或倒披针状长圆形，先端钝，有小尖头，基部楔形，上面无毛，下面有绢质短柔毛。总状花序顶生或腋生，花疏生，有花20～30朵；小苞片2，线状披针形；花萼5深裂，裂片披针形；蝶形花冠，金黄色；雄蕊10，单体，花药异型；雌蕊1，花柱长，弯曲。荚果长圆形，上部宽大，下部较狭。种子多数。花期7～10月，果期8～11月。我国南部多栽培。分布于台湾、湖北、广东、海南、广西、贵州、云南等地。

采收加工 夏、秋季采收，去净杂质，洗净，鲜用或晒干。

药材性状 茎枝直径4～8mm，有

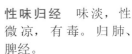

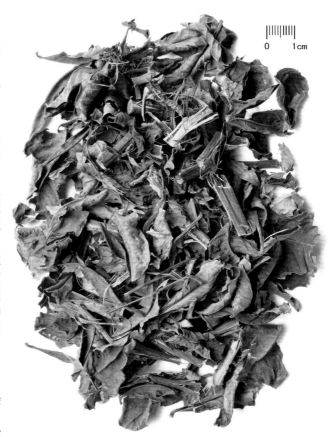

稍凸起之纵棱，叶多破碎，上面灰褐色或灰绿色，背面灰色。枝上尚可见宿存的小托叶，色黄，贴伏于叶柄下两旁。气微，味淡。以叶多、完整、干燥者为佳。

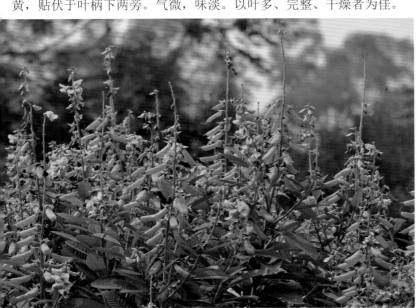

性味归经 味淡，性微凉，有毒。归肺、脾经。

功能与主治 清热解毒，凉血止血，利水消肿。主治小儿头疮，牙痛，肺热咳嗽咯血，跌打损伤，外伤出血，水肿，肾结石，膀胱炎，风湿骨痛。

用法用量 内服：煎汤，6～9克。外用：适量，煎水洗或捣敷。

（五）清虚热药

青蒿

别名 蒿子、细叶蒿、香丝草、酒饼草。

来源 为菊科植物黄花蒿 *Artemisia annua* L. 的全草。

原植物 一年生草本，高40～150cm。全株具较强挥发油气味。茎直立，具纵条纹，多分枝，光滑无毛。基生叶平铺地面，开花时凋谢；茎生叶互生，幼时绿色，老时变为黄褐色，无毛，有短柄，向上渐无柄；叶片通常为三回羽状全裂，裂片短细，有极小粉末状短柔毛，上面深绿色，下面淡绿色，具

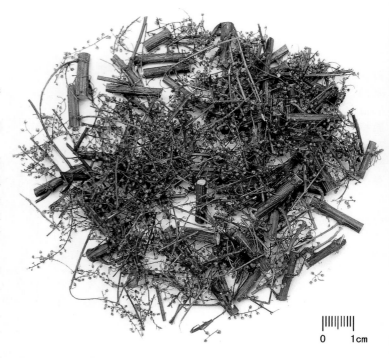

细小的毛或粉末状腺状斑点；叶轴两侧具窄翅；茎上部的叶向上逐渐细小呈条状。头状花序细小，球形，具细软短梗，多数组成圆锥形；总苞小，球状，花全为管状花，黄色，外围为雌花，中央为两性花。瘦果椭圆形。花期8～10月，果期10～11月。生于旷野、山坡、路边、河岸等处。分布于我国南北各地。

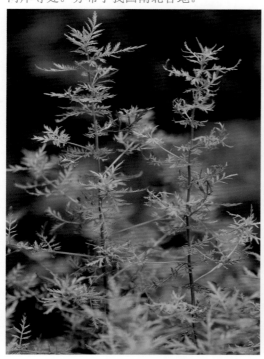

采收加工 花蕾期采收，切碎，晒干。

药材性状 茎圆柱形，上部多分枝；表面黄绿色或棕黄色，具纵条纹；质略硬，易折断，断面中部有髓。叶互生，暗绿色或棕绿色，卷缩，易碎，完整者展平后为三回羽状深裂，裂片及小裂片矩圆形或长椭圆形，两面被短毛。气香特异，味微苦。以色绿、叶多、香气浓者为佳。

性味归经 味苦、微辛，性寒。归肝、胆经。

功能与主治 清热，解暑，除蒸，截疟。主治暑热、暑湿、湿温，阴虚发热，疟疾，黄疸。

用法用量 内服：煎汤，6～12克，治疟疾20～40克，不宜久煎。外用：适量，捣敷或煎水洗。

注意事项 产后血虚、内寒作泻及饮食停滞泄泻者禁服。

176

白薇

别名 白龙须、山烟根子、巴子根、老君须、老虎瓢根。

来源 为萝藦科植物白薇 *Cynanchum atratum* Bunge 的根。

原植物 多年生草本，高40～70cm。植物体具白色乳汁。根茎短，簇生于多数细长的条状根，根长达20cm以上，外皮土黄色。茎直立，绿色，圆柱形，通常不分枝，密被灰白色短柔毛。叶对生，具短柄；叶片卵形或卵状长圆形，全缘，两面均被白色绒毛，尤以叶背及脉上为密。花多数，在茎梢叶腋密集成伞形聚伞花序；无总花梗，花深紫色；花萼绿色，5深裂，外面有绒毛，内面基部有小腺体5个；花冠帽状，5深裂，外面有短柔毛，并具缘毛；副花冠5裂，裂片盾状，圆形；花药先端具一圆形的膜片；花粉块每室1个，下垂，长圆状膨大；柱头扁平。蓇葖果单生，先端渐尖，基部钝，中间膨大。种子多数，卵圆形，有狭翼；种毛白色。花期5～7月，果期8～10月。生于山坡或树林边缘。分布于我国东北、中南、西南及河北、山西、陕西、山东、江苏、安徽、江西、福建、湖北等地。

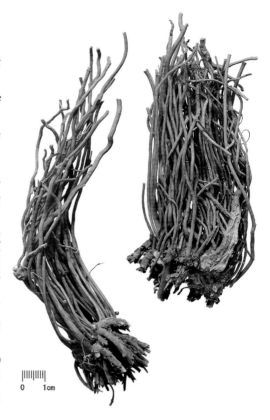

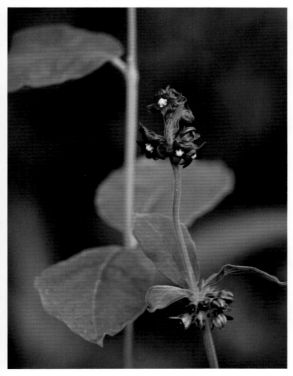

采收加工 栽种2～3年后，在早春或晚秋，挖取根部，洗净，晒干。

药材性状 根茎多弯曲，粗短，有结节，直径0.5～1.2cm；顶端有数个圆形凹陷的茎痕，或有短的茎基，下方及两侧簇生多数须根。根圆柱形，略弯，形似马尾；表面黄棕色至棕色，具细纵皱纹或平滑。质脆，易折断，断面平坦；皮部发达，黄白色至淡黄棕色；木部小，黄色。气微，味微苦。

性味归经 味苦、咸，性寒。归肺、肝、胃经。

功能与主治 清热益阴，利尿通淋，解毒疗疮。主治温热病发热，身热斑疹，潮热骨蒸，肺热咳嗽，产后虚烦，血淋，咽喉肿痛，疮痈肿痛，毒蛇咬伤。

用法用量 内服：煎汤，3～9克。外用：适量，研末贴或捣敷。

注意事项 血分无热、中寒便滑、阳气外越者慎服。

地骨皮

别名 杞根、枸杞根、山杞子根、红榴根皮、狗地芽皮。

来源 为茄科植物枸杞*Lycium chinense* Mill. 的根皮。

原植物 落叶灌木，植株较矮小，高1m左右。蔓生，茎干较细，外皮灰色，具短棘，生于叶腋。叶片稍小，卵形、卵状菱形、长椭圆形或卵状披针形，先端尖或钝，基部狭楔形，全缘，两面均无毛。花紫色，边缘具密缘毛；花萼钟状，3～5裂；花冠管部和裂片均较宽；雄蕊5，着生花冠内，稍短于花冠，花药丁字形着生，花丝通常伸出。浆果卵形或长圆形，种子黄色。花期6～9月，果期7～10月。生于山坡、田埂或丘陵地带。全国大部分地区有分布。

采收加工 早春、晚秋采挖根部，洗净泥土，剥取皮部，晒干。或将鲜根切成6～10cm长的小段，再纵剖至木质部，置蒸笼中略加热，待皮易剥离时，取出剥下皮部，晒干。

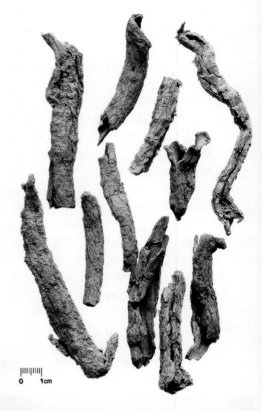

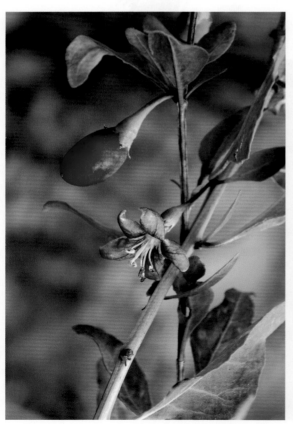

药材性状 根皮呈筒状、槽状或不规则卷片，大小不一。外表面黄色或灰黄色，粗糙，有不规则纵裂纹，易成鳞片状剥落；内表面黄白色，具细纵条纹。质松脆，易折断，折断面分内外两层，外层（落皮层）较厚，土黄色，内层灰白色。气微，味微甘、后苦。以筒粗、肉厚、整齐、无木心及碎片者为佳。

性味归经 味甘，性寒。归肺、肾经。

功能与主治 清虚热，泻肺火，凉血。主治阴虚劳热，骨蒸盗汗，小儿疳积发热，肺热喘咳，吐血、衄血、尿血，消渴。

用法用量 内服：煎汤，9～15克。

注意事项 假热、虚劳火旺而脾胃薄弱及食少泄泻者禁服。忌铁。

银柴胡

别名 银夏柴胡、银胡、牛肚根、沙参儿。

来源 石竹科植物银柴胡 *Stellaria dichotoma L. var. lanceolata* Bge. 的干燥根。

原植物形态 多年生草本，高20～40cm。主根圆柱形，外皮淡黄色，根头处有许多疣状的茎部残基。茎直立而纤细，上部二叉状分枝，密被短毛或腺毛；节略膨大。单叶对生；无柄；叶片披针形，先端锐尖，基部圆形，全缘，上面疏被短毛或几无毛，下面被短毛。花单生于叶腋；萼片5，披针形，绿色，边缘白色膜质；花瓣5，较萼片为短，白色，全缘，先端2深裂；雄蕊10，2轮，花丝基部合生，黄色；子房上位，花柱3，细长。蒴果近球形，外被宿萼，成熟时先端6齿裂。种子通常1粒，椭圆形，深棕色，种皮有多数小突起。花期6～7月，果期8～9月。生于干燥草原及山坡石缝中。分布于东北及内蒙古、河北、陕西、甘肃、宁夏等地。

采收加工 春、夏间植株萌发或秋后茎叶枯萎时采挖；栽培品于种植后第三年9月中旬或第四年4月中旬采挖，除去残茎、须根及泥沙，晒干。

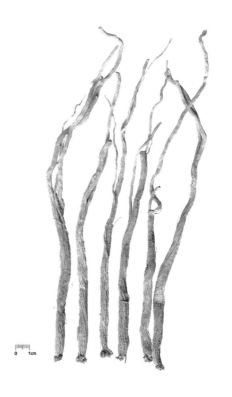

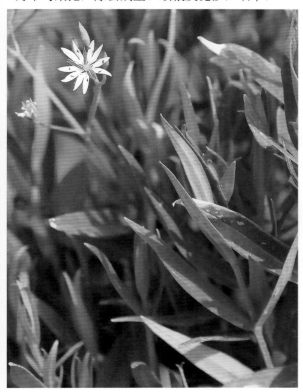

药材性状 根呈类圆柱形，长15～40cm，直径1～2.5cm，支根多已碎断。表面黄白色或淡黄色，纵皱纹明显，向下渐呈向左扭曲状，疏具孔状凹陷（细根痕），习称"沙眼"。顶端根头部略膨大，密集灰棕黄色、疣状突起的茎痕及不育芽胞，习称"珍珠盘"。质硬而脆，易折断，断面有裂隙；皮部甚薄，木部有黄、白色相间的放射状纹理。

性味归经 甘，微寒。归肝、胃经。

功能与主治 清虚热，除疳热。主治阴虚发热，骨蒸劳热，小儿疳积发热。

用法用量 内服：煎汤，5～10克；或入丸、散。

注意事项 外感风寒、血虚无热者慎服。

葎草

别名 苦瓜藤、锯锯藤、拉拉藤、五爪龙、大叶五爪龙。

来源 为桑科植物葎草 *Humulus scandens* (Lour.) Merr. 的全草。

原植物 一年生或多年生蔓性草本。茎长达数米，淡绿色，有纵条棱，茎枝和叶柄密生短倒向钩刺。单叶对生；叶柄有6条棱，有倒向短钩刺；掌状叶5～7深裂，裂片卵形或卵状披针形，边缘有锯齿，上面有粗钢毛，下面有细油点，脉上有硬毛。花单性，雌雄异株；雄花序为圆锥花序，雌花序为短穗状花序；雄花小，具花被片5，黄绿色，雄蕊5，花丝丝状，短小；雌花每2朵1苞片，苞片卵状披针形，被白色刺毛和黄色小腺点，花被片1，灰白色，紧包雌蕊，子房单一，上部突起，疏生细毛。果穗绿色，近球形；瘦果淡黄色，扁球形。花期6～10月，果期8～11月。生于路旁、沟边湿地、村寨篱笆上或林缘灌丛。我国大部分地区有分布。

采收加工 9～10月收获，选晴天，收割地上部分，除去杂质，晒干。

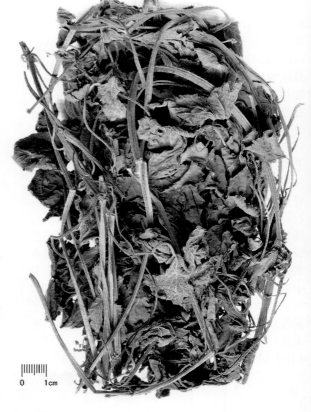

药材性状 叶皱缩成团，完整叶片展平后为近肾形五角状，掌状深裂，裂片5～7，边缘有粗锯齿，两面均有茸毛，下面有黄色小腺点；叶柄长5～20cm，有纵沟和倒刺。茎圆形，有倒刺和茸毛。质脆易碎，茎断面中空，不平坦，皮、木部易分离。气微，味淡，有刺舌感。

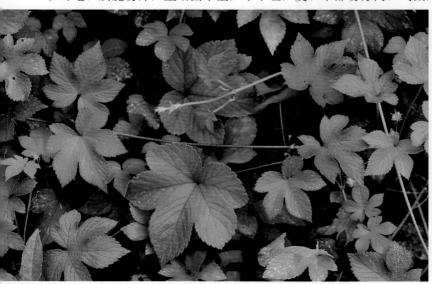

性味归经 味甘、苦，性寒。归肺、肾经。

功能与主治 清热解毒，利尿通淋。主治肺热咳嗽，肺痈，虚热烦渴，热淋，水肿，小便不利，湿热泻痢，热毒疮疡，皮肤瘙痒。

用法用量 内服：煎汤，10～15克。外用：适量，捣敷或煎水熏洗。

注意事项 不是热病者慎用。

枸骨叶

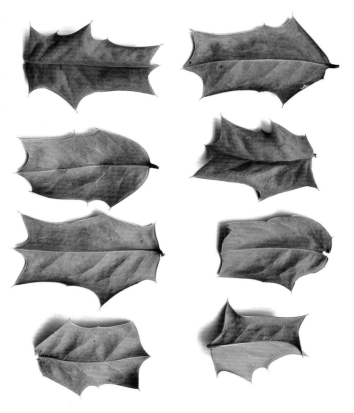

0　1cm

来源　为冬青科植物枸骨 *Ilex cornuta* Lindl. ex Paxt. 的叶。

原植物　常绿小乔木或灌木，高3～8m。树皮灰白色，平滑。叶硬革质，长椭圆状方形，先端具有3枚坚硬刺齿，中间刺齿反曲，基部平截，两侧各有1～3枚刺齿，先端短尖，基部圆形，表面深绿色，有光泽，背面黄绿色，两面无毛。雌雄异株或偶为杂性花，簇生于2年生枝的叶腋；花黄绿色，4数；萼杯状，细小；花瓣向外展开，倒卵形至长圆形，长约2.5mm，宽约1.5mm，从部合生；雄蕊4枚，花丝长约3mm；子房4室，花柱极短。核果浆果状，球形，熟时鲜红色，直径4～8mm；分核4颗，骨质。花期4～5月，果期9～10月。

采收加工　全年可采，多在8～12月份采收，晒干。

药材性状　叶类长方形或长椭圆状方形，偶有长卵圆形，长3～8cm，宽1～3cm。先端有3枚较大的硬刺齿，中间刺齿反曲，基部平截或宽楔形，两侧有时各有刺齿1～3枚，边缘稍反卷；长卵圆形叶常无刺齿。上表面黄绿色或绿褐色，有光泽，下表面灰黄色或灰绿色。叶脉羽状，叶柄较短。革质，硬而厚。气微，味微苦。

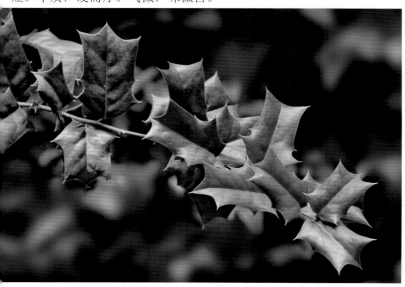

性味归经　味苦，性凉。归肝、肾经。

功能与主治　清热养阴，平肝，益肾。主治肺痨咯血，骨蒸潮热，头晕目眩，高血压病。

用法用量　内服：煎汤，9～15克。外用：适量，熬膏涂敷。

注意事项　脾胃虚寒、肾阳不足者慎服。

三、泻下药

（一）攻下药

大黄

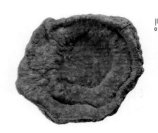

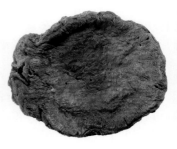

别名 药用大黄：南大黄、马蹄大黄、雅黄。掌叶大黄：葵叶大黄、北大黄、天水大黄。

来源 为蓼科植物药用大黄 *Rheum officinale* Baill 或掌叶大黄 *Rheum palmatum* L. 的干燥根茎。

原植物 药用大黄：多年生高大草本。根茎粗壮。茎直立，高2m左右，中空，具细沟棱，被白色短毛。基生叶5浅裂，浅裂片呈大齿形或宽三角形；叶片宽心形或近圆形；茎生叶较小，有短柄。花较大，淡黄绿色，花蕾椭圆形；花被片6，成2轮；雄蕊9；花柱3。果枝开展，翅果边缘不透明。花期6～7月，果期7～8月。生于山地林缘或草坡。分布于陕西南部、河南西部、湖北西部、四川、贵州、云南等地。

掌叶大黄：多年生高大草本。根茎粗壮，茎直立，高2m左右，中空。基生叶大，有粗壮的肉质长柄，约与叶片等长；叶片宽心形或近圆形，3～7掌状深裂，每裂片常再羽状分裂，上面疏生乳头状小突起，下面有柔毛；茎生叶较小，有短柄；托叶鞘筒状，密生短柔毛。花序大圆锥状，顶生；花梗纤细，中下部有关节。花紫红色或带红紫色；花被片6，成2轮；雄蕊9；花柱3。瘦果有3棱，沿棱生翅，顶端微凹陷，基部近心形，暗褐色。花期6～7月，果期7～8月。生于山地林缘或草坡，野生或栽培。分布于陕西、甘肃东南部、青海、四川西部、云南西北部及西藏东部等。

采收加工 秋末茎叶枯萎或次春发芽前采挖，除去细根，刮去外皮，切段，绳穿成串干燥或直接干燥。

药材性状 呈类圆柱形、圆锥形、纺锤形、卵圆形或一面平坦一面隆起的块片，长3～17cm，直径3～9cm。除尽外皮者，表面黄棕色至红棕色；未除尽外皮者表面棕褐色。切面多凹凸不平。质坚实，不易折断，

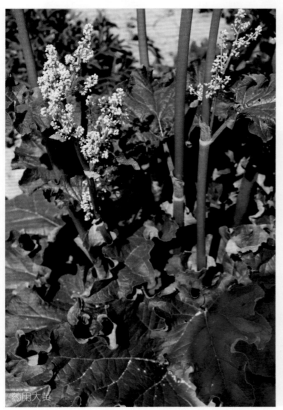

药用大黄

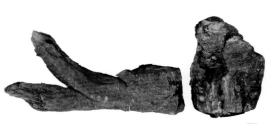

折断面淡红棕色或黄棕色，颗粒性；根茎髓部宽，有星点环列或散在；根木质部发达，具放射状纹理。气清香，味苦、微涩。嚼之粘牙，有沙粒感。

性味归经　味苦，性寒。归胃、大肠、肝、脾经。

功能与主治　泻下攻积，清热泻火，凉血解毒，逐瘀通经，利湿退黄。主治实热，积滞便秘，血热吐衄，目赤咽肿，痈肿疔疮，瘀血经闭，产后瘀阻，跌打损伤，温热痢疾，黄疸尿赤，淋症，水肿；外治烧烫伤。

用法用量　内服：3～15克，用于泻下不宜久煎。外用：适量，研末调敷。

注意事项　孕妇慎用。

芒硝

别名　马牙硝、英硝、盆硝、芒硝。

来源　为硫酸盐类矿物芒硝族芒硝 Mirabilite，经加工精制而成的结晶体。

药材性状　本品为棱柱状、长方形或不规则形状及粒状无色透明或类白色半透明。质脆，易碎，断面呈玻璃样光泽。气微，味咸。

性味归经　味咸、苦，性寒。归胃、大肠经。

功能与主治　泻下通便，润燥软坚，清火消肿。主治实热积滞，腹满胀痛，大便燥结，肠痈肿痛；外治乳痈，痔疮肿痛。

用法用量　内服：溶入汤剂，3～6克。外用：水化涂洗。

注意事项　脾胃虚寒者、孕妇忌服。

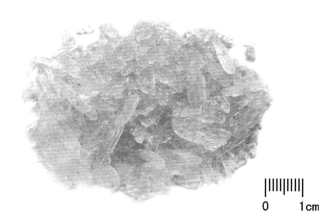

0　　1cm

番泻叶

别名 泻叶、泡竹叶。

来源 为豆科植物狭叶番泻 *Cassia angustifolia* Vahl. 的小叶。

原植物 草本状小灌木，高约1m。托叶卵状披针形；偶数羽状复叶，互生，具短柄；小叶5～8对，叶片卵状披针形至线状披针形，先端急尖，基部稍不对称。总状花序腋生或顶生；花6～14朵，花梗基部有一卵形易落的苞片；萼片5，长卵形，略不等大；花瓣5，黄色，倒卵形，下面两

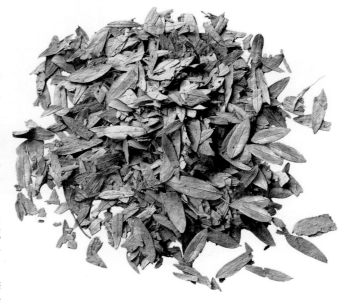

瓣较大；雄蕊10，上部3枚小型，花药稍呈四方形，基部箭形，4室；雌蕊弯曲如镰。子房具柄，被疏毛。荚果长方形，扁平；种子4～7颗，种皮棕绿色，有细线状种柄，具疣状皱纹。花期9～12月，果期翌年3月。野生或栽培，分布于热带非洲。我国台湾、广西、云南有引种栽培。

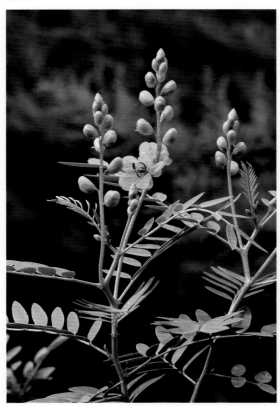

采收加工 生长盛期选晴天采下叶片，及时摊晒，经常翻动，晒时勿堆积过厚，以免使叶色变黄，晒至干燥。或用40～50℃烘干。按叶片大小和品质优劣分级、打包。

药材性状 小叶片多完整平坦，卵状披针形至线状披针形，主脉突出，叶端尖突出成棘尖，全缘，基部略不对称，上面黄绿色，下面浅黄绿色，两面均有稀茸毛，下表面主脉突出，羽状网脉。叶片革质。气微弱而特异，味微苦而稍有黏性。

性味归经 味甘、苦，性凉。归大肠经。

功能与主治 泻热通便，消积导滞，止血。主治热结便秘，习惯性便秘，积滞腹胀，水肿臌胀，胃、十二指肠溃疡出血。

用法用量 内服：煎汤，3～6克，后下。或泡茶。

注意事项 孕妇、体虚泄泻者忌服。

芦荟

别名　卢会、讷会、象胆。

来源　为百合科植物库拉索芦荟 *Aloe vera* L.、斑纹芦荟 *Aloe vera* L. var. *chinensis* (Haw.) Berger 的叶汁经浓缩的干燥品。

原植物　库拉索芦荟：茎极短，叶簇生于茎顶，直立或近于直立；肥厚多汁；叶片狭披针形，先端长渐尖，基部宽阔，粉绿色，边缘有刺状小齿；蒴果，三角形，室背开裂。花期2～3月。我国有栽培。

　　斑纹芦荟：根系须状，茎短或无茎；叶簇生，螺旋状排列，直立，肥厚；叶片狭披针形，边缘有刺状小齿，下面有斑纹。花期7～8月。我国福建、台湾、广东、广西、四川、云南等地有栽培。

采收加工　种植2～3年后即可收获，将中下部生长良好的叶片分批采收。将采收的鲜叶片切口向下直放于盛器中，取其流出的液汁干燥即成。也可将叶片洗净，横切成片，加入与叶片同等量的水，煎煮2～3h，过滤，将过滤液浓缩成黏稠状，倒入模型内烘干或暴晒干，即得芦荟膏。

药材性状　呈不规则的块状，大小不一。老芦荟显黄棕色、红棕色或棕黑色；质坚硬，不易破碎。断面蜡样，无光泽，遇热不易溶化。新芦荟显棕黑色而发绿，有光泽，黏性大；质松脆，易破碎，破碎面平滑而具玻璃样光泽；有显著的酸气，味极苦。

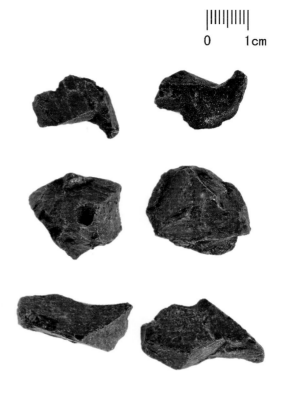

性味归经　味苦，性寒。归肝、大肠经。

功能与主治　泻下，清肝，杀虫。主治热结便秘，肝火头痛，目赤惊风，虫积腹痛，疥癣，痔瘘。

用法用量　内服：0.6～1.5克，入丸、散，不入汤剂。外用：适量，研末敷。

注意事项　脾胃虚寒作泻、不思食者禁服。

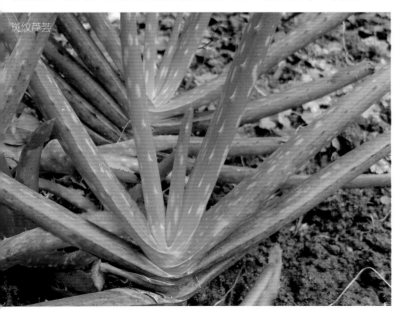

斑纹芦荟

落葵

别名 藤葵、木耳菜、潺菜、紫葵。

来源 为落葵科植物落葵 *Basella alba* L. 的叶或全草。

原植物 一年生缠绕草本。全株肉质，光滑无毛，茎分枝明显，绿色或淡紫色。单叶互生；叶片宽卵形、心形或长椭圆形，先端急尖，基部心形或圆形，间或下延，全缘，叶脉在下面微凹，上面稍凸。穗状花序腋生或顶生，单一或有分枝；小苞片2，呈萼状，长圆形，宿存；花无梗，萼片5，淡紫色或淡红色，下部白色，连合成管；无花瓣；雄蕊5个，花丝在蕾中直立；花柱3，基部合生，柱头具多数小颗粒突起。果实卵形或球形，暗紫色，多汁液，为宿存肉质小苞片和萼片所包裹。种子近球形。花期6～9月，果期7～10月。我国长江流域以南各地均有栽培，北方少见。

采收加工 夏、秋季采收叶或全草，洗净，除去杂质，鲜用或晒干。

药材性状 茎肉质，圆柱形，稍弯曲，有分枝，绿色或淡紫色；质脆，易断，折断面鲜绿色。叶微皱缩，展平后宽卵形、心形或长椭圆形。气微，味甜，有黏性。

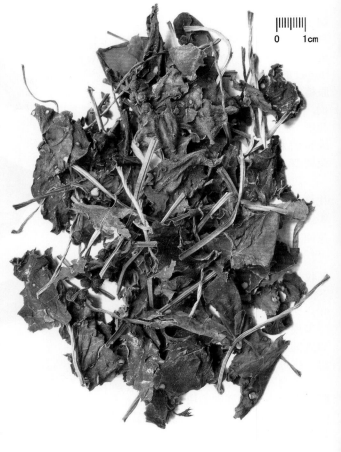

性味 味甘、酸，性寒。

功能与主治 滑肠通便，清热利湿，凉血解毒，活血。主治大便秘结，小便短涩，痢疾，热毒疮疡，跌打损伤。

用法用量 内服：煎汤，10～15克，鲜品30～60克。外用：适量，捣敷。

注意事项 脾冷者、孕妇忌服。

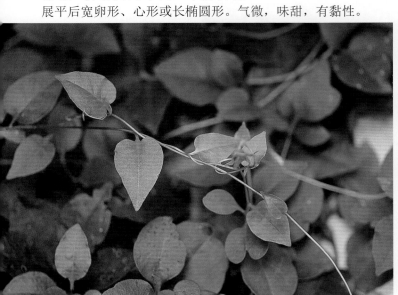

（二）润下药

郁李仁

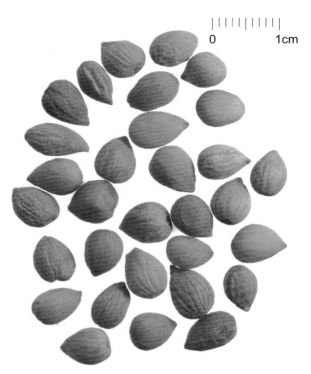

别名 车下李、郁子、小李仁。

来源 为蔷薇科植物郁李 *Cerasus japonica*（Thunb）Lois.、欧李 *Cerasus humilis*（Bge.）sok. 的种仁。

原植物 郁李：落叶灌木，高1～1.5m。树皮灰褐色，有不规则纵条纹；幼枝黄棕色，光滑。叶互生；叶柄被短柔毛，托叶2枚，线形，早落；叶片通常为长卵形，先端渐尖，基部圆形，边缘有缺刻状尖锐重锯齿，上面深绿色，无毛，下面淡绿色。花先叶开放或花叶同开，1～3朵簇生，花梗有棱；萼筒陀螺形，萼片椭圆形，比萼筒略长，先端圆钝，边有细齿；花瓣白色或粉红色，倒卵状椭圆形；花柱与雄蕊近等长，无毛。核果近球形，深红色；核表面光滑。花期5月，果期7～8月。生于向阳山坡、路旁或小灌木丛中。分布于我国东北及河北、山东、浙江等地。

欧李：与郁李的主要区别是叶片中部以上最宽，倒卵状长圆形或倒卵状披针形，先端急尖或短渐尖。花期4～5月，果期6～10月。生于向阳山坡沙地、山地灌丛中或庭园栽培。分布于我国东北及内蒙古、河北、山东、河南等地。

采收加工 5月中旬至6月初当果实呈鲜红色后采收。将果实堆放在阴湿处，待果肉腐烂后，取其果核，清除杂质，稍晒干，将果核压碎去壳。即得种仁。

药材性状 郁李仁：种子卵形或圆球形，长约7mm，直径约5mm。种皮淡黄白色至浅棕色；先端尖，基部钝圆；尖端处有一线形种脐，合点深棕色，直径约1mm，自合点处散出多条棕色维管束脉纹。

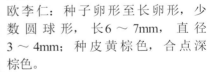

欧李仁：种子卵形至长卵形，少数圆球形，长6～7mm，直径3～4mm；种皮黄棕色，合点深棕色。

性味归经 味辛、苦、甘，性平。归脾、大肠、小肠经。

功能与主治 润燥滑肠，下气利水。主治大肠气滞，肠燥便秘，水肿腹满，脚气，小便不利。

用法用量 内服：煎汤，5～10克。

注意事项 孕妇、阴虚液亏者慎服。忌牛、马肉。

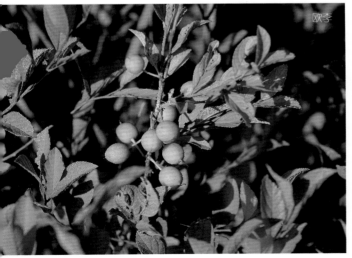

欧李

火麻仁

别名 麻子仁、麻子、麻仁。

来源 为桑科植物大麻 *Cannabis sativa* L. 的种仁。

原植物 一年生草本，高1～3m。茎直立，表面有纵沟，密被短柔毛，皮层富纤维，基部木质化。掌状叶互生或下部对生，全裂，条状披针形，两端渐尖，边缘具粗锯齿，上面深绿色，有粗毛，下面密被灰白色毡毛；叶柄被短绵毛；托叶小。花单性，雌雄异株；雄花序为疏散的圆锥花序；雌花簇生于叶腋，绿黄色，每朵花外面有一卵形苞片，花被小、膜质；子房圆球形，花柱呈二歧。瘦果卵圆形，质硬，灰褐色，有细网状纹，为宿存的黄褐色苞片所包裹。花期5～6月，果期7～8月。我国各地均有栽培，也有半野生者。分布于我国东北、华北、华东、中南等地。

采收加工 10～11月果实大部分成熟时，割取果株，晒干，脱粒，扬净。

药材性状 果实呈扁卵圆形，长3～5mm，宽3～4mm。表面灰褐色或灰绿色，有细微的白色或棕色网纹，顶端略尖，基部有圆形的果柄痕，两侧有棱，果皮薄而脆，易破碎。种皮暗绿色，胚弯曲，被菲薄胚乳。子叶与胚根等长，乳白色。富油性。气微，味淡，嚼后稍有麻舌感。以粒大、种仁饱满者为佳。

性味归经 味甘，性平。归脾、胃、大肠经。

功能与主治 润燥滑肠，利水通淋，活血。主治肠燥便秘，风痹，消渴，风水，脚气，热淋，痢疾，月经不调，疮癣，丹毒。

用法用量 内服：煎汤，9～15克。

注意事项 肠滑者忌服。

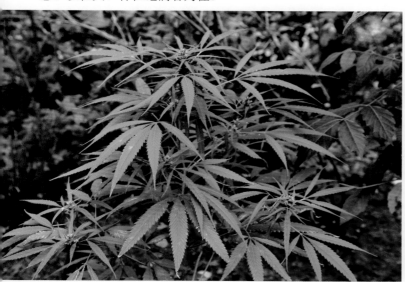

（三）峻下逐水药

大戟

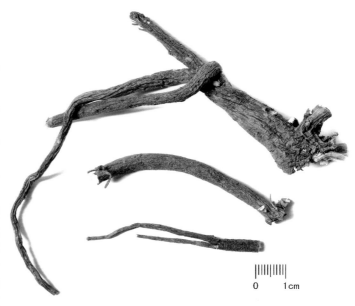

别名 京大戟、乳浆草、下马仙。

来源 为大戟科植物大戟 *Euphorbia pekinensis* Rupr. 的根。

原植物 多年生草本，高30～90cm。全株含白色乳汁，被毛。根粗壮。茎自上部分枝。单叶互生；叶片狭长圆状披针形，全缘，杯状聚伞花序顶生或腋生，顶生者通常分枝，排列成复伞形，分枝处着生近圆形的苞叶，腋生者伞梗单生，苞叶卵状长圆形；杯状聚伞花序的总苞钟形，腺体长圆形，肉质肥厚；雌雄花均无花被；雄花多数，花丝基部较花梗稍粗壮，两者之间有关节，花药球形，横裂；雌花1；花柱先端2裂。蒴果三棱状球形，密被刺疣。种子卵形，光滑。花、果期6～10月。生于山坡、路旁、草丛、林缘及疏林下。几分布于全国各地。

采收加工 秋季地上部分枯萎后至早春萌芽前，挖掘地下根，除去残茎及须根，洗净泥土，切段或切片，晒干或烘干。

药材性状 根呈不规则长圆锥形，略弯曲，常有分枝，长10～20cm，直径0.5～2cm，近根头部偶有膨大至4cm；根头常见茎的残基及芽痕。表面灰棕色或棕褐色，粗糙，具纵直沟纹及横向皮孔，支根少而扭曲。质坚硬，不易折断，断面类棕黄色或类白色，纤维性。气微，味微苦、涩。以条粗、断面色白者为佳。

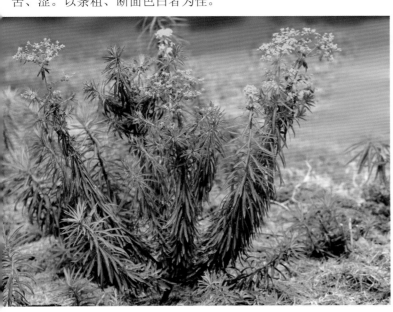

性味归经 味苦、辛，性寒，有毒。归肺、脾、肾经。

功能与主治 泻水逐饮，消肿散结。主治水肿，胸腹积水，痰饮积聚，二便不利，痈肿，瘰疬。

用法用量 内服：煎汤，0.5～3克。外用：适量，煎水熏洗。

注意事项 虚寒阴水者及孕妇忌服。体弱者慎用。

牵牛子

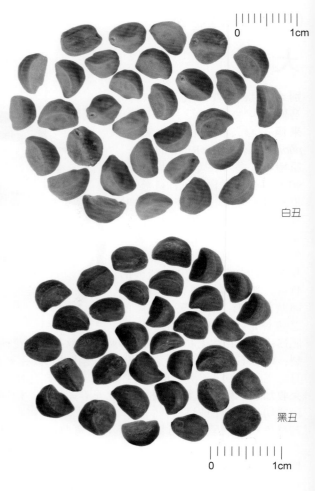

白丑

黑丑

别名 草金铃、白丑、丑牛子。

来源 为旋花科植物裂叶牵牛 *Pharbitis nil* (L.) Choisy 的种子。

原植物 一年生缠绕性草本。全株被短柔毛及杂有长硬毛。叶互生；叶片宽卵形或近圆形，深或浅3裂，基部心形，中裂片长圆形，侧裂片较短，三角形，裂口锐或圆。花腋生，单一或2～3朵着生于花序梗顶端，花序梗长短不一；苞片2，线形或叶状；萼片近等长，狭披针形；花冠漏斗状，蓝紫色或白色，花冠管色淡；雄蕊不伸出花冠外，花丝不等长，基部稍阔；雌蕊1，子房无毛，3室，柱头头状。蒴果近球形。种子5～6颗，卵状三棱形，黑褐色或米黄色。花、果期7～10月。我国各地有栽培，有野生。

采收加工 秋季果实成熟未开裂时将藤割下，晒干，种子自然脱落，除去果壳杂质。

药材性状 种子似橘瓣状，略具3棱，长5～7mm，宽3～5mm。表面灰黑色（黑丑），或淡黄白色（白丑），背面弓状隆起，两侧面稍平坦，略具皱纹，背面正中有一条浅纵沟，腹面棱线下端为类圆形浅色种脐。质坚硬，横切面可见淡黄色或黄绿色皱缩折叠的子叶2片。气微，味辛、苦，有麻舌感。以颗粒饱满、无果皮等杂质者为佳。

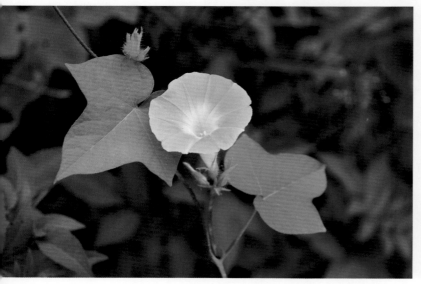

性味归经 味苦、辛，性寒，有毒。归肺、肾、大肠经。

功能与主治 利水通便，祛痰逐饮，消积杀虫。主治水肿，腹水，脚气，痰壅喘咳，大便秘结，食滞虫积，腰痛，阴囊肿胀，痈疽肿毒等。

用法用量 内服：煎汤，3～6克。炒用药性变缓。

注意事项 孕妇、胃弱气虚者忌服。不宜与巴豆、巴豆霜同用。

巴豆

别名 巴菽、刚子、八百力。

来源 为大戟科植物巴豆 *Croton tiglium* L. 的种子。

原植物 灌木或小乔木，高 2～10m。幼枝绿色，枝叶幼时被稀疏星状毛，老时无毛。单叶互生；托叶线形，早落；叶膜质卵形，近叶柄处有 2 枚无柄的杯状腺体，叶缘有疏浅锯齿，齿尖常具小腺体。总状花序顶生，上部着生雄花，下部着生雌花，也有全为雄花而无雌花的；苞片钻状；雄花较小；花瓣长圆形，与花萼几等大；雌花花梗较粗；花萼裂片长圆形，无花瓣；子房倒卵形，密被粗短的星状毛。蒴果倒卵形，有钝角；种子长卵形，淡黄褐色。花、果期 3～11 月。生于山野、丘陵地，房屋附近常见栽培。分布于我国西南及福建、湖北、湖南、广东、广西等地。

采收加工 8～11 月果实成熟，可分批采收，除去残枝落叶，摊放 2～3d，晒干或烘干，去果壳，将种子扬净。

药材性状 呈长卵圆形，一般具 3 棱，长 1.8～2.2cm，直径 1.4～2cm。表面灰黄色或稍深，粗糙，有纵线 6 条，顶端平截，基部有果梗痕。剖开果壳，可见 3 室，每室含种子 1 粒。种子长卵形，略扁，表面棕色或灰棕色；外种皮薄而脆，内种皮呈白色薄膜；种仁黄白色，油质。无臭，味辛辣。以个大、饱满、种仁色黄白者为佳。

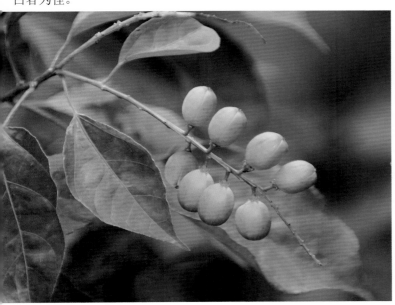

性味归经 味辛，性热，大毒。归胃、大肠、肺经。

功能与主治 泻下寒积，逐水退肿，祛痰利咽，蚀疮杀虫。主治寒邪食积所致的胸腹胀满、急痛，大便不通，泄泻，痢疾，水肿腹大，痰饮喘满，喉风喉痹，痈疽疥癣，恶疮疔癣。

用法用量 内服：用巴豆霜入丸、散，0.1～0.3 克。外用：适量，以纱包擦患处。

注意事项 有毒。孕妇、体弱及无寒实积滞者忌服。不宜与牵牛子同用。

千金子

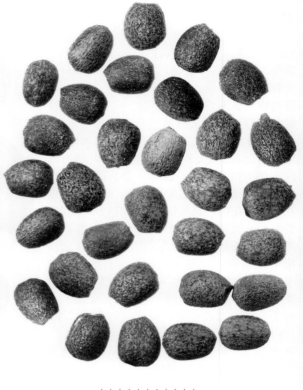

别名　续随子、千两金、拒冬子。

来源　为大戟科植物续随子 *Euphorbia lathyris* L. 的种子。

原植物　二年生草本，可高达1m。全株含白汁。茎粗壮，分枝多。单叶交互对生，无柄；茎下部叶较密，由下而上叶渐增大，线状披针形，基部V形而多少抱茎，全缘。杯状聚伞花序顶生，伞梗基部轮生叶状苞片，每伞梗再叉状分枝；苞叶三角状卵形；花单性，无花被；雄花多数和雌花1枚同生于萼状总苞内，总苞顶端腺体新月形，两端具短而钝的角；雌花生于花序中央，子房三室。蒴果近球形。种子椭圆形或倒卵形，表面有黑褐色相间的斑点。花、果期4～9月。生于向阳山坡。野生或栽培。分布于黑龙江、吉林、辽宁、河北、山西、江苏、浙江、福建、台湾、河南、湖南、广西、四川、贵州、云南等地。

采收加工　南方7月中、下旬，北方8～9月上旬，待果实变黑褐色时采收，晒干，脱粒，扬净，再晒至全干。

药材性状　种子椭圆形或倒卵形，长约5mm，直径约4mm。表面灰棕色或灰褐色，具不规则网状皱纹，网孔凹陷处灰黑色，形成细斑点。一侧有纵沟状种脊，顶端为突起的合点，下端为线形种脐，基部有类白色突起的种阜或脱落后的痕迹。种皮薄脆，种仁白色或黄白色，富油质。气微，味辛。以粒饱满、种仁白色、油性足者为佳。

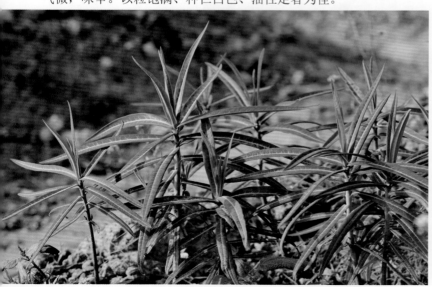

性味归经　味辛，性温，有毒。归肝、肾、大肠经。

功能与主治　逐水退肿，破血消癥，解毒杀虫。主治水肿，腹水，二便不利，经闭，疥癣癞疮，痈肿，毒蛇咬伤及赘疣。

用法用量　内服：制霜，1～2克。外用：适量，捣敷或研末醋调涂。

注意事项　有毒。孕妇、中气不足、大便溏泄者忌服。

商陆

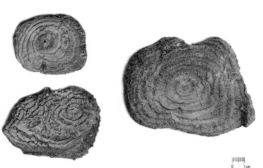

别名 白昌、章陆、山萝卜；美州商陆、美商陆。

来源 为商陆科植物商陆 *Phytolacca acinosa* Roxb 或垂序商陆 *Phytolacca americana* L. 的干燥根。

原植物 商陆：多年生草本，高达1.5m。全株光滑无毛。根粗壮，圆锥形，肉质，外皮淡黄色，有横长皮孔，侧根甚多。茎绿色或紫红色，多分枝。单叶互生，具柄，柄的基部稍扁宽；叶片卵状椭圆形或椭圆形。总状花序生于枝端或侧生于茎上，花序直立；花被片5，初白色后渐变为淡红色；雄蕊8～10；心皮8～10个，分离，但紧密靠拢。浆果，扁圆状，有宿萼，熟时呈深红紫色或黑色。种子肾形，黑色。花、果期5～10月。生于路旁疏林下，或栽培。分布于全国大部分地区。

垂序商陆：多年生草本，高达1～2m。根粗壮，圆锥形，肉质。茎紫红色，多分枝。单叶互生，具柄；柄的基部稍扁宽；叶片卵状椭圆形或椭圆形，全缘。总状花序生于枝端或侧生于茎上，花序下垂；花被片5，初白色后渐变为淡红色。浆果，扁圆状，有宿萼，熟时呈深红紫色或黑色。种子肾形黑色。花期7～8月，果期8～10月。生于林下、路边及宅旁阴湿处。分布于陕西、河北、江苏、山东、浙江、江西、湖北、广西、四川等地。

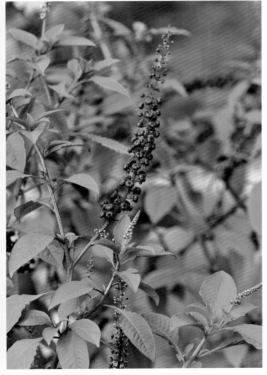

采收加工 直播的在播种后2～3年收获，育苗移栽的在移栽后1～2年收获。冬季倒苗时采挖，割去茎秆，挖出根部，洗净，横切成1cm厚的薄片，晒干或烘干即成。

饮片鉴别 为大小厚薄不一的横切或纵切块片。切面浅黄棕色或黄白色，周边灰黄或灰棕色，皱缩。横切面弯曲不平，具多数同心环状突起；纵切面弯曲或卷曲，表面凹凸不平，木部呈多数隆起的平行条纹，韧皮部下凹，质坚硬。气微，味稍甜、后微苦，久嚼麻舌。

性味归经 味苦，性寒，有毒。归肺、肾、大肠经。

功能与主治 逐水消肿，通利二便，解毒散结。主治水肿胀满，二便不通，疮癣，瘰疬，疮毒。

用法用量 内服：煎汤，3～6克。外用：适量，捣敷。

注意事项 有毒。孕妇、脾虚水肿者忌服。

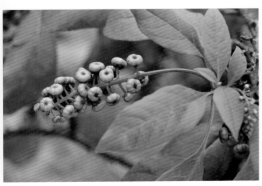

甘遂

别名 主田、化骨丹、猫儿眼。

来源 为大戟科植物甘遂 *Euphorbia kansui* T. N. Liou ex T. P. Wang 的块根。

原植物 多年生草本，高 25～40cm。全株含白色乳汁。根细长，弯曲，中段及末端常有串珠状、指状或长椭圆状块根，外表棕褐色。茎常从基部分枝，下部带紫红色，上部淡绿色。叶互生；无柄；叶片线状披针形或狭披针形，先端钝，基部楔形，全缘。杯状聚伞花序顶生，伞梗5～9，基部轮生叶长圆形或狭卵形；每伞梗常再次分叉，细弱，长2～4cm；苞叶1对，三角状卵形，全缘；总苞陀螺形，先端4裂，裂片卵状三角形，边缘具白毛，腺体4，新月形，黄色，两端有角，生于裂片之间的外缘；雄花8～13，每花具雄蕊1；雌花1，位于雄花中央，花柱3，分离，柱头2裂。蒴果近球形，无毛，灰褐色，长约2mm，花期4～6月，果期6～8月。多生于草坡、农田地埂、路旁等处。分布于河北、山西、陕西、甘肃、河南、四川等地。

采收加工 春季开花前或秋末茎叶枯萎后采挖，撞去外皮，晒干。

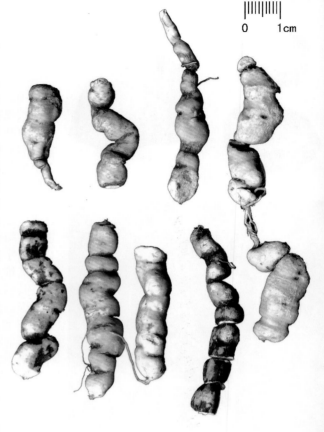

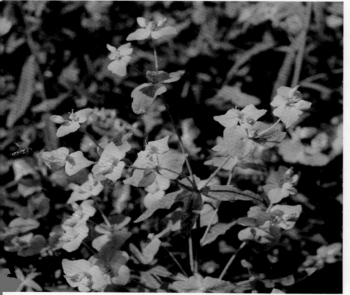

药材性状 根椭圆形、长圆柱形或连珠形。除去栓皮者表面类白色或黄白色，凹陷处有棕色栓皮残留；未去棕红色栓皮者，有明显纵槽纹和少数横长皮孔。质脆，易折断，断面粉性，皮部类白色，木部淡黄色，有放射状纹理。气微，味微甘、辛，有刺激性。

性味归经 味苦，性寒，有毒。归肺、肾、大肠经。

功能与主治 泻水逐饮。主治水肿胀满，胸腹积水，痰饮积聚，气逆喘咳，二便不利。

用法用量 内服：炮制后入丸、散，0.5～1克。外用：适量，研末调敷。

注意事项 有毒。孕妇，气虚、阴伤、脾胃衰弱者忌服。

芫花

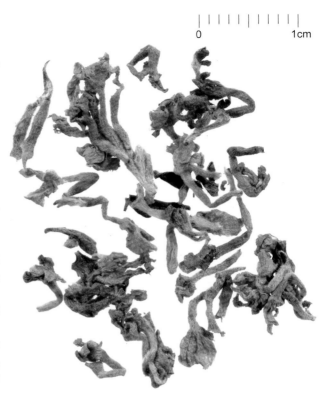

别名 去水、杜芫、头痛花。

来源 为瑞香科植物芫花 *Daphne genkwa* Sieb. et Zucc. 的花蕾。

原植物 直立落叶灌木，高达1m。根长者可达10cm，主根有分歧，外表黄棕色或黄褐色；根皮富韧性。茎暗棕色；枝细长，褐紫色，幼时密生绢状短柔毛。叶对生，间或互生；有短柄，被短柔毛，叶片椭圆形至长椭圆形，稍带革质。花淡紫色，腋生，先叶开放，通常3～7朵生叶腋间短梗上，以枝端为多；花两性，无花瓣；花被管细长，密被绢状短柔毛，先端4裂，裂片卵形；雄蕊8，2轮，着生于花被管上，不具花丝；雌蕊1，子房上位，1室，花柱极短，柱头头状。核果革质，白色。种子1颗，黑色。花期3～4月，果期5月。生于路旁、山坡或栽培于庭园。分布于我国华东及河北、陕西、河南、湖北、湖南、四川、贵州等地。

采收加工 春季花未开放前采摘，拣去杂质，晒干或烘干。

药材性状 花蕾呈棒槌状，稍压扁，多数弯曲，长1～1.7cm，直径约1.5mm；常3～7朵簇生于一短柄上，基部有1～2片密被黄色绒毛的苞片。花被筒表面淡紫色或灰绿色，密被白色短柔毛，先端4裂，裂片卵形。质软。气微，味微辛。以花淡紫色或灰紫色、无杂质者为佳。

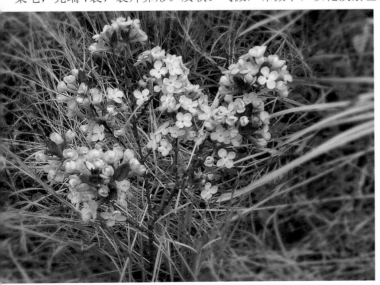

性味归经 味辛、苦，性温，有毒。归肺、脾、肾经。

功能与主治 泻水逐饮，祛痰止咳，解毒杀虫。主治水肿，臌胀，痰饮胸水，喘咳，痈疖疮癣。

用法用量 内服：煎汤，1.5～3克。外用：适量，研末调敷或煎水洗。

注意事项 有毒。孕妇、体质虚弱者禁服。不宜与甘草同用。

乌桕

别名 乌桕木根白皮、卷根白皮、卷子根。

来源 为戟科植物乌桕Sapium sebiferum (L.) Roxb. 的根皮或树皮。

原植物 落叶乔木，高达15m，具乳汁。树皮暗灰色，有纵裂纹。叶互生；叶柄顶端有2腺体；叶片纸质，菱形至宽菱状卵形。穗状花序顶生；花单性，雌雄同序，无花瓣及花盘；最初全为雄花，随后有1～4朵雌花生于花序基部；雄花小，10～15朵簇生一苞片腋内，苞片菱状卵形，先端渐尖，近基部两侧各有1枚腺体，萼杯状，雄蕊2，稀3，花丝分裂；雌花具梗，着生处两侧各有近肾形腺体1，苞片3，菱状卵形，花萼3深裂，子房光滑，3室，花柱基部合生，柱头外卷。蒴果椭圆状球形，成熟时褐色，室背开裂为3瓣，每瓣有种子1颗；种子近球形，黑色，外被白蜡。花期4～7月，果期10～12月。野生或栽培。分布于我国华东、中南、西南及台湾。

采收加工 全年均可采，将皮剥下，除去栓皮，晒干。

药材性状 为不规则片状。外表面浅黄棕色，有细纵皱纹，栓皮薄，易剥落；内表面黄白色或浅黄棕色，具细密纵直纹理；切面显纤维性。质硬而韧。气微，味微苦、涩。贮干燥容器内，置通风干燥处。

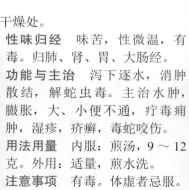

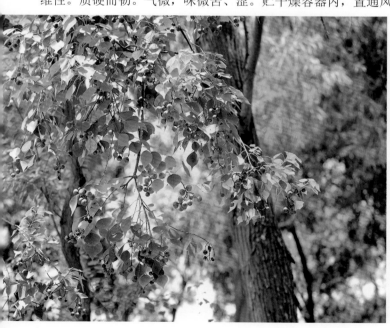

性味归经 味苦，性微温，有毒。归肺、肾、胃、大肠经。

功能与主治 泻下逐水，消肿散结，解蛇虫毒。主治水肿，臌胀，大、小便不通，疔毒痈肿，湿疹，疥癣，毒蛇咬伤。

用法用量 内服：煎汤，9～12克。外用：适量，煎水洗。

注意事项 有毒。体虚者忌服。

藤商陆

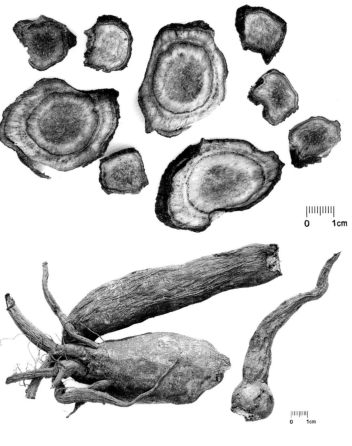

别名 七爪龙、苦瓜头、山水瓜、野商陆。

来源 为旋花科植物七爪龙 *Ipomoea digitata* L. 的块根或叶。

原植物 多年生大型缠绕草本。具粗壮而稍肉质的根。茎圆柱形，有细棱，无毛。单叶互生；叶柄无毛；叶片掌状5～7裂，裂至中部以下，裂片披针形或椭圆形、全缘或不规则波状，两面无毛或叶面沿中脉疏被短柔毛。聚伞花序腋生，花序梗通常比叶长，具少花至多花；苞片早落；萼片5，不等长；花冠淡红色或紫红色；漏斗状，花冠管圆筒状，基部变狭，冠檐开展；雄蕊5，花丝基部被毛；子房无毛。蒴果卵球形，4瓣裂。种子4颗，黑褐色，基部被长绢毛，易脱落。花果期夏、秋季。生于海滩边矮林、山地疏林或溪边灌丛中。分布于台湾、广东、海南、广西、云南。

采收加工 全年可采，根挖出后，洗净，切片，晒干；叶多鲜用。

药材性状 根圆柱形或圆锥形，表面淡黄色。饮片为干燥根横切或纵切成不规则的圆片或块片。横切片直径2～6cm，外皮灰黄色或灰棕色；切面类白色或黄白色，具多数同心环状突起。纵切片长4.5～10cm，宽1.5～3cm，表面凸凹不平，木质部呈多数突起的纵条纹。质坚。气微，味苦，有毒。

性味归经 味苦，性寒，有毒。归心、肝经。

功能与主治 逐水消肿，解毒散结。主治水肿腹胀，痈肿疮毒，瘰疬。

用法用量 内服：煎汤，3～6克。外用：适量，捣敷。

注意事项 有毒。孕妇及体虚者忌服。

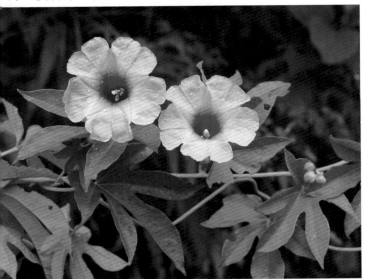

四、祛风湿药

（一）祛风寒湿药

威灵仙

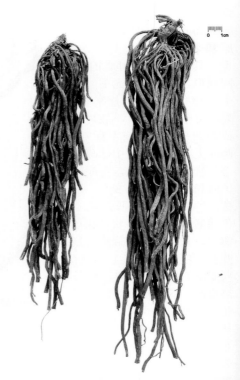

别名 青风藤、白钱草、九里火。

来源 为毛茛科植物威灵仙 *Clematis chinensis* Osbeck. 的根及根茎。

原植物 木质藤本，长3～10m。干后全株变黑色。茎近无毛。叶对生，一回羽状复叶，小叶3～7；小叶片纸质，由窄卵形至线状披针形，先端锐尖或渐尖，基部圆形、宽楔形或浅心形，全缘。圆锥状聚伞花序，多花，腋生或顶生；花两性；萼片长圆形，白色，外面边缘密生绒毛，或中间有短柔毛；花瓣无；雄蕊多数，不等长，无毛；心皮多数，有柔毛。瘦果扁卵形，疏生紧贴的柔毛。宿存花柱羽毛状。花、果期6～11月。生于山坡、灌木丛中、路旁草丛中。分布于陕西、安徽、江西、福建、河南、湖南、广西、四川、云南。

采收加工 秋季挖出，去净茎叶，洗净泥土，晒干，或切成段后晒干。

药材性状 根茎横长，呈圆柱状，长1.5～10cm，直径0.3～1.5cm，两侧及下方着生多数细根；表面淡棕黄色至棕褐色，皮部常脱裂而呈纤维状，节隆起，顶端常残留水质茎基；质较坚韧，断面纤维性。根长圆柱形，稍扭曲，长7～20cm；表面棕褐色或黑褐色，有细纵纹；质硬脆，易折断，断面皮部较宽，与木部间常有裂隙。气微，味微苦。以条均匀、质坚硬、断面色灰白者为佳。

性味归经 味辛、咸、微苦，性温，小毒。归膀胱、肝经。

功能与主治 祛风除湿，通络止痛。主治风湿痹痛，肢体麻木，筋脉拘挛，屈伸不利，脚气肿痛，疟疾，骨鲠咽喉。并治痰饮积聚。

用法用量 内服：煎汤，6～9克；或浸酒。外用：适量，捣敷或煎水熏洗。

注意事项 气血亏虚者、孕妇慎服。

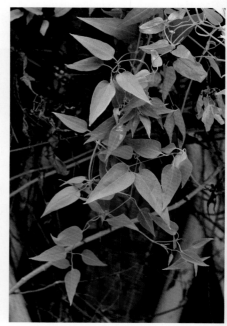

徐长卿

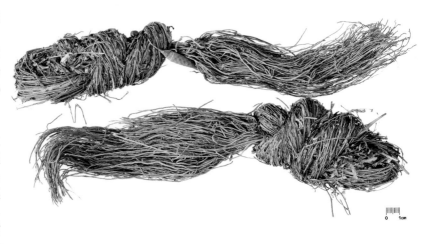

别名 尖刀儿苗、蜈蚣草、对月莲。

来源 为萝藦科植物徐长卿 *Cynanchum pani-culatum* (Bunge) Kitag. 的根及根茎，或带根全草。

原植物 多年生直立草本，高达1m。根细，呈须状，形如马尾，具特殊香气。茎细而刚直，不分枝，无毛或被微毛。叶对生，无柄；叶片披针形至线形，两面无毛或上面具疏柔毛，叶缘稍反卷，有睫毛，上面深绿色，下面淡绿色。圆锥聚伞花序，生于顶端叶腋；花萼裂片卵状披针形；花冠黄绿色，裂片广卵形；副花冠黄色，肉质，肾形；雄蕊5，相连成筒状；雌蕊子房上位，由2枚离生心皮组成。蓇葖果呈角状，单生。种子多数，卵形而扁，暗褐色。花期5～7月，果期9～12月。生于阳坡草丛中。分布于东北、长江以南及内蒙古、陕西、甘肃。

采收加工 夏、秋季采收。根茎及根，洗净晒干；全草晒至半干，扎把阴干。

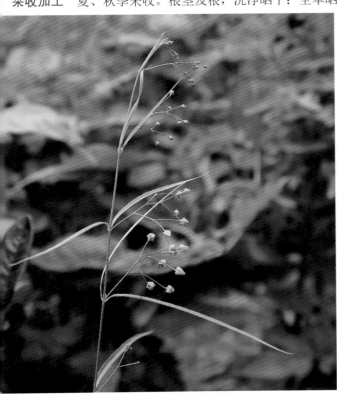

药材性状 根茎呈不规则柱状，有盘节，长0.5～3.5cm，直径2～4mm。根簇生于根茎节处，圆柱形，细长而弯曲，长10～16cm；表面淡黄棕色至淡棕色，具微细纵皱纹，并有纤细须根；质脆，易折断，断面粉性，皮部类白色或黄白色，形成层环淡棕色，木部细小。气香，味微辛、凉。

性味归经 味辛，性温。归肝、胃经。

功能与主治 祛风除湿，行气活血，去痛止痒，解毒消肿。主治风湿痹痛，腰痛，脘腹疼痛，牙痛，跌仆伤痛，小便不利，泄泻，痢疾，湿疹，荨麻疹，毒蛇咬伤。

用法用量 内服：煎汤，3～9克；或浸酒。

注意事项 宜后下。

木瓜

别名 木瓜实、铁脚梨、秋木瓜、酸木瓜、海棠。

来源 为蔷薇科植物皱皮木瓜 *Chaenomeles speciosa* (Sweet) Nakai 的果实。

原植物 落叶灌木，高约2m。枝条直立开展，有刺；小枝圆柱形，微屈曲，无毛，紫褐色或黑褐色，有疏生浅褐色皮孔。叶片卵形至椭圆形，稀长椭圆形，边缘有尖锐锯齿；托叶大型，草质，肾形或半圆形，边缘有尖锐重锯齿，无毛。花先叶开放，3～5朵簇生于二年生枝上；花梗短粗；萼筒钟状，外面无毛；萼片直立，先端圆钝，全缘或有波状齿；花瓣倒卵形或近圆形，基部延伸成短爪，猩红色，稀淡红色或白色；雄蕊45～50，长约花瓣之半；花柱5，无毛或稍有毛，柱头头状，约与雄蕊等长。果实球形或卵球形，黄色或带黄绿色，有稀疏不明显斑点，味芳香。花期3～5月，果期9～10月。栽培或野生。分布于我国华东、华中及西南各地。

采收加工 7～8月上旬，木瓜外皮呈青黄色时采收，用铜刀切成两瓣，不去籽。薄摊放在竹帘上晒，先仰晒几日至颜色变红时，再翻晒至全干。

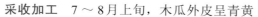

药材性状 果实多呈纵剖成对半的长圆形，长4～9cm，宽2～5cm，厚1～2.5cm。外表面紫红色或红棕色，有不规则的深皱纹；剖面边缘向内卷曲，果肉红棕色，中心部分凹陷，棕黄色。种子扁长三角形，多脱落，质坚硬。气微清香，味酸。

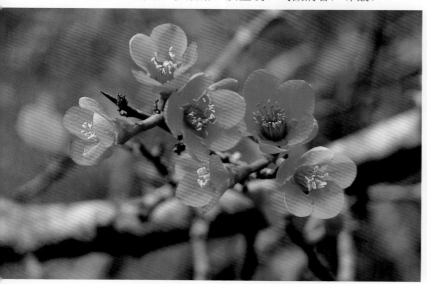

性味归经 味酸，性温。归肝、脾、胃经。

功能与主治 舒筋活络，和胃化湿。主治风湿痹痛，肢体酸重，筋脉拘挛，吐泻转筋，脚气水肿。

用法用量 内服：煎汤，5～9克。外用：煎水熏洗。

注意事项 精血虚、真阴不足者不用。不宜多食，损齿及骨。

川乌

别名 乌头、毒公、即子。

来源 为毛茛科植物乌头 *Aconitum carmi-chaeli* Debx.（栽培品）的母根。

原植物 多年生草本，高 60～150cm。块根倒圆锥形。叶互生；叶与花疏被短柔毛；茎下部叶在开花时枯萎，中部叶有长柄；叶片五角形，3裂几达基部，中央全裂片宽菱形、近羽状分裂。二回羽裂片2对，斜三角形，具牙齿或全缘；侧全裂片不等2深裂，各裂片边缘有粗齿或缺刻。总状花序顶生；下部苞片3裂，上部苞片披针形；花两性，两侧对称；萼片花瓣状，上萼片高盔形，侧萼片蓝紫色；花瓣通常拳卷，无毛；雄蕊多数。种子多数，三棱形，两面密生横膜翅。花、果期8～10月。生于山地草坡或灌木丛中。分布于全国大部分地区。主要栽培于四川。

采收加工 6月下旬至8月上旬采挖，除去地上部分茎叶，摘下子根（附子）。取母根（川乌头），去净须根、泥沙，晒干。

药材性状 为不规则圆锥形，稍弯曲，顶端常有残茎，中部多向一侧膨大。表面棕褐色或灰棕色，皱缩，有小瘤状侧根及子根痕。质坚实，断面类白色或浅灰黄色，形成层环多角形。气微，味辛辣、麻舌。以饱满、质坚实、断面色白者为佳。

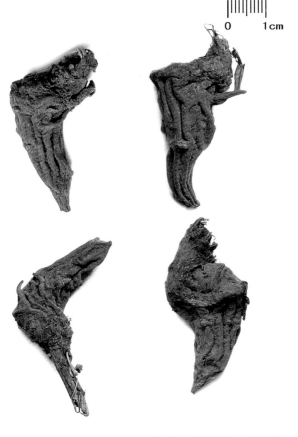

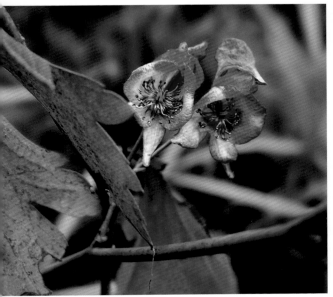

性味归经 味辛，苦，性热，大毒。归心、肝、脾、肾经。

功能与主治 祛风除湿，温经，散寒止痛。主治风寒湿痹，关节疼痛，肢体麻木，半身不遂，头风头痛，心腹冷痛，寒疝作痛，跌打瘀痛，阴疽肿毒。并可用于麻醉止痛。

用法用量 内服：煎汤，3～9克。内服必须炮制后再用；汤剂先煎1～2h，以减低其毒性。外用：适量，调敷。

注意事项 孕妇及阴虚阳盛、热证疼痛者禁服。反半夏、瓜楼、天花粉、白蔹、白及、川贝母、浙贝母。酒浸服，容易导致中毒，应慎服。

草乌

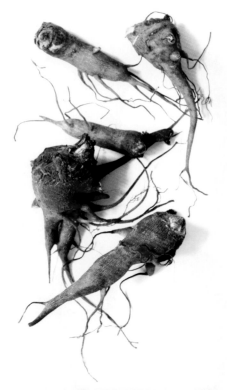

别名 草乌头、毒公、竹节乌头、五毒根。

来源 毛茛科植物北乌头 *Aconitum kusnezoffii* Reichb. 的干燥块根。

原植物 多年生草本，高65～150cm。块根倒圆锥形或胡萝卜形，长2.5～5cm，直径0.7～15mm，外皮黑褐色。茎直立，通常分枝。叶互生，茎下部叶在开花时枯萎；叶柄长2～12cm，无毛；叶片五角形，长6～16cm，宽8～20cm，基部心形，3全裂，中央全裂片菱形，近羽状分裂，末回裂片被针形；侧全裂片斜扇形，不等2深裂，上面疏被短曲毛，下面无毛，纸质或近革质。总状花序顶生，有9～22朵花；花序轴和花梗无毛；下部苞片3裂，上部苞片线形；下部花梗长1.8～5cm；小苞片生花梗中部或下部，线形；花两性，两侧对称；萼片5，花瓣状，上萼片盔形或高盔形，下萼片长圆形；花瓣2，瓣片宽3～4mm，唇长3～5mm，距长1～4mm，向后弯曲或近拳卷，无毛；雄蕊多数，花丝全缘或有2小齿，无毛；心皮5，无毛。蓇葖果长8～20mm。种子多数。扁椭圆球形，长约2.5mm，沿棱有狭翅，只在一面有横膜翅。花期8～9月，果期9～10月。生于山地、丘陵、草坡或疏林、草甸上。分布于东北、华北。

采收加工 秋季茎叶枯萎时采挖，除去须根和泥沙，干燥。

药材性状 本品呈不规则长圆锥形，略弯曲，长2～7cm，直径0.6～1.8cm。顶端常有残茎和少数不定根残基，有的顶端一侧有一枯萎的芽，一侧有一圆形或扁圆形不定根残基。表面灰褐色或黑棕褐色，皱缩，有纵皱纹、点状须根痕及数个瘤状侧根。质硬，断面灰白色或暗灰色，有裂隙，形成层环纹多角形或类圆形，髓部较大或中空。气微，味辛辣、麻舌。

性味归经 辛、苦，热；有大毒。归心、肝、肾、脾经。

功能与主治 祛风除湿，温经止痛。主治风寒湿痹，关节疼痛，心腹冷痛，寒疝作痛及麻醉止痛。

用法用量 内服须炮制后用。入汤剂应先煎1～2h，以减低毒性。

注意事项 酒剂，酒煎服，易致中毒。应慎用。内服过量可致中毒。生品内服宜慎。孕妇禁用；不宜与半夏、瓜蒌、瓜蒌子、瓜蒌皮、天花粉、川贝母、浙贝母、平贝母、伊贝母、湖北贝母、白蔹、白及同用。

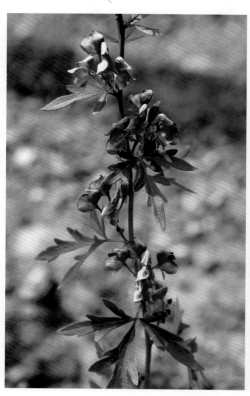

马钱子

别名 番木鳖、火失刻把都、苦实。

来源 为马钱科植物马钱 *Strychnos nux-vomica* L. 的种子。

原植物 乔木，高 10～13m。树皮灰色，具皮孔，枝光滑。单叶对生；叶片革质，广卵形，先端急尖或微凹，基部广楔形或圆形，全缘，光滑；叶腋有短卷须。圆锥状聚伞花序腋生，被短柔毛；总苞片及小苞片均小；花白色；花萼绿色，密被短柔毛；花冠筒状，先端 5 裂，裂片卵形；雄蕊着生于花冠管喉部。雌蕊柱头头状；子房卵形。浆果球形，幼时绿色，熟时橙色，表面光滑。种子 1～4 颗，圆盘形，表面灰黄色，密被银色绒毛。花期春、夏季，果期 8 月至翌年 1 月。生于热带、亚热带地区的深山老林中。台湾、广东、海南、云南等地亦有栽培。

采收加工 秋、冬季果实成熟时摘下，取出种子，洗净附着的果肉，晒干。

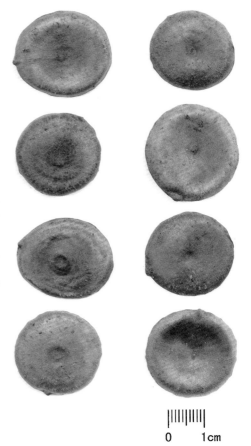

0   1cm

药材性状 种子圆盘形，纽扣状，直径 1～3cm，厚 3～6mm，边缘微隆起，常一面凹下，另一面稍突出。表面灰棕色或灰绿色，密生匍匐的银色毛，有丝状光泽，由中央向四周射出。边缘有一条隆起脊线，并有一小型突起的珠孔。质坚硬，难破碎。气微，味极苦，剧毒。

性味归经 味苦，性寒，大毒。归肝、脾经。

功能与主治 通络，强筋，散结，止痛，消肿，解毒。主治风湿痹痛，肌肤麻木，肢体瘫痪，跌打损伤，骨折肿痛，痈疽疮毒，喉痹，牙痛，疬风，顽癣，恶性肿瘤。

用法用量 内服：炮制后入丸、散，每次 0.2～0.6 克。外用：适量，研末撒，浸水，醋磨涂敷。

注意事项 大毒，内服必须炮制。不宜多服久服；孕妇禁用。

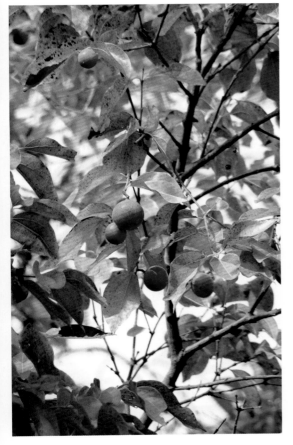

路路通

别名 枫实、九空子、枫果。

来源 为金缕梅科植物枫香树 *Liquidambar formosana* Hance 的果序。

原植物 落叶乔木，高20～40m。树皮灰褐色，方块状剥落。叶互生；托叶线形，早落；叶片心形，常3裂，幼时及萌发枝上的叶多为掌状5裂，裂片卵状三角形或卵形。先端尾状渐尖，基部心形，边缘有细锯齿，齿尖有腺状突。花单性，雌雄同株，无花被；雄花淡黄绿色，成柔荑花序再排成总状，生于枝顶；雄蕊多数，花丝不等长；雌花排成圆球形的头状花序；萼齿5，钻形；子房半下位，2室，花柱2，柱头弯曲。头状果序圆球形，表面有刺，蒴果有宿存花萼和花柱，两瓣裂开，每瓣2浅裂。种子多数，细小，扁平。花期3～4月，果期9～10月。生于山地常绿阔叶林中。分布于秦岭及淮河以南各地。

采收加工 选择生长20年以上的粗壮大树，于7～8月间凿开树皮，从树根起每隔15～20cm交错凿开一洞。到11月至翌年3月采收流出的树脂，晒干或自然干燥。

药材性状 呈不规则块状，或呈类圆形颗粒状，大小不等，直径多在0.5～1cm之间，少数可达3cm。表面淡黄色至黄棕色，半透明或不透明。质脆易碎，破碎面具玻璃样光泽。气清香，燃烧时香气更浓，味淡。

性味归经 味辛、苦，性平。归脾、肺、肝经。

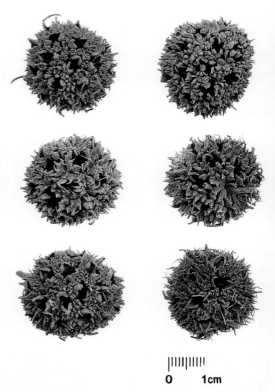

|||||||||||
0　　　1cm

功能与主治 祛风活血，解毒止痛，止血，生肌。主治痈疽，疮疹，瘰疬，齿痛，痹痛，瘫痪，吐血，衄血，咯血，外伤出血，皮肤皲裂。

用法用量 内服：煎汤；3～10克；或煅存性研末服。外用：适量，研末敷。

注意事项 孕妇及阴虚内热、虚寒血崩、经水过多者忌服。

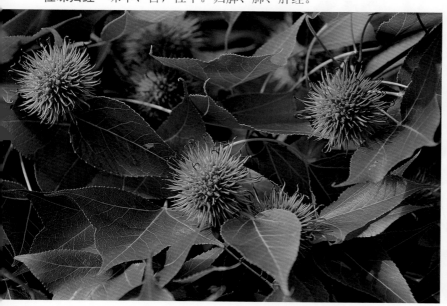

松香

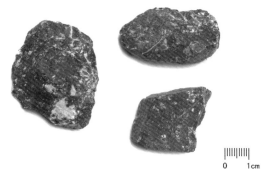

别名 松脂、松膏、沥青。

来源 为松科植物马尾松 *Pinus massoniana* lamb. 植物中渗出的油树脂经蒸馏或提取除去挥发油后所余固体树脂。

采收加工 以在30～35℃采收为宜。即长江以南在5～10月采收，华北及东北在6～9月采收。选直径20～50cm的松树，在距地面2m高的树干处割口。在割口前先刮去粗皮，刮长度50～60cm，宽25～40cm；在刮面中央开割长35～50cm、宽1～1.3cm，深入木质部1～1.2cm的中沟，中沟基部装一收脂器，再自中沟开割另一对侧沟。

药材性状 为不规则半透明块状，大小不一。表面淡黄色，似琥珀，常有一层黄白色霜粉。常温时质坚而脆，易碎，断面光亮而透明，似玻璃状。具有松节油香气，味苦。加热则软化或熔化，燃烧时产生棕色浓烟。

性味归经 味苦、甘，性温。归肝、脾经。

功能与主治 祛风燥湿，排脓拔毒，生肌止痛。主治痈疽恶疮，瘰疬，疥癣，白秃，疬风，痹症，金疮，扭伤，妇女白带，血栓闭塞性脉管炎。

用法用量 内服：煎汤，3～5克；或浸酒服。外用：适量，研末干掺；或调敷。

注意事项 血虚、内热实火者禁服。不可久服。未经严格炮制者不可服。

蚕沙

别名 原蚕屎、原蚕沙、马鸣肝。

来源 为蚕蛾科动物家蚕蛾 *Bombyx mori* L. 幼虫的干燥粪便。

采收加工 夏季收集二眠至三眠时排出的粪便，除去杂质，晒干。

药材性状 蚕沙呈颗粒状六棱形，长2～5mm，直径1.5～3mm。表面灰黑色或黑绿色，粗糙，有6条明显的纵沟及横向浅沟纹。气微，味淡。以粒大、色黑、无杂质者为佳。

性味归经 味甘、辛，性温。归肝、脾、胃经。

功能与主治 祛风除湿，和胃化浊，活血通经。主治风湿痹痛，肢体不遂，风疹瘙痒，吐泻转筋，闭经，崩漏。

用法用量 内服：煎汤，10～15克，纱布包煎。外用：适量，炒热熨或研末调敷。

注意事项 血不养筋、手足不遂者禁服。

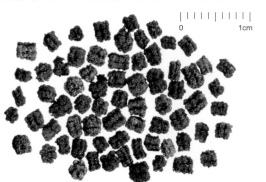

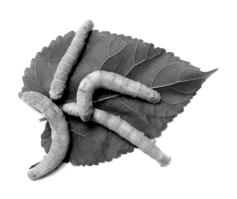

伸筋草

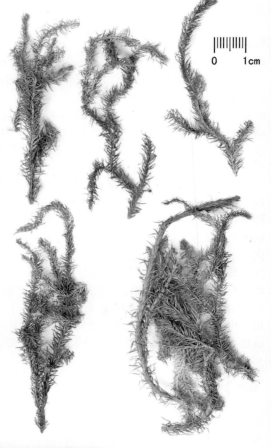

别名　宽筋藤、火炭葛、铺筋散、狮子草、金腰带、铺地蜈蚣。

来源　为石松科植物灯笼草 *Palhinhaea cernua* (L.) Franco et Vasc. 的干燥全草。

原植物　主茎直立，高达40cm，直径约2mm，草质，上部多分枝，绿色，侧枝平伸，多回不等二叉状分枝。叶密生，螺旋状排列，条状钻形，基部下延贴生于小枝上，先端略向上内弯，顶端刺芒状，全缘，质薄而软。孢子囊穗小，圆柱形，单生于小枝顶端，成熟时下垂；孢子叶卵状菱形，先端尾状，边缘有流苏状不规则钝齿。孢子囊生于孢子叶腋，圆肾形，淡黄色。多生于低山的酸性土壤，如草地、阔叶林边及马尾松林中。分布于长江以南各地。

采收加工　夏季采收，连根拔起，去净泥土，晒干。

药材性状　上部多分枝，长30～50cm，或已折成短段，直径1～2mm，表面黄色或黄绿色。叶密生，条状钻形，长2～3mm，黄绿色或浅绿色，全缘，常向上弯曲，质薄，易碎。枝顶常有孢子囊穗，矩圆形或圆柱形，长5～15mm，无柄，常下垂。气微，味淡。

性味归经　味苦、辛，性平。归肝、脾、肾经。

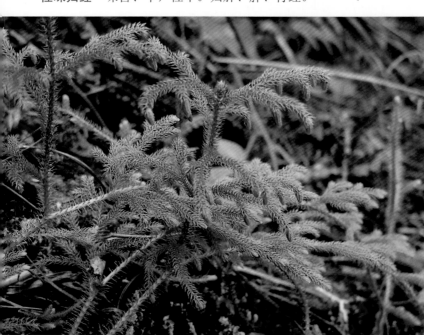

功能与主治　祛风除湿，舒筋活血，止咳，解毒。主治风寒湿痹，关节酸痛，皮肤麻木，四肢软弱，黄疸，咳嗽，跌打损伤，疮疡，疱疹，烫伤。

用法用量　内服：煎汤，9～15克。外用：适量，捣敷。

注意事项　孕妇及出血过多者忌服。

独活

别名 胡王使者、长生草、肉独活、香独活、山大活。

来源 为伞形科植物重齿毛当归 *Angelica pubescens* Maxim. f. *biserrata* Shan et Yuan 的干燥根。

原植物 多年生高大草本。根类圆柱形，棕褐色，具特殊香气。茎高 1 ~ 2m，粗至 1.5cm，中空。通常带紫色，光滑或稍有浅纵沟纹。叶二回三出式羽状全裂，宽卵形；茎生叶叶柄长达 30 ~ 50cm，基部膨大成长管状、半抱茎的厚膜质叶鞘；末回裂片膜质，卵圆形至长椭圆形，顶端渐尖，基部楔形，边缘具不整齐的尖锯齿或重锯齿，齿端具内曲的短尖头，顶生的末回裂片多 3 深裂，基部常沿叶轴下延成翅状，侧生的有短柄或无柄，两面沿叶脉及边缘具短柔毛；序托叶简化成囊状膨大的叶鞘。复伞形花序顶生和侧生，花序梗密被短糙毛；伞辐 10 ~ 25，密被短糙毛；伞形花序具花 17 ~ 28 朵；花瓣倒卵形，顶端内凹。果实椭圆形，侧翅与果体等宽或略狭，背棱线形，隆起。花期 8 ~ 9 月，果期 9 ~ 10 月。生长于阴湿山坡、林下草丛中或稀疏灌丛间。分布于安徽、浙江、江西、湖北、四川等地。

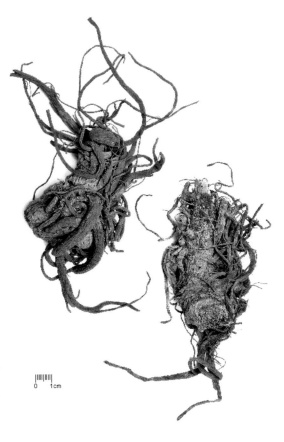

采收加工 春初苗刚发芽或秋末茎叶枯萎时采挖，除去须根和泥沙，烘至半干，堆置 2 ~ 3 天，发软后再烘至全干。

药材性状 本品根稍呈圆柱形，下部 2 ~ 3 分枝或更多。根头部膨大，圆锥状，多横皱纹，顶端具茎、叶的残基或凹陷。表面灰褐色或棕褐色，有纵皱纹，具横长皮孔样突起及稍突起的细根痕。质较硬，受潮则变软，断面皮部灰白色，具多数散在的棕色油室，木部灰黄色至黄棕色，形成层环棕色。具特异香气，味苦、辛、微麻舌。

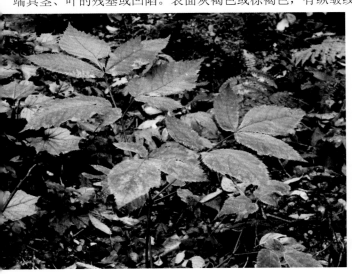

性味归经 味辛、苦，性微温。归肾、膀胱经。

功能与主治 祛风除湿，通痹止痛。主治风寒湿痹，腰膝疼痛，少阴伏风头痛，风寒挟湿头痛。

用法用量 内服：煎汤，3 ~ 10 克；或浸酒。外用：适量，煎汤洗。

注意事项 阴虚血燥者慎服。

乌梢蛇

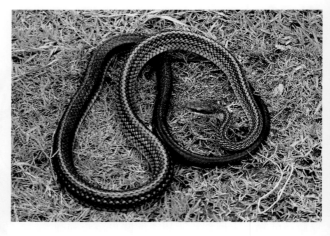

别名 乌蛇、剑脊乌梢、黑花蛇、乌峰蛇、黑乌梢、三棱子。

来源 为游蛇科动物乌梢蛇 *Zaocys dhumnades* (Cantor) 的干燥体。

采收加工 多于夏、秋二季捕捉，剖开腹部或先剥皮留头尾，除去内脏，盘成圆盘状，干燥。

药材性状 本品呈圆盘状，盘径约16cm。表面黑褐色或绿黑色，密被菱形鳞片；背鳞行数成对，背中央2～4行鳞片强烈起棱，形成两条纵贯全体的黑线。头盘在中间，扁圆形，眼大而下凹陷，具光泽。脊部高耸成屋脊状。腹部剖开边缘向内卷曲，脊肌肉厚，黄白色或淡棕色，可看到排列整齐的肋骨。尾部渐细而长，尾下鳞双行。剥皮者仅留头尾之皮鳞，中段较光滑。气腥，味淡。

性味归经 味甘，性平。归肝经。

功能与主治 祛风，通络，止痉。主治风湿顽痹，麻木拘挛，中风口眼歪斜，半身不遂，抽搐痉挛，破伤风，麻风，疥癣。

用法用量 内服：煎汤，6～12克。

注意事项 血虚生风者慎服。

蛇蜕

别名 龙皮、蛇筋、龙退、长虫皮、蛇皮、蛇壳。

来源 为游蛇科动物黑眉锦蛇 *Elaphe taeniura* Cope、锦蛇 *Elaphe carinata* (Guenther) 或乌梢蛇 *Zaocys dhumnades* (Cantor) 等蜕下的干燥表皮膜。

采收加工 春末夏初或冬初收集，除去泥沙，干燥。

药材性状 本品呈圆筒形，多压扁、皱缩，完整者形似蛇，长可达1m以上。背部银灰色或淡

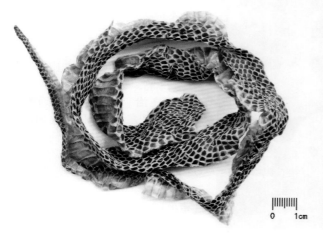

灰棕色，有光泽，具菱形或椭圆形鳞迹，鳞迹衔接处呈白色，稍皱或凹下；腹部乳白色或略显黄色，鳞迹长方形，呈覆瓦状排列。体轻，质微韧，手捏具有润滑感或弹性，轻轻搓揉，沙沙作响。气微腥，味淡或微咸。

性味归经 味咸、甘，性平。归肝经。

功能与主治 祛风，定惊，退翳，解毒。主治小儿惊风，抽搐痉挛，翳障，喉痹，疔肿，皮肤瘙痒。

用法用量 内服：煎汤，3～5克；研末，每次1.5～3克。外用：适量，煎汤洗；或研末撒或调敷。

注意事项 孕妇禁服。

闹羊花

别名 羊踯躅花、一杯倒、石棠花、黄杜鹃花、羊不食草。

来源 为杜鹃花科植物羊踯躅 *Rhododendron molle* G.Don 的干燥花。

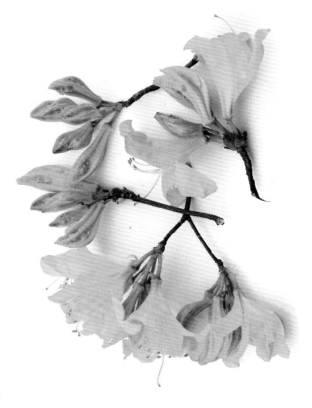

原植物 落叶灌木，高 1～2m。老枝光滑，无毛，褐色，幼枝具短柔毛及刚毛。单叶互生；叶柄长 2～6mm；叶片纸质，常簇生于枝顶，椭圆形至椭圆状倒披针形，顶端钝，有短尖，基部楔形。边缘具睫毛，两面密被灰白色柔毛。花多数排列成短总状伞形花序，顶生，先于叶开放或与叶同时开放；花萼小，5 裂，半圆形，宿存，被稀疏细毛；花冠宽钟状，金黄色，先端 5 裂，裂片椭圆形至卵形，上面 1 片较大，具淡绿色斑点；雄蕊 5，与花冠等长或稍伸出花冠外，花药孔裂；雌蕊 1，子房上位，5 室，外被灰色长毛，花柱细长，无毛，比雄蕊长，柱头头状。蒴果长椭圆形，长达 2.5cm，熟时深褐色，有细柔毛和疏刚毛，胞间开裂。种子多数，细小，灰棕色，扁卵形，边缘具薄膜翅。花期 4～5 月，果期 6～8 月。生长于丘陵山坡、石缝、灌丛或草丛中。分布于江苏、安徽、浙江、江西、福建、湖北、湖南、广东、广西、河南、四川、贵州等地。

采收加工 四五月花初开时采收，阴干或晒干。

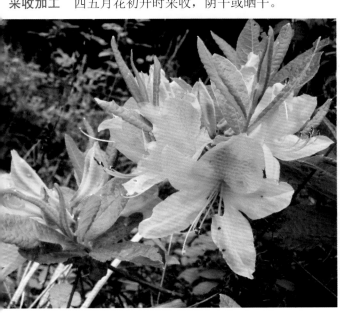

药材性状 本品数朵花簇生于一总花柄上，常脱落为单朵；灰黄色至黄褐色，皱缩。花萼 5 裂，裂片半圆形至三角形，边缘具较长的细毛；花冠钟状，筒部较长，先端卷折，5 裂，花瓣宽卵形，顶端钝或微凹；气微，味微麻。

性味归经 味辛，性温；有大毒。归肝经。

功能与主治 祛风除湿，散瘀定痛。主治风湿痹痛，偏正头痛，跌打肿痛，顽癣。

用法用量 内服：煎汤，0.3～0.6克；或浸酒。外用：适量，研末调敷或捣敷。

注意事项 大毒，不宜多服、久服。体虚者忌服。

丁公藤

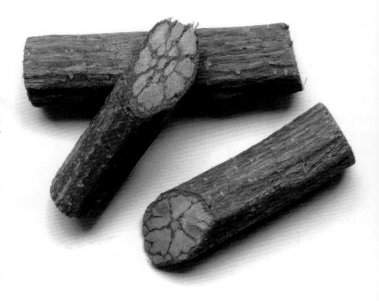

别名 包公藤、麻辣仔藤、斑鱼烈。

来源 为旋花科植物丁公藤 *Erycibe obtusifolia* Benth. 或光叶丁公藤 *Erycibe schmidtii* Craib 的干燥藤茎。

原植物 丁公藤：木质藤本，长约12m。单叶互生；叶柄长0.8～1.2cm，无毛；叶片革质，椭圆形或倒长卵形，长6.5～9cm，宽2.5～4cm，顶端钝或钝圆，基部渐狭成楔形，两面无毛；侧脉4～5对，到边缘以内网结上举。聚伞花序腋生和顶生，腋生的花少数至多数，顶生的排列成总状，花序轴和花梗被淡褐色柔毛；花萼球形，萼片5，近圆形，外面被淡褐色柔毛并具缘毛；花冠白色，5裂，裂片长圆形，全缘或浅波状；雄蕊5，不等长，花药顶端渐尖，花丝之间具鳞片；子房圆柱形，柱头圆锥状，贴着子房。浆果卵状椭圆形，长约1.4cm。种子1颗。花期6～8月。生长于山谷湿润密林中或路旁灌丛中，分布于广东等地。

采收加工 全年均可采收，切段或片，晒干。

药材性状 本品为斜切的段或片，直径1～10cm。外皮灰黄色、灰褐色或浅棕褐色，稍粗糙，具浅沟槽及不规则纵裂纹或龟裂纹，皮孔点状或疣状，黄白色，老的栓皮呈薄片剥落。质坚硬，不易折断，纤维较多，切面椭圆形，黄褐色或浅黄棕色，异型维管束呈花朵状或块状，木质部导管呈点状。气微，味淡。

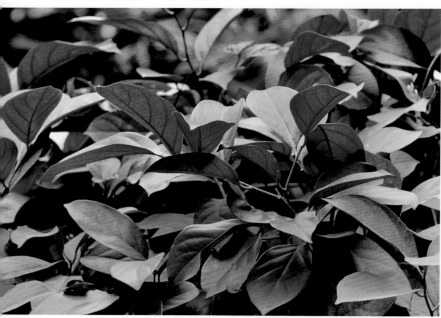

性味归经 味辛，性温；有小毒。归肝、脾、胃经。

功能与主治 祛风除湿，消肿止痛。主治风湿痹痛，半身不遂，跌扑肿痛。

用法用量 内服：煎汤，3～6克；或浸酒。外用：适量，浸酒外擦。

注意事项 有毒，孕妇忌服。

两面针

别名 入地金牛、金椒、山椒。

来源 为芸香科植物两面针 *Zanthaxylum nitidum* (Roxb.) DC. 的根。

原植物 常绿木质藤本，高1～2m。幼枝、叶轴背面和小叶两面中脉上都有钩状皮刺。奇数羽状复叶互生；叶柄较着生在叶轴最下端的小叶片短；小叶3～11，卵形至卵状长圆形，近全缘或有疏离的圆锯齿，无毛，革质而有光泽。伞房状圆锥花序，腋生，萼片4，宽卵形；花瓣4，卵状长圆形；雄花的雄蕊4，药隔先端有短的突尖体，退化心皮先端常为4叉裂；雌花的退化雄蕊极短小，心皮4。成熟心皮1～4，紫红色，干时表面皱褶。蓇葖果成熟时紫红色，有粗大腺点。种子卵圆形，黑色光亮。花期3～4月，果期9～10月。生于低丘陵地灌木丛中、路旁等向阳地。分布于浙江、福建、台湾、湖南、广东、海南、广西、四川、云南。

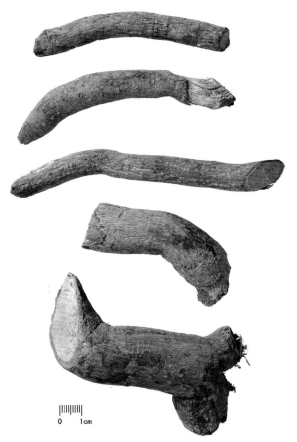

采收加工 全年均可采收，洗净，切片，晒干或鲜用。

药材性状 根圆柱形，稍弯曲。直径0.7～5cm或更粗，表面深黄棕色至浅棕色，具粗纵皱纹，有时具横向裂隙，皮孔突起，类圆形，鲜黄色或黄褐色。横断面栓皮薄，皮部浅棕色，有稍具光泽的深黄色斑点；木部灰黄色，可见同心性环纹及密集的小孔。质坚硬，气微香，味辛辣麻舌而苦。以根皮厚、味浓者为佳。

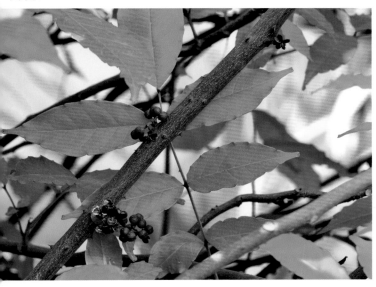

性味 味辛、苦，微温，小毒。

功能与主治 祛风通络，胜湿止痛，消肿解毒。主治风寒湿痹，筋骨疼痛，跌打骨折，疝痛，咽喉肿痛，胃痛，腹痛，牙痛，疮痈瘰疬，烫伤。

用法用量 内服：煎汤，4～9克；研末，1.5～3克；或浸酒。外用：适量，煎水洗，含漱或捣敷。

注意事项 小毒。孕妇、小儿、阴虚火亢及年老体弱者慎用。

八角枫

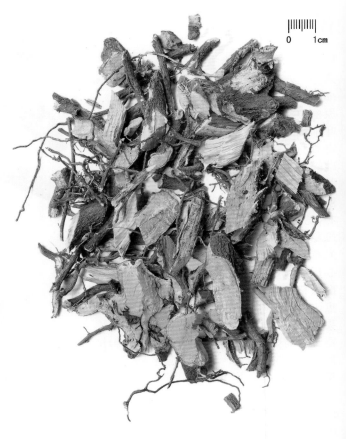

别名 木八角、白金条、白筋条。

来源 为八角枫科植物八角枫 *Alangium chinense* (Lour.) Harms 的根、须根及根皮。

原植物 落叶乔木或灌木，高 3～5m。小枝略呈"之"字形，幼枝紫绿色；冬芽锥形，生于叶柄基部内。叶互生；叶纸质，近圆形或椭圆形、卵形，稀心形，两侧不对称，不分裂或 3～9 裂，裂片短锐尖或钝尖，叶上面无毛，下面脉腋有丛状毛，基出脉 3～7，呈掌状，侧脉 3～5 对。聚伞花序腋生，有 7～50 花，小苞片线形或披针形，常早落；花冠圆筒形；花萼先端分裂为 6～8 枚齿状萼片；花瓣 6～8，线形，初白色，后变黄色，基部黏合，上部开花后反卷；雄蕊与花瓣同数而近等长；花盘近球形；子房 2 室，柱头头状，常 2～4 裂。核果卵圆形，种子 1 颗。花期 5～7 月和 9～10 月，果期 7～10 月。生于山地或疏林中。分布于我国华东、中南及陕西、甘肃、台湾、四川、贵州、西藏等地。

采收加工 全年均可采收，挖取根或须根，洗净，晒干。

饮片鉴别 为不规则的段状。根表面浅棕色，常有纵纹或剥落，须根较多，黄白色。质坚脆，断面具纤维性，淡黄色。气微，味淡。

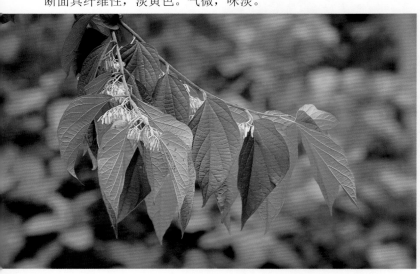

性味归经 味辛、苦，性微温，小毒。归肝、肾、心经。

功能与主治 祛风除湿，舒筋活络，散瘀止痛。主治风湿痹痛，四肢麻木，跌打损伤。

用法用量 内服：煎汤，须根 1～3 克，根 3～6 克；或浸酒。外用：适量，煎汤洗。

注意事项 小毒。孕妇、小儿及年老体弱者忌服。

青风藤

别名　大风藤、吹风散、黑防己、排风藤、青防己。

来源　本品为防己科植物青藤 *Sinomenium acutum*（Thunb.）Rehd et Wils. 的干燥藤茎。

原植物　木质大藤本，长可达20m；老茎灰色，枝圆柱状。叶革质至纸质，心状圆形至阔卵形，长6～15cm或稍过之，顶端渐尖或短尖，基部常心形，有时近截平或近圆，边全缘、有角至5～9裂，嫩叶被绒毛，老叶常两面无毛；掌状脉5条，很少7条；叶柄长5～15cm。圆锥花序长通常不超过20cm，苞片线状披针形。雄花小苞片2，紧贴花萼；萼片背面被柔毛，外轮长圆形至狭长圆形，内轮近卵形，与外轮近等长；花瓣稍肉质；雌花退化雄蕊丝状；心皮无毛。核果红色至暗紫色。花期夏季，果期秋末。生于林中。分布于长江流域及其以南各省区。

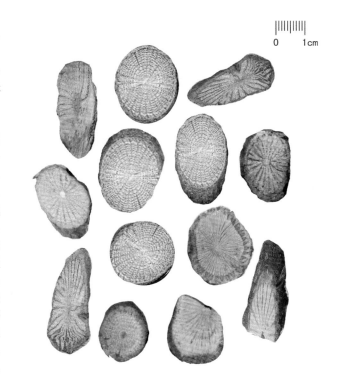

采收加工　秋末冬初采割，扎把或切长段，晒干。

药材性状　本品呈长圆柱形，常微弯曲，长20～70cm或更长，直径0.5～2cm。表面绿褐色至棕褐色，有的灰褐色，有细纵纹和皮孔。节部稍膨大，有分枝。体轻，质硬而脆，易折断。断面不平坦，灰黄色或淡灰棕色，皮部窄，木部射线呈放射状排列，髓部淡黄白色或黄棕色。气微。味苦。

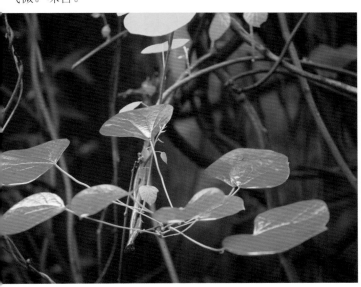

性味归经　苦、辛，平。归肝、脾经。

功能与主治　祛风湿，通经络，利小便。主治风湿痹痛，关节肿胀，麻痹瘙痒。

用法用量　内服：煎汤，6～12克。外用：煎水熏洗。

注意事项　可出现痛痒、皮疹、头昏头痛、皮肤发红、腹痛，畏寒发热、过敏性紫癜、血小板减少、白细胞减少等副反应，使用时应予注意。

樟木子

别名 樟材、香樟木、吹风散。

来源 为樟科植物樟 *Cinnamomum camphora* (L.) Presl 的种子。

原植物 常绿大乔木，可高达30m。树皮灰黄褐色，纵裂。枝、叶及木材均有樟脑气味，枝无毛。叶互生；叶片薄革质，卵形或卵状椭圆形，全缘，有时边缘呈微波状，上面绿色，有光泽，下面灰绿色，微有白粉，离基三出脉，侧脉及支脉脉腋在叶下面有明显腺窝，叶上面明显隆起，窝内常被柔毛。圆锥花序腋生，无毛，有时节上被白色或黄褐色微柔毛。花两性，绿白色或黄绿色；花梗无毛；花被筒倒锥形，花被裂片椭圆形；能育雄蕊9，花丝被短柔毛；退化雄蕊3，箭头形，柄被短柔毛；子房球形，无毛。果实

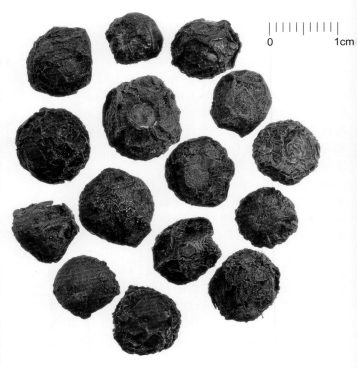

近球形或卵球形，紫黑色；果托杯状，先端平截。花期4～5月，果期8～11月。生于山坡或沟谷中，常栽培于低山平原。分布于浙江、江西、福建、台湾、湖北、湖南、广东、海南、广西、四川、云南，尤以台湾最多。

采收加工 11～12月间采收成熟果实，晒干。

药材性状 呈圆球形，直径5～8mm，棕黑色或紫黑色。表面皱缩，有光泽。基部有宿存的花被管，果皮薄，肉质，种子一粒，黑色。气极香，味辛辣。

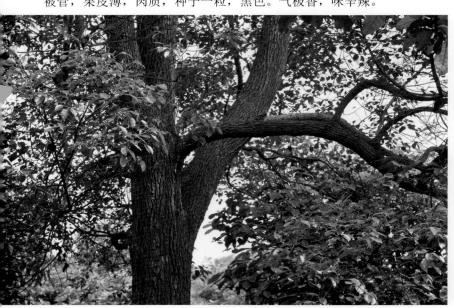

性味归经 味辛，性温。归肝、脾经。

功能与主治 祛风散寒，温中理气，活血通络。主治风寒感冒，胃寒胀痛，寒湿吐泻，风湿痹痛，脚气，跌打伤痛，疥癣风痒。

用法用量 内服：煎汤，10～15克。外用：适量，煎汤洗或研末调敷。

飞龙掌血

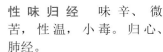

别名 三百棒、见血飞、黄椒。

来源 为芸香科植物飞龙掌血 *Toddalia asiatica* (L.) Lam. 的根或根皮。

原植物 木质蔓生藤本。枝与分枝常有向下弯曲的皮刺；老枝褐色，幼枝淡绿色或黄绿色，常被有褐锈色的短柔毛和白色圆形皮孔。三出复叶互生；小叶无柄；小叶片革质，倒卵形、倒卵状长圆形或为长圆形，边缘有细钝锯齿，两面无毛。花单性，白色至淡黄色；雄花常排成腋生的圆锥状聚伞花序；雄蕊4～5，长不及雌蕊的1/2，子房上位，近圆球形，被毛，3～5室，每室有上下叠生的胚珠2颗。核果近球形，橙黄色至朱红色。种子肾形，黑色。花期10～12月，果期12月至翌年2月。生于山林、路旁、灌丛或疏林中。分布于我国西南及陕西、浙江、福建、台湾、湖北、湖南、广东、海南、广西等地。

采收加工 全年均可采收，挖根，洗净，鲜用或切段晒干。

药材性状 根呈圆柱形，略弯曲，长约30cm。表面灰棕色至深黄棕色，粗糙，有细纵纹及稍凸起的白色类圆形或长椭圆形皮孔。栓皮易脱落。质坚硬。木部淡黄色，年轮显著。气微，味辛、苦，有辛凉感。根皮呈不规则长块状，厚5～10mm，质坚硬，横断面及纵切面均显颗粒状，黄棕色或棕褐色。

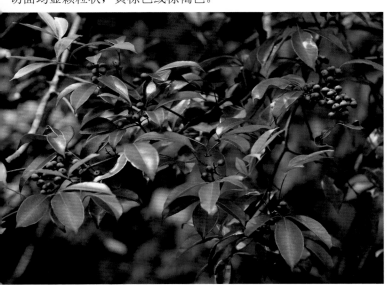

性味归经 味辛、微苦，性温，小毒。归心、肺经。

功能与主治 祛风止痛，散瘀止血，解毒消肿。主治风湿痹痛，腰痛，胃痛，痛经，经闭，跌打损伤，劳伤吐血，衄血，瘀滞崩漏，疮痈肿毒。

用法用量 内服：煎汤，9～15克；或浸酒。外用：适量，捣敷；或研末撒，或调敷。

注意事项 小毒。孕妇忌用。

白花丹

别名 照药、天槟榔、猛老虎。

来源 为白花丹科植物白花丹 *Plumbago zeylanica* L. 的全草或根。

原植物 多年生蔓生亚灌木状草本，高2～3m。茎细弱，基部木质，多分枝，有细棱，节上带红色，除具腺外，光滑无毛。单叶互生；叶柄基部扩大而抱茎；叶片纸质，卵圆形至卵状椭圆形，无毛，全缘。穗状花序顶生或腋生；苞片短于萼，边缘为干膜质；花萼管状，绿色，上部5裂，具5棱，棱间干膜质，外被腺毛，有黏性；花冠白色或白而略带蓝色，高脚碟状，管狭而长，先端5裂，扩展；雄蕊5，生于喉处；子房上位，1室，柱头5裂。蒴果膜质。花期10月至翌年3月，果期2月至翌年4月。多生于气候炎热的地区。分布于我国西南及福建、台湾、广东、广西等地。

采收加工 全年均可采，切段晒干或鲜用。

药材性状 主根呈细长圆柱形，多分枝，长可达30cm，直径约5mm，略弯曲，上端着生多数细根，表面灰褐色或棕黄色。茎圆柱形，直径4～6mm，有分枝，表面黄绿色至淡褐色，节明显，具细纵棱；质硬，易折断，断面皮部呈纤维状，淡棕黄色，中间呈颗粒状，淡黄白色，髓部白色。叶片多皱缩破碎，完整者展平后呈卵圆形或卵状椭圆形；穗状花序顶生或腋生，萼管状，花白色至淡黄色。气微，味辛辣。

性味 味辛、苦、涩，性温，有毒。

功能与主治 祛风除湿，行气活血，解毒消肿。主治风湿痹痛，心胃气痛，肝脾肿大，血瘀经闭，跌打扭伤，痈肿瘰疬，疥癣瘙痒，毒蛇咬伤。

用法用量 内服：煎汤，9～15克。外用：适量，煎水洗或捣敷。

注意事项 有毒。孕妇禁服。外敷不宜超过30分钟，有灼热感即除去。

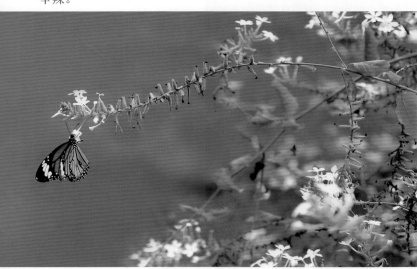

麻骨风

别名 大节藤、买子藤。

来源 为买麻藤科植物小叶买麻藤 Gnetum parvifolium (Warb.) C. Y. Cheng ex Chun 的茎叶。

原植物 常绿木质缠绕藤本，长4～12m，常较细弱。茎枝圆柱形，土棕色或灰褐色，皮孔较明显，具膨大的关节状节。叶对生，革质；叶片狭椭圆形、长卵形或微呈倒卵形，有光泽，侧脉斜伸，背面网脉明显。雌雄同株；球花排成穗状花序，常腋生，稀生枝顶；雄球花序不分枝或一次分枝，分枝三出或成两对，其上有5～12轮环状总苞，每轮总苞内有雄花40～70，雌球花序多生于老枝上，每轮总苞内有雌花5～8。种子核果状，长椭圆形或微呈倒卵形，无柄或近无柄，熟时假种皮红色。花期4～6月，果期9～11月。生于海拔较低的干燥平地或湿润谷地的森林中，缠绕在大树上。分布于江西、福建、湖南、广东、广西等地。

采收加工 全年均可采收，鲜用或晒干。

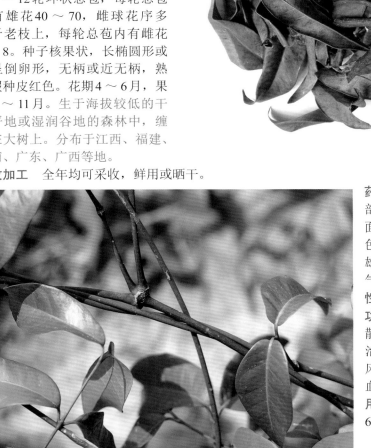

药材性状 藤圆柱形，节部膨大，外皮灰褐色，断面皮部棕褐色，木部淡黄色。叶椭圆形或长倒卵形，雄花序不分枝或一次分枝。气弱，味微苦。

性味 味苦，性微温。

功能与主治 祛风除湿，散瘀止血，化痰止咳。主治风湿痹痛，腰痛，鹤膝风，跌打损伤，溃疡病出血，慢性气管炎。

用法用量 内服：煎汤，6～9克。外用：适量，捣敷。

217

假蒟

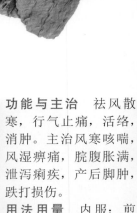

别名 蛤蒟、钻骨风、假蒌。

来源 为胡椒科植物假蒟 *Piper sarmentosum* Roxb. 的茎、叶或全草。

原植物 多年生匍匐草木，揉之有香气。茎节膨大，常生不定根。叶互生，近膜质，有细腺点，下部的叶阔卵形或近圆形，先端短尖，基部心形或近截形，叶脉7条；上部的叶小，卵形至卵状披针形。花单性，雌雄异株，无花被；穗状花序；雄花苞片扁圆形，雄蕊2枚；雌花序苞片稍大，柱头3～5。浆果近球形，具角棱，下部嵌生于花序轴中。花期夏季。生于密林中或村旁湿润处。分布于福建、广东、海南、广西、贵州及西藏南部等地。

采收加工 全年均可采收，洗净，鲜用或阴干。

药材性状 茎枝圆柱形，稍弯曲，表面有细纵棱，节上有不定根。叶多皱缩，展平后阔卵形或近圆形，上面棕绿色，下面灰绿色，有细腺点，叶脉于叶背明显突出，7条，脉上有极细的粉状短柔毛；叶柄长2～5cm，叶鞘长度约为叶柄之半，有时可见与叶对生的穗状花序。气香，味辛辣。

性味归经 味苦，性温。归心、肺、脾、大肠经。

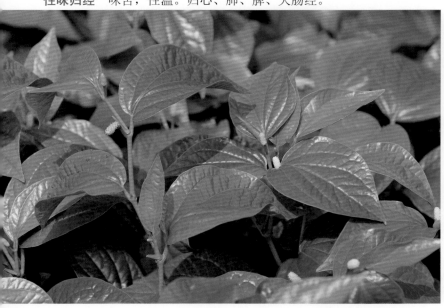

功能与主治 祛风散寒，行气止痛，活络，消肿。主治风寒咳喘，风湿痹痛，脘腹胀满，泄泻痢疾，产后脚肿，跌打损伤。

用法用量 内服：煎汤，9～15克。外用：适量，捣敷。

石南藤

别名 南藤、丁公藤、风藤、三角枫。

来源 为胡椒科植物石南藤 *Piper wallichii* (Miq.) Hand. Mazz. 的茎叶或全株。

原植物 常绿攀缘藤本，揉之有香气。茎深绿色，节膨大，生不定根。叶互生；叶片椭圆形或向下渐变为狭卵形或卵形，下面被疏粗毛，叶脉5～7条，最上1对互生或近对生，离基1～2.5cm从中脉发出，弧形上升。花单性异株，无花被；穗状花序，与叶对生；雄花序与叶片近等长；总花梗与叶柄近等长，花序轴被毛；雄花苞片圆形，具被毛的短柄，雄蕊2，稀3枚，花药比花丝短；雌花序短于叶片；雌花苞片柄密被白色长毛；子房离生，柱头3～4，稀5。浆果球形，有疣状凸起。花期5～6月，果期7～8月。生于山谷林中阴处或湿润处，攀缘于树上或岩石上。分布于甘肃南部、湖北、湖南、广西、四川、贵州、云南等地。

采收加工 8～10月割取带叶茎枝，晒干后，扎成小把。

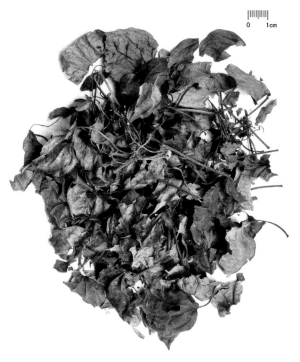

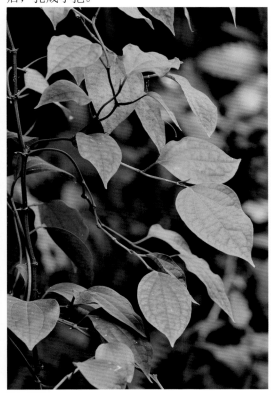

药材性状 茎扁圆柱形，表面灰褐色或灰棕色，有细纹，节膨大，具不定根，节间长7～9cm；质轻而脆，横断面呈放射状排列，中心有灰褐色的髓。叶多皱缩，展平后椭圆形，上表面灰绿色至灰褐色，下表面灰白色，有5条明显突起的叶脉。气清香，味辛辣。以枝条均匀、色灰褐、叶片完整者为佳。

性味归经 味辛、甘，性温。归肝、肾经。

功能与主治 祛风湿，强腰膝，补肾壮阳，止咳平喘，活血止痛。主治风寒湿痹，腰膝酸痛，阳痿，咳嗽气喘，痛经，跌打肿痛。

用法用量 内服，煎汤，9～15克，或浸酒。外用：适量，煎水洗或捣敷。

注意事项 孕妇、阴虚火旺者禁服。

丢了棒

别名 追风根、赶风柴。

来源 为大戟科植物白桐树 *Claoxylon indicum* (Reinw. ex Bl.) Hassk. 的根、叶。

原植物 灌木或乔木，高 3 ~ 9m。小枝密被白色短柔毛，有明显皮孔。叶互生；叶柄顶端有 2 枚不明显的小腺体；叶片纸质，阔卵形，绿色，幼叶两面沿脉被疏柔毛，老时近无毛。总状花序腋生，花序枝及花柄密被茸毛；花小，单性异株，绿白色，无花瓣；雄花序极柔弱，雄花数朵聚生而疏离，花萼 3 ~ 4 裂，雄蕊 18 ~ 25，花粉囊上端分离，花盘腺体被毛，无退化雌蕊；雌花序花萼 3 裂，子房密被灰白色短柔毛，花柱 3。蒴果三角状扁球形，熟时 3 裂，红色，密被茸毛。花期 5 ~ 8 月。生于山地疏林或密林中，或旷野灌丛中。分布于广东、海南、广西、云南等地。

采收加工 秋季采收，洗净，晒干。

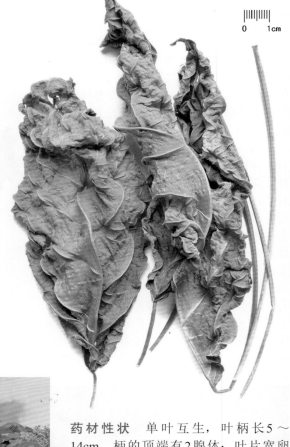

药材性状 单叶互生，叶柄长 5 ~ 14cm，柄的顶端有 2 腺体；叶片宽卵形至卵状长圆形，先端钝或短尾尖，基部圆或宽楔形，边缘有不规则的齿缺；两面沿脉被柔毛，干后渐脱落。气微，味辛、微苦。

性味归经 味苦、辛，性微温，小毒。归肝经。

功能与主治 祛风除湿，散瘀止痛。主治风湿痹痛，跌打肿痛，脚气水肿，烧烫伤及外伤出血。

用法用量 内服：煎汤，9 ~ 18 克，或浸酒。外用：适量，煎水洗。

注意事项 小毒。体弱者、孕妇忌用。

走马胎

别名 大发药、走马风、血枫。

来源 为紫金牛科植物走马胎 *Ardisia gigantifolia* Stapf 的根及根茎。

原植物 大灌木，高 1 ～ 3m。具粗厚的匍匐根茎；茎粗壮，幼嫩部分被微柔毛。叶常簇生于茎顶端；叶柄具波状狭翅；叶片膜质，椭圆形，基部下延至叶柄，边缘具密啮蚀状细齿，背面叶脉上被细微柔毛，具疏腺点。多个亚伞形花序组成的总状圆锥花序；每亚伞形花序有花 9 ～ 15 朵，萼片被疏微柔毛，具腺点，花瓣白色或粉红色，卵形，具疏腺点；雄蕊花药卵形；雌蕊子房被微柔毛。果球形，红色。花期 4 ～ 6 月，果期 11 ～ 12 月。生于海拔 1300m 以下的山林下阴湿处。分布于江西、福建、广东、广西、贵州、云南等地。

采收加工 秋季采挖，洗净，鲜用，或切片晒干。

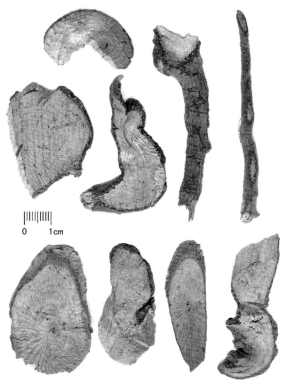

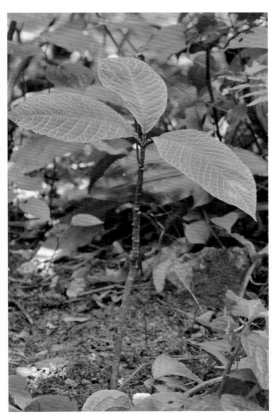

药材性状 根呈不规则圆柱形，略呈串珠状膨大，长短不一，直径 1.5 ～ 4cm。表面灰褐色或带暗紫色，具纵沟纹，皮部易剥落，厚约 2mm。质坚硬，不易折断。断面皮部淡红色，有紫红色小点，木部黄白色，可见细密放射状"菊花纹"。商品常切成斜片，厚约 2mm。气微，味淡、微辛。根以质干硬、色红者为佳。

性味 味苦、微辛，性温。

功能与主治 祛风湿，活血止痛，化毒生肌。主治风湿痹痛，产后血瘀，痈疽溃疡，跌打肿痛。

用法用量 内服：煎汤，9 ～ 15 克；或浸酒。外用：适量，研末调敷。

221

小青

别名 灯托草、毛不出林。

来源 为紫金牛科植物九节龙 *Ardisia pusilla* A. DC. 的全株或叶。

原植物 矮小亚灌木，长 30 ～ 50cm。蔓生，具匍匐茎，逐节生根，直立茎高不超过 10cm，幼时密被长柔毛。叶对生或近轮生；叶柄被毛；叶片坚纸质，椭圆形，边缘具锯齿和细齿，具疏腺点，叶面被糙伏毛，叶背被柔毛，尤以中脉为多。伞形花序，单一侧生，被长硬毛或长柔毛；萼片与花瓣近等长，外面被疏柔毛，具腺点；花瓣白色或带微红色，广卵形，具腺点；雄蕊与花瓣近等长，花药卵形，背部具腺点。果球形，红色，具腺点。花期 5 ～ 7 月，果期与花期相近。生于低山林下或灌丛中。分布于江西、福建、湖南、广西、四川等地。

采收加工 全年均可采收，洗净，晒干。

药材性状 根茎近圆柱形，长 10 ～ 20cm，直径 2 ～ 3mm，表面浅褐色或浅棕褐色，有棕色卷曲茸毛。质脆，易折断，断面类白色或浅棕色。叶片近菱形，上表面被棕色倒伏粗毛，下表面被柔毛，中脉处尤多，边缘具粗锯齿。有时可见腋生的伞形花序。气弱，味苦、涩。

性味 味苦、辛，性平。

功能与主治 清热利湿，活血消肿。主治风湿痹痛，黄疸，血痢腹痛，痛经，跌打损伤，痈疮肿毒，蛇咬伤。

用法用量 内服：煎汤，3 ～ 9 克；或浸酒。

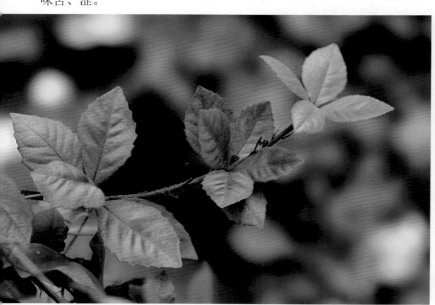

矮脚罗伞

别名 小罗伞、矮茶风、毛罗伞。

来源 为紫金牛科植物雪下红 *Ardisia villosa* Roxb. 的茎叶或全草。

原植物 直立灌木，高 50～100cm，稀达 2～3m。具匍匐根茎；幼时几全株被灰褐色或锈色毛，毛常卷曲。叶互生；叶片坚纸质，椭圆状披针形，背面密被长毛，具腺点；侧脉约 15 对，多少连成边缘脉。单聚伞花序或复聚伞花序，被锈色长柔毛；花枝较长者近顶端常有 1～2 片叶或退化叶；萼片与花瓣等长，两面被毛，外面尤密，具密腺点；花瓣淡紫色或粉红色，具腺点；雄蕊较花瓣略长或等长，子房卵珠形，被微柔毛。果球形，深红色或带黑色，具腺点，被毛。生于疏林下或林下阴湿处。分布于广东、广西、云南等地。

采收加工 秋、冬季采挖，洗净，鲜用或晒干。

药材性状 根茎近圆柱形。茎圆柱形，长短不一，直径约 4mm，表面有铁锈色长柔毛。叶互生，叶片椭圆状披针形，上面中脉处有毛，下面密被铁锈色长柔毛，两面密布腺点，全缘或有微波

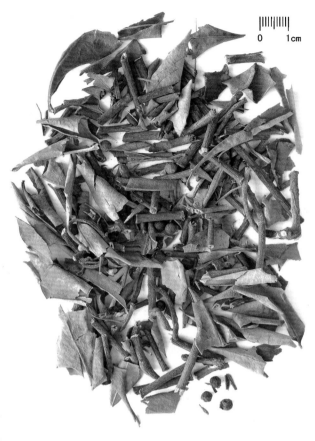

状圆齿，坚纸质。有时可见伞形花序。气弱，味苦、涩。

性味 味苦、辛，性平。

功能与主治 祛风湿，活血止痛。主治风湿痹痛，咳嗽吐血，寒气腹痛，跌打损伤，痈疮肿痛。

用法用量 内服：煎汤，6～12克。外用：适量，捣敷。

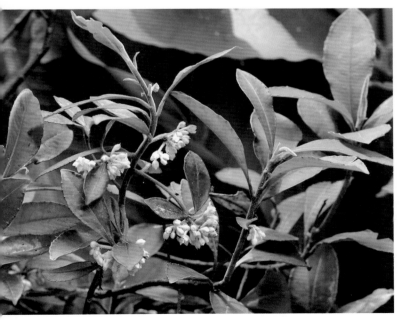

鹰不泊根

别名 鸟不宿根。

来源 为芸香科植物勒党 *Zanthoxylum avicennae* (Lam) DC. 的根。

原植物 乔木，高达12m。主干上着生三角形红褐色较大的皮刺，枝上的皮刺较小。奇数羽状复叶，互生；叶轴上有甚窄的叶翼，表面下陷成小沟状；小叶片13～18片，长圆形或菱形，先端狭尖，基部楔形，歪斜，两侧不对称，边缘具不明显的齿缺，且常背卷。伞房状圆锥花序顶生；花5基数；萼片卵形；花瓣淡青色，椭圆形；雄花的雄蕊药隔先端凸尖，退化雄蕊2叉裂；雌花无退化雄蕊，心皮2枚，紫红色。种子卵形。花期5～8月，果期9～10月。生于平地、山坡的树林中或路旁。分布于福建、广东、海南、广西、云南等地。

采收加工 全年均可采收，挖根，洗净，切片晒干。

药材性状 根圆柱形，长短不一，直径0.8～3cm或以上，表面黄棕色，具众多深纵沟纹。质坚硬，不易折断，横断面栓皮鲜黄色，易碎，较粗的根可见环纹；皮部外侧棕黑色，内侧浅棕色，木部暗黄色。味微苦，麻舌。

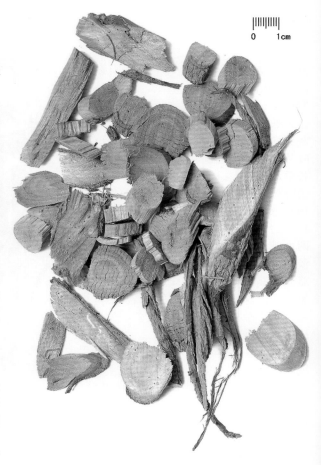

性味归经 味辛、苦，性微温。归肝、脾、胃经。

功能与主治 祛风除湿，活血止痛，利水消肿。主治风湿痹痛，跌打损伤，腰肌劳损，脘腹疼痛，黄疸，水肿，白带，感冒，咳嗽。

用法用量 内服：煎汤，30～60克；或浸酒。外用：适量，浸酒擦。

注意事项 孕妇，月经期及体虚多汗、溃疡病患者慎服。

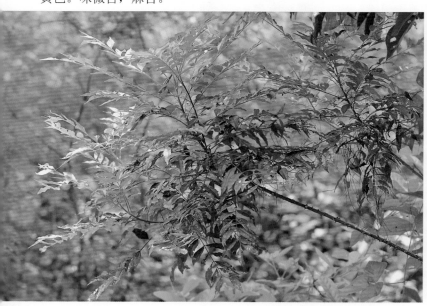

凹朴皮

别名 马褂木皮。

来源 为木兰科植物鹅掌楸 *Liriodendron chinense* (Hemsl.) Sarg. 的树皮。

原植物 落叶乔木，高达40m。树皮黑褐色，纵裂。叶互生；托叶和叶柄分离；叶片呈马褂形，先端平截或微凹，基部圆形或浅心形，近基部具1对侧裂片。花单生于枝顶，杯状，花被9片，近相等，外轮3片绿色，萼片状，外展，内两轮6片，直立，外面绿色，具黄色纵条纹；雄蕊多数，密叠于一纺锤状中柱上。聚合果卵状圆锥形，小坚果先端延伸成翅。种子1～2。花期5月，果期9～10月。生于山地林中，或成小片纯林。分布于江苏、安徽、江西、福建、湖北、广西、贵州、云南等地，南部一些城市常栽培供观赏。

采收加工 夏、秋季采收，晒干。

药材性状 槽状或半卷筒状，厚3～5mm。老树皮外表黑棕色，极粗糙，鳞片状脱落；幼树皮外表灰褐色，具纵裂纹。内表面黄棕色或黄白色，具细纵纹。质脆，易折断，断面外层颗粒状，内层纤维性。气微，味微辛。

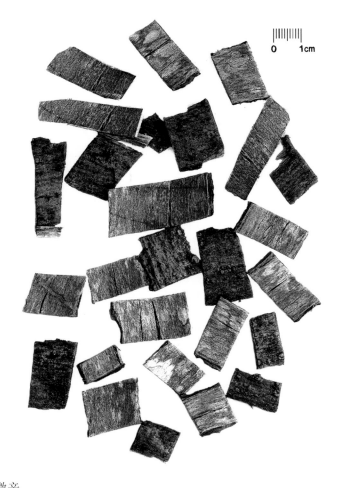

性味 味辛，性温。

功能与主治 祛风除湿，散寒止咳。主治风湿痹痛，风寒咳嗽。

用法用量 内服：煎汤，9～15克。

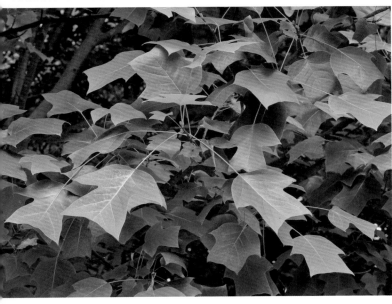

黑老虎

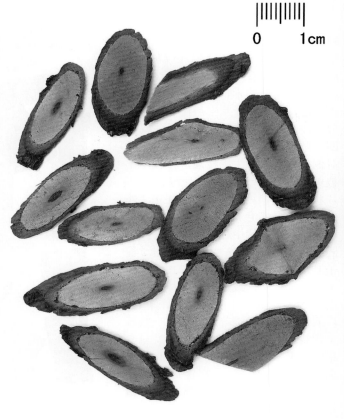

别名 过山风、钻地风、大叶钻骨风。

来源 为五味子科植物冷饭团 *Kadsura coccinea* (Lem.) A. C. Smith 的根及蔓茎。

原植物 常绿攀缘藤本，长3～6m。茎下部偃伏土中，上部缠绕，枝圆柱形，棕黑色，疏生白色点状皮孔。单叶互生；叶革质，长圆形，上面深绿色，有光泽，侧脉6～7对，网脉不明显。花单生叶腋；雌雄异株；花被红色或红黄色，11～16片；雄蕊群椭圆形，先端有线形附属物，雄蕊14～48，排成2～5列；雌蕊群卵形至球形，雌蕊5～7列。聚合果近球形，成熟时红色或黑紫色，小浆果倒卵形。种子红色，心形。花期5～7月，果期8～10月。生于山地疏林中，常缠绕于大树上。分布于江西、福建、湖南、广西、四川、贵州、云南等地。

采收加工 全年均可采收，掘起根部及须根，洗净泥沙，切成小段或割取老藤茎，刮去栓皮，切段，晒干。

饮片鉴别 为类圆形片。切面皮部厚，浅蓝灰色，有密集小白点；藤茎断面中央有深棕色的髓部，木部黄白色或浅棕色，可见多数小孔，周边深褐色或黑褐色。气微香，味微辛。

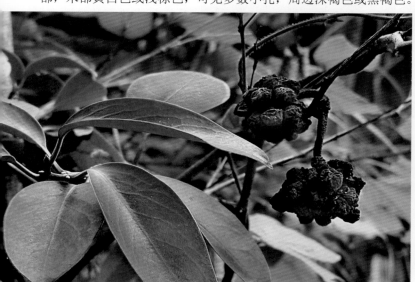

性味 味辛、微苦，性温。

功能与主治 行气止痛，散瘀通络。主治胃、十二指肠溃疡，慢性胃炎，急性胃肠炎，风湿痹痛，跌打损伤，骨折，痛经，产后瘀血腹痛，疝气痛。

用法用量 内服：煎汤，藤茎9～15克；或浸酒。外用：适量，捣敷或煎水洗。

注意事项 孕妇慎服。

红木香

别名 紫金皮、小钻、过山龙。

来源 为五味子科植物长梗南五味子 *Kadsura lon-gipedunculata* Finet et Gagn. 的根或根皮。

原植物 常绿木质藤木，长2.5～4m。小枝褐色，皮孔明显。叶片长圆状披针形，革质，边缘有疏齿或有时下半部全缘；上面深绿色而有光泽，下面淡绿色；侧脉5～7对。花单生叶腋；雌雄异株；花梗细长，花下垂；花被黄色，8～17片，排成3轮，外轮较小，内轮较大；雄蕊群球形，雄蕊30～70，花丝极短；雌蕊群椭圆形，心皮40～60，柱头圆盘状。聚合果球形，熟时红色或暗蓝色。种子2～3，肾形，淡灰褐色，有光泽。花期5～7月，果期9～12月。生于山坡、山谷及溪边阔叶林中。分布于长江流域以南各地。

采收加工 立冬前后采挖，去净残茎、细根及泥土，晒干；或剥取根皮，晒干。

药材性状 根圆柱形，常不规则弯曲，长10～50cm或更长，直径1～2.5cm，表面灰棕色至棕紫色，略粗糙，有细纵皱纹及横裂沟，并有残断支根和支根痕。质坚硬，不易折断，断面粗纤维性，皮部与木部易分离，皮部宽厚、棕色，木部浅棕色，密布导管小孔。气微香而特异，味苦、辛。

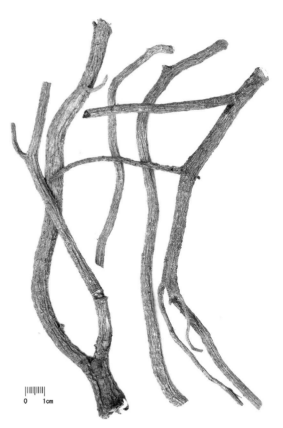

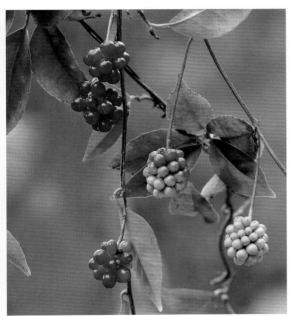

性味归经 味辛、苦，性温。归脾、胃、肝经。

功能与主治 理气止痛，祛风通络，活血消肿。主治胃痛，腹痛，风湿痹痛，痛经，月经不调，产后腹痛，咽喉肿痛，痔疮，无名肿毒，跌打损伤。

用法用量 内服：煎汤，9～15克。外用：适量，煎汤洗。

注意事项 孕妇慎服。

酒饼叶

别名 油椎、山梗子。

来源 为番荔枝科植物紫玉盘 *Uvaria microcarpa* Champ. ex Benth. 的根和叶。

原植物 直立或蔓生灌木，高约2m。全株被黄色星状毛，老时毛渐脱落。叶互生；叶片革质，长倒卵形或长椭圆形，侧脉在上面凹陷，背面凸起。花1～2朵与叶对生，暗紫红色或淡红褐色；萼片3，阔卵形；花瓣6，2轮，内外轮相似，卵圆形；雄蕊多数，线形，最外面的常退化为假雄蕊；心皮长圆形或线形，每心皮有胚珠多颗，柱头马蹄形，先端2裂而内卷。果卵圆形或短圆柱形，暗紫褐色，多个聚集成头状；种子圆球形。花期3～8月，果期7月至翌年3月。生于低海拔山地疏林中或灌木丛中。分布于广东、海南和广西。

采收加工 全年均可采收，洗净，鲜用或晒干。

药材性状 根近圆柱形，略弯曲，直径0.5～2.5cm。表面暗棕色，具细密纹理、不规则浅沟纹和短横裂纹，细根痕呈点状突起。质硬，断面木部灰白色，有放射状纹理。气微香，味淡。

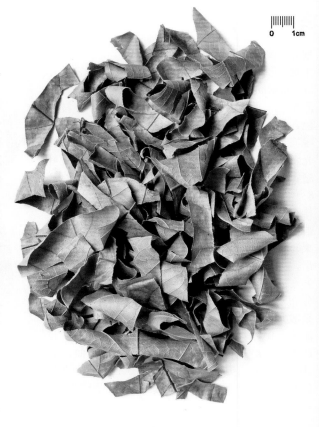

性味归经 味辛、苦，性微温。归肝、胃经。

功能与主治 祛风除湿，行气健胃，止痛，化痰止咳。主治风湿痹痛，腰腿痛，跌打损伤，消化不良，腹胀腹泻，咳嗽痰多。

用法用量 内服：煎汤，10～15克。外用：适量，捣敷或煎汤熏洗。

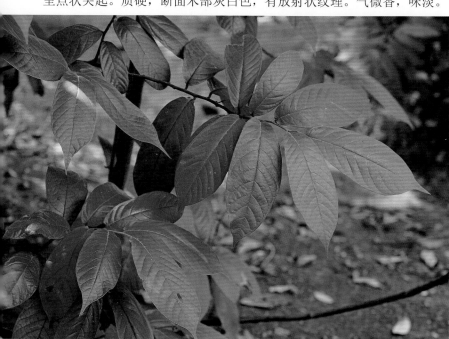

杠香藤

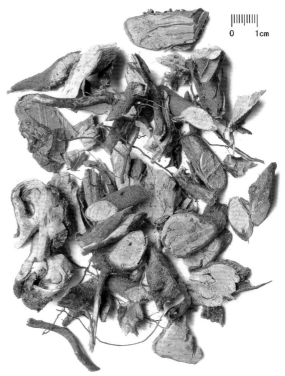

别名 倒挂金钩、倒金钩、六角枫藤。

来源 为大戟科植物石岩枫 *Mallotus repandus* (Willd.) Muell. Arg. var. *chrysocarpus* (Pamp.) S. M. Hwang的根、茎、叶。

原植物 灌木，有时藤本状。枝无毛，红褐色，密被锈色星状绒毛。单叶互生；叶片膜质，卵形，幼时两面均被黄色星状毛，老时上面无毛而有微点及腺体，下面被毛及小腺点，基出脉3条；花单性异株；雄花序为总状，每一苞片内有花1～5朵，萼片3～4裂，密被锈色绒毛，雄蕊40～75；雌花序总状，较雄花序略短，萼片3～5裂，子房球形，被锈色短绒毛及腺点，花柱3，分离，柱头羽状，3裂。蒴果球形，通常有3个分果，被锈色星状短绒毛；种子近球形，黑色。花期4～6月，果期7～9月。生于路旁、河边及灌丛中。分布于陕西、浙江、福建、湖南、海南、广西、四川、云南等地。

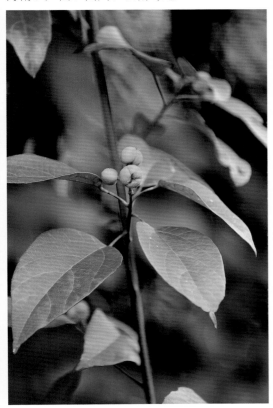

采收加工 根、茎，全年均可采收，洗净，切片，晒干。夏、秋季采叶，鲜用或晒干。

药材性状 叶互生；叶柄长2.5～4cm；叶片三角卵形或卵形，长9～12cm，宽2～5cm，先端渐尖，基部圆、截平或稍呈心形，全缘，两面被毛，多少有变异。气微，味辛。

性味 味苦、辛，性温。

功能与主治 祛风除湿，活血通络，解毒消肿，驱虫止痒。主治风湿痹症，腰腿疼痛，口眼歪斜，跌打损伤，痈肿疮疡，绦虫病，湿疹，顽癣，蛇犬咬伤。

用法用量 内服：煎汤，9～30克。外用：适量，鲜叶捣敷。

毛麝香

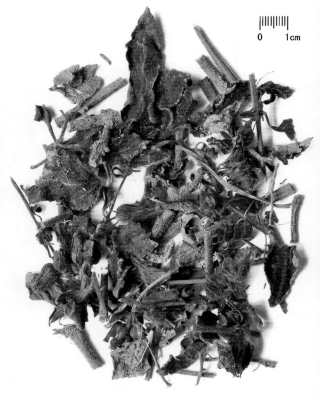

别名 辣鸡、凉草、五郎草、蓝花草、香草、麝香草、酒子草、土茵陈。

来源 为玄参科植物毛麝香 *Adenosma glutinosum* (L.) Druce 的全草。

原植物 多年生草本，高 30～60cm。茎直立，粗壮，密被多细胞腺毛和柔毛，基部木质化。叶对生；具短柄或无；叶片卵状披针形至宽卵形，边缘有钝锯齿。叶背面、苞片、小苞片、萼片均具黄色透明腺点，腺点脱落后留下褐色窝孔。总状花序顶生；花梗先端有 1 对小苞片；萼片 5，后方 1 枚较宽大，狭披针形；花冠蓝色或紫红色，上唇直立，圆卵形、截形或微凹，下唇 3 裂；雄蕊 4，内藏，药室分离，前方 2 枚蕊仅 1 室发育，花柱先端膨大，柱头之下翅状。蒴果卵状，四瓣裂。花、果期 7～10 月。生于山野草丛中。分布于江西、福建、广西。

采收加工 夏、秋季采收，切段晒干或鲜用。

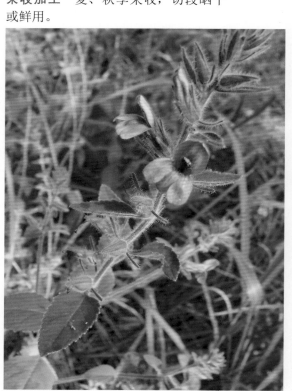

药材性状 根残存。茎直径 2～4mm，有分枝，外表黑褐色，有浅纵纹，被疏长毛；质坚易折断，中空，稍呈纤维性。叶极皱缩，上面黑褐色，下面浅棕褐色，被柔毛，密具下凹的腺点。蒴果茶褐色或黄棕色。气香浓烈，味稍辣而凉。以气芳香、无杂质者为佳。

性味 味辛，性温。

功能与主治 祛风湿，消肿毒，行气血，止痛痒。主治风湿骨痛，小儿麻痹，气滞腹痛，疮疖肿毒，皮肤湿疹，跌打伤痛，蛇虫咬伤。

用法用量 内服：煎汤，10～15 克。外用：适量，煎水洗或捣敷。

半枫荷

别名 枫荷桂、半边枫荷、铁巴掌、大叶半枫荷。

来源 为梧桐科植物翻白叶树 *Pterospermum heterophyllum* Hance 的根。

原植物 乔木，高达20m。树皮灰色或灰褐色，小枝被黄褐色短柔毛；叶互生，二型，生于幼树或嫩枝上的叶盾状，掌状3～5裂，基部截形，上面几无毛，下面密被黄褐色星状短柔毛；生于成长树上的叶长圆形至卵状长圆形，基部钝、截形或斜心形，下面密被黄褐色短柔毛。花单生或2～4朵组成腋生的聚伞花序；小苞片鳞片状，与萼紧靠；花青白色；萼片5；花瓣5，倒披针形，与萼片等长；雄蕊15，退化雄蕊5。子房卵圆形，5室。蒴果木质，长圆状卵形，被黄褐色绒毛，果柄粗壮。种子具膜质翅。花期秋季。生于田野间或栽培。分布于福建、广东、海南、广西等地。

采收加工 全年均可采收，挖取根部，除去须根及泥沙，切片，晒干。

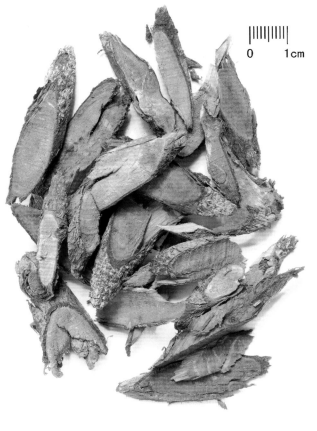

药材性状 呈不规则的片块状，宽3～6cm，厚0.5～2cm。栓皮表面灰褐色或红褐色，有纵皱纹及疣状皮孔。质坚硬。断面皮部棕褐色；木部红棕色，具细密纹理。纵断面有纵向纹理及不规则的纵裂隙，纤维性。气微，味淡、微涩。以片块薄、大小均匀、色红棕者为佳。

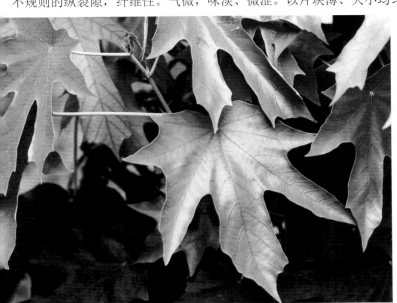

性味归经 味辛、甘，性微温。归肝、脾经。

功能与主治 祛风除湿，活血通络。主治风湿痹痛，手足麻木，腰肌劳损，脚气，跌打损伤。

用法用量 内服：煎汤，9～15克；或浸酒。

清风藤

别名 青藤、寻风藤、一口两嘴、过山龙。

来源 为清风藤科植物清风藤 *Sabia japonica* Maxim. 的茎叶或根。

原植物 落叶攀缘木质藤本。老枝紫褐色，常留有木质化成单刺状或双刺状的叶柄基部。单叶互生，叶柄被柔毛；叶片近纸质，卵状椭圆形、卵形或阔卵形，叶面中脉有稀疏毛，叶背带白色，脉上被稀疏柔毛；侧脉每面3～5条。花先叶开放，单生于叶腋，花小，两性；苞片4，倒卵形；萼片5，近圆形或阔卵形，具缘毛；花瓣5，淡黄绿色，倒卵形或长圆状倒卵形，具脉纹；雄蕊5；花盘杯状，有5裂齿；子房卵形，被细毛。分果爿近圆形或肾形，核有明显的中肋，两侧面具蜂窝状凹穴。花期2～3月，果期4～7月。生于山谷、林缘灌木林中。分布于江苏、安徽、浙江、江西、福建、广东、广西、贵州。

采收加工 春、夏季割取藤茎，切段后，晒干；秋、冬季挖取根部，洗净，切片，鲜用或晒干。叶多在夏、秋季采收，鲜用。

药材性状 茎呈圆柱形，灰黑色，光滑，外表有纵皱纹及叶柄残基，呈短刺状。断面皮部较薄，灰黑色，木部黄白色。气微，味微苦。

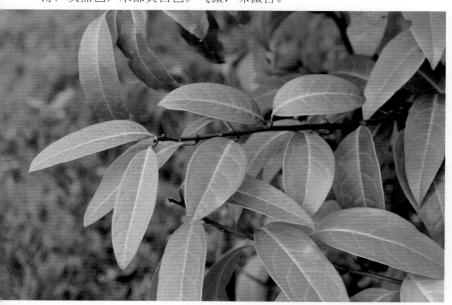

性味归经 味苦，辛，性温。归肝经。

功能与主治 祛风利湿，活血解毒。主治风湿痹痛，鹤膝风，水肿，脚气，跌打肿痛，骨折，深部脓肿，骨髓炎，化脓性关节炎，脊髓炎，疮疡肿毒，皮肤瘙痒。

用法用量 内服：煎汤，9～15克；或浸酒。外用：适量，捣敷或煎水熏洗。

米仔兰

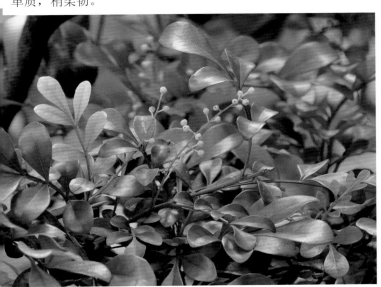

别名 鱼子兰、碎米兰、鱼骨木、米兰。

来源 为楝科植物米仔兰*Aglaia odorata* Lour. 的枝叶。

原植物 常绿灌木或小乔木，高4～7m。多分枝，幼嫩部分常被星状鳞片。奇数羽状复叶互生，叶轴有狭翅；小叶3～5，对生，倒卵形至长圆形，全缘。圆锥花序腋生；花杂性，雌雄异株；花萼5裂，裂片圆形；花瓣5，黄色，长圆形至近圆形，极香；雄蕊5，花丝合生成筒，筒较花瓣略短，先端全缘；子房卵形，密被黄色粗毛，花柱极短，柱头有散生的星状鳞片。浆果卵形或近球形，幼时被散生的星状毛，后变无毛。种子有肉质假种皮。花期6～11月。生于湿润、肥沃的壤土和沙壤土中，也可栽培。分布于福建、广东、广西、四川及云南等地。

采收加工 全年均可采收，洗净，鲜用或晒干。

药材性状 细枝灰白色至绿色，直径2～5mm，外表有浅沟纹，并有突起的枝痕、叶痕及多数细小的疣状突起。干燥的小叶片长椭圆形，先端钝，基部楔形而下延，无柄；上面有浅显的网脉，下面羽脉明显，叶缘稍反卷，薄革质，稍柔韧。

性味归经 味辛，性微温。归肺、胃、肝经。

功能与主治 祛风湿，散瘀肿。主治风湿关节痛，跌打损伤，痈疽肿毒。

用法用量 内服：煎汤，6～12克。外用：适量，捣敷。

注意事项 孕妇忌服。

战骨

别名 斑鸠占叶、跌打王。

来源 为马鞭草科植物黄毛豆腐柴 *Premna fulva* Craib 的叶。

原植物 灌木，有时枝条呈攀缘状，幼枝密被黄色平展长柔毛，老枝渐渐变无毛且转红褐色。叶纸质，形状多变，卵圆形、长圆状卵圆形或长圆状卵圆形、卵状披针形，长4～15cm，宽3～10cm，表面被较疏的稍硬黄毛，背面密被柔毛，侧脉5～7对；叶柄长1.5～5.5cm。聚伞花序伞房状，顶生；苞片线形；花萼外被短柔毛，5裂；花冠绿白色，4裂，近二唇形；雄蕊4，二强；子房除顶端有少数毛外，余无毛，花柱约等长于雄蕊，柱头短2裂。核果卵形至球形。生于常绿阔叶林、路边疏林中。分布于广西西南部、贵州南部、云南南部至东南部。

采收加工 春、夏季采收，鲜用或晒干。

药材性状 叶多皱缩，完整的叶展开呈长圆形、卵状椭圆形或卵形，叶柄、叶背密被黄色平展长柔毛，表面被较疏的稍硬黄毛，背面密被柔毛。

性味 味辛、微甘，性平。

功能与主治 清湿热，解毒，续筋接骨。主治水肿，毒疮，水火烫伤，筋伤骨折。

用法用量 内服：煎汤，10～30克；或浸酒。外用：适量，捣敷。

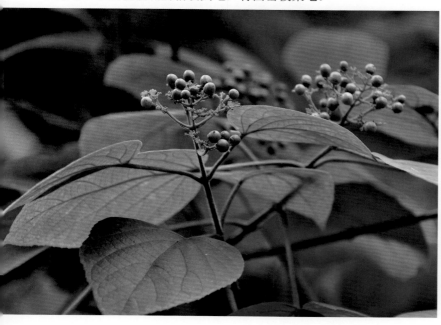

琴叶榕

别名 山甘草、山沉香、过山香。

来源 为桑科植物琴叶榕*Ficus pandurata* Hance 的根、叶。

原植物 落叶小灌木，高1～2m。小枝及叶柄幼时生短柔毛，后变无毛。叶互生；叶柄被粗伏毛；托叶迟落，披针形，无毛或于基部被灰白色毛；叶片纸质，提琴形或倒卵形，上面无毛，下面浅绿，有短毛；隐头花序（榕果）单生于叶腋或已落叶的叶腋，卵圆形，成熟时紫红色，先端有脐状突起，基部圆形或收缩成短柄，基部的苞片3，卵形；雄花、瘿花生于同一花序托内；雄花花被片4，雄蕊3，稀有2，花丝长短不一；瘿花花被片3～4，花柱侧生；雌花生于另一花序托内，花被片3～4，花柱侧生，瘦果。花期6～11月。生于山地疏林、灌木丛或村落路旁。分布于我国华南及浙江、江西、福建、云南等地。

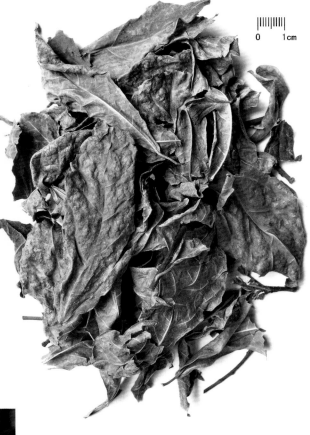

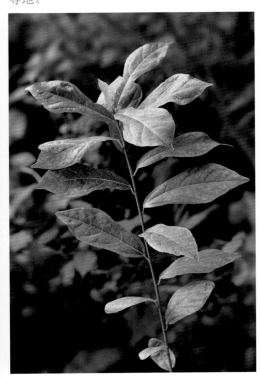

采收加工 根，全年可采收，秋季为佳；叶，夏、秋季采收。鲜用或晒干。

药材性状 叶皱缩，黄绿色。完整的叶片展开时呈提琴形或倒卵形，先端急尖，基部圆形或宽楔形。质脆。味甘、微辛。

性味 味甘、微辛，性平。

功能与主治 祛风除湿，解毒消肿，活血通经。主治风湿痹痛，黄疸，疟疾，百日咳，乳汁不通，乳痈，痛经，闭经，痈疖肿痛，跌打损伤，毒蛇咬伤。

用法用量 内服：煎汤，30～60克。外用：适量，捣敷。

七叶莲

别名 广西鹅掌柴、七多。

来源 为五加科植物白花鹅掌柴*Schefflera leucantha* R. Viguier 的根或茎、叶。

原植物 灌木，高约2m。有时攀缘状。小枝干时有纵皱纹，无毛；节间短。叶有小叶5～7；叶柄幼时密生短柔毛，后变无毛；小叶柄纤细，中央的较长，两侧的较短，被毛和叶柄一样；小叶片革质，长圆状披针形，稀椭圆状长圆形，边缘全缘，反卷，两面均无毛；中脉仅下面隆起，侧脉5～6对，稠密的网脉在两面甚明显而隆起。圆锥花序顶生，多呈伞房状，幼时被绒毛，老时变稀至无毛；伞形花序总状排列在分枝上；总花梗和花梗均疏被星状绒毛，萼被毛或无毛，边缘近全缘；花瓣5，无毛；雄蕊5；子房下位，5室，无花柱；花盘稍隆起。果实卵形，有5棱，黄红色。花期4月，果期5月。生于林下或石山上。分布于广东、广西等地。

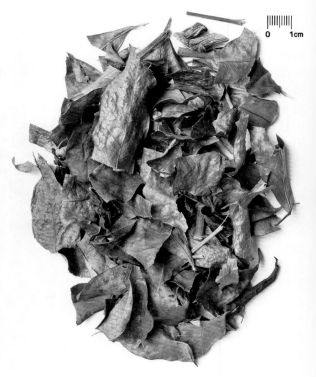

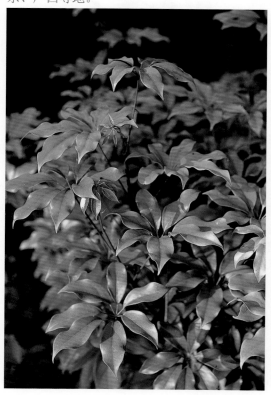

采收加工 全年可采收，洗净，鲜用或晒干。

药材性状 茎枝呈圆柱形，常斜切成厚片或段。外表面灰白色至淡黄棕色，具纵皱纹及点状皮孔。栓皮常片状脱落，体稍轻，质坚实。断面黄白色，皮部薄，木部宽广，放射状纹理明显，髓部质松或成空洞。叶多切碎，完整小叶片革质，长圆形至披针形，全缘并稍向下反卷，上面灰绿色或灰棕色，下面色略淡。气微，味微苦、涩。

性味 味微苦、涩，性温。

功能与主治 祛风止痛，舒筋活络。主治风湿痹痛，坐骨神经痛，偏正头痛，三叉神经痛，脘腹疼痛，痛经，跌打肿痛，骨折。

用法用量 内服：煎汤，9～15克；或浸酒。外用：适量，捣敷或煎汤洗。

注意事项 孕妇忌用。忌吃酸、辣食物和烟、酒。

菝葜

别名 金刚头、金刚根、龙爪菜、普贴、铁刺苓、饭巴铎、金刚鞭、马加刺兜。

来源 为百合科植物菝葜 *Smilax china* L. 的根茎。

原植物 攀缘状灌木，高 1 ～ 3m。疏生刺。根茎粗厚，坚硬，为不规则的块根。叶互生；叶柄具狭鞘，几乎都有卷须；叶片薄革质，卵圆形、椭圆形，下面淡绿色，较少苍白色，有时具粉霜。花单性，雌雄异株；伞形花序生于叶尚幼嫩的小枝上，具十几朵或更多的花，常呈球形；花序托稍膨大，近球形，具小苞片；花绿黄色，外轮花被片3，长圆形，内轮花被片3，稍狭。雌花与雄花大小相似，有6枚退化雄蕊。浆果熟时红色，有粉霜。生于林下灌木丛中。分布于我国华东、中南、西南等地。

采收加工 秋末至翌年春采挖，除去须根，洗净，晒干或趁鲜切片，干燥。

药材性状 为不规则块状或弯曲扁柱形，有结节状隆起，长10 ～ 20cm，直径2 ～ 4cm。表面黄棕色或紫棕色，具圆锥状突起的茎基痕，并残留坚硬的刺状须根残基或细根。质坚硬，难折断，断面呈棕黄色或红棕色，纤维性，可见点状维管束及多数小亮点。切片呈不规则形，厚0.3 ～ 1cm，边缘不整齐，切面粗纤维性，表面红棕色，粉性，多可见中间有木心；质硬，折断时有粉尘飞扬。气微，味微苦、涩。

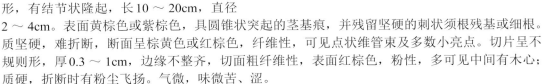

性味归经 味甘、微苦涩，性平。归肝、肾经。

功能与主治 祛风利湿，解毒消痈。主治风湿痹痛，淋浊，带下，泄泻，痢疾，痈肿疮毒，顽癣，烧烫伤。

用法用量 内服：煎汤，10 ～ 30克；或浸酒。

注意事项 忌茶、醋。

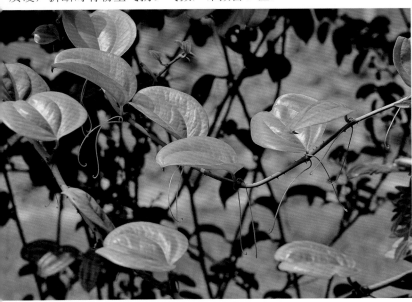

红花青藤

来源　为莲叶桐科植物红花青藤*Illigera rhodantha* Hance 的干燥根或茎藤。

原植物　藤本。茎具棱，幼枝被黄褐色绒毛。叶互生；叶为指状复叶，有小叶3片，小叶片卵形至倒卵状椭圆形或卵状椭圆形，上面中脉被短柔毛，下面中脉稍被毛或无毛，侧脉约4对。聚伞花序组成圆锥花序，生于叶腋，密被黄褐色绒毛；萼片5，紫红色，长圆形，外面被短柔毛，花瓣与萼片圆形，玫瑰红色；雄蕊5，退化雄蕊花瓣状，膜质，先端齿裂，背部张口状，具柄；子房下位，花柱被黄色绒毛，柱头扩大成鸡冠状，花盘有5个腺体。果具4翅，不等大。花期6～11月，果期12月至翌年4～5月。生于山谷密林或疏林灌丛中或溪边杂木林中。分布于广东、广西、云南等地。

采收加工　种后2～3年，于夏、秋季采收，洗净，切段晒干。

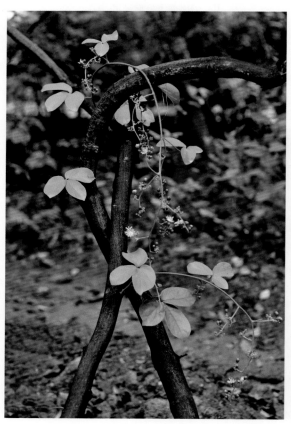

药材性状　茎藤圆柱形，有少数分枝，直径3～7mm。表面灰棕色至棕褐色，具明显的纵向沟纹，幼枝被黄褐色绒毛，老枝无毛。质硬，断面不整齐，外皮薄，棕褐色，木心淡黄褐色。气微，味辛、甘、涩。

性味　味甘、辛，性温。

功能与主治　祛风止痛，散瘀消肿。主治风湿性关节疼痛，跌打肿痛，蛇虫咬伤，小儿麻痹症后遗症。

用法用量　内服：煎汤，9～15克；或浸酒。外用：适量，浸酒擦。

假鹰爪根

别名 爪芋根。

来源 为番荔枝科植物假鹰爪 *Desmos chinensis* Lour. 的根。

原植物 直立或攀缘灌木，高1～3m。枝粗糙，有纵条纹或灰白色凸起的皮孔。单叶互生；叶片长圆形或椭圆形，上面绿色，有光泽，下面粉绿色。花单朵与叶互生或对生，黄绿色，下垂；萼片3，卵圆形；花瓣6，2轮，外轮比内轮大，长圆形或长圆状披针形；雄蕊多数，药隔先端截形；心皮多数，柱头2裂。果实伸长，在种子间缢缩成念珠状，聚生于果梗上，子房柄明显。种子球形。花期夏季，果期秋季至翌年春季。生于丘陵山坡、林缘灌木丛中或低海拔荒野、路边，以及山谷、沟边等地。分布于广东、海南、广西、贵州、云南等地。

采收加工 夏、秋季采收，洗净，晒干或鲜用。

药材性状 不规则横、纵切片，外表面棕黑色，断面皮部暗黄棕色，木部淡黄棕色。气微香，味淡、微涩。

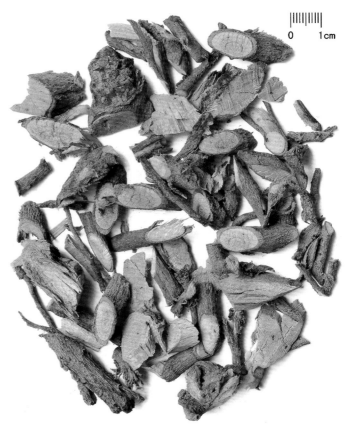

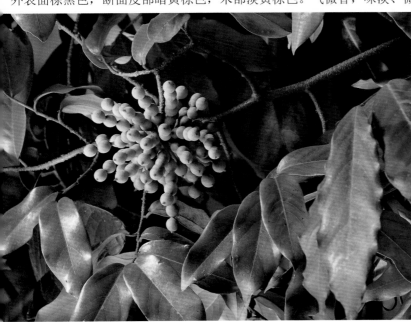

性味归经 味辛，性温，有小毒。归脾、肝经。

功能与主治 祛风利湿，化瘀止痛，健脾和胃，截疟杀虫。主治风湿痹痛，水肿，泄泻，消化不良，脘腹胀痛，疟疾，风疹，跌打损伤，疥癣，烂脚。

用法用量 内服：煎汤，3～9克；或浸酒。

注意事项 有小毒。

九龙藤

别名 过岗龙、过江龙、飞扬藤、黄开口、九牛燥、马蹄叶根。

来源 为豆科植物龙须藤 *Bauhinia championii* (Benth.) Benth. 的根或茎。

原植物 木质藤本；有卷须。嫩枝和花序被紧贴的小柔毛。叶互生；纤细，略被毛；叶片纸质，卵形或心形，先端锐渐尖，微凹或2裂至不裂，基部截形，微凹或心形，上面无毛，下面被紧贴的短柔毛，渐变无毛或近无毛。花两性，总状花序狭长，腋生；苞片与小苞片小，锥尖，早落；花梗纤细；花托漏斗形；萼杯状，裂片5，披针形；花瓣5，白色，具瓣柄，瓣片匙形，外面中部疏被丝毛；能育雄蕊3，无毛，退化雄蕊2；子房具短柄，仅沿两缝线被毛，花柱短，柱头小。荚果倒卵状长圆形或带状，扁平。种子2～5颗，圆形，扁平。花期6～10月，果期7～12月。生于丘陵灌木丛中、疏林或密林中。分布于浙江、江西、福建、台湾、湖北、湖南、广东、海南、广西、贵州等地。

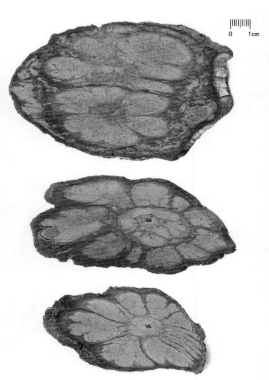

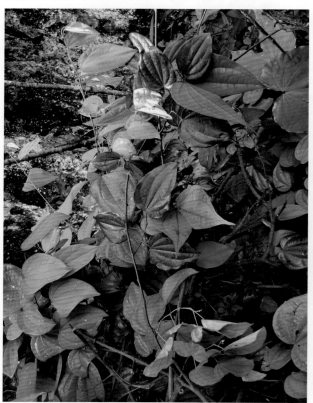

采收加工 全年均可采收，砍取茎干或挖出根部，除去杂质、泥上，切片，鲜用或晒干。

药材性状 呈圆柱形，稍扭曲。表面粗糙，灰棕色或灰褐色，具不规则皱沟纹。质坚实，难折断，切断面皮部棕红色，木部浅棕色。有2～4圈深棕红色环纹，针孔状导管细而密。气无，味微涩。

性味归经 味甘、微苦，性温。归肝、肾经。

功能与主治 祛风除湿，行气活血。主治风湿痹痛，跌打损伤，偏瘫，胃脘痛，疳积，痢疾。

用法用量 内服：煎汤，9～15克；或浸酒。

（二）祛风湿热药

秦艽

别名 秦胶、秦爪、鸡腿艽、曲双。

来源 为龙胆科植物秦艽 *Gentiana macrophylla* Pall.、麻花秦艽 *Gentiana straminea* Maxim.、粗茎秦艽 *Gentiana crasicaulis* Duthie ex Burk. 或小秦艽 *Gentiana dahurica* Fisch. 的干燥根。前三种按性状不同分别习称"秦艽"和"麻花艽"，后一种习称"小秦艽"。

原植物 秦艽：多年生草本，高20～60cm。茎直立或斜生，圆柱形，无毛。基生叶多丛生，无柄，叶片披针形或长圆状披针形，顶端尖，全缘，主脉5条；茎生叶3～4对，对生，较小，基部连合。花集成顶生及茎上部腋生的轮伞花序；花冠管状，深蓝紫色，顶端5裂，裂片间具5片短小褶片。蒴果长圆形或椭圆形。种子椭圆形，褐色。花期7～9月，果期8～10月。生长于山区草地、路边坡地、溪旁两侧、灌丛中。分布于东北、华北、西北及四川。

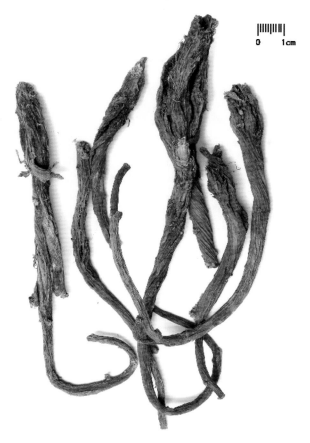

　粗茎秦艽：多年生草本，高20～40cm，茎根粗大，大部或全部分裂为很多小根，相互缠绕呈右旋扭结在一起。茎直立或斜上，圆柱形，无毛。基生叶多丛生，叶片较大，窄椭圆形或椭圆状披针形，全缘，主脉5条纵贯叶片；茎生叶对生，较小。花茎粗壮而短，略倾斜，花多数，无花梗，在茎顶端簇生呈头状，稀腋生作轮状。蒴果内藏，长圆形，无柄。花期6～9月，果期9～10月。生长于海拔2100～4500m的高山草甸、山坡草地、林缘及灌丛。分布于甘肃、青海、四川、贵州、云南、西藏等地。

采收加工 春、秋二季采挖，除去泥沙；秦艽和麻花艽晒软，堆置"发汗"至表面呈红黄色或灰黄色时，晒干，或不经"发汗"直接晒干；小秦艽宜趁鲜时搓去黑皮，晒干。

药材性状 根呈类圆柱形，上粗下细，常扭曲不直，长10～30cm，直径1～3cm。表面黄棕色或灰黄色，具纵向或扭曲的纵皱纹，顶端有残存茎基及纤维状叶鞘。质硬而脆，容易折断，断面略显油性，皮部黄色或棕黄色，木部黄色。气特异，味苦、

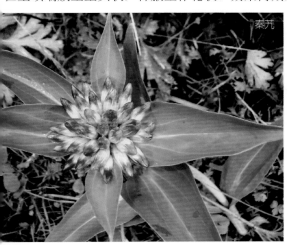

秦艽

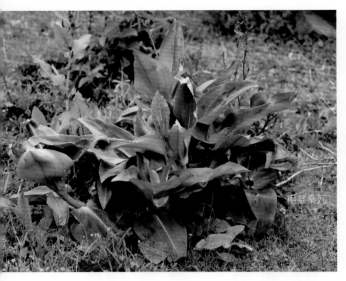

微涩。

性味归经　味辛、苦，性平。归胃、肝、胆经。

功能与主治　祛风湿，清湿热，止痹痛，退虚热。主治风湿痹痛，中风半身不遂，筋脉拘挛，骨节酸痛，湿热黄疸，骨蒸潮热，小儿疳积发热。

用法用量　内服：煎汤，5～10克；或浸酒。外用：适量，研末撒。

注意事项　久痛虚羸，溲多、便滑者忌服。

桑枝

别名　桑条。

来源　为桑科植物桑 *Morus alba* L. 的干燥嫩枝。

原植物　详见桑叶项下。

采收加工　春末、夏初采收，去叶，略晒，趁新鲜时切成长30～60cm的段或斜片，晒干。

饮片鉴别　为圆形或长椭圆形厚片，厚0.2～0.5cm，表面黄白色，皮部较薄，木部黄白色，呈放射状纹理，髓部白色或黄白色。周边灰黄色或黄褐色。片坚韧。气微，味淡。

性味归经　味苦，性平。归肝经。

功能与主治　祛风湿，通经络，行水气。主治风湿痹痛，半身不遂，水肿脚气，风痒。

用法用量　内服：煎汤，15～30克。外用：适量，煎水熏洗。

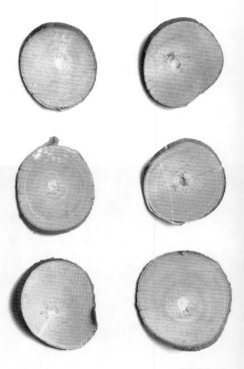

0　　1cm

老鹳草

别名 五叶草、五瓣花、破铜钱。

来源 为牻牛儿苗科植物牻牛儿苗 *Erodium stephanianum* Willd. 或老鹳草 *Geranium wilfordii* Maxim. 的干燥地上部分。

原植物 老鹳草：多年生草本，高30～80cm。根茎短而直立，有略增厚的长根。茎直立或下部稍蔓生，具倒生柔毛。叶对生；基生叶和下部叶具长柄，向上渐短；托叶狭披针形，顶端渐尖，具毛；叶片肾状三角形，基部心形，长3～5cm，宽4～6cm，3深裂，中央裂片稍大，卵状菱形，先端尖，上部具缺刻或粗牙齿，齿顶具短凹尖，下部叶有时近5深裂，上下两面多少具伏毛。花单生叶腋，或2～3花成聚伞花序；花梗在花时伸长，果时弯曲下倾；萼片5，卵形或披针形，顶端具芒，长5～6mm，被

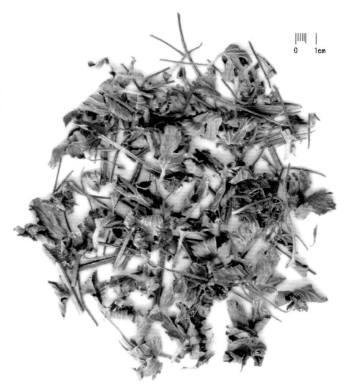

柔毛；花瓣5，淡红色或粉红色，与萼片近等长，有5条紫红色纵脉。蒴果，具微毛，喙较短。果熟时5个果瓣与中轴分离，喙部由下向上内卷，长约2cm。花期7～8月，果期8～10月。生长于山坡草地、树林下和平原路边。分布于东北、华北、华东地区及湖北、湖南、四川、云南、贵州等地。

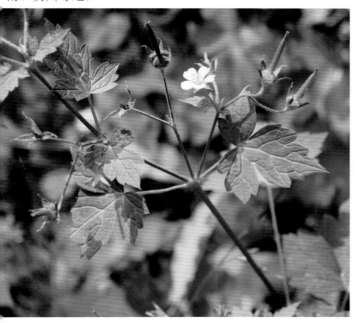

采收加工 夏、秋二季果实近成熟时采割，捆成把，晒干。

药材性状 本品茎较细，稍短。叶片圆形，3或5深裂，裂片较宽，边缘有缺刻。果实球形。花柱长1～1.5cm，有的5裂向上卷曲呈伞形。

性味归经 味辛、苦，性平。归肝、肾、脾经。

功能与主治 祛风湿，通经络，止泻痢。主治风湿痹痛，麻木拘挛，筋骨酸痛，泄泻痢疾。

用法用量 内服：煎汤，9～15克；或浸酒；或熬膏。外用：适量，捣烂加酒炒热外敷。

络石藤

别名 石鲮、明石、石血。

来源 为科植物络石 *Trachelospermum jasminoides* (Lindl.) Lem. 的带叶藤茎。

原植物 常绿木质藤本，长达10m，全株具乳汁。茎圆柱形，有皮孔；嫩枝被黄色柔毛。叶对生，革质或近革质，椭圆形或卵状披针形；上面无毛，下面被疏短柔毛。聚伞花序顶生或腋生，二歧，花白色，芳香；花萼裂片线状披针形，顶部反卷，基部具10个鳞片状腺体；花蕾顶端钝，花冠筒圆筒形，中部膨大，花冠裂片5，向右覆盖；雄蕊5，花药箭头状；花盘环状5裂，与子房等长；子房有2枚离生心皮，花柱圆柱状，柱头卵圆形。蓇葖果叉生，无毛，线状披针形；种子多数，褐色，线形。花期3～7月，果期7～12月。生于山野、溪边、路旁、林缘或杂木林中，常缠绕于树上或攀缘于墙壁、岩石上。分布于我国华东、中南、西南及河北、陕西、台湾等地。

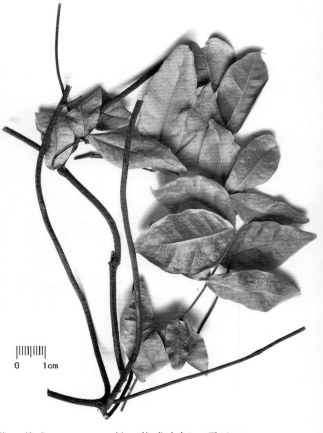

0   1cm

采收加工 栽种3～4年后秋末剪取藤茎，截成25～30cm长，扎成小把，晒干。

药材性状 藤茎圆柱形，多分枝；表面红棕色，具点状皮孔和不定根；质较硬，折断面纤维状、黄白色。叶对生，具短柄，完整叶片椭圆形或卵状披针形，叶缘略反卷，上表面黄绿色，下表面色较浅，叶脉羽状；革质，折断时可见白色绵毛状丝。气微，味微苦。以叶多、色绿者为佳。

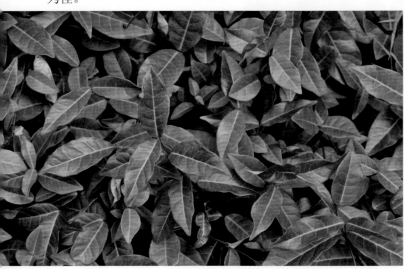

性味归经 味苦、辛，性微寒。归心、肝、肾经。

功能与主治 通络止痛，凉血清热，解毒消肿。主治风湿痹痛，腰膝酸痛，筋脉拘挛，咽喉肿痛，疔疮肿毒，跌打损伤，外伤出血。

用法用量 内服：煎场，6～15克；浸酒，30～60克。外用：适量，捣汁涂。

注意事项 阴脏人畏寒易泄者勿服。

豨莶草

别名 猪膏草、豨莶、虎莶。

来源 为菊科植物豨莶 *Siegesbeckia orientalis* L. 的地上部分。

原植物 一年生草本，高30～100cm。茎直立，上部分枝常成复二歧状，全部分枝被灰白色短柔毛。叶对生；基部叶花期枯萎；中部叶三角状卵圆形或卵状披针形，先端渐尖，基部阔楔形，下延成具翼的柄，边缘有不规则的浅裂或粗齿，两面被毛，三出基脉，侧脉及网脉明显；上部叶渐小，卵状长圆形，近无柄。头状花序多数，集成顶生的圆锥花序；花梗密生短柔毛；总苞阔钟状；总苞片2层，叶质，背面被紫褐色头状具柄的腺毛；外层苞片5～6枚，线状匙形或匙形，开展；内层苞片卵状长圆形或卵圆形；外层托片长圆形，内弯，内层托片倒卵状长圆形；花黄色。瘦果倒卵圆形，有4棱。花期4～9月，果期6～11月。生于山野、荒草地、灌丛及林下。分布于陕西、甘肃、江苏、安徽、浙江、江西、福建、台湾、湖南、广东、海南、广西、四川、贵州、云南等地。

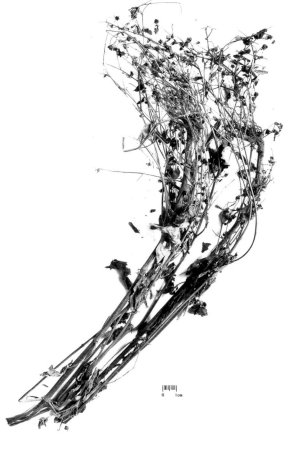

采收加工 夏季开花前或花期均可采收。割取地上部分，晒至半干时，放置干燥通风处，晾干。

药材性状 茎圆柱形，表面灰绿色、黄棕色或紫棕色，有纵沟及细纵纹，枝对生，节略膨大，密被白色短柔毛；质轻而脆，易折断，断面有明显的白色髓部。叶对生，多脱落或破碎；完整的叶片三角状卵圆形或卵状披针形。有时在茎顶或叶腋可见黄色头状花序。气微，味微苦。

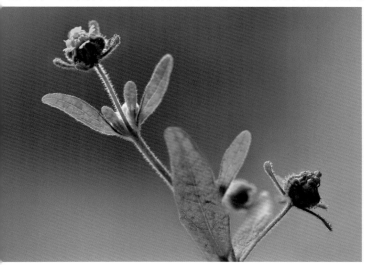

性味归经 味苦、辛，性寒，小毒。归肝、肾经。

功能与主治 祛风湿，通经络，清热解毒。主治风湿痹痛，筋骨不利，腰膝无力，半身不遂，高血压病，疟疾，黄疸，痈肿疮毒，风疹湿疮，虫兽咬伤。

用法用量 内服：煎汤，9～12克。外用：适量，捣敷或煎水熏洗。

注意事项 阴血不足者忌服。

海桐皮

别名 刺桐皮、丁皮、钉桐皮。

来源 为豆科植物刺桐 *Erythrina variegata* L. 的干皮或根皮。

原植物 大乔木，高可达20m。树皮灰棕色，枝淡黄色至土黄色，密被灰色绒毛，具黑色圆锥状刺，2～3年后即脱落。叶互生或簇生于枝顶；托叶2，线形，早落；三出复叶；小叶阔卵形至斜方状卵形，顶端小叶宽大于长，两面叶脉均有稀疏茸毛。总状花序被绒毛；花萼佛焰苞状，萼口斜裂，由背开裂至基部；花冠蝶形，大红色，旗瓣长5～6cm，翼瓣与龙骨瓣近相等，短于萼；雄蕊10，二体，花丝淡紫色，花药黄色；花柱1，淡绿色，柱头不分裂，密被紫色软毛。荚果串珠状，微弯曲。种子1～8颗，球形，暗红色。花期3月。野生或栽培为行道树。分布于浙江、福建、台湾、湖北、湖南、广东、广西、四川、贵州、云南等地。

采收加工 栽后8年左右，即可剥取树皮，通常于夏、秋季进行。剥后，刮去灰垢，晒干即成。

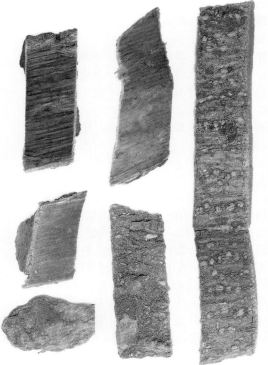

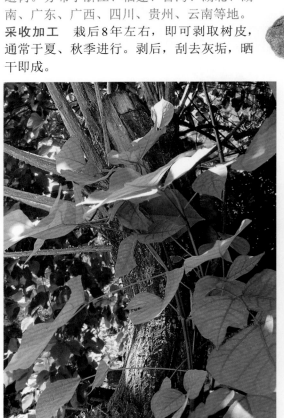

药材性状 呈半圆筒状或板片状，两边略卷曲。长约40cm，厚0.25～1.5cm。外表面黄棕色至棕黑色，常有宽窄不等的纵沟纹。老树皮栓皮较厚，未除去栓皮的表面粗糙，有黄色皮孔，并散布有钉刺，或除去钉刺后的圆形斑痕，钉刺长圆锥形；内表面黄棕色，较平坦。有细密纵网纹，根皮无刺。质坚韧，易纵裂，不易拆断。断面浅棕色，裂片状。气微，味微苦。

性味归经 味苦、辛，性平。归肝、脾经。

功能与主治 祛风除湿，舒筋通络，杀虫止痒。主治风湿痹痛，肢节拘挛，跌打损伤，疥癣，湿疹。

用法用量 内服：煎汤，6～12克；或浸酒。外用：适量，煎水熏洗。

注意事项 血虚者不宜服。

丝瓜络

别名 丝瓜壳、天萝筋、瓜络。

来源 为葫芦科植物丝瓜 *Luffa cylindrica* (L.) Roem. 成熟果实的维管束。

原植物 一年生攀缘草本。茎枝粗糙，有棱沟，有微柔毛。茎须粗壮，通常2～4枝。叶互生；叶柄粗糙，近无毛；叶片三角形或近圆形，通常掌状5～7裂，裂片三角形，边缘有锯齿，基部深心形，上面深绿色，下面浅绿色，有短柔毛，脉掌状，具白色长柔毛。花单性，雌雄同株；雄花通常10～20朵生于总状花序的顶端，花序梗粗壮；花萼筒钟形，被短柔毛；花冠黄色，辐状，裂片5，长圆形，密被黄白色长柔毛，外面具3～5条突起的脉，雄蕊5，稀3，花初开放时稍靠合，最后完全分离；雌花单生；花被与雄花同退化，雄蕊3，子房长圆柱状，有柔毛，柱头3，膨大。果实圆柱状，通常有深色纵条纹，未成熟时肉质，成熟后里面有网状纤维。种子多数，黑色，卵形。花、果期夏秋季。我国南北各地普遍栽培。

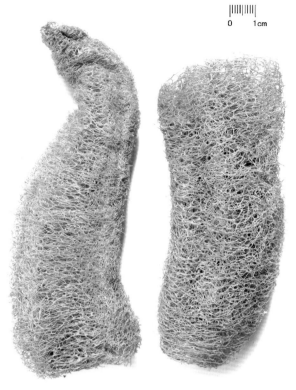

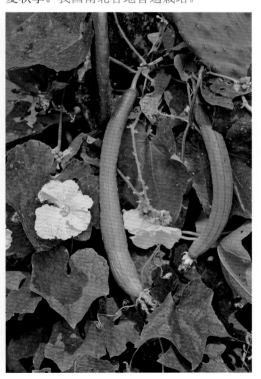

采收加工 秋季果实成熟，果皮变黄，内部干枯时采摘，搓去外皮及果肉；或用水浸泡至果皮和果肉腐烂，取出洗净，除去种子，晒干。

药材性状 全体由维管束纵横交错而成。多呈长圆形，略弯，两端稍细，长短不一。表面黄白色，粗糙，有数条浅纵沟。体轻，质韧，富弹性；横断面可见3个空腔，偶见残留黑色种子。气微，味淡。

性味归经 味甘，性凉。归肺、肝、胃经。

功能与主治 通经活络，解毒消肿。主治胸胁疼痛，风湿痹痛，经脉拘挛，乳汁不通，肺热咳嗽，痈肿疮毒，乳痈。

用法用量 内服：煎汤，5～15克；或烧存性研末，每次1.5～3克。外用：适量，煅存性研末调敷。

臭梧桐

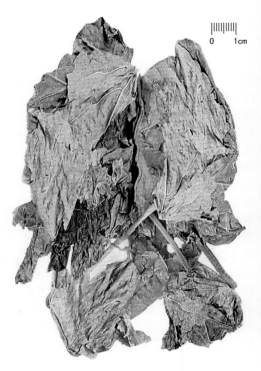

别名 楸叶常山、矮桐子、楸茶叶。

来源 马鞭草科植物海州常山 *Clerodendrum trichotomum* Thunb. 的干燥嫩枝及叶。

原植物形态 灌木或小乔木，高1.5～10m。幼枝、叶柄及花序等多少被黄褐色柔毛或近无毛；老枝灰白色，有皮孔，髓部白色，有淡黄色薄片横隔。单叶对生；叶柄长2～8cm；叶片纸质，宽卵形、卵形、卵状椭圆形或三角状卵形，长5～17cm，宽5～14cm，先端尖或渐尖，基部宽楔形至楔形，偶有心形，全缘或具波状齿，两面疏生短毛或近无毛；侧脉3～5对。伞房状聚伞花序顶生或腋生，疏散，通常二歧分枝，花序长8～18cm，花序梗长3～6cm，具椭圆形叶状苞片，早落；花萼幼时绿白色，后紫红色，基部合生，中部略膨大，具5棱，先端5深裂，裂片三角状披针形或卵形；花冠白色或带粉红色，花冠管细，先端5裂，裂片长椭圆形；雄蕊4，与花柱同伸出花冠外。核果近球形，直径6～8mm，包于增大的宿萼内，熟时蓝紫色。花、果期6～11月。生于山坡灌丛中。分布于华北、华东、中南、西南等地。

采收加工 6～10月采收，捆扎成束，晒干。

药材性状 小枝类圆形或略带方形，直径约3mm，黄绿色，有纵向细皱纹，具黄色点状皮孔，密被短茸毛，稍老者茸毛脱落；质脆，易折断，断面木部淡黄色，髓部白色。叶对生，多皱缩卷曲，或破碎，完整者展平后呈广卵形或椭圆形，长7～15cm，宽5～9cm，先端渐尖，基部阔楔形或截形，全缘或具波状齿。上面灰绿色，下面黄绿色，两面均有短柔毛；叶柄长2～8cm，密被短柔毛。花多枯萎，黄棕色，具长梗，雄蕊突出于花冠外；已结实者，花萼宿存，枯黄色，内有一果实，三棱状卵形，灰褐色，具皱缩纹理。气异臭，味苦、涩。以花枝干燥、叶色绿者为佳。

性味 苦、微辛，平。

功能与主治 祛风除湿，平肝降压，解毒杀虫。主治风湿痹痛，半身不遂，高血压病，偏头痛，疟疾，痢疾，痈疽疮毒，湿疹疥癣。

用法用量 内服：煎汤，10～15克，鲜品30～60克；或浸酒；或入丸、散。外用：适量，煎水洗；或捣敷，研末掺或调敷。

注意事项 臭梧桐经高热煎煮后，降压作用减弱。

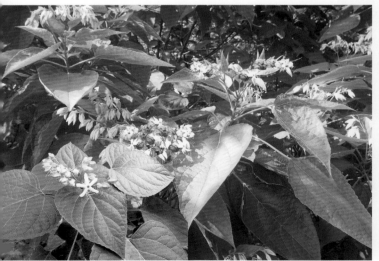

雷公藤

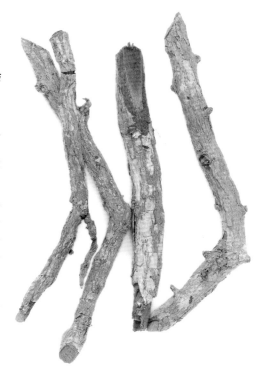

别名 黄藤、黄腊藤、菜虫药、红药、水莽草。

来源 为卫矛科植物雷公藤 *Tripterygium wilfordii* Hook. f. 的根或根的木质部。

原植物 落叶蔓性灌木，长达3m。小枝棕红色，有4～6棱，密生瘤状皮孔及锈色短毛。单叶互生，亚革质；叶柄长约5mm；叶片椭圆形或宽卵形，长4～9cm，宽3～6cm，先端短尖，基部近圆形或宽楔形、边缘具细锯齿，上面光滑，下面淡绿色，主、侧脉在上表面均稍凸出，脉上疏生锈褐色柔毛。聚伞状圆锥花序顶生或腋生，长5～7cm，被锈色毛。花杂性，白绿色，直径达5mm；萼为5浅裂；花瓣5，椭圆形；雄蕊5，花丝近基部较宽，着生在杯状花盘边缘；花柱短，柱头6浅裂；子房上位，三棱状。蒴果具3片膜质翅，长圆形，长达14mm，宽约13mm，翅上有斜生侧脉。种子1，细柱状，黑色。花期7～8月，果期9～10月。生于背阴多湿的山坡、山谷、溪边灌木林中。分布于长江流域以南各地及西南地区。

采收加工 秋季挖取根部，去净泥土，晒干，或去皮晒干。切厚片，生用。

药材性状 根圆柱形，扭曲，常具茎残基。直径0.5～3cm，商品常切成长短不一的段块。表面土黄色至黄棕色，粗糙，具细密纵向沟纹及环状或半环状裂隙；栓皮层常脱落，脱落处显橙黄色。皮部易剥离，露出黄白色的木部。质坚硬，折断时有粉尘飞扬，断面纤维性；横切面木栓层橙黄色，显层状；韧皮部红棕色；木部黄白色，密布针眼状孔洞，射线较明显。根茎形状与根相似，多平直，有白色或浅红色髓部。气微、特异，味苦微辛。有大毒。

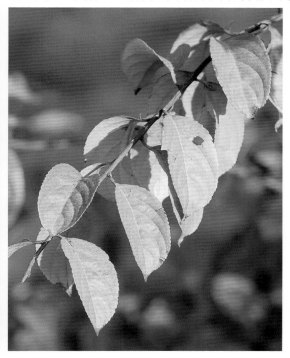

性味归经 苦，辛；大毒。归心、肝经。

功能与主治 祛风除湿，活血通络，消肿止痛，杀虫解毒。主治类风湿关节炎，风湿性关节炎，肾小球肾炎，肾病综合征，红斑狼疮，口眼干燥综合征，白塞病，湿疹，银屑病，麻风病，疥疮，顽癣。

用法用量 内服：煎汤，去皮根木质部分15～25克；带皮根10～12克。均需文火煎1～2h。外用：适量，研粉或捣烂涂擦。

注意事项 本品有大毒，内服宜慎。凡疮痒出血者慎用。

穿山龙

别名 穿龙骨、狗山药、穿山骨、火藤根。

来源 薯蓣科植物穿龙薯蓣*Dioscorea nipponica* Makino 的干燥根茎。

原植物 多年生缠绕藤本，长达5m。根茎横生，圆柱形，木质，多分枝，栓皮层显著剥离。茎左旋，圆柱形，近无毛。单叶互生；叶柄长10～20cm；叶片掌状心形，变化较大，茎基部叶长10～15cm，宽9～13cm，边缘作不等大的三角状浅裂、中裂或深裂，先端叶片小，近于全缘，叶表面黄绿色，有光泽，无毛或有稀疏的白色细柔毛，尤以脉上较密。花单性，雌雄异株。雄花序为腋生的穗状花序，花序基部常由2～4朵集成小伞状，花序顶端常为单花；苞片披针形，先端渐尖，短于花被；花被碟形，6裂，裂片先端钝圆；雄蕊6，着生于花被裂片的中央，花药内向。雌花序穗状，单生；花被6裂，裂片披针形；雌蕊柱头3裂，裂片再2裂。蒴果成熟后枯黄色，三棱形，先端凹入，基部近圆形，每棱翅状，大小不一，一般长约2cm，宽约1.5cm。种子每室2，有时仅1颗发育，着生于中轴基部，四周有不等的薄膜状翅，上方呈长方形，长约比宽大2倍。花期6～8月，果期8～10月。生长于海拔300～2000m的山坡、林边、河谷两侧或灌木丛中，山脊路旁、沟边也有。分布于东北、华北、西北（除新疆）及河南、湖北、山东、江苏、安徽、浙江、江西、四川等地。

采收加工 春、秋二季采挖，洗净，除去须根和外皮，晒干。

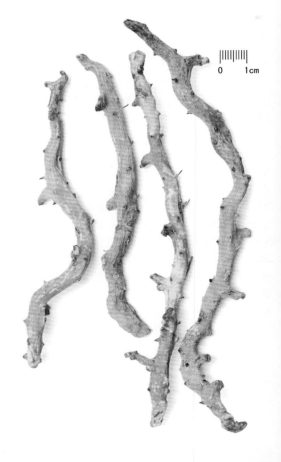

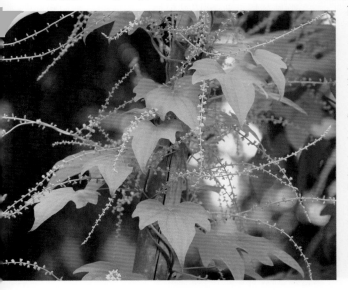

药材性状 根茎呈类圆柱形，稍弯曲。长15～20cm，直径1.0～1.5cm。表面黄白色或棕黄色，有不规则纵沟、刺状残根及偏于一侧的突起茎痕。质坚硬，断面平坦，白色或黄白色，散有淡棕色维管束小点。气微，味苦涩。

性味归经 甘、苦，温。归肝、肾、肺经。

功能与主治 祛风除湿，舒筋通络，活血止痛，止咳平喘。主治风湿痹病，关节肿胀，疼痛麻木，跌扑损伤，闪腰岔气，咳嗽气喘。

用法用量 内服：煎汤，干品6～9克，鲜品30～45克；或浸酒。外用：适量，鲜品捣敷。

注意事项 粉碎加工时，注意防护，以免发生过敏反应。

九层风

别名 川牛膝、苋菜藤、地苓苋。

来源 为苋科植物浆果苋 *Cladostachys amaranthoides* (Lam.) Kuan 的全株。

原植物 攀缘灌木。茎长2～6cm，多下垂分枝，幼时有贴生柔毛，后变无毛。单叶互生；叶柄无毛；叶片卵形或卵状披针形，少数卵状心形，常不对称，两面疏生长柔毛，后变无毛。总状花序腋生或顶生，再形成多分枝的圆锥花序；花轴及分枝有贴生柔毛；每花有1苞片及2小苞片，苞片窄三角形；小苞片卵形；花有恶臭，花被片5，淡绿色或带黄色，果时带红色，在花期后反折，先端圆钝；雄蕊5，花丝基部连合成极短的杯状，花药2室；子房上位；柱头3，果时反折。浆果近球形，红色，有3条纵沟。种子扁压状肾形，黑色，光亮。花、果期10月至翌年3月。生于山坡林下或灌丛中。分布于我国华南、西南及台湾等地。

采收加工 全年均可采收，洗净，鲜用或晒干用。

药材性状 枝条细长，圆柱形，有分枝，节部微膨大；幼枝有柔毛，老枝无毛。叶多已皱缩或脱落，完整叶片卵形

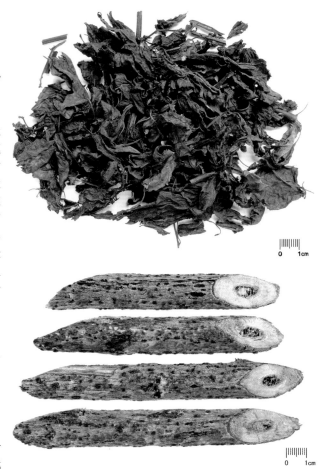

或卵状披针形，枯绿色。总状花序腋生或顶生，或再复合成圆锥花序；花梗短，花小，鲜时淡绿色或带黄色，果时带红色。浆果近球形，红色，干后棕色。

性味 味淡，性平。

功能与主治 祛风除湿，清热解毒。主治风湿痹痛，痢疾，泄泻。

用法用量 内服：煎汤，9～15克。

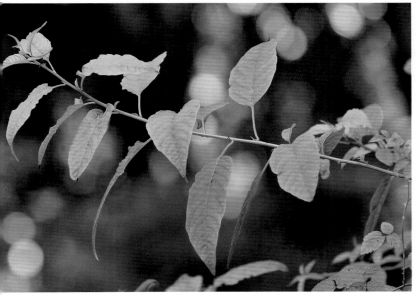

榼藤

别名　过山枫、大血藤、过山龙。

来源　为豆科植物榼藤子 *Entada phaseoloides* (L.) Merr. 的藤茎。

原植物　常绿木质大藤本。茎扭旋，枝无毛。二回羽状复叶，通常有羽片2对，顶生一对羽片变为卷须；小叶2～4对，革质，长椭圆形，无毛。穗状花序单生或排列成圆锥状，花序轴密生黄色绒毛；花淡黄色，有香气；花萼阔钟状，萼齿5；花瓣5，基部稍连合；雄蕊10，分离，略突出花冠；子房有短柄，花柱丝状，柱头凹下。荚果木质，弯曲，扁平，成熟时逐节脱落，每节内有1颗种子。种子近圆形，扁平，暗褐色，成熟后种皮木质，有光泽，具网纹。花期3～4月，果熟期8月下旬。生于山坡灌木丛中，以及混合林中。分布于福建、台湾、广东、海南、广西、云南等地。

采收加工　全年均可采收，切片，晒干；或鲜用。

药材性状　茎的块片呈不规则形，大小不等，斜而扭曲，厚1～2cm。外皮棕褐色或灰棕色，粗糙，有地衣斑，具明显纵纹或沟纹，可见侧枝痕和点状皮孔，常有1条棱脊状突起。切面皮部深棕色，有红棕色或棕黑色树脂状物；木部棕色或浅棕色，有多数小孔，可见红棕色树脂状物环绕髓部呈偏心环纹。髓部常呈小空洞状，偏于有棱脊的一侧。质坚硬，不易折断。气微，味微涩。

性味归经　味微苦、涩，性平，有毒。归肾经。

功能与主治　祛风除湿，活血通络。主治风湿痹痛，跌打损伤，腰肌劳损，四肢麻木。

用法用量　内服：煎汤，6～15克；或浸酒。外用：适量，煎水洗。

注意事项　有毒。

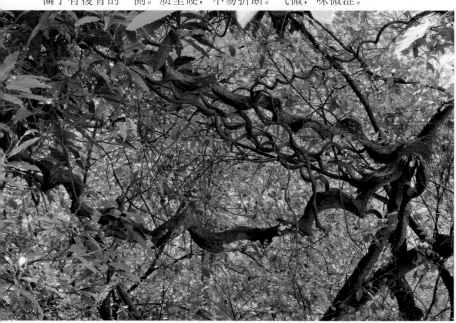

六方藤

别名 五俭藤、抽筋藤、复方藤。

来源 为葡萄科植物翅茎白粉藤 *Cissus hexangularis* Thorel ex Planch. 的藤茎。

原植物 攀缘灌木，高3～7m。小枝粗壮，有翅状的棱6条，干时淡黄色，节上常收缩；卷须不分枝，与叶对生，无毛。单叶互生；叶片纸质，卵状三角形，先端骤收狭而渐尖，基部近截平，钝形或微心形，边缘有疏离的小齿。伞形花序与叶对生，具短梗，由聚伞花序组成；花梗被乳突状微毛；花萼杯状，无毛；花瓣长圆形；雄蕊4；花盘波状4浅裂；子房2室，无毛。浆果卵形。有种子1颗。花期9～11月，果期10月至翌年2月。生于山地疏林中。分布于广东、海南、广西等地。

采收加工 秋季采收藤茎，应在离地面20cm处割取，去掉叶片，切段，鲜用或晒干。

药材性状 有翅状的棱6条，淡黄色，节上常收缩；卷须不分枝，与叶对生，无毛。饮片常为切成的小段，淡黄色，茎段上可看到6条翅状的棱，节上有卷须。味辛、微苦。

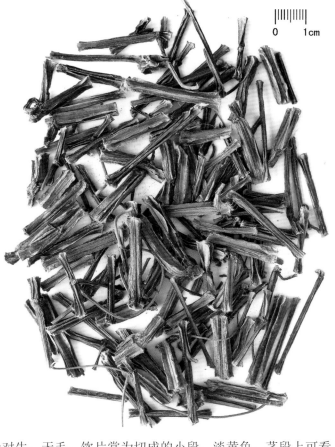

性味归经 味辛、微苦，性凉。归肾、肝经。

功能与主治 祛风除湿，活血通络。主治风湿痹痛，腰肌劳损，跌打损伤。

用法用量 内服：煎汤，15～30克；或浸酒。外用：适量，捣敷或煎水洗。

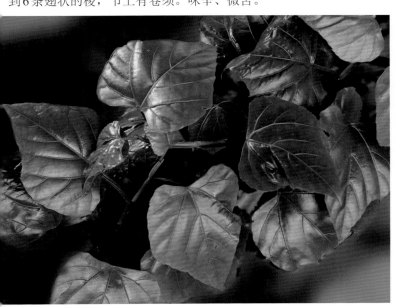

扁担藤

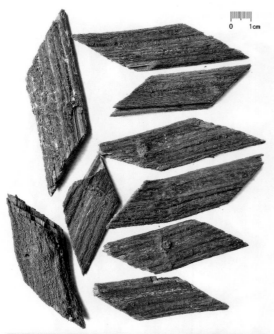

别名 腰带藤、扁骨风、铁带藤。

来源 为葡萄科植物扁担藤 *Tetrastigma planicaule* (Hook. f.) Gagnep. 的根或藤茎。

原植物 攀缘木质大藤本，长约10m。全株无毛。茎深褐色，阔而扁，分枝圆柱形，常有肿大的节，有条纹；卷须粗壮，不分枝。掌状复叶互生；总叶柄基部常扁而宽；小叶5，革质，中间叶片长圆状披针形，边缘有浅钝齿；侧生小叶较狭窄或稍短。复伞形聚伞花序腋生；总花梗具苞片；花萼杯状，有乳凸状小点；花瓣4，绿白色；花盘在雄花中明显，浅4裂，在雌花中不明显，雄蕊较子房短；柱头4浅裂。浆果近球形，肉质，具2颗种子。种子倒卵状椭圆形。花期4～6月，果期6～10月。生于海拔300～400m的山地森林中，常攀附于乔木上。分布于福建、广东、海南、广西、贵州、云南等地。

采收加工 藤茎及根于秋、冬季采挖，洗净，切片，鲜用或晒干。

药材性状 常呈2～4cm长的小段，扁平状，有纵纹，褐色。味辛、酸。

性味归经 味辛、酸，性平。归肝经。

功能与主治 祛风化湿，舒筋活络。主治风湿痹痛，腰肌劳损，中风偏瘫，跌打损伤。

用法用量 内服：煎汤，15～30克；或浸酒。外用：适量，捣敷或煎水洗。

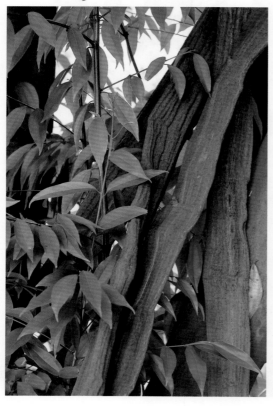

鸭嘴参

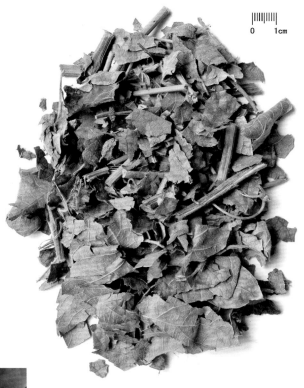

别名　通骨消根、土玄参、鸭嘴参。

来源　为爵床科植物大花老鸦嘴 *Thunbergia grandiflora* (Rottl. ex Willd.) Roxb. 的根。

原植物　粗壮草质或木质的攀缘大藤本，长可达8m或更长。枝多数，被短柔毛。叶对生；叶片纸质，宽卵形，两面被短柔毛，掌状脉3～7条。花大，有时2朵并生于叶腋或成下垂的总状花序；小苞片2，被短柔毛；萼环状而平截；花冠淡蓝色、淡黄色或外面近白色，花冠管短，冠檐近5等裂；雄蕊4，二强，长者花药有毛，药室有距，短者花药无毛而仅1室有距；子房稍肉质，柱头深2裂。蒴果被柔毛，下部近球形，上部具长喙，开裂时似乌鸦嘴。种子半球形，表面皱缩呈脑纹状。生于低海拔的疏林中。分布于广东、海南、广西、云南等地。

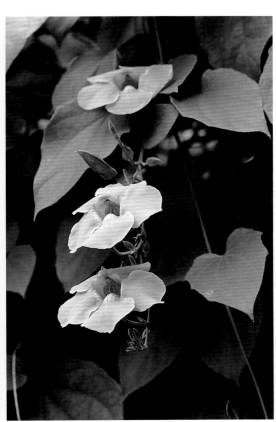

采收加工　夏、秋季采挖，洗净，切片，鲜用或晒干。

药材性状　根圆柱形，稍肉质，长短不一，直径3～10mm，表面灰黄色，具明显纵皱纹，有的皮部横向断离出木部。质韧，内皮淡紫色，易与木部剥离。木部坚韧，黄棕色或黄白色，直径2～6mm。气微，味微甘。

性味　味辛，性平。

功能与主治　祛风通络，散瘀止痛。主治风湿痹痛，痛经，跌打肿痛，骨折，小儿麻痹后遗症。

用法用量　内服：煎汤，15～30克。外用：适量，捣敷或煎汤洗患处。

龙骨风

别名 大贯众。

来源 为桫椤科植物桫椤*Alsophila spinulosa* (Wall. ex Hook.) R. M. Tryon 的茎。

原植物 大型树状蕨类，主干高达3～5m。深褐色，外皮坚硬，有老叶脱落后留下的痕迹。叶顶生呈树冠状；叶柄粗壮，禾秆色至棕色，连同叶轴下密生短刺，基部密生棕色线状披针形鳞片；叶片大，纸质，椭圆形，三回羽状分裂，羽片12～15对，有柄，狭椭圆形；二回羽片16～18对，近无柄；末回裂片15～20对，边缘有钝齿，背面有小鳞片；叶脉羽状，侧脉分叉。孢子囊群圆球形，生于侧脉分叉处凸起的囊托上，囊群盖圆球形，膜质，顶端开裂。生于溪边林下草丛中或阔叶林下。分布于我国西南及福建、广东、广西、西藏等地。

采收加工 全年均可采收，削去坚硬的外皮，晒干。

药材性状 茎圆柱形或扁圆柱形，直径6～12cm。表面棕褐色或黑褐色，常附有密集的不定根断痕和大型叶柄痕，每一叶柄痕近圆形或椭圆形，下方有凹陷，边缘有多数排列紧密的叶迹维管束，中间亦有叶迹维管束散在。质坚硬，断面常中空，周围的维管束排成折叠状，形成隆起的脊和纵沟。气微，味苦、涩。

性味归经 味微苦，性平。归肾、胃、肺经。

功能与主治 祛风除湿，活血通络，止咳平喘，清热解毒，杀虫。主治风湿痹痛，肾虚腰痛，跌打损伤，小肠气痛，风火牙痛，咳嗽，疥癣，蛔虫病，蛲虫病，预防流感。

用法用量 内服：煎汤，15～30克。外用：适量，煎水洗。

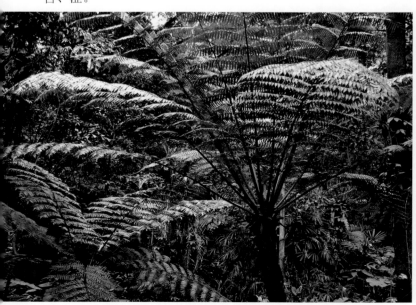

穿破石

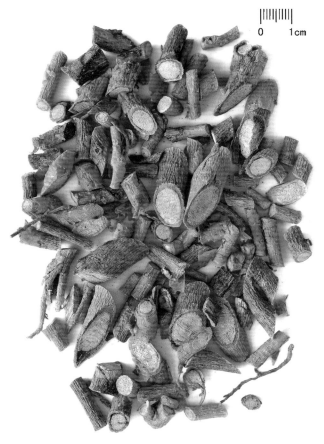

别名 山黄箕、铁篱根、黄龙脱皮、千层皮。

来源 为桑科植物构棘 *Maclura cochinchinensis* (Lour.) Corner 的根。

原植物 常绿灌木，高 2～4m。直立或攀缘状；根皮橙黄色；枝灰褐色，光滑，皮孔散生，具直立或略弯的棘刺，粗壮。单叶互生；叶片革质，倒卵状椭圆形、椭圆形或长椭圆形，全缘，两面无毛；花单性，雌雄异株；球状花序单个或成对腋生，具短柄，被柔毛；雄花具花被片 3～5，楔形，雌花具花被片 4，先端厚有绒毛。聚花果球形，肉质，熟时橙红色，被毛；瘦果包裹在肉质的花被和苞片中。花期 4～5 月，果期 9～10 月。生于山坡、溪边灌丛中或山谷、林缘等处。分布于安徽、浙江、江西、福建、湖北、湖南、广东、海南、广西、四川、贵州、云南等地。

采收加工 全年均可采收，挖出根部，除去泥土、须根，晒干；或洗净，趁鲜切片，晒干。亦可鲜用。

药材性状 根圆柱形，长短不一，或已切成圆形厚片。外皮黄色或橙红色，具显著的纵皱纹及少数须根痕。栓皮薄而易脱落。质地坚硬，不易折断，断面皮部薄，灰黄色，具韧性纤维；木部占绝大部分，黄色，柴性，导管孔明显。气微，味淡。

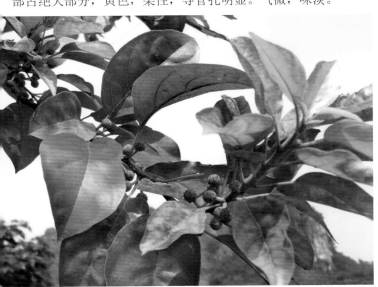

性味 味淡、微苦，性凉。

功能与主治 祛风通络，清热除湿，解毒消肿。主治风湿痹痛，跌打损伤，黄疸，腮腺炎，肺结核，胃和十二指肠溃疡，淋浊，臌胀，闭经，劳伤咯血，疔疮痈肿。

用法用量 内服：煎汤，9～30 克；或浸酒。外用：适量，捣敷。

注意事项 孕妇忌用。

饭杓藤

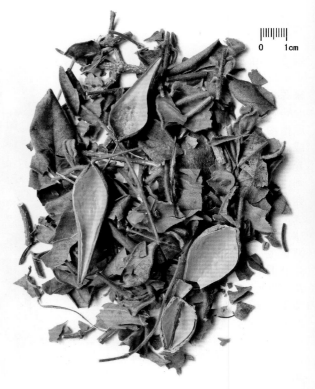

别名 武靴藤、断肠苦蔓、小羊角扭、小羊角木。

来源 为萝摩科植物匙羹藤 *Gymnema sylvestre* (Retz.) Schult. 的根或嫩枝叶。

原植物 木质藤本，长达4m。全株具乳汁；茎皮灰褐色，具皮孔，幼枝被微毛。叶对生；被短柔毛，先端具丛生腺体；叶片倒卵形或卵状长圆形，仅叶脉被微毛。聚伞花序伞形状，腋生；花序梗和花梗被短柔毛；花萼片5，裂片被缘毛，内面基部有5个腺体；花冠略向右覆盖；副花冠着生于花冠裂片弯缺下，厚而成硬条带；雄蕊5，着生于花冠筒的基部；花药先端具膜片；花粉块每室1个，长圆形，直立；柱头伸出花药之外。蓇葖果羊角状，先端渐尖，基部膨大。种子卵圆形，先端轮生白色绢质种毛。花期5～9月，果期10月至翌年1月。生于山坡林中或灌木丛中。分布于浙江、福建、台湾、广东、海南、广西、云南等地。

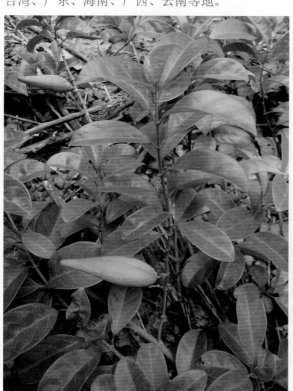

采收加工 根：全年均可采收，洗净，切片，晒干或鲜用；枝叶：春季采收，鲜用。

药材性状 根圆柱形，直径1～3cm，常切成2～5mm厚的斜片，外表面灰棕色，较粗糙；具裂纹及皮孔；切断肉黄色，木部有细密小孔，形成层环波状弯曲，髓部疏松，淡棕色。叶对生，多皱缩，完整者展平后呈倒卵形或卵状长圆形。气微，味苦。以枝嫩、叶多、根粗壮、切面黄色、无杂质者为佳。

性味 味微苦，性凉，有毒。

功能与主治 祛风止痛，解毒消肿。主治风湿痹痛，咽喉肿痛，乳痈，疮疖，湿疹，无名肿毒，毒蛇咬伤。

用法用量 内服：煎汤，15～30克。外用：适量，捣敷。

注意事项 有毒。孕妇慎用。

梵天花

别名 三角枫、香港野棉花、地棉花、小桃花、野棉花、拦路虎、狗脚迹。

来源 为锦葵科植物梵天花 *Urena procumbens* L. 的全草。

原植物 小灌木，高约8cm，枝平铺，小枝被星状绒毛。叶互生；叶柄长，被绒毛；托叶钻形，早落；下部的叶为掌状3～5深裂，裂口深达中部以下，圆形而狭，裂片菱形或倒卵形，呈葫芦状，先端钝，基部圆形至近心形，具锯齿，两面均被星状短硬毛；上部的叶通常3深裂。花单生或近簇生；小苞片基部合生，疏被星状毛；萼短于小苞片或近等长，卵形，尖头，被星状毛，花冠淡红色；雄蕊柱无毛，与花瓣等长。果球形，具刺和长硬毛，刺端有倒钩。种子平滑无毛。花期6～9月。生于山坡小灌丛中。分布于浙江、江西、福建、台湾、湖南、广东、海南、广西等地。

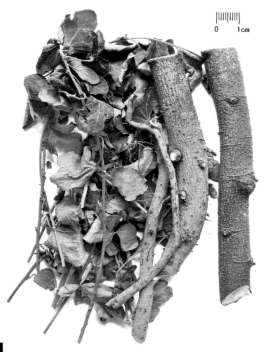

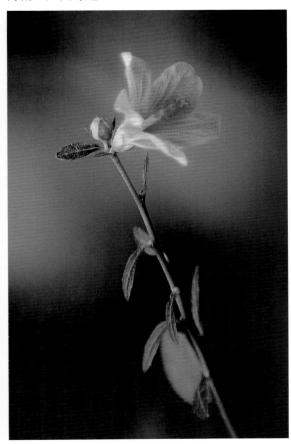

采收加工 夏、秋季采挖全草，洗净，除去杂质，切碎，晒干。

药材性状 干燥全株长20～50cm；粗3～7mm，圆柱形，棕黑色，幼枝暗绿色至灰青色；质坚硬，纤维性，木部白色，中心有髓。叶通常3～5深裂，裂片倒卵形或菱形，灰褐色至暗绿色，微被毛；幼叶卵圆形。蒴果腋生，扁球形，副萼宿存，被硬毛和倒钩刺，果皮干燥厚膜质。

性味归经 味甘、苦，性凉。归肝、大肠经。

功能与主治 祛风利湿，清热解毒。主治风湿痹痛，泄泻，痢疾，感冒，咽喉肿痛，肺热咳嗽，风毒流注，疮疡肿毒，跌打损伤，毒蛇咬伤。

用法用量 内服：煎汤，9～15克；鲜品15～30克。外用：适量，捣敷。

红毛走马胎

别名 毛青杠、红胆、红毛针、山猪怕、红毛过江、红毛毡。

来源 为紫金牛科植物虎舌红 *Ardisia mamillata* Hance 的全株。

原植物 矮小灌木，直立茎高不超过15cm。具匍匐的木质根茎，幼时密被锈色卷曲长柔毛。叶互生或簇生于顶端；叶柄或几无，被毛；叶片坚纸质，倒卵形至长圆状倒披针形，边缘具不明显的疏圆齿，两面绿色或暗紫红色，被锈色或紫红色糙伏毛，毛基部隆起如小瘤，具腺点，以背面尤为明显。伞形花序，单1，着生于侧生特殊花枝顶端，近顶端常有叶1～2片；花梗被毛；萼片披针形或狭圆状披针形，

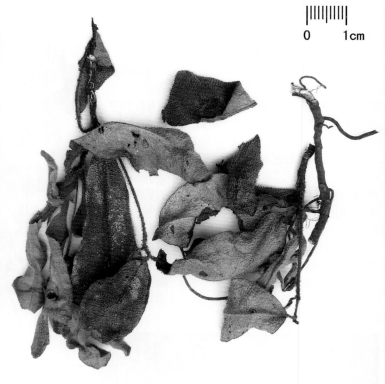

与花瓣等长或略短，具腺点，两面被长柔毛或里面近无毛；花瓣粉红色，稀近白色，卵形，具腺点；雄蕊与花瓣近等长，花药披针形，背部通常具腺点；雌蕊与花瓣等长，子房球形。果球形，鲜红色。花期6～7月，果期11月至翌年1月，有时达5月。生于山谷、山坡林下阴湿处。分布于我国西南及福建、湖南、广东、海南、广西等地。

采收加工 夏、秋季采收，洗净，切片，晒干。

药材性状 根茎直径约3mm，褐红色，木质，幼枝被锈色长柔毛，老枝几无毛。叶多生于茎中上部，近簇状，叶片展平后呈椭圆形或倒披针形，上下两面有黑色腺点和褐色长柔毛，边缘稍

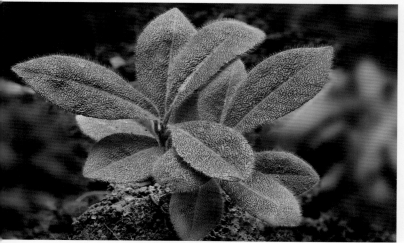

具圆齿；有时具花序或球形果实。气弱，味淡，略苦、涩。

性味 味苦、辛，性凉。

功能与主治 祛风利湿，清热解毒，活血止血。主治风湿痹痛，黄疸，痢疾，咯血，吐血，便血，经闭，产后恶露不尽，跌打损伤，乳痈，疔疮。

用法用量 内服：煎汤，9～15克；或泡酒。外用：适量，研末调敷。

注意事项 孕妇忌服。

宽筋藤

别名 无地生须、青宽筋藤、伸筋藤、打不死、软筋藤、大接筋藤。

来源 为防己科植物中华青牛胆 *Tinospora sinensis* (Lour.) Merr. 的茎。

原植物 落叶藤本，长可达20m以上。老茎肥壮，表皮褐色，膜质，有光泽，散生瘤突状皮孔，叶痕明显；嫩枝绿色，有条纹，被柔毛。叶膜质或纸质；叶柄被柔毛；叶片阔卵状圆形，先端急尖，具尖头，基部浅心形至深心形，弯缺有时很宽，两面被短柔毛，下面甚密，掌状脉5条。总状花序先叶抽出，单生或簇生叶腋；花单性异株，淡绿色；雄花萼片6，外轮3片小，内轮的阔卵形；花瓣6，有爪；雄蕊6；雌花心皮3。核果红色，近球形，内果皮卵状半球形，有明显的背肋和许多小瘤状突起。花期4月，果期5～6月。生于疏林下或河边、村旁的灌丛中，也可栽培。分布于广东、海南、广西、云南等地。

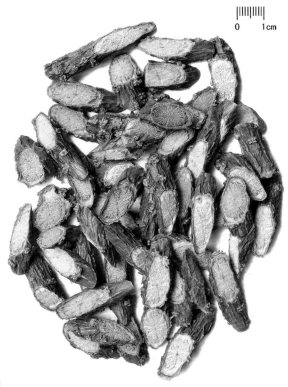

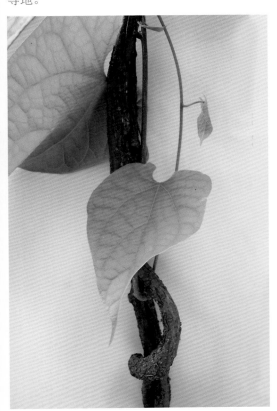

采收加工 全年均可采收，洗净，切厚片，晒干或鲜用。

药材性状 茎类圆柱形，直或稍弯曲，直径0.5～2cm。表面黄棕色或淡棕色，光滑，具纵沟纹和横裂纹，皮孔呈疣状突起，节部膨大，有圆形凹陷的叶痕。栓皮易成片脱落。质硬，断面有淡黄色、白色相间的放射状纹理，并有众多小孔，中心有髓。气微，味苦。

性味归经 味微苦，性凉。归肝经。

功能与主治 祛风止痛，舒筋活络。主治风湿痹痛，腰肌劳损，跌打损伤。

用法用量 内服：煎汤，10～30克。外用：鲜品适量，捣敷。

地桃花

别名　迷马桩、梵尚花、肖梵天花、刺头婆。

来源　为锦葵科植物地桃花 *Urena lobata* L. 的根或全草。

原植物　直立亚灌木状草本，高达1m。小枝被星状绒毛。叶互生；叶柄被灰白色星状毛；托叶线形，早落；茎下部的叶近圆形，先端浅3裂，基部圆形或近心形，边缘具锯齿；中部的叶卵形；上部的叶长圆形至披针形；叶上面被柔毛，下面被灰白色星状绒毛。花腋生，单生或稍丛生，淡红色；花梗被绵毛；小苞片5，基部合生；花萼杯状，裂片5，较小苞片略短，两者均被星状柔毛；花瓣5，倒卵形，外面被星状柔毛；雄蕊柱，无毛；花柱枝10，微被长硬毛。果扁球形，分果爿被星状短柔毛和锚状刺。花期7～10月。生于干热的空旷地、草坡或疏林下。我国长江以南地区均有分布。

采收加工　全年均可采收，洗净，鲜用或晒干。

药材性状　干燥根呈圆柱形，略弯曲，支根少数，上生多数须根，表面淡黄色，具纵皱纹；质硬，断面呈破裂状。茎灰绿色至暗绿色，具粗浅的纵纹，密被星状毛和柔毛，上部嫩枝具数条纵棱；质硬，木部断面不平坦，皮部富纤维，难以折断。叶多破碎，完整者多卷曲，上表面深绿色，下表面粉绿色，密被短柔毛和星状毛。气微，味淡。

性味归经　味甘、辛，性凉。归脾、肺经。

功能与主治　祛风利湿，活血消肿，清热解毒。主治感冒，风湿痹痛，痢疾，泄泻，淋证，带下，月经不调，跌打肿痛，喉痹，乳痈，疮疖，毒蛇咬伤。

用法用量　内服：煎汤，30～60克。外用：适量，捣敷。

注意事项　虚寒者忌服。

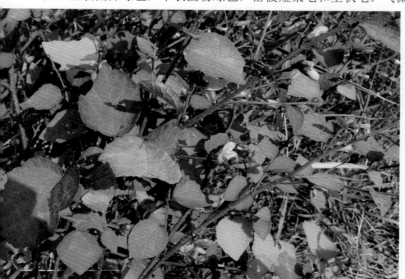

（三）祛风湿强筋骨药

五加皮

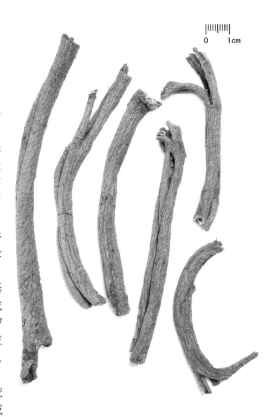

别名　豹漆、五花、白刺。

来源　为五加科植物细柱五加 *Acanthopanax gracilis-cylus* W. W. Smith 的根皮。

原植物　灌木，有时蔓生状，高2～3m。枝灰棕色，无刺或在叶柄基部单生扁平的刺。叶为掌状复叶，在长枝上互生，在短枝上簇生；叶柄常有细刺；小叶5，稀为3或4，中央一片最大，倒卵形至倒披针形，两面无毛，或沿脉上疏生刚毛，下面脉腋间有淡棕色簇毛，边缘有细锯齿。伞形花序腋生或单生于短枝顶端；萼5齿裂；花黄绿色，花瓣5，长圆状卵形，先端尖，开放时反卷；雄蕊5，花丝细长；子房2室，花柱2，分离或基部合生，柱头圆头状。核果浆果状，扁球形，成熟时黑色。种子2粒，细小，淡褐色。花期4～7月，果期7～10月。生于灌木丛林、林缘、山坡路旁和村落中。分布于我国中南、西南及山西、陕西、江苏、安徽、浙江、江西、福建等地。

采收加工　栽后3～4年于夏、秋两季采收，挖取根部，除掉须根，刮皮，抽去木心，晒干或烘干。

药材性状　根皮呈不规则双卷或单卷筒状，长4～15cm。外表面灰棕色或灰褐色，有不规则裂纹或纵皱纹及横长皮孔；内表面黄白色或灰黄色，有细纵纹。体轻，质脆，断面不整齐，灰白色或灰黄色。气微香，味微辣而苦。以皮厚、气香、断面灰白色者为佳。

性味归经　味辛、苦、微甘，性温。归肝、肾经。

功能与主治　祛风湿，补肝肾，强筋骨，活血脉。主治风寒湿痹，腰膝疼痛，筋骨痿软，小儿行迟，体虚羸弱，跌打损伤，骨折，水肿，脚气，阴下湿痒。

用法用量　内服：煎汤，6～9克；浸酒。外用：适量，煎水熏洗。

注意事项　阴虚火旺者慎服。

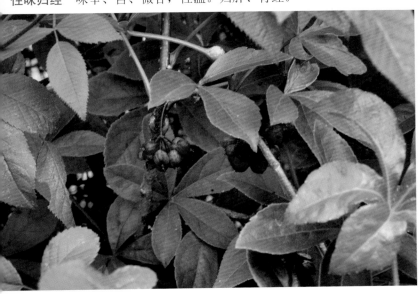

千年健

别名 一包针、千年见、丝棱线。

来源 为天南星科植物千年健 *Homalomena occulta* (Lour.) Schott 的根茎。

原植物 多年生草本。根茎匍匐，细长，粗1.5cm。根肉质，密被淡褐色短绒毛，须根纤维状。常具高30～50cm的直立的地上茎。鳞叶线状披针形，较长，向上渐狭，锐尖；叶柄长，下部具鞘；叶片膜质至纸质，箭状心形至心形；侧脉平行向上斜升。花序1～3，生鳞叶之腋，花序柄短于叶柄；佛焰苞绿白色，长圆形至椭圆形，花前席卷成纺锤形，盛花时上部略展开成短舟状；肉穗花序长3～5cm；雌花序长1～1.5cm，粗4～5mm；雄花序长2～3cm，粗3～4mm；子房长圆形，基部一侧具假雄蕊1，子房3室。浆果，种子褐色，长圆形。花期7～9月。生于沟谷密林下、竹林和山坡灌丛中。分布于广东、海南、广西、云南等地。

采收加工 秋、冬季采收，割下根茎，削去茎尖、须根，洗净泥土，晒干。

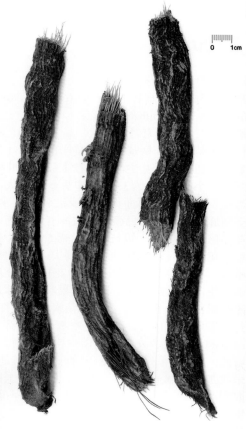

药材性状 根茎圆柱形或略扁稍弯曲，长15～40cm，直径0.8～2cm。表面红棕色或黄棕色，粗糙，有多数扭曲的纵沟纹及黄白色的纤维束。质脆，易折断，折断面红棕色，树脂样，有很多纤维束外露及圆形具光泽的油点。气芳香，味辛、微苦。

性味归经 味苦、辛，性温，小毒。归肝、肾、胃经。

功能与主治 祛风湿，舒筋活络，止痛，消肿。主治风湿痹痛，肢节酸痛，筋骨痿软，跌打损伤，胃痛，痈疽疮肿。

用法用量 内服：煎汤，9～15克；或浸酒。外用：适量，研末调敷。

注意事项 阴虚内热者慎服。

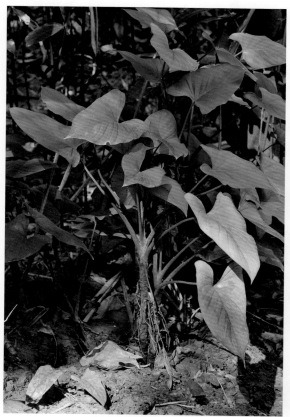

桑寄生

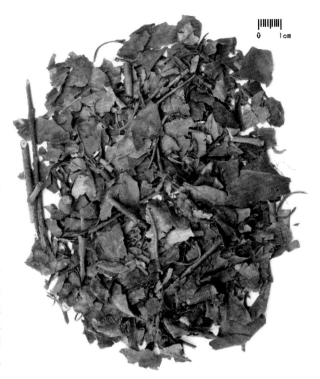

别名 寓木、桑上寄生、寄生树、寄生草、茑木。

来源 为桑寄生科植物桑寄生 *Taxillus chinensis* (DC.) Danser 的干燥带叶茎枝。

原植物 灌木，高0.5～1m。嫩枝和叶密被锈色星状毛。有时具疏生叠生星状毛，后变无毛；小枝灰褐色，有细小皮孔。叶对生或近对生；叶柄长8～10mm。叶片厚纸质，卵形至长卵形，顶端圆钝，基部楔形或阔楔形；侧脉3～4对，稍明显。伞形花序，1～2个腋生或生于小枝已落叶腋部，具花1～4朵，常2朵，花序和花被星状毛；总花梗长2～4mm；花梗长6～7mm；苞片鳞片状；花褐色；花托椭圆形或卵球形；花冠花蕾时管状，长2.5～2.7cm，略弯，下半部膨胀，顶端卵球形，裂片4，匙形，反折；花丝为花药1/3，药室具横隔；花盘杯状；花柱线形，柱头头状。浆果椭圆状或近球形，果皮表面密生小瘤体，被疏毛，成熟果浅黄色，长达1cm，果皮变平滑。花、果期4月至翌年1月。生长于海拔20～400m的平原或低山常绿阔叶林中。常寄生于桑树、桃树、李树、龙眼、荔枝、杨桃、油茶、油桐、橡胶树、榕树、木棉、马尾松或水松等多种植物上。分布于福建、广东、广西等地。

采收加工 冬季至次春采割，除去粗茎，切段、干燥，或蒸后干燥。

药材性状 本品茎枝呈圆柱形，表面红褐色或灰褐色，有细纵纹，并有多数细小突起的棕色皮孔，嫩枝有的可见棕褐色茸毛；质坚硬，断面不整齐，皮部红棕色，木部色较浅。叶多卷曲，有短柄；叶片展平后呈卵形或椭圆形；表面黄褐色，幼叶被细茸毛，顶端钝圆，基部圆形或宽楔形，全缘，革质。气微，味涩。

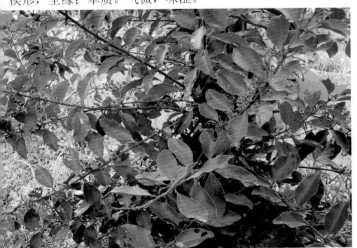

性味归经 味苦、甘，性平。归肝、肾经。

功能与主治 祛风湿，补肝肾，强筋骨，安胎元。主治风湿痹痛，腰膝酸软，筋骨无力，崩漏经多，妊娠漏血，胎动不安，头晕目眩。

用法用量 内服：煎汤，10～15克；或浸酒。外用：适量，捣烂外敷。

槲寄生

别名 冬青、柳寄生、槲寄、黄寄生。

来源 为桑寄生科植物槲寄生 *Viscum coloratum* (Komar.) Nakai 的干燥带叶茎枝。

原植物 灌木，高30～80cm。茎、枝圆柱状，二歧或三歧，少多歧分枝，节略膨大，小枝的节间长5～10cm，干后有不规则皱纹。叶对生，稀3枚轮生；叶柄短；叶片厚革质或革质，长椭圆形至椭圆状披针形。顶端圆形或圆钝，基部渐狭；基出脉3～5条。雌雄异株；花序顶生或腋生于茎叉状分枝处；雄花序聚伞状，总苞舟形，通常有花3朵，中央的花有2枚苞片或无；雄花萼片4；花药椭圆形；雌花序聚伞式穗状，有花3～5朵，顶生的花有2苞片或无，交叉对生的花各具1枚苞片；雌花花蕾时长卵球形，花托卵球形，萼片4；柱头乳头状。浆果球形或椭圆形，有宿存花柱，成熟时淡黄色或橙红色，果皮平滑。花期4～5月，果期9～11月。生长于海拔300～2000m的阔叶林中，常寄生于榆树、柳树、杨树、栎树、枫杨、赤杨、椴树、梨树、李树、苹果等植物上。分布于东北、华北、华东、华中及陕西、宁夏、甘肃、青海、台湾、广西等地。

采收加工 冬季至次春采割，除去粗茎，切段，干燥，或蒸后干燥。

药材性状 本品茎枝呈圆柱形，2～5叉状分枝；表面黄绿色、金黄色或黄棕色，具纵皱纹；节膨大，节上具分枝或枝痕；体轻，质脆，断面不平坦，皮部黄色，木部色较浅，射线放射状，髓部常偏向一边。叶对生于枝梢，无柄；叶片呈长椭圆状披针形；顶端钝圆，基部楔形，全缘；表面黄绿色，具细皱纹，主脉5出，中间3条明显；革质。气微，味微苦，嚼之有黏性。

性味归经 味苦，性平。归肝、肾经。

功能与主治 祛风湿，补肝肾，强筋骨，安胎元。主治风湿痹痛，腰膝酸软，筋骨无力，崩漏经多，妊娠漏血，胎动不安，头晕目眩。

用法用量 内服：煎汤，10～15克；或浸酒。外用：适量，捣敷。

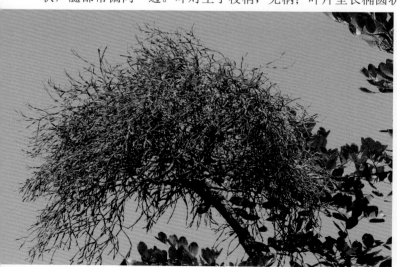

石楠叶

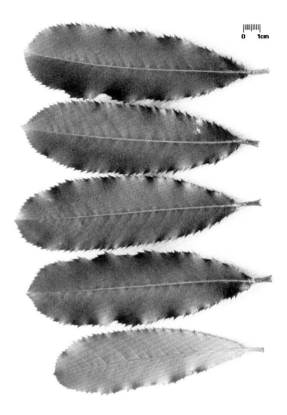

别名 风药、栾茶。

来源 为蔷薇科植物石楠*Photinia serrulata* Lindl.的干燥叶。

原植物 常绿灌木或小乔木，高4～6m。小枝褐灰色，无毛。叶互生；叶柄长2～4cm，老时无毛；叶片革质，长椭圆形、长倒卵形或倒卵状椭圆形，顶端尾尖，基部圆形或宽楔形，边缘具疏生具腺细锯齿，近基部全缘，上面光亮。叶片形变异较大，幼苗期锯齿具针刺。花两性；复伞房花序顶生，花梗长3～5mm；花密生，萼筒杯状，萼片5，阔三角形，顶端急尖；花瓣5，白色，近圆形；雄蕊20，外轮较花瓣长，内轮较花瓣短，花药带紫色；花柱2，或3，基部合生，柱头头状，子房顶端有柔毛。梨果球形，直径5～6mm，鲜艳红色，后成褐紫色。种子1颗，卵形，棕色，平滑。花期4～5月，果期10月。生长于海拔1000～2500m的杂木林中。分布于陕西、甘肃、江苏、安徽、浙江、江西、福建、台湾、河南、四川、贵州、云南、湖北、湖南、广东、广西等地。

采收加工 全年均可采，但以夏、秋两季采收者为佳，采后晒干即可。

药材性状 叶呈长椭圆形或倒卵状椭圆形，长8～15cm，宽2～6cm；顶端尖或突尖，基部近圆形或楔形，边缘有细密的锯齿，齿端棕色；上面棕色或棕绿色，无毛，羽状脉，中脉凹入。下面中脉明显突出。叶片革质而脆。气微，微涩。

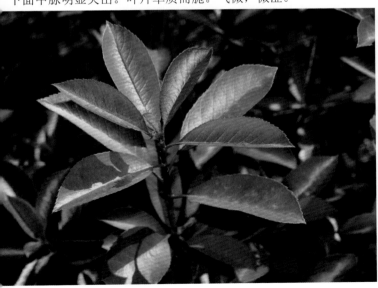

性味归经 味辛、苦，性平。有小毒。归肝、肾经。

功能与主治 祛风湿，止痒，强筋骨，益肝肾。主治风湿痹痛，头风头痛，风疹，脚膝痿弱，肾虚腰痛，阳痿，遗精。

用法用量 内服：煎汤，3～10克。外用：适量，研末撒。

狗脊

别名 百枝、金毛狗脊、黄狗头。

来源 为蚌壳蕨科植物金毛狗脊 *Cibotium barometz* (L.) J. Smith 的根茎。

原植物 大型土生蕨类，植株高 2～3m。根茎横卧，粗壮，密生金黄色节状长毛，有光泽，形如金毛狗头。叶丛生；腹面有浅纵沟，下部棕紫色；叶片革质或厚纸质，宽卵形，三回羽状深裂，羽片 10～15 对，互生，有柄，狭长圆形；二回羽片 18～24 对，互生，有短柄，线状披针形，末回裂片 23～25 对，互生，狭长圆形或略呈镰刀形，边缘有钝齿，幼时疏生黄色长毛，后渐脱落；叶脉羽状，侧脉分叉。孢子囊群位于裂片下部边缘，生于小脉顶端，囊群盖两瓣，形如蚌壳，长圆形。生于山脚沟边及林下阴湿处酸性土中。分布于我国华南、西南及浙江、江西、福建、台湾、湖南。

采收加工 秋、冬两季采挖，除去泥沙，干燥；或去硬根、叶柄及金黄色绒毛，切厚片，干燥。

药材性状 根茎呈不规则的长块状，长 10～30cm，直径 2～10cm。表面深棕色，密被光亮的金黄色茸毛，上部有数个棕红色叶柄残基，下部丛生多数棕黑色细根。质坚硬，难折断。气无，味微涩。

性味归经 味苦、甘，性温。归肝、肾、心、膀胱经。

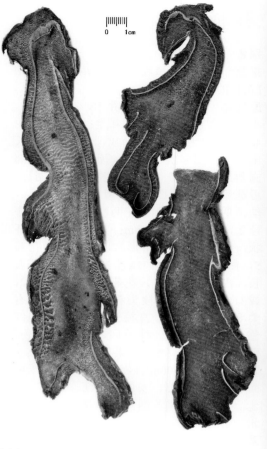

功能与主治 强腰膝，祛风湿，利关节。主治肾虚腰痛脊强，足膝软弱无力，风湿痹痛，小便过多，遗精，妇女白带过多。

用法用量 内服：煎汤，10～15克；或浸酒。外用：适量，捣敷。

注意事项 肾虚有热，口苦舌干，小水不利或短涩赤黄，忌服。

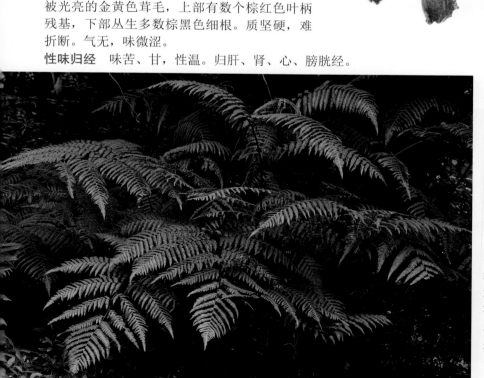

鹿衔草

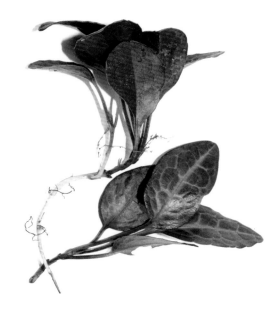

别名 鹿蹄草、破血丹、纸背金牛草、鹿寿茶。

来源 为鹿蹄草科植物鹿蹄草 *Pyrola calliantha* H.Andres 或普通鹿蹄草 *Pyrola decorata* H.Andres 的干燥全草。

原植物 普通鹿蹄草：常绿亚灌木状小草本，高15～35cm。根茎细长，横生或斜升，具分枝。叶3～6，近基生，叶柄长1.5～4cm；叶片薄革质，长圆形至倒卵状长圆形或匙形，少数为卵状长圆形，长3～7cm，宽2.5～4cm，顶端钝尖，基部楔形或阔楔形，下延于叶柄，上面绿色，沿叶脉为淡绿白色或稍白色，下面色较淡，常带紫色，边缘具疏齿，花葶常带紫色，具1～2枚褐色鳞片状叶，顶端渐尖，基部稍抱花葶。总状花序长2.5～4cm，有花4～10，半下垂；花冠碗形，淡绿色、黄绿色或近白色；花梗腋间具膜质苞片，与花梗近等长；萼片顶端急尖，边缘色较淡；花瓣倒卵状椭圆形，长达1cm，宽达7mm，顶端圆形；雄蕊10，花丝无毛，花药黄色，具小角；花柱倾斜，上部弯曲，顶端具环状突起稀不明显，伸出花冠，柱头5圆裂。蒴果扁球形，直径7～10mm。花期6～7月，果期7～8月。生长于海拔600～3000m的山地阔叶林或灌丛下。分布于西南及陕西、甘肃、安徽、浙江、江西、福建、台湾、河南、湖北、湖南、广东、广西等地。

采收加工 全年均可采挖，除去杂质，晒至叶片较软时，堆置至叶片变紫褐色，晒干。

药材性状 本品根茎细长。茎圆柱形或有纵棱。叶基生，长卵圆形或近圆形，暗绿色或紫褐色，顶端圆或稍尖，全缘或具稀疏的小锯齿，边缘稍反卷，上表面有时沿脉具白色的斑纹，下表面有时有白粉。总状花序具花4～10余朵；花半下垂，萼片5，舌形或卵状长圆形；花瓣5，早落。蒴果扁球形，直径7～10 cm，5纵裂，裂瓣边缘具蛛丝状毛。气微，味淡、微苦。

性味归经 味甘、苦，性温。归肝、肾经。

功能主治 祛风湿，强筋骨，止血，止咳。主治风湿痹痛，肾虚腰痛，腰膝无力，月经过多，久咳劳嗽。

用法用量 内服：煎汤，15～30克。外用：适量，捣敷或煎水洗。

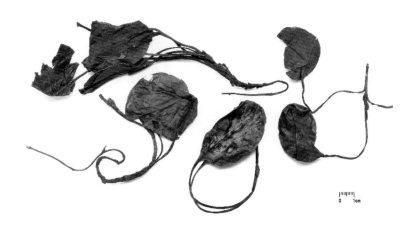

269

扶芳藤

别名 万年青、千斤藤、山百足。

来源 为卫矛科植物扶芳藤 *Euonymus fortunei* (Turcz.) Hand. Mazz. 的带叶茎枝。

原植物 常绿灌木，匍匐或攀缘，高约1.5m，茎枝常有多数细根及小瘤状突起。单叶对生；具短柄；叶片薄革质，椭圆形、椭圆状卵形或长椭圆状倒卵形，边缘具细齿，基部宽楔形。聚伞花序腋生，呈二歧分枝；萼片4，花瓣4，绿白色，近圆形；雄蕊4，着生于花盘边缘；子房与花盘相连。蒴果黄红色，近球形，稍有4凹线。种子被橙红色假种皮。花期6～7月，果期9～10月。生于林缘或攀缘于树上或墙壁上。分布于山西、陕西、山东、江苏、安徽、浙江、江西、河南、湖北、湖南、广西、贵州、云南等地。

采收加工 茎、叶全年均可采收，清除杂质，切碎，晒干。

药材性状 茎枝呈圆柱形，表面灰绿色，多生细根，并具小瘤状突起。质脆易折，断面黄白色，中空。叶对生，椭圆形，边缘有细锯齿，质较厚或稍带革质，上面叶脉稍突起。气微弱，味辛。

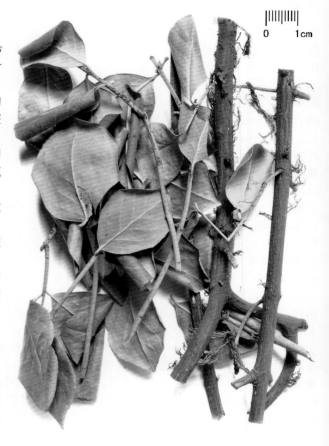

性味归经 味甘、苦、微辛，性微温。归肝、肾、胃经。

功能与主治 益肾壮腰，舒筋活络，止血消瘀。主治肾虚腰膝酸痛，半身不遂，风湿痹痛，小儿惊风，咯血，吐血，血崩，月经不调，子宫脱垂，跌打骨折，创伤出血。

用法用量 内服：煎汤，15～30克；或浸酒。外用：适量，捣敷或煎水熏洗。

注意事项 孕妇忌服。

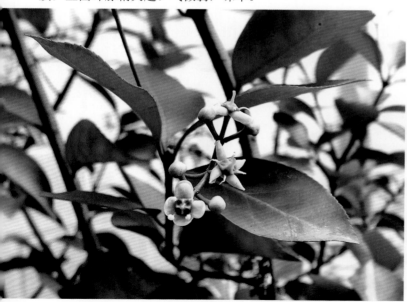

常春卫矛

来源 卫矛科植物常春卫矛 *Euonymus hederaceus* Champ. ex Berth. 的根、树皮或叶。

原植物 攀缘灌木，小枝有气根；叶对生；叶薄革质，卵形。聚伞花序短而腋生，有3～7花；花白绿色，4数，花盘肥厚，花丝明显。蒴果少数，腋生，带紫色，圆形，种子有红色假种皮。生于疏林及山坡上。分布于福建、台湾、湖南、广东、广西、贵州、云南等地。

采收加工 全年均可采收，切片，或剥皮晒干。

药材性状 茎枝呈圆柱形。表面灰绿色，有气根。质脆易折，断面黄白色。叶对生，卵形，稍带革质。气微，味微苦。

性味归经 味微苦，性微温。归肝、脾、肾经。

功能与主治 补肝肾，强筋骨，活血调经。主治肾虚腰痛，久泻，风湿痹痛，月经不调，跌打损伤。

用法用量 内服：煎汤，15～30克；或浸酒。

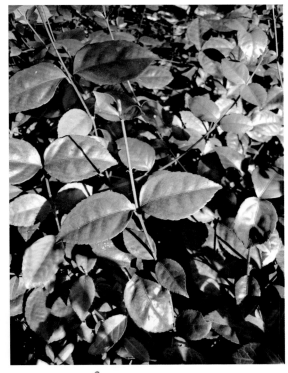

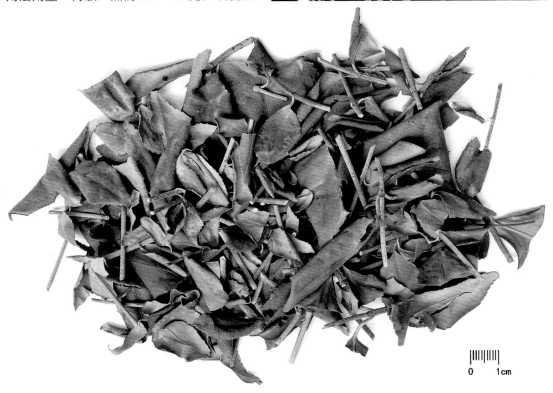

0　　1cm

大叶千斤拔

别名 大猪尾、千金红。

来源 为豆科植物大叶千斤拔 *Flemingia macrophylla* (Will.) Prain 的根。

原植物 自立半灌木，高 1 ～ 3m。嫩枝密生黄色短柔毛。叶柄有狭翅，被短柔毛；三出复叶，顶生小叶宽披针形，上面几无毛，下面沿叶脉有黄色柔毛，基出脉 3 条，侧生小叶较小，偏斜，基出脉 2 条。总状花序腋生，花多而密，花序轴及花梗均密生淡黄色短柔毛；花萼钟状，萼齿 5，最下面 1 齿较长，外面有毛；花冠紫红色；雄蕊 10，二体；子房有丝状毛。荚果椭圆形，褐色，有短柔毛。种子 1 ～ 2 颗，球形，黑色。花期 6 ～ 8 月，果期 7 ～ 9 月。生于空旷山坡上或山溪水边。分布于江西、福建、广东、海南、广西、贵州、云南等地。

采收加工 秋季采根，抖净泥土，晒干。

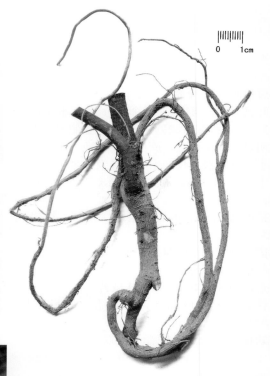

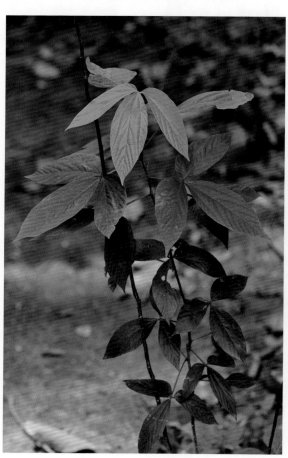

药材性状 根较粗壮，多有分枝，表面深红棕色，有稍突起的横长皮孔及细皱纹，近顶部常成圆肩膀状；栓皮薄，鲜时易刮离，刮去栓皮可见棕红色或棕褐色皮部。质坚韧，不易折断。横切面皮部棕红色，木部宽广，淡黄白色，有细微的放射状纹理。香气较浓厚，味微甘、涩。以根条粗长、除净芦茎及须根、断面黄白色者为佳。

性味 味甘、淡，性平。

功能与主治 祛风湿，益脾肾，强筋骨。主治风湿骨痛，腰肌劳损，四肢痿软，偏瘫，阳痿，月经不调，带下，腹胀，食少，气虚足肿。

用法用量 内服：煎汤，10 ～ 30 克；或浸酒。

千斤拔

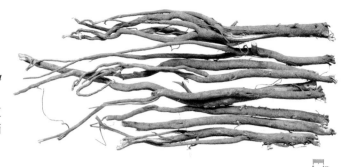

别名 牛大力、一条根、千金坠。

来源 为豆科植物千斤拔 *Flemingia prostrata* C. Y. Wu 的干燥根。

原植物 直立或平卧半灌木。幼枝有棱角，披短柔毛。叶互生；叶柄被长茸毛，托叶三角状，具疏茸毛；三出复叶，顶生小叶卵状披针形，先端钝，基部圆形，上面有疏短柔毛，下面密生柔毛，侧生小叶基部斜，基出脉3条；叶柄有毛。总状花序腋生，花密集；萼齿5，披针形，下面1个较长，密生白色长硬毛，有密集的腺点；花冠紫色，稍长于萼，旗瓣椭圆形，基部变狭，无明显的爪；雄蕊10，二体；子房有毛。荚果长圆形，有黄色短柔毛。种子圆球形，黑色。花期秋季。生于山坡草丛中。分布于福建、湖北、广东、海南、广西、贵州、云南等地。

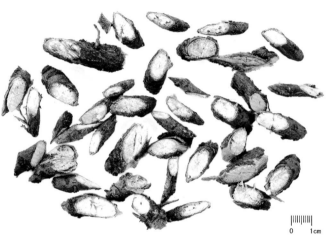

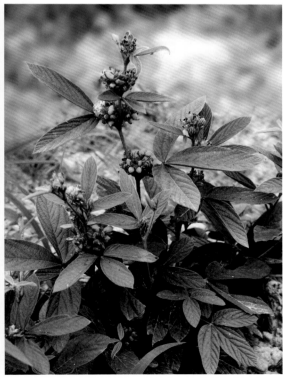

采收加工 秋后采挖，洗净，切段，晒干。

药材性状 根长圆柱形，上粗下渐细，极少分枝，长30～70cm，上部直径1～2cm。表面棕黄色、灰黄色至棕褐色，有稍突起的横长皮孔及细皱纹，近顶部常成圆肩膀状。下半部间见须根痕；栓皮薄，鲜时易刮离，刮去栓皮可见棕红色或棕褐色皮部。质坚韧，不易折断。饮片为大小不一的圆形片状，表面白色，显粉性，呈菊花心；周边棕红色，可见明显皮孔，皮部易剥落；质坚硬。气微，味淡、微涩。

性味归经 味甘、微涩，性平。归肝、肾经。

功能与主治 祛风除湿，强筋壮骨，活血解毒。主治风湿痹痛，腰肌劳损，四肢痿软，跌打损伤，咽喉肿痛。

用法用量 内服：煎汤，15～30克。外用：适量，研末调敷。

注意事项 孕妇慎服。

血风藤

别名　青藤、血风根、穿破石。

来源　为鼠李科植物翼核果 *Ventilago leiocarpa* Benth. 的根或茎。

原植物　藤状灌木，高2～3m。根粗壮，外皮暗紫红色。茎多分枝，有细纵纹，幼枝绿色，无毛。叶互生；叶柄被疏短柔毛；叶片薄革质，卵形或卵状长圆形，全缘或稍有细锯齿，两面无毛。腋生聚伞花序或顶生圆锥花序；花小，两性，绿白色；花萼5裂，裂片三角形；花瓣5，倒卵形，先端微凹；雄蕊5，略短于花瓣；子房2室，藏于五角形的花盘内，花柱2浅裂或半裂。核果球形，熟时红褐色，先端有1鸭舌形膜质的薄翅；种子1颗。花期3～5月，果期4～7月。生于山野、沟边的疏林下或灌丛中。分布于福建、台湾、湖南、广东、海南、广西、云南。

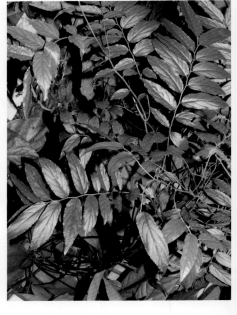

采收加工　①茎：春、秋季采收，切段晒干。②根：冬季采挖，洗净，切片晒干。

药材性状　根呈圆柱形，稍弯曲，分枝极少，直径2～7cm，长20～60cm，表面粗糙，暗红紫色，栓皮松脆，可层层剥离。断面木部黄褐色至棕褐色，密布细小的黑色针孔状小点。藤茎外表灰褐色，有纵条纹，少分枝。断面木部黄褐色至灰棕色，髓部明显。

性味归经　味甘，性温。归肺、脾经。

功能与主治　补气血，强筋骨，舒经络。主治气血虚弱，月经不调，血虚经闭，风湿疼痛，跌打损伤，腰肌劳损。

用法用量　内服：煎汤，15～30克；或浸酒。

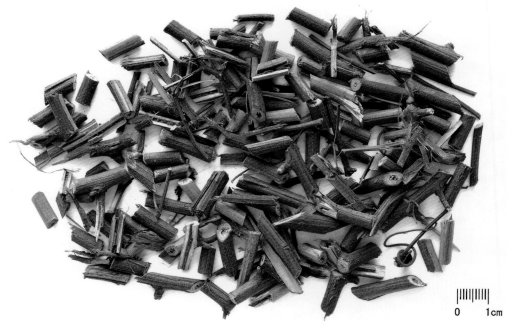

藤三七

别名　藤子三七、小年药、土三七。

来源　为落葵科植物落葵薯 *Anredera cordifolia* (Tenore) Steen is 上的干燥瘤块状珠芽。

原植物　多年生宿根稍带木质的缠绕藤本，光滑无毛。植株基部簇生肉质根茎，常隆起裸露于地面，根茎及其分枝具顶芽和螺旋状着生的侧芽，芽具肉质鳞片。老茎灰褐色，皮孔外突，幼茎带红紫色，具纵线棱，腋生大小不等的肉质珠芽，形状不一，单个或成簇，具顶芽和侧芽，芽具肉质鳞片，可长枝着叶，形成花序或单花。叶互生，具柄；叶片肉质，心形、宽卵形至卵圆形，全缘，平滑而带紫红，间见叶面扭曲而呈波状。总状花序腋生或顶生，单一或疏生 2～4 个分枝，花数十朵至 200 余朵；花梗基部有一披针形、先端锐尖的苞叶；花基合生成杯状的苞片2，其上有与其交互对生的宽卵形或椭圆形小苞片2枚。花被片卵形或椭圆形，白色；雄蕊比花被长，在蕾中时外折；子房近球形，上位，花柱上部3裂，柱头乳头

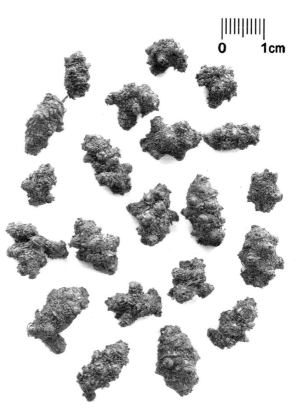

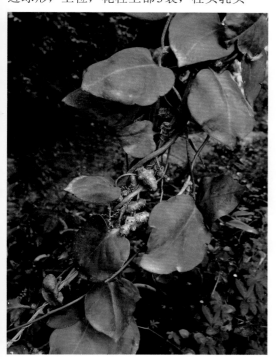

状。花芳香，开后变黑褐色。花期6～7月起可开放半年。现江苏、浙江、福建、四川、贵州、云南等地均有栽培。

采收加工　在珠芽形成后采摘，除去杂质，鲜用或晒干。

药材性状　珠芽呈瘤状，少数圆柱形，直径 0.5～3cm，表面灰棕色，具突起。质坚实而脆，易碎裂。断面灰黄色或灰白色，略呈粉性。气微，味微苦。

性味　味微苦，性温。

功能与主治　补肾强腰，散瘀消肿。主治腰膝痹痛，病后体弱，跌打损伤，骨折。

用法用量　内服：煎汤，30～60克；或用鸡肉、瘦肉炖服。外用：适量，捣敷。

羊角拗

别名 羊角纽、羊角藤、羊角藕。

来源 为夹竹桃科植物羊角拗 *Strophanthus divaricatus* (Lour.) Hook. et Arn. 的根或茎叶。

原植物 灌木或藤本，直立，高达2m。秃净，多匍枝，折之有乳汁流出。小枝通常棕褐色，密被灰白色皮孔。叶对生，具短柄；叶片厚纸质，椭圆形或长圆形；侧脉每边通常6条，斜扭上升，叶缘前网结。花大型，黄白色，顶生或3花合生呈聚伞花序；苞片和小苞片线状披针形；花萼萼片5，披针形，绿色或黄绿色；花冠黄色，漏斗形，花冠筒淡黄色，上部5裂，裂片基部卵状披针形，先端线形长尾状，裂片内面具由10枚舌状鳞片组成的副花冠，白黄色；雄蕊5，花药箭形，各花药相连于柱头，花丝纺锤形；花柱圆柱状，柱头棍棒状。蓇葖果木质，长披针形，极厚，干时黑色，具纵条纹；种子纺锤形而扁。花期3～7月，果期6月至翌年2月。生于山坡或丛林中。分布于福建、广东、海南、广西、贵州、云南等地。

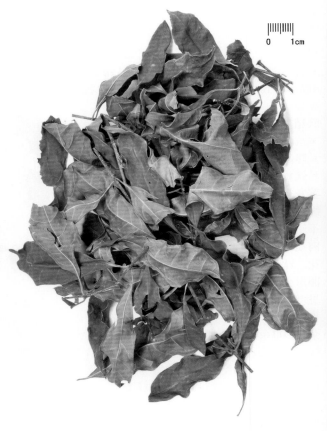

采收加工 全年均可采收。根，洗净，切片晒干；茎、叶，晒干或鲜用。

药材性状 茎枝圆柱形，略弯曲，多截成30～60cm的长段；表面棕褐色，有明显的纵沟及纵皱纹，粗枝皮孔灰白色，横向凸起，嫩枝密布灰白色小圆点皮孔；质硬脆，断面黄绿色，木质，中央可见髓部。叶对生，皱缩，展平后呈椭圆状长圆形。气微，味苦，有大毒。以茎枝幼嫩、叶多者为佳。

性味 味苦，性寒，大毒。

功能与主治 祛风湿，通经络，解疮毒，杀虫。主治风湿痹痛，小儿麻痹后遗症，跌打损伤，痈疮，疥癣。

用法用量 禁止内服。外用：适量，煎水洗或捣敷。

注意事项 有剧毒，不可内服。

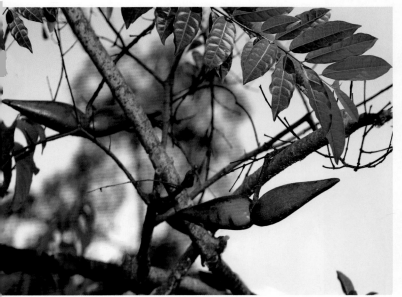

接骨草

别名 排风藤、臭草、走马风、顺筋枝、七叶根。

来源 忍冬科植物陆英 *Sambucus chinensis* Lindl. 的干燥茎叶。

原植物 高大草本或半灌木，高达2m。茎有棱条，髓部白色。奇数羽状复叶对生；托叶小，线形或呈腺状突起；小叶5～9，最上1对小叶片基部相互合生，小叶片披针形，两侧常不对称，边缘具细锯齿，近基部或中部以下边缘常有1或数枚腺齿。大型复伞房花序顶生；各级总梗和花梗无毛或有毛，具由不孕花变成的黄色杯状腺体；苞片和小苞片线形至线状披针形；花小，萼筒杯状，萼齿三角形；花冠辐状，花冠裂片卵形，反曲；花药黄色或紫色；子房3室，花柱极短，柱头3裂。浆果红色，近球形；核2～3粒，卵形，表面有小疣状突起。花期4～5月，果期8～9月。生于林下、沟边或山坡草丛中，也可栽种。分布于河北、陕西、甘肃、青海、江苏、安徽、浙江、江西、福建、台湾、湖北、湖南、广东、广西、四川、贵州、云南等地。

采收加工 夏、秋季采收，切段，鲜用或晒干。

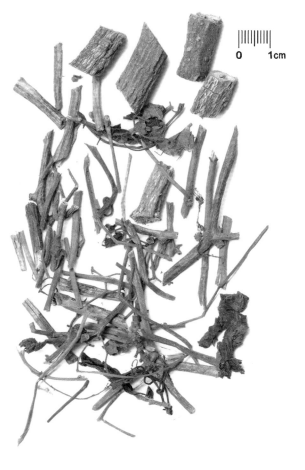

药材性状 茎具细纵棱，呈类圆柱形而粗壮，多分枝，直径约1cm。表面灰色至灰黑色。幼枝有毛。质脆易断，断面可见淡棕色或白色髓部。羽状复叶，小叶片纸质，易破碎，多皱缩，展平后呈狭卵形至卵状披针形。鲜叶片揉之有臭气。气微，味微苦。

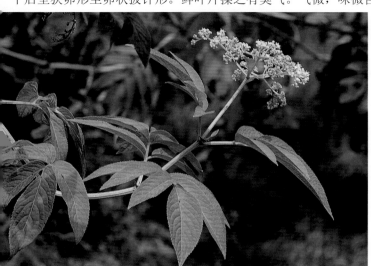

性味 味甘、微苦，性平。

功能与主治 祛风，利湿，舒筋，活血。主治风湿痹痛，腰腿痛，水肿，黄疸，跌打损伤，产后恶露不行，风疹瘙痒，丹毒，疮肿。

用法用量 内服：煎汤，9～15克。外用：适量，捣敷；或煎水洗。

注意事项 孕妇禁服。

五、化湿药

苍术

别名 山精、赤术、仙术。

来源 菊科植物苍术 *Atractylodes lancea* (Thunb.) DC. 的根茎。

原植物 多年生草本。根状茎横走，结节状。茎多纵棱，高30～100cm。叶互生，革质；叶片卵状披针形，边缘有刺状锯齿，无柄。头状花序生于茎枝先端，叶状苞片1列，羽状深裂；总苞圆柱形，总苞片5～8层，有纤毛；花多数；花冠筒状，白色或稍带红色；两性花有多数羽状分裂的冠毛；单性花一般为雌花，具5枚线状退化雄蕊，先端略卷曲。瘦果倒卵圆形，被稠密的黄白色柔毛。花期8～10月，果期9～12月。生于山坡灌丛、草丛中，各地多有栽培。分布于山东、江苏、浙江、河南、四川等地。

采收加工 栽培2～3年后，9月上旬至11月上旬或翌年2～3月，挖掘根茎。去除根须或晒至九成干后用火燎掉须根，再晒至全干。

药材性状 根茎呈不规则结节状或略呈连珠状圆柱形，长3～10cm，直径1～2cm。表面黄棕色至灰棕色，有细纵沟、皱纹及少数残留须根，节处常有缢缩的浅横凹沟，节间有圆形茎痕。质坚实，易折断，断面类白色或黄白色，散有多数橙黄色或棕红色油室，暴露稍久，可析出白色细针状结晶。香气浓郁，味微甘而苦、辛。

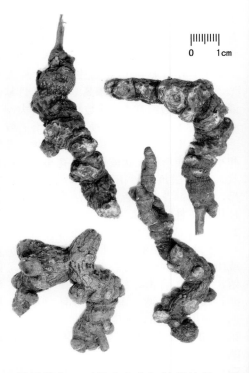

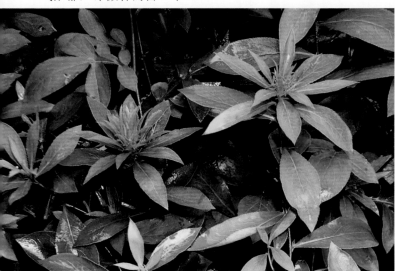

性味归经 味辛、苦，性温。归脾、胃、肝经。

功能与主治 燥湿健脾，祛风湿，明目。主治湿困脾胃，倦怠嗜卧，胸痞腹胀，食欲不振，呕吐泄泻，痰饮，湿肿，表证夹湿，头身重痛，风湿痹症，肢节酸痛，夜盲。

用法用量 内服：煎汤，3～10克。

注意事项 孕妇慎用。

厚朴

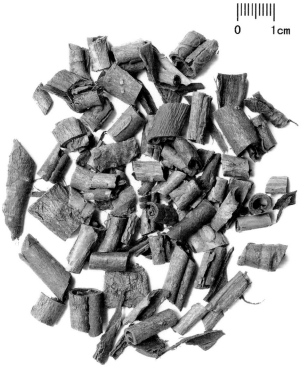

别名 厚皮、重皮、赤朴。

来源 为木兰科植物凹叶厚朴 *Magnolia officinalis* Rehd. et Wils. var. *biloba* Rehd. et Wils. 的树皮、根皮和枝皮。

原植物 落叶乔木。树皮紫褐色，小枝粗壮，淡黄色或灰黄色。冬芽粗大，圆锥形，芽鳞被浅黄色绒毛。托叶痕长约为叶柄的2/3。叶近革质，大型，叶片7～9集生枝顶，长圆状倒卵形，先端凹缺成2个钝圆的浅裂片，基部渐狭成楔形。上面绿色、无毛，下面灰绿色，被灰色柔毛。花单生，芳香，花被9～12或更多，外轮3片绿色，盛开时向外反卷，内两轮白色，倒卵状匙形；雄蕊多数，花丝红色；雌蕊多数，分离。聚合果基部较窄。种子三角状倒卵形，外种皮红色。花期4～5月，果期9～10月。生于山坡、山麓及路旁溪边的杂木林中。分布于安徽、浙江、江西、福建、湖南。现已有栽培种。

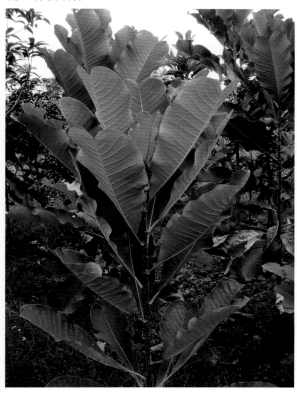

采收加工 定植20年以上即可砍树剥皮，宜在4～8月生长盛期进行。根皮和枝皮直接阴干或卷筒后干燥，称根朴和枝朴；干皮可环剥或条剥后，置沸水中烫软后，埋置阴湿处发汗，待皮内侧或横断面都变成紫褐色或棕褐色，并现油润或光泽时，将每段树皮卷成双筒，用竹篾扎紧，削齐两端，暴晒干燥即成。

药材性状 干皮呈卷筒状，外表面灰棕色或灰褐色，粗糙，有明显椭圆形皮孔。内表面紫棕色或深紫褐色，较平滑，具细密纵纹。质坚硬。气香，味辛、微苦。

性味归经 味苦、辛，性温。归脾、胃、大肠经。

功能与主治 行气消积，燥湿除满，降逆平喘。主治食积气滞，腹胀便秘；湿阻中焦，脘痞吐泻；痰壅气逆，胸满喘咳。

用法用量 内服：煎汤，3～10克。

注意事项 孕妇慎用。

藿香

别名 土藿香、苏藿香、野藿香、鱼香。

来源 为唇形科植物藿香 *Agastache rugosa* (Fisch. et Mey.) O. Ktze 的地上部分。

原植物 一年生或多年生草本，高40～110cm，全体被微柔毛或腺体。茎直立，四棱形，略带红色。叶对生；叶片椭圆状卵形，边缘具不整齐的钝锯齿。花序聚成顶生的总状花序；苞片条形；萼5裂，裂片三角形，具纵脉；花冠唇形，紫色或白色，上唇四方形或卵形，下唇3裂，两侧裂片短，中间裂片扇形，边缘有波状细齿；雄蕊4，二强；子房4深裂，花柱着生于子房底部中央，柱头2裂。小坚果倒卵状三棱形。花期6～7月，果期10～11月。生于山坡或路旁。多栽培。分布于我国东北、华东、西南及河南、湖北、广东等地。

采收加工 北方作一年生栽培。南方种后可连续收获2年。6～7月，当花序抽出而未升花时，择晴天齐地割取全草，薄摊晒至日落后，收回堆叠过夜，次日再晒。第2次在10月收割，迅速晾干、晒干或烤干。

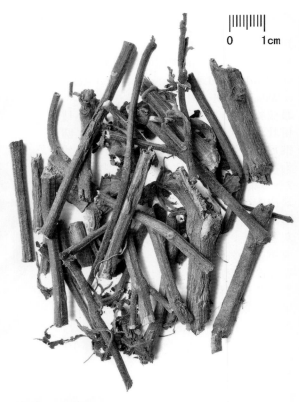

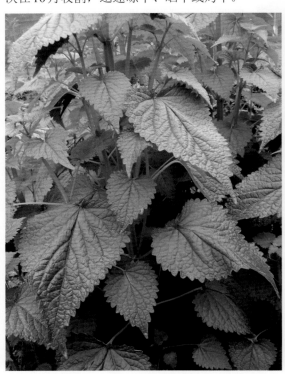

药材性状 为不规则的小段，茎、叶混合。茎呈四棱形，外表灰褐色、灰黄色或带红棕色，被柔毛，髓部白色。叶皱缩而破碎，纸质，灰绿色、灰褐色或浅棕褐色，两面均被灰白色绒毛，边缘具大小不规则的钝齿。具特异香气，味微苦。

性味归经 味辛，性微温。归肺、脾、胃经。

功能与主治 祛暑解表，化湿和胃。主治夏令感冒，寒热头痛，胸脘痞闷，呕吐泄泻，妊娠呕吐，鼻渊，手、足癣。

用法用量 内服：煎汤，6～10克。外用：适量，煎水洗。

注意事项 能耗气，不宜多服。

广藿香

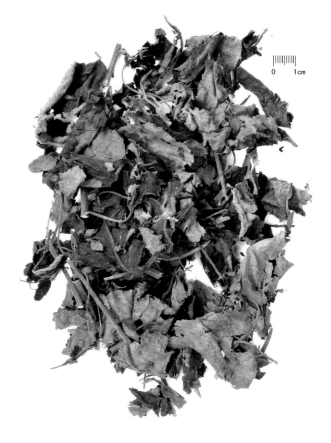

别名 藿香、海藿香。

来源 为唇形科植物广藿香 *Pogostemon cablin* (Blanco) Benth. 的全草。

原植物 一年生草本，高30～60cm。直立，分枝，被毛，老茎外表木栓化。叶对生；叶柄揉之有清淡的特异香气；叶片卵圆形或长椭圆形，叶缘具不整齐的粗钝齿，两面皆被毛茸，下面较密，叶脉于下面凸起，上面稍凹下；没有叶脉通走的叶肉部分则于上面稍隆起。轮伞花序密集，基部有时间断，组成顶生和腋生的穗状花序，具总花梗；花萼筒状。花期4月。我国产者绝少开花。我国福建、台湾、广东、海南与广西有栽培。

采收加工 水田栽培6～8月份、坡地栽培8～11月份收割。选晴天连根拔起，去掉须根及泥沙。广藿香采收后，在阳光下摊晒数小时，待叶成皱缩状时即分层重叠堆积，盖上稻草用木板压紧，让其发汗一夜，使枝叶变黄，次日再摊开日晒，然后再堆闷一夜，再摊开暴晒至全干。

药材性状 广藿香茎略呈方形，多分支，外表灰褐色、灰黄色或带红棕色，被柔毛。茎中有白色髓，叶皱缩多破碎、灰绿色、灰褐色或浅黄棕色，两面均被灰白色绒毛。香气特异，味微苦。

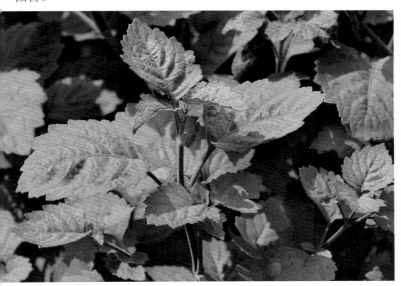

性味归经 味辛，性微温。归脾、胃、肺经。

功能与主治 芳香化湿，和胃止呕，祛暑解表。主治湿阻中焦之脘腹痞闷，食欲不振，呕吐，泄泻，外感暑湿之寒热头痛，湿温初起的发热身困，胸闷恶心，鼻渊，手足癣。

用法用量 内服：煎汤，5～10克，不宜久煎。外用：适量，煎水含漱，或浸泡患部，或研末调敷。

注意事项 阴虚者禁服。

砂仁

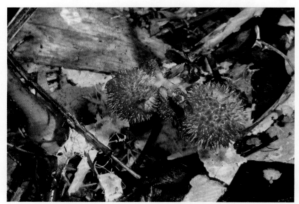

别名 缩沙蜜、缩砂仁。

来源 为姜科植物阳春砂仁*Amomum villo-sum* Lour. 的成熟果实或种子。

原植物 多年生直立草本，株高1.2～2m。根茎圆柱形，匍匐于地面，节上具鞘状膜质鳞片；芽鲜红色，锥状。茎直立，圆柱形。叶无柄或近无柄；叶舌半圆形，棕红色，有时绿色；叶2列，叶片狭长椭圆形或披针形。花葶从根茎上抽出；穗状花序椭圆形，总苞片膜质，长椭圆形；苞片管状，白色，膜质；花萼管状，白色；花冠管细长，白色；子房被白色柔毛。蒴果椭圆形，具不分枝的软刺，棕红色。种子多数，聚成一团，有浓郁的香气。花期3～5月，果期7～9月。生于气候温暖、潮湿、富含腐殖质的山沟林下阴湿处。分布于福建、广东、广西、云南等地，现广东、广西、云南等地区均大面积栽培。

采收加工 7月底至8月初果实由鲜红转为紫红色，种子呈黑褐色，破碎后有浓烈辛辣味即可采收。用剪刀剪断果序，晒干，也可用火焙法焙干。

药材性状 果实椭圆形、卵圆形或卵形，具不明显的3钝棱，长1.2～2.5cm，直径0.8～1.8cm，表面红棕色或褐棕色，密被弯曲的刺状突起；果皮较薄，内表面淡棕色，3室，每室含种子6～20颗，种子集结成团。种子不规则多角形，表面红棕色至黑褐色，具不规则皱纹，外被淡棕色膜质假种皮。气芳香而浓烈，味辛凉、微苦。

性味归经 味辛，性温。归脾、胃、肾经。

功能与主治 化湿开胃，行气宽中，温脾止泻，安胎。主治湿阻气滞，脘腹胀满，不思饮食，恶心呕吐，腹痛泄泻，妊娠恶阻，胎动不安。

用法用量 内服：煎汤，3～6克，后下；或入丸、散。

注意事项 阴虚有热者禁服。

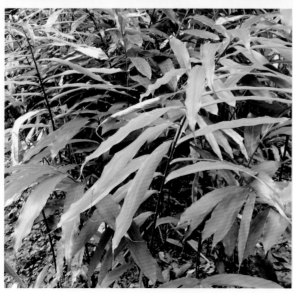

佩兰

别名 兰草、水香、香草。

来源 为菊科植物佩兰 *Eupatorium fortunei* Turcz. 的地上部分。

原植物 多年生草本，高 40 ～ 100cm。根茎横走，茎直立，绿色或红紫色，下部光滑无毛。叶对生，下部的叶常枯萎；中部的叶有短柄，叶片较大，通常3全裂或3深裂，中裂片较大，长椭圆形或长椭圆状披针形；上部的叶较小，常不分裂，边缘有粗齿或不规则细齿，两面光滑或沿脉疏被柔毛。

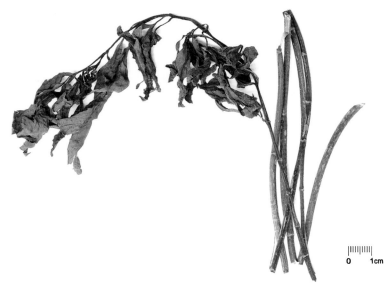

头状花序多数在茎顶及枝端排成复伞房花序；总苞片2 ～ 3层，覆瓦状排列，外层短，卵状披针形，中、内层苞片渐长，全部苞片紫红色；每个头状花序具花4 ～ 6朵，花白色或带微红色，全部为管状花，两性。瘦果圆柱形，熟时黑褐色。花、果期7 ～ 11月。生于路边灌丛或溪边。分布于河北、陕西、山东、江苏、安徽、浙江、江西、湖北、湖南、广东、广西、四川、贵州、云南等地。

采收加工 每年可收割地上部分2 ～ 3次，在7月、9月各收割1次。选晴天中午收割，收回后立即摊晒至半干，扎成束，放回室内回潮，再晒至全干。

药材性状 茎圆柱形，表面黄棕色或黄绿色，有明显的节及纵棱线，节间长3 ～ 7cm；质脆，断面髓部白色或中空。叶对生，多皱缩破碎，完整叶展平后，通常3裂，裂片长椭圆形或长椭圆状披针形，边缘有锯齿，表面绿褐色或暗绿色。气芳香，味微苦。以质嫩、叶多、色绿、香气浓郁者为佳。

性味归经 味辛，性平。归脾、胃经。

功能与主治 解暑化湿，辟秽和中。主治感受暑湿，寒热头痛，湿浊内阻，脘痞不饥，恶心呕吐，口中甜腻，消渴。

用法用量 内服：煎汤，6 ～ 10克。

注意事项 胃气虚者禁用。

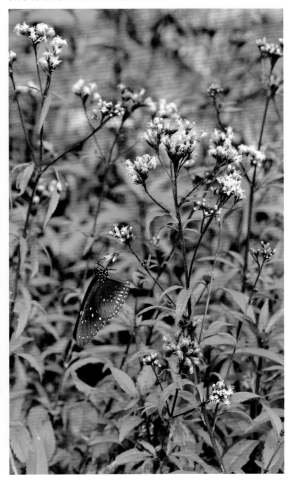

283

草豆蔻

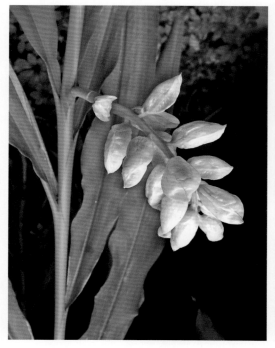

别名　草果、偶子、豆蔻。

来源　姜科植物草豆蔻 *Alpinia katsumadai* Hayata 的种子团。

原植物　多年生丛生草本，株高1.5～3m。叶柄长1.5～2cm；叶片狭椭圆形或线状披针形，两面无毛或仅在下面被极疏的粗毛；叶舌卵形，外被粗毛。总状花序顶生，直立，花序轴密被粗毛；小苞片乳白色，阔椭圆形；花萼钟状，白色，先端有不规则3钝齿，一侧深裂，外被毛；花冠白色，花冠管长约8mm，裂片3，长圆形，上方裂片较大，先端2浅裂，边缘具缺刻，前部具红色或红黑色条纹，后部具淡紫色斑点；侧生退化雄蕊披针形；雄蕊1，花药椭圆形，药隔背面被腺毛，花丝扁平；子房卵圆形，下位，密被淡黄色绢毛。蒴果近圆形，外被粗毛，熟时黄色。花期4～6月，果期6～8月。生于山地、疏林、沟谷、河边及林缘湿处。分布于广东、海南、广西等地。

采收加工　夏、秋季果熟时采收，晒至8～9成干，剥除果皮取出种子团晒干。

药材性状　种子团类球形或椭圆形，具较明显的3钝棱及3浅沟；表面灰棕色或黄棕色；中间由黄白色或淡棕色隔膜分成3室，不易散开。种子呈卵圆状多面体，背面稍隆起，较厚一端有圆窝状种脐。气芳香，味辛、辣。以个大、饱满、质结实、气味浓者为佳。

性味归经　味辛，性温。归脾、胃经。

功能与主治　温中燥湿，行气健脾。主治寒湿阻滞脾胃之脘腹冷痛，痞满作胀，呕吐，泄泻，食谷不化，痰饮，脚气，瘴疟，口臭。

用法用量　内服：煎汤，3～6克，宜后下。

注意事项　津液不足、阴虚血少者禁服，无寒湿者慎服。

艳山姜

别名 草扣、大良姜、假砂仁、土砂仁、草豆蔻。

来源 为姜科植物艳山姜 *Alpinia zerumbet* (Pers.) Burtt. et Smith 的根茎和果实。

原植物 多年生常绿草本，高1.5～3m。叶大，互生；叶舌外被毛；叶片披针形，边缘具短柔毛，两面均无毛。圆锥花序呈总状花序式，下垂，花序轴紫红色，分枝极短；小苞片椭圆形，白色，先端粉红色。蕾时包裹住花；花萼近钟形，白色，先端粉红色，一侧开裂；花冠裂片长圆形，后方的1枚较大，乳白色，先端粉红色；侧生退化雄蕊钻状；唇瓣匙状宽卵形，黄色而有紫红色纹彩；子房被金黄色粗毛，具腺体。蒴果卵圆形，熟时朱红色，种子有棱角。花期4～6月，果期7～10月。生于田头、路旁及沟边草丛中，常栽培。分布于我国南部各地。

采收加工 根茎全年均可采收，鲜用或切片晒干。果实将熟时采收，烘干。

药材性状 果实呈球形，两端略尖，长约2cm，直径1.5cm，黄棕色，略有光泽，有十数条隆起的纵棱，顶端具一突起，为花被残基，基部有的具果柄断痕。种子团瓣排列疏松，易散落，假种皮膜质，白色。种子为多面体。味淡，略辛。

性味 味辛、涩，性温。

功能与主治 温中燥湿，行气止痛，截疟。主治心腹冷痛，胸腹胀满，消化不良，呕吐腹泻，疟疾。

用法用量 内服：煎汤，种子或根茎3～9克；种子研末，每次1.5克。外用：适量，鲜根茎捣敷。

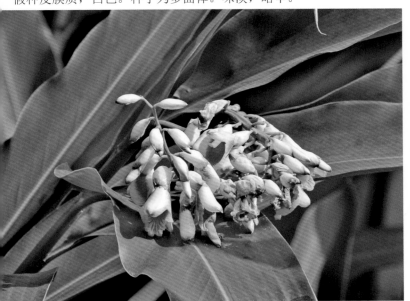

扁豆花

别名 南豆花。

来源 为豆科植物扁豆 *Dolichos lablab* L. 的干燥花。

原植物 一年生缠绕草质藤本，长达6m，茎常呈淡紫色。三出复叶，被白色柔毛；托叶三角状卵形；顶生小叶柄较两侧小叶柄长；顶生小叶宽二角状卵形，侧生小叶斜卵形。总状花序腋生，直立，花序轴较粗壮，多花丛生于花序轴的节上，小苞片舌状；花萼宽钟状，先端5齿，上部2齿几乎完全合生，其余3齿近相等，边缘密被白色柔毛；花冠蝶形，白色或淡紫色；雄蕊10，1枚单生；子房基部有腺体。荚果镰形或倒卵状长椭圆形。种子2～5颗，扁椭圆形，白色，红褐色。花期6～8月，果期9月。全国各地均有栽培。分布于全国大部分地区。

采收加工 7～8月间采收未完全开放的花，晒干或阴干。

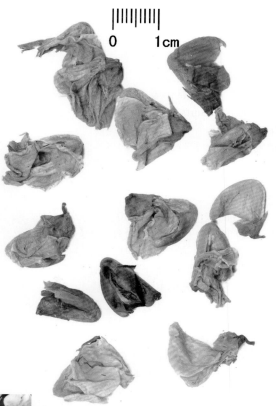

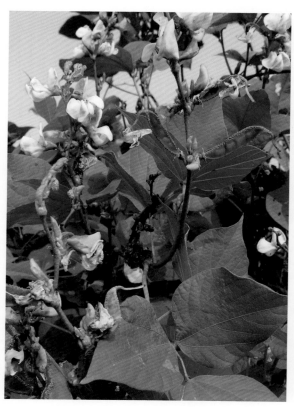

药材性状 花呈扁平不规则三角形，长、宽约1cm。下部有绿褐色钟状花萼。花瓣5，皱缩，黄白、黄棕或紫棕色，未开放的花外为旗瓣包围，开放后，广卵圆形的旗瓣则向外反折；两侧为翼瓣，斜椭圆形，基部有小耳；龙骨瓣镰钩状，几弯成直角。质软，体轻。气微香，味淡。

性味归经 味甘，性平。归脾、胃、大肠经。

功能与主治 解暑化湿，和中健脾。主治夏伤暑湿，发热，泄泻，痢疾，赤白带下，跌打伤肿。

用法用量 内服：煎汤，3～9克。或研末。外用：适量，捣敷。

六、利水渗湿药

（一）利水消肿药

茯苓

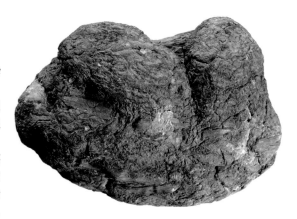

别名 茯菟、松苓、松木薯。

来源 为多孔菌科真菌茯苓*Poria cocos* (Schw.) Wolf. 的菌核。

原植物 菌核球形、卵形、椭圆形至不规则形。外面有厚而多皱褶的皮壳，深褐色，新鲜时软，干后变硬；内部白色或淡粉红色，粉粒状。子实体生于菌核表面，全平伏，白色，肉质，老后或干后变为浅褐色。生于松树根上。分布于吉林、安徽、浙江、福建、台湾、河南、湖北、广西、四川、贵州、云南。

采收加工 通常栽后8～10个月茯苓成熟即可收获。选晴天挖出后去泥沙，堆在室内盖稻草发汗，等水气干了，皮起皱后削去外皮，干燥。

药材性状 呈类球形、椭圆形或不规则团块，大小不一。外皮薄而粗糙，棕褐色至黑褐色，有明显的邹缩纹理。体重，质坚硬，断面颗粒性，外层淡棕色，内部白色。

饮片鉴别 茯苓为不规则厚片或块，大小不一，表面白色、淡红色或淡棕色。切面颗粒性。无臭，味淡，嚼之黏牙。

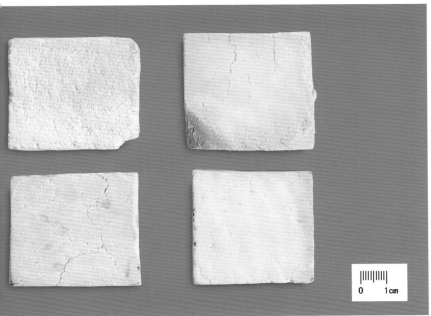

性味归经 味甘、淡，性平。归心、脾、肺、肾经。

功能与主治 利水渗湿，健脾和胃，宁心安神。主治小便不利，水肿胀满，痰饮咳逆、呕吐，脾虚食少、泄泻，心悸不安，失眠健忘，遗精白浊。

用法用量 内服：煎汤，10～15克。宁心安神用朱砂拌。

注意事项 阴虚而无湿热者慎服。

287

猪苓

别名 地乌桃、猪茯苓、野猪食。

来源 为多孔菌科真菌猪苓 *Polyporus umbellatus* (Pers.) Fr. 的菌核。

原植物 菌核形状不规则，呈大小不一的团块状，坚实，表面紫黑色，有多数凹凸不平的皱纹，内部白色。子实体从埋生于地下的菌核上发出，有柄并多次分枝，形成一丛菌盖。菌盖圆形，中部脐状，有淡黄色的纤维状鳞片，近白色至浅褐色，无环纹，边缘薄而锐，常内卷，肉质，干后硬而脆。菌肉薄，白色。生于林中树根旁地上或腐木桩旁。分布于黑龙江、吉林、辽宁、河北、山西、陕西、甘肃、河南、湖北、四川、贵州、云南。

采收加工 一般栽后4～5年收获。取色黑质硬的老苓及时晒干。

药材性状 菌核呈不规则块状、条形、类圆形或扁块状，表面黑色、灰黑色或棕黑色，皱缩或有瘤状突起。体轻，质硬，断面类白色或黄白色，略呈颗粒状。气微，味淡。以个大、外皮黑色、断面色白、体较重者为佳。

性味归经 味甘、淡，性平。归脾、肾、膀胱经。

功能与主治 利水渗湿。主治小便不利，水肿胀满，泄泻，淋浊，带下。

用法用量 内服：煎汤，10～15克。

注意事项 无水湿者忌服。

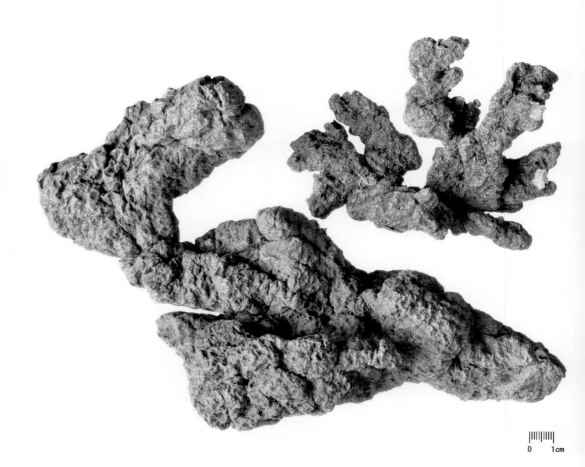

0   1cm

泽泻

别名 鹄泻、禹孙、水泻。

来源 为泽泻科植物泽泻 *Alisma orientale* (Samuel.) Juz. 的块茎。

原植物 多年生沼生植物，高50～100cm。地下有块茎，球形，外皮褐色，密生多数须根。叶根生；叶片宽椭圆形至卵形，两面光滑；叶脉5～7条。花茎由叶丛中抽出，花序通常有3～5轮分枝，分枝下有披针形或线形苞片，轮生的分枝常再分枝，组成圆锥状复伞形花序；小苞片披针形至线形；萼片3，广卵形，绿色或稍带紫色，宿存；花瓣倒卵形，膜质，较萼片小，白色，脱落；雄蕊6；雌蕊多数，离生；子房倒卵形，侧扁，花柱侧生。瘦果多数，扁平，倒卵形，背部有两浅沟，褐色。花期6～8月，果期7～9月。生于沼泽边缘或栽培。分布于我国东北、华东、西南及河北、新疆、河南等地。

采收加工 于移栽当年12月下旬，大部分叶片枯黄时收获，挖出块茎，除去泥土、茎叶，留下中心小叶，干燥，除去须根和粗皮。

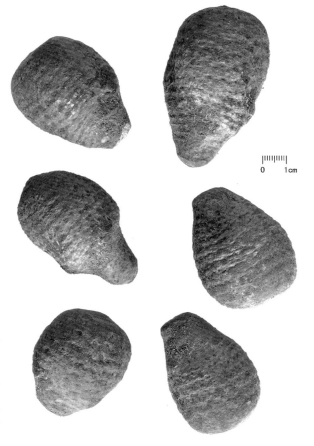

药材性状 块茎类球形、椭圆形或卵圆形。表面黄白色或淡黄棕色，有不规则的横向环状浅沟纹及多数细小突起的须根痕，底部有的有瘤状芽痕。质坚实，断面黄白色，粉性，有多数细孔。气微，味微苦。以块大、黄白色、光滑、质充实、粉性足者为佳。

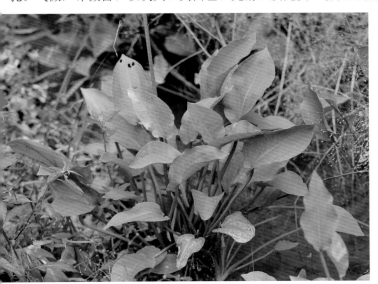

性味归经 味甘、淡，性寒。归肾、膀胱经。

功能与主治 利水渗湿，泄热通淋。主治小便不利，热淋涩痛，水肿胀满，泄泻，痰饮眩晕，遗精。

用法用量 内服：煎汤，6～12克。

注意事项 肾虚精滑无湿热者禁服。

泽漆

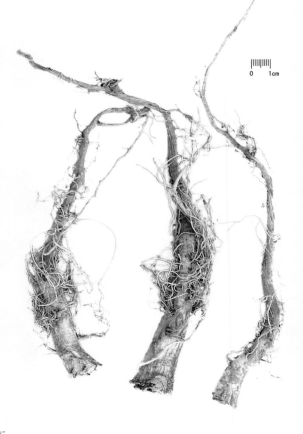

别名　五凤草、倒毒伞、九头狮子草。

来源　为大戟科植物泽漆 *Euphorbia helioscopia* L. 的干燥全草。

原植物　一年生或二年生草本，高10～30cm。全株含白色乳汁。茎丛生，基部斜升，基部紫色，上部淡绿色。叶互生；无柄或因突然狭窄而具短柄；叶片倒卵形或匙形，长1～3cm，宽0.5～1.8cm，顶端钝圆，具缺刻或细锯齿，基部楔形，两面深绿色或灰绿色，被疏长毛，下部叶小，开花后渐脱落。杯状聚伞花序顶生，伞梗5，每伞梗再分生2～3小梗，每小伞梗再第三回分裂为2叉，伞梗基部具5片轮生叶状苞片，与下部叶同形而较大；总苞杯状，具4浅裂，裂片钝，腺体4，盾形，黄绿色；雄花10余朵，每花有雄蕊1，下具短柄，花药歧出，球形；雌花1，位于花序中央；子房具长柄，伸出花序之外；子房3室；花柱3，柱头2裂。蒴果球形，3裂，光滑。种子褐色，卵形，具明显凸起网纹，有白色半圆形种阜。花期4～5月，果期5～8月。生长于山沟、荒野、路旁及湿地。我国除西藏外，各地均有分布。

采收加工　4～5月开花时采收，除去根及泥沙，晒干。

药材性状　全草长约30cm，茎光滑无毛，多分枝，表面黄绿色，基部呈紫红色，有纵纹，质脆，易折断。叶互生，无柄，倒卵形或匙形，顶端钝圆或微凹，基部广楔形或突然狭窄，边缘在中部以上有锯齿；茎顶部有5片轮生叶状苞，与下部叶相似。多歧聚伞花序顶生，具伞梗；杯状花序钟形，黄绿色。蒴果无毛。种子卵形，表面具凸起网纹。气酸而特异，味淡。以茎粗壮、黄绿色者为佳。

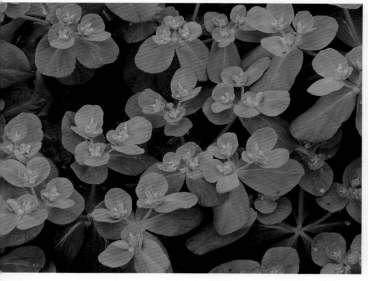

性味归经　味辛、苦，性微寒，有毒。归肺、大肠、小肠经。

功能与主治　行水消肿，化痰止咳，解毒杀虫。主治水气肿满，痰饮喘咳，疟疾，菌痢，瘰疬，结核性瘘管，骨髓炎。

用法用量　内服：煎汤，3～6克。外用：适量，煎水洗。

注意事项　气血虚者禁用。

薏苡仁

别名　解蠡、薏珠子、裕米。

来源　为禾本科植物薏苡 *Coix lacryma-jobi* L. var. *mayuen* (Roman) Stap5 的种仁。

原植物　一年或多年生草本，高1～1.5m。须根较粗。叶片线状披针形，边缘粗糙，中脉粗厚，于背面凸起；叶鞘光滑；叶舌质硬。总状花序腋生成束；雌小穗位于花序之下部，外面包以骨质念珠状的总苞，总苞约与小穗等长。颖果外包坚硬的总苞，卵形或卵状球形。花期7～9月，果期9～10月。生于屋旁、荒野、河边、溪涧或阴湿山谷中。我国大部分地区均有分布。一般为栽培品。

采收加工　9～10月茎叶枯黄，果实呈褐色，大部成熟（约85%成熟）时，割下植株，集中立放3～4天后脱粒，筛去茎叶杂物，晒干或烤干，用脱壳机械脱去总苞和种皮，即得薏苡。

药材性状　种仁宽卵形或长椭圆形，长4～8mm，宽3～6mm。表面乳白色，光滑。一端钝圆，另一端较宽而微凹，有一淡棕色点状种脐。背面圆凸，腹面有1条较宽而深的纵沟。质坚实，断面白色，粉质。气微，味微甜。以粒大充实、色白、无破碎者为佳。

性味归经　味甘、淡，性微寒。归脾、胃、肺经。

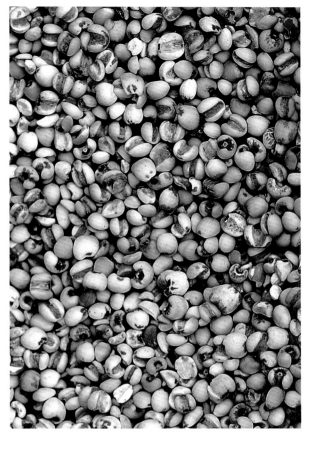

功能与主治　利湿健脾，舒筋除痹，清热排脓。主治水肿，脚气，小便淋沥，湿温病，泄泻，带下，风湿痹痛，筋脉拘挛，肺痈，肠痈，扁平疣。

用法用量　内服：煎汤，10～30克，或煮粥，做羹。

注意事项　本品力缓，宜久服。脾虚无湿、大便燥结及孕妇慎服。

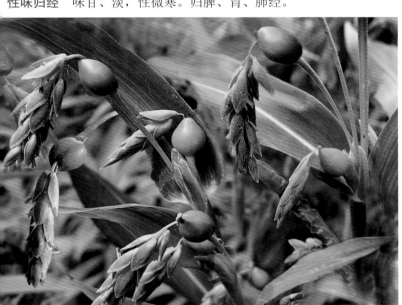

蝼蛄

别名 天蝼、蝼蛄、杜狗、土狗、地狗。

来源 为蝼蛄科动物非洲蝼蛄 *Gryllotalpa africana* Palisot et Beauvois 或 华 北 蝼 蛄 *Gryllotalpa unispina* Saussure 的干燥全虫。

采收加工 夏、秋季捕捉，在夜晚用灯光诱捕，或翻地时捕捉。捕后用沸水烫死，晒干或烘干。

药材性状 ①非洲蝼蛄：虫体多断碎，头部呈茶棕色杂有黑棕色；复眼黑色具光泽；翅膜质多破碎，足多碎落，后足胫节背侧内缘有刺 3～4 根。腹部近纺锤形，具节，皱缩，呈浅黄色。质软易碎。有特异臭气。②华北蝼蛄：体型稍大，体色稍浅，腹部圆筒形，后足胫节背侧内缘有刺 1 根。

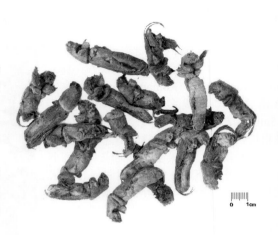

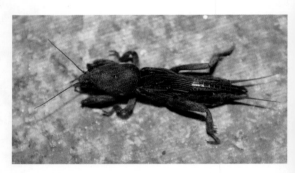

性味归经 味咸，性寒；有小毒。归膀胱、小肠、大肠经。

功能与主治 利水消肿，通淋，解毒。主治小便不利，水肿，石淋，瘰疬，恶疮。

用法用量 内服：煎汤，3～4.5 克；研末，1～2 克。外用：适量，研末调涂。

注意事项 体虚者慎服，孕妇禁服。

冬瓜皮

别名 白瓜皮。

来源 为葫芦科植物冬瓜 *Benincase hispida* (Thunb.) Cogn. 的外层果皮。

采收加工 食用冬瓜时，收集削下的外果皮，晒干。

药材性状 果皮为不规则的薄片，通常内卷成筒状或双筒状，大小不一。外表面黄白色至暗绿色，光滑或被白粉，内表面较粗糙，有筋状维管束。体轻而脆，易折断。气微，味淡。以片薄、条长、色灰绿、有粉霜者为佳。

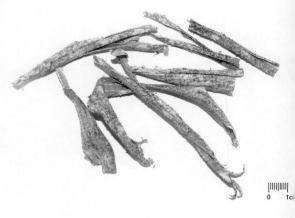

性味归经 味甘，性微寒。归肺、脾、小肠经。

功能与主治 清热利水，消肿。主治水肿，小便不利，泄泻，疮肿。

用法用量 冬瓜皮：内服：煎汤，15～30 克。外用：适量，煎水洗。

注意事项 营养不良而致虚肿者慎用。

陈瓠壳

别名 破瓢、败瓠、葫芦壳、葫芦瓢。

来源 为葫芦科植物葫芦 *Lagenaria siceraria* (Molina) Standl. 的果实。

原植物 一年生攀缘草本。茎、枝具沟纹，被黏质长柔毛，老后渐脱落。叶柄纤细，被毛；叶片卵状心形或肾状卵形，不分裂或3～5裂，具5～7掌状脉，边缘有不规则的齿，两面均被微柔毛，叶背及脉上较密。卷须纤细，初时有微柔毛，上部分2歧。雌雄同株，雌、雄花均单生。雄花，花梗细，比叶柄稍长，花梗、花萼、花冠均被微柔毛，花萼筒漏斗状，

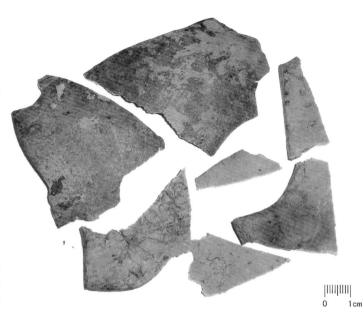

裂片披针形，花冠白色，裂片皱波状，先端微缺而顶端有小尖头，5脉；雄蕊3，长圆形，药室折曲。雌花花梗比叶柄稍短或近等长；花萼和花冠似雄花；子房中间缢缩，密生黏质长柔毛，花柱粗短，柱头3，膨大。果实初为绿色，后变白色至带黄色，果形变形较大，因不同变种和品种而异，有呈哑铃状，有的呈扁球形、棒状，成熟后果皮变木质。种子白色，倒卵形或三角形。花期7～8月，果期8～9月。我国各地广泛栽培。

采收加工 秋末冬初采取老熟果实，切开，除去瓤心种子，打碎，晒干。

药材性状 果实呈哑铃状，中部缓细，上部和下部膨大，上部小，卵形，连于果柄；下部大，类球形，顶端有花柱基。表面黄棕色，较光滑。质坚硬。气微，味淡。

性味 味甘、淡，性平。

功能与主治 利水，消肿。主治水肿，臌胀。

用法用量 内服：煎汤，10～30克；或烧存性研末。外用：适量，烧存性研末调敷。

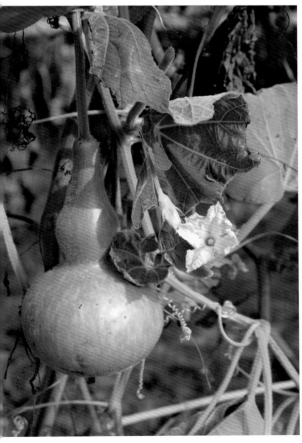

玉米须

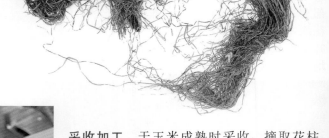

别名 棒子毛、玉麦须。

来源 为禾本科植物玉蜀黍 *Zea mays* L. 的花柱和柱头。

原植物 高大的一年生栽培植物。秆粗壮，直立，高 1～4m，通常不分枝，基部节处常有气生根。叶片宽大，线状披针形，边缘呈波状皱褶，具强壮之中脉。在秆顶着生雄性开展的圆锥花序；雄花序的分枝三棱状，每节有 2 雄小穗，1 无柄，1 有短柄；每 1 雄小穗含 2 小花；颖片膜质，先端尖；外稃及内稃均透明膜质；在叶腋内抽出圆柱状的雌花序，雌花序外包有多数鞘状苞片，雌小穗密集成纵行排列于粗壮的穗轴上，颖片宽阔，先端圆形或微凹，外稃膜质透明。花、果期 7～9 月。全国各地广泛栽培。

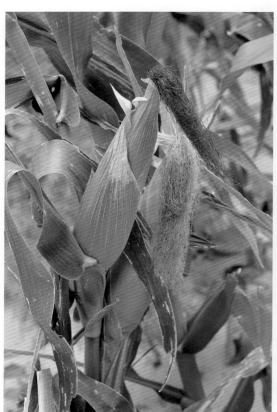

采收加工 于玉米成熟时采收，摘取花柱，晒干。

药材性状 常集结成疏松团簇，花柱线状或须状。完整者长至 30mm，直径约 0.5mm，淡绿色、黄绿色至棕红色，有光泽，略透明，柱头 2 裂，叉开，长至 3mm，质柔软。以柔软、有光泽者为佳。

性味归经 味甘、淡，性平。归肾、胃、肝、胆经。

功能与主治 利尿消肿，清肝利胆。主治水肿，小便淋沥，黄疸，胆囊炎，胆结石，高血压病，糖尿病，乳汁不通。

用法用量 内服：煎汤，15～30 克；或烧存性研末。

注意事项 不作药用时勿服。

香加皮

别名 北五加皮、杠柳皮、臭五加、香五加皮。

来源 萝藦科植物杠柳 *Periploca sepium* Bge. 的干燥根皮。

原植物 落叶蔓性灌木，高达1.5m。具乳汁，除花外全株无毛。叶对生；叶柄长约3mm；叶片膜质，卵状长圆形，长5～9cm，宽1.5～2.5cm，先端渐尖，基部楔形；侧脉多数。聚伞花序腋生，有花数朵；花萼5深裂，裂片先端钝，花萼内面基部有10个小腺体；花冠紫红色，花直径1.5～2cm，花冠裂片5，中间加厚呈纺锤形，反折，内面被长柔毛；副花冠环状，10裂，其中5裂片丝状伸长，被柔毛；雄花着生于副花冠内面，花药包围着柱头；心皮离生；花粉颗粒状，藏在直立匙形的载粉器内。蓇葖果双生，圆柱状，长7～12cm，直径约5mm，具纵条纹。种子长圆形，先端具长约3cm的白色绢质种毛。花期5～6月，果期7～9月。生于平原及低山丘的林缘、沟坡、河边砂质地或地埂等处。分布于辽宁、内蒙、河北、山东、山西、陕西、甘肃、青海、浙江、江西、广西、四川等地。

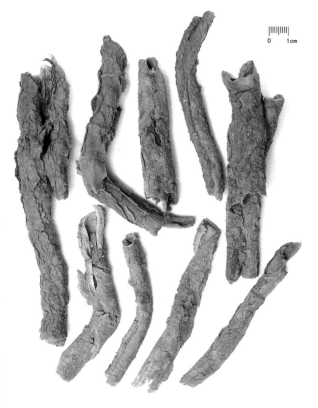

采收加工 春、秋二季采挖，剥取根皮，晒干。

药材性状 本品呈卷筒状或槽状，少数呈不规则的块片状，长3～10cm，直径1～2cm，厚0.2～0.4cm。外表面灰棕色或黄棕色，栓皮松软常呈鳞片状，易剥落。内表面淡黄色或淡黄棕色，较平滑，有细纵纹。体轻，质脆，易折断，断面不整齐，黄白色。有特异香气，味苦。

性味归经 辛、苦，温；有毒。归肝、肾、心经。

功能与主治 利水消肿，祛风湿，强筋骨。主治下肢浮肿，心悸气短，风寒湿痹，腰膝酸软。

用法用量 内服：煎汤，4.5～9克；或浸酒，或入丸、散。外用：适量，煎水外洗。

注意事项 本品有毒，不可作五加科植物五加皮的代用品，亦不宜过量或持续长期服用。

枳椇子

别名 棘枸、九扭、金钩子。

来源 为鼠李科植物枳椇 *Hovenia acerba* Lindl. 的成熟种子、亦有用带花序轴的果实。

原植物 落叶乔木，高达10m。树皮灰褐色，浅纵裂，不剥落。小枝红褐色，幼时被锈色细毛；冬芽卵圆形，芽鳞2，大而早落。叶互生；叶柄红褐色，具细腺点；叶片卵形或卵圆形，边缘具细尖锯齿，上面无毛，背面脉上及脉腋有细毛；三出脉，淡红色。二歧式聚伞花序顶生或腋生，对称；花杂性；萼片5，卵状三角形；花瓣5，倒卵形，黄绿色；雄花有雄蕊5，中央有退化的雌蕊；两性花具雄蕊5，子房上位，埋于花盘中，圆锥形。果实近球

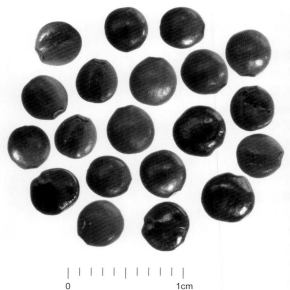

形，灰褐色，无毛；果柄肉质肥大，扭曲，红褐色，上具黄色皮孔。种子扁圆形，暗褐色，有光泽。花期5～6月，果期9～10月。生于阳光充足的山坡、沟谷及路边，也常栽培于庭园内。分布于我国华北、华东、中南、西南及陕西、甘肃等地。

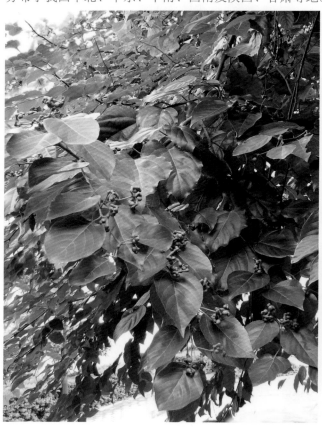

采收加工 果实成熟时连肉质花序轴一并摘下，晒干，取出种子。

药材性状 种子扁平圆形，背面稍隆起，腹面较平坦，直径3～5mm，厚1～1.5mm。表面红棕色、暗棕色或黑紫色，有光泽，基部凹陷处有点状淡色种脐，顶端有微凹的合点，腹面有纵行隆起的种脊。种皮坚硬，胚乳白色，子叶淡黄色，肥厚，均富油质。气微，味微涩。

性味归经 味甘、酸，性平。归脾经。

功能与主治 利水消肿、解酒毒。主治水肿证，酒醉。

用法用量 内服：煎汤，6～15克；或泡酒服。

注意事项 脾胃虚寒者禁服。

赤小豆

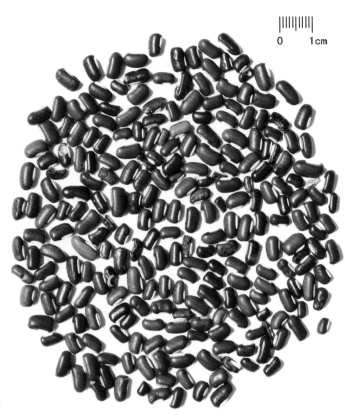

别名　红豆、红小豆、猪肝赤、朱赤豆、茅柴赤。

来源　为豆科植物赤小豆 *Vigna umbellata* (Thunb.) Ohwi et Ohashi 的种子。

原植物　一年生半攀缘草本。茎可达1.8m，密被倒毛。三出复叶；托叶披针形或卵状披针形；小叶3枚，披针形、长圆状披针形，两面均无毛，纸质；小叶具柄，脉3出。总状花序腋生，小花多枚，花柄极短；小苞2枚，披针状浅形，具毛；萼短钟状，萼齿5；花冠蝶形，黄色，旗瓣肾形，顶面中央微凹，基部心形，翼瓣斜卵形，基部具渐狭的爪，龙骨瓣狭长，有角状突起；雄蕊10，二体，花药小；子房上位，密被短硬毛，花柱线形。荚果线状扁圆柱形。种子6～10颗，暗紫色，长圆形。花期5～8月，果期8～9月。栽培或野生。分布于浙江、江西、湖南、广东、广西、贵州、云南等地，南方各地普遍栽培。

采收加工　秋季荚果成熟而未开裂时拔取全株，晒干并打下种子，去杂质，晒干。

药材性状　种子长圆形，两端稍平截或圆钝。表面紫红色或暗红棕色。平滑，稍具光泽或无光泽；一侧有线形突起的种脐，另一侧有一条不明显的种脊。气微，味微甘。

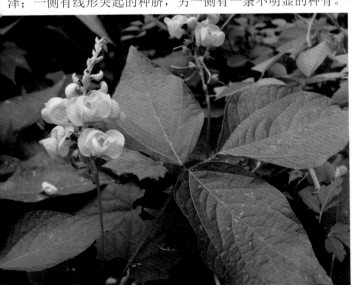

性味归经　味甘、酸，性微寒。归心、小肠、脾经。

功能与主治　利水消肿退黄，清热解毒消痈。主治水肿，脚气，黄疸，淋病，便血，肿毒疮疡，癣疹。

用法用量　内服：煎汤，10～30克。外用：适量，生研调敷；或煎汤洗。

注意事项　性逐津液，不宜久食。

金针菜

来源 百合科植物黄花菜*Hemerocallis citrina* Baroni 的花蕾。

原植物 多年生草本，具短的根茎和肉质、肥大的纺锤状块根。叶基生，排成两列；叶片条形，背面呈龙骨状突起。花葶长短不一，一般稍长于叶，基部三棱形，上部圆柱形，有分枝；蝎尾状聚伞花序复组成圆锥形，多花，有时可达100朵；花序下部的苞片披针形，自下向上渐短；花柠檬黄色，具淡的清香味；花被裂片6，具平行脉，外轮倒披针形，内轮长圆形；雄蕊6，伸出，上弯，比花被裂片约短3cm。蒴果钝三棱状椭圆形，种子黑色，有棱。花、果期5～9月。生于山坡、山谷、荒地或林缘。分布于河北、陕西、甘肃、山东、湖北、湖南、四川等地。

采收加工 5～8月花将要开放时采收，蒸后晒干。

药材性状 花呈弯曲的条状，表面黄棕色或淡棕色，湿润展开后花呈喇叭状，花被管较长，先端5瓣裂，雄蕊6。质韧。气微香、味鲜、微甜。有的花基部具细而硬的花梗。

性味 味甘，性凉。

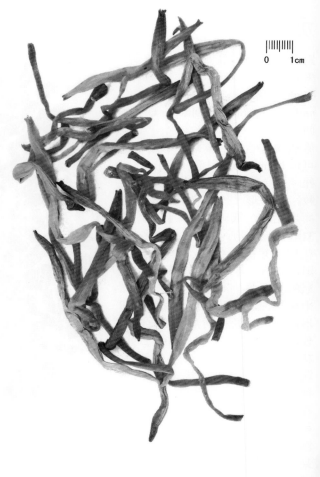

功能与主治 清热利湿，宽胸解郁，凉血解毒。主治小便短赤，黄疸，胸闷心烦，少寐，痔疮便血，疮痈。

用法用量 内服：煎汤，15～30克；或炒菜。外用：适量，捣敷。

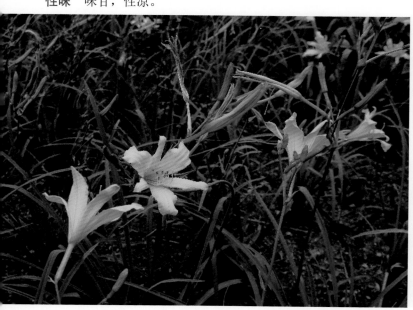

木豆

别名 观音豆、三叶豆、野黄豆。

来源 为豆科植物木豆*Cajanus cajan* (L.) Millsp. 的种子。

原植物 直立矮灌木，高1～3m。全体灰绿色。多分枝，小枝条弱，有纵沟纹，被灰色柔毛。三出复叶，互生；托叶小；叶柄向上渐短；叶片卵状披针形，两面均被毛，下面具有不明显腺点。总状花序腋生，具梗；花蝶形；萼钟形，萼齿5，内外生短柔毛并有腺点；花冠红黄色。旗瓣背面有紫褐色纵条纹，基部有丝状短爪，爪顶有一对弯钩状附属体。荚果条形，两侧扁压，有长喙，果瓣与种子间具凹入的斜槽纹。种子3～5粒，近圆形，种皮暗红色，有时有褐色斑点，种脐侧生。花期2～11月，果期3～4月及9～10月。生于山坡、砂地、丛林中或林边。浙江、福建、台湾、广东、广西、四川、贵州、云南等地亦有栽培。

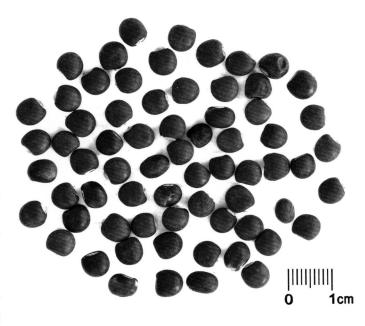

采收加工 春、秋季果实成熟时采收，剥取种子，晒干。

药材性状 种子为近圆形，直径4～6cm，表面暗红色，种脐长圆形、白色、显著突起；质坚硬，内有两片肥厚子叶。气微，味淡，嚼之有豆腥气。

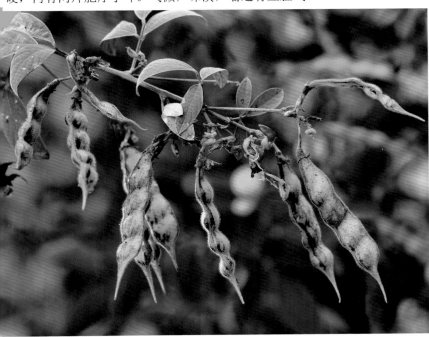

性味归经 味辛、涩，性平。归肝、脾经。

功能与主治 利湿，消肿，散瘀，止血。主治风湿痹痛，跌打肿痛，衄血，便血，疮疖肿毒，产后恶露不尽，水肿，黄疸型肝炎。

用法用量 内服：煎汤，10～15克。外用：适量，煎水洗。

石莽草

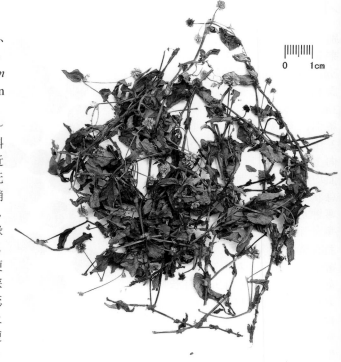

别名 水绣球、红花地丁、石辣蓼、省丁草、铜矿草、青影子、小红蓼。

来源 为蓼科植物头花蓼*Polygonum capitatum* Buch. -Ham. ex D. Don Prodr的全草。

原植物 多年生草本，长15～25cm。枝由根状茎丛出，匍匐或斜升，分枝紫红色，节上有柔毛或近于无毛。单叶互生；叶柄短或近无柄，柄基耳状抱茎；托叶膜质，鞘状，被长柔毛；叶片卵形或椭圆形，先端急尖，基部楔形，全缘，有缘毛，边缘叶脉常带红色。花序头状，单生或2个着生于枝的顶端，花序梗具腺毛；花小，淡红色，花被5深裂，裂片椭圆形，先端略钝；雄蕊8个，基部有黄绿色腺体；子房上位，花柱上部3深裂，柱头球形。瘦果卵形，有3棱，包于宿存花被内；黑色，有光泽。花期6～9月，果期9～11月。生于山坡、沟边、田边阴湿处及岩石缝中。分布于江西、湖北、湖南、广西、四川、贵州及云南、西藏等地。

采收加工 全年均可采收，晒干或鲜用。

药材性状 茎圆柱形，红褐色，节处略膨大并有柔毛，断面中空。叶互生，多皱缩，展平后呈椭圆形，上面绿色，常有"人"字形红晕，下面绿色带紫红色，两面均被褐色疏柔毛；叶柄短或近无柄；托叶鞘筒状，膜质，基部有草质耳状片。花序头状，顶生或腋生。瘦果卵形，具3棱，黑色。气微，味微苦、涩。

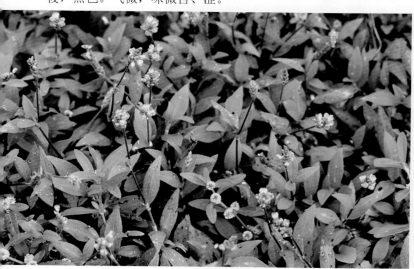

性味 味苦、辛，性凉。

功能与主治 清热利湿，活血止痛。主治痢疾，肾盂肾炎，膀胱炎，尿路结石，风湿痛，跌打损伤，疟腮，疮疡，湿疹。

用法用量 内服：煎汤，15～30克。外用：适量，捣敷，或煎水洗。

注意事项 孕妇、实热者忌用。

粪箕笃

别名　田鸡草、雷砵嘴、飞天雷公、铁板膏药草、青蛙藤。

来源　为防己科植物粪箕笃 *Stephania longa* Lour. 的根、根茎或全株。

原植物　多年生草质藤本，长1～4m，除花序外，全株无毛。茎枝有条纹。叶互生，叶柄基部常扭曲；叶片三角状卵形，先端钝，有小突尖，基部近平截，下面淡绿色或粉绿色。花小，单性，雌雄异株；复伞形聚伞花序腋生；雄花序较纤细。雄花：萼片8，偶有6，排成2轮，楔形或倒卵形，背面有乳头状短毛，花瓣4，绿黄色，近圆形；聚药雄蕊。雌花：萼片和花瓣均4片；雌蕊1，无毛。核果。花期春末夏初，果期秋季。生于灌木丛中，分布于福建、广东、广西及云南。

采收加工　全年均可采收，一般在秋季割取藤叶或连根挖取，洗去泥沙，除去细根，晒干或鲜用。

药材性状　茎藤柔细，扭曲，直径1～2mm，棕褐色，有明显的纵线条。叶三角状卵形，灰绿色或绿褐色，多皱缩卷曲。根茎圆柱状或不规则块状，下面着生多数根，可长达30cm，表面土黄色至暗棕色，有纵皱。质坚韧，不易折断，断面纤维性，有粉尘。气微，味苦。

性味归经　味苦，性寒。归大肠、膀胱、肝经。

功能与主治　清热解毒，利湿消肿，祛风活络。主治泻痢，小便淋涩，水肿，黄疸，风湿痹痛，喉痹，疮痈肿毒，毒蛇咬伤。

用法用量　内服：煎汤，3～9克。外用：适量，捣敷。

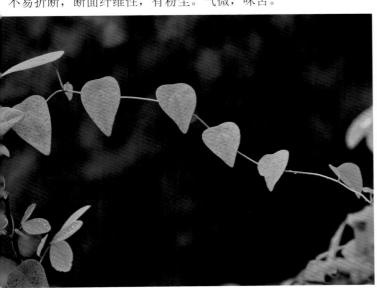

（二）利尿通淋药

车前子

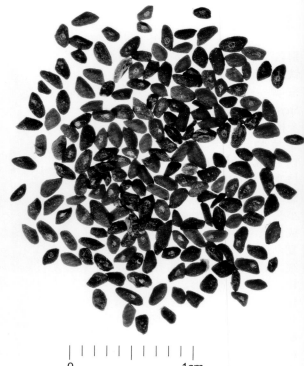

别名　车前实、凤眼前仁。

来源　为车前科植物车前 Plantago asiatica L. 的干燥成熟种子。

原植物　多年生草本，连花茎可高达50cm。具须根。基生叶；具长柄，几与叶片等长或长于叶片，基部扩大；叶片卵形或椭圆形，先端尖或钝，基部狭窄成长柄，全缘或呈不规则的波状浅齿。花茎数个，具棱角，有疏毛，穗状花序为花茎的2/5～1/2；花淡绿色，每花有宿存苞片1枚，三角形；花萼4，宿存；蒴果卵状圆锥形。种子近椭圆形，黑褐色。花期6～9月，果期10月。生于山野、路旁、花圃或菜园、河边湿地。分布于全国各地。

采收加工　夏、秋两季种子成熟时采收果穗，晒干，搓出种子，除去杂质。

|　|　|　|　|　|　|　|　|　|　|
0　　　　　　　　　　　1cm

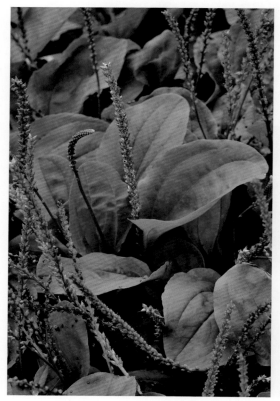

药材性状　呈椭圆形、不规则长圆形或三角状长圆形，略扁，长约2mm，宽约1mm。表面黄棕色至黑褐色，有细皱纹，一面有灰白色凹点状种脐。质硬。气微，味淡，嚼之带黏液性。

性味归经　味甘，性微寒。归肝、肾、肺、小肠经。

功能与主治　清热利尿，渗湿通淋，明目，祛痰。主治水肿胀满，热淋涩痛，暑湿泄泻，目赤肿痛，痰热咳嗽。

用法用量　内服：煎汤，5～15克，包煎。外用：适量，煎水洗。

注意事项　阳气下陷，肾虚精滑，内伤劳倦，内无湿热，慎服。

车前草

别名 地胆头、饭匙草、灰盆草。

来源 车前科植物车前 *Plantago asiatica* L.或平车前 *Plantago depressa* Willd.的干燥全草。

原植物 见车前子项下。

采收加工 夏季采挖，除去泥沙，晒干。

药材性状 （1）车前：根丛生，须状。叶基生，具长柄；叶片皱缩，展平后呈卵状椭圆形或宽卵形，长6～13cm，宽2.5～8cm；表面灰绿色或污绿色，具明显弧形脉5～7条；先端钝或短尖，基部宽楔形，全缘或有不规则波状浅齿。穗状花序数条，花茎长。蒴果盖裂，萼宿存。气微香，味微苦。（2）平车前：主根直而长。叶片较狭，长椭圆形或椭圆状披针形，长5～14cm，宽2～3cm。

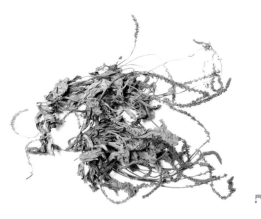

性味归经 甘，寒。归肝、肾、肺、小肠经。

功能与主治 清热利尿通淋，祛痰，凉血，解毒。主治热淋涩痛。水肿尿少，暑湿泄泻，痰热咳嗽，吐血衄血，痈肿疮毒。

用法用量 内服：煎汤，15～30克，鲜品30～60克；或捣汁服。外用：适量，煎水洗、捣烂敷或绞汁涂。

注意事项 虚滑精气不固者禁用。

滑石

别名 液石、夕冷、画石、活石。

来源 硅酸盐类矿物滑石族滑石，主含含水硅酸镁 $[Mg_3(Si_4O_{10})(OH)_2]$。

采收加工 采挖后，除去泥沙和杂石。

药材性状 本品多为块状集合体。呈不规则的块状。白色、黄白色或淡蓝灰色，有蜡样光泽。质软，细腻，手摸有滑润感，无吸湿性，置水中不崩散。气微、味淡。

性味归经 甘、淡，寒。归膀胱、肺、胃经。

功能与主治 利尿通淋，清热解暑；外用祛湿敛疮。主治热淋，石淋，尿热涩痛，暑湿烦渴，湿热水泻；外治湿疹，湿疮，痱子。

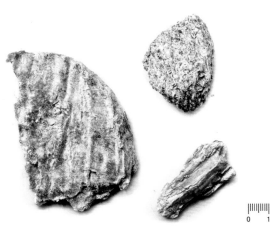

用法用量 内服：煎汤，9～24克，包煎；或入丸、散。外用：适量，研末撒；或调敷。

注意事项 脾胃虚弱、热病津伤或肾虚滑精者禁服。孕妇慎服。

海金沙

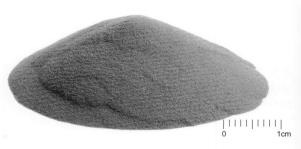

别名　左转藤灰、海金砂。

来源　为海金沙科植物海金沙 *Lygodium japonicum* (Thunb.) Sw. 的全草及孢子。

原植物　多年生攀缘草质藤本，长1～5m。根须状，黑褐色，被毛；根状茎近褐色，细长而横走。叶二型，多数，草质，对生于叶轴的短枝两侧，短枝顶端有被茸毛的休眠芽；营养叶尖三角形，二回羽状；一回羽片2～4对，互生，卵圆形，有具狭翅的短柄；二回羽片2～3对，卵状三角形，掌状3裂，裂片短而阔，顶生的边缘有不规则的浅圆齿。孢子叶卵状三角形；一回羽片4～5对，互生，长圆状披针形；二回羽片3～4对，卵状三角形，多收缩呈撕裂状。羽片下面边缘生流苏状孢子囊穗，黑褐色；孢子表面有小疣。生于阴湿山坡灌丛中或路边、林缘。分布于我国华东、中南、西南地区及陕西、甘肃。

采收加工　夏、秋季采收，除去杂质，鲜用或晒干。

药材性状　孢子粉状，棕黄色或黄褐色。质轻滑润，撒入水中浮于水面，加热后则逐渐下沉，气微，味淡。以色棕黄、体轻、手捻光滑者为佳。

性味归经　①全草：味甘，性寒；归膀胱、小肠、肝经。②孢子：味甘、淡，性寒；归膀胱、小肠、脾经。

功能与主治　①全草：清热解毒，利水通淋，活血通络。主治热淋，石淋，血淋，小便不利，水肿，白浊，带下，泄泻，目赤肿痛，风湿痹痛等。②孢子：利水通淋，清热解毒。主治热淋，血淋，砂淋，白浊，女子带下，水湿肿满，湿热泻痢，湿热黄疸。

用法用量　孢子：内服，煎汤，5～9克，包煎。全草：内服，煎汤，9～30克。外用适量，煎水洗。

注意事项　孢子：肾阴亏虚者慎服。

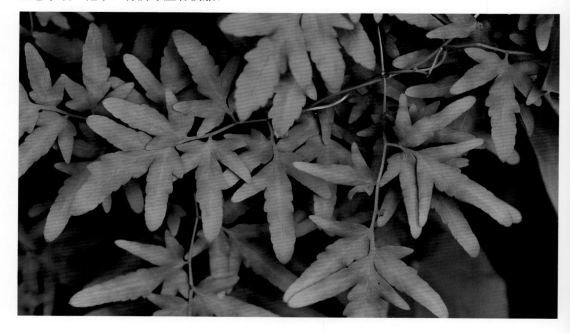

瞿麦

别名 巨句麦、大兰、南天竺草、麦句姜、剪绒花、龙须。

来源 为石竹科植物瞿麦*Dianthus superbus* L. 或石竹*Dianthus chinensis* L. 的地上部分。

原植物 瞿麦：多年生草本，高达1m。茎丛生，直立，无毛，上部二歧分枝，节明显。叶对生，条形或条状披针形，先端渐尖，基部成短鞘状包茎，全缘，两面均无毛。两性花；花单生或数朵集成稀疏歧式分枝的圆锥花序；小苞片4～6，排成2～3轮；花萼圆筒形，淡紫红色，先端5裂，裂片披针形，边缘膜质，有细毛；花瓣5，淡红色、白色或淡紫红色，先端深裂成细线状，基部有长爪；雄蕊10；子房上位，1室，花柱2，细长。蒴果长筒形。种子黑色。花期8～9月，果期9～11月。生于山坡、草地、路旁或林下。全国大部分地区均有分布。

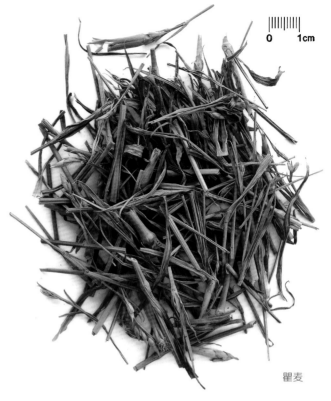

瞿麦

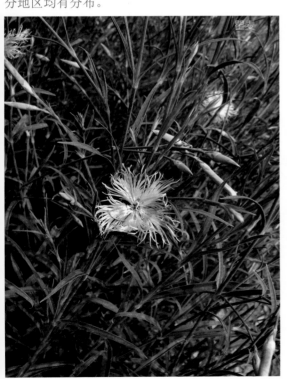

瞿麦

石竹：多年生草本，高达1m。茎丛生，直立，无毛，上部二歧分枝，节明显。叶对生，条形或条状披针形，先端渐尖，基部成短鞘状包茎，全缘，两面均无毛。两性花；花单生或数朵集成稀疏歧式分枝的圆锥花序；小苞片4～6，排成2～3轮；苞片卵形、叶状披针形，开张，长为萼筒的1/2，先端尾状渐尖；萼筒裂片宽披针形；花瓣5，通常紫红色，喉部有斑纹和疏生须毛，先端浅裂成锯齿状；雄蕊10；子房上位，1室，花柱2，细长。蒴果长筒形，与宿萼近等长。种子黑色。花期4～8月，果期5～9月。生于山坡草丛中。全国大部分地区均有分布。

采收加工 夏、秋两季花果期采割，除去杂质，干燥。

药材性状 茎圆柱形，上部有分枝，长30～60cm，表面淡绿色或黄绿色，光滑无毛，节明显，略膨大，断面中空。叶对

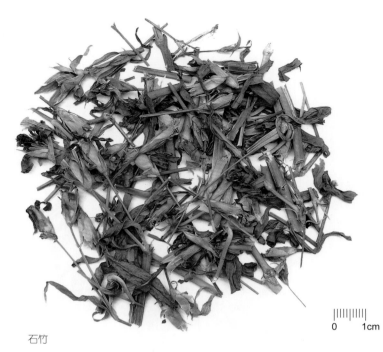

生，多皱缩，展平叶片呈条
形至条状披针形。枝端具花
及果实，花萼筒状；蒴果长
筒形。种子细小，多数。气
微，味淡。

性味归经　味苦，性寒。归
心、小肠经。

功能与主治　利尿通淋，破
血通经。主治热淋，血淋，
石淋，小便不通，淋沥涩
痛，月经闭止。

用法用量　内服：煎汤，
3～10克。外用：适量，煎
汤洗。

注意事项　脾、肾气虚，孕
妇忌服。

石竹

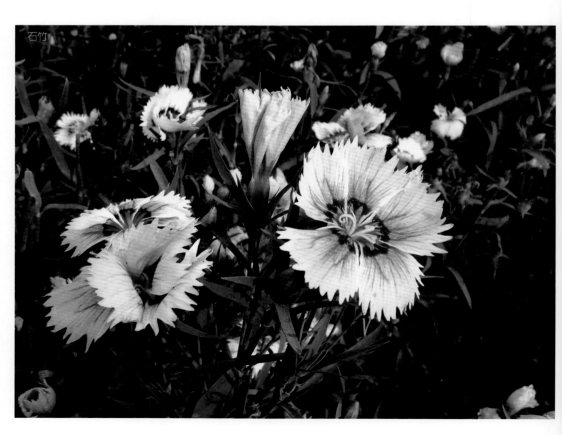

石竹

地肤子

别名 地葵、益明、独扫子、竹帚子。
来源 为藜科植物地肤 *Kochia scoparia* (L.) Schrad. 的成熟果实。
原植物 一年生草本，高50～150cm。茎直立，多分枝，淡绿色或浅红色，生短柔毛。叶互生；无柄；叶片狭披针形或线状披针形，全缘，上面绿色，无毛，下面淡绿色；通常有3条主脉；茎上部叶较小，有一中脉。花单个或2个生于叶腋，集成稀疏的穗状花序；花下有时有锈色长柔毛；花小，两性或雌性；黄绿色，花被片5，近球形，基部合生，果期背部生三角状横突起或翅；雄蕊5，花丝丝状；花柱极短，柱头2，丝状。胞果扁球状五角星形，果皮与种子离生，包于花被内。种子1

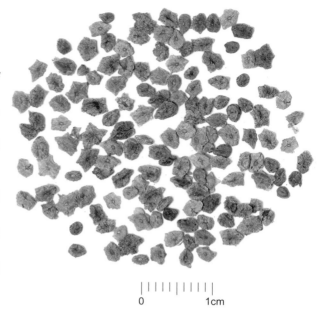

|||||||||||
0   1cm

颗，扁卵形，黑褐色。花期6～9月，果期8～10月。生于荒野、田边、路旁，亦可栽培于庭园。几乎遍布全国。
采收加工 秋季割取全草，晒干，打下果实，除去杂质，备用。
药材性状 胞果扁球状五角星形，直径1～3mm，外被宿存花被。表面灰绿色或淡棕色，周围具三角形膜质小翅5枚，背面中心有突起的点状果梗痕及放射状脉纹5～10条，剥离花被后，可见膜质果皮，半透明。种子扁卵形，黑色。无臭，味微苦。
性味归经 味苦，性寒。归肾、膀胱经。
功能与主治 清热利湿，祛风止痒。主治小便不利，淋浊，带下，血痢，风疹，湿疹，疥癣，皮肤瘙痒，疮毒。
用法用量 内服：煎汤，6～15克。外用：适量，煎水洗。
注意事项 恶螵蛸。

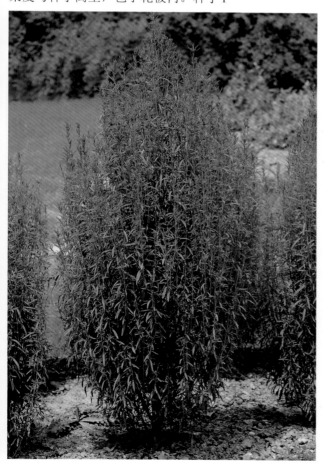

冬葵子

别名 葵子，葵菜子。

来源 锦葵科植物野葵 *Malva verticillata* L. 和冬葵 *Melva crispa* L. 的干燥果实。

原植物 野葵：二年生草本，高60～90cm。叶互生；叶柄长2～8cm；托叶卵状披针形；叶片肾形至圆形，直径5～11cm，常为掌状5～7裂，裂片短，三角形，具钝尖头，边缘有钝齿。花3至数朵簇生于叶腋间，几无柄至有极短柄；花冠淡白色至淡红色，花瓣5，先端凹入，具爪。果扁圆形，背面平滑，两侧具网纹。种子肾形，紫褐色，秃净。花期3～11月。生于平原、山野等处，我国各地均有分布。冬葵：一年生草本，不分枝。茎被柔毛。叶柄细瘦，被疏柔毛；叶片圆形，边缘具细锯齿，特别皱曲。花白色。果扁球形，网状，具细柔毛。种子直径约1mm，暗黑色。花期6～9月。在我国西南及河北、甘肃、江西、湖北、湖南等地种植。

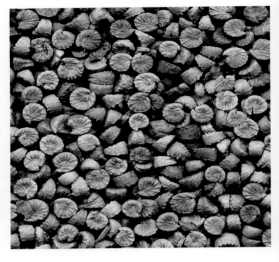

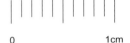

0   1cm

野葵

采收加工 取成熟果实的种子。

药材性状 冬葵子果实由7～9个小分果组成，呈扁平圆盘状，底部有宿存花萼。分果呈橘瓣状或肾形，较薄的一边中央凹下。果皮外表为棕黄色，两侧面靠凹下处各有一微凹下圆点，由圆点向外有放射性条纹。气微、味涩。

性味归经 味甘，性寒。归大肠、小肠、膀胱经。

功能与主治 利水通淋，滑肠通便，下乳。主治淋病，水肿，大便不通，乳汁不行。

用法用量 内服：煎汤，6～15克。

注意事项 脾虚肠滑者、孕妇忌服。

萹蓄

别名 萹竹、粉节草、百节、野铁扫把、路柳。

来源 为蓼科植物萹蓄 *Polygonum aviculare* L. 的干燥地上部分。

原植物 一年生或多年生草本，高10～50cm。植物体有白色粉霜。茎平卧地上或斜上伸展，基部分枝，绿色，有明显沟纹，无毛，基部圆柱形，幼枝有棱角。单叶互生，几无柄；托叶鞘抱茎，膜质；叶片窄长椭圆形或披针形，长1～5cm，宽0.5～1cm，顶端钝或急尖，基部楔形，两面均无毛，侧脉明显。花小，常1～5朵簇生于叶腋；花梗短，顶端具关节；花被绿色，5裂，裂片椭圆形，边缘白色或淡红色，结果后呈覆瓦形包被果实；雄蕊8，花丝短。瘦果三角状卵形，棕黑色至黑色，有不明显细纹及小点，无光泽。花期4～8月，果期6～9月。生长于山坡、田野、路旁等处。分布于全国各处。

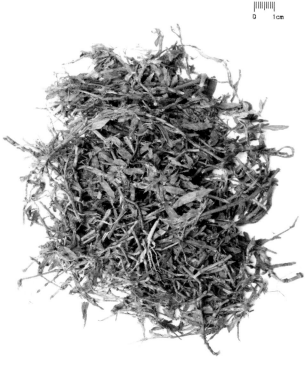

采收加工 夏季叶茂盛时采收，除去根和杂质，晒干。

药材性状 本品茎呈圆柱形而略扁，有分枝。表面灰绿色或棕红色，有细密微突起的纵纹；节部稍膨大，有浅棕色膜质的托叶鞘，节间长约3cm；质硬，易折断，断面髓部白色。叶互生，近无柄或具短柄，叶片多脱落或皱缩、破碎，完整者展平后呈披针形，全缘，两面均呈棕绿色或灰绿色。气微，味微苦。

性味归经 味苦，性微寒。归膀胱经。

功能与主治 利尿通淋，杀虫，止痒。主治热淋涩痛，小便短赤，虫积腹痛，皮肤湿疹，阴痒带下。

用法用量 内服：煎汤10～15克。外用：适量，捣敷，或煎水洗。

注意事项 不宜多服，多服泄精气。

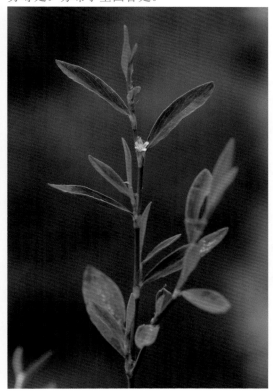

灯心草

别名 虎须草、赤须、碧玉草、水灯心、虎酒草、秧草。

来源 为灯心草科植物灯心草 *Juncus effusus* L. 的茎髓。

原植物 多年生草本，高40～100cm。根茎横走，密生须根。茎簇生，直立，细柱形，内充满乳白色髓，占茎的大部分。叶鞘红褐色或淡黄色；叶片退化呈刺芒状。花序假侧生，聚伞状，多花，密集或疏散；与茎贯连的苞片长5～20cm；花淡绿色，具短柄；花被片6，条状披针形，排列为2轮，外轮稍长，边缘膜质，

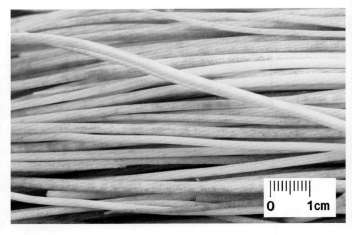

背面被柔毛；雄蕊3，长约为花被的2/3，花药稍短于花丝；雌蕊1，子房上位，3室，花柱很短，柱头3。蒴果长圆状，先端钝或微凹，长约与花被等长或稍长，内有3个完整的隔膜。种子多数，卵状长圆形，褐色。花期6～7月，果期7～10月。生于水旁、田边等潮湿处。分布于长江下游及陕西、福建、四川、贵州等地。四川及江苏、苏州地区可栽培。

采收加工 全草：秋季采割，晒干；茎髓：秋季采割下茎秆，顺茎划开皮部，剥出髓心，捆把晒干。

药材性状 呈细圆柱形，长达90cm，直径1～3mm，表面白色或淡黄白色。置放大镜下观察，有隆起的细纵纹及海绵样的细小孔隙；微有光泽。质轻柔软，有弹性，易拉断，断面不平坦，白色。气味不显著。以条长、粗壮、色白、有弹性者为好。

性味归经 味甘、淡，性微寒。归心、肺、小肠、膀胱经。

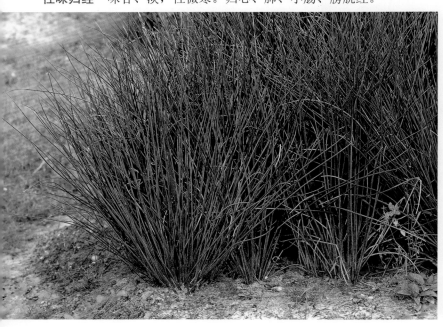

功能与主治 利水通淋，清心降火。主治淋病，水肿，小便不利，湿热黄疸，心烦不寐，小儿夜啼，喉痹，口疮，创伤。

用法用量 内服：煎汤，1～3克，鲜品15～30克。心烦不眠者，朱砂拌用。外用：适量，煅存性研末撒或捣敷。

注意事项 下焦虚寒、小便失禁者禁服。

通草

别名 寇脱、白通草、大通草、五加风。

来源 为五加科植物通脱木 *Tetrapanax papyrifer* (Hook.) K.Koch 的干燥茎髓。

原植物 常绿灌木或小乔木，高 1～3.5m。茎粗壮，不分枝，幼时表面密被黄色星状毛或略具脱落的灰黄色柔毛。茎髓大，白色，纸质；树皮深棕色，稍有皱裂；新枝淡棕色或淡黄棕色，具明显的叶痕和大型皮孔。叶大，互生，聚生于茎顶；叶柄粗壮，圆筒形，长30～50cm；托叶膜质，锥形，基部与叶柄合生，具星状厚绒毛；叶片纸质或薄革质，掌状5～11裂，裂片通常为叶片全长的1/3～1/2，很少至2/3，倒卵状长圆形卵状长圆形，每一裂片常又有2～3个小裂片，全缘或具粗齿，上面深绿色，无毛，下面密被白色星状绒毛。伞形花序聚生成顶生或近顶生大型复圆锥花序，长达50cm以上；萼密被星状绒毛，全缘或近全缘；花瓣4，稀5，三角状卵形，长2mm，外面密被星状厚绒毛。果球形，直径约4mm，熟时紫黑色。花期10～12

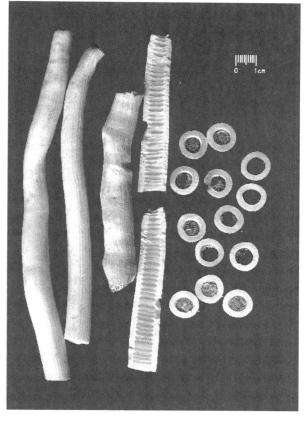

月，果期翌年1～2月。生长于海拔10～2800m的向阳肥厚的土壤中。分布于西南及陕西、江苏、安徽、浙江、江西、福建、台湾、广东、广西、湖北、湖南等地。

采收加工 秋季割取茎，截成段，趁鲜取出髓部，理直，晒干。

药材性状 本品呈圆柱形，表面白色或淡黄色，具浅纵沟纹。体轻，质松软，略有弹性，易折断，断面平坦。具银白色光泽，中部具直径0.3～1.5cm的空心或半透明的薄膜，纵剖面呈梯状排列，实心者少见。气微，味淡。

性味归经 味甘、淡，性微寒。归肺、胃经。

功能与主治 清热利尿，通气下乳。主治湿热淋证，水肿尿少，乳汁不下。

用法用量 内服：煎汤，2～5克。

注意事项 气阴两虚、内无湿热者及孕妇禁服。

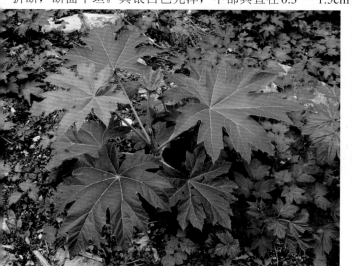

小通草

别名 旌节花、小通花、山通草、通条树。

来源 为旌节花科植物喜马山旌节花 *Stachyurus himalaicus* Hook. f. et Thoms.、中国旌节花 *Stachyurus chinensis* Franch 或山茱萸科植物青荚叶 *Helwingia japonica* (Thunb.) Dietr 的干燥茎髓。

原植物 中国旌节花：落叶灌木，高 1.5～5m。叶互生；叶柄长 1～2.5cm；叶纸质，卵圆形或卵状长圆形，长 6～15cm，顶端骤尖或尾尖，基部宽楔形或圆，边缘具疏锯齿；侧脉 5～6 对。穗状花序长 3～10cm，有花 15～20 朵。果径6mm，果柄长约2mm。花期3～4月，果期6～7月。生长于海拔500～2500m的山谷、溪边、杂木林下及灌丛中。分布于西南及陕西、甘肃、安徽、浙江、江西、福建、广东、广西、湖南、湖北等地。

采收加工 秋季割取茎，截成段，趁鲜取出髓部，理直，晒干。

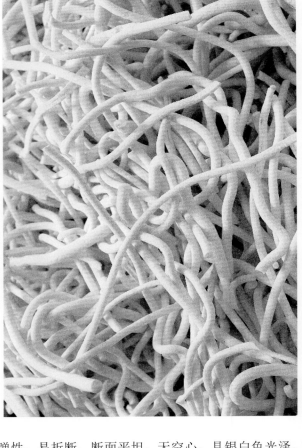

药材性状 本品呈圆柱形，长30～50cm，直径0.5～1cm。表面白色或淡黄色，无纹理。体轻，质松软，手捏之能变形，有弹性，易折断，断面平坦，无空心，具银白色光泽。水浸后有黏滑感。气微、味淡。

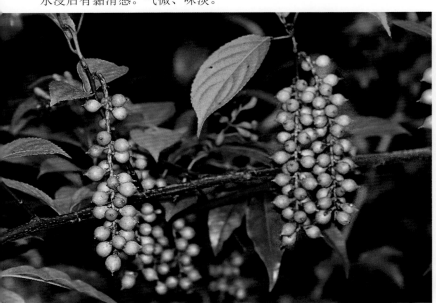

性味归经 味甘、淡、性寒。归肺、胃经。

功能与主治 清热，利尿，下乳。主治小便不利，淋证，乳汁不下。

用法用量 内服：煎汤，3～6克。

注意事项 气虚无湿热者及孕妇慎服。

石韦

别名 金星草、石剑、金汤匙、肺心草、石耳朵、蛇舌风、小叶下红。

来源 为水龙骨科植物石韦 *Pyrrosia lingua* (Thunb.) Farwell 的干燥叶。

原植物 植株高 10 ～ 30cm。根状茎细长，横生，与叶柄密被棕色披针形鳞片，顶端渐尖，盾状着生，中央深褐色，边缘淡棕色，有睫毛叶远生，近二型；叶柄深棕色，有浅沟，幼时被星芒状毛，以关节着生于根状茎上；叶片革质，披针形至长圆状披针形，先端渐尖，基部渐狭并下延于叶柄，全缘；上面绿色，偶有星状毛和凹点，下面密被灰棕色的星芒状毛；不育叶和能育叶同型或略短而阔；中脉上面稍凹，下面隆起，侧脉多少可见，小脉网状。孢子囊群满布于叶背面或上部，幼时密被星芒状毛，成熟时露出；无囊群盖。附生于林中树干或溪边石上。分布于我国华东、中南、西南地区。

采收加工 全年均可采收，除去根茎及根，晒干或阴干。

药材性状 叶向内卷或平展，二型，革质。叶片均为披针形或矩圆披针形。上表面黄棕色；下表面主、侧脉明显，用放大镜观察可见密被浅棕色的星状毛。能育叶下表面除有星状毛外，尚有孢子囊群。叶柄长 3 ～ 10cm。气微，味淡。

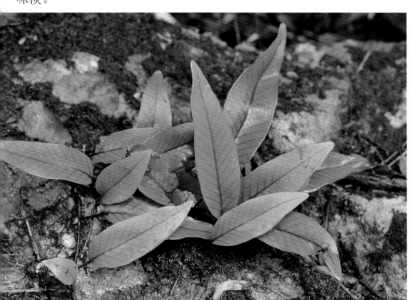

性味归经 味甘、苦，性寒。归肺、膀胱经。

功能与主治 利尿通淋，清热止血。主治热淋，血淋，石淋，小便不通，淋沥涩痛，吐血，衄血，尿血，崩漏，肺热喘咳。

用法用量 内服：煎汤，9 ～ 15 克。外用：适量，研末涂敷。

注意事项 阴虚及无湿热者忌服。

木通

别名　通草、丁翁、丁父、王翁、活血藤。

来源　为木通科植物白木通*Akebia trifoliate* (Thunb.) Koidz. var. *australis* (Diels) Rehd. 的干燥藤茎。

原植物　落叶木质缠绕藤本，长3～15m。全株无毛。幼枝灰绿色，有纵纹。叶为三出复叶；小叶全缘，质地较厚。短总状花序腋生，花单性，雌雄同株；花序基部着生1～2朵雌花，上部着生密而较细的雄花；花被3片；雄花具雄蕊6个；雌花较雄花大，有离生雌蕊2～13。果肉质，浆果状，长椭圆形，或略呈肾形，两端圆，熟后紫色，柔软，沿腹缝线开裂。种子多数，长卵形而稍扁，黑色或黑褐色。花期4～5月，果熟期8月。生于山坡、山沟、溪旁等处的乔木与灌木林中。分布于我国西南及山西、陕西、江苏、浙江、江西、河南、湖北、湖南、广东等地。

采收加工　藤茎在移植后5～6年开始结果，在秋冬季割取部分老藤，晒干或烘干。

药材性状　呈圆柱形，常稍扭曲，长30～70cm。表面灰棕色至灰褐色，外皮粗糙而有许多不规则的裂纹或纵沟纹，具突起的皮孔。节部膨大或不明显。体轻，质坚实，不易折断，皮部较厚，黄棕色，可见淡黄色颗粒状小点，木部黄白色，射线呈放射状排列，髓小，有时中空。气微，味微苦而涩。

性味归经　味苦，性寒。归心、小肠、膀胱经。

功能与主治　清热利尿，活血通脉。主治小便短赤，淋浊，水肿，胸中烦热，咽喉疼痛，口舌生疮，风湿痹痛，乳汁不通，经闭，痛经。

用法用量　内服：煎汤，3～6克。

注意事项　内无湿热、气弱、津亏、精滑、溲频者及孕妇忌服。

三白草

别名 水木通、白水鸡、白花照水莲、田三白、白黄脚、白面姑。

来源 为三白草科植物三白草 *Saururus chinensis* (Lour.) Baill. 的干燥根或全草。

原植物 多年生湿生草本，高达1m。地下茎有须状小根；茎直立，粗壮。单叶互生，纸质，密生腺点；叶柄基部与托叶合生成鞘状，略抱茎；叶片阔卵形至卵状披针形，先端短尖或渐尖，基部心形，略呈耳状或稍偏斜，全缘，两面无毛；花序下的2～3片叶常于夏初变为白色，呈花瓣状总状花序生于茎上端与叶对生；苞片近匙形；花两性，无花被；雄蕊6枚；雌蕊4心皮组成。蒴果近球形，表面多疣状突起，成熟后顶端开裂。种子多数，圆形。花期5～8月，果期6～9月。生于沟边、池塘边等近水处。分布于河北、山东和长江流域及其以南各地。

采收加工 全年均可采收，以夏秋季为宜。收取地上部分，洗净，晒干。

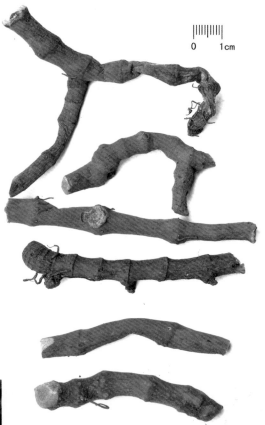

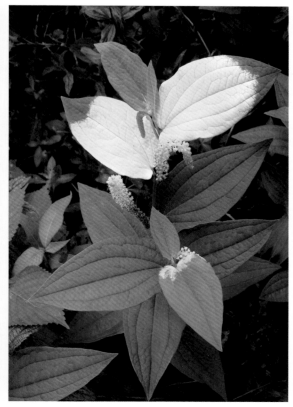

药材性状 根茎呈圆柱形，有分支，不等长；表面褐色或灰褐色，有节，节上有须根，节间长约2cm，质硬而脆，断面类白色，粉性。茎圆柱形，有4条纵沟，1条较宽；断面黄色，纤维性，中空。叶多皱缩，互生，展平后叶片卵形或卵状披针形，长4～15cm，宽2～10cm；先端尖，基部心形，全缘，基出脉5条；叶柄较长，有纵皱纹。有时可见总状花序或果序，棕褐色。蒴果近球形。气微，味淡。

性味归经 味甘、辛，性寒。归脾、肾、胆、膀胱经。

功能与主治 清热利水，解毒消肿。主治热淋，血淋，水肿，脚气，黄疸，痢疾，带下，痈肿疮毒，湿疹，蛇咬伤。

用法用量 内服：煎汤，10～30克。外用：适量，捣敷。

注意事项 脾胃虚寒者忌服。

肾茶

别名　猫须公、猫须草。

来源　为唇形科植物肾茶 *Clerodendranthus spicatus* (Thunb.) C. Y. Wu ex H. W. Li 的全草。

原植物　多年生草本，高 1～1.5m。茎直立，四棱形。全株被倒向短柔毛。叶对生；叶片卵形、菱状卵形，边缘在基部以上具粗牙齿，两面具腺点。轮伞花序组成间断的总状花序；苞片圆卵形；花萼钟形，外面具腺点，上唇圆形，下唇具4齿；花冠浅紫色，上唇具腺点，花冠筒极狭，上唇大，外反，3裂，中裂片较大，下唇直伸，长圆形；雄蕊4，极度超出花冠筒外；子房4裂，柱头2浅裂；花盘前方呈指状膨大。小坚果卵形，深褐色，具皱纹。花期5～11月，果期6～12月。生于林下潮湿处或草地上，多为栽培。分布于福建、海南、广西等地。

采收加工　在现蕾开花前采收为佳，宜选晴天，割下茎叶，晒干。

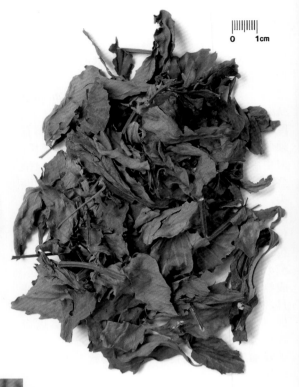

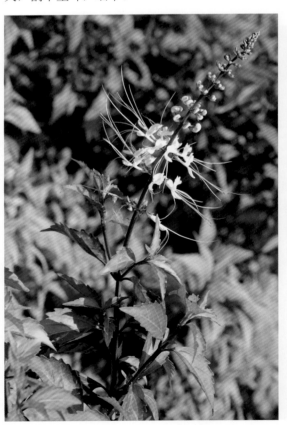

药材性状　全草长30～70cm或更长。茎枝呈方柱形，节稍膨大；老茎表面灰棕色或灰褐色，有纵皱纹或纵沟，断面木质，周围黄白色，中央髓部白色；嫩枝对生，紫褐色或紫红色，被短小柔毛。叶对生，皱缩，易破碎，完整者展平后呈卵形或菱状卵形。气微，茎味淡，叶味微苦。以茎枝幼嫩、色紫红、叶多者为佳。

性味　味甘、淡、微苦，性凉。

功能与主治　清热利湿，通淋排石。主治急慢性肾炎，膀胱炎，尿路结石，胆结石，风湿性关节炎。

用法用量　内服：煎汤，30～60克。

肾蕨

别名 蜈蚣草、圆羊齿、天鹅抱蛋、凤凰草。

来源 为肾蕨科植物肾蕨*Nephrolepis auriculata* (L.) Trimen 的根茎、叶或全草。

原植物 植株高达70cm。根茎近直立，有直立的主轴及从主轴向四面生长的长匍匐茎，并从匍匐走茎的短枝上生出圆形肉质块茎，主轴与根茎上密被钻状披针形鳞片，匍匐茎、叶柄和叶轴疏生钻形鳞片。叶簇生；叶片革质，光滑无毛，披针形，基部渐变狭，一回羽状；羽片无柄，互生，以关节着生于叶轴，似镰状而钝，基部下侧呈心形，上侧呈耳形，常覆盖于叶轴上，边缘有浅齿；叶脉羽状分叉。孢子囊群生于每组侧脉的上侧小脉先端；囊群盖肾形。土生或附生于林下、溪边、树干或石缝中。常栽培。分布于我国华南、西南及浙江、江西、福建、台湾、湖南等地。

采收加工 全年均可挖取块茎，刮去鳞片，洗净，鲜用或晒干。或夏、秋季采取叶或全草，洗净，鲜用或晒干。

药材性状 块茎球形或扁圆形，直径约

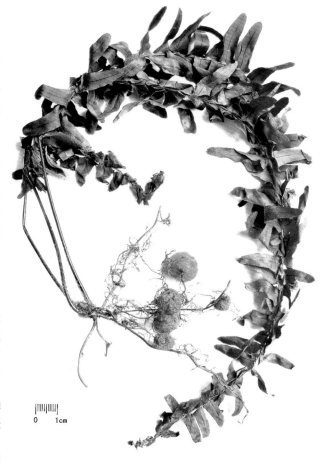

2cm，表面密生黄棕色绒毛状鳞片，除去鳞片后表面显亮黄色，有明显的不规则皱纹；质坚硬。叶簇生，叶柄略扭曲，长6～9cm，下部有亮棕色鳞片；叶轴棕黄色，叶片常皱缩，展平后呈线状披针形。气微，味苦。

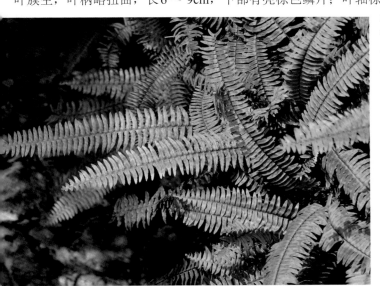

性味归经 味甘、淡、微涩，性凉。归肝、肾、胃、小肠经。

功能与主治 清热利湿，通淋止咳，消肿解毒。主治感冒发热，肺热咳嗽，黄疸，淋浊，小便涩痛，泄泻，痢疾，带下，疝气，乳痈，烫伤，刀伤，淋巴结炎，体癣，睾丸炎。

用法用量 内服：煎汤，6～15克。外用：适量，全草或根茎捣敷。

习见蓼

别名 姑巴草、黑鱼草、米子蓼、米碎草、猪牙草、节节红。

来源 为蓼科植物腋花蓼 *Polygonum Plebeium* R. Br. 的全草。

原植物 一年生草本。茎匍匐状，多分枝，长15～30cm；枝披散，柔弱，平滑或具白色略粗糙的线条，节间通常短于叶。叶互生；无柄；托叶鞘膜质透明，边缘撕裂状；叶狭长圆形或稍匙形，较小，先端钝，基部渐狭成一短柄。花极小，具短柄，1～3朵簇生于托叶鞘内；花被5深裂，裂片绿色，边缘白色；雄蕊5，中部以下与花被合生，较花被短；花柱3。瘦果卵形，有3棱。花、果期5～6月。生于原野、荒地、路旁。我国长江以南各地，北至河北、陕西均有分布。

采收加工 开花时采收，晒干。

药材性状 茎呈圆柱形而略扁，分枝，节间短而密，表面棕红色；叶片呈线狭长圆形或稍匙形，侧脉不明显。味苦。

性味归经 味苦，性凉。归膀胱、大肠、肝经。

功能与主治 利尿通淋，清热解毒，化湿杀虫。主治热淋，石淋，黄疸，痢疾，恶疮疥癣，外阴湿痒，蛔虫病。

用法用量 内服：煎汤，15～30克。外用：适量，捣敷，煎水洗。

注意事项 孕妇、实热者忌用。

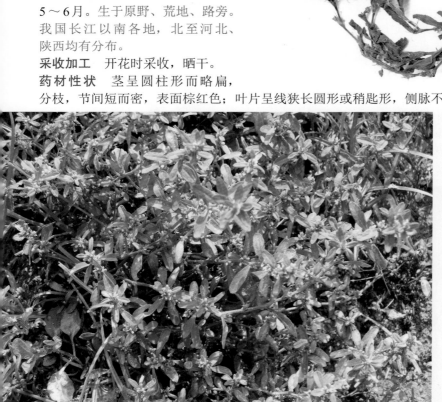

三角泡

别名 假苦瓜、假蒲达、鬼灯笼、三角灯笼、粽子草。

来源 为无患子科植物倒地铃 *Cardiospermum halicacabum* L. 的全草或果实。

原植物 草质攀缘藤本。长1～5m。茎、枝绿色，有5～6棱和同数的直槽，全体几被柔毛。二回三出复叶，顶生的斜披针形，先端渐尖，侧生的稍小，卵形，边缘有疏锯齿或羽状分裂。雌雄同株或异株；圆锥花序少花，卷须螺旋状；萼片4，外面2片侧卵形，内面2枚长椭圆形，比外面2片约长1倍；花瓣4，乳白色，倒卵形；雄蕊（雄花）8，与花瓣近等长或稍长；子房（雌花）倒卵形。蒴果梨形、陀螺状倒三角形，褐色；种子黑色，有光泽。种脐心形，鲜时绿色，干时白色。花期夏秋，果期秋季至初冬。生于田野、灌丛和林缘；也可栽培。我国东部、南部和西南部很常见。

采收加工 夏、秋季采收全草，清除杂质，晒干。秋、冬季采收果实，晒干。

药材性状 干燥全草，茎粗2～4mm，黄绿色，有深纵沟槽，分枝纤细，多少被毛。质脆，易折断，断面粗糙。叶多脱落，破碎而仅存叶柄，二回三出复叶，小叶卵形或卵状披针形，暗绿色。花淡黄色，干枯，与未成熟的三角形蒴果附于花序柄顶端，下方有卷须。蒴果具3翅，膜质。气微，味稍苦。

性味 味苦、辛，性寒。

功能与主治 清热利湿，凉血解毒。主治黄疸，淋证，湿疹，疔疮肿毒，毒蛇咬伤，跌打损伤。

用法用量 内服：煎汤，9～15克。外用：适量，捣敷或煎汤洗。

注意事项 孕妇忌服。

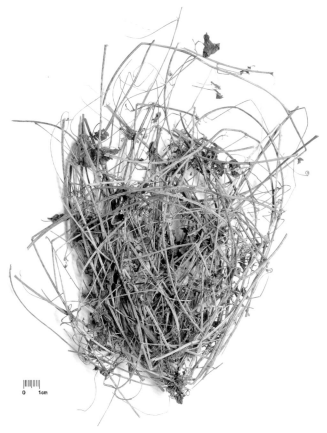

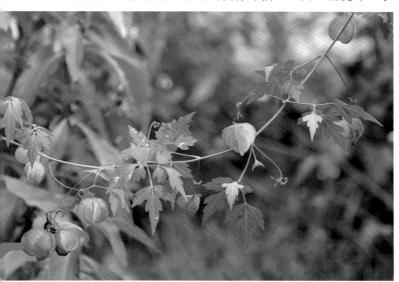

红背叶

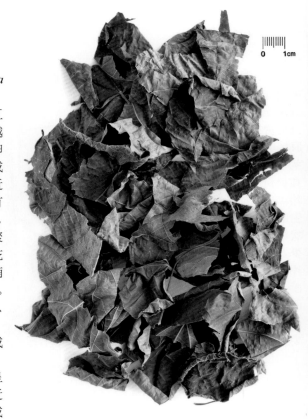

别名　红背娘、红帽顶、红罗裙。

来源　为大戟科植物红背山麻杆 *Alchornea trewioides* (Benth.) Muell. -Arg. 的叶及根。

原植物　灌木或小乔木，幼枝被毛。叶互生；叶柄长达7cm，老时变为紫红色，越至上部的越短；叶片卵圆形或阔三角状卵形或阔心形，先端长渐尖，基部近平截或浅心形，边缘有不规则的细锯齿，上面近无毛，下面被柔毛；基出脉3条，基部有红色腺体和2枚线状附属体。雄花序腋生，总状；苞片披针形，腋内有花4～6朵聚生，萼片2～3，雄蕊8；雌花序顶生，花密集，萼片6～8，子房卵形，花柱3。蒴果球形，被灰白色毛。花、果期3～6月。生于路旁灌丛或林下。分布于我国中部、东南和华南。

采收加工　春、夏季采叶，洗净，鲜用或晒干。全年均可采根，洗净，晒干。

药材性状　叶多皱缩破碎，完整者展开呈卵圆形或阔三角状卵形或阔心形，上面近无毛，下面被柔毛；基出脉3条，绿色或紫红色。味甘。

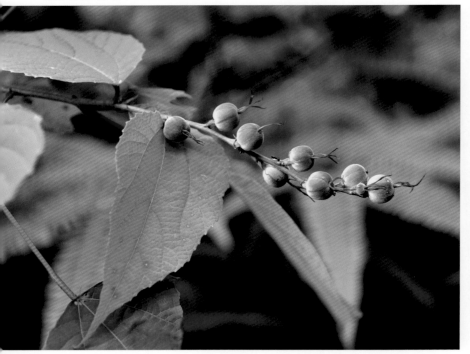

性味归经　味甘，性凉。归肺、肝、肾经。

功能与主治　清热利湿，凉血解毒，杀虫止痒。主治痢疾，热淋，石淋，血尿，崩漏，带下，风疹，湿疹，疥癣，龋齿痛，褥疮。

用法用量　内服：煎汤，15～30克。外用：适量，捣敷或煎水洗。

紫茉莉

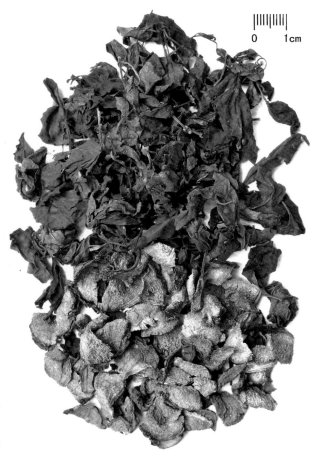

别名 白花参、粉果根、花粉头、水粉头、胭脂花头。

来源 为紫茉莉科植物紫茉莉 *Mirabilis jalapa* L. 的根。

原植物 一年生或多年生草本，高50～100cm。根壮，圆锥形，肉质，表面棕褐色，里面白色，粉质。茎直立，多分枝，圆柱形，节膨大。叶对生；下部叶有长柄，上部叶近无柄；叶片纸质，卵形或卵状三角形，全缘。花1至数朵，顶生，集成聚伞花序；每花基部有一萼状总苞，绿色，5裂；花两性，单被，颜色多样，花被筒圆柱状，上部扩大呈喇叭形，5浅裂，平展；雄蕊5～6；雌蕊1，子房上位，卵圆形。瘦果，近球形，熟时黑色，有细棱，为宿存苞片所包。花期7～9月，果期9～10月。生于水沟边、墙脚下或庭园中，常栽培。分布于全国各地。

采收加工 在播种当年10～11月收获，挖起全根，洗净泥沙，鲜用；或去尽芦头及须根，刮去粗皮，去尽黑色斑点，切片，立即晒干或烘干，以免变黑，影响品质。

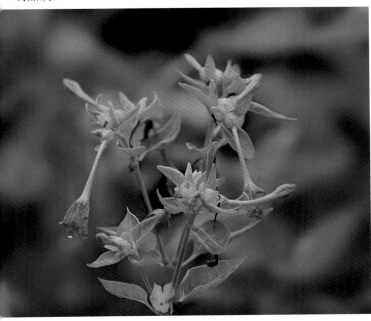

药材性状 根长圆锥形或圆柱形，有的压扁，有的可见支根，长5～10cm，直径1.5～5cm。表面灰黄色，有纵皱纹及须根痕。顶端有茎基痕。质坚硬，不易折断，断面不整齐，可见环纹。经蒸煮者断面角质样。无臭，味淡，有刺喉感。

性味 味甘、淡，性微寒。

功能与主治 清热利湿，解毒活血。主治热淋，白浊，水肿，赤白带下，关节肿痛，痈疮肿毒，乳痈，跌打损伤。

用法用量 内服：煎汤，15～30克。外用：适量，捣敷。

桂叶素馨

别名 大黑骨头、岭南茉莉。

来源 为木犀科植物桂叶素馨 *Jasminum laurifolium* Roxb. 的全株。

原植物 常绿缠绕藤本，高 0.5～5m。小枝圆柱形。叶对生，单叶；叶柄近基部具关节；叶片革质，线形、披针形、狭椭圆形或圆形，叶缘反卷。聚伞花序顶生或腋生；有花1～8朵；花梗细长；小苞片线形；花芳香；萼管裂片4～12枚，线形；花冠白色，高脚碟状，花冠管披针形或长剑形，开展。果卵状长圆形，呈黑色，光亮。花期5月，果期8～12月。生于山谷、丛林或岩坡灌丛中。分布于海南、广西、云南、西藏等地。

采收加工 全年或夏、秋季采收，除去杂质，切片或段，鲜用或晒干。

药材性状 茎圆柱形，长 30～60cm，直径约5mm，表面黄棕色，有细纵纹及枝痕；

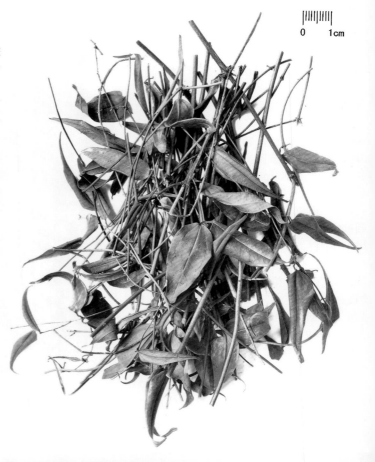

质硬，断面有髓。叶片多皱缩或脱落，展平后呈条状披针形，长3～12cm，宽1～3cm，上面绿色，下面暗绿色，有褐色小斑点，具明显的三出脉。有时可见聚伞花序，花多皱缩成团，淡黄白色。气清香，味微苦、涩。

性味 味苦，性寒。

功能与主治 清热利湿，散瘀消肿。主治痢疾，热淋，水肿，跌打损伤。

用法用量 内服：煎汤，6～15克。外用：适量，捣敷。

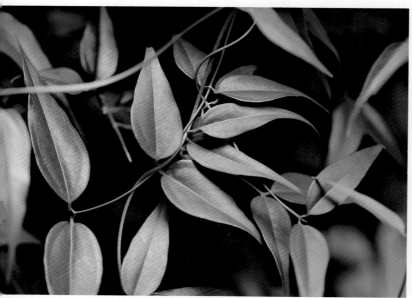

柳枝

别名 杨柳条、柳条。

来源 为杨柳科植物垂柳*Salix babylonica* L. 的枝条。

原植物 乔木，可高达18m。树冠开展而疏散。树皮灰黑色，不规则开裂；枝细，下垂，无毛。芽线形，先端急尖。叶狭披针形，先端长渐尖，基部楔形，边缘具锯齿；叶柄有短柔毛；托叶仅生在萌发枝上。花序先叶开放或与叶同时开放；雄花序有短梗，轴有毛；雄蕊2，花药红黄色；苞片披针形，外面有毛；腺体2；雌花序有梗，基部有3～4小叶，轴有毛；子房椭圆形，无柄或近无柄，花柱短，柱头2～4深裂；苞片披针形，外面有毛；腺体1。蒴果。花期3～4月，果期4～5月。耐水湿，也能生于旱处。分布于长江及黄河流域，其他各地均有栽培。

采收加工 春季摘取嫩树枝条，鲜用或晒干。

药材性状 嫩枝圆柱形，直径5～10mm，表面微有纵皱纹，黄色。节间长0.5～5cm，上有交叉排

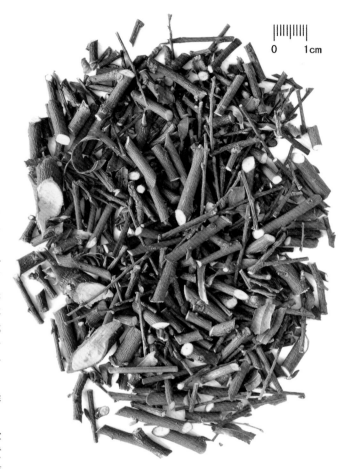

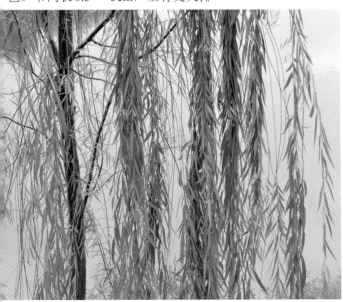

列的芽或残留的三角形瘢痕。质脆易断，断面不平坦，皮部薄、浅棕色，木部宽、黄白色，中央有黄白色髓部。饮片为圆形厚片，表面浅白色，中心髓部小，周边绿褐色或棕褐色，有灰色点状物及细纹。质坚韧。气微，味淡、微涩。

性味归经 味苦，性寒。归胃、肝经。

功能与主治 祛风利湿，解毒消肿。主治风湿痹痛，小便淋浊，黄疸，风疹瘙痒，疔疮，丹毒，龋齿，龈肿。

用法用量 内服：煎汤，15～30克。外用：适量，煎水含漱或熏洗。

古钮菜

别名 白花菜、五地茄。

来源 为茄科植物少花龙葵 *Solanum photeino carpum* Nakamura et Odashima 的全草。

原植物 一年生直立草本，高约1m。茎无毛。单叶互生；叶柄纤细；具疏柔毛；叶片薄，卵形，先端渐尖，基部楔形下延至叶柄而成翅，边缘微波状或具不规则波状粗齿，两面均具疏柔毛。花序近伞形，腋外生，纤细，着生花1～6朵；花小；萼绿色，5裂，裂片卵形，具缘毛；花冠白色，筒部隐于萼内，5裂，裂片卵状披针形；雄蕊5，着生于花冠喉上。花药黏合成一圆锥体，顶裂；子房2室，胚珠多数。浆果球状，幼时绿色，成熟后黑色；种子近卵形，两侧压扁。几全年开花结果。喜生长于溪边、密林阴湿处或林边荒地。分布于我国南方各地。

采收加工 春、夏、秋季采收，鲜用或晒干。

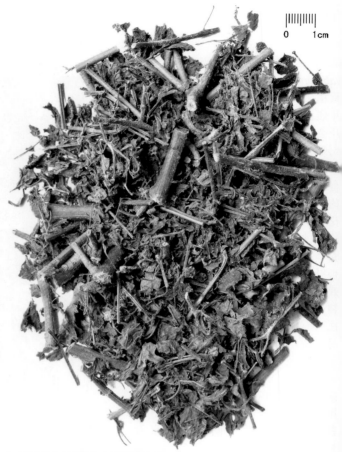

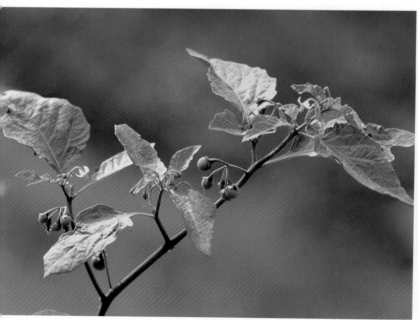

药材性状 茎圆柱形，无毛。叶皱缩破碎，绿色，完整叶展开后呈卵形，两面具疏柔毛。果实球状，表面皱缩。气微，味微苦。

性味 味微苦，性寒。

功能与主治 利湿消肿，清热解毒。主治痢疾，热淋，高血压病，目赤，咽喉肿痛，疔疮疖肿。

用法用量 内服：煎汤，10～30克。外用：适量，捣敷。

五爪金龙

别名 五叶茄、假薯藤、五叶藤。

来源 为旋花科梢物五爪金龙 *Ipomoea cairica* (L.) Sweet 的茎叶或根。

原植物 多年生缠绕草本。全株无毛。老时具块根。茎细长，有细棱，有时有小疣状突起。叶互生；叶柄基部具假托叶；叶片掌状5深裂或全裂，裂片卵状披针形、卵形或椭圆形，中裂片较大，两侧裂片稍小，先端渐尖或稍钝，具小短尖头，基部楔形渐狭，全缘或不规则微波状，基部1对裂片通常再2裂。聚伞花序腋生，具1～3朵花，偶有3朵以下；苞片及小苞片均鳞片状，早落；萼片5，稍不等长；花冠紫色或淡红色，偶有白色，漏斗状；雄蕊5，不等长，花丝基部稍扩大，被毛；子房无毛，花柱纤细，长于雄蕊，柱头2球形。蒴果近球形2室，4瓣裂。种子黑色，边缘被褐色柔毛。花、果期夏、秋季。生于平地或山地路边灌丛中，多生长于向阳处。分布于福建、台湾、广东、海南、广西、云南等地。

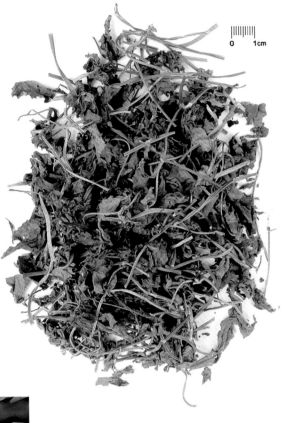

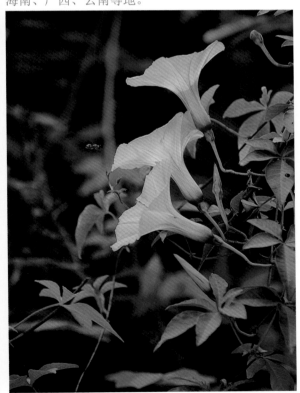

采收加工 全年或秋季采收，洗净，切段或片，鲜用或晒干。

药材性状 茎圆柱形，叶皱缩、破碎，完整叶展开呈掌状5深裂或全裂，裂片卵状披针形、卵形或椭圆形，淡绿色。气微，味甘。

性味 味甘，性寒。

功能与主治 利水通淋，清热解毒。主治小便不利，淋病，水肿，肺热咳嗽，痈肿疔毒。

用法用量 内服：煎汤，30～60克；或浸酒。外用：适量，煎水洗。

注意事项 虚寒者禁服。

（三）利湿退黄药

茵陈

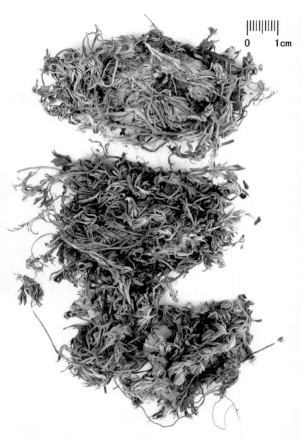

别名　绒蒿、臭蒿、婆婆蒿、野兰蒿、黄蒿、西茵陈。

来源　为菊科植物茵陈蒿 *Artemisia capillaris* Thunb. 的干燥地上部分。

原植物　半灌木状多年生草本。根分枝，常斜生，或为圆锥形而直生。全株幼时被灰白色绒毛，成长后高45～100cm。茎常数个丛生，斜上。老枝近无毛，幼嫩枝被灰白色绢毛。叶密集，下部叶与不育枝的叶同形，有长柄，叶片长圆形，2～3次羽状全裂，最终裂片披针形或线形，先端尖。头状花序极多数，有梗，在茎的侧枝上排列成复总状花序；总苞卵形或近球形，总苞片3～5层，每层3片，覆瓦状排列，外层者短小，内层者大。花杂性，均为管状花；外层的雌花4～12个。柱头2裂，叉状，伸出花冠外，内层为两性花3～9，先端稍膨大。瘦果长圆形或倒卵形，具纵条纹。花期8～9月，果期9～10月。生于低海拔地区、河岸、海岸附近的湿润沙地、路旁及低山坡地区。分布于我国华东、中南及辽宁、河北、陕西、台湾、四川等地。

采收加工　栽后第2年3～4月即可采收嫩梢，连续收获3～4年。

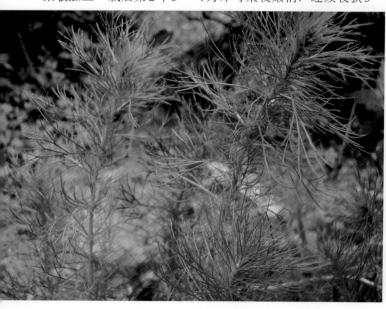

药材性状　茎呈圆柱形，多分枝，长30～100cm，直径2～8mm；表面淡紫色或紫色，有纵条纹，被短柔毛；体轻，质脆，断面类白色。叶密集；头状花序卵形，多数集成圆锥状，有短梗。瘦果长圆形，黄棕色。

性味归经　味苦、微辛，性微寒。归脾、胃、肝、胆经。

功能与主治　清湿热，退黄疸。主治黄疸尿少，湿疮瘙痒，传染性黄疸型肝炎。

用法用量　内服：煎汤，10～15克。外用：适量，煎水洗。

注意事项　不是湿热引起的发黄忌服。

连钱草

别名 金钱草。

来源 为唇形科植物活血丹 *Glechoma longituba* (Nakai) Kupr. 的干燥全草。

原植物 多年生草本，幼嫩部分被疏长柔毛。匍匐茎着地生根，茎上升，四棱形。叶对生；叶柄长为叶片的1.5倍，被长柔毛；叶片心形或近肾形。轮伞花序通常2花；小苞片线形，被缘毛；花冠筒状，冠齿5，蓝或紫色，下唇具深色斑点，花冠筒有长和短两型，外面多少被柔毛，上唇2裂，裂片近肾形，下唇伸长，3裂，中裂片最大，先端凹入；雄蕊4，内藏，花药2室；子房4裂，花柱略伸出，柱头2裂；花盘杯状，前方呈指状膨大。小坚果长圆状卵形，深褐色。花期4～5月，果期5～6月。生于林缘、疏林下、草地上或溪边等阴湿处。全国各地除甘肃、青海、新疆及西藏外，均有分布。

采收加工 夏、秋两季采收，除去杂质，晒干。

药材性状 茎呈方柱形，细而扭曲，长10～20cm，直径1～2mm，表面黄绿色或紫红色，具纵棱及短柔毛，节上有不定根；质脆，易折断，断面常中空。叶对生，灰绿色或绿褐色，多皱缩，展平后呈近肾形或心形，边缘具圆齿；叶柄纤细。轮伞花序腋生，花冠淡蓝色或紫色，二唇形，长达2cm。搓之气芳香，味微苦。

性味归经 味甘、咸，性微寒。归肝、胆、肾、膀胱经。

功能与主治 清利湿热，通淋，消肿，止痒。主治热淋，砂淋，尿涩作痛，黄疸尿赤，痈肿疔疮，毒蛇咬伤，肝胆结石，尿路结石，皮肤湿疹。

用法用量 内服：煎汤，15～30克；或浸酒。外用：适量，捣敷。

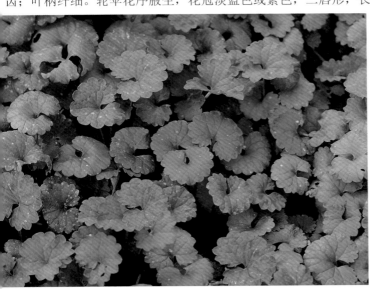

金钱草

别名 大金钱草、对坐草、蜈蚣草、黄疸草。

来源 报春花科植物过路黄 *Lysimachia christinae* Hance 的干燥全草。

原植物 多年生蔓生草本。茎柔弱，平卧延伸，长 20～60cm，表面灰绿色或带红紫色，全株无毛或被疏毛，幼嫩部分密被褐色无柄腺体，下部节间较短，常发出不定根。叶对生；叶柄长 1～3cm，无毛；叶片卵圆形、近圆形以至肾圆形，先端锐尖或圆钝以至圆形，基部截形至浅心形，稍肉

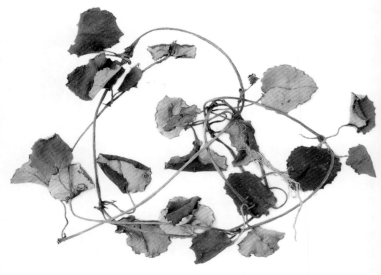

质，透光可见密布的透明腺条，干时腺条变黑色，两面无毛，有腺毛。花单生于叶腋；花梗长 1～5cm，通常不超过叶长、花萼5深裂，分裂近达基部，裂片披针形，椭圆状披针形以至线形或上部稍扩大而近匙形，先端锐尖或稍钝。花冠黄色，辐状钟形，长 7～15mm，5深裂，裂片狭卵形以至近披针形，先端锐尖或钝，具黑色长腺条；雄蕊5，花丝长 6～8mm，下半部合生成筒，花药卵圆形；子房卵球形，花柱长 6～8mm。蒴果球形，直径 3～5mm，无毛，有稀疏黑色腺条，瓣裂。花期5～7月，果期7～10月。生于土坡路边、沟边及林缘较阴湿处。分布于中南、西南及山西、陕西、甘肃、江苏、安徽、浙江、江西、福建等地。

采收加工 夏、秋二季采收，除去杂质，晒干。

药材性状 本品常缠结成团，无毛或被疏柔毛。茎扭曲，表面棕色或暗棕红色，有纵纹，下部茎节上有时具须根，断面实心。叶对生，多皱缩，展平后呈宽卵形或心形，长 1～4cm，宽 1～5cm，基部微凹，全缘；上表面灰绿色或棕褐色，下表面色较浅，主脉明显突起，用水浸后，对光透视可见黑色或褐色条纹；叶柄长 1～4cm。有的带花，花黄色，单生叶腋，具长梗。蒴果球形。气微，味淡。

性味归经 甘、咸，微寒。归肝、胆、肾、膀胱经。

功能与主治 利湿退黄、利尿通淋，解毒消肿。主治湿热黄疸，胆胀胁痛，石淋，热淋，小便涩痛，痈肿疔疮，蛇虫咬伤。

用法用量 内服：煎汤，15～60克，鲜品加倍；或捣汁饮。外用：适量，鲜品捣敷。

注意事项 风湿性关节炎、肩周炎患者，用鲜品煎水熏洗可能会引起接触性皮炎。

广金钱草

别名 落地金钱、马蹄草。

来源 为豆科植物广金钱草 *Desmodium styracifolium* (Osb.) Merr. 的干燥全草。

原植物 半灌木状草本。枝条密被黄色长柔毛。小叶1或3，叶片近圆形，先端微缺，基部心形，上面无毛，下面密被平贴金黄色绢质绒毛；总状花序腋生或顶生；苞片卵状、三角形，每个苞内有2朵花，花梗丝状；花小，长约5mm；花萼钟状，萼齿披针形，长为萼筒的2倍；花冠紫色，有香气；荚果，腹缝线直，背缝线呈波状，有3～6荚节，具短柔毛和钩状毛。花期6～9月。生于山坡、草地、土坎或灌木丛中。分布于福建、湖南、广东、广西、四川、云南等地。

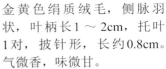

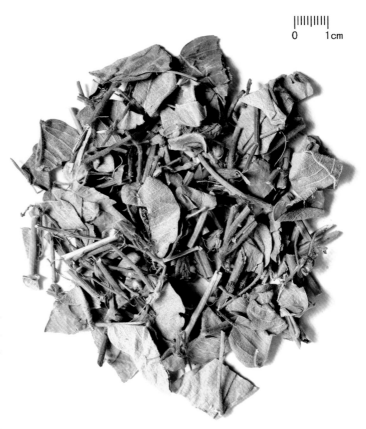

采收加工 夏、秋两季采收，除去杂质，晒干。

药材性状 茎呈圆柱形，长可达1m；密被黄色长柔毛；质稍脆，断面中部有髓。叶互生，小叶1或3，圆形或矩圆形，直径2～4cm；先端微凹，基部心形或钝圆，全缘；上表面黄绿色或灰绿色，无毛，下表面具平贴金黄色绢质绒毛，侧脉羽状，叶柄长1～2cm，托叶1对，披针形，长约0.8cm。气微香，味微甘。

性味归经 甘、咸，微寒。归肝、胆、肾、膀胱经。

功能与主治 清利湿热，通淋，消肿。主治热淋，砂淋，尿涩作痛，黄疸尿赤，痈肿疔疮，毒蛇咬伤，肝胆结石，尿路结石。

用法用量 内服：煎汤，15～30克。外用：适量，捣敷。

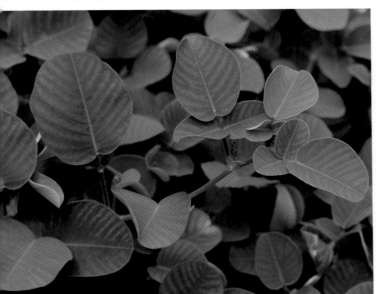

小金钱草

别名 荷包、金锁匙、黄疸草、小马蹄草、小铜钱草、金挖耳、鸡眼草。

来源 为旋花科植物马蹄金 *Dichondra rpens* Forst 的全草。

原植物 多年生匍匐小草本。茎细长，被灰色短柔毛，节上生根。单叶互生；叶片肾形至圆形，先端宽圆形或微缺，基部阔心形，叶面微被毛，背面被贴生短柔毛，全缘。花单生于叶腋，花柄短于叶柄，丝状；萼片5，倒卵状长圆形至匙形，背面及边缘被毛；花冠钟状，黄色，深5裂，裂片长圆状披针形，无毛；雄蕊5，着生于花冠2裂片间弯缺处；子房被疏柔毛，2室，花柱2，柱头头状。蒴果近球形，膜质。种子1～2颗，黄色至褐色，无毛。花期4月，果期7～8月。生于路边、沟边草丛中或墙下、花坛等半阴湿处。分布于长江以南各地。

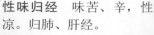

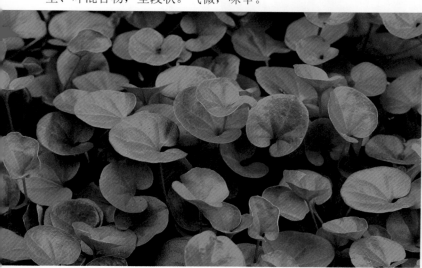

采收加工 全年随时可采收，鲜用或洗净晒干。

药材性状 全草缠绕成团。茎细长，被灰色短柔毛，节上生根，质脆，易折断，断面中有小孔。叶互生，多皱缩，青绿色、灰绿色或棕色，完整者展平后圆形或肾形，基部心形，上面微被毛，下面具短柔毛，全缘；叶柄长约2cm；质脆易碎。偶见灰棕色近圆球形果实，直径约2mm，种子1～2，黄色或褐色。饮片为茎、叶混合物，呈段状。气微，味辛。

性味归经 味苦、辛，性凉。归肺、肝经。

功能与主治 清热，利湿，解毒。主治黄疸，痢疾，砂淋，白浊、水肿，疔疮肿毒，跌打损伤，毒蛇咬伤。

用法用量 内服：煎汤，6～15克。外用：适量，捣敷。

注意事项 忌盐。

天胡荽

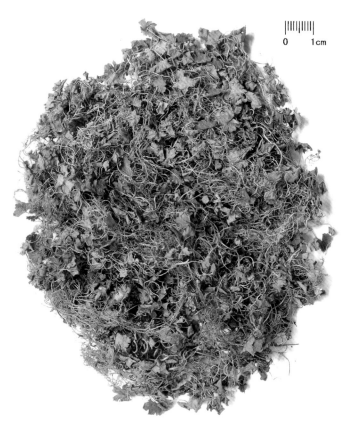

别名 破铜钱、翳子草、伤寒草、遍地锦。

来源 为伞形科植物天胡荽 *Hydrocotyle sibthorpioides* Lam. 的全草。

原植物 多年生草本。有特异气味。茎细长而匍匐，平铺地上成片；节上生根。叶互生；叶片质薄，圆形或近肾形，基部心形，不分裂或3～7裂，裂片阔卵形，边缘有钝齿，表面无毛，背面及叶柄顶端疏被白柔毛；托叶略呈半圆形，全缘或稍有浅裂。伞形花序与叶对生，单生于节上；花序梗纤细；小总苞片卵形至卵状披针形，有黄色透明腺点，小伞形花序有花5～18；花瓣卵形，绿白色，有腺点。雄蕊5，子房下位。双悬果略呈心形，两侧压扁，中棱在果熟时极为隆起，成熟时有紫色斑点。花、果期4～9月。生于湿润的路旁、草地、沟边及林下。分布于我国西南及陕西、江苏、安徽、浙江、江西、福建、台湾、湖南、湖北、广东、广西等地。

采收加工 夏、秋季采收全草，洗净，鲜用或晒干。

药材性状 多皱缩成团，根细，表面淡黄色或灰黄色。茎极纤细，弯曲，黄绿色，节处有根痕及残留细根。叶多皱缩、破碎，完整叶圆形或近肾形；托叶膜质；叶柄长约0.5m，扭曲状。伞形花序小。双悬果略呈心形，两侧压扁。气香。

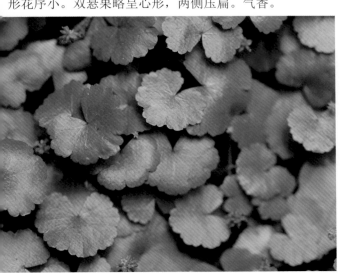

性味 味辛、微苦，性凉。

功能与主治 清热利湿，解毒消肿。主治黄疸，痢疾，水肿，淋证，目翳，喉肿，痈肿疮毒，带状疱疹，跌打损伤。

用法用量 内服：煎汤，9～15克，鲜品30～60克。外用：适量，捣敷。

虎杖

别名 苦杖、酸杖。

来源 为蓼科植物虎杖 *Polygonum cuspidatum* Sieb. et Zucc. 的干燥根茎及根。

原植物 多年生灌木状草本，高达1m以上。根茎横卧地下，木质，黄褐色，节明显。茎直立，丛生，无毛，中空，散生紫红色斑点。叶互生；叶柄短；托叶鞘膜质，褐色，早落；叶片宽卵形或卵状椭圆形，先端急尖，基部圆形或楔形，全缘，无毛。花单性，雌雄异株，为腋生的圆锥花序；花梗细长，中部有关节，上部有翅；花被5深裂，裂片2轮，外轮3片在果时增大，背部生翅；雄花雄蕊8；雌花花柱3，柱头头状。瘦果椭圆形，有3棱，黑褐色。花期6～8月，果期9～10月。生于山谷溪边。分布于我国华东、中南、西南及河北、陕西、甘肃等地。

采收加工 春、秋两季采挖，除去须根，洗净，趁鲜切短段或厚片，晒干。

药材性状 多为圆柱形短段或不规则厚片，长1～7cm，直径0.5～2.5cm。外皮棕褐色，有纵皱纹及须根痕，切面皮部较薄，木部宽广，棕黄色，射线放射状，皮部与木部较易分离，根茎髓中有隔或呈空洞状。质坚硬。气微，味微苦、涩。

性味归经 味微苦，性微寒。归肝、胆、肺经。

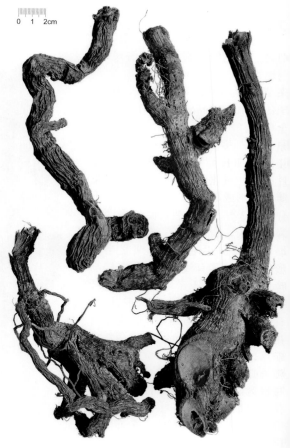

功能与主治 祛风利湿，散瘀定痛，止咳化痰。主治关节痹痛，湿热黄疸，经闭，水火烫伤，跌打损伤，痈肿疮毒，咳嗽痰多。

用法用量 内服：煎汤，10～15克；或浸酒。外用：适量，研末调敷。

注意事项 孕妇勿服。

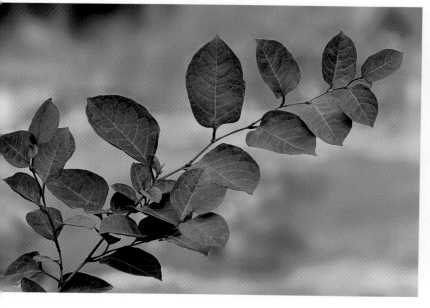

鸡骨草

别名 黄头草、猪腰草、小叶龙草。

来源 为豆科植物广东相思子 *Abrus cantoniensis* Hance 的全草。

原植物 攀缘灌木，长达1m；小枝及叶柄被粗毛。主根粗壮，茎细，深红紫色，幼嫩部分密被黄褐色毛。偶数羽状复叶；小叶7～12对，倒卵形或长圆形，上面疏生粗毛，下面被紧贴的粗毛，小脉两面均突起；托叶成对着生。总状花序短，腋生；萼钟状；花冠突出，淡红色；雄蕊9，合生成管状，与旗瓣紧贴，上部分离；子房近于无柄，花柱短。荚果长圆形，扁平，被疏毛，有种子4～5颗。种子长圆形，扁平，褐黑色，种阜明显，蜡黄色，中间有孔，边缘为1长圆形的环，脐褐色针刺状，紧靠荚缘。花期8月，果期9～10月。生于山地或旷野灌木林边。分布于广东、广西等地。

采收加工 全年均可采收，一般于11～12月或清明后连根挖出，除去荚果（种子有毒），去净根部泥土，将茎藤扎成束，晒至八成干，发汗再晒足干即成。

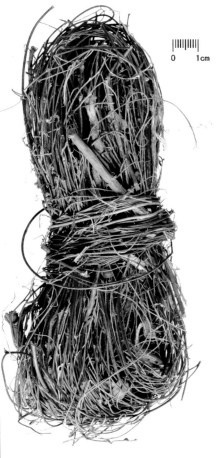

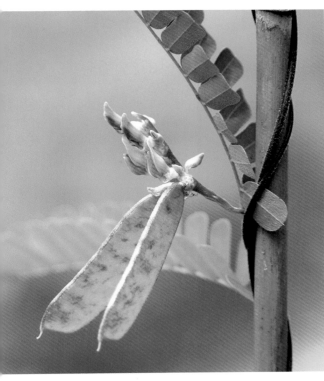

药材性状 为带根的全草，多缠绕成束。根圆柱形或圆锥形，有分枝，长短、粗细不等；表面灰棕色，有细纵纹；质硬。根茎短，结节状。茎丛生，长藤状；表面灰褐色，小枝棕红色，疏被茸毛；偶数羽状复叶，小叶长圆形，下表面被伏毛。气微，味微苦。以根粗、茎、叶全者为佳。

性味归经 味甘、微苦，性凉。归肝、胃经。

功能与主治 利湿退黄，清热解毒，疏肝止痛。主治湿热，黄疸，胁肋不舒，胃脘胀痛，乳痈肿痛。

用法用量 内服：煎汤，15～30克。外用：适量，捣敷。

注意事项 种子有毒，注意摘除豆荚。虚寒体弱者慎用。

垂盆草

别名 山护花、佛指甲。

来源 为景天科植物垂盆草 *Sedum sarmentosum* Bunge 的新鲜或干燥全草。

原植物 多年生肉质草本。全株无毛。根纤维状，不育茎匍匐，接近地面的节处易生根。叶常为3片轮生；叶片倒披针形至长圆形，先端近急尖，基部下延，狭而有距，全缘。聚伞花序，顶生，有3～5分枝，花小，无梗；萼片5裂，宽披针形，不等长；花瓣5，黄色，披针形至长圆形；雄蕊10，2轮，比花瓣短；鳞片5，楔状四方形，先端稍微凹；心皮5，长圆形，略叉开。蓇葖果，内有多数细小的种子。种子卵圆形，表面有细小的乳头状突起，花期5～7月，果期7～8月。生于向阳山坡、石隙、沟边及路旁湿润处。分布于吉林、河北、山西、甘肃、江苏、安徽、江西、福建、河南、湖南、四川等地。

采收加工 夏、秋两季采收，除去杂质，鲜用或干燥。

药材性状 茎纤细，长可达20cm以上，部分节上可见纤细的不定根。3叶轮生，叶片倒披针形至长圆形，绿色，肉质，长1.5～2.8cm，宽0.3～0.7cm，先端近急尖，基部急狭，有距。气微，味微苦。

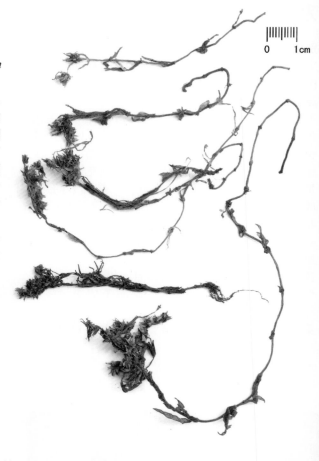

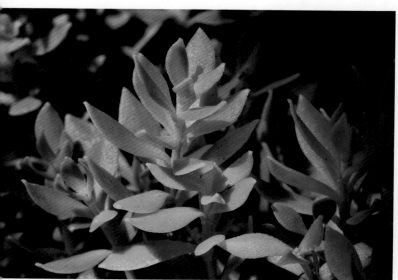

性味归经 味甘、淡，性凉。归肝、胆、小肠经。

功能与主治 清利湿热，解毒。主治湿热黄疸，小便不利，痈肿疮疡，急、慢性肝炎。

用法用量 内服：煎汤，15～30克。外用：适量，捣敷或煎水湿敷。

注意事项 脾胃虚寒者慎服。

溪黄草

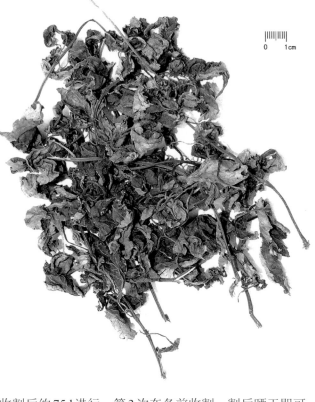

别名 熊胆草、香茶菜。

来源 为唇形科植物溪黄草 *Rabdosia serra* (Maxim.) Hara 的全草。

原植物 多年生草本，高 1.5～2m。根茎呈疙瘩状，向下密生须根。茎四棱，带紫色，密被微柔毛，上部多分枝。叶对生；叶片卵形或卵状披针形，叶缘具粗大内弯的锯齿，两面脉上被微柔毛和淡黄色腺点。聚伞花序组成疏松的圆锥花序；苞片及小苞片卵形至条形；花萼钟状，外被柔毛及腺点，萼齿 5，长三角形，近等大，与萼筒近等长，果时萼增大，呈宽钟形；花冠紫色，冠筒基部上方浅囊状，上唇 4 等裂，下唇舟形；雄蕊 4；花柱先端 2 浅裂。小坚果阔倒卵形，先端具腺点。花、果期 8～10 月。常成丛生于山坡、路旁、溪旁及灌丛中。分布于我国东北及山西、浙江、福建、台湾、广西、四川等地。

采收加工 每年可采收 2～3 次，第 1 次约在栽后 3 个月收割，第 2 次在第 1 次收割后约 75d 进行，第 3 次在冬前收割，割后晒干即可。

药材性状 茎枝方柱形，密被倒向微柔毛。叶对生，常破碎，完整叶多皱缩，展开后呈卵形或卵状披针形。聚伞花序具梗，由 5 至多数花组成顶生圆锥花序；苞片及小苞片狭卵形至条形，密被柔毛；花萼钟状。

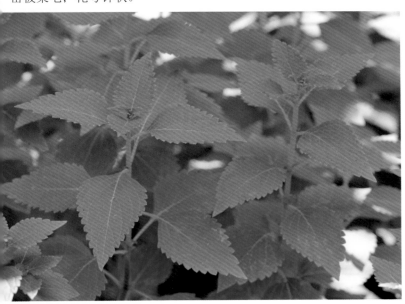

性味归经 味苦，性寒。归肝、胆、大肠经。

功能与主治 清热解毒，利湿退黄，散瘀消肿。主治湿热黄疸，胆囊炎，泄泻，痢疾，疮肿，跌打伤痛。

用法用量 内服：煎汤，15～30 克。外用：适量，捣敷。

注意事项 脾胃虚寒者慎服。

地耳草

别名　田基黄、雀舌草。

来源　为藤黄科植物地耳草 *Hypericum japonicum* Thunb. ex Murray 的全草。

原植物　一年生小草本，高 10～40cm。全株无毛。根多须状。茎丛生，直立或斜上，具 4 棱，基部近节处生细根。单叶对生；无叶柄；叶片卵形或卵圆形，先端钝，基部抱茎，斜上，全缘，上面有微细透明腺点。聚伞花序顶生而成叉状分歧；萼片 5，披针形或椭圆形，上部有腺点；花瓣 5，黄色，卵状长椭圆形，约与萼片等长；雄蕊 5～30 枚，基部连合成 3 束；花丝基部合生；子房上位，1 室，卵形至椭圆形，花柱 3，丝状。蒴果椭圆形，成熟时开裂为 3 果瓣，外围近等长的宿萼。种子多数。花期夏季，果期秋季。生于田野较湿润处。广泛分布于长江流域及其以南各地。

采收加工　春、夏季开花时采收全草，晒干或鲜用。

药材性状　全草长 10～40cm。根须状，黄褐色；茎单一或基部分枝，光滑，具 4 棱，表面黄绿色或黄棕色；质脆，易折断，断面中空。叶对生，无柄；完整叶片卵形或卵圆形，全缘，具细小透明腺点，基出脉 3～5 条。聚伞花序顶生，花小，橙黄色。气无，味微苦。

性味归经　味甘、微苦，性凉。归肝、胆、大肠经。

功能与主治　清热利湿，解毒，散瘀消肿，止痛。主治湿热黄疸，泄泻，痢疾，肠痈，肺痈，痈疖肿毒，乳蛾，口疮，目赤肿痛，毒蛇咬伤，跌打损伤。

用法用量　内服：煎汤，15～30 克。外用：适量，捣敷或煎水洗。

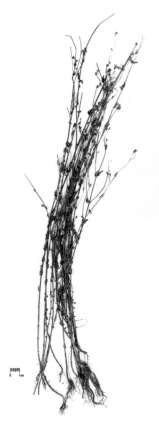

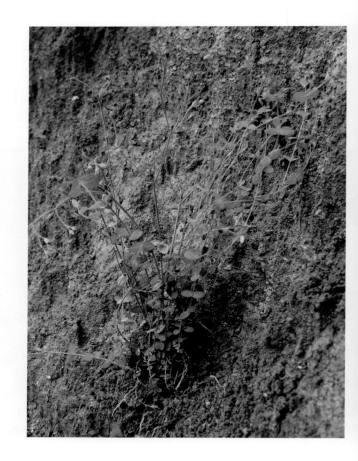

积雪草

别名 雷公根、地钱草。

来源 为伞形科植物积雪草 *Centella asiatica* (L.) Urban 的干燥全草。

原植物 多年生草本，茎匍匐，细长，节上生根，无毛或稍有毛。单叶互生；叶柄基部鞘状；叶片肾形或近圆形，基部阔心形，边缘有钝锯齿，两面无毛或在背面脉上疏生柔毛；掌状脉 5～7。单伞形花序单生，或 2～4 个聚生叶腋；苞片 2～3，卵形，膜质；伞形花序有花 3～6，聚集成头状；花瓣卵形，紫红色或乳白色。果实扁圆形，基部心形或平截，每侧有纵棱数条，棱间有明显的小横脉，圆状，平滑或稍有毛。花、果期 4～10 月。生于阴湿草地、田边、沟边。分布于我国西南及陕西、江苏、浙江、江西、台湾、湖北、广东、广西等地。

采收加工 夏、秋两季采收，除去泥沙，晒干。

药材性状 常卷缩成团状。根圆柱形，长 2～4cm，直径 1～1.5mm；表面浅黄色或灰黄色。茎细长弯曲，黄棕色，有细纵皱纹，节上常着生须状根。叶片多皱缩、破碎，完整者展平后呈近圆形或肾形，直径 1～4cm；灰绿色，边缘有粗钝齿，叶柄长 3～6cm，扭曲。伞形花序腋生，短小。双悬果扁圆形，有明显隆起的纵棱及细网纹，果梗甚短。气微，味淡。

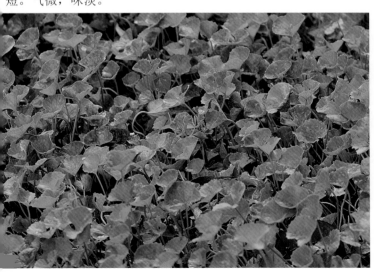

性味归经 味苦、辛，性寒。归肝、脾、肾经。

功能与主治 清热利湿，解毒消肿。主治湿热黄疸，中暑腹泻，砂淋，血淋，痈肿疮毒，跌打损伤。

用法用量 内服：煎汤，9～15克，鲜者15～30克。外用：适量，捣敷。

注意事项 虚寒者不宜服用。

蓝花柴胡

别名 大叶蛇总管、山薄荷、脉叶香茶菜。

来源 为唇形科植物显脉香茶菜 *Rabdosia nervosa* (Hemsl.) C. Y. Wu et H. W. Li 的全草。

原植物 多年生草本，茎高达1m，密被倒向柔毛。叶对生；叶柄被微柔毛；叶片狭披针形，侧脉两面隆起，上面仅脉上有微柔毛，下面近无毛。聚伞花序具梗，于茎顶组成疏松的圆锥花序，花序轴及花梗均密被微柔毛；苞片狭披针形；小苞片条形，细小；花萼钟状，外密被微柔毛，齿5，披针形，锐尖，与筒等长，果时萼增大，呈宽钟状，上唇4等裂，下唇舟形；雄蕊及花柱略伸出。小坚果倒卵形，被微柔毛。花期7～10月，果期8～11月。生于林下或草丛中。分布于陕西、江苏、安徽、江西、河南、湖北、广西、四川等地。

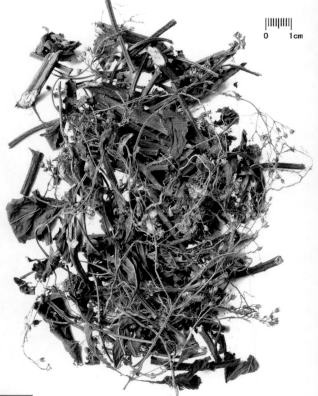

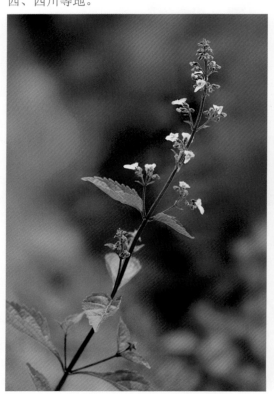

采收加工 7～9月采收，鲜用或切段晒干。

药材性状 茎密被倒向柔毛。叶对生。完整叶呈狭披针形，侧脉两面隆起，淡黄绿色。味微辛、苦。

性味 味微辛、苦，性寒。

功能与主治 利湿和胃，解毒敛疮。主治急性肝炎，消化不良，脓疱疮，湿疹，皮肤瘙痒，烧烫伤，毒蛇咬伤。

用法用量 内服：煎汤，15～60克。外用：适量，捣敷或煎水洗。

竹节王

别名 青箭、柔刺草、竹枝黄、竹黄、竹叶青。

来源 为爵床科植物扭序花 *Clinacanthus nutans* (Burm. f.) Lindau 的全草。

原植物 高大草本。直立，有时攀缘状；茎圆柱形，干时黄色，有细密的纵条纹。叶对生；叶片披针形或卵状披针形，先端渐尖，基部稍偏斜，近全缘。花序紧缩成头状，生于分枝顶端，被腺毛；苞片线形，先端急尖，萼5深裂，裂片线状披针形，被腺毛，花冠深红色，花冠管基部较狭而稍弯曲，向上渐大，冠檐二唇形，上唇直立，披针形，2浅裂，下唇长圆状三角形，3浅裂；雄蕊2，着生近花冠管喉部，花药1室；花盘环状，子房无毛，每室有2个胚珠，花柱细线状，柱头单一。蒴果。花期4～5月。生于疏林或灌丛内，分布于广东、海南、广西、云南等地。

采收加工 全年均可采收，洗净，切段，鲜用或晒干。

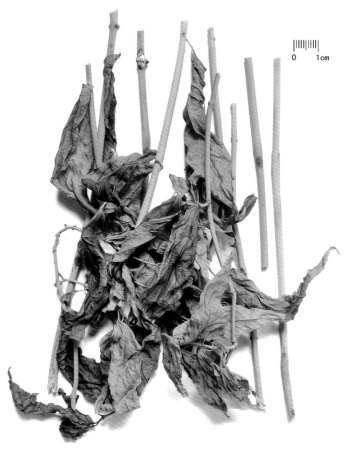

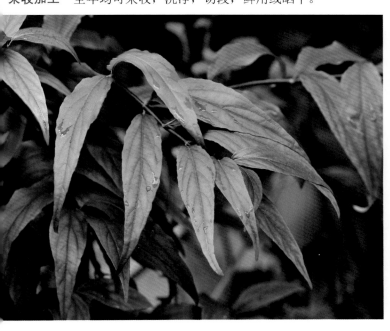

药材性状 为带叶枝条。茎表面具细致纵行纹理，嫩枝有短柔毛。叶对生，多皱缩或破碎，完整叶片披针形或卵状披针形，有的略弯曲呈镰刀状，长3～11cm，先端渐尖，基部楔形，全缘或有细齿；具短柄。

性味 味微苦、淡，性凉。

功能与主治 清热利湿，活血舒筋。主治湿热黄疸，风湿痹痛，月经不调，跌打肿痛，骨折。

用法用量 内服：煎汤，15～30克。外用：适量，捣敷。

叶下珠

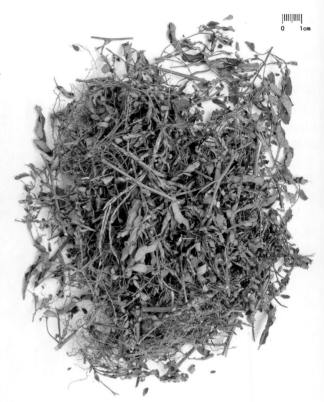

别名 珍珠草、阴阳草、夜合草。

来源 为大戟科植物叶下珠 *Phyllanthus urinaria* L. 的带根全草。

原植物 一年生草本，高10～60cm，茎直立。单叶互生，排成2列；托叶披针形；叶片长椭圆形，先端斜或有小凸尖，基部常偏斜。花小，单性，雌雄同株；无花瓣；雄花2～3朵簇生于叶腋，通常仅上面一朵开花；雌花单生于叶腋表面，有小凸刺或小瘤体，结果后中部紫红色，花盘圆盘状，子房近球形，花柱顶端2裂。蒴果扁圆形，赤褐色，表面有鳞状凸起物；种子三角状卵形，淡褐色，有横纹。花、果期5～11月。生于山坡、路旁、田边。分布于安徽、浙江、江西、福建、湖南、广东、四川、贵州、云南等地。

采收加工 夏、秋季采收，去杂质，鲜用或晒干。

药材性状 长短不一，根茎外表浅棕色，主根不发达，须根多数，浅灰棕色。茎粗2～3mm，老茎基部灰褐色。茎枝有纵皱，灰棕色、灰褐色或棕红色，质脆易断，断面中空。分枝有纵皱及不甚明显的膜翅状脊线。叶片薄而小，长椭圆形，尖端有短凸尖，基部圆形或偏斜，边缘有白色短毛，灰绿色，皱缩，易脱落。花细小，腋生于叶背之下，多已干缩。有的带有三棱状扁球形黄棕色果实，其表面有鳞状凸起。气微香，味微苦。

性味归经 味微苦，性凉。归肝、脾、肾经。

功能与主治 清热解毒，利水消肿，明目，消积。主治痢疾，泄泻，黄疸，水肿，热淋，石淋，目赤，夜盲，疳积，痈肿，毒蛇咬伤。

用法用量 内服：煎汤，15～30克。外用：适量，捣敷。

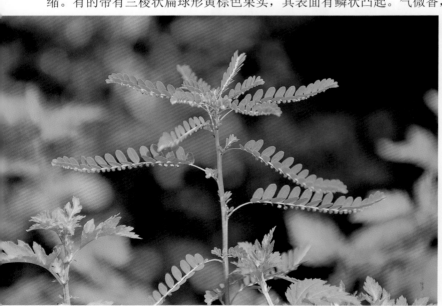

黄牛茶

别名 雀笼木、黄芽木。

来源 为藤黄科植物黄牛木 *Cratoxylum cochinchinense* (Lour.) BL. 的茎叶或根、树皮。

原植物 灌木或小乔木，高2～10m。树干下部有簇生的长枝刺。枝条对生，幼枝略扁，无毛，淡红色。单叶对生；叶片薄革质或纸质，椭圆形或长圆形，边缘全缘，两面均无毛，上面绿色，下面粉绿色，有透明腺点及黑点。聚伞花序有花1～3朵，腋生或顶生；花粉红色；萼片5，椭圆形，全面有黑色纵腺条，果时增大；花瓣5，长为萼片的2倍，先端圆形，基部楔形，脉间有黑腺纹；雄蕊合生成3束，粗短；腺体3，盔状，先端增厚反曲；子房上位，3室。蒴果椭圆形，有宿存花萼。种子一侧有翅。花期4～5月，果期6月以后。生于热带阳坡的次生林或灌丛中。分布于广东、海南、广西、云南等地。

采收加工 根、树皮，全年均可采收，洗净，切碎，鲜用或晒干；叶，春夏季采集，鲜用或晾干。

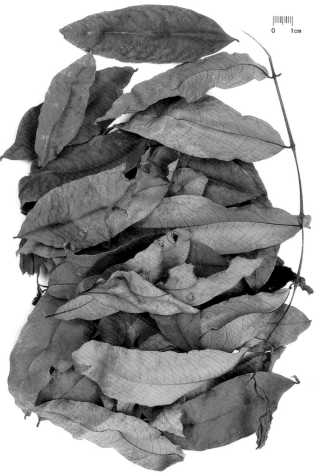

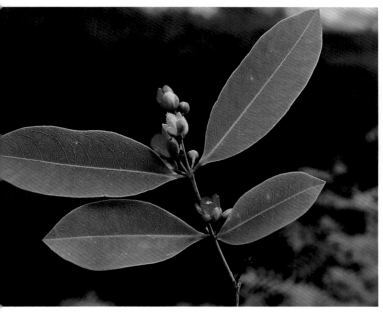

药材性状 叶薄革质，椭圆形或长圆形，先端渐尖或急尖，基部楔形，边缘全缘，两面均无毛，黄绿色。味甘、微苦。

性味归经 味甘、微苦，性凉。归肺、胃、大肠经。

功能与主治 清热解毒，化湿消滞，祛瘀消肿。主治感冒，中暑发热，泄泻，黄疸，跌打损伤，痈肿疮疖。嫩叶做清凉饮料，能解暑热烦渴。

用法用量 内服：根、树皮煎汤，9～15克；叶适量，泡茶。

酢浆草

别名 小酸茅、酸浆草、田字草。

来源 为酢浆科植物酢浆草 *Oxalis corniculata* L. 的全草。

原植物 多年生草本。根茎细长，茎细弱，常褐色，匍匐或斜生，多分枝，被柔毛。托叶明显；小叶3片，倒心形，先端凹，基部宽楔形，上面无毛，叶背疏生平伏毛，脉上毛较密，边缘具贴伏缘毛；无柄。花单生或数朵组成腋生伞形花序；花梗与叶柄等长；花黄色，萼片长卵状披针形，先端钝；花瓣倒卵形，先端圆，基部微合生；雄蕊的花丝基部合生成筒；花柱5。蒴果近圆柱形，略具5棱，有缘，熟时弹裂；种子深褐色，近卵形而扁，有纵槽纹。花期5～8月，果期6～9月。生于荒地、田野、道路旁。分布于全国大部分地区。

采收加工 全年均可采收，尤以夏、秋季为宜，洗净，鲜用或晒干。

药材性状 茎、枝被疏长毛。叶纸质，皱缩或破碎，棕绿色。花黄色，萼片、花瓣均5枚。蒴果近圆柱形，有5条棱，被柔毛；种子小，扁卵形，褐色。具酸气，味咸而酸涩。

性味归经 味酸，性寒。归肝、肺、膀胱经。

功能与主治 清热利湿，凉血散瘀，解毒消肿。主治湿热泄泻，痢疾，黄疸，淋证，带下，吐血，衄血，尿血，月经不调，跌打损伤，咽喉肿痛，痈肿疔疮，丹毒，湿疹，疥癣，痔疮，麻疹，烫火伤，蛇虫咬伤。

用法用量 内服：煎汤，9～15克。外用：适量，煎水洗或捣敷。

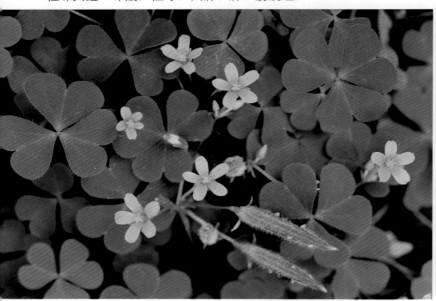

水荷兰

别名 团叶鹅儿肠、水蓝青、串莲草、野豌豆尖、粉丹草、月光草。

来源 为石竹科植物荷莲豆草 *Drymaria diandra* Bl. 的全草。

原植物 一年生披散草本。茎光滑，近基部分枝，枝柔弱，长60～90cm。单叶对生，膜质；叶柄短；托叶刚毛状；叶片卵圆形至近圆形，先端圆而具小凸尖；基出脉3～5，花成顶生或腋生的聚伞花序；花小，绿色；花梗纤细，有短柔毛；苞片具膜质边缘；萼片5，狭长圆形，有3脉，边缘膜质；花瓣5，先端2裂，裂片狭，短于萼片；雄蕊3～5，与萼片对生；花柱短，柱头2～3裂，基部连合。蒴果卵圆形，2～3瓣裂。种子1至多粒，圆形，压扁，有疣状突起。花期春、秋季。生于山野阴湿地带。分布于我国西南、华南及福建、台湾等地。

采收加工 夏季采全草，晒干或鲜用。

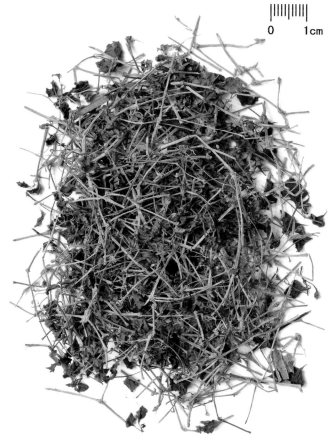

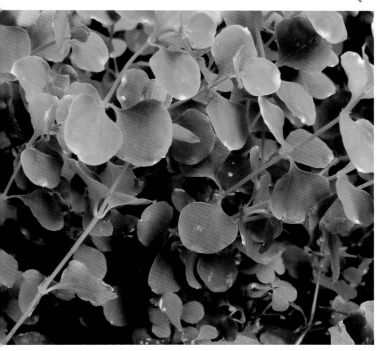

药材性状 全草长60～90cm。茎光滑，纤细，下部有分枝。叶对生，完整者卵圆形至近圆形，长1～1.5cm，宽1～1.2cm。叶脉3～5条，膜质；具短叶柄，顶生或腋生绿色小花。气微，味微涩。

性味归经 味苦，性凉。归肝、胃、膀胱经。

功能与主治 清热利湿，活血解毒。主治黄疸，水肿，疟疾，惊风，风湿脚气，疮痈疖毒，小儿疳积，目翳。

用法用量 内服：煎汤，6～9克。外用：适量，捣敷。

干姜

别名 白姜、均姜。

来源 为姜科多年生草本姜*Zingiber officinale* Rosc.根茎的干燥品。

原植物 见生姜项下。

采收加工 10月下旬至12月下旬茎叶枯萎时挖取根茎，去掉茎叶、须根，烘干，干燥后去掉泥沙、粗皮，扬净即成。

药材性状 根茎呈不规则块状，略扁，具指状分枝，长3～7cm，厚1～2cm。表面灰棕色或浅黄棕色，粗糙，具纵皱纹及明显的环节。分枝处常有鳞叶残存，分枝顶端有茎痕或芽。质坚实，断面黄白色或灰白色，粉性和颗粒性，有一明显圆环（内皮层），筋脉点（维管束）及黄色油点散在。气香，特异，味辛辣。

性味归经 味辛，性热。归脾、胃、心、肺经。

功能与主治 温中散寒，回阳通脉，温肺化饮。主治脘腹冷痛，呕吐，泄泻，亡阳厥逆，寒饮喘咳，寒湿痹痛。

用法用量 内服：煎汤，3～10克。外用：适量，煎汤洗。

注意事项 阴虚内热、血热妄行者禁服。

附子

来源 为毛茛科植物乌头*Aconitum carmichaeli* Debx.（栽培品）的侧根（子根）。

原植物 见乌头项下。

采收加工 6月下旬至8月上旬挖出全株，抖去泥沙，摘取子根（附子），去掉须根，即为泥附子。取泥附子，洗净，浸入食用胆巴的水溶液中。过夜，再加食盐，继续浸泡，每日取出晒晾，并逐渐延长晒晾时间，直到表面出现大结晶盐粒（盐霜）、质地变硬为止，习称"盐附子"。

药材性状 盐附子：圆锥形，表面灰黑色，被盐霜，顶端有凹陷的芽痕，周围有瘤状突起的支根或支根痕；气微，味咸而麻，刺舌；以个大、质坚实、灰黑色、表面光滑者为佳。

性味归经 味辛、甘，性热，有毒。归心、肾、脾经。

功能与主治 回阳救逆，补火助阳，散寒除湿。主治亡阳欲脱，肢冷脉微，阳痿宫冷，心腹冷痛，虚寒吐泻久痢，阴寒水肿，阳虚外感，风寒湿痹，阴疽疮疡。

用法用量 内服：煎汤，3～9克（炮制品），宜久煎；外用多用生品，切成薄片盖在患处或穴位上。

注意事项 阴虚阳盛，真热假寒，孕妇均禁服。不宜与瓜蒌、半夏、天花粉、白蔹、贝母、白及同用。

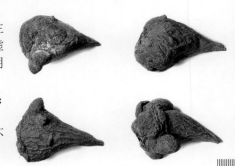

母丁香

别名 鸡舌香、亭炅独生、雌丁香。

来源 为桃金娘科植物丁香 *Eugenia caryophyllata* Thunb. 的干燥近成熟果实。

原植物 常绿乔木，高达10m。叶对生，叶柄明显；叶片长方卵形或长方倒卵形，长5～10cm，宽2.5～5cm，顶端渐尖或急尖，基部狭窄常下展成柄，全缘。花芳香，顶生聚伞圆锥花序；花萼肥厚，先绿色后变紫色，长管状，顶端4裂，裂片三角形；花冠白色，略带淡紫，短管状，4裂；雄蕊多数，花药纵裂；子房下位，与萼管合生，花柱粗厚，柱头不甚明显。浆果红棕色，长方椭圆形，

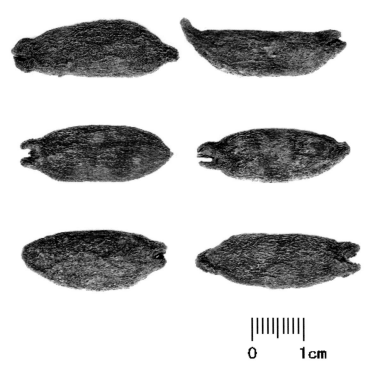

长1～1.5cm，直径5～8mm，顶端具宿存萼片，种子长方形。我国广东、海南、广西、云南等地有栽培。原产马来群岛及非洲。

采收加工 果将熟时采摘，晒干。

药材性状 本品呈卵圆形或长椭圆形，长1.5～3cm，直径0.5～1cm。表面黄棕色或褐棕色，具细皱纹；顶端有四个宿存萼片向内弯曲成钩状；基部具果梗痕；果皮与种仁可剥离，种仁由两片子叶合抱而成，棕色或暗棕色，显油性，中央有一明显的纵沟；内具胚，呈细杆状。质较硬，不易折断。气香，味麻辣。

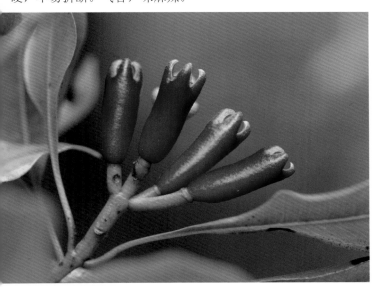

性味归经 味辛，性温。归脾、胃、肺、肾经。

功能与主治 温中降逆，补肾助阳。主治脾胃虚寒，呃逆呕吐，食少吐泻，心腹冷痛，肾虚阳痿。

用法用量 内服：煎汤，1～3克。外用：适量，研末调敷。

注意事项 热证、阴虚内热者忌服。畏郁金。

丁香

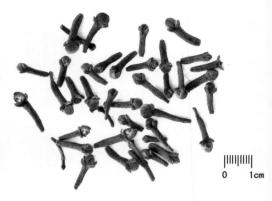

别名 丁子香、公丁香、支解香。

来源 桃金娘科植物丁香 *Eugenia caryophyllata* Thunb. 的干燥花蕾。

原植物 见母丁香项下。

采收加工 当花蕾由绿色转红时采摘，晒干。

药材性状 本品略呈研棒状，长 1 ～ 2cm。花冠圆球形，直径 0.3 ～ 0.5cm，花瓣 4，复瓦状抱合，棕褐色或褐黄色，花瓣内为雄蕊和花柱，搓碎后可见众多黄色细粒状的花药。萼筒圆柱状，略扁，有的稍弯曲，长 0.7 ～ 1.4cm，直径 0.3 ～ 0.6cm，红棕色或棕褐色，上部有 4 枚三角状的萼片，十字状分开。质坚实，富油性。气芳香浓烈，味辛辣、有麻舌感。

性味归经 辛，温。归脾、胃、肺、肾经。

功能与主治 温中降逆，补肾助阳。主治脾胃虚寒，呃逆呕吐，食少吐泻，心腹冷痛，肾虚阳痿。

用法用量 内服：煎汤，2 ～ 5 克；或入丸、散。外用：适量，研末敷贴。

注意事项 热病及阴虚内热者禁服。

肉桂

别名 菌桂、桂、辣桂、玉桂。

来源 为樟科肉桂 *Cinnamomum cassia* Presl 的干皮、枝皮。

原植物 见桂枝项下。

采收加工 当树龄 10 年以上，韧皮部已积成油层时可采剥，春秋季节均可剥皮，4 ～ 5 月剥的称春桂，品质差；9 月剥的称秋桂，品质佳。树皮晒干后称桂皮，加工产品有企边桂和油桂等。

药材性状 "企边桂"呈两侧略内卷的浅槽状，两端斜削；"油桂"多呈卷状，长 30 ～ 50cm，宽或筒径 3 ～ 10cm，厚 2 ～ 8mm。外表面灰棕色，稍粗糙，有多数微突起的皮孔及少数横裂纹，并有灰色地衣斑块；内表面棕红色，平滑，有细纵纹，指甲刻划显油痕。质坚实而脆，折断面颗粒性，外层棕色，内层红棕色而油润，近外层有 1 条浅黄色切向线纹（石细胞环带）。香气浓烈特异，味甜、辣。

性味归经 味辛、甘，性热。归肾、脾、心、肝经。

功能与主治 补火助阳，引火归原，散寒止痛，温经通脉。主治肾阳不足，命门火衰之畏寒肢冷，腰膝酸软，阳痿遗精，小便不利或频数，短气喘促，浮肿尿少诸证；命门火衰，火不归原之戴阳、格阳，以及上热下寒，面赤足冷，头晕耳鸣，口舌糜烂；脾肾虚寒之脘腹冷痛，食减便溏；肾虚腰痛；寒湿痹痛；寒疝疼痛；宫冷不孕，痛经经闭，产后瘀滞腹痛；阴疽流注，或虚寒痈疡脓成不溃，或溃后不敛。

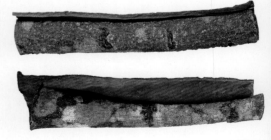

用法用量 内服：煎汤，2 ～ 5 克，不宜久煎。外用：适量，研末调敷。

注意事项 阴虚火旺、血热妄行出血者及孕妇禁服。畏赤石脂。

吴茱萸

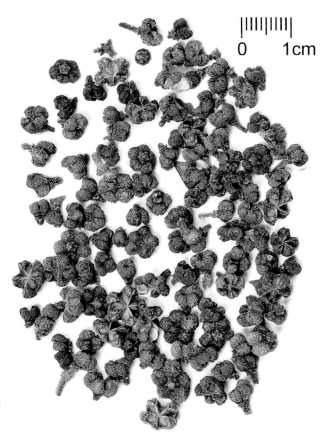

别名 食茱萸、优辣子、曲药子。

来源 为芸香科植物吴茱萸 Euodia rutaecarpa (Juss.) Benth. 的干燥近成熟果实。

原植物 常绿灌木或小乔木，高3～10m。树皮青灰褐色，幼枝紫褐色，有细小圆形的皮孔；幼枝、叶轴及花轴均被锈色绒毛。奇数羽状复叶对生；小叶椭圆形，有明显的油点，厚纸质。雌雄异株，聚伞圆锥花序，顶生；萼片广卵形；花瓣白色，长圆形；雄花具5雄蕊，退化子房先端4～5裂；雌花的花瓣较雄花瓣大，退化雄蕊鳞片状，子房上位。果实扁球形，成熟时裂开成5个果瓣，呈蓇葖果状，表面有粗大油腺点，每分果有种子1个，黑色。花期6～8月，果期9～10月。生长于低海拔向阳的疏林下或林缘旷地。分布于陕西、甘肃、浙江、台湾、湖北、广东、贵州、云南等地。

采收加工 果实尚未开裂时，剪下果枝，晒干或低温干燥，除去枝、叶、果梗等杂质。

药材性状 果实呈球形或略呈五角状扁球形，直径2～5mm，表面暗黄绿色至褐色，粗糙，有多数点状突起或凹下的油点。顶端有五角状的裂隙。基部残留被有黄色茸毛的果梗。质硬而脆，横切面可见子房5室。每室有黑色种子1粒。气芳香浓郁，味辛辣而苦。

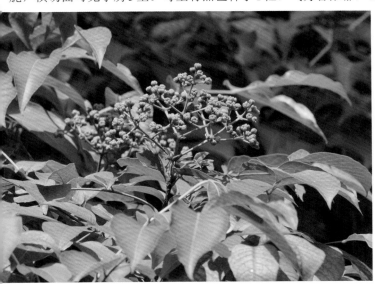

性味归经 味辛、苦，性热；有小毒。归肝、脾、胃、肾经。

功能与主治 散寒止痛，降逆止呕，助阳止泻。主治厥阴头痛，寒疝腹痛，寒湿脚气，经行腹痛，脘腹胀痛，呕吐吞酸，五更泄泻；外治口疮，高血压病。

用法用量 内服：煎汤，1.5～5克。外用：适量，煎水洗。

注意事项 阴虚火旺者忌服。肠虚泄者尤忌。

花椒

别名 秦椒、南椒、巴椒、汉椒、点椒。

来源 为芸香科植物花椒 *Zanthaxylum bungeanum* Maxim. 的果皮。

原植物 落叶灌木或小乔木，高3～7m。具香气。全体被柔毛。茎干常有增大的皮刺。奇数羽状复叶互生；叶轴腹面两侧有狭小的叶翼，背面散生小皮刺；叶柄两侧常有皮刺；小叶片5～11，卵形，边缘具钝锯齿，齿缝处有大而透明的腺点，下面中脉常有小皮刺，纸质。聚伞圆锥花序顶生，花枝扩展；花单性，花被片4～8；雄花蕊4～8；雌花心皮4～6，成熟心皮常2～3。蓇葖果球形，红色，密生粗大而凸出的腺点。种子卵圆形，有光泽。花期4～6月，果期9～10月。喜生于阳光充足、温暖肥沃处。分布于我国中南、西南及辽宁、陕西、江苏、西藏等地。

采收加工 果实成熟，选晴天，剪下果穗，摊开晾晒，待果实开裂，果皮与种子分开后，晒干。

药材性状 由1～2，偶由3～4个球形分果组成，自先端沿腹缝线或腹背缝线开裂，常呈基部相连的两瓣状。外表面深红色，皱缩，有众多点状凸起的腺点。内果皮光滑，淡黄色，薄革质，与中果皮部分分离而卷曲。果柄被稀疏短毛。果皮革质，稍韧，有特异香气，味持久麻辣。

性味归经 味辛，性温，小毒。归脾、胃、肾经。

功能与主治 温中止痛，除湿止泻，杀虫止痒。主治脾胃虚寒之脘腹冷痛，蛔虫腹痛，呕吐泄泻，肺寒咳喘，龋齿牙痛，阴痒带下，湿疹，皮肤瘙痒。

用法用量 内服：煎汤，3～6克。外用：适量，煎水洗、含漱或研末调敷。

注意事项 孕妇慎服。畏款冬、雌黄。恶瓜楼。

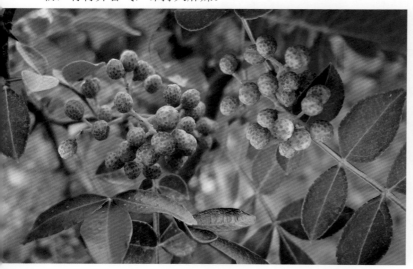

土花椒

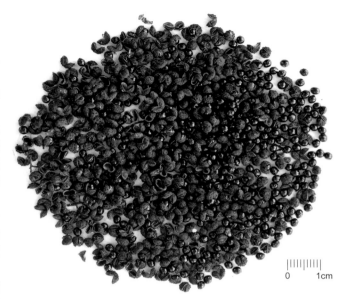

别名 山椒、狗花椒、花胡椒、野花椒、臭花椒、岩椒。

来源 为芸香科植物竹叶椒 *Zanthoxylum armatum* DC. 的果实。

原植物 灌木或小乔木，可高达4m。枝直出而扩展，有弯曲而基部扁平的皮刺，老枝上的皮刺基部木栓化，茎干上的刺基部为扁圆形垫状。奇数羽状复叶互生；叶轴无毛，具宽翼和皮刺；小叶无柄；小叶片3～5，披针形或椭圆状披针形，边缘有细小圆齿，两面无毛而疏生透明腺点，主脉上具针刺，侧脉不明显，纸质。聚伞状圆锥花序，腋生，花被片6～8，药隔顶部有腺点一颗；雌花心皮2～4，通常1～2个发育。蓇葖果1～2瓣，稀3瓣，红色，表面有突起的腺点。种子卵形，黑色，有光泽。花期3～5月，果期6～8月。生于山坡疏林、灌丛中及路旁。分布于我国华东、中南、西南及陕西、甘肃、台湾等地。

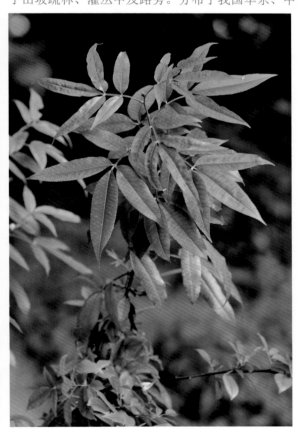

采收加工 6～8月果实成熟时采收，将果皮晒干，除去种子备用。

药材性状 球形小分果1～2，直径4～5mm，顶端具细小喙尖，基部无未发育离生心皮，距基部约0.7mm处小果柄顶部具节，稍膨大。外表面红棕色至褐红色，稀疏散布明显凸出成瘤状的油腺点。内果皮光滑，淡黄色，薄革质。果柄被疏短毛。种子卵形，表面深黑色，光亮，密布小疣点，种脐圆形，种脊明显。果实成熟时珠柄与内果皮基部相连，果皮质较脆。气香，味麻而凉。

性味归经 味辛、微苦，性温，小毒。归脾、胃经。

功能与主治 温中燥湿，散寒止痛，驱虫止痒。主治脘腹冷痛，寒湿吐泻，蛔厥腹痛，龋齿牙痛，湿疹，疥癣痒疮。

用法用量 内服：煎汤，6～9克。外用：适量，煎水洗或含漱；或研末粉塞入龋齿洞中。

小茴香

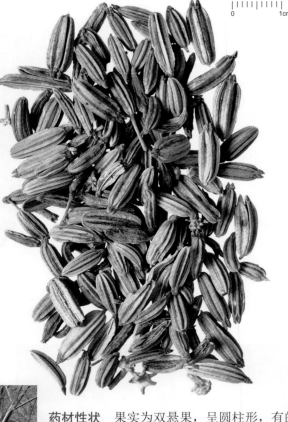

别名 土茴香、谷香、茴香子。

来源 为伞形科植物茴香 *Foeniculum vulgare Mill.* 的干燥成熟果实。

原植物 多年生草本，高0.4～2m。具强烈香气。茎直立，光滑无毛，灰绿色。上部分枝开展，表面有细纵沟纹。茎生叶互生；较下部的茎生叶叶柄长，中部或上部叶的叶柄部或全部成鞘状，叶鞘边缘膜质；叶片阔三角形，四至五回羽状全裂。复伞形花序顶生或侧生；无总苞和小总苞；小伞形花序有花14～30朵；花瓣黄色，倒卵形；雄蕊5，花药卵圆形，淡黄色，纵裂；子房下位，2室，花柱基圆锥形，花柱极短。双悬果长圆形，主棱5条，尖锐；每棱槽内有油管1，合生面有油管2，胚乳腹面近平直或微凹。花期夏季，果期秋季。我国各地均有栽培。

采收加工 秋季果实初熟时采割植株，晒干，打下果实，除去杂质。

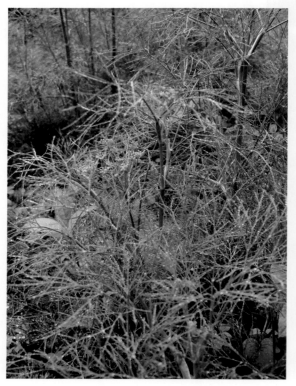

药材性状 果实为双悬果，呈圆柱形，有的稍弯曲，长4～8mm，直径1.5～2.5mm。表面黄绿色或淡黄色，两端略尖，顶端残留有黄棕色突起的柱基。分果呈长椭圆形，背面有纵棱5条，结合面平坦而较宽。横切面略呈五边形，背面的四边约等长。有特异香气，味微甜、辛。

性味归经 味辛，性温。归肝、肾、脾、胃经。

功能与主治 散寒止痛，理气和胃。主治寒疝腹痛，睾丸偏坠，痛经，少腹冷痛，脘腹胀痛，食少吐泻，睾丸鞘膜积液。盐小茴香暖肾散寒止痛，主治寒疝腹痛、睾丸偏坠、经寒腹痛。

用法用量 内服：煎汤，3～6克。外用：适量，炒热温熨。

注意事项 阴虚火旺者禁用。

八角茴香

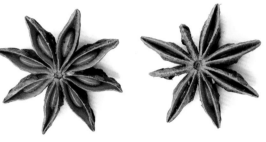

0　　1cm

别名　大茴香、八角大茴、八角香。

来源　为木兰科植物八角茴香 *Illicium verum* Hook. f. 的干燥成熟果实。

原植物　常绿乔木，高10～20m。树皮灰色至红褐色，有不规则裂纹。枝密集，呈水平伸展。单叶互生或3～6簇生于枝顶；叶柄粗壮；叶片革质，长椭圆形或椭圆状披针形，全缘，上面深绿色，有光泽和油点，下面浅绿色，疏生柔毛。花两性，单生于叶腋，花被片7～12，数轮，覆瓦状排列，内轮粉红色；雄蕊11～19，排成1～2轮；心皮8～9，离生。聚合果，多由8个蓇葖果放射状排列成八角形，红褐色，木质；蓇葖果先端钝尖或钝，成熟时沿腹缝线开裂。种子1，扁卵形，亮棕色。花期春、秋两季，果期秋季至翌年春季。

采收加工　秋、冬两季果实由绿变黄时采摘，置沸水中略烫后干燥或直接干燥。

药材性状　果实为聚合果，多由8个蓇葖果组成，放射状排列于中轴上。蓇葖果长1～2，宽0.3～0.5cm，高0.6～1cm，

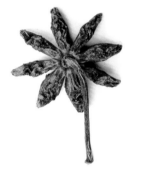

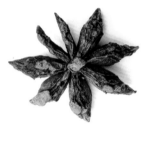

外表面红棕色，有不规则皱纹，顶端呈鸟喙状，上侧多开裂；内表面淡棕色，平滑，有光泽；质硬而脆。果梗长3～4cm，连于果实基部中央，弯曲，常脱落。每个蓇葖果含种子1粒，扁卵圆形，红棕色或黄棕色，光亮。气芳香，味辛、甜。

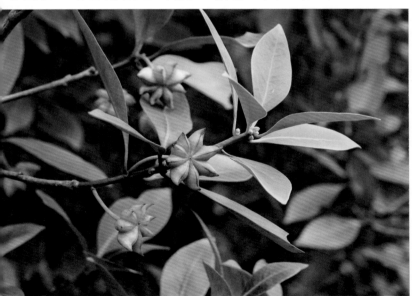

性味归经　味辛，性温。归肝、肾、脾、胃经。

功能与主治　温阳散寒，理气止痛。主治寒疝腹痛，肾虚腰痛，胃寒呕吐，脘腹冷痛。

用法用量　内服：煎汤，3～6克。

注意事项　阴虚火旺者慎用。

高良姜

别名 高凉姜、良姜、蛮姜。

来源 为姜科植物高良姜 *Alpinia officinarum* Hance 的干燥根茎。

原植物 多年生草本，高30～110cm。根茎圆柱形，横生，具节。节上有环形膜质鳞片，节上生根。茎丛生，直立。叶片线状披针形；叶鞘开放，抱茎，具膜质边缘；叶舌膜质，不开裂。总状花序顶生，直立；花萼筒状，具管，先端不规则3浅圆裂；花冠管漏斗状，花冠裂片长圆形，唇瓣卵形，白色且有红色条纹；侧生退化雄蕊锥状；发育雄蕊生于花冠管喉部上方；子房密被绒毛，花柱细长，基部下方具2个合生的圆柱形蜜腺；柱头2唇状。蒴果球形被绒毛，熟时橙红色。种子具假种皮。花期4～9月，果期8～11月。生于荒坡灌丛或疏林中，或栽培。分布于台湾、海南、广西、云南等地。

采收加工 夏末秋初采挖，除去须根及残留的鳞片，洗净，切段，晒干。

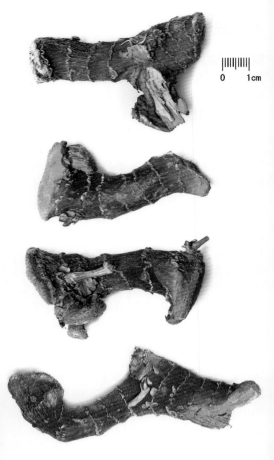

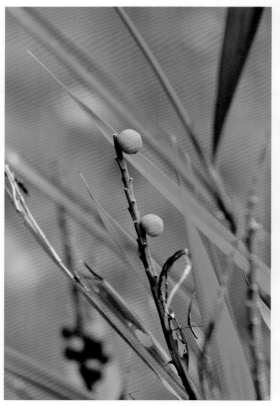

药材性状 根茎呈圆柱形，多弯曲，有分枝，长5～9cm，直径1～1.5cm。表面棕红色至暗褐色，有细密的纵皱纹及灰棕色的波状环节，节间长0.2～1cm，一面有圆形的根痕。质坚韧，不易折断，断面灰棕色或红棕色，纤维性，中柱约占1/3。气香，味辛辣。

性味归经 味辛，性热。归脾、胃经。

功能与主治 温胃散寒，消食止痛。主治脘腹冷痛，胃寒呕吐，嗳气吞酸。

用法用量 内服：煎汤，3～6克。

注意事项 阴虚有热者禁用。

红豆蔻

别名　红蔻、良姜子、红扣。
来源　为姜科植物大高良姜 *Alpinia galanga* Willd. 的干燥成熟果实。
原植物　多年生丛生草本，高1.5～2.5m。根茎粗壮，圆形，有节，棕红色并略有辛辣味。叶2列，无叶柄或极短；叶片长圆形或宽披针形，常棕白色，两面无毛或背面有长柔毛；叶舌先端钝。圆锥花序顶生，直立多花；花序轴上密生柔毛，多分枝；总苞片线形，小苞片披针形或狭长圆形；花绿白色，清香；花萼管状；花冠管与萼管略等长，裂片3，长圆形，唇瓣倒卵形至长圆形，基部成爪状，有红色条纹；雄蕊1，花药长圆形，退化雄蕊2，披针形；子房下位，无毛，花柱细长，柱头略膨大。蒴果长球形，熟时橙红色。种子多角形，棕黑色。花期6～7月，果期7～10月。生于山坡、旷野的草地或灌丛中。分布于广东、海南、广西、云南等地。

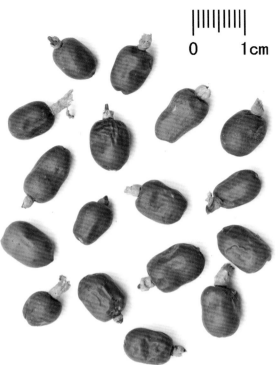

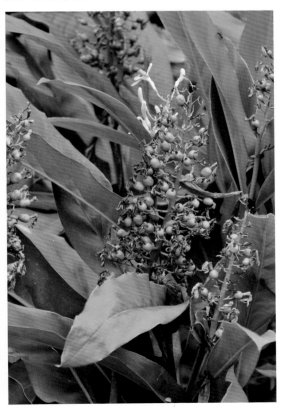

采收加工　秋季果实变红时采收，除去杂质，阴干。
药材性状　呈长球形，中部略细，长0.7～1.2cm，直径0.5～0.7cm。表面红棕色或暗红色，略皱缩，顶端有黄白色管状宿萼，基部有果梗痕。果皮薄，易破碎。种子6，多角形，黑棕色或红棕色，外被黄白色膜质假种皮，胚乳灰白色。气香，味辛辣。
性味归经　味辛，性温。归脾、肺经。
功能与主治　燥湿散寒，醒脾消食。主治脘腹冷痛，食积胀满，呕吐泄泻，饮酒过多。
用法用量　内服：煎汤，3～6克；或研末。外用：适量，研末搐鼻或调搽。
注意事项　阴虚有热者禁用。

荜茇

别名　毕勃、荜拨梨、鼠尾。

来源　为胡椒科植物荜茇 *Piper Longum* L. 的果穗。

原植物　多年生草质藤本。根状茎直立，多分枝。茎下部匍匐，枝横卧，质柔软，有纵棱和沟槽，幼时被粉状短柔毛。叶互生；下部的叶卵圆形，具较长的柄，向上的叶渐成为卵状长圆形，柄较短，顶端叶无柄，基部抱茎，下面脉上被短柔毛；掌状脉7条，全部基出。花单性异株，无花被；穗状花序与叶对生；总花梗被短柔毛；苞片近圆形，盾状；雄蕊2，花丝极短；子房卵形，柱头3。浆果下部与花序轴合生，先端有脐状凸起。花期春季，果期7～10月。生于疏林中。分布于云南，福建、广东和广西有栽培。

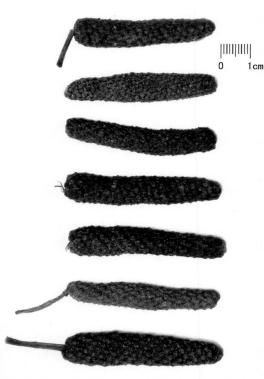

0　1cm

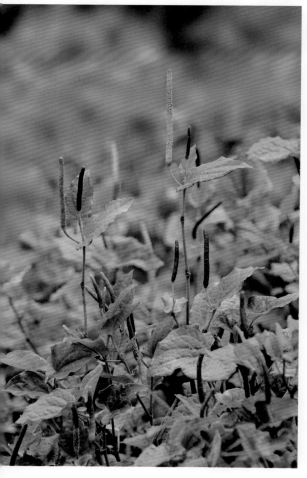

采收加工　9月果穗由绿变黑时采收，除去杂质，晒干。

药材性状　果穗圆柱形，稍弯曲，由多数小浆果集合而成，长1.5～3.5cm，直径0.3～0.5cm。表面黑褐色或棕色，有斜向排列整齐的小突起，基部有果穗梗残余或脱落痕；质硬而脆，易折断，断面不整齐，颗粒状。小浆果球形，直径约1mm。有特异香气，味辛辣。

性味归经　味辛，性热。归胃、脾、大肠经。

功能与主治　温中散寒，下气止痛。主治脘腹冷痛，呕吐，泄泻，头痛，牙痛，鼻渊，冠心病心绞痛。

用法用量　内服：煎汤，1～3克。外用：适量，浸酒擦患处。

注意事项　实热郁火、阴虚火旺者忌服。

胡椒

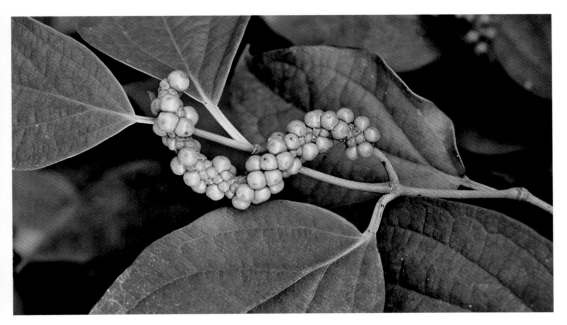

别名 味履支、浮椒、玉椒。

来源 为胡椒科植物胡椒 *Piper nigrum* L. 的干燥近成熟或成熟果实。

原植物 攀缘状藤本，长达5m。节显著膨大，常生须根。叶互生；叶片厚革质，阔卵形或卵状长圆形，先端短尖，基部圆，常稍偏斜，叶脉5～7条，最上1对离基从中脉发出，其余为基出。花通常单性，雌雄同株，少有杂性，无花被；穗状花序与叶对生，比叶短或近等长；总花梗与叶柄近等长；苞片匙状长圆形，下部贴生于花序轴上，上部呈浅杯状；雄蕊2，花药肾形，花丝粗短，子房球形。浆果球形，熟时红色，干后变黑色。花期6～10月。我国福建、台湾、广东、海南、广西、云南等地有栽培。

采收加工 秋末至次春果实呈青绿色时采收，晒干，为黑胡椒。果实变红时采收，用水浸渍数日，擦去果肉，晒干，为白胡椒。

药材性状 ①黑胡椒：呈球形，直径3.5～5mm。表面黑褐色，具隆起网状皱纹，顶端有细小花柱残迹，基部有自果轴脱落的瘢痕，质硬，外果皮可剥离，内果皮灰白色或淡黄色。②白胡椒：表面灰白色或淡黄白色，平滑，顶端与基部间有多数浅色线状条纹。气芳香，味辛辣。

性味归经 味辛，性热，归胃、大肠经。

功能与主治 温中散寒，下气，消痰。主治胃寒呕吐，腹痛泄泻，食欲不振，癫痫痰多。

用法用量 内服：煎汤，1～3克。外用：适量，研末调敷。

注意事项 阴虚有火者忌服。

山柰

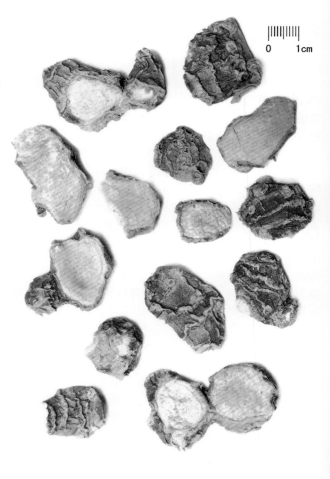

别名 三柰子、三赖、山辣。

来源 为姜科植物山柰 *Kaempferia galanga* L. 的干燥根茎。

原植物 多年生草本。根茎块状，单个或数个相连，绿白色，芳香。叶2～4，贴地生长，近无柄；叶片近圆形或宽卵形，叶基部具苞状退化叶，膜质。穗状花序自叶鞘中抽出，小苞片披针形，绿色；花萼与苞片等长；花冠管细长，裂片窄披针形，白色；侧生退化雄蕊花瓣状，倒卵形，白色；唇瓣阔大，中部深裂，2裂瓣先端微凹，白色，喉部紫红色；能育雄蕊1，无花丝，药隔附属体正方形，2裂；子房下位，3室，花柱细长，基部具2细长棒状物，柱头盘状，具缘毛。蒴果。花期8～9月。生于山坡、林下、草丛中，现多栽培。分布于福建、台湾、广东、海南、广西、云南等地。

采收加工 冬季采挖，洗净，除去须根，切片，晒干。

药材性状 根茎多为圆形或近圆形的横切片，直径1～2cm，厚0.3～0.5cm。外皮浅褐色或黄褐色，皱缩，有的有根痕或残存须根；切面类白色，粉性，常鼓凸。质脆，易折断。气香特异，味辛辣。

性味归经 味辛，性温。归胃经。

功能与主治 行气温中，消食，止痛。主治胸膈胀满，脘腹冷痛，饮食不消。

用法用量 内服：煎汤，6～9克。外用：适量，捣敷或研末调敷。

注意事项 阴虚血亏、胃有郁火者禁服。

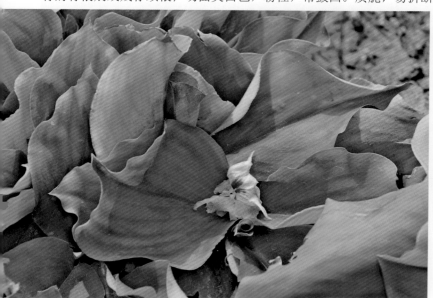

荜澄茄

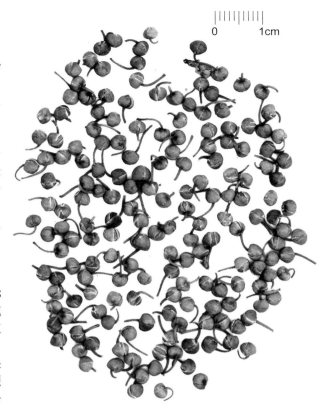

0   1cm

别名 山胡椒、木香子、木姜子。

来源 为樟科植物山鸡椒 *Litsea Cubeba* (Lour.) Pers. 的果实。

原植物 落叶灌木或小乔木，可高达10m。叶和果实有芳香气。根圆锥形，灰白色；树皮光滑，幼时黄绿色，老时灰褐色。叶膜质，互生；叶柄细弱；叶片无毛，披针形或长椭圆形，上面深绿色，下面苍白绿色，羽状脉。花先叶开放，雌雄异株；伞形花序单生或簇生，总花梗纤细，总苞片4，上有小花，淡黄色；花被裂片倒卵圆形；能育雄蕊9；雌花中子房卵形，花柱短，柱头头状。浆果状核果近球形，无毛，幼时绿色，成熟时黑色。花期2～4月，果期6～8月。生于向阳山坡、丘陵、林缘灌丛或疏林中。分布于我国西南、华南及江苏、浙江、台湾、西藏等地。

采收加工 7月中下旬至8月中旬，果实青色并有白色斑点，用手捻碎有强烈生姜味时适宜采收。连果枝摘取，除去枝叶，晒干。

药材性状 果实圆球形。表面棕褐色至棕黑色，有网状皱纹。基部常有果柄痕。中果皮易剥去；内果皮暗棕红色，果皮坚脆，种子1粒。特异强烈窜透性香气。味辛、凉。

性味归经 味辛、微苦，性温。归脾、胃、肾经。

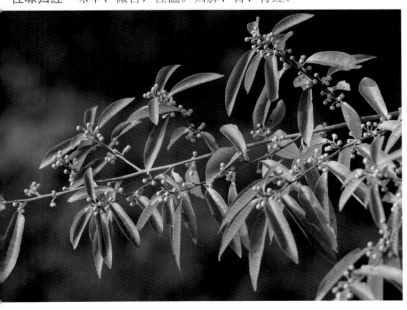

功能与主治 温中止痛，行气活血，平喘，利尿。主治脘腹冷痛，食积气胀，反胃呕吐，中暑吐泻，泄泻痢疾，寒疝腹痛，哮喘，寒湿水肿，小便不利，小便浑浊，疮疡肿毒，牙痛，寒湿痹痛，跌打损伤。

用法用量 内服：煎汤，3～10克；研末，1～2克。外用：适量，研末撒或调敷。

注意事项 实热、阴虚火旺者忌用。

桂花

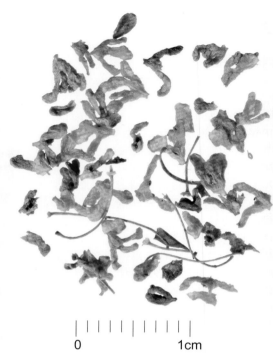

别名 木犀花、九里香、岩桂。

来源 为木犀科植物木犀 *Osmanthus fragrans* (Thunb.) Lour. 的花。

原植物 常绿乔木或灌木，最高可达18m。树皮灰褐色。小枝黄褐色，无毛。叶对生，叶片革质，椭圆形，先端渐尖，基部渐狭呈楔形，全缘或通常上半部具细锯齿，腺点在两面连成小水泡状突起。聚伞花序簇生于叶腋，每腋内有花多朵；苞片2，宽卵形，质厚，具小尖头，基部合生；花梗细弱；花极芳香；花萼钟状，4裂，裂片稍不整齐；花冠裂片4，黄白色、橘红色；雄蕊2，着生于花冠管中部，花丝极短，药隔在花药先端稍延伸呈不明显的小尖头；果歪斜，椭圆形，呈紫黑色。花期9～10月，果期翌年3月。全国各地多有栽培。原产我国西南部。

采收加工 9～10月开花时采收，拣去杂质，阴干，密闭贮藏。

药材性状 花小，具细柄；花萼细小，浅4裂，膜质；花冠4裂，裂片矩圆形，多皱缩，长3～4mm，淡黄至黄棕色。气芳香，味淡。

性味归经 味辛，性温。归肺、脾、肾经。

功能与主治 温肺化饮，散寒止痛。主治痰饮咳喘，脘腹冷痛，肠风血痢，经闭痛经，寒疝腹痛，牙痛，口臭。

用法用量 内服：煎汤，3～9克；或泡茶。

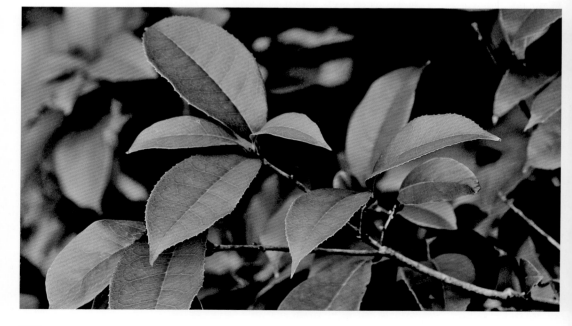

阴香皮

别名 广东桂皮、小桂皮、山肉桂。

来源 为樟科植物阴香*Cinnamomum barmannii* (C. G. et Th. Nees) Bl. 的干燥树皮。

原植物 常绿乔木，高达20m。树皮光滑，灰褐色或黑褐色，内皮红色，味似肉桂，枝条无毛。叶互生或近对生；叶柄近无毛；叶片革质，卵圆形、长圆形或披针形，全缘，上面绿色，光亮，下面粉绿色，两面无毛，离基三出脉，中脉和侧脉在叶上面明显，下面凸起，网脉两面微凸起。圆锥花序腋生或近顶生，密被灰白色微柔毛，少花，疏散，最末花序轴有3朵花作聚伞状排列；花两性，绿白色，花梗被灰白色微柔毛；花被筒倒锥形；花被裂片6，长圆状卵形，先端锐尖；花药背面及花丝被微柔毛，花药长圆形；子房近球形，花柱略被微柔毛，柱头盘状。果实卵形；果托先端具齿裂。花期9～12月，果期11月至翌年3月。生于疏林、密林、灌木丛中或溪边路旁。分布于福建、广东、海南、广西、云南。

采收加工 夏季剥取茎皮，晒干。

药材性状 茎皮呈槽状或片状，厚约3mm。外表面棕灰色，粗糙，有圆形突起的皮孔和灰白色地衣斑块。有时外皮部分刮去而见凹下的皮孔痕；内表面棕色，平滑。质坚，断面内层呈裂片状。气香，味微甘、涩。

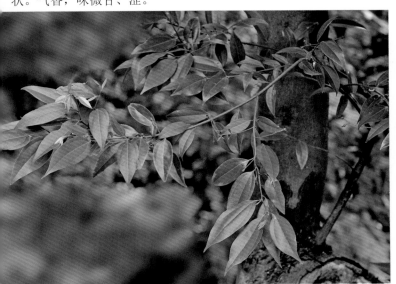

性味归经 味辛、微甘，性温。归脾经。

功能与主治 温中止痛，祛风散寒，解毒消肿，止血。主治寒性胃痛，腹痛泄泻，食欲不振，风寒湿痹，腰腿疼痛，跌打损伤，创伤出血，疮疖肿毒。

用法用量 内服：煎汤，6～9克。外用：适量，研末用酒调敷。

荔枝核

来源 为无患子科植物荔枝 *Litchi chinensis* Sonn. 的干燥成熟种子。

原植物 常绿乔木，高 10～15m。偶数羽状复叶，互生，小叶 2～3 对，叶片披针形或卵状披针形，先端骤尖或尾状短渐尖，全缘，无毛，薄革质或革质。圆锥花序顶生，阔大，多分枝；花单性，雌雄同株；萼浅杯状，深 5 裂，被金黄色短绒毛；花瓣 5，基部内侧有阔而生厚毛的鳞片；雄蕊 6～7，有时 8；子房密被小瘤体和硬毛。果卵圆形至近球形，成熟时通常暗红色至鲜红色。种子全部被肉质假种皮包裹。花期春季，果期夏季。

采收加工 夏季采摘成熟果实，除去果皮及肉质假种皮，洗净，晒干。

药材性状 呈长圆形或卵圆形，略扁，长 1.5～2.2cm，直径 1～1.5cm。表面棕色或紫棕色，平滑，有光泽，略有凹陷及细波纹。一端有类圆形黄棕色的种脐，直径约 7mm，质硬，子叶 2，棕黄色。气微，味微甘、苦、涩。

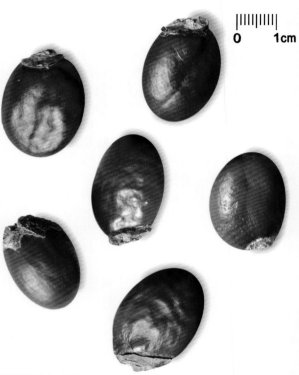

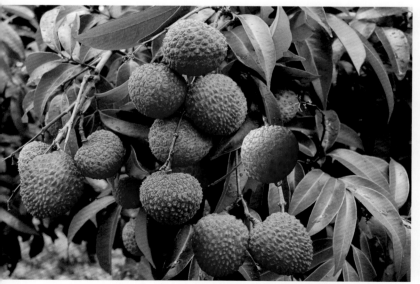

性味归经 味甘、微苦，性温。归肝、肾经。

功能与主治 行气散结，祛寒止痛。主治寒疝痛，睾丸肿痛。

用法用量 内服：煎汤，6～10 克。外用：适量，研末调敷。

注意事项 无寒湿滞气者勿服。

陈皮

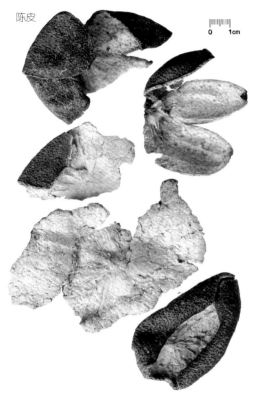

陈皮

别名 广橘皮、橘皮、橘子皮。

来源 为芸香科植物橘 *Citrus reticulata* Blanco. 及其栽培变种的干燥成熟果皮。药材分为"陈皮"和"广陈皮"。

原植物 常绿小乔木或灌木，高3～4m。枝细，多有刺。叶互生；叶柄有窄翼，顶端有关节；叶片披针形或椭圆形，有半透明油点。花单生或数朵丛生于枝端或叶腋；花萼杯状；花瓣白色或带淡红色，开时向上反卷；雄蕊长短不一，花丝常3～5个连合；雌蕊1，子房圆形，柱头头状。柑果近圆形或扁圆形，果皮薄而宽，容易剥离，囊瓣。种子卵圆形，白色，一端尖，数粒至数十粒，或无。花期3～4月，果期10～12月。栽培于丘陵、低山地带、江河湖泊沿岸或平原。在江苏、浙江、江西、台湾、湖南、广东、海南、四川、云南等地均有栽培。

采收加工 采摘成熟果实，剥取果皮，晒干或低温干燥。

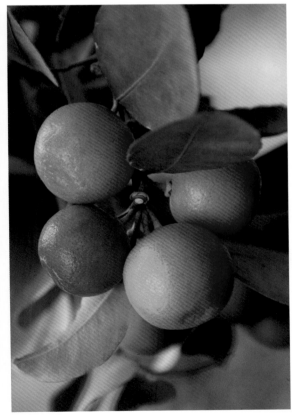

药材性状 ①陈皮：常剥成数瓣，基部相连，有的呈不规则的片状，厚1～4mm。外表面橙红色或红棕色，有细皱纹及凹下的点状油室，内表面浅黄白色，粗糙，附黄白色或黄棕色筋络状纤维管束。质稍硬而脆。气香，味辛、苦。②广陈皮：常3瓣相连，形状整齐，厚度均匀，约1mm，点状油室较大，对光照视，透明清晰。质较柔软。

性味归经 味苦、辛，性温。归肺、脾经。

功能与主治 理气健脾，燥湿化痰。主治胸脘胀满，食少吐泻，咳嗽痰多。

用法用量 内服：煎汤，3～9克。

注意事项 不宜多食，令人肺燥。

青皮

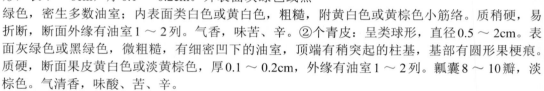

别名 青橘皮、青柑皮。

来源 芸香科植物橘 *Citrus reticulata* Blanco. 及其栽培变种的干燥幼果或未成熟果实的果皮。

原植物 见"陈皮"项下。

采收加工 5～6月收集自落的幼果，晒干，习称"个青皮"；7～8月采收未成熟的果实，在果皮上纵剖成四瓣至基部，除尽瓤瓣，晒干，习称"四花青皮"。

药材性状 ①四花青皮：果皮剖成4裂片，裂片长椭圆形，长4～6cm，厚0.1～0.2cm。外表面灰绿色或黑绿色，密生多数油室；内表面类白色或黄白色，粗糙，附黄白色或黄棕色小筋络。质稍硬，易折断，断面外缘有油室1～2列。气香，味苦、辛。②个青皮：呈类球形，直径0.5～2cm。表面灰绿色或黑绿色，微粗糙，有细密凹下的油室，顶端有稍突起的柱基，基部有圆形果梗痕。质硬，断面果皮黄白色或淡黄棕色，厚0.1～0.2cm，外缘有油室1～2列。瓤囊8～10瓣，淡棕色。气清香，味酸、苦、辛。

性味归经 苦、辛，温。归肝、胆、胃经。

功能与主治 疏肝破气，消积化滞。主治胸胁胀痛，疝气疼痛，乳癖，乳痈，食积气滞，脘腹胀痛。

用法用量 内服：煎汤，3～10克；或入丸、散。

注意事项 气虚者慎服。

九香虫

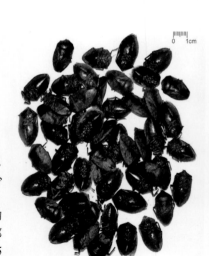

别名 黑兜虫、瓜黑蝽、屁板虫。

来源 为蝽科昆虫九香虫 *Aspongopus chinensis* Dallas 的干燥体。

采收加工 11月至次年3月前捕捉，置适宜容器内，用酒少许将其闷死，取出阴干；或置沸水中烫死，取出，干燥。

药材性状 本品稍呈六角状扁椭圆形，长1.6～2cm，宽约1cm。表面棕褐色或棕黑色，稍具光泽。头部小，与胸部略呈三角形，复眼突出，卵圆状，单眼1对，触角1对各5节，多已脱落。背部具翅2对，外面的1对基部较硬，内部1对为膜质，透明。胸部具足3对，多已脱落。腹部棕红色至棕黑色，每节近边缘处有突起的小点。质脆，折断后腹内具浅棕色的内含物。气特异，味微咸。

性味归经 味咸，性温。归肝、脾、肾经。

功能与主治 理气止痛，温中助阳。主治胃寒胀痛，肝胃气痛，肾虚阳痿，腰膝酸痛。

用法用量 内服：煎汤，3～9克。

注意事项 阴虚内热者禁服。

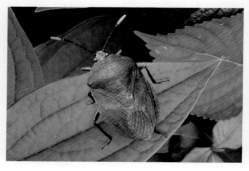

化橘红

别名 毛柑、赖橘红、毛化红、化红、柚子皮。

来源 为芸香科植物化州柚 *Citrus maxima* (Burm.) Merr. cv. Tomentosa 或柚 *Citrus maxima* (Burm) Merr. 未成熟或近成熟的干燥外层果皮。前者习称"毛橘红"，后者称"青光橘红"。

原植物 化州柚：常绿乔木，高3～10m。小枝扁，幼枝及新叶被短柔毛，有刺或有时无刺。单生复叶，互生；叶柄有倒心形宽叶翼；叶片长椭圆形或阔卵形，有半透明油腺点。花单生或为总状花序，腋生，白色；花萼杯状；花瓣长圆形，肥厚；雄蕊花丝下部连合成4～10组；雌蕊1，子房长圆形，柱头扁头状，柑果梨形、倒卵形或扁圆形，柠檬黄色。果枝、果柄及未成熟果实上被短柔毛。种子扁圆形或扁楔形，白色或带黄色。花期4～5月，果熟期10～11月。栽培于广东化州、廉江及广西等地。

采收加工 夏季果实未成熟时采收，置沸水中略烫后，将果皮割成5或7瓣，除去果瓤及部分中果皮，压制成型，干燥。

药材性状 化州柚：呈对折的七角或展平的五角星状，单片呈柳叶形。完整者展平后直径15～28cm，厚0.2～0.5cm。外表面黄绿色，密布柔毛，有皱纹及小油室；内表面黄白色或淡黄棕色，有脉络纹。质脆，易折断，断面不整齐，外缘有1列不整齐的下凹的油室，内侧稍柔而有弹性。气芳香，味苦、微辛。

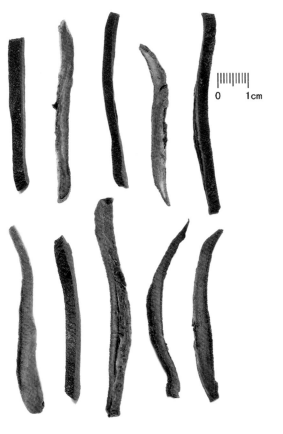

性味归经 味辛、苦，性温。归肺、脾经。

功能与主治 散寒、燥湿、利气、消痰。主治风寒咳嗽，喉痒痰多，食积伤酒，呕恶痞闷。

用法用量 内服：煎汤，3～6克。

注意事项 气虚及阴虚有燥痰者不宜服用。

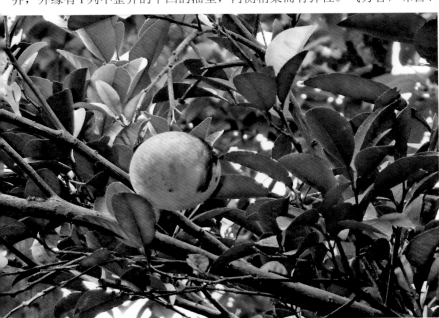

枳实

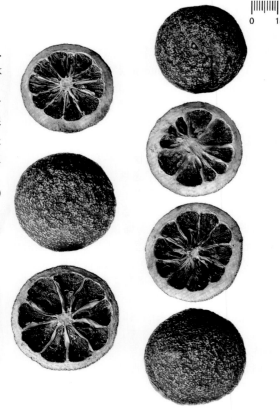

别名 鹅眼枳实、皮头橙。

来源 为芸香科植物酸橙 *Citrus aurantium* L. 及其栽培变种或甜橙 *Citrus sinensis* Osbeck 的干燥幼果。

原植物 酸橙：常绿小乔木。枝三棱形，有长刺。叶互生；叶柄有狭长形或狭长倒心形的叶翼；叶片革质，倒卵状椭圆形或卵状长圆形，具半透明油点。花单生或数朵簇生于叶腋及当年生枝条的顶端，白色，芳香；花萼杯状，5裂；花瓣5，长圆形；雄蕊20以上；子房上位，雌蕊短于雄蕊，柱头头状。柑果近球形，熟时橙黄色；味酸。花期4～5月，果期6～11月。我国长江流域及其以南各省区均有栽培。常见的栽培品种有朱栾（小红橙）、枸头橙、江津酸橙等。

采收加工 种子繁殖在栽后8～10年开花结果，嫁接苗栽后4～5年结果。于5～6月采摘幼果或待其自然脱落后拾其幼果，大者横切成两半，晒干。

药材性状 本品呈半球形、球形或卵圆形。外表面黑绿色或暗棕绿色，具颗粒状突起和皱纹。顶部有明显的花柱基痕，基部有花盘残留或果梗脱落痕。切面光滑而稍隆起，灰白色，瓤囊7～12瓣，中心有棕褐色的囊，呈车轮纹。质坚硬。气清香，味苦、微酸。

性味归经 味苦、辛，性微寒。归脾、胃、大肠经。

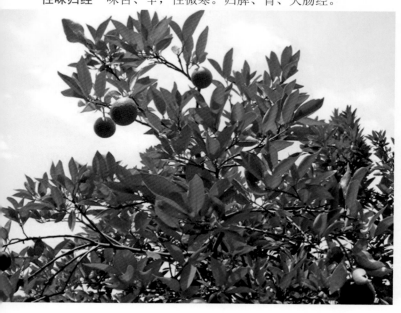

功能与主治 破气消积，化痰除痞。主治积滞内停，痞满胀痛，大便秘结，泻痢后重，结胸，胸痹，胃下垂，子宫脱垂，脱肛。

用法用量 内服：水煎，3～10克。外用：适量，研末调涂。

注意事项 脾胃虚弱者、孕妇慎服。

枳壳

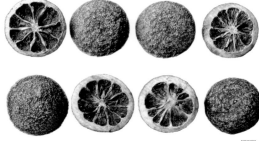

来源 芸香科植物酸橙 *Citrus aurantium* L. 及其栽培变种的干燥未成熟果实。

原植物 见枳实项下。

采收加工 7月果皮尚绿时采收，自中部横切为两半，晒干或低温干燥。

药材性状 本品呈半球形，直径3～5cm。外果皮棕褐色或褐色，有颗粒状突起，突起的顶端有凹点状油室；有明显的花柱残迹或果梗痕。切面中果皮黄白色，光滑而稍隆起，厚0.4～1.3cm，边缘散有1～2列油室，瓤囊7～12瓣，少数至15瓣，汁囊干缩呈棕色至棕褐色，内藏种子。质坚硬，不易折断。气清香，味苦、微酸。

性味归经 苦、辛、酸，微寒。归脾、胃经。

功能与主治 理气宽中，行滞消胀。主治胸胁气滞，胀满疼痛，食积不化，痰饮内停，脏器下垂。

用法用量 内服：煎汤，3～9克；或入丸、散。外用：适量，煎水洗或炒热熨。

注意事项 孕妇慎服。

厚朴花

别名 调羹花。

来源 为木兰科植物凹叶厚朴 *Magnolia officinalis* Rehd. et Wils. 的干燥花蕾。

原植物 详见厚朴项下。

采收加工 春末夏初采收含苞待放的花蕾，置蒸笼中蒸至上汽后约10min取出，晒干或用文火烘干。亦可直接用文火烘干或晒干。

药材性状 厚朴花蕾长椭圆形，长4～8cm，直径1.5～3cm，红棕色至棕褐色；花梗长0.5～2cm，直径约5mm，密被灰黄色绒毛。花被片多为12片，外轮长方倒卵形，内轮匙形，肉质，表面有多数灰黄色点状疣；雄蕊多数，花药条形，淡黄棕色，花丝宽而短；雌蕊心皮多数，分离，螺旋状排列于圆锥形的花托上。质脆，易破碎。气香，味淡而微辣。

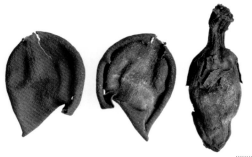

性味归经 味辛、微苦，性温。归脾、胃、肺经。

功能与主治 行气宽中，开郁化湿。主治肝胃气滞，胸脘胀闷，食欲不振，纳谷不香，感冒咳嗽等。

用法用量 内服：煎汤，3～5克。

注意事项 阴虚液燥者忌用。

柠檬

别名 黎檬子、宜母果、柠果、药果。

来源 为芸香科植物柠檬*Citrus limonia* Osbeck 的果实。

原植物 常绿灌木，具硬刺。叶互生，叶柄短，有狭翼，顶端有节。叶片小，长圆形至椭圆状长圆形，边缘有钝锯齿。花单生或簇生于叶腋；萼5裂，杯状；花瓣3，条状长圆形，下部渐狭，外面淡紫色，内面白色；雄蕊20个以上；子房上部渐狭，8～10室，花柱大，脱落，每室有胚珠数个。柑果扁圆形或近圆形，果皮薄，光滑，淡黄或橙红色、黄色至朱红色，皮薄易剥，且有黏土味，胚囊8～10瓣，味极酸。种子3～4颗，卵形。花期春季。现我国南部多有栽培。

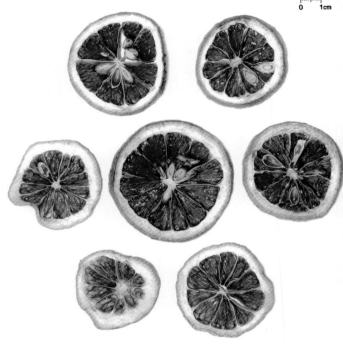

采收加工 一年四季开花，春、夏、秋季均能结果，以春果为主。春花果11月成熟；夏花果12月至翌1月成熟；秋花果翌年5月至6月成熟。待果实呈黄绿色时，分批采摘，再用乙烯进行催熟处理，使果皮变黄，鲜用或切片晒干。

药材性状 柠檬果实长椭圆形。外表面黄褐色，密布凹下油点。纵剖为两瓣者，瓤囊强烈收缩。横剖者，果皮外翻显白色。瓤囊8～10瓣，种子长卵形，具棱，黄白色。饮片为厚约0.5cm的圆片，黄色或褐色。质硬，味酸、微苦。

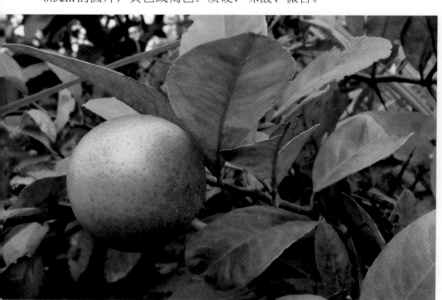

性味归经 味酸、甘，性凉。归胃、肺经。

功能与主治 生津解暑，和胃安胎。主治胃热伤津，中暑烦渴，食欲不振，脘腹痞胀，肺燥咳嗽，妊娠呕吐。

用法用量 内服：适量，绞汁饮或生食。

香附

来源 为莎草科植物莎草 *Cyperus rotundus* L. 的干燥根茎。

原植物 多年生草本，高 15 ～ 95cm。茎直立，三棱形；根状茎匍匐延长，部分膨大呈纺锤形，有时数个相连。叶丛生于茎基部，叶鞘闭合包于茎上；叶片线形，先端尖，全缘，具平行脉，主脉于背面隆起。花序 3 ～ 6 个在茎顶排成伞状，每个花序具 3 ～ 10 个小穗，线形，颖 2 列，紧密排列，卵形至长圆形，膜质，两侧紫红色，有数脉；基部有叶片状的总苞 2 ～ 4 片，与花序等长或比花序长；每颖着生 1 花，雄蕊 3；柱头 3，丝状。小坚果长圆状倒卵形，三棱状。花期 5 ～ 8 月，果期 7 ～ 11 月。

采收加工 秋季采挖，燎去毛须，置沸水中略煮或蒸透后晒干，或燎后直接晒干。

药材性状 多呈纺锤形，有的略弯曲，表面棕褐色或黑褐色，有纵皱纹，并有 6 ～ 10 个略隆起的环节，节上有未除净的棕色毛须及须根断痕；去净毛须者较光滑，环节不明显。质硬，经蒸煮者断面黄棕色或红棕色，角质样；生晒者断面色白而显粉性，内皮层环纹明显，中柱色较深，点状维管束散在。气香，味微苦。

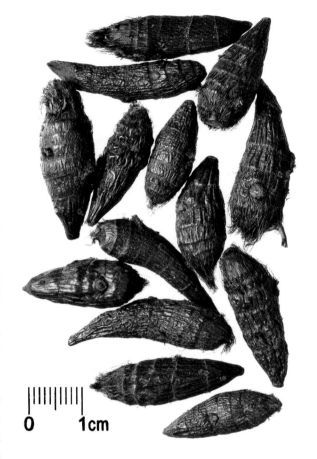

性味归经 味辛、微苦、甘，性平。归肝、脾经。

功能与主治 行气解郁，调经止痛。主治肝郁气滞，胸、胁、胃腹胀痛，消化不良，胸闷，寒疝肿痛，乳房胀痛，月经不调，闭经痛经。

用法用量 内服：煎汤，5 ～ 10 克。外用：适量，研末撒或调敷。

注意事项 气虚无滞、阴虚血热者慎服。

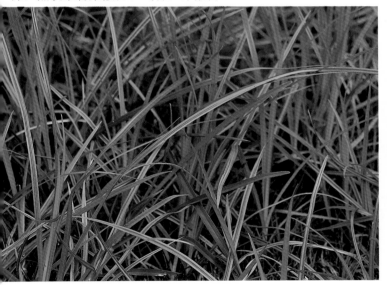

乌药

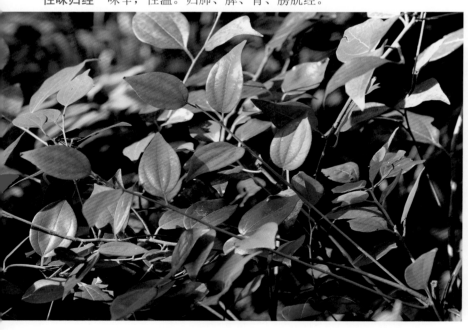

来源 为樟科植物乌药 *Lindera aggregata* (Sims.) Kosterm. 的干燥块根。

原植物 常绿灌木，高达4～5m。根木质，膨大粗壮，略成连珠状。树皮灰绿色。幼枝密生锈色毛，老时几无毛。叶互生，革质；叶柄有毛；叶片椭圆形或卵形，先端长渐尖或短尾状，基部圆形或广楔形，全缘，上面有光泽，仅中脉有毛，下面生灰白色柔毛，三出脉，中脉直达叶尖。花单性，异株；伞形花序腋生，总花梗极短；花被片6，黄绿色；雄花有雄蕊9，3轮，花药2室，内向瓣裂；雌花有退化雄蕊，子房上位，球形，1室，胚珠1枚，柱头头状。核果椭圆形或圆形，熟时紫黑色。花期3～4月，果期9～10月。

采收加工 全年均可采挖，除去细根，洗净，趁鲜切片，晒干或直接晒干。

药材性状 多呈纺锤状，略弯曲，有的中部收缩成连珠状，长6～15cm，直径1～13cm；表面黄棕色或黄褐色，有纵皱纹及稀疏的细根痕。质坚硬。切片厚0.2～2cm，切面黄白色或淡黄棕色，射线放射状，可见年轮环纹，中心颜色较深。气香，味微苦、辛，有清凉感。

性味归经 味辛，性温。归肺、脾、肾、膀胱经。

功能与主治 顺气止痛，温肾散寒。主治胸腹胀痛，气逆喘急，膀胱虚冷，遗尿尿频，疝气，痛经。

用法用量 内服：煎汤，5～10克。外用：适量，研末调敷。

注意事项 气虚内热证患者禁服。孕妇慎服。

佛手

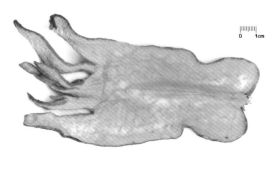

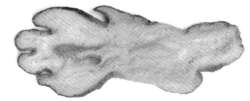

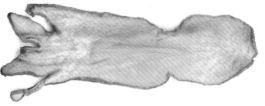

来源 为芸香科植物佛手 *Citrus medica* L. var. *sarcodactylis* (Noot.) Swingle 的干燥果实

原植物 常绿小乔木或灌木。老枝灰绿色，幼枝略带紫红色，有短而硬的刺。单叶互生；叶柄短，无翼叶，无关节；叶片革质，长椭圆形或倒卵状长圆形，先端钝，有时微凹，基部近圆形或楔形，边缘有浅波状钝锯齿。花单生，簇生或为总状花序；花萼5浅裂，裂片三角形；花瓣5，内面白色，外面紫色；雄蕊多数；子房椭圆形，下部窄尖。柑果卵形或长圆形，先端分裂如拳状，或张开似指尖，其裂数代表心皮数，表面橙黄色，粗糙，果肉淡黄色。种子数颗，卵形，先端尖，有时不完全发育。花期4～5月，果熟期10～12月。

采收加工 秋季果实尚未变黄或变黄时采收，纵切成薄片，晒干或低温干燥。

药材性状 为类椭圆形或卵圆形的薄片，常皱缩或卷曲，长6～10cm，宽3～11cm，厚0.2～0.4cm，顶端稍宽，常有3～5个手

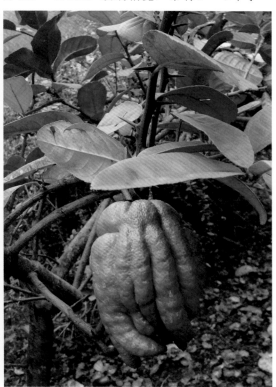

指状的裂瓣，基部略窄，有的可见果梗痕。外皮黄绿色或橙黄色，有皱纹及油点。果肉浅黄白色，散有凹凸不平的线状或点状维管束。质硬而脆，受潮后柔韧。气香，味微甜、后苦。

性味归经 味辛、苦、酸，性温。归肝、脾、肺经。

功能与主治 疏肝理气，和胃止痛。主治肝胃气滞，食少呕吐，胁胀痛，胃脘痞满。

用法用量 内服：煎汤，3～10克；或泡茶饮。

注意事项 气虚者不宜服。

柿蒂

来源 为柿树科植物柿 *Diospyros kaki* Thunb. 的干燥宿萼。

原植物 落叶大乔木，高达14m。树皮深灰色至灰黑色，长方块状开裂；枝开展，有深棕色皮孔，嫩枝有柔毛。单叶互生；叶片卵状椭圆形至倒卵形，主脉生柔毛，下面淡绿色，有短柔毛，沿脉密被褐色绒毛。花杂性，雄花成聚伞花序，雌花单生叶腋；总花梗有微小苞片；花冠黄白色，钟形，4裂；雄蕊在雄花中16枚，在两性花中8～16枚，雌花有8枚退化雄蕊；子房下位，8室，花柱自基部分离。浆果多为卵圆形，橙黄色或鲜黄色，基部有宿存萼片。种子褐色，椭圆形。花期5月，果期9～10月。多为栽培。分布于我国华东、中南及辽宁、山西、陕西、台湾等地。

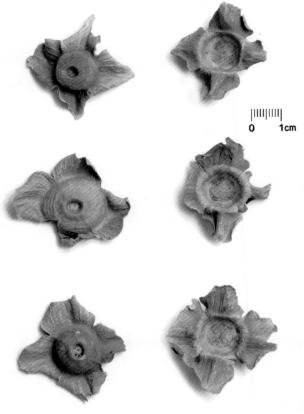

采收加工 果实成熟时采收，食用时收集，洗净，晒干。

药材性状 呈扁圆形，直径1.5～2.5cm，中央较厚，微隆起，有果实脱落后的圆形斑痕，边缘较薄，4裂，裂片多反卷，易碎；基部有果梗或圈孔状的果梗痕。外表面黄褐色或红棕色，内表面黄棕色，密被细绒毛。质硬、脆。气微，味涩。

性味归经 味苦、涩，性平。归胃经。

功能与主治 降逆下气。主治呃逆。

用法用量 内服：煎汤，5～10克。外用：适量，研末撒。

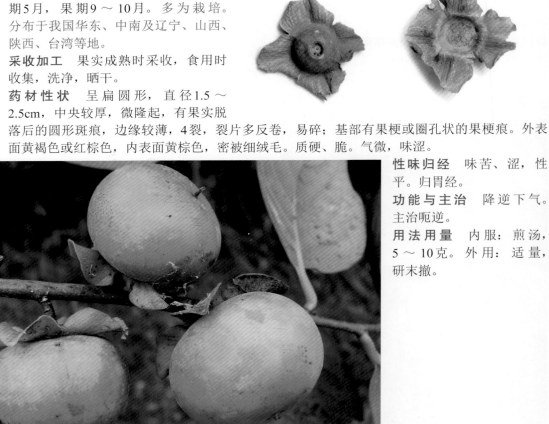

青木香

来源 为马兜铃科植物马兜铃 *Aristolochia debilis* Sieb. et Zucc 的根。

原植物 草质藤本。叶纸质；叶柄柔弱，叶片卵状心形或三角状心形。总状花序，有花 2～8 朵生于叶腋；花序梗和花序轴极短；小苞片卵形，具长柄；花被基部膨大呈球形，向上收狭呈一长管，内面具腺体状毛；檐部一侧极短，有时边缘下翻或稍 2 裂，另一侧渐扩大成舌片，舌片卵状披针形，先端长渐尖，黄绿色，常具紫色纵脉和网纹；花药贴生于合蕊柱近基部；子房圆柱形，6 棱；合蕊柱先端 6 裂，裂片向下延成波状圆环。蒴果宽倒卵形或椭圆状倒卵形，先端圆形而微凹，6 棱，成熟时由基部向上 6 瓣开裂；果梗下垂，随果开裂。种子三角状心形，扁平，有小疣点，具浅褐色膜质翅。花期 5～7 月，果期 8～11 月。

采收加工 10～11 月茎叶枯萎时挖取根部，除去须根、泥土，晒干。

药材性状 圆柱形或稍扁，略弯曲。表面黄褐色或灰棕色。质坚脆，断面形成层环隐约可见，皮部淡黄色，木部射线宽广，乳白色，木质部束淡黄色，呈放射状。香气特异，味苦。

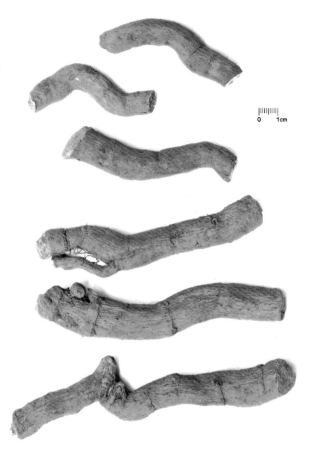

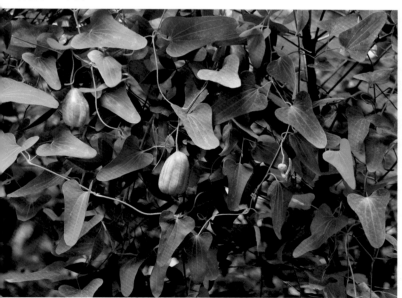

性味归经 味辛、苦，性寒，小毒。归肺、胃、肝经。

功能与主治 行气止痛，解毒消肿，平肝降压。主治胸胁脘腹疼痛，疝气痛，下痢腹痛，肠炎，咳嗽痰喘，痈肿疔疮，湿疹，高血压病。

用法用量 内服：煎汤，3～9 克。外用：适量，研末调敷。

注意事项 虚寒者慎服。不可多服。

刀豆

来源 为豆科植物刀豆*Canavalia gladiata* (Jacq.) DC. 的干燥成熟种子。

原植物 一年生缠绕草质藤本，长达3m。茎无毛。三出复叶；顶生小叶宽卵形，侧生小叶偏斜，基部圆形。总状花序腋生，花疏，有短梗；苞片卵形，早落；花萼钟状，二唇形，上萼2裂片大而长，下萼3裂片小而不明显；花冠蝶形，淡红色或淡紫色，旗瓣圆形，翼瓣较短，约与龙骨瓣等长，龙骨瓣弯曲；雄蕊10连合为单体，对着旗瓣的1枚基部稍离生，花药同型；子房具短柄，被毛。荚果大而扁，被伏短细毛，边缘有隆脊，先端弯曲成钩状；种子10～14颗，种皮粉红色或红色。花期6～7月，果期8～11月。北京地区及长江以南地区有栽培。

采收加工 秋季采收成熟果实，剥取种子，晒干。

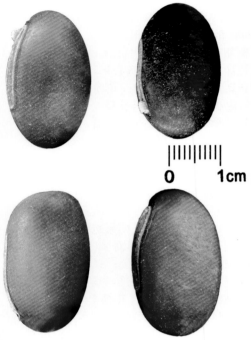

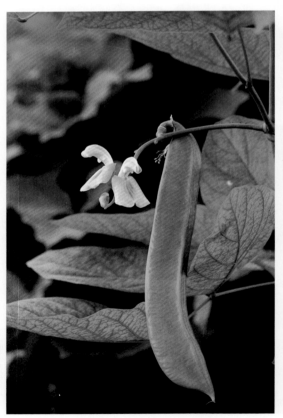

药材性状 呈扁卵形或扁肾形，长3.5cm，宽1～2cm，厚0.5～1.2cm。表面淡红色至红紫色，微皱缩，略有光泽，边缘具眉状黑色种脐，长约2cm。上有白色细纹3条。质硬，难破碎，种皮革质。内表面棕绿色而光亮，子叶2，黄白色，油润。气微，味淡，嚼之有豆腥味。

性味归经 味甘，性温。归胃、肾经。

功能与主治 温中，下气。主治虚寒呕逆，呕吐。

用法用量 内服：煎汤，9～15克。

注意事项 胃热盛者慎服。

玫瑰花

来源　为蔷薇科植物玫瑰 *Rosa rugosa* Thunb. 的干燥花蕾。

原植物　直立灌木，高约2m。枝干粗壮，有皮刺和刺毛，小枝密生绒毛。羽状复叶：叶柄及叶轴上有绒毛及疏生小皮刺和刺毛；托叶大部附着于叶柄上；小叶5～9，椭圆形或椭圆状倒卵形，边缘有钝锯齿，质厚，上面光亮，多皱，无毛，下面苍白色，有柔毛及腺体，网脉显著。花单生或3～6朵聚生；花梗有绒毛和刺毛；花瓣5或多数，紫红色或白色，芳香；花柱离生，被柔毛，柱头稍突出。果扁球形，红色，平滑，萼片宿存。花期5～6月，果期8～9月。

采收加工　春末夏初花将开放时分批采收，及时低温干燥。

药材性状　略呈半球形或不规则团状，直径0.7～1.5cm，残留花梗上被细柔毛，花托半球形，与花冠基部合生；萼片5，披针形，黄绿色或棕绿色，被有细柔毛；花瓣多皱缩，展平后宽卵形，呈覆瓦状排列，紫红色，有的黄棕色；雄蕊多数，黄褐色；花柱多数，柱头在花托口集成头状，略突出，短于雄蕊。体轻，质脆。气芳香浓郁，味微苦涩。

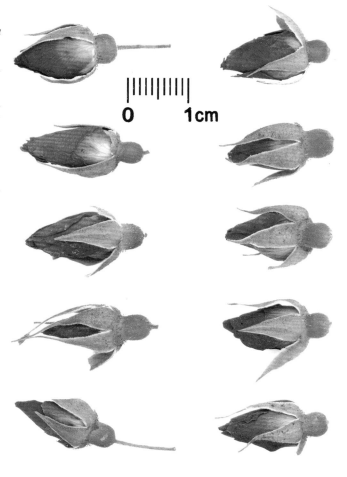

性味归经　味甘、微苦，性温。归肝、脾经。

功能与主治　行气解郁，和血，止痛。主治肝胃气痛，食少呕恶，月经不调，跌打伤痛。

用法用量　内服：煎汤，1.5～6克。

注意事项　阴虚火旺者慎服。

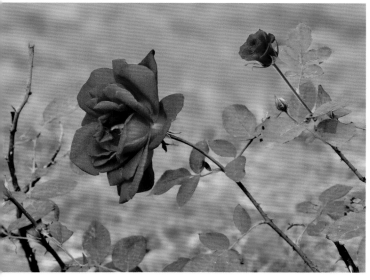

木香

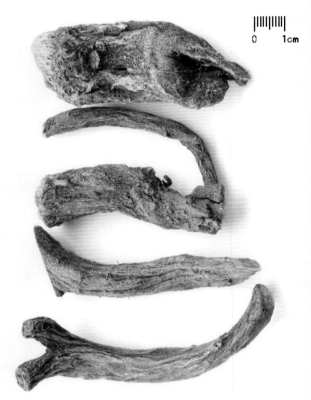

别名 青木香、南木香、广木香。

来源 为菊科植物木香 *Aucklandia lappa* Decne. 的干燥根。

原植物 多年生高大草本，高 1.5～2m。茎直立，被稀疏短柔毛。基生叶大型，有长柄；叶片三角状卵形或长三角形，基部心形或阔楔形，下延直达叶柄基部或不规则分裂的翅状，叶缘为不规则浅裂或波状，疏生短刺，上面深绿色，被短毛，下面淡绿带褐色，被短毛；茎生叶较小，叶基翼状，下延抱茎。头状花序顶生及腋生，通常2～3个丛生于花茎顶端，几无总花梗，腋生者单一，具长的总花梗；有总苞片约10层，三角状披针形或长披针形，外层较短，顶端长锐尖如刺，疏被微柔毛；花全部管状，暗紫色，花冠管顶端5裂。瘦果线形，长端具2层黄色直立的羽状冠毛，果熟时多脱落。花期5～8月，果期9～10月。栽培于海拔2 500～4 000m的高山地区，在凉爽的平原和丘陵地区也可生长。我国云南、甘肃、四川、陕西、西藏、湖北、湖南、广东、广西等地有引种栽培，以云南西北部种植较多，产量较大。原产印度。

采收加工 秋、冬二季采挖，除去泥沙和须根，切段，再纵剖成瓣，干燥后撞去粗皮。

药材性状 根呈圆柱形或半圆柱形，长5～10cm，直径0.5～5cm。表面黄棕色至灰褐色，具明显的皱纹、纵沟及侧根痕。质坚，难折断，断面灰褐色至暗褐色，周边灰黄色或浅棕黄色，形成层环棕色，具放射状纹理及散在的褐色点状油室。气香特异，味微苦。

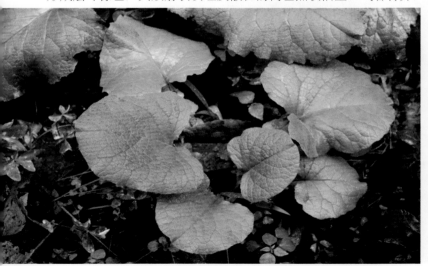

性味归经 味辛、苦，性温。归脾、胃、大肠、三焦、胆经。

功能与主治 行气止痛，健脾消食。主治胸胁、脘腹胀痛，泻痢后重，食积不消，不思饮食。煨木香实肠止泻，用于泄泻腹痛。

用法用量 内服：煎汤，3～10克。

注意事项 阴虚津液不足者慎服。

香橼

来源 为芸香科植物枸橼 *Citrus medica* L. 或香圆 *Citrus wilsonii* Tanaka 的干燥成熟果实。

原植物 香圆：常绿乔木，高9～11m。全株无毛，具短刺。叶互生；叶柄具倒心形宽翅，长约为叶片的1/4～1/3；叶片革质，椭圆形或长圆形，长5～12cm，宽2～5cm，顶端短而钝或渐尖，微凹头，基部钝圆，全缘或具波状锯齿，两面无毛，具半透明油腺点。花单生或簇生，或成总状花序，花白花；雄蕊25～36；子房10～11室。柑果长圆形、圆形或扁圆形，横径5～9cm，顶端有乳头状突起，果皮通常粗糙而具皱纹或平滑，成熟时橙黄色。有香气；种子多数。花期4～5月，果熟期10～11月。在陕西、江苏、安徽、浙江、江西、湖北、四川等地有栽培。

采收加工 秋季果实成熟时采收，趁鲜切片，晒干或低温干燥。可整个香圆或对剖两半后，晒干或低温干燥。

药材性状 本品呈类球形、半球形或圆片，直径4～7cm。表面黑绿色或黄棕色，密被凹陷的小油点及网状隆起的粗皱纹，顶端具花柱残痕及隆起的环圈，基部具果梗残基。质坚硬。剖面或横切薄片，边缘油点明显；中果皮厚约0.5cm；瓤囊9～11室，棕色或淡红棕色，间或有黄白色种子。气香，味酸而苦。

性味归经 味辛、苦、酸，性温。归肝、脾、肺经。

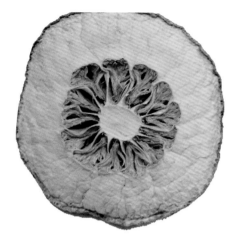

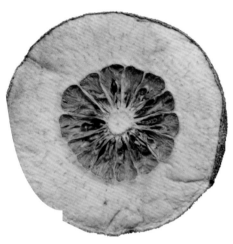

0   1cm

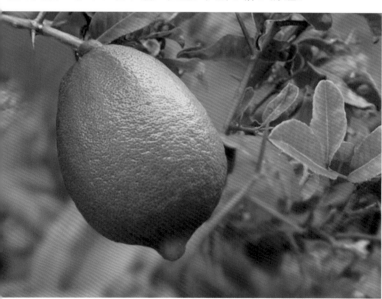

功能与主治 疏肝理气，宽中，化痰。主治肝胃气滞，胸胁胀痛，脘腹痞满，呕吐噫气，痰多咳嗽。

用法用量 内服：煎汤，3～6克。

注意事项 阴虚血燥者、孕妇慎服。

檀香

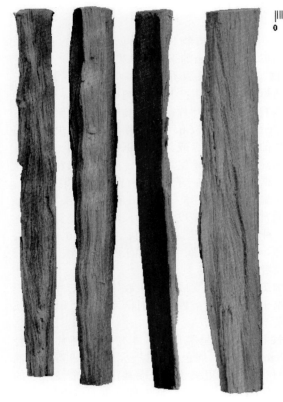

别名 旃檀、白檀、檀香木、真檀。

来源 为檀香科植物檀香 *Santalum album* L. 树干的干燥心材。

原植物 常绿小乔木，高约10m。枝有条纹，具多数皮孔和半圆形的叶痕；小枝细长，节间稍肿大。叶片椭圆状卵形，膜质，长4～8cm，宽2～4cm，顶端锐尖，基部楔形或阔楔形，多少下延，边缘波状，稍外折，背面具白粉，中脉在背面突起，侧脉约10对；叶柄细，长1～1.5cm。三歧聚伞式圆锥花序腋生或顶生，长2.5～4cm，苞片2枚，钻状披针形，早落；总花梗长2～5cm；花梗长2～4mm；花被管钟状，淡绿色；花被4裂，裂片卵状三角形，内部初时为绿黄色，后呈深棕红色。核果长1～1.2cm，直径约1cm，外果皮肉质多汁，成熟时深紫红色至紫黑色，顶端稍平坦，宿存花柱基多少隆起。内果皮有纵棱3～4条。花期5～6月，果期7～9月。野生或栽培。分布于澳大利亚、印度尼西亚和南亚等地。我国台湾、广东、海南、云南等地有引种。

采收加工 原产地种植后30～40年采伐，锯成段。砍去色淡的边材，心材干燥入药。

药材性状 本品为长短不一的圆柱形木段，有的稍弯曲。外表面灰黄色或黄褐色，光滑细腻，有的有疤节或纵裂，横截面呈棕黄色，有油迹；棕色年轮明显或不明显，纵向劈开纹理顺直。质坚实，不易折断。气清香，燃烧时香气更浓；味淡，嚼之微有辛辣感。

性味归经 味辛，性温。归脾、胃、心、肺经。

功能与主治 行气温中，开胃止痛。主治寒凝气滞，胸膈不舒，胸痹心痛，脘腹疼痛，呕吐食少。

用法用量 内服：煎汤，1.5～3克，后下。外用：适量，磨汁涂。

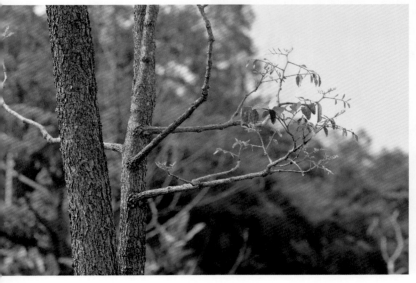

沉香

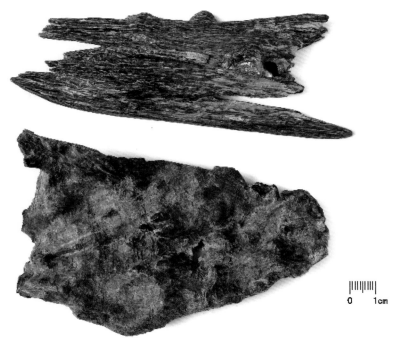

别名 蜜香、沉水香、伽俑香。

来源 为瑞香科植物白木香 *Aquilaria sinensis* (Lour.) Gilg 含有树脂的木材。

原植物 常绿乔木，植株高达15m。树皮灰褐色；小枝叶柄及花序均被柔毛或夹白色绒毛。叶互生；叶柄长约5mm；叶片革质，长卵形、倒卵形或椭圆形，长6～12cm，宽2～4.5cm，顶端渐尖，基部楔形，全缘，两面被疏毛，后渐脱落，光滑而亮。伞形花序顶生和腋生；小花梗长0.5～1.2cm；花黄绿色，被绒毛；花被钟形，5裂，矩圆形，顶端钝圆，花被管喉部具鳞片10枚，密被白色绒毛，基部连合成一环。蒴果倒卵形，木质，扁压状，长2.5～3cm，密被灰白色毛，基部有稍带木质的宿存花被。种子黑棕色，卵形，长约1cm。顶端渐尖，种子基部延长为角状附属物，红棕色，长达2cm，上部扩大。花期3～5月，果期5～6月。生长于平地、丘陵的疏林或荒山中，有栽培。分布于福建、台湾、广东、海南、广西等地。

采收加工 全年均可采收，割取含树脂的木材，剔除不含树脂的部分，阴干。

药材性状 本品呈不规则块、片状或盔帽状，有的为小碎块。表面凹凸不平，有刀痕，偶有孔洞，可见黑褐色树脂与黄白色木部相间的斑纹，孔洞及凹窝表面多呈朽木状。质较坚实。断面刺状。气芳香，味苦。

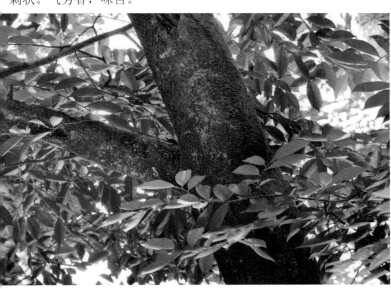

性味归经 味辛、苦，性微温。归肾、脾、胃经。

功能与主治 行气止痛，温中止呕，纳气平喘。主治胸腹胀闷疼痛，胃寒呕吐呃逆，肾虚气逆喘急。

用法用量 内服：煎汤，2～5克，后下；研末，0.5～1克；或磨汁服。

注意事项 中气虚，心经有实邪，非命门真火衰，阴虚气逆上，禁服。气虚下陷，不可多服。

娑罗子

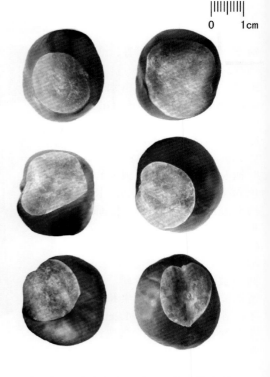

别名 天师栗、仙栗、开心果、苏罗子、索罗果。

来源 为七叶树科植物七叶树 *Aesculus chinensis* Bge.、浙江七叶树 *Aesculus chinensis* Bge.var. *chekiangensis* (Hu et Fang) Fang 或天师栗 *Aesculus wilsonii* Rehd. 的干燥成熟种子。

原植物 七叶树：乔木，高达25m。小枝圆柱形，具圆形或椭圆形淡黄色的皮孔。掌状复叶，由5～7小叶组成；叶柄长10～12cm，小叶片长圆披针形至长圆倒披针形，稀长椭圆形，顶端锐尖，基部楔形或阔楔形，边缘具钝尖形的细锯齿，长8～16cm，宽3～5cm，纸质。花序圆筒形，连总花梗长21～25cm，小花序常具花5～10朵。花杂性，雄花与两性花同株；花萼管状钟形，外面被微柔毛，5裂，裂片钝形，边缘具短纤毛；花瓣4，白色，长圆倒卵形至长圆倒披针形，边缘具纤毛，基部爪状。果球形或倒卵圆形，顶部短尖或钝圆而中部略凹下，直径3～4cm，黄褐色，无刺，有很密的斑点；果壳干后厚5～6mm。种子近于球形，直径2～3.5cm，栗褐色；种脐白色，约占种子体积的1/2。花期4～5月，果期10月。河北南部、山西南部、陕西南部、江苏、浙江、河南北部有栽培，仅秦岭地区有野生。

采收加工 秋季果实成熟时采收，除去果皮，晒干或低温干燥。

药材性状 本品呈扁球形或类球形，似板栗，直径1.5～4cm。表面棕色或棕褐色，多皱缩，凹凸不平，稍具光泽；种脐色较浅，近圆形，约占种子面积的1/4至1/2。种皮硬而脆，子叶2，肥厚，坚硬，形似栗仁，黄白色或淡棕色，粉性。气微，味先苦后甜。

性味归经 味甘，性温。归肝、胃经。

功能与主治 疏肝理气，和胃止痛。主治肝胃气滞，胸腹胀闷，胃脘疼痛。

用法用量 内服：煎汤，6～9克。

注意事项 气阴虚者慎用。

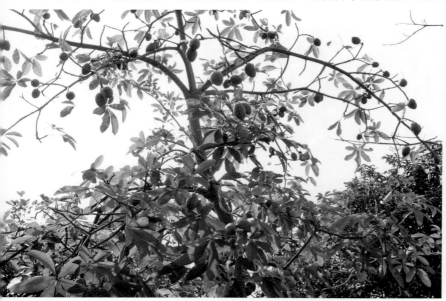

梧桐子

别名 瓢儿果、桐麻豌、凤眼果、红花果。

来源 为梧桐科植物梧桐*Firmiana platanifolia* (L.f.) Marsili的干燥成熟种子。

原植物 落叶乔木，高可达16m。树皮青绿色，平滑。单叶互生，叶柄长8～30cm；叶片心形，掌状3～5裂，直径15～20cm，裂片三角形，顶端渐尖，基部心形，两面无毛或略被短柔毛；基生脉7条。圆锥花序顶生，长约20～50cm。花单性或杂性，淡黄绿色；萼管长约2mm，裂片5，长条形，向外卷曲，长7～9mm，外面被淡黄色短柔毛，无花瓣；雄花由10～15枚雄蕊合生，花丝愈合成一圆柱体，约与萼片等长；雌花常有退化雄蕊围生于子房基部，子房由5心皮联合，部分离生，花柱长，柱头5裂。蓇葖果5，纸质，具柄，长

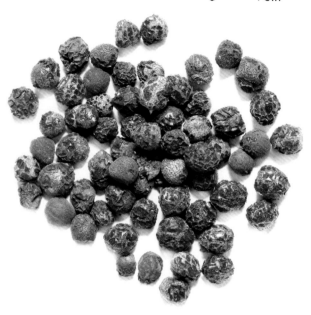

6～11cm，宽1.5～2.5cm，在成熟前每个心皮由腹缝开裂成叶状果瓣。种子4～5，球形，直径约7mm，干时表面多皱纹，着生于叶状果瓣的边缘。花期6～7月，果期10～11月。多为人工栽培。分布于全国大部分地区。

采收加工 秋季种子成熟时将果枝采下，打落种子，除去杂质，晒干。

药材性状 种子球形，状如豌豆，直径约7mm，表面黄棕色至棕色，略具光泽，具明显隆起的网状皱纹。质轻而硬，外层种皮较脆易破裂，内层种皮坚韧。剥除种皮，见淡红色的数层外胚乳，内为肥厚的淡黄色内胚乳，油质，子叶2片薄而大，紧贴在内胚乳上，胚根在较小的一端。

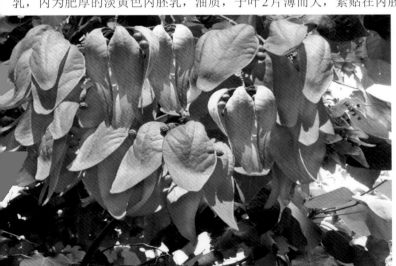

性味归经 味甘，性平。归心、肺、肾经。

功能与主治 顺气和胃，健脾消食，止血。主治胃脘疼痛，伤食腹泻，疝气，须发早白，小儿口疮，鼻衄。

用法用量 内服：煎汤，3～9克。外用：适量，煅存性研末敷。

九里香

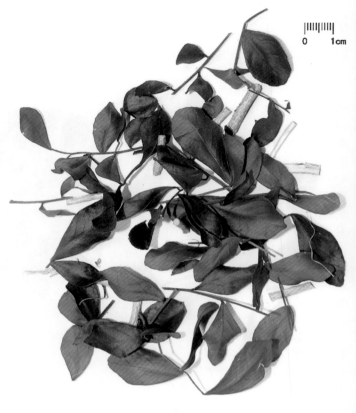

来源 为芸香科植物九里香 *Murraya exotica* L.的干燥叶和带叶嫩枝。

原植物 常绿灌木或小乔木，高3～8m。树皮苍灰色，分枝甚多，光滑无毛。奇数羽状复叶互生；小叶3～9枚，卵形、倒卵形至近菱形，上面深绿色、光亮，下面青绿色，密生腺点，腺点干后褐黑色，中脉凸出；纸质或厚纸质。3至数花的聚伞花序，顶生或腋生，花大，极芳香；花柄细长；萼片五角形，宿存；花瓣5，白色，倒披针形或狭长圆形，有透明腺点；雄蕊8～10，长短相间；子房上位，2室，每室有2胚珠。浆果米红色，球形或卵形，种子1～2颗，种皮具棉质毛。花期4～6月，果期9～11月。生于干旱的旷地或疏林中，也有栽培。分布于福建、台湾、湖南、广东、海南、广西、贵州、云南等地。

采收加工 生长旺盛期结合摘心、整形修剪采叶，成林植株每年采收枝叶1～2次，晒干。

药材性状 茎呈细圆形小段，外表灰黄色，有细纵纹，切面中心颜色较淡，质坚硬。叶呈碎片状，黄绿色，质脆，全缘，主脉在背面明显突出。气香，味微苦。

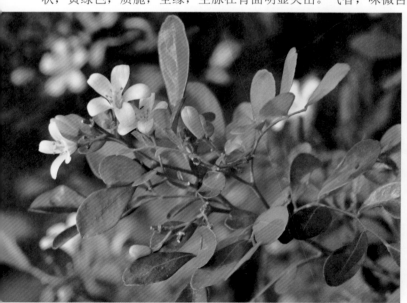

性味归经 味辛、微苦，性温，小毒。归心、肝、胃经。

功能与主治 行气止痛，活血散瘀。主治胃痛，风湿痹痛；外治牙痛，跌打肿痛，虫蛇咬伤。

用法用量 内服：煎汤，6～12克。外用：适量，捣敷或煎水洗。

注意事项 阴虚火亢者忌用。

茉莉花

来源 为木犀科植物茉莉 *Jasminum sambac* (L.) Ait. 的花。

原植物 直立或攀缘灌木，高达3m。小枝圆柱形或稍压扁状，有时中空，疏被柔毛。叶对生，单叶；叶柄被短柔毛，具关节；叶片纸质，圆形、卵状椭圆形或倒卵形，两端圆或钝，基部有时微心形，除下面脉腋间常具簇毛外，其余无毛。聚伞花序顶生，通常有花3朵，有时单花或多达5朵；花序梗被短柔毛，苞片微小，锥形；花极芳香；花萼无毛或疏被短柔毛，裂片线形；花冠白色，花冠管长。裂片长圆形至近圆形。果球形，呈紫黑色。花期5～8月，果期7～9月。我国南方各地广为栽培。

采收加工 夏季花初开时采收，立即晒干或烘干。

药材性状 花多呈扁缩团状，长1.5～2cm，直径约1cm。花萼管状，有细长的裂齿8～10个。花瓣展平后呈椭圆形，长约1cm，宽约5mm，黄棕色至棕褐色，表面光滑无毛，基部连合成管状。质脆。气芳香，味涩。以朵大、色黄白、气香浓者为佳。

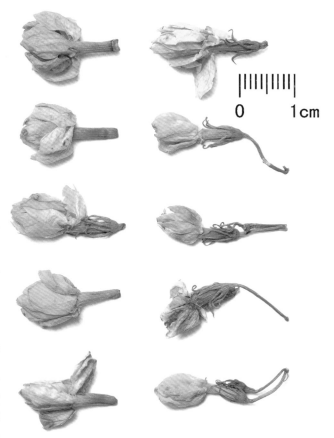

性味归经 味辛、微甘，性温。归脾、胃、肝经。

功能与主治 理气止痛，辟秽开郁。主治湿浊中阻，胸膈不舒，泻痢腹痛，头晕头痛，目赤，疮毒。

用法用量 内服：煎汤，3～10克；或代茶饮。外用：适量，煎水洗目或菜油浸滴耳。

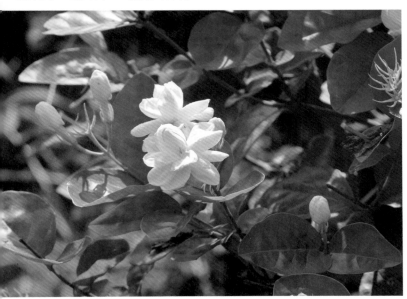

苏铁叶

别名 番蕉叶、铁树叶。

来源 为苏铁科植物苏铁 *Cycas revoluta* Thunb. 的叶。

原植物 常绿木本植物，不分枝，高1～4m，稀达8m以上，茎部密被宿存的叶基和叶痕，羽状叶从茎的顶部生出，基部两侧有刺，羽片达100对以上，线状披针形，厚革质，先端锐尖，边缘显著向下卷曲，基部狭，两侧不对称，上面绿色，有光泽，中央微凹，下面浅绿色，中脉显著隆起。雌雄异株，雄球花圆柱形；小孢子叶楔形，有急尖头，下面中肋及先端密生褐色长绒毛，大孢子叶扁平，密生淡黄色绒毛，上部顶片宽卵形，边缘羽状分裂，其下方两侧着生数枚近球形的胚珠。种子卵圆形，微扁，顶凹，熟时朱红色。花期6～7月，种子10月成熟。

采收加工 全年均可采收，鲜用或晒干。

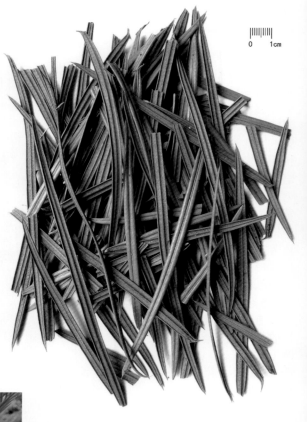

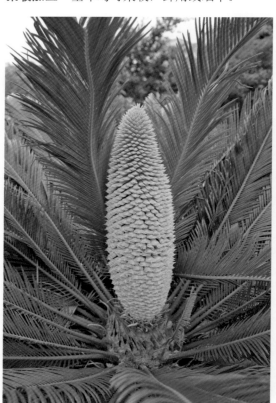

药材性状 叶大型，一回羽状，叶轴扁圆柱形，叶柄基部两侧具刺，黄褐色。质硬，断面纤维性。羽片线状披针形，长9～18cm，宽4～6mm，黄色或黄褐色，边缘向背面反卷，背面疏生褐色柔毛。质脆，易折断，断面平坦。气微，味淡。

性味归经 味甘、淡，性平，小毒。归肝、胃经。

功能与主治 理气止痛，散瘀止血，消肿解毒。主治肝胃气滞疼痛，经闭，吐血，便血，痢疾，肿毒，外伤出血，跌打损伤。

用法用量 内服：煎汤，9～15克；或烧存性，研末。外用：适量，煅存性研末敷。

金橘

别名 卢橘、山橘。

来源 为芸香科植物金橘 *Fortunella margarita* (Lour.) Swingle 的果实。

原植物 常绿灌木或小乔木，高达3m。枝密生，通常无刺。单叶互生；箭叶柄甚狭，顶端有关节；叶片长椭圆形，先端钝，基部楔形，叶缘微波状或具不明显的细锯齿，下面密生腺点，稍革质。花单生，或2～3朵簇生于新枝的叶腋，萼片5，绿色；花瓣5，白色，狭长圆形；雄蕊群20～25，长短不一，不同程度地合生成若干束；子房上位，近圆球形，花盘广而厚。柑果长圆形或卵圆形，金黄色，平滑，油腺密生；瓢囊4～5瓣，汁多味酸。种子卵状球形。花期6月，果期12月。浙江、福建、湖北、广西、四川都有栽培。

采收加工 分批采摘成熟果实。

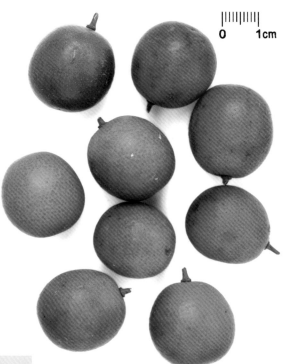

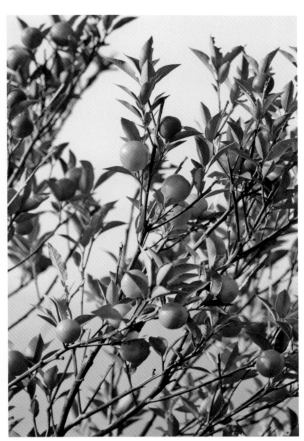

药材性状 果实卵圆形或长圆形，果顶凹入，表面金黄色或橙红色，平滑，油腺密生，皮薄，瓢囊4～5个。种子多数，卵状球形。味酸甜。

性味归经 味辛、甘，性温。归肝、脾、胃经。

功能与主治 理气解郁，消食化痰，醒酒。主治胸闷郁结，脘腹痞胀，食滞纳呆，咳嗽痰多，伤酒口渴。

用法用量 内服：煎汤，3～9克，鲜品15～30克，或嚼服。

黄皮叶

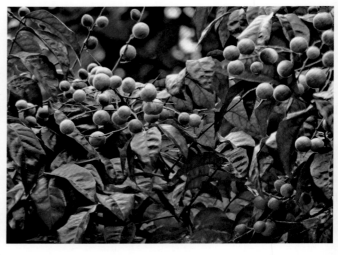

别名 黄皮果树叶。

来源 为芸香科植物黄皮*Clausena lansium* (Lour.) Skeels的干燥叶。

原植物 常绿灌木或小乔木，可高达12m。幼枝、花轴、叶轴、叶柄及嫩叶下面脉上均有集生成簇的丛状短毛及长毛，有香味。奇数羽状复叶互生；小叶片5～13，顶端1枚最大，向下逐渐变小，卵形，先端锐尖，基部宽楔形，不对称，边缘浅波状。伞状圆锥花序顶生，花枝扩展，多花；萼片5，广卵形，花瓣5，白色，匙形，开放时反展；雄蕊10，长短相间，子房上位，5室，密被毛。浆果球形、扁圆形，淡黄色至暗黄色，密被毛。种子绿色。花期4～5月，果期7～9月。多为栽培。分布于我国西南及福建、海南、广西等地。

采收加工 全年均可采收，鲜用或晒干。

药材性状 为奇数羽状复叶，小叶5～13片，多皱缩，破碎，黄绿色至深绿色，完整者呈阔卵形或卵状椭圆形，密布细小半透明油点及疏柔毛，先端急尖或短渐尖，基部楔形至圆形，两侧不对称，叶全缘或浅波状至浅圆齿状，略反卷，叶脉于叶面凹下、于背面凸起，小叶柄被短柔毛，质脆。气香，味微苦、辛。

性味 味辛、苦，性平。

功能与主治 解表散热，行气化痰，利尿，解毒。主治温病发热，流脑，疟疾，咳嗽痰喘，脘腹疼痛，风湿痹痛，小便不利，热毒疥癣，蛇虫咬伤。

用法用量 内服：煎汤，15～30克（鲜品30～50克）。外用：适量，煎水洗或捣烂敷。

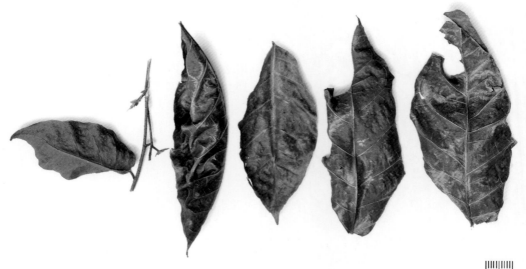

0   1cm

夜合花

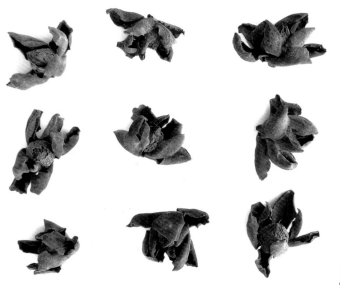

别名 合欢花、夜香木兰。

来源 为木兰科植物夜合花 *Magnolia coco* (Lour.) DC. 的花。

原植物 灌木或小乔木，高2～4m。全株无毛；树皮灰色，小枝绿色，微具棱脊。叶互生；托叶痕达叶柄顶端；叶片革质，椭圆形、窄椭圆形或倒卵状椭圆形，先端长渐尖，基部楔形，边缘略反卷，网脉稀疏，上面深绿色，有光泽，稍有波皱，下面淡绿色。花梗向下弯垂，花近球形；花被9片，外轮3片白色带绿，内2轮白色；雄蕊多数，花丝扁平，药室内向开裂；心皮多数，窄卵形，柱头短。聚合果长约3cm，蓇葖果近木质，沿背缝线开裂，顶端有短尖头。种子1～2，外种皮鲜红色，带肉质。花期5～6月，果期7～9月。生于常绿阔叶林中。分布于广东、广西、福建、浙江、云南、台湾等地，华南各地多有栽培。

采收加工 5～6月采摘。晒干。

药材性状 花朵略呈伞形、倒挂钟形或不规则的球形，长2～3cm，直径1～2cm，外面暗红色至棕紫色。萼片3片，长倒卵形，两面有颗粒状突起。花瓣6片，倒卵形，卷缩，外表面基部显颗粒状突起，内表面光滑。雄蕊多数，螺旋状排列，呈莲座状。雌蕊心皮7～8个，离生，心皮狭长棱状，紫褐色或棕褐色，有小瘤状体。留存的花柄黑褐色。气极芳香，味淡。以花朵完整、芳香气浓者为佳。

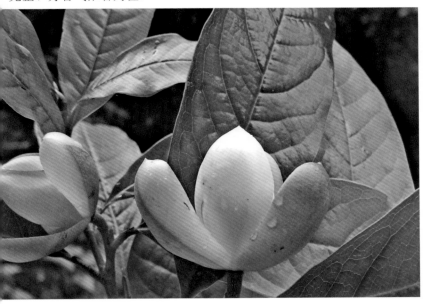

性味 味辛，性温。

功能与主治 行气祛瘀，止咳止带。主治胁肋胀痛，乳房胀痛，疝气痛，癥瘕，跌打损伤，失眠，咳嗽气喘，白带过多。

用法用量 内服：煎汤，3～9克。

广枣

别名　五眼果、山枣子、鼻涕果。

来源　为漆树科植物南酸枣 *Choerospondias axillaris* (Roxb.) Burtt et Hill 的果实（鲜）或果核。

原植物　落叶乔木，高8～20m。树干挺直，树皮灰褐色，纵裂，呈片状剥落。小枝粗壮，暗紫褐色，无毛，具皮孔。奇数羽状复叶互生；小叶7～15枚，对生，膜质至纸质，卵状椭圆形，先端尾状长渐尖，基部偏斜，全缘。花杂性，异株；雄花和假两性花淡紫红色，排列成顶生或腋生的聚伞状圆锥花序；雌花单生于上部叶腋内；萼片、花瓣各5；雄蕊10；子房5室；花柱5，分离。核果椭圆形或倒卵形，成熟时黄色，中果皮肉质浆状，果核先端具5小孔。花期4月，果期8～10月。生于山坡、丘陵或沟谷林中。分布于安徽、江西、福建、广西、贵州等地。

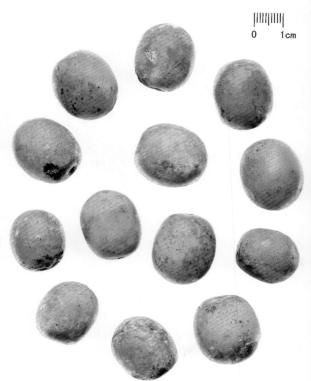

采收加工　9～10月果熟时采收，鲜用，或取果核晒干。

药材性状　果实呈椭圆形或卵圆形，长2～3cm，直径1.4～2cm。表面黑褐色或棕褐色，稍有光泽，具不规则的皱褶；基部有果梗痕。果肉棕褐色。核近卵形，红棕色或黄棕色，顶端有5个（偶有4或6个）明显的小孔。质坚硬。种子5颗，长圆形。无臭，味酸。以个大、肉厚、色黑褐色者为佳。

性味　味甘、酸，性平。

功能与主治　行气活血，养心安神，消积，解毒。主治气滞血瘀之胸痛，心悸气短，神经衰弱，失眠，支气管炎，食滞腹满，腹泻，疝气，烫火伤。

用法用量　内服：煎汤，30～60克。外用：适量，果核煅炭研末，调敷。

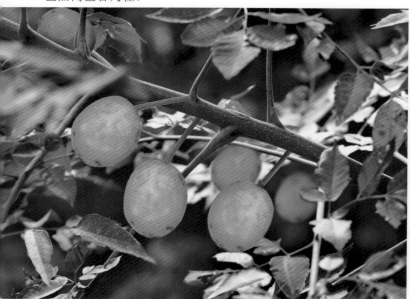

仙人掌

别名 神仙掌、观音刺、霸王树。

来源 为仙人掌科植物仙人掌 *Opuntia dillenii* (Ker GawL.) Haw. 的根及茎。

原植物 多年生肉质植物，高0.5～3m。茎下部稍木质，近圆柱形，上部有分枝，具节；茎节扁平，幼时鲜绿色，老时变蓝绿色，有时被白粉，其上散生小窠，每一窠上簇生数条针刺和多数倒生短刺毛；针刺黄色，杂以黄褐色斑纹。叶退化成钻状，早落。花单生或数朵聚生于茎节顶部边缘，鲜黄色；花被片多数；雄蕊多数，排成数轮，花药2室；子房下位，柱头6～8裂，白色。浆果多汁，倒卵形，紫红色。种子多数。花期5～6月。生于沿海沙滩的空旷处，以及向阳干燥的山坡或村庄。分布于我国西南、华南及浙江、江西、福建等地。

采收加工 栽培1年后，即可随用随采。

药材性状 肉质茎呈卵形至矩圆形，长15～30cm，扁平，表面绿色，光亮，散生多数瘤体，每一个小瘤体上密生黄褐色卷曲的柔毛，并有针刺。气无，味苦。

性味归经 味苦，性寒。归胃、肺、大肠经。

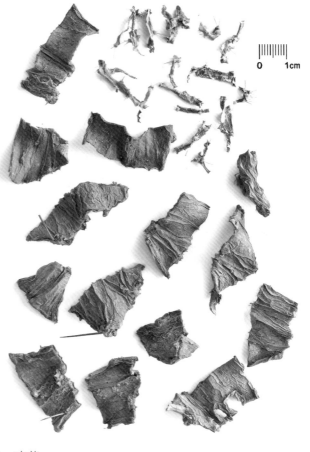

功能与主治 行气活血，凉血止血，解毒消肿。主治胃痛，痞块，痢疾，喉痛，肺热咳嗽，肺痨咯血，吐血，痔血，疮疡疔疖，乳痈，痄腮，癣疾，蛇虫咬伤，烫伤，冻伤。

用法用量 内服：煎汤，10～30克。外用：适量，捣敷。

注意事项 虚寒者忌服。其汁不能入目。忌铁器。

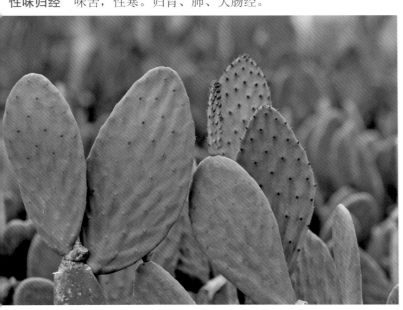

金香炉

别名 大金香炉、假豆稔、老虎杆。

来源 为野牡丹科植物展毛野牡丹 *Melastoma normale* D. Don 的根或叶。

原植物 灌木，可高达3m。茎钝四棱形或近圆柱形，分枝多，地上部分密被平展的长粗毛或糙伏毛。叶对生；叶片坚纸质，卵形至椭圆形或椭圆状披针形，两面被毛，全缘。伞房花序生于分枝顶端，具花3～50朵，基部具叶状总苞片2；花5数，花萼密被鳞片状糙伏毛，边缘流苏状；花瓣紫红色，倒卵形；雄蕊5长5短，长者药隔基部伸长，末端2裂，常弯曲，短者药隔不伸长，花药基部两侧各具一小瘤；子房半下位。蒴果坛状球形，先端平截，宿存萼与果贴生，密被鳞片状糙伏毛。花期春至夏初，果期秋季。生于开朗山坡灌丛、草丛中或疏林下。分布于我国西南及福建、台湾、广东、海南、广西、西藏等地。

采收加工 根全年均可采挖，洗净，切片，晒干。叶于6～7月采收，鲜用或晒干。

药材性状 为不规则的块片，大小厚薄不一，外皮浅棕红色或棕褐色，平坦，有浅的纵沟纹。皮薄，厚0.5～2mm，易脱落，脱落处呈浅棕色，有细密弯曲的纵纹。质硬而致密，不易折断，断面浅黄棕色或浅棕色，中部颜色较深。叶多皱缩，完整的叶展开后呈卵形或椭圆形，黄绿色，两面被毛，基出脉5，质脆。气微，味涩。

性味 味苦、涩，性凉。

功能与主治 行气利湿，化瘀止血，解毒。主治脘腹胀痛，肠炎，痢疾，肝炎，淋浊，咯血，吐血，衄血，便血，月经过多，痛经，白带，疝气痛，血栓性脉管炎，疮疡溃烂，带状疱疹，跌打肿痛。

用法用量 内服：煎汤，9～15克。外用：适量，捣敷。

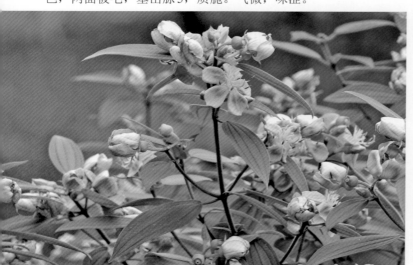

土厚朴

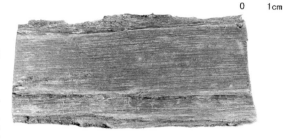

别名 假玉桂。

来源 为胡桃科植物黄杞 *Engelhardia roxburghiarna* Wall. 的干燥树皮。

原植物 常绿乔木，高10余米。树皮褐色，深纵裂；枝条细瘦，实心，裸芽叠生，有柄；全株被橙黄色盾状腺体。偶数羽状复叶，小叶3～5对，少数1～2对；叶片革质，长椭圆状披针形至长椭圆形，全缘，两面光泽。花单性，雌雄同株或稀异株；雌花序1条及雄花序数条长而俯垂，形成一顶生的圆锥花序束；顶端为雌花序，下方为雄花序；雌花及雄花的苞片均3裂，花被片4，雄花无柄或近无柄，雄蕊10～12枚，几无花丝；雌花有花柄，花被片贴生于子房，无花柱，柱头4裂，稍外卷。果实球形或扁球形，坚果状，密生黄褐色腺体，外果皮膜质，内果皮骨质，苞片托于果实基部形成膜质状果翅。花期5～6月，果期8～9月。生于山坡较干燥的疏林中。分布于福建、台湾、湖南、广东、海南、广西、四川、贵州、云南等地。

采收加工 夏、秋季剥取树皮，洗净，鲜用或晒干。

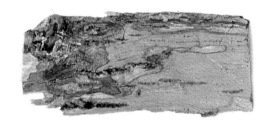

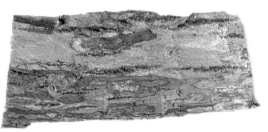

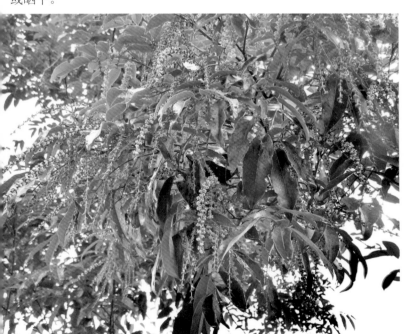

药材性状 树皮呈单卷筒状或双卷筒状，长粗不一，厚3～4mm。外表面灰棕色或灰褐色，粗糙，皮孔椭圆形，内表面紫褐色、平滑，有纵浅纹。质坚硬而脆，易折断，断面不平整，略呈层片状。气微，味微苦、涩。

性味 味微苦、辛，性平。

功能与主治 行气，化湿，导滞。主治脾胃湿滞之脘腹胀闷，泄泻。

用法用量 内服：煎汤，6～15克。

莱菔子

别名 萝卜子、芦菔子。

来源 为十字花科草本植物萝卜 *Raphanus sativus* L. 的成熟种子。

原植物 二年生或一年生草本。直根，肉质，长圆形、球形或圆锥形，外皮绿色、白色或红色。茎有分枝，无毛，稍具粉霜。基生叶和下部茎生叶大头羽状半裂，顶裂片卵形，侧裂片4～6对，长圆形，有钝齿。疏生粗毛；上部叶长圆形，有锯齿或近全缘。总状花序顶生或腋生；萼片长圆形，花瓣4，白色、紫色或粉红色，倒卵形，具紫纹，下部有长5mm的爪；雄蕊6，4长2短；雌蕊1，子房钻状，柱头柱状。长角果圆柱形，在种子间处缢缩，形成海绵质横隔，先端有喙；种子1～6颗，类圆形或椭圆形，微扁，红棕色，并有细网纹。花期4～5月，果期5～6月。

采收加工 夏季采收，晒干，生用或炒用，用时捣碎。

药材性状 种子类圆形或椭圆形，略扁，长2～4mm，宽2～3mm。种皮薄，表面红棕色、黄棕色或深灰棕色，放大镜下观察有细密网纹，种子一侧现数条纵沟，一端有黑色种脐。子叶2片，乳黄色，肥厚，纵褶。气微，味略辛。

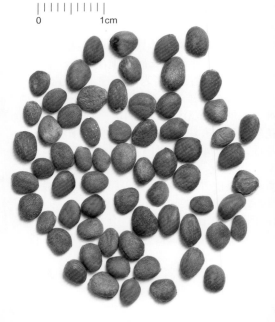

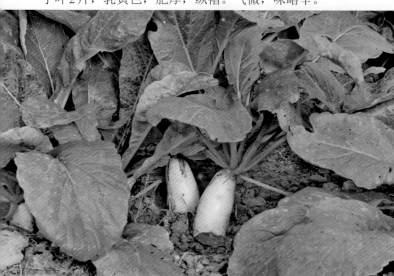

性味归经 味辛、甘，性平。归脾、胃、肺经。

功能与主治 消食除胀，降气化痰。主治食积气滞，脘腹胀满，腹泻，下痢后重，气逆喘满，咳嗽痰多。

用法用量 内服：煎汤，5～10克。外用：适量，研末调敷。

注意事项 气虚者慎服。

山楂

别名 羊球、赤枣子。

来源 为蔷薇科山里红 *Crataegus pinnatifida* Bge. var. *major* N. E. Br. 或山楂 *Crataegus pinnatifida* Bge. 的果实。

原植物 山里红：落叶乔木，可高达6m。枝刺长 1～2cm，或无刺。单叶互生；叶片宽卵形或三角状卵形，稀菱状卵形，有 2～4 对羽状裂片，上面有光泽，下面沿叶脉被短柔毛，边缘有不规则重锯齿。伞房花序；萼筒钟状；花冠白色。花瓣5，倒卵形或近圆形；雄蕊约20，花药粉红色；雌蕊1，子房下位，5室，花柱5。果近球形，直径可达2.5cm，深红色，有黄白色小斑点；小核3～5。

山楂：与山里红极为相似，仅果形小，直径 1～1.5cm。花期5～6月，果期8～10月。我国华北及山东、江苏、安徽、河南等地均有栽培。

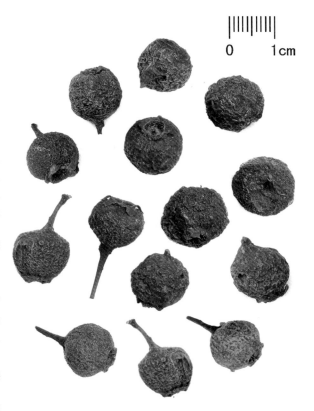

采收加工 秋季果实成熟时采收，置沸水中略烫后干燥或直接干燥。

药材性状 果实近球形，表面鲜红色至紫红色，有光泽，满布灰白色的斑点，顶端有宿存花萼，基部有果柄残痕。商品常加工成纵切片或横切片，多卷曲或皱缩不平。果肉厚，深黄色至浅棕色。质坚硬。气微清香，味酸、微甜。

性味归经 味酸、甘，性微温。归脾、胃、肝经。

功能与主治 消食健胃，行气散瘀。主治肉食积滞，胃脘胀满，泻痢腹痛，瘀血经闭，产后瘀阻，心腹刺痛，疝气疼痛、高脂血症。焦山楂消食导滞作用增强，主治肉食积滞、泻痢不爽。

用法用量 内服：煎汤，3～10克。外用：适量，煎水洗或捣敷。

注意事项 脾胃虚弱者慎服。生食损齿。

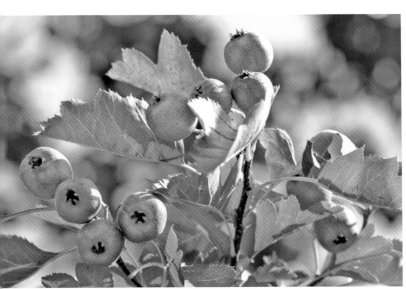

神曲

别名 六神曲、六曲。

来源 为辣蓼、青蒿、杏仁等药加入面粉或麸皮混合后、经发酵制成的曲剂。

采收加工 以面粉或麸皮与杏仁泥、赤小豆粉，以及鲜青蒿、鲜苍耳、鲜辣蓼自然汁混合搅匀，使干湿适宜，做成小块，放入筐内，复以麻叶或楮叶，保温发酵1周，长出黄菌丝时取出，切成小块，晒干即成。

药材性状 本品呈方形或长方形的块状，直径约3cm，厚约1cm，外表土黄色，粗糙。质硬脆，易断，断面不平整，类白色，可见未被粉碎的褐色残渣及发酵后的空隙。具陈腐气，味苦。

性味归经 味甘、辛，性温。归脾、胃经。

功能与主治 消食化积，健脾和胃。主治饮食停滞，消化不良，脘腹胀满，食欲不振，呕吐泻痢。

用法用量 内服：煎汤，10～15克。

注意事项 脾阴虚、胃火盛者不宜服。孕妇慎服。

鸡内金

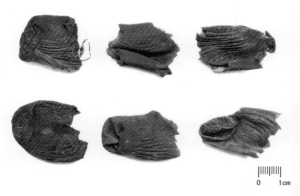

别名 鸡黄皮、鸡中金。

来源 为雉科动物家鸡 *Gallus gallus domesticus* Brisson 的干燥砂囊内膜。

采收加工 杀鸡后，取出鸡肫，立即剥下内壁，洗净，干燥。

药材性状 呈不规则囊片状，略卷曲。大小不一，完整者长约3.5cm，宽约3cm，厚约0.5cm。表面黄色、黄绿色或黄褐色，薄而半透明，有多数明显的条棱状波纹。质脆，易碎，断面角质样，有光泽。气微腥，味微苦。

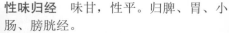

性味归经 味甘，性平。归脾、胃、小肠、膀胱经。

功能与主治 健胃消食，涩精止遗。主治食积不消，呕吐泻痢，小儿疳积，遗尿，遗精。

用法用量 内服：煎汤，3～10克。外用：适量，研末调敷。

注意事项 脾虚无积者慎服。

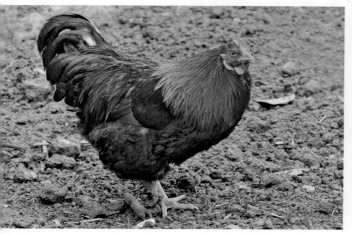

稻芽

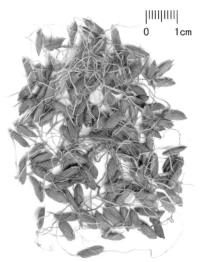

别名 蘖米、稻蘖、稻芽。

来源 为禾本科植物稻 *Oryza sativa* L. 的颖果实经发芽而成。

采收加工 一般在春、秋两季加工，取拣净的稻谷。用水浸泡1～2d，捞出，置于能排水的容器内，盖好，每日淋水1次，保持湿润，使发芽，待须根长3.3～7mm时，取出晒干即得谷芽。

药材性状 炒谷芽形如谷芽，表面深黄色，有裂隙，略具香气。焦谷芽形如谷芽，表面焦褐色，有裂隙，具焦香气。

性味归经 味甘，性平。归脾、胃经。

功能与主治 消食化积，健脾开胃。主治食积停滞，胀满泄泻，脾虚少食，脚气浮肿。

用法用量 内服：煎汤，10～15克，大剂量30克；或研末。

注意事项 胃下垂者忌用。

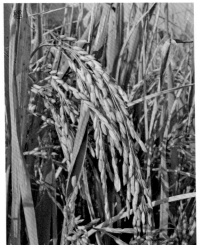
稻

谷芽

别名 粟芽、蘖米、粟蘖。

来源 为禾本科植物粟 *Setaria italica* (L.) Beauv. 的成熟果实经发芽干燥的炮制加工品。

采收加工 将粟谷用水浸泡后，保持适宜的温、湿度，待须根长至约6mm时，晒干或低温干燥。

药材性状 本品呈类圆球形，直径约2mm。顶端钝圆，基部略尖。外壳为革质的稃片，淡黄色，有点状皱纹，下端具初生的细须根，长3～6mm，剥去稃片，内含淡黄色或黄白色颖果（小米）粒。气微，味微甘。

性味归经 味甘，性温。归脾、胃经。

功能与主治 消食和中，健脾开胃。主治食积不消，腹胀口臭，脾胃虚弱，不饥食少。炒谷芽偏于消食，用于不饥食少。焦谷芽善化积滞，用于积滞不消。

用法用量 内服：煎汤，10～15克。

注意事项 胃下垂者忌服。

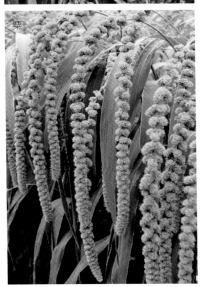
粟

麦芽

别名 大麦蘖、麦蘖、大麦毛、大麦芽。

来源 为禾本科植物大麦 Hordeum vulgare L. 的成熟果实经发芽干燥的炮制加工品。

原植物 越年生草本。秆粗壮，光滑无毛，直立，高 50 ～ 100cm。叶鞘松弛抱茎；两侧具较大的叶耳；叶舌膜质，长 1 ～ 2mm；叶片扁平，长 9 ～ 20cm，宽 6 ～ 20mm。穗状花序长 3 ～ 8cm（芒除外），小穗稠密，每节着生 3 枚发育的小穗，小穗常无柄，长 1 ～ 1.5cm（除芒外）；颖线状披针形，微被短柔毛。顶端延伸成 8 ～ 14mm 的芒；外稃背部无毛，具 5 脉，先端延伸成芒，芒长 8 ～ 15cm，边棱有细刺，内稃与外稃等长。颖果腹面具纵沟或内陷，顶端被短柔毛。花期 3 ～ 4 月，果期 4 ～ 5 月。我国各地普遍栽培。

采收加工 将麦粒用水浸泡后，保持适宜温、湿度，待幼芽长至约 5mm 时，晒干或低温干燥。

药材性状 本品呈梭形，长 8 ～ 12mm，直径 3 ～ 4 mm。表面淡黄色，背面为外稃包围，有 5 脉；腹面为内稃包围。除去内外稃后，腹面具 1 条纵沟；基部胚根处生出幼芽和须根，幼芽长披针状条形，长约 5mm。须根数条，纤细而弯曲。质硬，断面白色，粉性。气微、味微甘。

性味归经 味甘，性平。归脾、胃经。

功能与主治 行气消食，健脾开胃，回乳消胀。主治食积不消，脘腹胀痛，脾虚食少，乳汁郁积，乳房胀痛，妇女断乳，肝郁胁痛，肝胃气痛。生麦芽健脾和胃，疏肝行气；用于脾虚食少，乳汁郁积。炒麦芽行消食回乳；用于食积不消，妇女断乳。焦麦芽消食化滞；用于食积不消，脘腹胀痛。

用法用量 内服：煎汤，10 ～ 15 克。

注意事项 不宜多食。

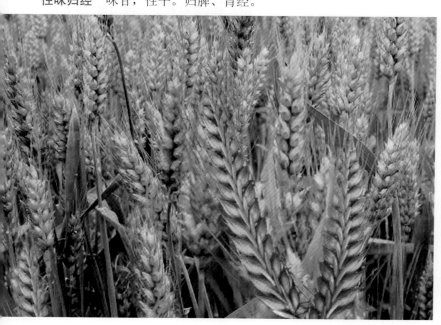

鸡矢藤

别名 女青、斑鸠饭。

来源 为茜草科植物鸡矢藤*Paederia foelida* L. 的干燥根或全草。

原植物 多年生草质藤本，长3～5m。基部木质，多分枝。叶对生：叶柄长1.5～7cm；托叶三角形，早落；叶片卵形、椭圆形、长圆形至披针形，先端急尖至渐尖，基部宽楔形，两面无毛或下面稍被短柔毛，叶纸质。新鲜者揉之有臭气。聚伞花序排成顶生的带叶的大圆锥花序或腋生而疏散少花；花紫色，几无梗；萼狭钟状；花冠筒先端5裂，镊合状排列，内面红紫色，被粉状柔毛；雄蕊5；子房下位，2室，浆果球形，成熟时光亮，草黄色。花期7～8月，果期9～10月。

采收加工 夏季采收地上部分，秋冬挖掘根部。

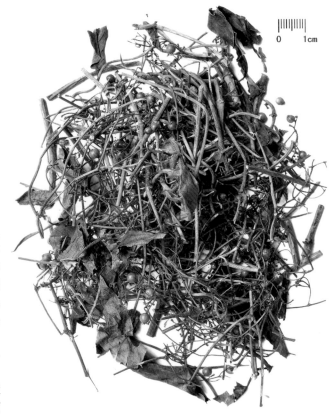

药材性状 茎呈扁圆柱形，无毛或近无毛，老茎灰棕色。栓皮常脱落，有纵皱纹，易折断。嫩茎黑褐色，质韧，不易折断，断面纤维性，灰白色或浅绿色。叶对生，多皱缩或破碎，完整者展平后呈宽卵形或披针形，先端尖，全缘，绿褐色，两面无毛；叶柄无毛或有毛。聚伞花序顶生或腋生，花序轴及花均被疏柔毛，花淡紫色。气特异，味微苦、涩。

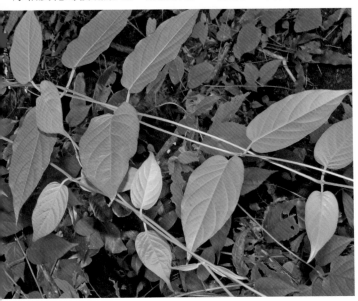

性味归经 味甘、苦，性微寒。归脾、胃、肝、肺经。

功能与主治 消食健胃，化痰止咳，清热解毒，止痛。主治食积腹胀，小儿疳积，腹泻，中暑，黄疸，肝炎，肝脾肿大，咳嗽，肠痈，无名肿毒，皮炎，湿疹，跌打损伤。

用法用量 内服：煎汤，10～15克。外用：适量，捣敷或煎水洗。

鸢尾

别名 乌园、紫蝴蝶。

来源 为鸢尾科植物鸢尾 *Iris tectorum* Maxim. 的根。

原植物 多年生草本，高35～80cm。植株基部围有老叶残留的膜质叶鞘及纤维。根茎较短，肥厚，常呈蛇头状，少为不规则的块状，环纹较密。叶基生；叶片剑形，先端渐尖，基部鞘状，套叠排成2列，有数条不明显的纵脉。花茎与叶近等长，中下部有1～2片茎生叶，顶端有1～2个分枝；苞片2～3；花蓝紫色，花被裂片6，2轮排列，外轮裂片倒卵形或近圆形，外折，中脉具不整齐橘黄色的鸡冠状突起，内轮裂片较小，

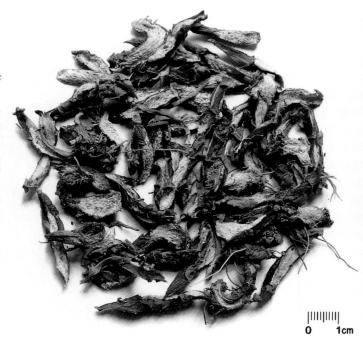

倒卵形，拱形直立，雄蕊3，花药黄色；子房下位，3室；花柱分枝3，花瓣状，蓝色，覆盖着雄蕊，先端2裂，边缘流苏状。蒴果椭圆状至倒卵状，有6条明显的肋；种子梨形，黑褐色，种皮皱褶。花期4～5月，果期6～7月。

采收加工 夏、秋季采收，洗净，切碎鲜用。

药材性状 根茎扁圆柱形，表面灰棕色，有节，节上常有分歧，节间部分一端膨大，另一端缩小，膨大部分密生同心环纹，愈近顶端愈密。

性味 味辛、苦，性寒，有毒。

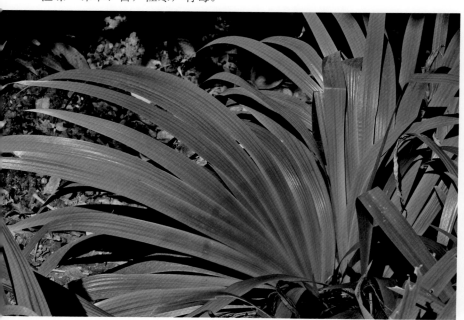

功能与主治 消积杀虫，破瘀行水，解毒。主治食积胀满，蛔虫腹痛，癥瘕臌胀，咽喉肿痛，跌打伤痛，疮疖肿毒。

用法用量 内服：煎汤，6～15克。外用：适量，捣敷或煎汤洗。

注意事项 体虚便溏者及孕妇禁服。

铁包金

别名 乌饭藤、糯米茶叶。

来源 为鼠李科植物光枝勾儿茶 *Berchemia polyphlla* Wall. var. *leioclada* Hand. -Mazz. 的根或藤茎。

原植物 藤状灌木。小枝、花序轴与果梗均无毛。叶互生；叶柄上面被疏短柔毛；叶片纸质，卵圆形，基部圆形，先端圆形。两性花，浅绿色或白色，无毛，通常2～10个簇生排成具短总梗的聚伞总状花序，或下部具短分枝的窄聚伞圆锥花序，顶生，5基数；萼片卵状三角形，先端尖；花瓣近圆形。果圆柱形，顶端尖，成熟时红色，后变黑色，基部有宿存的花盘和萼筒。花期夏、秋季，果期7～11月。生于山坡、沟边灌丛或林缘。分布于我国西南及陕西、福建、湖北、广东、海南、广西等地。

采收加工 夏末初秋，孕蕾前割取嫩茎叶，除去杂质，切碎，鲜用或晒干；秋后采根，鲜用或切片晒干。

药材性状 根呈圆柱形，直径可达1.5cm。表面棕褐色至暗紫色，外被蜡质；质坚硬，难折断，断面不整齐，皮部薄，木部浅黄色，髓明显。叶互生，有短柄，叶片卵圆形，上表面灰绿色，下表面黄绿色，质脆。气微，味微苦涩。

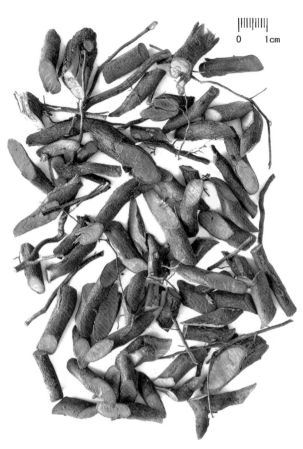

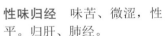

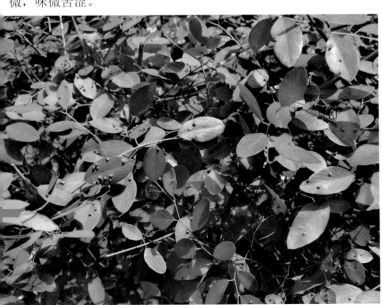

性味归经 味苦、微涩，性平。归肝、肺经。

功能与主治 消食健胃，消肿解毒，止血镇痛，祛风除湿。主治小儿疳积，小儿腹泻，痈疽疔毒，咳嗽咯血，消化道出血，跌打损伤，烫伤，风湿骨痛，风火牙痛。

用法用量 内服：煎汤，15～30克；鲜品30～60克。外用：适量，捣敷。

狗笠耳

别名 百部还魂、还魂草、白折耳根、水折耳、摘耳荷、棵蕊。

来源 为三白草科植物裸蒴 *Gymnotheca chinensis* Decne 的全草或叶。

原植物 蔓生草本，无毛，具腥味。茎纤细，圆柱形，具节，节上生根。叶互生，纸质，无腺点；叶柄与叶片近等长，扁圆形，腹面具纵槽；叶片肾状心形，先端阔短尖，基部耳状心形，全缘或呈不明显的圆齿状；托叶膜质，与叶柄边缘合生，基部扩大抱茎。穗状花序与叶对生，花序轴压扁，两侧具棱或几成翅状；苞片倒披针形；花小，白色，两性；雄蕊6，花药长圆形、花丝粗短；心皮4，合生为室，花柱4，线形，外卷。果实含多数种子。花期4～11月。生于水沟和山溪旁以及阴湿疏林下。分布于湖北、广东、广西、四川、贵州和云南等地。

采收加工 夏、秋季采挖，洗净，鲜用或晒干。

药材性状 蔓生草本，无毛。茎纤细，圆柱形，节上有根。叶互生，叶柄与叶片近等长；叶片肾状心形，先端阔短尖，基部耳状心形，全缘。味辛。

性味归经 味辛，性温。归脾、肝经。

功能与主治 消食，利水，活血，解毒。主治食积腹胀，痢疾，泄泻，水肿，小便不利，带下，跌打损伤，疮疡肿毒，蜈蚣咬伤。

用法用量 内服：煎汤，6～30克。外用：适量，捣敷。

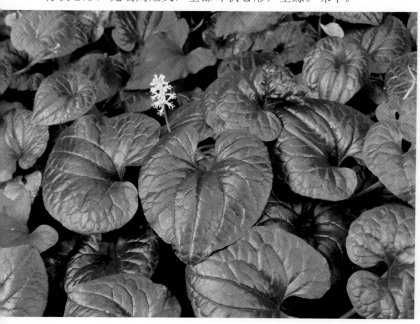

独脚金

别名 黄花甘、地连枝、消米虫、黄花积药草、串金黄。

来源 为玄参科植物独脚金 *Striga asiatica* (L.) O. Kuntze的全草。

原植物 一年生半寄生草本，高10～30cm。全株被刚毛。茎单一，少分枝。叶下部者对生，上部者互生，叶片线形，有时退化为鳞片。花单朵腋生，或在茎顶端形成穗状花序，下部花疏，上部花紧密，无柄；苞片常长于萼片；萼管状，5裂，裂片钻形，具棱10条；花冠黄色、红色或白色，花冠先端急剧弯曲，上唇短2裂，下唇3裂；雄蕊4，内藏，花室1室；花柱细长，先端棒状。蒴果卵形，包于宿存的萼内；种子多数。花期7月，果期8～9月。生于农田和荒草地，寄生于寄主的根上。分布于江西、福建、台湾、湖南、广东、广西、贵州、云南等。

采收加工 夏、秋季采收，洗净，晒干。

药材性状 干燥的全草，全体呈黄褐色或绿褐色，茎细，被灰白色糙毛。叶线形或披针形，多数脱落。中部以上为稀疏的穗状花序。除少数未结果的植株可见干枯的花冠外，其余大部都已脱落；萼管状。蒴果黑褐色，藏于萼筒中，花柱残存。种子细小，黄棕色。

性味归经 味甘、微苦，性凉。归肝、脾、胃经。

功能与主治 健脾消积，清热杀虫。主治小儿伤食，疳积黄肿，夜盲，腹泻，肝炎。

用法用量 内服：煎汤，10～15克。

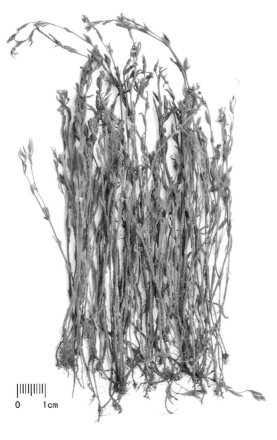

0　　1cm

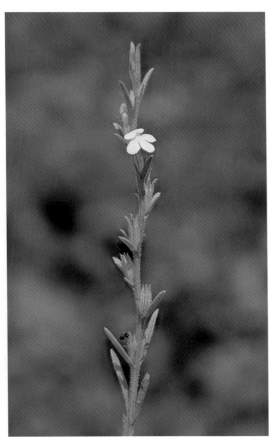

芒果核

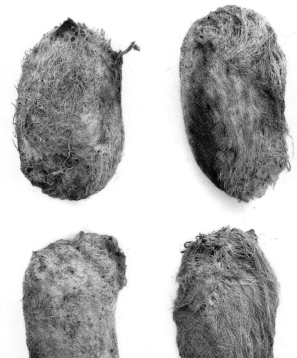

来源 为漆树科植物杧果 *Mangifera indica* L. 的果核。

原植物 常绿大乔木，高10～20m。树皮灰褐色，小枝褐色，无毛。单叶互生，聚生枝顶。叶形和大小变化较大，薄革质，通常为长圆形或长圆状披针形，边缘皱波状，叶面略具光泽；圆锥花序，多花密集；花小，杂性，黄色；萼片5，卵状披针形；花瓣5，长约为萼的2倍；花盘肉质，5浅裂；雄蕊5，仅1枚发育；子房斜卵形，花柱近顶生。核果椭圆形或肾形，微扁，成熟时黄色；中果皮肉质，肥厚，鲜黄色，味甜，果核坚硬。花期3～4月，果期7～8月。生于山坡、河谷或旷野林中。分布于福建、广东、海南、广西、云南等地。

采收加工 夏季果实成熟时采摘，食用熟果后，收集果核，晒干备用。

药材性状 呈扁卵形，长5～8cm，宽3～4.5cm，厚1～2cm。表面黄白色或灰棕色，具数条斜向筋脉纹（内果皮维管束）及绒毛状纤维、韧性。中央隆起，边缘一侧扁薄，另一侧较圆钝，质坚硬，手摇之内藏种子作响；破开后内表面黄白色，光滑，有种子1颗；种皮薄，膜质，半透明，易脱离；种仁黄白色，肥厚，肾形。气微，味微酸涩。以个均匀、饱满、色黄白者为佳。

性味 味酸、涩，性平。

功能与主治 健胃消食，化痰行气。主治饮食积滞，食欲不振，咳嗽，疝气，睾丸炎。

用法用量 内服：煎汤，6～12克。

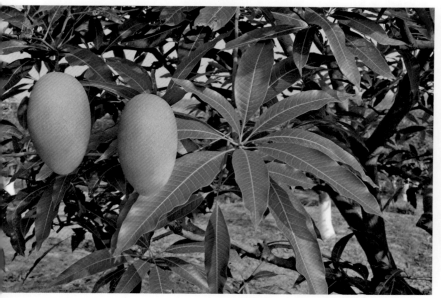

番木瓜

别名 乳瓜、番蒜、木冬瓜。

来源 为番木瓜科植物番木瓜 *Carica papaya* L. 的果实。

原植物 软木质常绿小乔木，高 2～8m。茎一般不分枝，具粗大的叶痕。叶大，近圆形，掌状5～9深裂，裂片再羽状分裂；叶柄中空。花乳黄色，单性异株或为杂性，雄花序为下垂圆锥花序，雌花序及杂性花序为聚伞花序；雄花萼绿色，基部连合；花冠管细管状，裂片5，披针形，雄蕊10，长短不一，排成2轮，着生于花冠上；雌蕊具短梗或近无梗，萼片绿色，中部以下合生；花瓣乳黄色或黄白色，长圆形至披针形；

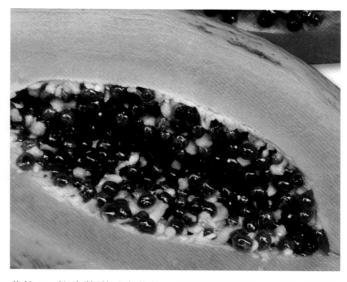

子房卵圆形，花柱5，柱头数裂近流苏状；两性花有雄蕊5，着生于近子房基部的花冠管上，或有雄蕊10，在较长的花冠管上排成2轮。浆果长圆形，成熟时橙黄色，果肉厚，味香甜。种子多数，黑色。花期全年。生于村边、宅旁。现福建、台湾、广东、海南、广西、云南等地有栽培。

采收加工 夏、秋季采收成熟果实，鲜用或切片晒干。

药材性状 浆果较大，长圆或矩圆形，长15～35cm，直径7～12cm，成熟时棕黄或橙黄色，有10条浅纵槽，果肉厚，黄色，有白色浆汁，内壁着生多数黑色种子，椭圆形，外面包有多浆、淡黄色假种皮，种皮棕黄色，具网状突起。气特，味微甘。

性味 味甘，性平。

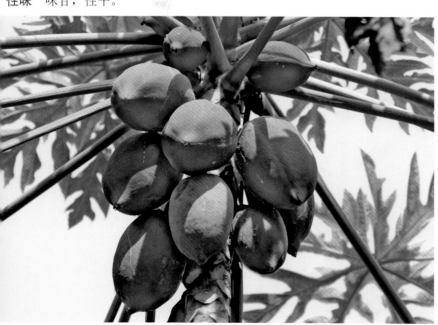

功能与主治 消食下乳，除湿通络，解毒驱虫。主治消化不良，胃、十二指肠溃疡疼痛，乳汁稀少，风湿痹痛，肢体麻木，湿疹，烂疮，肠道寄生虫病。

用法用量 内服：煎汤，9～15克；或鲜品适量生食。

布渣叶

别名 破布叶、瓜布木叶、麻布叶。

来源 为椴树科植物破布叶 *Microcos paniculata* L. 的叶。

原植物 灌木或小乔木，高3～12m。树皮粗糙，嫩枝有毛。单叶互生；叶柄被毛，托叶线状披针形；叶薄革质，卵状长圆形，先端渐尖，基部圆形，两面初时有极稀疏星状柔毛，以后变秃净；三出脉的两侧脉从基部发出，向上行超过叶片中部，边缘有细钝齿。顶生圆锥花序，被星状柔毛；苞片披针形；花柄短小；萼片长圆形，外面有毛；花瓣长圆形，下半部有毛；腺体长约2mm；雄蕊多数，比萼片短；子房球形，无毛，柱头锥形。核果近球形或倒卵形；果柄短。花期6～7月，果期冬季。生于山谷、平地、斜坡灌丛中。分布于广东、海南、广西、云南等地。

采收加工 夏秋季采收带幼枝的叶，晒干。

药材性状 叶多皱缩、破碎，完整者展平后呈卵状长圆形或倒卵圆形，黄绿色或黄棕色，先端渐尖，基部钝圆，边缘具细齿。基出脉3条，侧脉羽状，小脉网状。叶柄长7～12mm。叶脉及叶柄有茸毛。气微，味淡、微涩。以叶大、完整、色绿者为佳。

性味归经 味酸、淡，性平。归肝、脾、胃经。

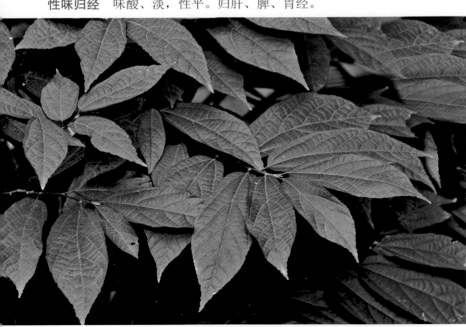

功能与主治 清热利湿，健胃消滞。主治感冒发热，黄疸，食欲不振，消化不良，脘腹胀痛，泄泻，疮疡，蜈蚣咬伤。

用法用量 内服：煎汤，15～30克。外用：适量，煎水洗或捣敷。

苦楝皮

别名 楝木皮、楝树枝皮。

来源 为楝科乔木楝 *Melia azedarach* L. 的干燥树皮或根皮。

原植物 落叶乔木，高 15～20m。树皮暗褐色，纵裂，老枝紫色，有多数细小皮孔。二至三回奇数羽状复叶互生；小叶卵形至椭圆形，先端长尖，基部宽楔形或圆形，边缘有钝尖锯齿，上面深绿色，下面淡绿色，幼时有星状毛，稍后除叶脉上有白毛外，余均无毛。圆锥花序腋生或顶生；花淡紫色；花萼5裂，裂片披针形，两面均有毛；花瓣5，平展或反曲，倒披针形；雄蕊管通常暗紫色；子房上位。核果圆卵形或近球形，淡黄色，4～5室，每室具1颗种子。花期4～5月，果熟期10～11月。

采收加工 全年或春、秋季采收，剥取干皮或根皮，除去泥沙，晒干。

药材性状 干皮呈不规则块片状、槽状或半卷筒状，长宽不一，厚3～7mm。外表面粗糙，灰棕色或灰褐色，有交织的纵皱纹及点状灰棕色皮孔。除去粗皮者淡黄色；内表面类白色或淡黄色。质韧，不易折断，断面纤维性，呈层片状，易剥离成薄片，层层黄白相间，每层薄片均可见极细的网纹。无臭，味苦。根皮呈不规则片状或卷曲，厚1～5mm。外表面灰棕色或棕紫色，微有光泽，粗糙，多裂纹。

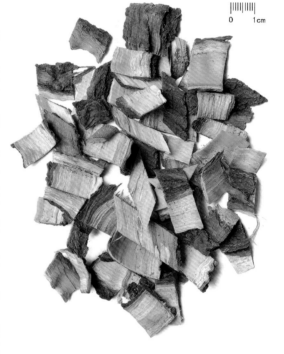

性味归经 味苦，性寒，有毒。归肝、脾、胃经。

功能与主治 杀虫，疗癣。主治蛔虫病，钩虫病，蛲虫病，阴道滴虫病，疥疮，头癣。

用法用量 内服：煎汤，6～15克，鲜品15～30克。外用：适量，煎水洗。

注意事项 体弱、孕妇、脾胃虚寒、肝肾功能障碍者慎服。不宜持续和过量服用。

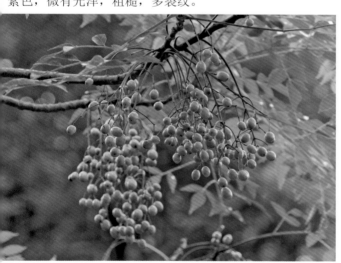

使君子

别名　留求子、史君子。

来源　为使君子科植物使君子 *Quisqualis indica* L. 的成熟果实。

原植物　常绿灌木或小乔木，高约8m。树皮褐色或灰黑色，粗糙，枝红色或灰黑色，具明显的叶痕。叶常聚生枝顶；无柄，或具极短的柄；叶片厚，肉质，绿色，匙形或狭倒卵形，先端钝圆或微凹，基部渐尖。总状花序腋生，花序梗压扁，有花6～12朵；小苞片2枚，鳞片状三角形；萼管延伸于子房之上，基部狭，渐上则阔而成钟状或为长圆筒状，裂齿5，短三角形；花瓣5枚，白色，细小而芳香，长椭圆形；雄蕊10或5，插生于萼管上，约与花瓣等长；子房纺锤形，花柱圆柱状。果成熟时褐黑色，木质，卵形至纺锤形；种子1颗，圆柱状，种皮棕色。花果期12月至翌年3月。

采收加工　9～10月果皮变紫黑时采收。

药材性状　果实椭圆形或卵圆形，具5条纵棱，长2.5～4cm，直径2cm，表面褐黑色至紫褐色，平滑，微具光泽。顶端狭尖，基部钝圆，有明显圆形的果梗痕；质坚硬，横切面多呈五角星形，棱角处壳较厚，中间呈类圆形空腔。种子长椭圆形或纺锤形，长约2cm，直径约1cm，表面棕褐色或黑褐色，有多数纵皱纹；种皮薄，易剥离；子叶2，黄白色，有油性，断面有裂纹。气微香，味微甜。

性味归经　味甘，性温。归脾、胃经。

功能与主治　驱虫消积。主治虫积腹痛，乳食停滞，小儿疳积，腹胀，泻痢。

用法用量　内服：煎汤，6～15克，捣碎入煎。

注意事项　服药时忌饮热茶。不可多服。

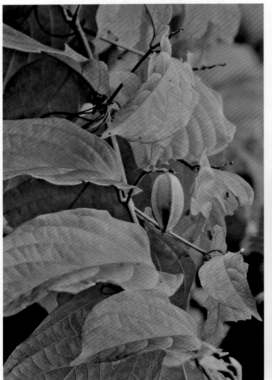

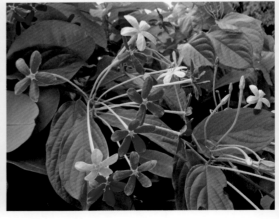

槟榔

别名 白槟榔、橄榄子。

来源 本品为棕榈科植物槟榔 *Areca catechu* L. 的干燥成熟种子。

原植物 乔木，高 10 ～ 18m。不分枝，叶脱落后形成明显的环纹。羽状复叶，丛生于茎顶端，光滑，叶轴三棱形；小叶片披针状线形或线形，基部较狭，顶端小叶愈合，有不规则分裂。花序着生于最下一叶的基部，有佛焰苞状大苞片，长倒卵形，光滑，花序多分枝；花单性同株；雄花小，多数，无柄，紧贴分枝上部，通常单生，很少对生，萼片 3，厚而细小，花瓣 3，卵状长圆形，雄蕊 6，花丝短小，退化雌蕊 3，丝状；雌花较大而少，无梗，着生于花序轴或分枝基部，萼片 3，长圆状卵形。坚果卵圆形或长圆形。花萼和花瓣宿存，熟时红色。每年开花 2 次，花期 3 ～ 8 月，冬花不结果；果期 12 月至翌年 6 月。

采收加工 采收成熟果实，用水煮后，干燥，除去果皮，取出种子，干燥。

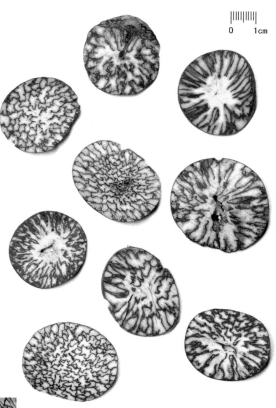

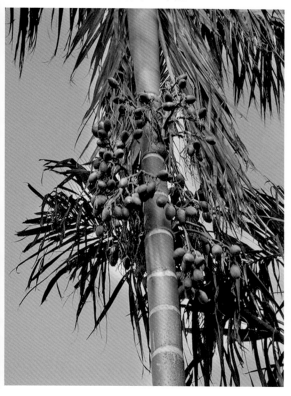

药材性状 种子扁球形或圆锥形，顶端钝圆，基部平宽，高 1.5 ～ 3cm，基部直径 1.5 ～ 3cm。表面淡黄棕色至暗棕色，有稍凹下的淡色网状纹理，基部中央有凹窝（为珠孔部位），旁有大型淡色种脐。质极坚硬，切断面可见大理石样纹理，纵剖面珠孔部位内侧有空隙，藏有细小干缩的胚。气微，味微苦涩。

性味归经 味苦、辛，性温。归胃、大肠经。

功能与主治 杀虫消积，降气，行水，截疟。主治绦虫、蛔虫、姜片虫病，虫积腹痛，积滞泻痢，里急后重，水肿脚气，疟疾。

用法用量 内服：煎汤，6 ～ 15 克。

注意事项 气虚下陷者禁服。

鹤虱

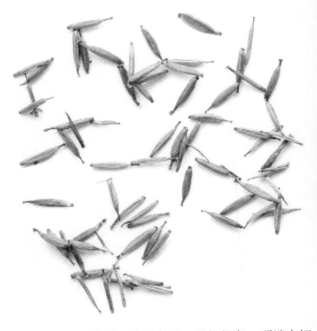

别名　鹄虱、鬼虱、北鹤虱。

来源　为菊科植物天名精*Carpesium abrotanoides* L.的干燥成熟果实。

原植物　多年生草本，高50～100cm。茎直立，上部多分枝，密被短柔毛，下部近无毛。叶互生；下部叶片宽椭圆形或长圆形，长10～15cm，宽5～8cm，顶端尖或钝，基部狭成具翅的叶柄，边缘具不规则的锯齿或全缘，上面具贴生短毛，下面具短柔毛和腺点，上部叶片渐小，长圆形，无柄。头状花序多数，沿茎枝腋生，具短梗或近无梗，直径6～8mm，平立或稍下垂；总苞钟状球形，总苞片3层，外层极短，卵形，先端尖，有短柔毛，中层和内层长圆形，顶端圆钝，无毛；花黄色，外围的雌花花冠丝状，3～5齿裂，中央的两性花花冠筒状，先端5齿裂。瘦果条形，具细纵条，顶端有短喙，具腺点，无冠毛。花期6～8月，果期9～10月。生长于山坡、路旁或草坪上。广布于我国各地。

采收加工　秋季果实成熟时采收，晒干，除去杂质。

药材性状　本品呈圆柱状，细小，长3～4mm，直径不及1mm。表面黄褐色或暗褐色，有多数纵棱。一端收缩呈细喙状，先端扩展成灰白色圆环；基部略尖，具着生痕迹。果皮薄，纤维性，种皮菲薄透明，子叶2，类白色，略有油性。气特异，味微苦。

性味归经　味苦、辛，性平；有小毒。归脾、胃经。

功能与主治　杀虫消积。主治蛔虫病，蛲虫病，绦虫病，虫积腹痛，小儿疳积。

用法用量　内服：多入丸、散。煎汤，5～10克。

注意事项　孕妇禁用。

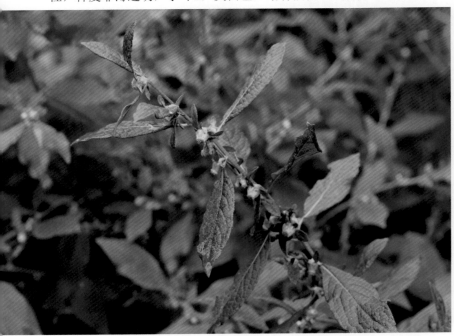

南鹤虱

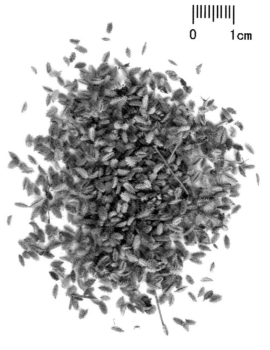

别名 野胡萝卜子、窃衣子、鹤虱。

来源 为伞形科植物野胡萝卜 *Daucus carota* L.的干燥成熟果实。

原植物 二年生草本，高20～120cm。全株被白色粗硬毛。根细圆锥形，肉质，黄白色。基生叶薄膜质，长圆形，二至三回羽状全裂，末回裂片线形或披针形，顶端尖，具小尖头，光滑或被糙硬毛；叶柄长3～12cm；茎生叶近无柄，具叶鞘，末回裂片小而细长。复伞形花序顶生，花序梗长10～55cm，被糙硬毛；总苞片多数，叶状，羽状分裂，裂片线形；伞辐多数，结果时外缘的伞辐向内弯曲；小总苞片5～7，线形，不分裂或2～3裂，边缘膜质，被纤毛；花通常白色，有时带淡红色。双悬果长卵形，有棱，棱上具翅和短钩刺或白色刺毛。花期5～7月，果期6～8月。生长于山坡路旁、旷野或田间。分布于江苏、安徽、浙江、江西、湖北、四川、贵州等地。

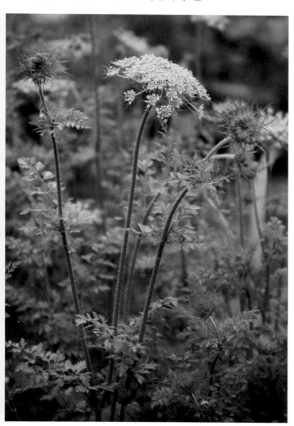

采收加工 秋季果实成熟时割取果枝，晒干，打下果实，除去杂质。

药材性状 本品为双悬果，呈椭圆形，多裂为分果，分果长3～4mm，宽1.5～2.5mm。表面淡绿棕色或棕黄色，先端有花柱残基，基部钝圆，背面隆起，有4条窄翅状次棱，翅上密被1列黄白色钩刺，刺长约1.5mm，次棱间的凹下处有不明显的主棱，其上散生短柔毛，接合面平坦，具3条脉纹，上被柔毛。种仁类白色，有油性。体轻。搓碎时有特异香气，味微辛、苦。

性味归经 味苦、辛，性平；有小毒。归脾、胃经。

功能与主治 杀虫消积。主治蛔虫病，蛲虫病，绦虫病，虫积腹痛，小儿疳积。

用法用量 内服：煎汤，6～9克。外用：适量，煎水熏洗。

榧子

别名 彼子、榧实、柀子、玉山果、香榧、野杉子。

来源 为红豆杉科植物榧 *Torreya grandis* Fort. 的干燥成熟种子。

原植物 常绿乔木，高可达25m，胸径55cm。树皮淡灰黄色、深灰色或灰褐色，不规则纵裂。小枝近对生或轮生，一年生小枝绿色，二至三年生小枝黄绿色、淡褐色或暗绿黄色，少淡褐色。叶条形，通常直，长1.1～2.5cm，顶端凸尖或有刺状短尖头，基部圆，上面光绿色，中脉不明显，具2条稍明显的纵槽。雌雄异株，雄球花单生叶腋，雌球花成对生于叶腋，基部各具2对交叉对生的苞片及外侧的一小苞片。种子椭圆形、卵圆形、倒卵形或长椭圆形，熟时假种皮淡紫褐色，具白粉。花期4月，种子翌年10月成熟。生长于温暖湿润的黄壤土、红壤土及黄褐壤土，混生于森林中。分布于江苏南部、浙江、福建北部、安徽南部及大别山区、江西北部、西至湖南西南部及贵州松桃等地；浙江西天目山有野生大树。

采收加工 10～11月间种子成熟时采摘，除去肉质外皮、取出种子，晒干。

药材性状 本品呈卵圆形或长卵圆形，长2～3.5cm，直径1.3～2cm。表面灰黄色或淡黄棕色，具纵皱纹，一端钝圆，可见椭圆形的种脐，另一端略尖。种皮质硬，厚约1mm。种仁表面皱缩，外胚乳灰褐色，膜质；内胚乳黄白色，肥大，富油性。气微，味微甜而涩。

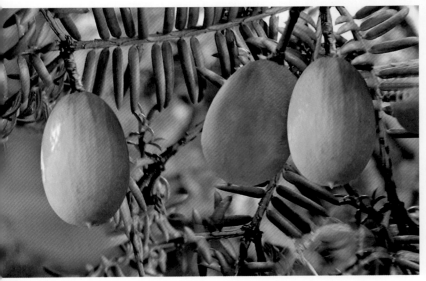

性味归经 味甘，性平。归肺、胃、大肠经。

功能与主治 杀虫消积，润肺止咳，润燥通便。主治钩虫病、蛔虫病、绦虫病，虫积腹痛，小儿疳积，肺燥咳嗽，大便秘结。

用法用量 内服：煎汤，15～50克，带壳生用，打碎煎。驱虫宜用较大剂量，顿服。痔疮、便秘宜小量常服。

注意事项 脾虚泄泻，肠滑大便不实，慎服。

鹤草芽

别名 施州龙牙草。

来源 为蔷薇科多年生草本龙牙草 *Agrimonia pilosa* Ledeb. 的干燥冬芽。

原植物 多年生草本，高30～120cm。根茎短，基部常有1或数个地下芽；茎被疏柔毛及短柔毛，稀下部被疏长硬毛。奇数羽状复叶互生；托叶镰形，稀卵形，边缘有锐锯齿或裂片；小叶有大小2种，相间生于叶轴上，小叶几无柄，倒卵形或倒卵状披针形，上面绿色，被疏柔毛，下面淡绿色，脉上伏生疏柔毛，稀

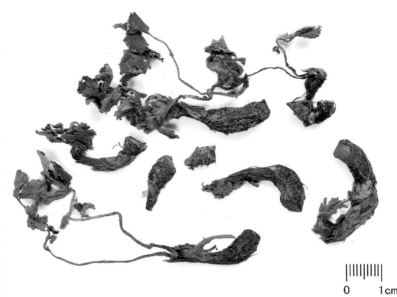

脱落无毛，有显著腺点。总状花序生于茎顶，花序轴被柔毛，花梗被柔毛；苞片通常3深裂，裂片带形，小苞片对生，卵形；花萼片5，三角卵形；花瓣5，长圆形，黄色；雄蕊5～15；花柱2，丝状，柱头头状。瘦果倒卵圆锥形，外面有10条肋，被疏柔毛，先端有数层钩刺，幼时直立，成熟时向内靠合。花、果期5～12月。

采收加工 冬、春季新株萌发前挖取根茎，去老根及棕褐色绒毛，留取幼芽，晒干。研粉生用。

药材性状 本品呈圆锥形，中上部常弯曲，全长2～6cm，直径0.5～1cm，顶部包以数枚浅棕色膜质芽鳞。根茎短缩，圆柱形，长1～3cm。表面棕褐色，有紧密环状节，节上生有棕黑色退化鳞叶，根茎下部有时残存少数不定根。根芽质脆易碎，折断后断面平坦，黄白色。气微，有豆腥气，味先微甜而后涩苦。

性味归经 味苦、涩，性凉。归肝、小肠、大肠经。

功能与主治 驱虫，解毒消肿。主治绦虫病，阴道滴虫病，疮疡疥癣，疖肿，赤白痢疾。

用法用量 内服：煎汤，15～25克；研末10～25克。外用：捣敷或煎水洗。

注意事项 治疗绦虫病须研末服用，煎汤服无效。

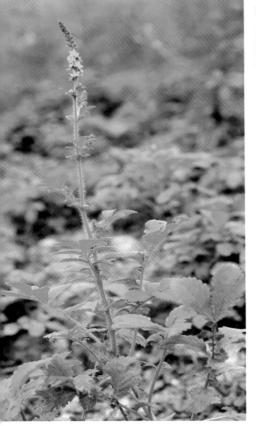

雷丸

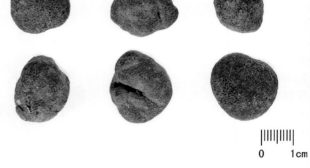

来源 本品为多孔菌科真菌雷丸 omphalia lapidescens schroet. 的干燥菌核。

原植物 腐生菌类，菌核通常为不规则球形、卵形或块形，直径8～3.5cm，罕达4cm，表面褐色、黑褐色以至黑色，具细密皱纹，内面白色至蜡白色，略带黏性。子实体不易见到。

采收加工 秋季采挖，洗净，晒干。

药材性状 干燥菌核呈类球形或不规则团块状，直径1～3cm，表面黑褐色或灰褐色，有略隆起的网状细纹。质坚实，不易破裂，断面不平坦，白色或浅灰黄色，似粉状或颗粒状，常有黄棕色大理石样纹理。无臭，味微苦，嚼之有颗粒感，微带黏性，久嚼无渣。

性味归经 味苦，性寒；有小毒。归胃、大肠经。

功能与主治 杀虫，消积。主治虫积腹痛，小儿疳积。

用法用量 研粉服用。饭后用温开水调服，一次5～7克，一日3次，连服3日。

注意事项 不宜入煎剂。无虫积者禁服，有虫积但脾胃虚寒慎用。

南瓜子

别名 番南瓜、番瓜。

来源 为葫芦科一年生草本植物南瓜 *Cucurbita moschata* (Duch. ex Lam.) Duch. ex poiret 的种子。

采收加工 夏、秋果实成熟时采收。

药材性状 种子扁圆形，长1.2～1.8cm，宽0.7～1cm。表面淡黄白色至淡黄色，两面平坦而微隆起，边缘稍有棱，一端略尖，先端有珠孔，种脐稍突起或不明显。除去种皮有黄绿色薄膜状胚乳。子叶2枚，黄色，肥厚，有油性。气微香，味微甘。

性味归经 味甘，性平。归胃、大肠经。

功能与主治 杀虫。主治绦虫病、蛔虫病、血吸虫病、钩虫病、蛲虫病。

用法用量 内服：煎汤，30～60克。外用：适量，煎水熏洗。

注意事项 不宜多食，易致壅气滞膈。

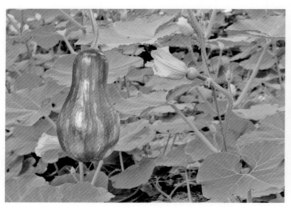

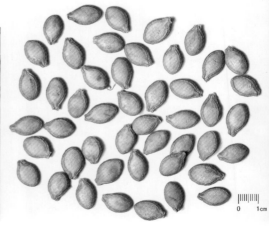

十一、止血药

（一）凉血止血药

苎麻根

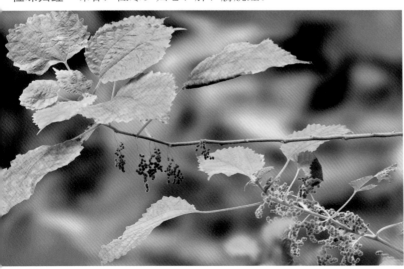

别名　苎根、野苎根、苎麻茹。

来源　为荨麻科多年生草本苎麻 *Boehmeria nivea* (L.) Gaudich. 的干燥根和根茎。

原植物　多年生半灌木，高 1～2m。茎直立，圆柱形，多分枝，青褐色，密生粗长毛。叶互生；托叶 2，分离，早落；叶片宽卵形或卵形，先端渐尖或近尾状，基部宽楔形或截形，边缘密生齿牙，上面绿色，粗糙，并散生疏毛，下面密生交织的白色柔毛，基出脉 3 条。花单性，雌雄通常同株；花序呈圆锥状，腋生，长 5～10cm。雄花序通常位于雌花序之下；雄花小，无花梗，黄白色，花被片 4，雄蕊 4，有退化雌蕊；雌花淡绿色，簇球形，花被管状，宿存，花柱 1。瘦果小，椭圆形，密生短毛，为宿存花被包裹，内有种子 1 颗。花期 9 月，果期 10 月。野生分布于山地林下或沟边。我国河南、山东及陕西以南各地广为栽培。

采收加工　冬、春两季采挖，晒干，切片生用。

饮片鉴别　为圆形或类圆形厚片，木部淡黄色，中间有数个同心环纹，纤维性，皮部灰褐色，周边灰棕色至灰褐色。气微，味淡，嚼之略有黏性。

性味归经　味甘，性寒。归心、肝、膀胱经。

功能与主治　凉血止血，安胎，清热，解毒。主治血热妄行所致的咯血、衄血、吐血、血淋、崩漏、便血，胎动不安，胎漏下血，小便淋沥，痈疮肿毒，虫蛇咬伤。

用法用量　内服：煎汤，5～30 克。外用：适量，捣敷；或煎汤熏洗。

注意事项　无实热者慎服。

411

地榆

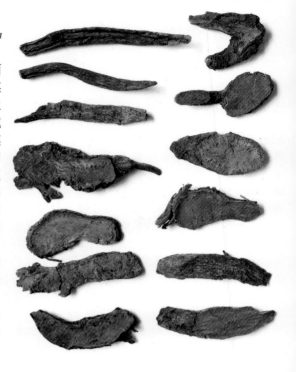

别名 白地榆、鼠尾地榆。

来源 为蔷薇科植物地榆 *Sanguisorba officinalis* L. 的干燥根。

原植物 多年生草本。根多呈纺锤形，表面棕褐色或紫褐色，有纵皱纹及横裂纹。茎直立，有棱，无毛或基部有稀疏腺毛。基生叶为羽状复叶，小叶 4～6 对；叶柄无毛或基部有稀疏腺毛；小叶片有短柄；托叶膜质，褐色，外面无毛或稀疏腺毛；小叶片卵形或长圆形；茎生叶较少，小叶片长圆形至长圆状披针形，狭长，托叶大，草质，半卵形，外侧边缘有尖锐锯齿。穗状花序椭圆形、圆柱形或卵球形，直立，紫色至暗紫色，从花序顶端向下开放；苞片 2，膜质，披针形，背面及边缘有柔毛；萼片 4，椭圆形至宽卵形，紫红色。瘦果包藏在宿存萼筒内，倒卵状长圆形或近圆形，外面有 4 棱。花期 7～10 月，果期 9～11 月。生于海拔 30～3000m 的草地、疏林或灌丛中。分布于我国西北、华北、东北、华东、西南及湖南、湖北、广西等地。

采收加工 春季将发芽时或秋季植株枯萎后采挖，除去须根，洗净，干燥，或趁鲜切片，干燥。

药材性状 根圆柱形，略扭曲状弯曲，长 18～22cm，直径 0.5～2cm。有时可见侧生支根或支根痕。表面棕褐色，具明显纵皱纹。顶端有圆柱状根茎或其残基，质坚，稍脆，折断面平整，略具粉质。横断面形成层环明显，皮部淡黄色，木部棕黄色或带粉红色，呈显著放射状排列。气微，味微苦涩。

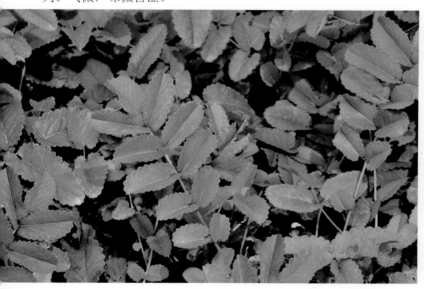

性味归经 味苦、酸、涩，性微寒。归肝、大肠经。

功能与主治 凉血止血，解毒敛疮。主治便血，痔血，血痢，崩漏，烫伤，痈肿疮毒。

用法用量 内服：煎汤，6～15 克；鲜品 30～120 克。外用：适量，煎水洗或捣敷。

注意事项 虚寒者忌服。

大蓟

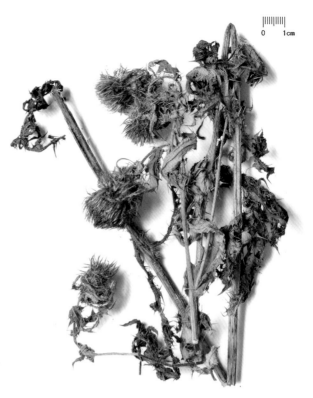

别名 马蓟、虎蓟。

来源 为菊科多年生草本大蓟 *Cirsium japonicum* Fisch. ex DC. 的干燥地上部分或根。

原植物 多年生草本。块根纺锤状或萝卜状。茎直立，高30～80cm，茎枝有条棱，被长毛。基生叶有柄，叶片倒披针形或倒卵状椭圆形，羽状深裂或几全裂，中部侧裂片较大，向上及向下的侧裂片渐小，边缘齿状，齿端具刺；自基部向上的叶渐小，与基生叶同形并等样分裂，但无柄，基部扩大半抱茎；全部茎叶两面同为绿色，两面沿脉被有疏毛。头状花序直立，单一或数个生于枝端集成圆锥状；总苞钟状；总苞片约6层，覆瓦状排列，向内层渐长，外层与中层卵状三角形至长三角形，先端有短刺，内层披针形或线状披针形，先端渐尖；花两性，全部为管状花，花冠紫色或紫红色。瘦果长椭圆形，稍扁。花期5～8月，果期6～8月。生于路旁、山坡、草地。分布于我国华南、华中、华东等地。

采收加工 夏、秋两季花开时割取地上部分，或秋末挖根。晒干。

药材性状 茎圆柱形，表面绿褐色或棕褐色，有纵棱，被灰白色毛；质松脆，断面黄白色，髓部白色，常中空。完整叶片展平后呈倒披针形或倒卵状椭圆形，羽状深裂，边缘具不等长的针刺，上表面灰绿色或黄棕色，下表面色较浅，两面有白色毛。头状花序顶生，圆球形或椭圆形，总苞枯黄色。根长纺锤形，常簇生而扭曲，表面暗褐色，有纵皱纹；质硬而脆，断面棕褐色，有细小裂隙，木部类白色。气特异，味微苦涩。

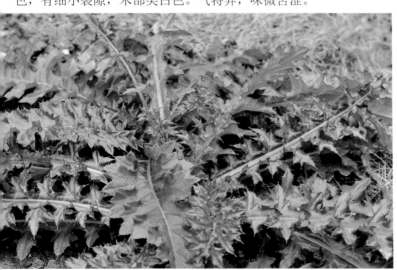

性味归经 味苦、甘，性凉。归心、肝经。

功能与主治 凉血止血，行瘀消肿。主治吐血，咯血，衄血，便血，尿血，妇女崩漏，外伤出血，疮疡肿痛，湿疹，肝炎，肾炎。

用法用量 内服：煎汤，5～10克；鲜品30～60克。外用：适量，捣敷。止血宜炒炭用。

注意事项 脾胃虚寒无瘀滞者忌服。

小蓟

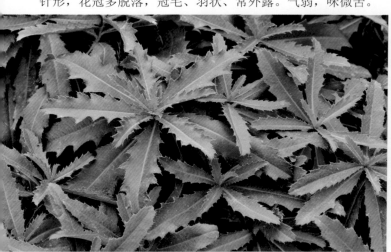

别名　猫蓟、青刺蓟。

来源　为菊科多年生草本刺儿菜 *Cirsium setosum* (Willd.) MB. 的干燥地上部分。

原植物　多年生草本。根状茎长。茎直立，高30～80cm，茎无毛或被蛛丝状毛。基生叶花期枯萎；下部叶和中部叶椭圆形或椭圆状披针形，先端钝或圆形，基部楔形，通常无叶柄，上部茎叶渐小，叶缘有细密的针刺或刺齿，全部茎叶两面同色，无毛。头状花序单生于茎端，雌雄异株；雄花序总苞长约18mm，雌花序总苞长约25mm；总苞片6层，外层甚短，长椭圆状披针形，内层披针形，先端长尖，具刺；雄花花药紫红色；雌花花冠紫红色。瘦果椭圆形或长卵形，略扁平；冠毛羽状。花期5～6月，果期5～7月。生于山坡、荒地或河旁、田间。分布于除广西、广东、云南、西藏外的全国各地。

采收加工　夏、秋两季花开时采收，晒干。

药材性状　茎圆柱形，长30～45cm，直径2～4mm，表面绿色或微带紫棕色，有纵棱和柔毛；质脆，易折断，断面纤维性，中空。叶多皱缩或破碎，完整者展平后呈长椭圆形或长圆状披针形；全缘或微波状，有细密的针刺，上表面绿褐色，下表面灰绿色，两面无毛。头状花序顶生，总苞钟状，苞片黄绿色，线形或披针形，花冠多脱落，冠毛、羽状、常外露。气弱，味微苦。

性味归经　味苦、甘，性凉。归心、肝经。

功能与主治　凉血止血，散瘀解毒消肿。主治胃出血，便血，痔疮，痔血，胆囊炎，胆石症，痢疾，湿热泄泻，带下，小便涩痛，咽喉肿痛，湿疹，痈肿，牙龈糜烂，蛇咬伤。

用法用量　内服：煎汤，5～10克；鲜品30～60克。外用：适量，捣敷。

注意事项　脾胃虚寒无瘀滞者忌服。

白茅根

别名 茅根、兰根。

来源 为禾本科植物白茅 *Imperata cylindrica* (L.) Beauv. 的干燥根茎。

原植物 多年生草本，高20～100cm。根茎白色，匍匐横走，密被鳞片。秆丛生，直立，圆柱形，光滑无毛，基部被多数老叶及残留的叶鞘。叶线形或线状披针形；根出叶长几与植株相等；茎生叶较短，叶鞘褐色，无毛，具短叶舌。圆锥花序紧缩呈穗状，顶生，圆筒状；小穗披针形或长圆形，成对排列在花序轴上，其中一小穗具较长的梗，另一小穗的梗较短；花两性，每小穗具1花；雄蕊2，花药黄色；雌蕊1，具较长的花柱，柱头羽毛状。颖果椭圆形，暗褐色，成熟的果序被白色长柔毛。花期5～6月，果期6～7月。生于路旁向阳山坡草地上。分布于我国华北、东北、华东、中南、西南及陕西、甘肃等地。

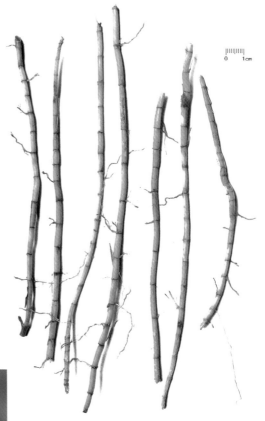

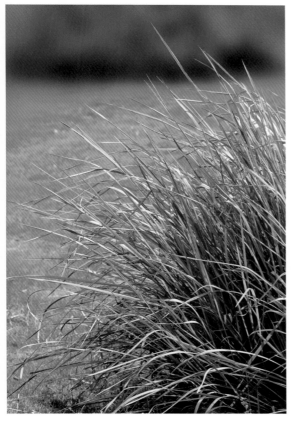

采收加工 春、秋两季采挖，洗净，晒干，除去须根及膜质叶鞘，捆成小把。

药材性状 根茎长圆柱形，有时分枝，长短不一，直径2～4mm。表面黄白色至淡黄色，有光泽，具纵皱纹，环节明显，节上有残留灰棕色鳞叶及细根，节间长1～3cm。体轻，质韧，折断面纤维性，黄白色，多具放射状裂隙，有时中心见一小孔。气微，味微甜。

性味归经 味甘，性寒。归肺、胃、膀胱经。

功能与主治 凉血止血，清热利尿。主治血热吐血，衄血，尿血，热病烦渴，黄疸，水肿，热淋涩痛，急性肾炎水肿。

用法用量 内服：煎汤，10～30克，鲜品30～60克。

注意事项 脾胃虚寒、溲多不渴者忌服。

槐花

别名 槐蕊。

来源 为豆科植物槐 *Sophora japonica* L. 的干燥花及花蕾。

原植物 落叶乔木，高8～20m。树皮灰棕色，具不规则纵裂，内皮鲜黄色，具臭味；嫩枝暗绿褐色，近光滑或有短细毛，皮孔明显。奇数羽状复叶，互生，叶轴有毛，基部膨大；小叶7～15，密生白色短柔毛，托叶镰刀状，早落；小叶卵状长圆形，全缘，上面绿色，微亮，背面伏生白色短毛。圆锥花序顶生，萼钟状，5浅裂；花冠碟形，乳白色；旗瓣阔心形，有短爪，脉微紫色，翼瓣和龙骨瓣均为长方形；雄蕊10，分离，不等长；子房筒状，有细长毛，花柱弯曲。荚果肉质，串珠状，黄绿色，无毛，不开裂，种子间极细缩。种子1～6颗，肾形，深棕色。花期7～8月，果期10～11月。常栽培于路边、屋旁。全国各地有栽培。

采收加工 夏季花开放或花蕾形成时采收，及时干燥，除去枝、梗及杂质。

药材性状 多皱缩而卷曲，花瓣多散落。完整者花萼钟状，黄绿色，先端5浅裂；花瓣5，黄色或黄白色，1片较大，近圆形，先端微凹，其余4片长圆形；雄蕊10，其中9个基部连合，花丝细长；雌蕊圆柱形，弯曲。

性味归经 味苦，性微寒。归肝、大肠经。

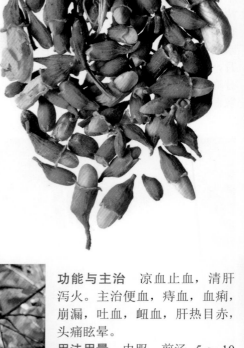

功能与主治 凉血止血，清肝泻火。主治便血，痔血，血痢，崩漏，吐血，衄血，肝热目赤，头痛眩晕。

用法用量 内服：煎汤，5～10克。外用：适量，煎水熏洗。

注意事项 脾胃虚寒者慎服。

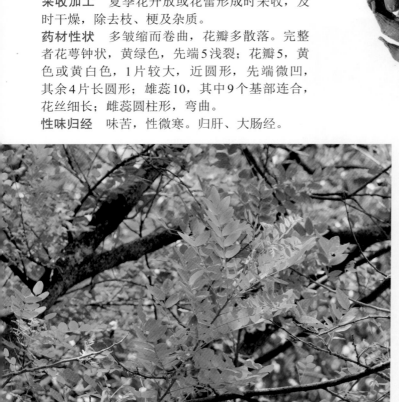

侧柏叶

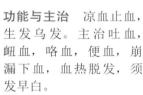

别名 柏叶、丛柏叶、扁柏叶。

来源 为柏科植物侧柏 *Platycladus orientalis* (L.) Franco 的干燥枝梢及叶。

原植物 常绿乔木，高达20m，胸径可达1m。树皮薄，浅灰褐色，纵裂成条片。小枝扁平，直展，排成一平面。叶鳞形，交互对生，先端微钝，位于小枝上下两面之叶的露出部分倒卵状菱形或斜方形，两侧的叶折覆着上下之叶的基部两侧，呈龙骨状。叶背中部均有腺槽。雌雄同株；球花单生于短枝顶端。雄球花黄色，卵圆形。球果当年成熟，卵圆形，熟前肉质，蓝绿色，被白粉；熟后木质，张开，红褐色；种鳞4对，扁平，背部近先端有反曲的尖头，中部种鳞各有种子1～2颗。种子卵圆形或长卵形，灰褐色或紫褐色，无翅或有棱脊，种脐大而明显。花期3～4月。球果9～10月成熟。生于湿润肥沃地上，石灰岩山地有时也有生长。分布于我国西南及陕西、甘肃、四川、云南、贵州等地。

采收加工 多在夏、秋两季采收，阴干。

药材性状 枝长短不一，多分枝，小枝扁平。叶细小鳞片状，交互对生，贴伏于枝上，深绿色或黄绿色。质脆，易折断。气清香，味苦、涩、微辛。

性味归经 味苦、涩，性微寒。归肺、肝、大肠经。

功能与主治 凉血止血，生发乌发。主治吐血，衄血，咯血，便血，崩漏下血，血热脱发，须发早白。

用法用量 内服：煎汤，6～15克。外用：适量，煎水洗，或捣敷。

注意事项 不宜多食。

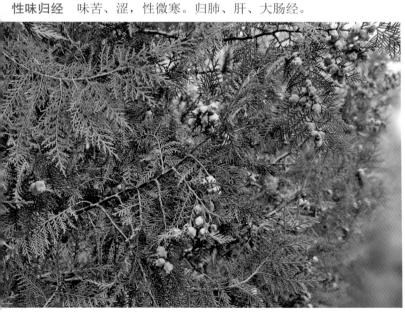

荠菜

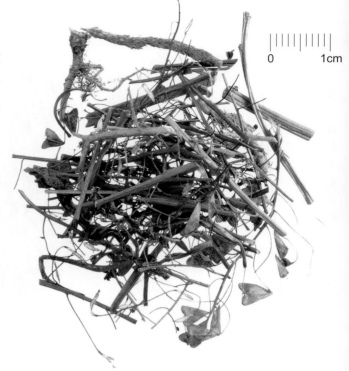

别名 护生草、菱角菜。

来源 为十字花科植物荠菜 *Capsella bursa-pastoris* (L.) Medic. 的全草。

原植物 一年或二年生草本，高 20～50cm。茎直立，有分枝，稍有分枝毛或单毛。基生叶丛生，呈莲座状，具长叶柄；叶片羽状分裂，顶生裂片较大，卵形至长卵形，侧生者宽裂片3～8对，较小，狭长，呈圆形至卵形，先端渐尖，浅裂或具有不规则粗锯齿；茎生叶狭披针形，基部箭形抱茎，边缘有缺刻或锯齿，两面有细毛或无毛。总状花序顶生或腋生，萼片长圆形；花瓣白色，匙形或卵形，有短爪。短角果倒卵状三角形或倒心状三角形，扁平，无毛，顶端稍凹，裂瓣具网脉。种子2行，呈椭圆形，浅褐色。花、果期4～6月。全国各地均有分布或栽培。

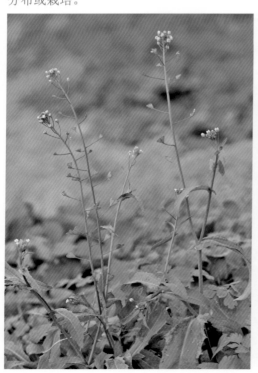

采收加工 3～5月采收，除去枯叶杂质，洗净，晒干。

药材性状 主根圆柱形或圆锥形，有的有分枝，长4～10cm；表面类白色或淡褐色，有许多须状侧根。茎纤细，黄绿色，易折断。根出叶羽状分裂，多卷缩，展平后呈披针形，顶端裂片较大，边缘有粗齿；表面灰绿色或枯黄色，有的棕褐色，纸质，易碎。茎生叶长圆形或线状披针形，基部耳状抱茎。果实倒三角形，扁平，顶端微凹，具残存短花柱。种子细小，倒卵圆形，着生在假隔膜上，成2行排列。搓之有清香气，味淡。

性味归经 味甘、淡，性凉。归肝、脾、膀胱经。

功能与主治 凉肝止血，平肝明目，清热利湿。主治吐血，衄血，咯血，尿血，崩漏，口赤疼痛，眼底出血，高血压病，赤白痢疾，肾炎水肿，乳糜尿。

用法用量 内服：煎汤，15～30克；鲜品60～120克。

羊蹄

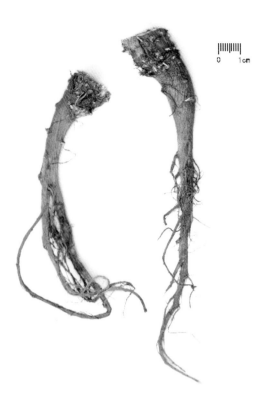

别名 土大黄、牛蹄、牛舌头、牛大黄。

来源 为蓼科植物羊蹄 *Rumex japonicus* Houtt. 的干燥根。

原植物 多年生草本，高60～100cm。根粗大，断面黄色。茎直立，常不分枝。单叶互生，有柄；叶片长圆形至长圆状披针形，基生叶较大，长16～22cm，宽4～9cm，顶端急尖，基部圆形至微心形，边缘微波状皱褶。总状花序顶生，每节花簇稍下垂；花两性，花被片6，淡绿色，外轮3片展开，内轮3片成果被；果被广卵形，具明显的网纹，背面各具一卵形疣状突起，其表面有细网纹，边缘有不整齐的微齿；雄蕊6，成3对；子房有棱，1室，1胚珠，花柱3，柱头细裂。瘦果宽卵形，具3棱，顶端尖，角棱锐利，长约2mm，黑褐色，光亮。花期4月，果期5月。生长于山野、路旁、湿地。分布于我国东北、华北、华东、中南各地。

采收加工 栽种2年后，秋季当地上叶变黄时，挖出根部，洗净鲜用或切片晒干。

药材性状 根类圆锥形，长6～18cm，直径0.8～1.8cm。根头部具残留茎基及支根痕。根表面棕灰色，有纵皱纹及横向突起的皮孔样斑痕。质硬易折断，断面灰黄色颗粒状。气特殊，味微苦涩。

性味归经 味苦，性寒。归心、肝、大肠经。

功能与主治 凉血止血，清热通便，杀生止痒。主治吐血衄血，大便秘结，肠风便血，痔血，崩漏、疥癣，白秃，痈疮肿毒，跌打损伤。

用法用量 内服：煎汤，9～15克。外用：适量，捣敷或煎水洗。

注意事项 脾胃虚寒、泄泻不食者勿服。

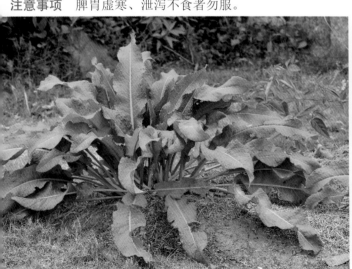

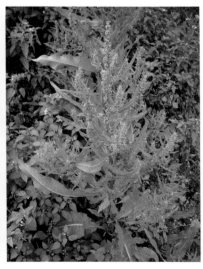

瓦松

别名 瓦花、石蓬花、狗指甲。

来源 为景天科植物瓦松 *Orostachys fimbriata* (Turcz.) Berg. 的干燥地上部分。

原植物 二年生或多年生草本，高10～40cm。全株粉绿色，无毛，密具紫红色斑点。根多分枝，须根状。茎直立，不分枝。基生叶莲座状，肉质，匙状线形至倒披针形，长2～4cm，宽4～5mm，绿色带紫或有白粉，边缘流苏状，顶端具半圆形软骨质附属物，中央有1针状尖刺；茎生叶互生，无柄，线形至披针形，长2～3cm，宽2～5mm，顶端长渐尖，全缘。总状花序，紧密，下部有分枝组成尖塔形；花小，两性，苞片线状渐尖，叶片状；花瓣5，淡红色，披针状椭圆形，长5～6mm，基部稍连合；雄蕊10，2轮，等长或稍短于花瓣，花药紫色；心皮5，分离，每心皮基部附生1枚鳞片，近四方形。蓇葖果，长圆形，长约5mm，喙细。种子多数，细小，卵形。花期8～9月，果期9～11月。生于山坡石上或屋瓦上。分布于东北、华北、西北、华东地区及湖北等地

采收加工 夏、秋二季花开时采收，除去根及杂质，晒干。

药材性状 茎呈细长圆柱形，长5～27cm，直径2～6mm。表面灰棕色，具多数突起的残留叶基，具明显的纵棱线。叶多脱落，破碎或卷曲，灰绿色。圆锥花序穗状，小花白色或粉红色，花梗长约5mm。体轻，质脆，易碎。气微，味酸。

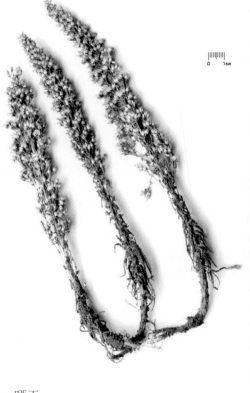

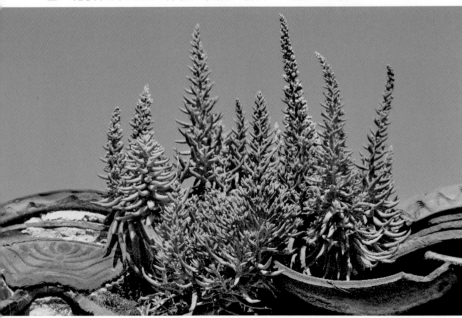

性味归经 味酸、苦，性凉。归肝、肺、脾经。

功能与主治 凉血止血，解毒，敛疮。主治血痢，便血，痔血，疮口久不愈合。

用法用量 内服：煎汤，5～15克。外用：适量，捣敷或煎水熏洗。

注意事项 脾胃虚寒者忌服。

刺苋菜

别名 簕苋菜、猪母菜、酸酸苋。

来源 为苋科植物刺苋 *Amaranthus spinosus* L. 的全草或根。

原植物 多年生直立草本，高0.3～1m。多分枝，有纵条纹，茎有时呈红色，下部光滑，上部稍有毛。叶互生；叶柄无毛，在其旁有2刺；叶片卵状披针形或菱状卵形，先端圆钝，基部楔形，全缘或微波状，中脉背面隆起。圆锥花序腋生及顶生；花单性，雌花簇生于叶腋，呈球状；雄花集为顶生的直立或微垂的圆柱形穗状花序；花小，刺毛状苞片约与萼片等长或过之，苞片常变形成2锐刺，少数具1刺或无刺；花被片绿色，先端急尖，边缘透明；萼片5；雄蕊5；柱头3，有时2。胞果近卵形，在中部以下为不规则横裂，包在宿存花被片内。种子近球形，黑色带棕黑色。花期5～9月，果期8～11月。野生于荒地或园圃地。分布于我国华东、中南、西南及陕西等地。

采收加工 春、夏、秋三季均可采收，洗净，鲜用或晒干。

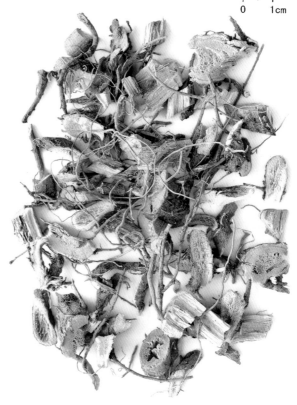

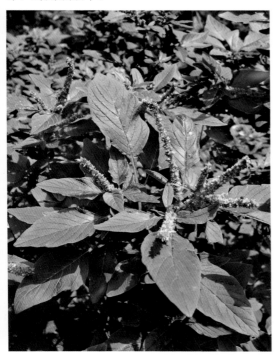

药材性状 主根长圆锥形，有的具分枝，稍木质。茎圆柱形，多分枝，棕红色或棕绿色。叶互生，叶片皱缩，展平后呈卵状披针或菱状卵形，长4～10cm，宽1～3cm，全缘或微波状；叶柄与叶片等长或稍短，叶腋有坚刺1对。雄花集成顶生圆柱形穗状花序，雌花簇生于叶腋。胞果近卵形，盖裂。气微，味淡。

性味 味甘，性微寒。

功能与主治 凉血止血，清利湿热，解毒消痈。主治胃出血，便血，痔疮，痔血，胆囊炎，胆石症，痢疾，湿热泄泻，带下，小便涩痛，咽喉肿痛，湿疹，痈肿，牙龈糜烂，蛇咬伤。

用法用量 内服：煎汤，9～15克，鲜品30～60克。外用：适量，煎汤熏洗或捣敷。

注意事项 虚痢日久者、孕妇忌服用。

421

山茶花

别名　宝珠山茶、红茶花、耐冬。

来源　为山茶科植物山茶 *Camellia japonica* L. 的花。

原植物　常绿灌木或小乔木，可高达10m。树皮灰褐色，幼枝棕色。单叶互生；叶片革质，倒卵形或椭圆形，边缘有细锯齿，上面深绿色，有光泽，下面淡绿色，两面均无毛，叶干后带黄色。花两性，单生或对生于叶腋或枝顶，大红色，萼片5，宽卵圆形，外被白色柔毛；花瓣5～7，栽培品种多重瓣，有白、淡红等色，花瓣近圆形，先端有凹缺，基部稍连合；雄蕊多数，外侧花丝基部连

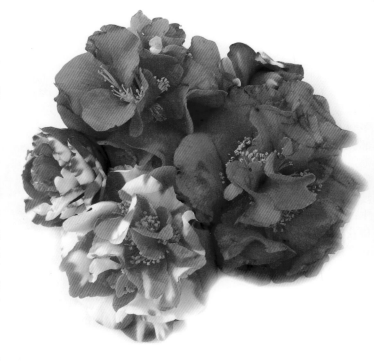

合，附着于花瓣基部；子房上位，无毛，花柱先端3裂。蒴果近球形，果皮厚，光滑无毛，室背开裂。种子近球形，有角棱，暗褐色。花期4～5月，果期9～10月。生于林下。全国各地有栽培。

采收加工　4～5月花朵盛开期分批采收，晒干或烘干。在干燥过程中，要少翻动，避免破碎或散瓣。

药材性状　花蕾卵圆形，开放的花呈不规则扁盘状，盘径5～8cm，表面红色、黄棕色或棕褐色，萼片5片，棕红色，革质，背面密布灰白色绢丝样细绒毛；花瓣5～7或更多，上部卵圆形，先端微凹，下部色较深，基部连合成一体，纸质；雄蕊多数，2轮，外轮花丝连合成一体。气微，味甘。

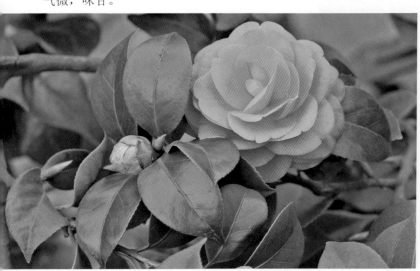

性味归经　味甘、苦、辛，性凉。归肝、肺、大肠经。

功能与主治　凉血止血，散瘀消肿。主治吐血，咯血，便血，痔血，赤白痢，血淋，血崩，带下，烫伤，跌打损伤。

用法用量　内服：煎汤，5～10克。外用：适量，研末麻油调涂。

（二）化瘀止血药

三七

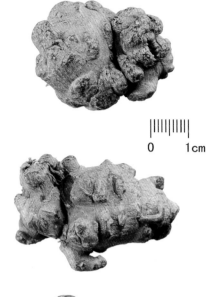

别名 田三七、金不换、血参。

来源 为五加科多年生草本植物三七*Panax notoginseng* (Burk.) F. H. Chen 的干燥根和根茎。

原植物 多年生直立草本，高20～60cm。主根粗壮，肉质，纺锤形、倒圆锥形或圆柱形，常有疣状突起的分枝。茎单一，直立，不分枝。掌状复叶，3～6片轮生茎顶；托叶线形，簇生；小叶，膜质，长圆形至倒卵状长圆形，基部一对较小，叶缘有细密锯齿，齿端具小刚毛，两面沿脉疏生刚毛。伞形花序单生；有花80～100朵或更多，花梗被微柔毛；花小，基部具鳞片状苞片；花萼5齿裂，花瓣5，黄绿色，长圆状卵形；雄蕊5，花丝线形；子房下位，2室，花柱2，稍内弯，下部合生。核果状浆果，近肾形，熟时鲜红色。种子1～3颗，扁球形，白色。花期6～8月，果期8～10月。生于山坡丛林，多为栽培。分布于江西、湖北、广东、广西、四川、云南等地。

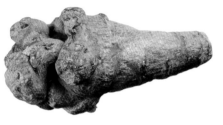

采收加工 一般种植4年收获，8～9月收获的质量好。挖起块根，洗净泥土，日硒或火烘（36～38℃）2～3d，约六成干时，将支根、须根、根茎分别剪下，再日晒或火烘2～3d，进行揉搓后再晒或烘，反复4～5次，最后1次可加些龙须草或青小豆，直至块根光滑圆整，干透即得。

药材性状 根呈类圆锥形、纺锤形或不规则块状，长1～6cm，直径1～4cm。表面灰黄至棕黑色，具蜡样光泽，顶部有根茎痕，周围有瘤状突起，侧面有断续的纵皱及支根断痕。体重，质坚实，击碎后皮部与木部常分离；横断面灰绿、黄绿或灰白色，皮部有细小棕色树脂道斑点，中心微显放射状纹理。气微，味苦、微凉而后回甜。

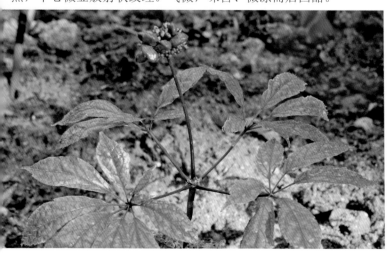

性味归经 味甘、微苦，性温。归肝、胃、心、肺、大肠经。

功能与主治 止血散瘀，消肿定痛。主治各种出血证，胸痹绞痛，血瘀经闭、痛经，产后瘀阻腹痛，疮痈肿痛。

用法用量 内服：煎汤，3～9克；研末，1～3克。外用：适量，或研末调敷。

注意事项 孕妇忌服。

蒲黄

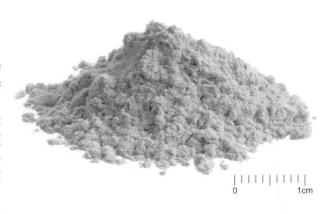

别名 蒲花、蒲草黄。

来源 为香蒲科植物东方香蒲 *Typha orientalis* Presl、水烛香蒲 *Typha angustifolu* L.的干燥花粉。

原植物 东方香蒲：多年生草本，高1.5～3m；根茎匍匐，须根多；叶条形，宽5～10mm，基部鞘状抱茎；穗状花序圆柱状，雄花序与雌花序彼此连接；雄花序在上，长3～5cm；雌花序在下，长6～15cm；小坚果有一纵沟。

水烛香蒲：高度、根茎、叶同东方香蒲；穗状花序长圆柱形，褐色；雌、雄花序离生，雄花序在上部，长20～30cm，雌花序在下部，长9～28cm；果穗直径10～15mm，坚果细小，无槽，不开裂，外果皮不分离。花期6～7月，果期7～8月。生于水旁或沼泽中。分布于我国东北、华北、西北、华东及湖南、四川、广东、广西、贵州、云南等地。

采收加工 夏季采收蒲棒上部的黄色雄花序，晒干后碾轧，筛取花粉，晒干。

药材性状 为黄色粉末，质轻。气微，味淡。

性味归经 味甘，性平。归肝、心、脾经。

功能与主治 止血，化瘀，通淋。主治吐血，衄血，咯血，崩漏，外伤出血，经闭痛经，脘腹刺痛，跌仆肿痛，血淋涩痛。

用法用量 内服：煎汤，5～10克，包煎。止血炒用，用于血瘀出血生熟各半。

注意事项 孕妇慎服。劳伤发热、阴虚内热、无瘀血者禁服。

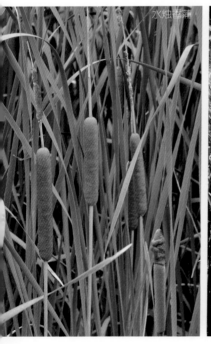

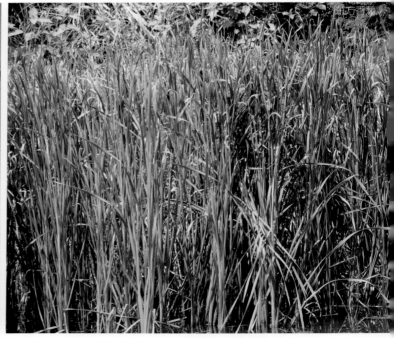

花蕊石

别名　花乳石、白云石。

来源　本品为变质岩类岩石蛇纹大理岩。

药材性状　本品为粒状和致密块状集合体，呈不规则块状，大小不一。表面较粗糙，具棱角而不锋利。白色或淡灰白色；对光照之具闪星样光泽。其中夹有点状或条状的花纹（蛇纹石），呈淡黄绿色，蜡样光泽，习称"彩晕"。体重，质硬。砸碎后，断面粗糙；可用小刀刻划成痕。无臭，无味。

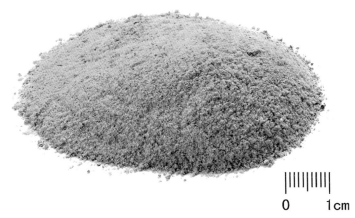

性味归经　味酸、涩，性平。归肝经。

功能与主治　化瘀，止血。主治吐血，便血，崩漏，产妇血晕，胞衣不下，金疮出血等。

用法用量　4.5 ～ 9克，多研末服。外用适量。

注意事项　无瘀滞者及孕妇忌服。

五灵脂

别名　药本、寒号虫粪、寒雀粪。

来源　为鼯鼠科动物复齿鼯鼠 *Trogopterus xanthipes* Milne-Edwards 的粪便。

采收加工　全年可采，春季采者品质佳。采得后，拣净砂石、泥土等杂质，晒干。按其形状的不同分为"灵脂块"及"灵脂末"。

药材性状　灵脂米：又名散灵脂。为长椭圆形颗粒，长 5 ～ 15mm，直径 3 ～ 6mm。表面黑棕色、红棕色或灰棕色，较平滑或微粗糙，常可见淡黄色的纤维残痕，有的略具光泽。体轻，质松，易折断，断面黄绿色或黄褐色，不平坦，纤维性。气微。

性味归经　味苦、甘，性温。归肝、脾经。

功能与主治　活血止痛，化瘀止血，消积解毒。主治心腹血气诸痛，妇女闭经，产后瘀滞腹痛，崩漏下血，小儿疳积，蛇蝎蜈蚣咬伤。

用法用量　内服：煎汤，5 ～ 10克。外用：适量，研末撒或调敷。

注意事项　孕妇慎服。

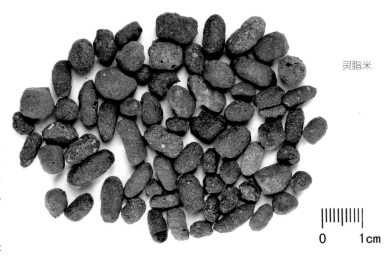

灵脂米

425

茜草

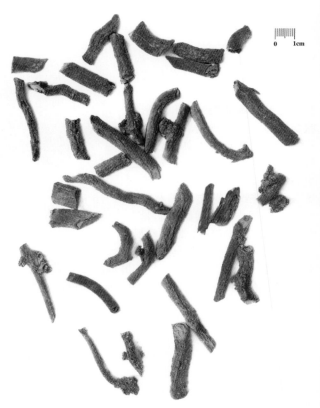

别名 地苏木、沙茜秧根、土丹参、入骨丹。

来源 茜草科植物茜草 *Rubia cordifolia* L. 的干燥根和根茎。

原植物 多年生攀缘草本。根数条至数十条丛生，外皮紫红色或橙红色。茎四棱形，棱上生多数倒生的小刺。叶四片轮生，具长柄；叶片形状变化较大，卵形、三角状卵形、宽卵形至窄卵形，长2～6cm，宽1～4cm，先端通常急尖，基部心形，上面粗糙，下面沿中脉及叶柄均有倒刺，全缘，基出脉5。聚伞花序圆锥状，腋生及顶生；花小，黄白色，5数；花萼不明显；花冠辐状，直径约4mm，5裂，裂片卵状三角形，先端急尖；雄蕊5，着生在花冠管上；子房下位，2室，无毛。浆果球形，直径5～6mm，红色后转为黑色。花期6～9月，果期8～10月。生于山坡路旁、沟沿、田边、灌丛及林缘。分布于全国大部分地区。

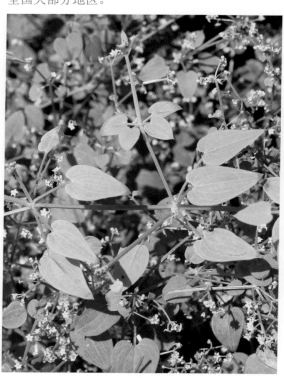

采收加工 春、秋二季采挖，除去泥沙，干燥。

药材性状 本品根茎呈结节状，丛生粗细不等的根。根呈圆柱形，略弯曲，长10～25cm，直径0.2～1cm；表面红棕色或暗棕色，具细纵皱纹和少数细根痕；皮部脱落处呈黄红色。质脆，易折断，断面平坦，皮部狭，紫红色，木部宽广，浅黄红色，导管孔多数。气微，味微苦，久嚼刺舌。

性味归经 苦，寒。归肝经。

功能与主治 凉血，祛瘀，止血，通经。主治吐血，衄血，崩漏，外伤出血，瘀阻经闭，关节痹痛，跌扑肿痛。

用法用量 内服：煎汤，10～15克；或入丸、散；或浸酒。

注意事项 脾胃虚寒及无瘀滞者慎服。

土三七

别名 见肿消、散血草、天青地红、三七草、血当归、红背三七。

来源 为菊科植物菊叶三七 *Gymura segetum* (Lour.) Merr. 的根或全草。

原植物 多年生草本。宿根肉质肥大，具疣状突起及须根，断面灰黄白色。茎直立，具纵棱，绿色略带紫色，光滑无毛或稍具细毛。基生叶匙形，边缘有锯齿或作羽状分裂；茎下部和中部叶互生，长椭圆形，羽状分裂，裂片卵形以至披针形，边缘浅裂或有疏锯齿，两面近光滑或具细毛，先端短尖或渐尖，基部具2～5浅裂的假托叶2枚；茎上部叶渐小，卵状披针形，边缘羽状齿裂。总花序伞房状，着生于枝顶；总苞圆柱状，总苞片2层，条状披针形，边缘膜质，外层丝状；两性花，筒状，金黄色，花冠先端5齿裂，花柱基部小球形，分枝先端有细长线形具毛的尖端。瘦果狭圆柱形，被疏毛；冠毛丰富，白色。花期9～10月。生于沟边及屋舍旁肥厚湿润的土壤中。全国大部分地区均有栽培。

采收加工 7～8月生长茂盛时采收，或随用随采。

药材性状 根茎呈拳形团块状，长3～6cm，直径约3cm，表面灰棕色或棕黄色，鲜品常带淡紫红色。全体多具瘤状突起。突起物顶端常有茎基或芽痕，下面有细根或细根痕。质坚实，断面灰黄色，鲜品白色。气无，味淡而后微苦。

性味 味甘、微苦，性温。

功能与主治 止血，散瘀，消肿止痛，清热解毒。主治吐血，衄血，咯血，便血，崩漏，外伤出血，痛经，产后瘀滞腹痛，跌打损伤，风湿痛，疮痈疔疗，虫蛇咬伤。

用法用量 内服：煎汤，根3～15克；全草10～30克。外用：适量，捣敷。

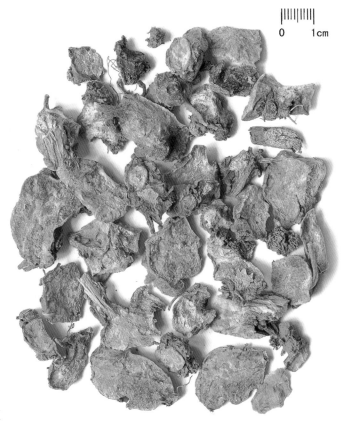

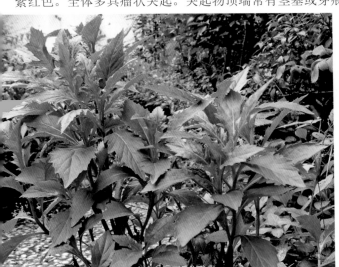

马兰

别名 紫菊、鸡儿肠、路边菊。

来源 为菊科植物马兰 *Kalimeris indica* (L.) Sch. -Bip. 的全草或根。

原植物 多年生草本，高25～70cm。根茎有匍匐枝。茎直立，有分枝。叶互生；基部渐狭成具翅的叶柄；叶片倒披针形或倒卵状长圆形，长3～6cm，宽0.8～2cm，先端钝或尖，边缘中部以上具有小尖头的齿，或有羽状裂片；上部叶小，无柄，全缘。头状花序单生枝端并排成疏散房状；总苞半球形；总苞片2～3层，覆瓦状排列，外层倒披针形，长约2mm，内层倒披针状长圆形，长4mm，边缘膜质，具缘毛；舌状花一层，15～20个，舌片浅紫色。瘦果倒卵状长圆形，极扁，长1.5～2mm，褐色，上部被腺毛及短柔毛。花期5～9月，果期8～10月。生于路边山坡、田野上。分布于全国各地。

采收加工 夏、秋季采收，鲜用或晒干。

药材性状 根茎呈圆柱形，着生浅棕黄色细根和须根。茎圆柱形，表面黄绿色，质脆。叶互生，皱缩卷曲。花淡紫色。瘦果倒卵状长圆形。气微，味淡微涩。

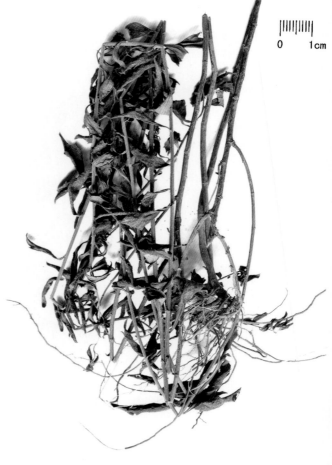

性味归经 味辛，性凉。归肺、肝、胃、大肠经。

功能与主治 凉血止血，清热利湿，解毒消肿。主治吐血，衄血，崩漏，血痢，外伤出血，黄疸，淋浊，感冒咳嗽，咽喉肿痛，痈肿，小儿疳积。

用法用量 内服：煎汤，10～30克。外用：适量，捣敷或煎水熏洗。

注意事项 孕妇慎服。

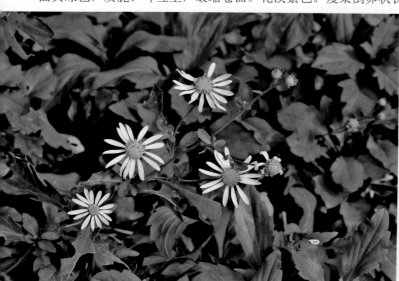

（三）收敛止血药

白及

别名　甘根、连及草、白根。

来源　为兰科植物白及 *Bletilla striata* (Thunb.) Reichb. f. 的干燥块茎。

原植物　多年生草本，高15～70cm。根茎三角状扁球形或不规则菱形，肉质，肥厚，富黏性，常数个相连。茎直立。叶片3～5，披针形或宽披针形，先端渐尖，基部下延成长鞘状，全缘。总状花序顶生，有花3～8朵；苞片披针形，早落；花紫色或淡红色；萼片和花瓣近等长，狭长圆形；唇瓣倒卵形，白色或具紫纹，上部3裂，中裂片边缘有波状齿，先端内凹，中央具5条裂片，侧裂片直立，合抱蕊柱，稍伸向中裂片；雄蕊与雌蕊合为蕊柱，两侧有窄翅，柱头先端着生1雄蕊，花药块4对，扁而长；子房下位，圆柱形，扭曲。蒴果圆柱形，具6纵肋。花期4～5月，果期7～9月。生于山谷较潮湿处。分布于我国河北、甘肃、山西、陕西及我国华东、中南、西南。

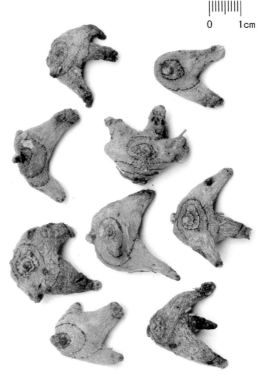

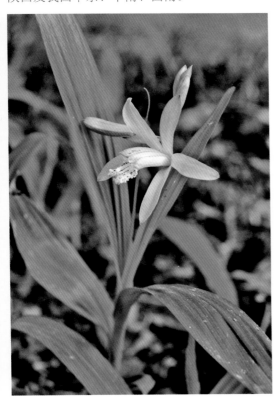

采收加工　夏、秋两季采挖，除去须根，洗净，置沸水中煮或蒸至无白心，晒至半干，除去外皮，晒干。

药材性状　根茎呈不规则扁圆形或菱形，有2～3分枝，似掌状，长1.5～5cm，厚0.5～1.5cm。表面灰白色或黄白色，有细皱纹，上面有凸起的茎痕，下面有连接另一块茎的痕迹；以茎痕为中心，有数个棕褐色同心环纹，环上残留棕色点状的须根痕。质坚硬，不易折断，断面类白色，半透明，角质样，可见散在的点状维管束。无臭，味苦，嚼之有黏性。

性味归经　味苦、甘、涩，性微寒。归肺、胃经。

功能与主治　收敛止血，消肿生肌。主治咯血、吐血，外伤出血，疮疡肿毒，皮肤皲裂，肺结核咯血，溃疡病出血。

用法用量　内服：煎汤，3～10克；研末，1.5～3克。外用：适量，研末撒或调涂。

注意事项　外感、内热壅盛者禁服。反乌头。

仙鹤草

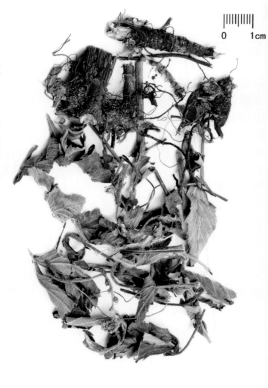

别名 狼牙草、乌脚鸡、路边黄。

来源 为蔷薇科多年生草本植物龙牙草 *Agrimonia pilosa* Ledeb. 的全草。

原植物 多平生草本。高30～120cm。根茎短，基部常有1或数个地下芽；茎被疏柔毛及短柔毛，稀下部被疏长硬毛。奇数羽状复叶互生；托叶镰形，稀卵形，边缘有锐锯齿或裂片；小叶有大小2种，相间生于叶轴上，较大的小叶3～4对，稀2对，向上减少至3小叶，小叶几无柄，倒卵形至倒卵状披针形，边缘有急尖到圆钝的锯齿，上面绿色，下面淡绿色，脉上伏生疏柔毛。总状花序单一或2～3个生于茎顶，花序袖被柔毛，花梗被柔毛；苞片通常3深裂，裂片带形，小苞片对生，卵形，全缘或边缘分裂；花萼片5，三角卵形；花瓣5，长圆形，黄色；雄蕊5～15；花柱2，丝状，柱头头状。瘦果倒卵圆锥形，外面有10条肋，被疏柔毛，先端有数层钩刺，幼时直立，成熟时向内靠合。花、果期5～12月。生于溪边、路旁、草地、灌丛、林缘及疏林下。我国南北各地均有分布。

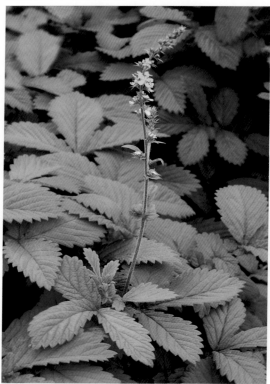

采收加工 栽种当年或第2年开花前枝叶茂盛时采收，割取地上部分，切段，晒干或鲜用。

药材性状 仙鹤草为不规则小段，茎、叶混合，表面黄棕色或红棕色，切面淡红棕色，中空。叶破碎，呈暗绿色，皱缩卷曲，被毛，易碎。气微，味微苦。

性味归经 味苦、涩，性平。归肺、脾、肝经。

功能与主治 收敛止血，止痢，杀虫。主治咯血，吐血，尿血，便血，崩漏及外伤出血，腹泻，痢疾，脱力劳伤，疟疾，滴虫性阴道炎。

用法用量 内服：煎汤，10～15克。外用：适量，捣敷。

注意事项 不是出血不止者不用。

紫珠

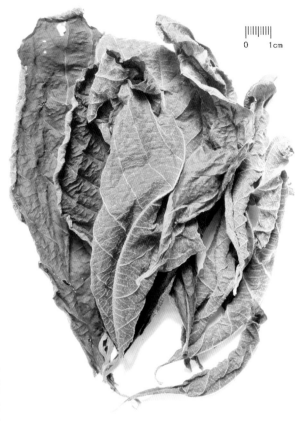

别名 紫荆、紫珠草。

来源 为马鞭草科植物杜虹花 *Callicarpa formosana* Rolfe 的干燥叶。

原植物 灌木，高1～3m。小枝、叶柄和花序均密被灰黄色星状毛和分枝毛。单叶对生，叶脉粗壮；叶片卵状椭圆形或椭圆形，先端渐尖，基部钝圆或截形，边缘有细锯齿，表面被短硬毛，背面被灰黄色星状毛和细小黄色腺点；侧脉8～12对。聚伞花序腋生，4～7次分歧；具细小苞片；花萼杯状，被灰黄色星状毛，萼齿钝三角形；花冠紫色至淡紫色，无毛，裂片4，钝圆；雄蕊4；子房无毛。果实近球形，紫色。花期5～7月，果期8～11月。生于山坡、溪边林中或灌丛中。分布于广东、广西、福建、台湾、江西、浙江等地。

采收加工 夏、秋两季采集，晒干，生用或研末用。

药材性状 叶多皱缩卷曲，完整叶片展平后呈卵状椭圆形；先端渐尖或钝圆，基部宽楔形或钝圆，边缘有细锯齿，近基部全缘，上表面灰绿色或棕绿色，下表面淡绿色或淡棕绿色，被棕黄色分枝茸毛，主脉和侧脉突起，侧脉8～12对，小脉伸入齿端。气微，味微苦涩。

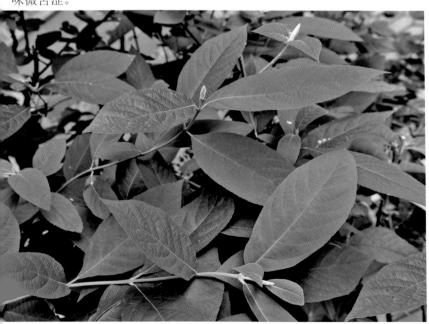

性味 味辛、苦，性平。

功能与主治 收敛止血，清热解毒。主治咯血，呕血，牙龈出血，尿血，便血，崩漏，皮肤紫癜，外伤出血，痈疽肿毒，毒蛇咬伤，烧伤。

用法用量 内服：煎汤，10～15克，鲜品30～60克。外用：适量，捣敷。

大叶紫珠

别名 白背木、白骨风、羊耳朵。

来源 为马鞭草科植物大叶紫珠 *Callicarpa macrophylla* Vahl 的根及叶。

原植物 灌木，稀为小乔木，高 3 ～ 5m。小枝近方形，密生灰白色粗糠状分枝茸毛。单叶对生；叶柄粗壮，长 1 ～ 2cm，密生灰白色分枝茸毛；叶片长椭圆形、椭圆状披针形或卵状椭圆形，边缘有细锯齿，表面有短毛，脉上较密，背面密生灰白色分枝茸毛，两面均有不明显的棕黄色腺点；侧脉 8 ～ 14 对。聚伞花序腋生，5 ～ 7 次分歧，密生灰白色分枝茸毛；苞片线形；花萼杯状，长约 1mm，被灰白色星状毛和黄色腺点，萼齿不明显或呈钝三角形；花冠紫红色，疏被星状毛；雄蕊 4，花丝长约 5mm；子房微被毛。果实球形，紫红色。花期 4 ～ 7 月，果期 7 ～ 12 月。生于路旁、山坡灌丛或疏林下。分布于贵州、云南、广西、广东等地。

采收加工 根：全年均可采收，洗净，切片晒干；叶：夏、秋季采收，晒干或鲜用。

药材性状 叶多卷曲皱缩，完整者展平后呈长椭圆形至椭圆状披针形，边缘有锯齿，上面灰绿色或棕绿色，有短柔毛，下面有灰白色茸毛，两面可见不甚明显的棕黄色腺点；叶柄 1 ～ 2cm，密生灰白色柔毛。气微，味微苦、涩。

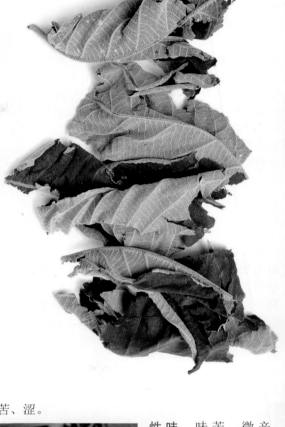

性味 味苦、微辛，性平。

功能与主治 散瘀止血，消肿止痛。主治咯血，吐血，衄血，便血，创伤出血，跌打瘀肿，风湿痹痛。

用法用量 内服：煎汤，15 ～ 30 克。外用：适量，捣敷。

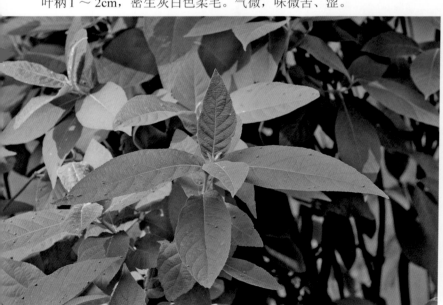

鸡冠花

别名 鸡公花、老来少、鸡冠头。

来源 为苋科植物鸡冠花Celosia cristata L. 的干燥花序。

原植物 一年生直立草本，高30～80cm。全株无毛，粗壮。分枝少，近上部扁平，绿色或带红色，有棱纹凸起。单叶互生，具柄；叶片长椭圆形至卵状披针形。穗状花序顶生，呈扁平肉质鸡冠状、卷冠状或羽毛状，中部以下多花；花被片淡红色至紫红色、黄白或黄色；苞片、小苞片和花被片干膜质，宿存；花被片5，椭圆状卵形，端尖，雄蕊5，花丝下部合生成杯状。胞果卵形，熟时盖裂，包于宿存花被内。种子圆肾形，黑色，有光泽。花期5～8月，果期8～11月。全国各地均有栽培。

采收加工 当年8～9月采收。把花序连一部分茎秆割下，捆成小把晒或晾干后，剪去茎秆。

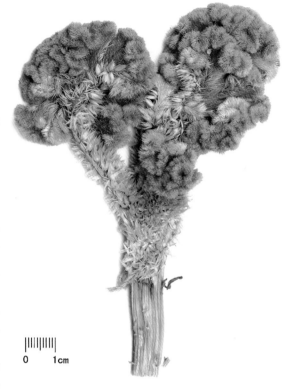

0　1cm

药材性状 穗状花序多扁平而肥厚，似鸡冠状，长8～25cm，宽5～20cm。上缘宽，具皱褶，密生线状鳞片，下端渐狭小，常残留扁平的茎。表面红色、紫红色或黄白色；中部以下密生多数小花，各小花有膜质苞片及花被片。果实盖裂。种子圆肾形，黑色，有光泽。体轻，质柔韧。气无，味淡。

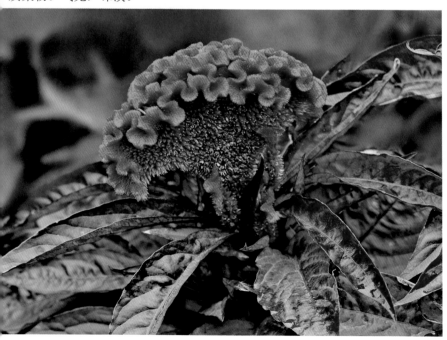

性味归经 味甘、涩，性凉。归肝、大肠经。

功能与主治 收敛止血，止带，止痢。主治吐血，崩漏，便血，赤白带下，久痢不止。

用法用量 内服：煎汤，6～12克。外用：煎水熏洗。

檵木根

别名 檵花根、土降香。

来源 为金缕梅科檵木 *Loropetalum chinense* (R. Br.) Oliver. 的干燥根。

原植物 常绿灌木或小乔木，高1～4m。树皮深灰色；嫩枝、新叶、花序、花萼背面和蒴果均被黄色星状毛。叶互生：叶柄长2～3mm；托叶早落；叶片革质，卵形或卵状椭圆形，长1.5～6cm，宽0.8～2cm，先端短尖头，基部钝，不对称，全缘。花6～8簇生小枝端，无柄；花萼短，4裂；花瓣4，条形，淡黄白色；雄蕊4，花丝极短，花药裂瓣内卷，药隔伸出成刺状；子房半下位，2室，花柱2，极短。木质蒴果球形，长约1cm，褐色，先端2裂。种子2，长卵形，长4～5mm。花期4～5月，果期10月。常生于向阳山坡、路边、灌木林、丘陵地及郊野溪沟边。分布于我国中部、南部及西南各地。

采收加工 全年均可采挖，洗净，切块，晒干或鲜用。

药材性状 根圆柱形、拐状不规则弯曲或不规则分枝状，长短粗细不一。一般切成块状，表面灰褐色或黑褐色，具浅纵纹，有圆形的茎痕及支根痕；栓皮易呈片状剥落而露出棕红色的皮部。体重，质坚硬，不易折断，断面灰黄色或棕红色，纤维性。气微，味淡、微苦涩。

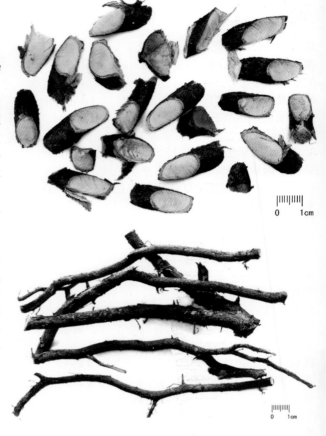

性味归经 味苦、涩，性微温。归肝、脾、大肠经。

功能与主治 止血，活血，收敛固涩。主治咯血，吐血，便血，外伤出血，崩漏，产后恶露不尽，风湿关节疼痛，跌打损伤，泄泻，痢疾，白带，脱肛。

用法用量 内服：煎汤，15～30克。

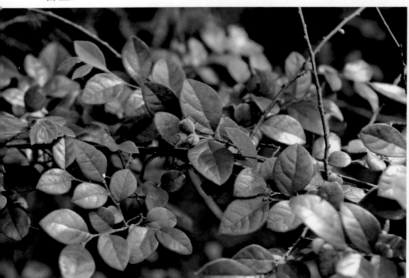

棕榈炭

来源 为棕榈科植物棕榈 *Trachycarpus fortunei* (Hook.f.) H. Wendl. 的干燥叶柄按照煅炭法制炭。

原植物 常绿乔木，高达10m以上。茎秆圆柱形，粗壮挺立，不分枝，残留的褐色纤维状老叶鞘层层包被于茎秆上，脱落后呈环状的节。叶簇生于茎顶，向外展开；叶柄坚硬，长约1m，横切面近三角形，边缘有小齿，基部具褐色纤维状叶鞘，新叶柄直立，老叶柄常下垂；叶片近圆扇状，直径60～100cm，具多数皱褶，掌状分裂至中部，有裂片30～50，各裂片先端浅2裂，上面绿色，下面具蜡粉，革质。肉穗花序，自茎顶叶腋抽出，基部具多数大型鞘状苞片，淡黄色，具柔毛。雌雄异株；雄花小，多数，淡黄色，花被6，2轮，宽卵形，雄蕊6，花丝短，分离；雌花花被同雄花，子房上位，密被白柔毛，花柱3裂。核果球形或近肾形，直径约1cm，熟时外果皮灰蓝色，被蜡粉。花期4～5月，果期10～12月。栽培或野生；生于村边、庭园、田边、丘陵或山地。长江以南各地多有分布。

采收加工 取净棕榈，照煅炭法制炭。煅炭法：取待炮炙品，置煅锅内，密封，加热至所需程度，放凉，取出。

药材性状 本品呈不规则块状，大小不一。表面黑褐色至黑色，具光泽，有纵直条纹；触之有黑色炭粉。内部焦黄色，纤维性。稍具焦香气，味苦涩。

性味归经 味苦、涩，性平。归肺、肝、大肠经。

功能与主治 收敛止血。主治吐血，衄血，尿血，便血，崩漏。

用法用量 内服：煎汤，3～9克。

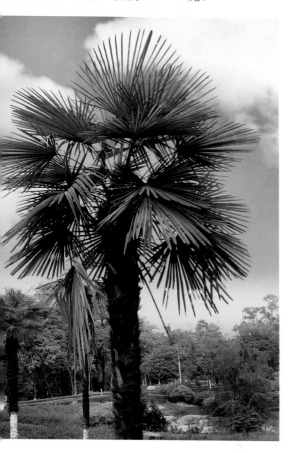

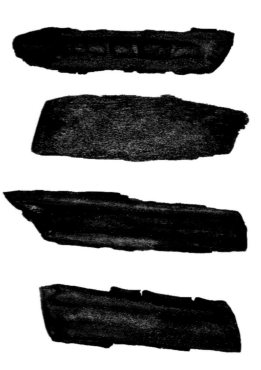

血余炭

别名 血余、乱发、发灰、头发、人发灰。

来源 为人发制成的炭化物。

采收加工 取头发，除去杂质，碱水洗去油垢，清水漂净，晒干，焖煅成炭，放凉。

药材性状 本品呈不规则块状，大小不一。乌黑光亮，表面具多数细孔，如海绵状。质轻，质脆易断，断面蜂窝状。用火烧之有焦发气，味苦。以色黑、发亮、质轻、无杂质者为佳。

性味归经 味苦，性平。归肝、胃经。

功能与主治 收敛止血，化瘀，利尿。主治吐血，咯血，衄血，血淋，尿血，便血，崩漏，外伤出血，小便不利。

用法用量 内服：煎汤，5～10克；研末，每次1.5～3克。外用适量、研末掺或调敷。

注意事项 胃弱者慎服。

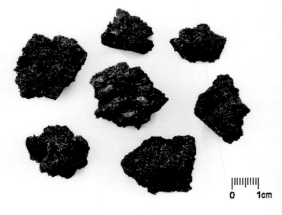

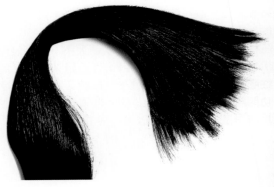

藕节

别名 光藕节、藕节巴。

来源 睡莲科植物莲 *Nelumbo nucifera* Gaertn. 的干燥根茎节部。

原植物 见莲子心项下。

采收加工 秋、冬二季采挖根茎（藕），切取节部，洗净，晒干，除去须根。

药材性状 本品呈短圆柱形，中部稍膨大，长2～4cm，直径约2cm。表面灰黄色至灰棕色，有残存的须根和须根痕，偶见暗红棕色的鳞叶残基。两端有残留的藕，表面皱缩有纵纹。质硬，断面有多数类圆形的孔。气微，味微甘、涩。

性味归经 甘、涩，平。归肝、肺、胃经。

功能与主治 收敛止血，化瘀。主治吐血、咯血，衄血，尿血，崩漏。

用法用量 内服：煎汤，10～30克；鲜用捣汁，可用60克左右取汁冲服；或入散剂。

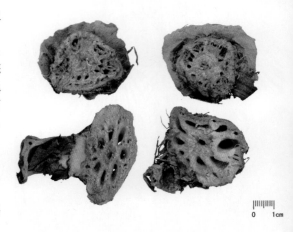

山黄麻叶

别名 山麻木、山王麻、九层麻。

来源 为榆科植物山黄麻*Trema orientalis* (L.) Bl. 的叶。

原植物 小乔木，高4～8m。当年生枝条密被白色伸展的曲柔毛。叶互生；叶柄密被白色柔毛；叶片纸质，卵状披针形或披针形，先端长渐尖，基部心形或近截平，常稍斜，上面有短硬毛且粗糙，下面密被银灰色丝质柔毛或曲柔毛，边缘有细锯齿；基出3脉，网脉明显。花单性，雌雄异株，聚伞花序稠密，稍长于叶柄；花萼5深裂，背面被毛；雄蕊5，与萼片对生；子房1室，柱头2，被毛。核果卵球形，果柄被毛。花期5～6月，果期6～8月。生于疏林中。分布于我国华南、西南及福建、台湾、西藏等地。

采收加工 全年均可采收，鲜用或晒干。

药材性状 叶多皱缩，展平后完整者呈卵形、卵状披针形或披针形，长6～18cm，先端长渐尖，基部心形或近截平。常稍斜，基部3出脉明显，边缘有小锯齿，上面有短硬毛且粗糙，下面密被银灰色丝质柔毛或曲柔毛。质脆。气微、味涩。

性味 味涩，性平。

功能与主治 止血。主治外伤出血。

用法用量 外用：适量，鲜品捣敷。

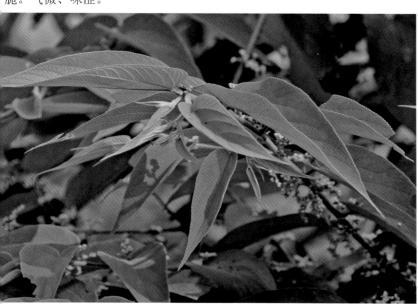

（四）温经止血药

炮姜

别名 黑姜。

来源 姜科多年生草本姜 *Zingiber officinale* Rosc. 干燥根茎的炮制品。

原植物 详见生姜项下。

采收加工 取净沙子置锅内，用武火炒热后加入干姜片或块，不断翻动，炒至鼓起，表面显棕褐色，内部棕黄色时，取出，筛去沙子，放凉。

药材性状 呈不规则膨胀的块状，具指状分枝。表面棕黑色或棕褐色。质轻泡，断面边缘处显棕黑色，中心棕黄色。细颗粒性，维管束散在。气香特异，味微辛、辣。

性味归经 味苦、辛，性温。归脾、胃、肝经。

功能与主治 温中止泻，温经止血。主治虚寒性脘腹疼痛，呕吐，泻痢，吐血，便血，崩漏。

用法用量 内服：煎汤，3～6克。

注意事项 孕妇及阴虚有热者禁服。

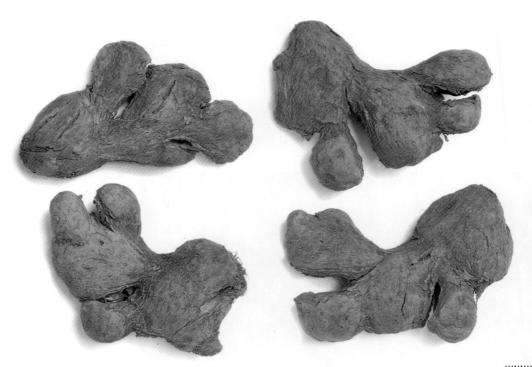

0　　1cm

艾叶

别名 冰台、黄草、五月艾。

来源 为菊科植物艾 *Artemisia argyi* Levl. et Vant. 的干燥叶。

原植物 多年生草本，高50～120cm。全株密被白色茸毛，中部以上或仅上部有开展及斜升的花序枝。叶互生，下部叶在花期枯萎；中部叶卵状三角形或椭圆形，基部急狭或渐狭成短或稍长的柄，或稍扩大而成托叶状；叶片羽状或浅裂，侧裂片约2对，常楔形，中裂片又常三裂，裂片边缘有齿，上面被蛛丝状毛，有白色密或疏腺点，下面被白色或灰色密茸毛；上部叶渐小，三裂或不分裂，无柄。头状花序多数，排列成复总状，花后下倾；总苞卵形；总苞片4～5层，边缘膜质，背面被绵毛；花带红色，多数，外层雌性，内层两性。瘦果无毛。花期7～10月。生于林缘、荒地。分布于全国各地。

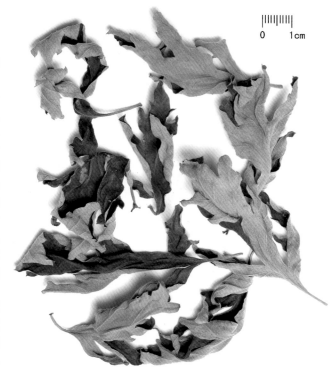

采收加工 夏季花未开时采摘、除去杂质，晒干。

药材性状 叶多皱缩、破碎，有短柄。完整叶片展平后呈卵状椭圆形，羽状深裂，裂片椭圆状披针形，边缘有不规则粗锯齿，上表面灰绿色或深黄绿色，有稀疏的茸毛及腺点，下表面密生灰白色茸毛。质柔软。气清香，味苦。

性味归经 味辛、苦，性温，有小毒。归肝、脾、肾经。

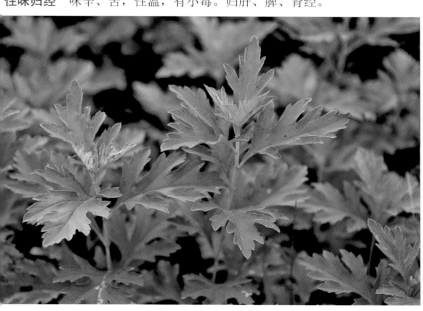

功能与主治 散寒止痛，温经止血。主治少腹冷痛，经寒不调，宫冷不孕，吐血，衄血，崩漏经多，妊娠下血；外治皮肤瘙痒。醋艾炭温经止血，主治虚寒性出血。

用法用量 内服：煎汤，3～10克。外用：适量，捣绒作炷或制成艾条熏灸；或炒热温熨。

注意事项 阴虚血热者慎用。

十二、活血化瘀药

（一）活血止痛药

郁金

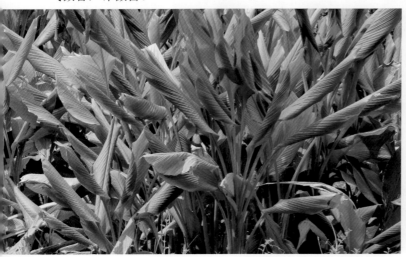

别名 黄郁、乌头、五帝足。

来源 为姜科多年生草本植物温郁金 *Curcuma wenyujin* Y. H. Chen et C. Ling 的块根。

原植物 多年生草本。高80～160cm。主根茎陀螺状，侧根茎指状，内面柠檬色。须根细长，末端常膨大成纺锤形块根，内面白色。叶片4～7，2列，叶柄短，长不及叶片的一半；叶片宽椭圆形，先端渐尖或短尾状渐尖，基部楔形，下延至叶柄，下面无毛。穗状花序圆柱状，先叶于根茎处抽出，上部无花的苞片长椭圆形，蔷薇红色，中下部有花的苞片宽卵形，绿白色；花萼筒白色，先端具不等的3齿；花冠管漏斗状，白色，裂片3，膜质，长椭圆形，后方一片较大，先端略成兜状，近先端处有粗糙毛；侧生退化雄蕊花瓣状，黄色，唇瓣倒卵形，外折，黄色，先端微凹；子房被长柔毛，花柱细长。花期4～6月。生于向阳山坡或田地，多为栽培。分布于浙江省。

采收加工 冬季茎叶枯萎后采挖。除去泥沙和细根，蒸或煮至透心，干燥。

药材性状 长圆形或卵圆形，稍扁，有的微弯曲，两端渐尖。表面灰褐色或灰棕色，具不规则的纵皱纹，纵纹隆起处多较浅。质坚实，断面灰棕色或灰绿色，具蜡样光泽；内皮层环明显。气微香，味微苦。

性味归经 味辛、苦，性寒。归肝、胆、心经。

功能与主治 活血止痛，行气解郁，清心凉血，利胆退黄。主治胸腹胁肋诸痛，妇女经闭、痛经，癥瘕结块，热病神昏，惊痫，癫狂，吐血，衄血，血淋，黄疸。

用法用量 内服：煎汤，3～10克。

注意事项 阴虚失血、无气滞血瘀者忌服。孕妇慎服。

川芎

别名 香果、雀脑芎、京芎、抚芎、台芎、西芎。

来源 为伞形科植物川芎 *Ligusticum chuanxiong* Hort. 的根茎。

原植物 多年生草本，高 40 ～ 70cm。全株有浓烈香气。根茎呈不规则的结节状拳形团块。茎直立，圆柱形，中空，表面有纵直沟纹。茎下部的节膨大成盘状（俗称苓子），中部以上的节小，膨大茎下部叶具柄，基部扩大成鞘；叶片卵状三角形，三至四回三出羽状全裂，羽片 4 ～ 5 对，卵状披针形。茎上部叶渐简化。复伞形花序顶生，总苞片线形；伞辐 7 ～ 20；小伞形花序有花 10 ～ 24；小总苞片略带紫色；花瓣白色，倒卵状椭圆形，幼果两侧压扁。花期 7 ～ 8 月，幼果期 9 ～ 10 月。主要栽培于四川、云南、广西、湖北、江西、江苏、甘肃等地。

采收加工 栽后第 2 年 5 月下旬至 6 月上旬，挖出根茎。抖掉泥土，除去茎叶，晒后烘干，再去须根。

药材性状 根茎为不规则结节状拳形团块，直径 1.5 ～ 7cm。表面黄褐色，粗糙

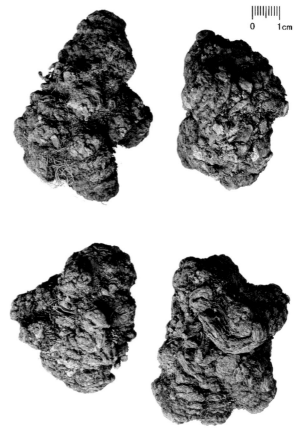

皱缩，有多数平行隆起的轮节；顶端有类圆形凹陷状茎痕。下侧及轮节上有多数细小的瘤状根痕。质坚实，不易折断，断面黄白色，具波状环纹形成层，全体散有黄棕色油点，香气浓郁而特殊，味苦、辛，微回甜，有麻舌感。

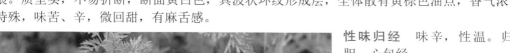

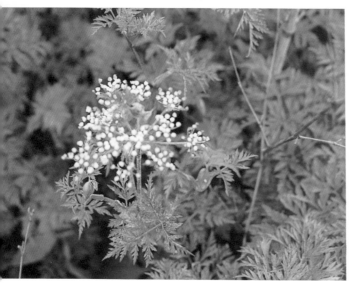

性味归经 味辛，性温。归肝、胆、心包经。

功能与主治 活血祛瘀，行气开郁，祛风止痛。主治月经不调，经闭痛经，产后瘀滞腹痛，癥瘕肿块，胸胁疼痛，头痛眩晕，风寒湿痹，跌打损伤，痈疽，痔疮。

用法用量 内服：煎汤，3 ～ 10 克。外用：适量，研末撒或煎汤漱口。

注意事项 阴虚火旺、上盛下虚及气弱者忌服。恶黄芪、山茱萸、狼毒。畏滑石、硝石、黄连。反藜芦。

姜黄

别名 宝鼎香、黄姜。

来源 为姜科植物姜黄 *Curcuma longa* L. 的干燥根茎。

原植物 多年生草本，高 1～1.5m。根茎发达，成丛，分枝呈椭圆形或圆柱状，橙黄色，极香；根粗壮，末端膨大成块根。叶基生，5～7片，2列；叶柄较长；叶片长圆形或窄椭圆形，上面黄绿色，下面浅绿色，无毛。花葶由叶鞘中抽出；穗状花序圆柱状，上部无花的苞片粉红色或淡红紫色，长椭圆形，中下部有花的苞片嫩绿色或绿白色，卵形至近圆形；花萼筒绿白色；花冠管漏斗形，淡黄色，喉部密生柔毛；能育雄蕊1，花丝短而扁平，花药长圆形，基部有距；子房下位。外被柔毛，花柱细长，基部有2个棒状腺体，柱头稍膨大，略呈唇形。花期8月。多为栽培，偶有野生。分布于江西、福建、台湾、广东、广西、四川、云南等地。

采收加工 12月下旬挖出地下部分，去掉泥土和茎秆，摘下块根。将根茎水洗，放入开水中焯熟，烘干，撞去粗皮，即得干姜黄。

药材性状 呈不规则卵圆形、圆柱形或纺锤形，常弯曲，有的具短叉状分枝，长 2～5cm，直径 1～3cm。表面深黄色，粗糙，有皱缩纹理和明显环节，并有圆形分枝痕及须根痕。质坚实，不易折断，断面棕黄色至金黄色，角质样，有蜡样光泽，内皮层环纹明显，维管束呈点状散在。气香特异，味苦、辛。

性味归经 味辛、苦，性温。归脾、肝经。

功能与主治 破血行气，通经止痛。主治胸胁刺痛，闭经，癥瘕，风湿肩臂疼痛，跌仆肿痛。

用法用量 内服：煎汤，3～10克。外用：适量，研末调敷。

注意事项 血虚、无气滞血瘀者及孕妇慎服。

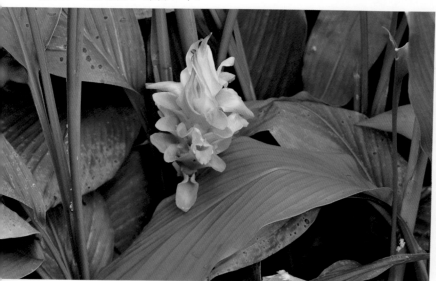

乳香

别名 乳头香、塌香、天泽香、浴香。

来源 为橄榄科植物乳香树 *Boswellia carterii* Birdw. 皮部渗出的油胶树脂。

药材性状 呈类球形或泪滴状颗粒，或不规则小块状，长 0.5～2cm，有的粘连成团块。淡黄色，微带蓝绿色或棕红色，半透明。质坚脆，断面蜡样。气芳香，味极苦，嚼之软化成胶块。以淡黄色、颗粒状、半透明、无砂石树皮等杂质、粉末粘手、气芳香者为佳。

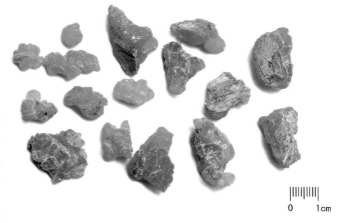

性味归经 味辛、苦，性微温。归心、肝、脾经。

功能与主治 活血行气，通经止痛，消肿生肌。主治心腹疼痛，风湿痹痛，经闭痛经，跌打瘀痛，痈疽肿毒，肠痛，疮溃不敛。

用法用量 内服：煎汤，3～10克；或入丸、散。外用：适量，研末调敷。

注意事项 孕妇忌服。

没药

别名 末药。

来源 为橄榄科植物地丁树 *Cammiphora myrrha* Engl. 及同属植物树干皮部渗出的油胶树脂。

药材性状 呈不规则颗粒状或粘结成团块，直径约2.5cm，有较小或更大者。表面黄棕色至红棕色或黄棕色相间，无光泽，有时无光泽部分与有光泽部分相间。有时夹有树皮、木屑。质坚脆，破碎面颗粒状，有油样光泽，打碎后的薄片有亮光或半透明。气香而特异，味极苦，嚼时粘牙。以块大、棕红色、香气浓、杂质少者为佳。

性味归经 味苦，性平。归心、肝、脾经。

功能与主治 活血止痛，消肿生肌。主治胸腹瘀痛，痛经，经闭，癥瘕，跌打损伤，痈肿疮疡，肠痛，目赤肿痛。

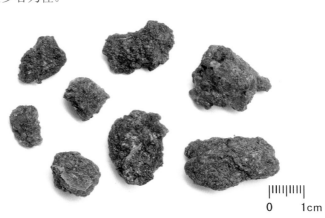

用法用量 内服：煎汤，3～10克；或入丸、散。外用：适量，研末调敷。

注意事项 孕妇忌服。非瘀血而因血虚者不宜用。产后恶露多、腹中虚痛者不用。痈疽已溃者不用。目赤肤翳非血热甚者不用。

延胡索

别名 玄胡索、元胡索、元胡。

来源 为罂粟科植物延胡索*Corydalis yanhusuo* W. T. Wang的干燥块茎。

原植物 多年生草本，高9～20cm。茎直立或倾斜，通常单一，茎节处常膨大成小块茎，小块茎生新茎，新茎节处又成小块茎，常3～4个成串。基生叶2～4枚，叶柄长3～8cm；叶片轮廓宽三角形，二回三出全裂，一回裂片具柄，末回裂片近无柄，裂片披针形至长椭圆形，全缘，茎生叶常2枚，互生，较基生叶小而同形。总状花序顶生，疏生花3～8朵；花冠淡紫红色，花瓣4，2轮，外轮上瓣最大，上部舒展成宽倒卵形至宽椭圆形的兜状瓣片，边缘有小齿，顶端有浅凹陷，中下部延伸成长距，下瓣较短，形同上瓣，基部有浅囊状突起，内轮两瓣，合抱裹于雄蕊外，上部宽倒卵形，中、下部细长成爪。蒴果条形，长1.7～2.2cm，花柱、柱头宿存，熟时2瓣裂。种子1列，数粒，细小，扁长圆形，黑色，具光泽，表面密布小凹点。花期3～4月，果期4～5月。生长于低海拔旷野草地、丘陵林缘。分布于陕西、江苏、安徽、浙江、河南、湖北等地。

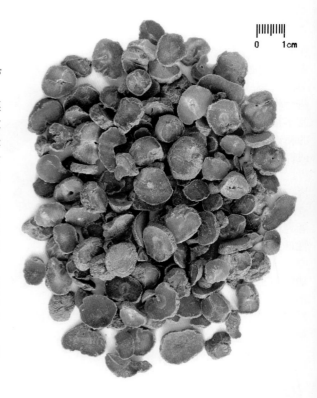

采收加工 夏初茎叶枯萎时采挖，除去须根，洗净，置沸水中煮至恰无白心时，取出，晒干。

药材性状 块茎呈不规则的扁球形，直径0.5～1.5cm。表面黄色或黄褐色，具不规则网状皱纹。顶端有稍凹陷的茎痕，底部常具疙瘩状突起。质硬而脆，断面黄色，角质样，有蜡样光泽。气微，味苦。

性味归经 味辛、苦，性温。归肝、脾经。

功能与主治 活血，行气，止痛。主治胸胁、脘腹疼痛，胸痹心痛，经闭痛经，产后瘀阻，跌扑肿痛。

用法用量 内服：煎汤，4.5～9克。

注意事项 血热气虚者及孕妇忌服。经事先期以及一切血热为病者，禁用。产后血虚或经血枯少不利者禁服。

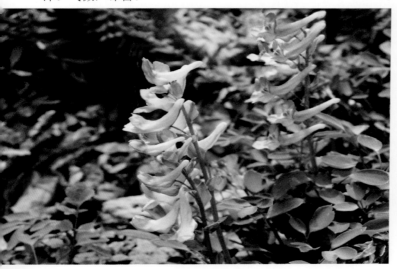

芸薹子

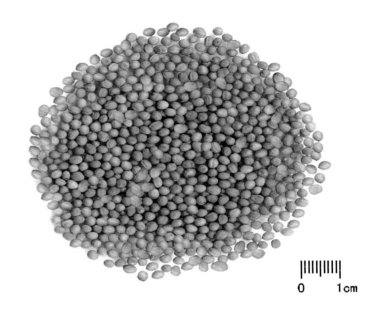

别名　油菜籽。

来源　为十字花科植物油菜 *Brassica campestris* L.的干燥成熟种子。

原植物　二年生草本，高30～90cm。茎粗壮，直立。基生叶长10～20cm，大头羽状分裂，顶生裂片圆形或卵形，侧生裂片5对，卵形；下部茎生叶羽状半裂，基部扩展且抱茎，两面均被硬毛，具缘毛；上部茎生叶提琴形或长圆状披针形，基部心形，抱茎，两侧有垂耳，全缘或有波状细齿。总状花序生枝顶，花期伞房状；萼片4，黄带绿色；花瓣4，鲜黄色，倒卵形或圆形，长3～5mm，基部有短爪。长角果条形，长3～8cm，宽2～3mm，顶端有9～24mm的喙；果梗长5～15mm。种子球形，直径约1.5mm，红褐或黑色，近球形。花期3～5月，果期4～6月。栽培植物，喜湿润、肥沃的土地。主产区为长江流域和西北。

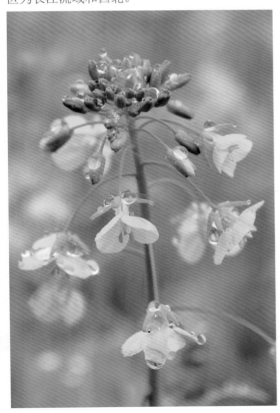

采收加工　4～6月间，种子成熟时，将地上部分割下，晒干，打落种子，除去杂质，晒干。

药材性状　种子近球形，直径1.5～2mm。表面红褐色或棕黑色，放大镜下观察其有网状纹理，一端有黑色圆点状种脐。破开种皮内可见子叶2片，肥厚，乳黄色，富油质，沿中脉相对折，胚根位于2纵折的子叶之间。气微，味淡。以籽粒饱满、色泽光亮者为佳。

性味归经　味辛、甘，性平。归肝、大肠经。

功能与主治　活血化瘀，消肿散结，润肠通便。主治产后恶露不尽，瘀血腹痛，痛经，肠风下血，血痢，风湿关节肿痛，痈肿丹毒，乳痛，便秘，粘连性肠梗阻。

用法用量　内服：煎汤，5～10克。外用：适量，研末调敷。

注意事项　阴血虚、便溏者禁服。

枫香脂

别名　白胶香、枫脂、胶香。

来源　金缕梅科植物枫香树 *Liquidambar formosana* Hance 的干燥树脂。

原植物　见"路路通"项下。

采收加工　选择生长20年以上的粗壮大树，于7～8月凿开树皮，从树根起每隔15～20cm交错凿开一洞。10月至次年4月采收流出的树脂。晒干或自然干燥。

药材性状　本品呈不规则块状，或呈类圆形颗粒状，大小不等，直径0.5～1cm，少数可达3cm。表面淡黄色至黄棕色，半透明或不透明。质脆易碎，破碎面具玻璃样光泽，气清香，燃烧时香气更浓，味淡。

性味归经　辛、苦，平。归脾、肺、肝经。

功能与主治　活血止痛，解毒生肌，凉血止血。主治跌扑损伤，痈疽肿痛，吐血，衄血，外伤出血。

用法用量　外用：适量，研末撒或调敷或制膏摊贴，亦可制成熏烟药。内服：煎汤，3～6克；一般入丸、散剂。

注意事项　孕妇禁服。

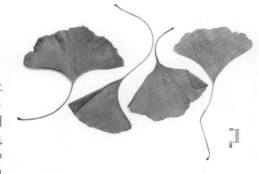

银杏叶

别名　白果叶。

来源　银杏科植物银杏 *Ginkgo biloba* L. 的干燥叶。

植物形态　落叶乔木，高可达40m。叶在长枝上螺旋状散生，在短枝上簇生，叶片扇形，淡绿色，雄球花成荑黄花序状，下垂，种子核果状，椭圆形至近球形，外种皮肉质，有白粉，熟时淡黄色或橙黄色，中种皮骨质，白色。花期3～4月，种子成熟期9～10月。北自沈阳，南达广州，东起华东，西南至贵州、云南都有栽培。

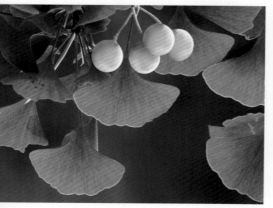

采收加工　秋季叶尚绿时采收，及时干燥。

药材性状　黄绿色或浅棕黄色，上缘呈不规则的波状弯曲。具二叉状平行叶脉，细而密。叶基楔形。体轻。气微，味微苦。

性味归经　甘、苦、涩，平。归心、肺经。

功能与主治　活血化瘀，通络止痛，敛肺平喘，化浊降脂。主治瘀血阻络，胸痹心痛，中风偏瘫，肺虚咳喘，高脂血症。

用法用量　内服：煎汤，3～9克。

夏天无

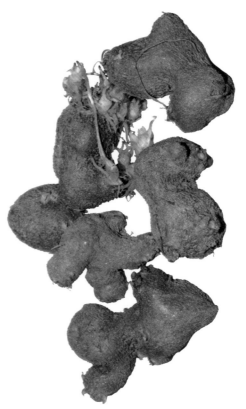

别名　一粒金丹、伏地延胡索、落水珠。

来源　罂粟科植物伏生紫堇 *Corydalis decumbens* (Thunb.) Pers. 的干燥块茎。

原植物　多年生草本，无毛，高 16～30cm。块茎近球形，直径 3～9mm，黑褐色，当年生块茎叠生于老块茎之上，老块茎随即变空。不定根发自块茎表面。茎细弱，2～3 枝丛生，不分枝。基生叶常 1 枚；具长柄；叶片轮廓三角形，长约 6cm，二回三出全裂，末回裂片无柄、狭倒卵形，全缘，叶下面有白粉；茎生叶 3～4 枚，互生或对生，生于茎中、上部，似基生叶而小，柄短。总状花序顶生，长 1.5～4cm，疏列数花；苞片卵形或狭倒卵形，长 5～7mm，全缘；下部花梗长达 12mm；花冠淡紫红色，外轮上瓣长 14～18mm，瓣片近圆形，先端微凹，边缘波状，距圆筒形，长 6～8mm。柱头具 4 乳突。蒴果细长椭圆形，略呈念珠状。种子细小，2 列。花期 4～5 月，果期 5～6 月。生于海拔 80～300m 丘陵、低坡阴湿的林下沟边及旷野田边。分布于江苏、安徽、浙江、江西、福建、台湾、河南、湖北、湖南等地。

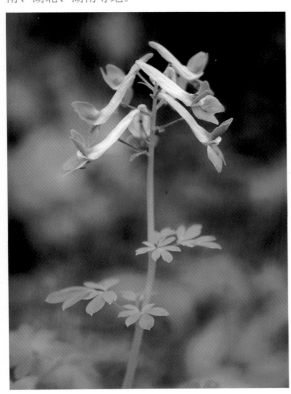

采收加工　春季或初夏出苗后采挖，除去茎、叶及须根，洗净，干燥。

药材性状　本品呈类球形、长圆形或不规则块状，长 0.5～3cm，直径 0.5～2.5cm。表面灰黄色、暗绿色或黑褐色，有瘤状突起和不明显的细皱纹，顶端钝圆。可见茎痕，四周有淡黄色点状叶痕及须根痕。质硬，断面黄白色或黄色，颗粒状或角质样，有的略带粉性。气微，味苦。

性味归经　苦、微辛，温。归肝经。

功能与主治　活血止痛，舒筋活络，祛风除湿。主治中风偏瘫，头痛，跌扑损伤，风湿痹痛，腰膝疼痛。

用法用量　内服：煎汤，4.5～15 克；或研末，1～3 克；亦可制成丸剂。

（二）活血调经药

益母草

别名 益明、猪麻、扒骨风。

来源 为唇形科植物益母草 *Leonurus japonicus* Houtt. 的新鲜或干燥地上部分。

原植物 一年生或二年生草本，高 60～100cm。茎直立，四棱形，被微毛。叶对生；基生叶具长柄，叶片略呈圆形，5～9浅裂，裂片具2～3钝齿，基部心形；茎中部叶有短柄，3全裂，裂片近披针形，中央裂片常再3裂，两侧裂片再1～2裂，最终小裂片宽度通常在3mm以上；最上部叶不分裂，线形，近无柄，上面被糙伏毛，下面被疏柔毛及腺点。轮伞花序腋生，具花8～15朵；小苞片针刺状，无花梗；花萼钟形，外面贴生微柔毛；花冠唇形，淡红色或紫红色，外面被柔毛；子房4裂，花柱丝状。小坚果褐色，三棱形。花期6～9月，果期7～10月。生于路旁、溪边、田埂、山坡草地。分布于全国各地。

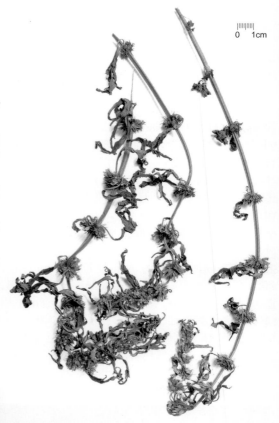

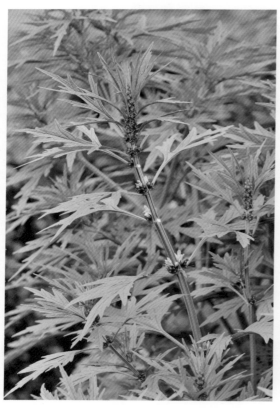

采收加工 鲜品春季幼苗期至初夏花前期采割；干品夏季茎叶茂盛、花未开或初开时采割，晒干，或切段晒干。

药材性状 茎呈方柱形，四面凹下成纵沟，表面灰绿色或黄绿色，密被糙伏毛，质脆。叶对生，灰绿色，多脱落或残存，皱缩破碎，完整者下部叶掌状3裂，茎中部叶有短柄，3全裂，裂片披针形，中央裂片常再3裂，两侧裂片再1～2裂；最上部叶不分裂。轮伞花序腋生，花紫色。花萼宿存，筒状，黄绿色，小坚果4。气微，味淡。

性味归经 味苦、辛，性微寒。归肝、肾、心包经。

功能与主治 活血调经，利尿消肿。主治月经不调，痛经，经闭，恶露不尽，水肿尿少，急性肾炎水肿。

用法用量 内服：煎汤，10～15克。外用：适量，煎水洗或捣敷。

注意事项 阴虚血少者禁服。

西红花

别名 藏红花、番栀子蕊、撒法郎。

来源 为鸢尾科植物番红花 *Crocus sativus* L.的干燥柱头。

原植物 多年生草本。球茎扁球形，直径约3cm，外为黄褐色的膜质包被。叶基生，9～15片，条形，灰绿色，长15～20cm，宽2～3mm，边缘反卷；叶丛基部包有4～5片膜质的鞘状叶。花茎甚短，不伸出地面；有花1～2朵，淡蓝色、红紫色或白色，具香味，直径2.5～3cm；花被裂片6，2轮排列，内外轮花被裂片皆为倒卵形，先端钝，长4～5cm；雄蕊3，直立，长2.5cm，花药黄色，顶端尖，稍弯曲；花柱橙红色，长约4cm，上部3分枝，分枝弯曲而下垂，柱头稍扁，顶端楔形，具浅齿，较雄蕊长，子房狭纺锤形。蒴果椭圆形，具3钝棱。种子多数，圆球形。花期10～11月。浙江、江西、江苏、北京、上海等地有少量栽培。

采收加工 10～11月下旬，晴天早晨日出时采花，再摘取柱头，随即晒干，或在55～60℃下烘干。

药材性状 本品呈线形，三分枝，长约3cm。暗红色，上部较宽而略扁平，顶端边缘可看到不整齐的齿状，内侧有一短裂隙，下端有时残留一小段黄色花柱。体轻，质松软，无油润光泽，干燥后质脆易断。气特异，略有刺激性，味微苦。

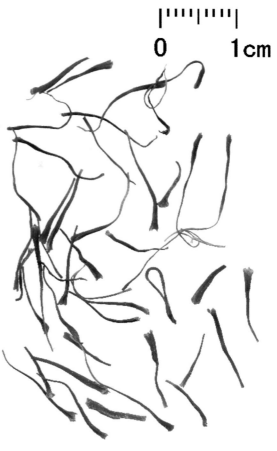

性味归经 味甘，性平。归心、肝经。

功能与主治 活血化瘀，凉血解毒，解郁安神。主治经闭癥瘕，产后瘀阻，温毒发斑，忧郁痞闷，惊悸发狂。

用法用量 内服：煎汤，1～3克；冲泡或浸酒。

注意事项 孕妇禁服。

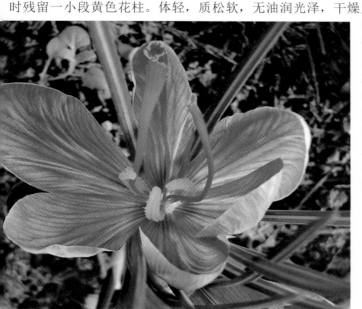

红花

别名 红蓝花、刺红花、草红花、黄蓝、红花菜。

来源 为菊科植物红花*Carthamus tinctorius* L.的花。

原植物 越年生草本，高50～100cm。茎直立，上部分枝，白色，光滑无毛。叶互生；无柄；中下部茎生叶披针形，边缘锯齿或全缘，齿顶有针刺，向上的叶渐小，披针形，边缘有锯齿；全部叶质坚硬，革质，无腺点，有光泽。头状花序多数，在茎枝顶端排成伞房花序，为苞叶所围绕；苞片椭圆形；总苞卵形；总苞片4层，外层竖琴状，中部或下部有收缢，收缢以上叶质绿色，收缢以下黄白色；中内层硬膜质，倒披针状椭圆形，先端渐尖；小花红色，全部为两性。花冠裂片几达檐部基部。瘦果倒卵形，乳白色，有4棱。花果期5～8月。我国大部分地区多有栽培。

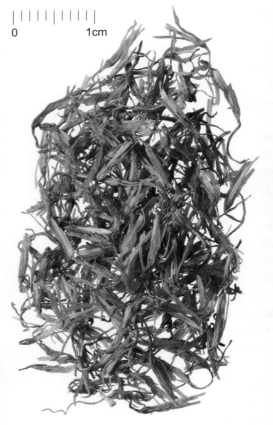

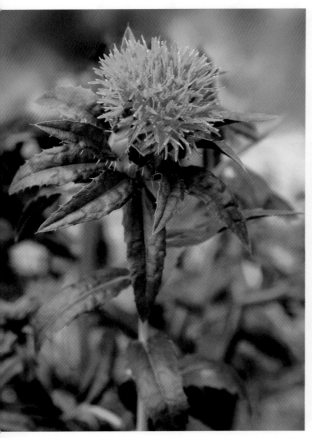

采收加工 盛花期，分批采摘。选晴天，每日早晨6～8时，待管状花充分展开呈金黄色时采摘。采回后阴干或用40～60℃低温烘干。

药材性状 为不带子房的筒状花，长1～2cm，表面红黄色或红色。花冠筒细长，先端5裂，裂片呈狭条形，长5～8mm。雄蕊5，花药聚合成筒状，黄白色。柱头长圆柱形，顶端微分叉。质柔软。气微香，味微苦。

性味归经 味辛，性温。归心、肝经。

功能与主治 活血通经，祛瘀止痛。主治经闭，痛经，产后瘀阻腹痛，胸痹心痛，癥瘕积聚，跌打损伤，关节疼痛，中风偏瘫，斑疹。

用法用量 内服：煎汤，3～10克。

注意事项 孕妇禁服。

桃仁

来源 为蔷薇科植物桃 *Prunus persica* (L.) Batsch 的干燥成熟种子。

原植物 落叶小乔木，高3～8m，小枝绿色或半边红褐色，无毛。叶互生，在短枝上呈簇生状；叶柄通常有1至数枚腺体；叶片椭圆状披针形至倒卵状披针形，边缘具细锯齿，两面无毛。花通常单生，先于叶开放，具短梗；萼片5，基部合生成短萼筒，外被绒毛；花瓣5，倒卵形，粉红色，罕为白色；雄蕊多数，子房1室；花柱细长，柱头小，圆头状。核果近球形，表面有短绒毛，果肉白色或黄色，离核或粘核种子1枚，扁椭圆形。花期3～4月，果熟期6～7月。我国各地普遍栽培。

采收加工 果实成熟后采收，除去果肉及核壳，取出种子，晒干。

药材性状 种子扁椭圆形，先端具尖，中部略膨大，基部钝圆而偏斜，边缘较薄。表面红棕色或黄棕色，有细小颗粒状突起。尖端一侧有一棱线状种脐，基部有合点，并自该处分散出多数棕色维管束脉纹，形成布满种皮的纵向凹纹。种皮薄，子叶肥大，富油质。气微，味微苦。

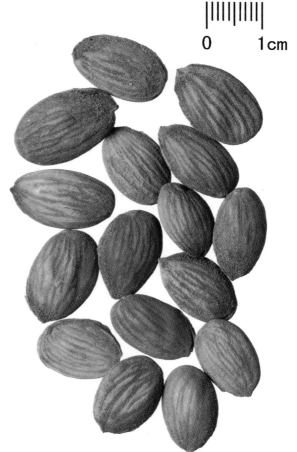

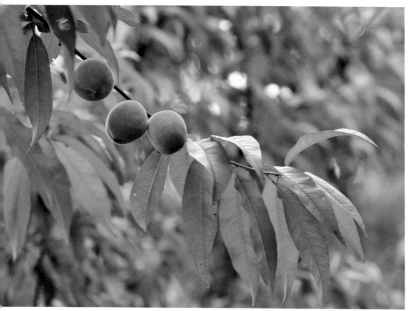

性味归经 味苦、甘，性平。归心、肝、大肠经。

功能与主治 活血祛瘀，润肠通便。主治经闭，痛经，癥瘕痞块，跌打损伤，肠燥便秘。

用法用量 内服：煎汤，4.5～9克。

注意事项 孕妇禁服。

丹参

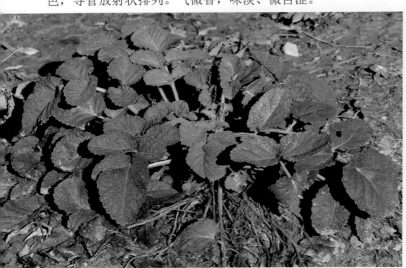

别名　山红萝卜、活血根、山参。

来源　为唇形科多年生草本植物丹参*Salvia miltiorrhiza* Bge. 的干燥根及根茎。

原植物　多年生草本，高30～100cm。全株密被淡黄色柔毛及腺毛。茎四棱形，具槽，上部分枝。叶对生，奇数羽状复叶；顶端小叶最大，侧生小叶较小，小叶片卵圆形至宽卵圆形，先端急尖或渐尖，基部斜圆形或宽楔形，边缘具圆锯齿，两面密被白色柔毛。轮伞花序组成顶生或腋生的总状花序，每轮有花3～10朵，下部者疏离，上部者密集；苞片披针形，上面无毛，下面略被毛；花萼近钟状，紫色；花冠二唇形，蓝紫色。小坚果长圆形，熟时棕色或黑色，包于宿萼中。花期5～9月，果期8～10月。生于山坡、林下草地或沟边。分布于辽宁、河北、西北、华东、华中、西南等地。

采收加工　春栽、春播于当年采收；秋栽、秋播于第2年10～11月地上部枯萎或翌年春季萌发前将全株挖出，除去残茎摊晒，使根软化，抖去泥沙（忌用水洗），晒至5～6成干，把根捏拢，再晒至8～9成干，再捏一次，把须根全部捏断晒干。

药材性状　根茎粗大，砖红色或红棕色，长圆柱形，直或弯曲，表面具纵皱纹及须根痕；老根栓皮灰褐色或棕褐色，常呈鳞片状脱落，露出红棕色新栓皮。质坚硬，易折断，断面不平坦，角质样或纤维性。形成层环明显，木部黄白色，导管放射状排列。气微香，味淡、微苦涩。

性味归经　味苦，性微寒。归心、心包、肝经。

功能与主治　活血祛痛，调经止痛，养血安神，凉血消痈。主治月经不调，痛经，产后瘀滞腹痛，心腹疼痛，跌打损伤，热入营血之烦躁不安，心烦失眠，痈疮肿毒。

用法用量　内服：煎汤，5～15克。

注意事项　无瘀血者慎服。孕妇慎服。

泽兰

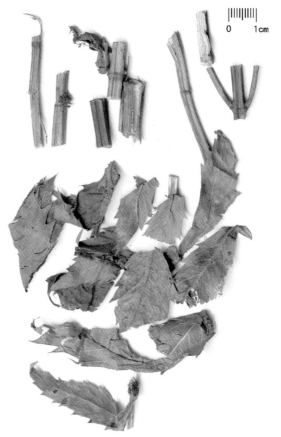

别名 蛇王草、地环秧、方梗草、麻泽兰、矮地瓜儿苗、野麻花。

来源 为唇形科植物毛叶地笋 *Lycopus lucidus* Turcz. var. *hirtus* Regel 的干燥地上部分。

原植物 多年生草本，可高达1.7m。具多节的圆柱状地下横走根茎，其节上有鳞片和须根。茎直立，不分枝，四棱形，节上多呈紫红色，茎棱上被白色向上小硬毛，节上密集硬毛。叶交互对生，具极短柄或无柄；叶披针形，暗绿色，两端渐尖，上面密被细刚毛状硬毛，下面主要在肋及脉上被刚毛状硬毛，边缘具锐齿，并有缘毛。轮伞花序多花，腋生；小苞片卵状披针形，被柔毛；花萼钟形，两面无毛；花冠钟形，白色，有黄色发亮的腺点，上、下唇近等长，上唇先端微凹，下唇3裂，中裂片较大，近圆形；子房长圆形，4深裂，着生于花盘上，花柱伸出于花冠外，无毛，扁平。小坚果扁平，倒卵状三棱形，暗褐色。花期6～9月，果期8～10月。生于沼泽地、水边等潮湿处。亦见有栽培。分布于全国大部分地区。

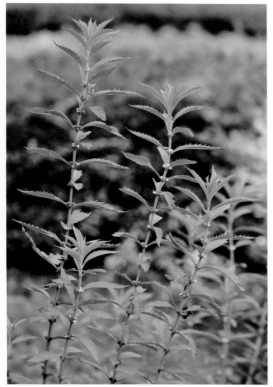

采收加工 夏、秋两季茎叶茂盛时采割，晒干。

药材性状 茎呈方柱形，少分枝，四周均有浅纵沟，长50～100cm，直径0.2～0.6cm，表面黄绿色或带紫色，节处紫色明显，茎节及叶面上密被硬毛；质脆，断面黄白色，髓部中空。叶对生，有短柄或无柄；叶片多皱缩，展平后呈披针形或长圆形；上表面黑绿色，下表面灰绿色，密具腺点，两面均有短毛。气微，味淡。

性味归经 味苦、辛，性微温，归肝、脾经。

功能与主治 活血化瘀，行水消肿。主治月经不调，经闭，痛经，产后瘀血腹痛，水肿。

用法用量 内服：煎汤，6～12克。外用：适量，捣敷；或煎水熏洗。

注意事项 无瘀血者慎服。

牛膝

别名 接骨丹、牛盖膝头、怀牛膝。

来源 为苋科植物牛膝 *Achyranthes bidentata* Bl. 的干燥根。

原植物 多年生草本，高70～120cm。全株被柔毛，根圆柱形，土黄色。茎有棱角或四方形，绿色或带紫色，有白色贴生或开展柔毛，或近无毛，分枝对生，节膨大。单叶对生，叶片膜质，椭圆形或椭圆状披针形，先端渐尖，基部宽楔形，全缘，两面被柔毛。穗状花序顶生或腋生，花期后反折；总花梗有白色柔毛；花多数，密生，苞片宽卵形，先端长渐尖；小苞片刺状，先端弯曲，基部两侧各有1卵形膜质小裂片，花被片披针形，光亮，先端急尖，有1中脉；退化雄蕊先端平圆，稍有缺刻状细锯齿。胞果长圆形，黄褐色，光滑。种子长圆形，黄褐色。花期7～9月，果期9～10月。生于屋旁、林缘、山坡草丛中。分布于除东北以外的全国广大地区。河南产的怀牛膝为道地药材。

采收加工 冬季茎叶枯萎时采挖，除去须根及泥沙，捆成小把，晒至干皱后，将顶端切齐，晒干。

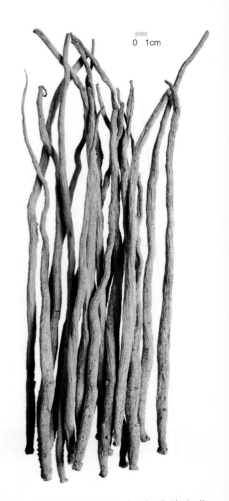

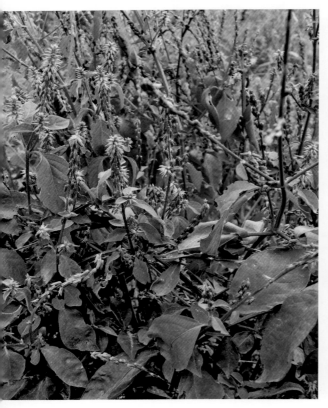

药材性状 呈细长圆柱形，挺直或稍弯曲，长15～70cm，直径0.4～1cm。表面灰黄色或淡棕色，有微扭曲的细纵皱纹、排列稀疏的侧根痕和横长皮孔样的突起。质硬脆，易折断，受潮后变软，断面平坦，淡棕色，略呈角质样且油润，中心维管束木质部较大，黄白色，其外周散有多数黄白点状维管束，断续排列成2～4轮。气微，味微甜而稍苦涩。

性味归经 味苦、酸，性平。归肝、肾经。

功能与主治 补肝肾，强筋骨，逐瘀通经，引血下行。主治腰膝酸痛，筋骨无力，经闭癥瘕，肝阳亢盛之眩晕。

用法用量 内服：煎汤，5～15克；或浸酒。外用：适量，捣敷。

注意事项 中气下陷，脾虚泄泻，下元不固，遗精，月经过多，孕妇，忌服。

川牛膝

别名 天全牛膝、甜牛膝。

来源 为苋科植物川牛膝 *Cyathula officinalis* Kuan 的干燥根。

原植物 多年生草本，高 50 ～ 100cm。主根圆柱状，皮近白色。茎略四棱，多分枝，疏生长糙毛。叶对生；叶片椭圆形或狭椭圆形，少数倒卵形，先端渐尖或尾尖，基部楔形或宽楔形，全缘，上面贴生长糙毛，下面毛较密。复聚伞花序密集成花球团，淡绿色，干时近白色，在枝端花序轴上交互对生，密集或有间距；复聚伞花序 3 ～ 6 次分歧；聚伞花序两性，花在中央，不育花在两侧；苞片卵形，光亮，先端刺芒或钩状；不育花的花被片变成具钩的坚硬芒刺；两性花，花被片披针形，先端刺尖头，内侧 3 片较窄；花丝基部密生节状束毛，退化雄蕊长方形，先端齿状浅裂；子房圆筒形或倒卵形，花柱宿存，柱头头状。胞果椭圆形或倒卵形，淡黄色，包裹在宿存花被内。种子椭圆形，透镜状，带红色，光亮。花期 6 ～ 7 月，果期 8 ～ 9 月。生于海拔 500m 以上地区。分布于四川、贵州、云南等地。

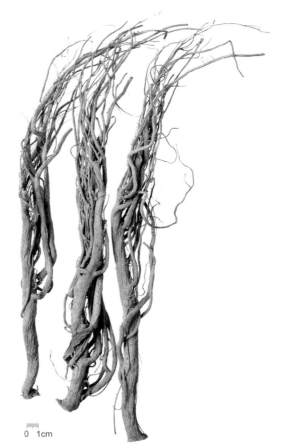

0　1cm

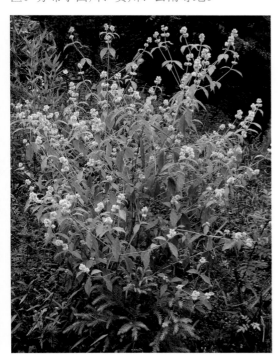

采收加工 秋、冬两季采挖，除去芦头、须根及泥沙，烘或晒至半干，堆放回润，再烘干或晒干。

药材性状 呈近圆柱形，微扭曲，向下略细或有少数分枝，长 30 ～ 60cm，直径 0.5 ～ 3cm。表面黄棕色或灰褐色，具纵皱纹、支根痕和多数横长的皮孔样突起。质韧，不易折断，断面浅黄色或棕黄色，维管束点状，排列成数轮同心环。气微，味甜。

性味归经 味甘、微苦，性平。归肝、肾经。

功能与主治 逐瘀通经，通利关节，利尿通淋。主治经闭癥瘕，胞衣不下，关节痹痛，足痿筋挛，血淋，跌打损伤。

用法用量 内服；煎汤，6 ～ 10 克，或泡酒。

注意事项 月经过多，妊娠，梦遗滑精者忌用。

柳叶牛膝

别名 红牛膝、山牛膝、土牛膝。

来源 为苋科植物柳叶牛膝*Achyranthes longifolia* (Makino) Makino的根及根茎。

原植物 多年生草本，高70～120cm。根圆柱形。茎有棱角或四方形，绿色或带紫色，有白色贴生或开展柔毛或近无毛，分枝对生，节膨大。单叶对生，叶片膜质，披针形或狭披针形，先端及基部均渐尖，全缘。穗状花序顶生或腋生，花期后反折；总花梗有白色柔毛；花多数，密生；苞片宽卵形，先端长渐尖；小苞片刺状，先端弯曲，基部两侧各有1卵形膜质小裂片；花被片披针形，光亮，先端急尖，有1中脉；雄蕊长2～2.5mm；退化雄蕊方形，先端有不显明的牙齿。胞果长圆形，黄褐色，光滑。种子长圆形，黄褐色。花果期9～11月。生于山坡。分布于陕西、浙江、江西、福建等地。

采收加工 全年均可采收，除去茎叶，洗净，鲜用或晒干。

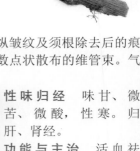

0   1cm

药材性状 根茎短粗，长2～6cm，直径1～1.5cm。根4～9条，扭曲，长10～20cm，直径0.4～1.2cm，向下渐细。表面灰黄褐色，具细密的纵皱纹及须根除去后的痕迹。质硬而稍有弹性，易折断，断面皮部淡灰褐色、略光亮，可见多数点状散布的维管束。气微，味初微甜后涩。

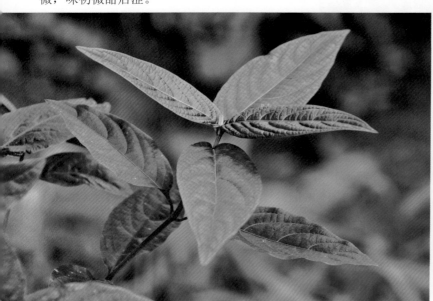

性味归经 味甘、微苦、微酸，性寒。归肝、肾经。

功能与主治 活血祛瘀，泻火解毒，利尿通淋。主治经闭，跌打损伤，风湿关节痛，痢疾，白喉，咽喉肿痛，疮痈，淋证，水肿。

用法用量 内服：煎汤，9～15克，鲜品30～60克。外用：适量，捣敷。

注意事项 孕妇忌服。

鸡血藤

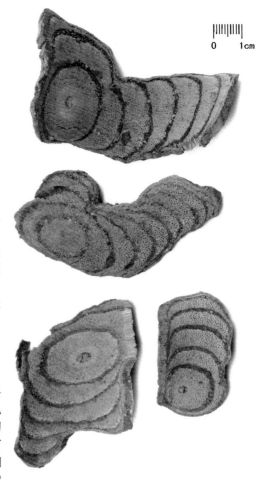

别名　猪血藤、活血藤。

来源　为豆科植物密花豆 *Spatholobus suberectus* Dunn 的干燥藤茎。

原植物　木质藤本，长达数十米。老茎砍断时可见数圈偏心环，鸡血状汁液从环处渗出。三出复叶互生；顶生小叶阔椭圆形，先锐尖，基部圆形或近心形，上面疏被短硬毛，背面脉间具黄色短髯毛，侧生小叶基部偏斜；小托叶针状。圆锥花序腋生，大型，花多而密，花序轴、花梗被黄色柔毛；花萼肉质筒状，两面具黄色柔毛；花冠白色，肉质，旗瓣近圆形，具爪，翼瓣与龙骨瓣均长约7mm，具爪及耳；雄蕊10，2组，花药5大5小；子房具白色硬毛。荚果舌形，有黄色柔毛；种子1颗，生荚果先端。花期6～7月，果期8～12月。生于山谷林间、溪边及灌丛中。分布于福建、广东、广西、云南。

采收加工　秋、冬两季采收，除去枝叶，切片，晒干。

药材性状　为椭圆形、长矩圆形或不规则的斜切片，厚0.3～1cm。栓皮灰棕色，有的可见灰白色斑，栓皮脱落处显红棕色。质坚硬。切面木部红棕色或棕色，导管孔多数；韧皮部有树脂状分泌物，呈红棕色至黑棕色，与木部相间排列呈3～8个偏心性半圆形环；髓部偏向一侧。气微，味涩。

性味归经　味苦、甘，性温。归肝、肾经。

功能与主治　补血，活血，通络。主治月经不调，血虚萎黄，麻木瘫痪，风湿痹痛。

用法用量　内服：煎汤，10～15克；或浸酒。

注意事项　阴虚火亢者慎用。

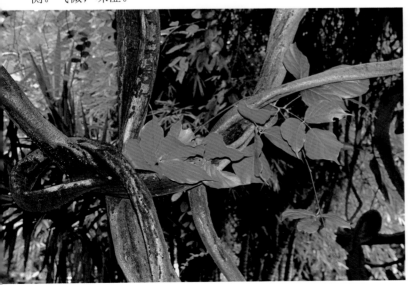

457

王不留行

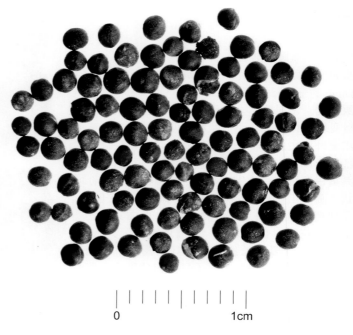

别名 奶米、王不留、麦蓝子、留行子。

来源 为石竹科植物麦蓝菜 *Vaccaria segetalis* (Neck.) Garcke 的种子。

原植物 一年生或二年生草本，高30～70cm。全株平滑无毛。茎直立，上部呈二叉状分枝，近基部节间粗壮而较短，节略膨大，表面呈乳白色。单叶对生；无柄；叶片卵状椭圆形至卵状披针形，全缘，两面均呈粉绿色，中脉在下面突起，近基部较宽。疏生聚伞花序着生于枝顶，花梗细长，下有鳞片状小苞片2枚；花萼圆筒状，花后增大呈5棱状球形，顶端5齿裂；花瓣5，粉红色，倒卵形。蒴果包于宿存花萼内，成熟后先端呈4齿状开裂。种子多数，暗黑色，球形，有明显的疣状突起。花期4～6月，果期5～7月。生于山坡、路旁，尤以麦田中最多。除我国华南地区外，其余各地几乎都有分布。

采收加工 秋播的于第2年4～5月收获。当种子大多数变黄褐色，少数已经变黑时，将地上部分割回，放阴凉通风处，后熟7d左右，待种子变黑时，晒干，脱粒，去杂质，再晒干。

药材性状 种子圆球形或近球形，表面黑色，少数红棕色，略有光泽，密布细小颗粒状突起。种脐圆点状，下陷，色较浅，种脐的一侧有一带形凹沟，沟内颗粒状突起呈纵行排列。质硬，难破碎。气无，味淡。以粒饱满、色黑者为佳。

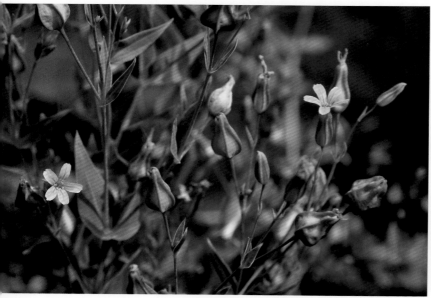

性味归经 味苦，性平。归肝、胃经。

功能与主治 活血通经，下乳消痈。主治妇女经行腹痛，经闭，乳汁不通，乳痈，痈肿。

用法用量 内服：煎汤，6～10克。

注意事项 孕妇忌服。

月季花

别名 月月红、月季红。

来源 为蔷薇科植物月季花 *Rosa chinensis* Jacq. 的花。

原植物 矮小直立灌木，小枝有粗壮而略带钩状的皮刺或无刺。羽状复叶。叶柄及叶轴疏生皮刺及腺毛，托叶大部附生于叶柄上，边缘有腺毛或羽裂。花单生或数朵聚生成伞房状；花梗长，散生短腺毛；萼片卵形，先端尾尖，羽裂；花瓣红色或玫瑰色，重瓣；花柱分离，子房被柔毛。果卵圆形或梨形，红色。萼片宿存。花、果期夏秋季。生于山坡或路旁。我国各地普遍栽培。

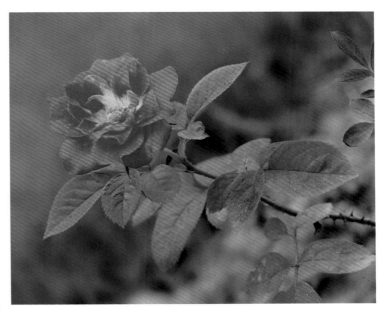

采收加工 全年均可采收，花微开时采摘，阴干或低温干燥。

药材性状 呈类球形，直径1.5～2.5cm。花托长圆形，萼片5枚，暗绿色，先端尾尖；花瓣呈覆瓦状排列，有的散落，长圆形，紫红色或淡紫色；雄蕊多数，黄色。气清香，味淡、微苦。

性味归经 味甘，性温。归肝经。

功能与主治 活血调经。主治月经不调，痛经。

用法用量 内服：煎汤或开水泡服，3～6克，鲜品9～15克。外用：适量，捣敷。

注意事项 不宜久服。脾胃虚寒者及孕妇慎用。

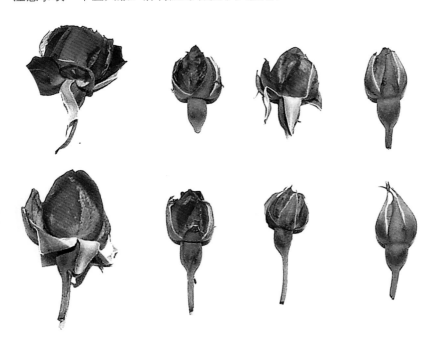

0　　　1cm

459

凌霄花

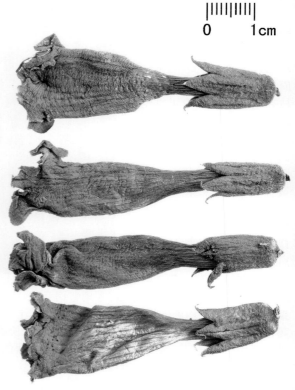

别名 藤萝花、吊墙花。

来源 为紫葳科植物凌霄 *Campsis grandiflora* (Thunb.) K. Schum. 的干燥花。

原植物 落叶木质藤本，借气生根攀附于它物上。茎黄褐色，具棱状网裂。叶对生，奇数羽状复叶；小叶7～9枚，卵形，两面无毛。花序顶生，圆锥状，花大；花萼钟状，不等5裂，裂片披针形；花冠漏斗状钟形，裂片5，圆形，橘红色；雄蕊4，2长2短；子房上位，2室，基部有花盘。蒴果长如豆荚，具子房柄；2瓣裂。种子多数，扁平，有透明的翅。花期7～9月，果期8～10月。生长于山谷、小河边，攀缘于树上、石壁上，亦可庭园栽培。分布于我国华东、中南及河北、四川、贵州等地。

采收加工 夏、秋两季花盛开时采收，干燥。

药材性状 多皱缩卷曲，黄褐色至棕褐色，完整花朵长4～5cm。萼筒钟状，长2～2.5cm，裂片5，裂至中部，萼筒基部至萼齿尖有5条纵棱。花冠先端5裂，裂片半圆形，下部连合呈漏斗状，表面可见细脉纹，内表面较明显。雄蕊4，着生在花冠上，2长2短，花药"个"字形，花柱1，柱头扁平。气清香，味微苦、酸。

性味归经 味甘、酸，性寒。归肝、心包经。

功能与主治 凉血，化瘀，祛风。主治月经不调，经闭癥瘕，产后乳痈，风疹发红，皮肤瘙痒，痤疮。

用法用量 内服：煎汤，3～6克。外用：适量，研末调涂或煎汤熏洗。

注意事项 气血虚弱者及孕妇忌服用。

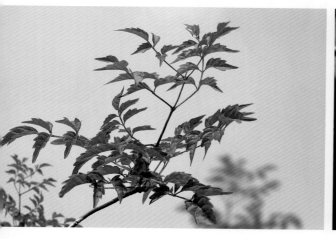

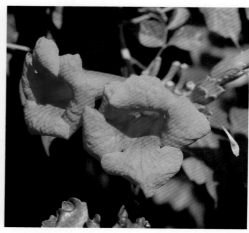

急性子

别名 金凤花子、凤仙子。

来源 为凤仙花科植物凤仙花 *Impatiens balsamina* L. 的干燥成熟种子。

原植物 一年生草本，高40～100cm。茎肉质。叶互生；两侧有数个腺体；叶片披针形，边缘有锐锯齿，侧脉5～9对。花单生或数枚簇生叶腋，密生短柔毛；通常粉红色或杂色，单瓣或重瓣；萼片2，宽卵形，有短柔毛；旗瓣圆，先端凹，有小尖头，背面中肋有龙骨突；唇瓣舟形，基部突然延长成细而内弯的距；花药钝。蒴果纺锤形，熟时一触即裂，密生茸毛。种子多数，球形，黑色。全国各地均有栽培。

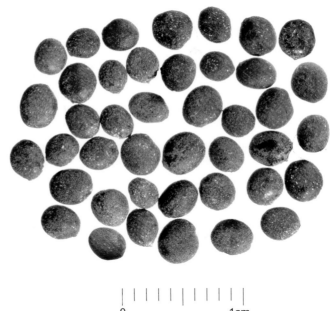

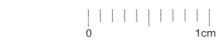

0　　　　　　　1cm

采收加工 夏、秋季果实即将成熟时采收，晒干，除去果皮及杂质。

药材性状 呈椭圆形、扁圆形或卵圆形，长2～3mm，宽1.5～2.5mm。表面棕褐色或灰褐色，粗糙，有稀疏的白色或浅黄棕色小点，种脐位于狭端，稍突出。质坚实，种皮薄，子叶灰白色，半透明，油质。无臭，味淡、微苦。

性味归经 味微苦、辛，性温，有小毒。归肺、肝经。

功能与主治 破血软坚，消积。主治癥瘕痞块，经闭，噎膈。

用法用量 急性子：内服：煎汤，3～4.5克。

注意事项 内无瘀积者及孕妇忌服。

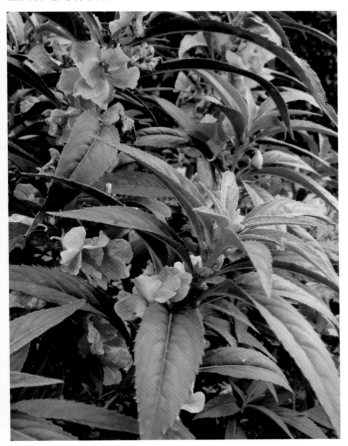

鬼箭羽

别名 鬼箭、四棱树、见肿消、麻药。

来源 卫矛科植物卫矛 *Euonymus alatus* (Thunb.) Sieb. 的具翅状物枝条或翅状附属物。

原植物 落叶灌木，植株光滑无毛，高2～3m。多分枝。小枝通常四棱形，棱上常具木栓质扁条状翅，翅较宽。单叶对生；叶柄极短；叶片薄，稍膜质，倒卵形、椭圆形至宽披针形，边缘有细锯齿，表面深绿色，背面淡绿色。聚伞花序腋生，有花3～9朵，花小，两性，淡黄绿色；萼4浅裂，裂片半圆形，边缘有不整齐的毛状齿；花瓣4，近圆形，边缘有时呈微波状；雄蕊4，花丝短。蒴果椭圆形，绿色或紫色，1～3室，分离。种子椭圆形或卵形，淡褐色，外被橘红色假种皮。花期5～6月，果期9～10月。生于山野。分布于我国东北及河北、陕西、甘肃、山东、江苏、安徽、浙江、湖北、湖南、四川、贵州、云南等地。

采收加工 全年均可采收，割取枝条后，取其嫩枝，晒干。或收集其翅状物，晒干。

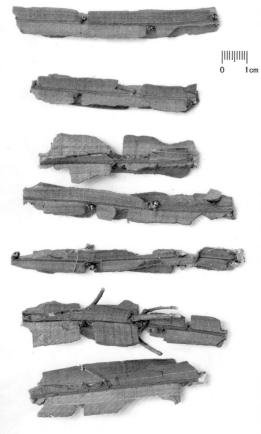

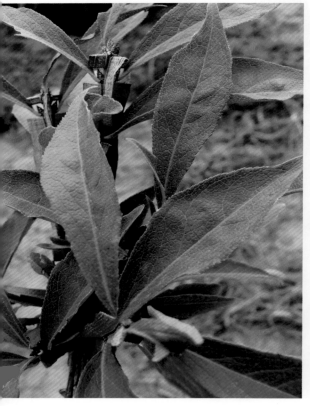

药材性状 为具翅状物的圆柱形枝条，顶端多分枝，表面较粗糙，暗灰绿色至灰黄绿色，有纵纹及皮孔，皮孔纵生，灰白色。略突起而微向外反卷翅状物扁平状，靠近基部处稍厚，向外渐薄，宽4～10mm，厚约2mm，表面深灰棕色至暗棕红色，具细长的纵直纹理或微波状弯曲，翅极易剥落。枝坚硬而韧，断面淡黄白色。气微，味微苦。

性味归经 味苦、辛，性寒。归肝、脾经。

功能与主治 破血通经，解毒消肿，杀虫。主治癥瘕结块，心腹疼痛，闭经，痛经，崩中漏下，产后瘀滞腹痛，恶露不下，疝气，历节痹痛，疮肿，跌打伤痛，虫积腹痛，烫火伤，毒蛇咬伤。

用法用量 内服：煎汤，4～9克；或浸酒。外用：适量，捣敷或煎汤洗。

注意事项 孕妇禁服。

紫荆皮

别名 内消、白林皮、满条红。

来源 为豆科植物紫荆 *Cercis chinensis* Bunge 的树皮。

原植物 落叶小乔木或大灌木，栽培的常呈灌木状。可高达15m。树皮幼时暗灰色且光滑，老时粗糙而作片裂。幼枝有细毛。单叶互生；叶片近圆形，先端急尖或骤尖，基部深心形，上面无毛，下面叶脉有细毛，全缘。花先叶开放，4～10朵簇生于老枝上；小苞片2，阔卵形；花梗细；花萼钟状，5齿裂；花玫瑰红色，花冠蝶形，大小不等；雄蕊10，分离，花丝细长；雌蕊1，子房无毛，具柄，花柱上部弯曲，柱头短小，呈压扁状。荚果狭长方形，扁平，沿腹缝线有狭翅，暗褐色。种子2～8颗，扁，近圆形。花期4～5月，果期5～7月。生于山坡、溪边、灌丛中。通常栽培于庭园向阳的地方。分布于我国华北、华东、中南、西南及陕西、甘肃等地。

采收加工 7～8月剥取树皮，晒干。

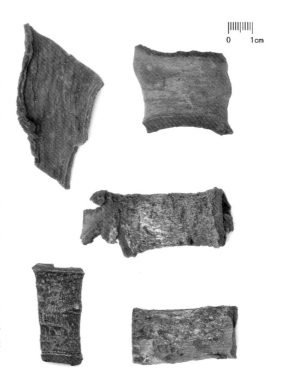

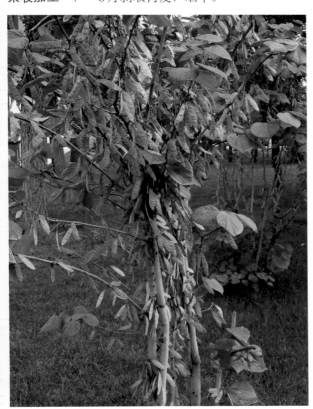

药材性状 树皮呈筒状或槽状或不规则的块片，向内卷曲，长6～25cm，宽约3cm，厚3～6mm，外表灰棕色，粗糙，有皱纹，常显鳞甲状；内表面紫棕色，或红棕色，有细纵纹理。质坚实，不易折断，断面灰红棕色。对光照视，可见细小的亮点。气无，味涩。

性味归经 味苦，性平。归肝经。

功能与主治 活血，通淋，解毒。主治妇女月经不调，瘀滞腹痛，风湿痹痛，小便淋痛，喉痹，痈肿，疥癣，跌打损伤，蛇虫咬伤。

用法用量 内服：煎汤，6～15克；或浸酒。外用：适量，研末调敷。

注意事项 孕妇禁服。

叶象花

别名 箭叶叶上花、叶上花。

来源 为大戟科植物猩猩草 *Euphorbia heterophylla* L. 的全草。

原植物 一年生草本，高约1m。茎单生。有斜升开展的粗分枝，被稀疏的短柔毛或无毛。茎下部及中部的叶互生，花序下部的叶对生；托叶腺点状；叶形多变化，卵形、椭圆形、披针形或线形，呈琴状分裂或不分裂，边缘有波状浅齿或尖齿或全缘，两面被稀疏的短柔毛；花序下部的叶通常基部或全部红色。杯状聚伞花序多数在茎及分枝顶端排成密集的伞房状；总苞钟状，绿色，先端5裂；腺体1～2，杯状，无花瓣状附属物；雄花20或更多，苞片膜质，先端撕裂；子房卵形，3室；花柱3，离生，先端2浅裂。蒴果卵圆状三棱形，无毛；种子卵形，灰褐色，表面有疣状突起，无种阜。花果期8月。我国各地及各大植物园都有栽培。

采收加工 四季均可采收，洗净，鲜用或晒干。

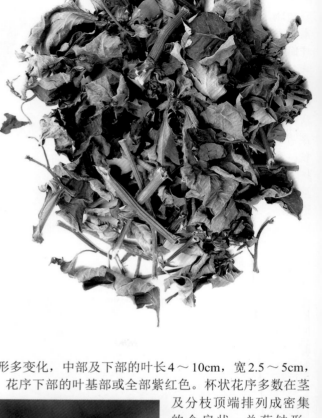

药材性状 全草长达80cm。叶互生；叶形多变化，中部及下部的叶长4～10cm，宽2.5～5cm，呈琴状分裂或不分裂；叶柄长2～3cm；花序下部的叶基部或全部紫红色。杯状花序多数在茎及分枝顶端排列成密集的伞房状；总苞钟形，顶端5裂；腺体1～2，杯状，无花瓣状附属物。蒴果近球形；种子卵形，有一疣状突起。

性味归经 味苦、涩，性寒，有毒。归肝经。

功能与主治 凉血调经，散瘀消肿。主治月经过多，外伤肿痛，出血，骨折。

用法用量 内服：煎汤，3～9克，外用：适量，捣敷。

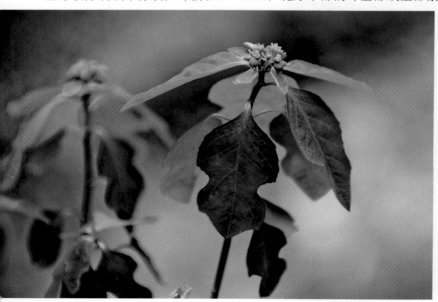

叶子花

别名 紫三角、紫亚兰。

来源 为紫茉莉科植物光叶子花 *Bougainvillea glabra* Choisy 的花。

原植物 攀缘灌木。茎粗壮，枝常下垂，有腋生直刺。叶互生；有柄；叶片纸质，卵形至卵状披针形，先端渐尖，基部圆形，全缘。花顶生，通常3朵簇生在苞片内，花梗与苞片的中脉合生；苞片3枚，叶状，暗红色或紫色，椭圆形；花被管淡绿色，有短柔毛，顶端5浅裂；雄蕊6～8，内藏；子房上位，1心皮，1室，花柱侧生，线状。瘦果有5棱。种子有胚乳。花期冬春季，我国华北地区温室栽培的花期3～7月。各地公园、温室常栽培。分布于福建、广东、海南、广西、云南等地。

采收加工 冬、春季节开花时采收，晒干备用。

药材性状 花常3朵簇生在苞片内，花梗与苞片的中脉合生。苞片叶状，暗红色或紫色，椭圆形，长3～3.5cm，纸质。花被管长1.5～2cm，淡绿色，疏生柔毛，有棱；雄蕊6～8，子房具5棱。

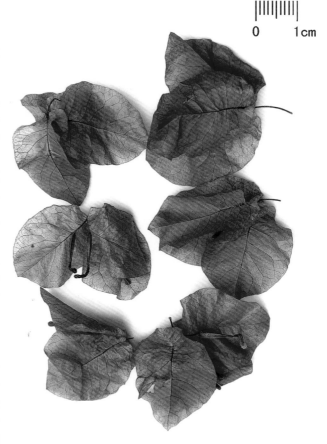

性味 味苦、涩，性温。

功能与主治 活血调经，化湿止带。主治血瘀经闭，月经不调，赤白带下。

用法用量 内服：煎汤，9～15克。

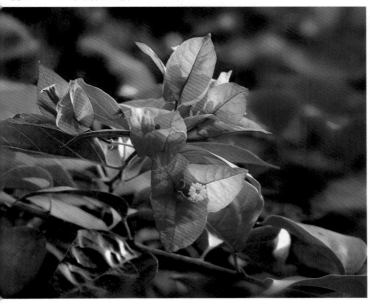

野鹤嘴

别名 芳草花、金凤花、莲生桂子花、半天花、刀口药。

来源 为萝藦科植物马利筋 *Asclepias curassavica* L. 的全草。

原植物 多年生直立灌木状草本，高60～100cm。全株有白色乳汁。单叶对生；叶片膜质，披针形或椭圆状披针形，先端短渐尖或急尖，基部楔形而下延至叶柄，侧脉每边约8条。聚伞花序顶生或腋生，有花10～20朵；花萼5深裂，被柔毛，内面基部有腺体5～10个；花冠裂片5，紫红色，长圆形，反折；副花冠5裂，黄色，着生于合蕊冠上，有柄，内有舌状片。蓇葖果披针形，两端渐尖。种子卵圆形，先端具长约25cm的白色绢质种毛。花期几乎全年，果期8～12月。福建、台湾、湖南、广东、海南、广西、四川、贵州、云南等地均有栽培。

采收加工 全年均可采收，晒干或鲜用。

药材性状 茎直，较光滑。单叶对生，叶片披针形，先端急尖，基部楔形，全缘。有的可见伞形花序，花梗被毛。披针形蓇葖果，内有许多具白色绢毛的种子。气特异，味微苦。

性味 味苦，性寒，有毒。

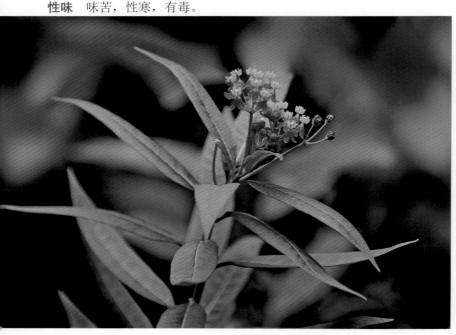

功能与主治 清热解毒，活血止血，消肿止痛。主治咽喉肿痛，肺热咳嗽，热淋，月经不调，崩漏，带下，痈疮肿毒，湿疹，顽癣，创伤出血。

用法用量 内服：煎汤，6～9克。外用：适量，捣敷。

注意事项 宜慎用。体质虚弱者禁服。

紫薇花

别名 五里花、百日红、红薇花。

来源 为千屈菜科植物紫薇 *Lagerstroemia indica* L. 的花。

原植物 落叶灌木或小乔木，高达7m。树皮平滑，灰色或灰褐色。枝干多扭曲，小枝纤细，有4棱，略成翅状，叶互生或有时近对生；几无叶柄；叶片纸质，椭圆形、倒卵形或长椭圆形，先端短尖或钝形，有时微凹，基部阔楔形或近圆形，无毛或下面沿中脉有微柔毛；侧脉3～7对。花淡红色、紫色，常呈圆锥花序顶生；萼筒外部无棱槽，先端通常6浅裂，裂片卵形；花瓣6，皱缩，有长爪；雄蕊36～42，外面6枚着生于花萼上，比其余长，花药大，绿色；雌蕊1，花柱细长，柱头头状。蒴果椭圆状球形，成熟时紫黑色。种子有翅。花期6～9月，果期9～12月。喜生于阴湿肥沃的土壤。吉林、河北、陕西、山东、江苏、安徽、浙江、江西、福建、河南、湖北、湖南、广东、海南、广西、四川、贵州、云南等地均有栽培。

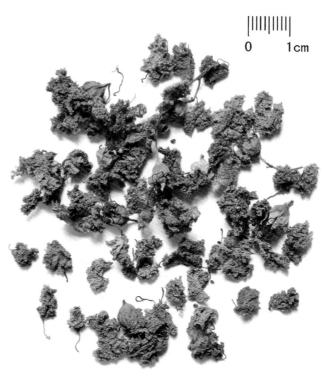

采收加工 6～8月采花，晒干。

药材性状 花淡红，紫色，直径约3cm；花萼绿色，长约1cm，先端6浅裂，宿存；花瓣6，下部有细长的爪，瓣面近圆球而呈皱波状，边缘有不规则的缺刻；雄蕊多数，生于萼筒基部，外轮6枚，花丝较长。气微，味淡。

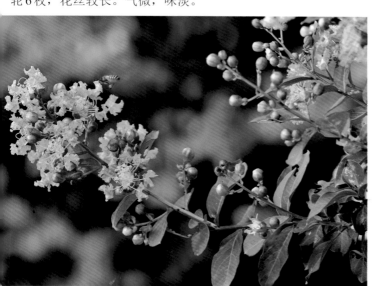

性味 味苦、微酸，性寒。

功能与主治 清热解毒，活血止血。主治疮疖痈疽，小儿胎毒，疥癣，血崩，带下，肺痈咯血，小儿惊风。

用法用量 内服：煎汤，10～15克。外用：适量，煎水洗。

注意事项 孕妇禁服。

（三）活血疗伤药

土鳖虫

冀地鳖

别名　地鳖虫、蚂蚁虎。

来源　为鳖蠊科动物地鳖 *Eupolyphaga sinensis* Walker 的雌虫全体。

采收加工　野生者在夏、秋季捕捉。人工饲养者可随时捕捉。捕捉后，置沸水中烫死，晒干或烘干。

药材性状　呈扁平卵形，长 1.3～3cm，宽 1.2～2.4cm。前端较窄，后端较宽，背部紫褐色，具光泽，无翅。前胸背板较发达，盖住头部；腹背板 9 节，呈覆瓦状排列。腹面红棕色，头部较小，有丝状触角 1 对，常脱落，胸部有足 3 对，具细毛和刺。腹部有横环节。质松脆，易碎。气腥臭，味微咸。

性味归经　味咸，性寒，有小毒。归肝经。

功能与主治　破瘀血，续筋骨。主治筋骨折伤，瘀血经闭，癥瘕痞块。

用法用量　内服：煎汤，0.5～1.5 克（或 1～3 只）；或研末。外用：适量，捣敷。

自然铜

别名　石髓铅、方块铜。

来源　为硫化物类矿物黄铁矿族黄铁矿，主含二硫化铁（FeS_2）。

采收加工　采挖后，除去杂质。

药材性状　晶形多为立方体，集合体呈致密块状。表面亮淡黄色，有金属光泽；有的黄棕色或棕褐色，无金属光泽。具条纹，条痕绿黑色或棕红色。体重，质坚硬或稍脆，易砸碎，断面黄白色，有金属光泽；或断面棕褐色，可见银白色亮星。

性味归经　味辛，性平。归肝经。

功能与主治　散瘀，接骨，止痛。主治跌仆肿痛，筋骨折伤。

用法用量　内服：煎汤，3～9 克，宜先煎。多入丸散服。外用适量，研末调敷。

注意事项　阴虚火旺、血虚无瘀者忌服。

血竭

别名　海蜡、麒麟血、木血竭。

来源　为棕榈科植物麒麟竭 *Daemonorops draco* Bl. 果实渗出的树脂经加工制成。

药材性状　本品略呈类圆四方形或方砖形，表面暗红，具光泽，附有因摩擦而成的红粉。质硬而脆，破碎面红色，研粉呈砖红色。气微，味淡。在水中不溶，在热水中软化。

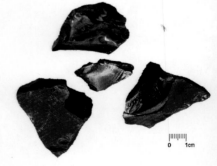

性味归经　味甘、咸，性平。归心、肝经。

功能与主治　活血定痛，化瘀止血，生肌敛疮。主治跌打损伤，心腹瘀痛，外伤出血，疮疡不敛。

用法用量　内服：研末，1～1.5 克。外用：适量，研末调敷或入膏药内敷贴。

注意事项　无瘀血者慎服。

苏木

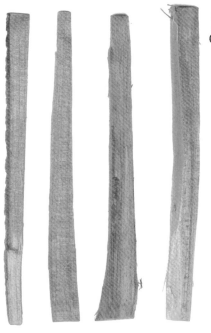

别名 棕木、红材。

来源 为豆科植物苏木 *Caesalpinia sappan* L. 的干燥心材。

原植物 灌木或小乔木，高5～10m。树干有刺。小枝灰绿色，具圆形突出的皮孔。二回羽状复叶，小叶对生，长圆形至长圆状菱形，基部歪斜，全缘，上面绿色，下面具腺点，中脉偏斜。圆锥花序顶生或腋生；苞片大，披针形，早落；最大1枚萼片较大，呈兜状；花瓣黄色，阔倒卵形，最上面1片基部带粉红色；雄蕊10；子房被灰色绒毛，花柱柱头截平。荚果木质，稍压扁，长圆状倒卵形，基部稍狭，先端斜向平截，先端有喙，红棕色，不开裂。种子长圆形，稍扁，褐黄色。花、果期较长。生于山谷丛林中或栽培。生长于云南金沙江河谷和红河河谷。福建、台湾、广东、海南、广西、四川、贵州、云南等地均有栽培。

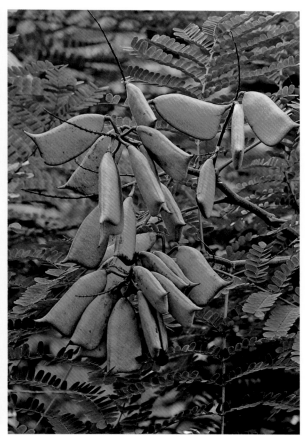

采收加工 多于秋季采伐，除去白色边材，干燥。

药材性状 呈长圆柱形或对剖半圆柱形，长10～100cm，直径3～12cm。表面黄红色至棕红色，具刀削痕，常见纵向裂缝。质坚硬。断面略具光泽，年轮明显，有的可见暗棕色、质松、带亮星的髓部。气微，味微涩。

性味归经 味甘、咸，性平。归心、肝、脾经。

功能与主治 行血祛瘀，消肿止痛。主治经闭痛经，产后瘀阻，胸腹刺痛，外伤肿痛。

用法用量 内服：煎汤，3～9克。外用：适量，研末撒。

注意事项 血虚无瘀者不宜服用，孕妇禁服。大便不实者禁用。忌铁。

骨碎补

别名 猴姜、石毛姜、过山龙、爬岩姜、树蜈蚣、岩姜。

来源 为水龙骨科植物槲蕨 *Drynaria fortunei* (Kunze) J. Smith. 的干燥根茎。

原植物 植株高25～40cm。根状茎横生，粗壮肉质，密被钻状披针形鳞片，有绿毛。叶二型；槲叶状的营养叶灰棕色，卵形，无柄，干膜质，基部心形，背面有疏短毛，边缘有粗浅裂；孢子叶高大，纸质，绿色，无毛，长椭圆形，向基部变狭而成波状，下延成有翅膀的短柄，中部以上深羽裂；短尖头，边缘有不明显的疏钝齿；网状脉，两面均明显。孢子囊群圆形，着生于内藏小脉的交叉点上，沿中脉两侧各排成2～3行；无囊群盖。附生于林中岩石或树干上。分布于我国西南及浙江、江西、福建、湖北、湖南、广东、广西等地。

采收加工 全年均可采挖，除去泥沙，干燥，或再燎去茸毛（鳞片）。

药材性状 呈扁平长条状，多弯曲，有分枝。表面密被深棕色至暗棕色的小鳞片，柔软如毛，经火燎者呈棕褐色或暗褐色．两侧及上表面均具突起或凹下的圆形叶痕，少数有叶柄残基及须根残留。体轻，质脆，易折断，断面红棕色，维管束呈黄色点状，排列成环。气微，味淡、微涩。

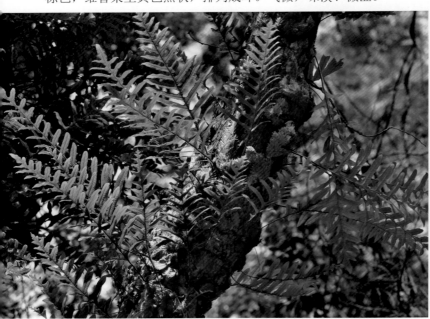

性味归经 味苦，性温。归肝、肾经。

功能与主治 补肾强骨，活血止痛。主治肾虚腰痛，足膝痿软，耳鸣耳聋，牙痛，久泄，遗尿，跌打骨折及斑秃。

用法用量 内服：煎汤，10～20克。外用：适量，捣烂敷，或浸酒搽。

注意事项 阴虚内热、无瘀血者慎服。不宜与风燥药同用。

儿茶

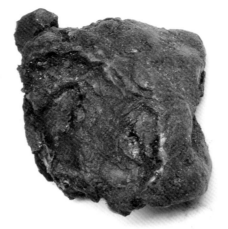

别名 乌爹泥、黑儿茶、孩儿茶。

来源 为豆科植物儿茶 *Acacia catechu* (L. f.) Willd. 的去皮枝、干的干燥煎膏。

原植物 落叶小乔木，高6～13m。树皮棕色，常成条状薄片开裂，但不脱落；小枝被短柔毛。二回羽状复叶，互生；托叶下常有一对扁平、棕色的钩状刺或无；总叶柄近基部及叶轴顶部数对羽片间有腺体；叶轴被长柔毛；羽片10～30对；小叶20～50对，线形，叶缘被疏毛。总状花序腋生；萼成筒状，有疏毛；花瓣5，黄色或白色，披针形或倒披针形，为萼长的2～3倍，被疏毛；雄蕊多数，花丝分离，伸出花冠外；雌蕊1，子房上位，长卵形，花柱细长。荚果带状，棕色，有光泽，开裂，先端有喙尖，紫褐色。种子3～10颗。花期4～8月，果期9月至翌年1月。分布于浙江、台湾、广东、广西、云南，其中除云南（西双版纳、临沧地区）有野生外，余均为引种。

采收加工 冬季采收枝、干，除去外皮，砍成大块，加水煎煮，浓缩，干燥。

药材性状 呈方形或不规则块状，大小不一。表面棕褐色或黑褐色，光滑而稍有光泽。质硬，易碎，断面不整齐，具光泽，有细孔，遇潮有黏性。气微，味涩、苦，略回甜。

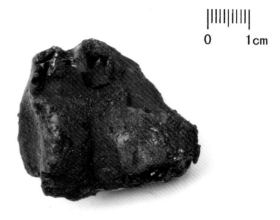

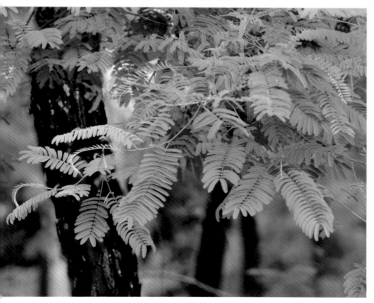

性味归经 味苦、涩，性微寒。归肺经。

功能与主治 收湿生肌敛疮。主治溃疡不敛，湿疹，口疮，跌仆伤痛，外伤出血。

用法用量 内服：煎汤，0.9～3克。外用：适量，研末撒或调敷。

刘寄奴

别名 六月雪、九牛草。

来源 为菊科植物奇蒿*Artemisia anomala* S. Moore 的带花全草。

原植物 多年生草本，高80～150cm。茎直立，中部以上常分枝，上部有花序枝，被微柔毛。下部叶花期时枯落；中部叶近革质，长圆状或卵状披针形，先端渐尖，基部渐狭成短柄，不分裂，边缘有密锯齿；有5～8对羽状脉。头状花序极多数，无梗，密集于花枝上；总苞近钟状，无毛；总苞片3～4层，长圆形，边缘宽膜质，带白色；花筒状，外层雌性，内层两性；聚药雄蕊5；雌蕊1。瘦果微小，长圆形，无毛。生于林缘、灌丛中、河岸旁。广布于我国中部至南部各地。

采收加工 夏、秋季花开时采收，连根拔起，洗净，鲜用或晒干。

药材性状 全草长60～90cm，茎圆柱形，直径2～4mm，通常弯折；表面棕黄色或棕绿色，被白色毛茸，具细纵棱；质硬而脆，易折断，折断面纤维性，黄白色，中央具白色而疏松的髓。叶互生，通常干枯皱缩或脱落，展开后，完整叶片呈长圆形；叶柄短。头状花序集成穗状圆锥花序，枯黄色。气芳香，味淡。

性味归经 味辛、微苦，性温。归心、肝、脾经。

功能与主治 破瘀通经，止血消肿，消食化积。主治痛经，经闭，产后瘀滞腹痛，恶露不尽，癥瘕，跌打损伤，金疮出血，风湿痹痛，便血，尿血，痈疮肿毒，烫伤，食积腹痛，泄泻痢疾。

用法用量 内服：煎汤，5～10克；消食积，单味15～30克。外用：适量，捣敷。

注意事项 气血虚弱、脾虚作泄者禁止服用。

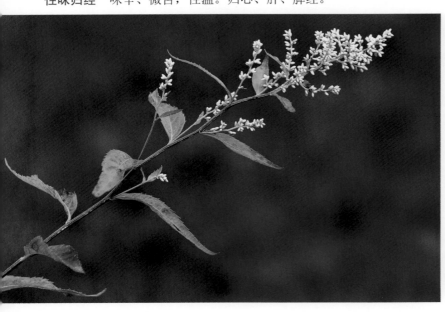

北刘寄奴

别名 金钟茵陈、黄花茵陈、山芝麻、吹风草、鬼麻油、土茵陈。

来源 为玄参科植物阴行草*Siphonostegia chinensis* Benth.的干燥全草。

原植物 一年生草本，株高30～70cm。全株密被锈色短毛。茎单一，直立，上部多分枝，略具棱角，茎上部带淡红色。叶对生；无柄或有短柄；叶片二回羽状全裂，条形或条状披针形，长约8mm，宽1～2mm。花对生于茎枝上部，为疏总状花序；花梗极短，有1对小苞片，线形；萼筒长1～1.5cm，具10条显著的主脉，萼齿5，长为萼筒的1/4～1/3；花冠上唇红紫色，下唇黄色，长2～2.5cm，筒部伸直，上唇镰状弯曲，额略圆，背部密被长纤毛，下唇顶端3裂，褶襞高拢成瓣状，外被短柔毛。蒴果宽卵圆形，顶端略扁斜，包于宿存萼内。种子黑色。花期7～8月，果期8～10月。生于山坡及草地上。遍布全国各地。

采收加工 秋季采收，除去杂质，晒干。

药材性状 本品长30～80cm，全体被短毛。根短而弯曲，略有分枝。茎圆柱形，具棱，表面棕褐色或黑褐色；质脆，容易折断，断面黄白色，中空或有白色髓。叶对生，多脱落破碎，完整者羽状深裂，黑绿色。总状花序顶生，花具短梗，花萼长筒状，黄棕色至黑棕色，具明显10条纵棱，顶端5裂，花冠棕黄色，多脱落。蒴果狭卵状椭圆形，较萼略短，棕黑色。种子细小。气微，味淡。

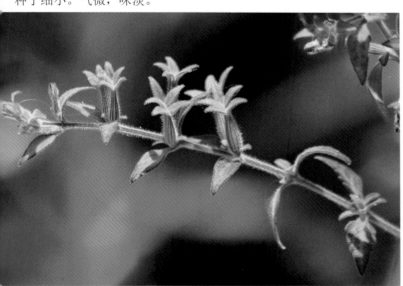

性味归经 味苦，性寒。归脾、胃、肝、胆经。

功能与主治 活血祛瘀，通经止痛，凉血，止血，清热利湿。主治跌打损伤，外伤出血，瘀血经闭，月经不调，产后瘀痛，癥瘕积聚，血痢，血淋，湿热黄疸，水肿腹胀，白带过多。

用法用量 内服：煎汤，9～15克，鲜品30～60克。外用：适量，煎水洗或研末调敷。

小驳骨

别名 驳骨丹、接骨草、小还魂、小叶金不换、骨碎草。

来源 为爵床科植物小驳骨 Gendarssa vulgaris Nees 的干燥地上部分。

原植物 亚灌木，直立无毛，高约1m。茎圆柱形，节部膨大，分枝多，嫩枝常深紫色。叶对生；纸质；叶柄长不及1cm；叶片狭披针形至披针状线形，长5～10cm，宽5～15mm，顶端渐尖，基部渐狭，全缘；侧脉每边6～8条，呈深紫色。穗状花序顶生，上部密生，下部间断；苞片对生，每苞片中具花2至数朵；萼5裂，近相等，裂片三角状披针形；花冠白色或粉红色，花冠管圆筒状，喉部稍扩大，冠檐二唇形，上唇长圆状卵形，下唇浅3裂。蒴果棒状，长1.2cm，无毛。花期春季。生于村旁或路边的灌丛中，亦有栽培。分布于台湾、广东、海南、广西、云南等地。

采收加工 全年均可采收，除去杂质，晒干。

药材性状 本品茎呈圆柱形，有分枝。茎表面黄绿色、淡绿褐色或褐绿色，具稀疏的黄色小皮孔；小枝梢四棱线，节膨大。质脆，易折断，断面黄白色。叶对生，卷缩破碎，展平后呈狭披针形或条状披针形；顶端渐尖，基部楔形，全缘，叶脉略带紫色。有的可见穗状花序，顶生或生于上部叶腋，苞片细，花冠二唇形。气微，味微辛、酸。

性味归经 味辛，性温。归肝、肾经。

功能与主治 祛瘀止痛，续筋接骨。主治跌打损伤，筋伤骨折，风湿骨痛，血瘀经闭，产后腹痛。

用法用量 内服：煎汤，15～30克。外用：适量，鲜品捣敷或煎汤熏洗。

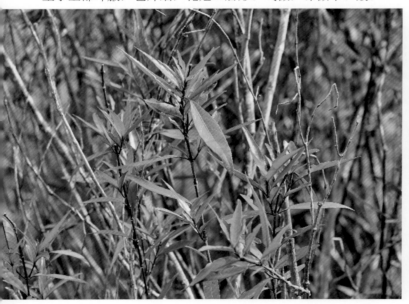

虾须豆

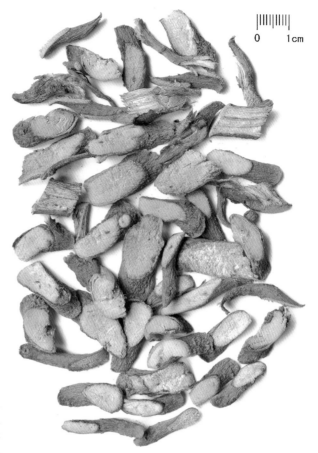

别名　土甘草、水罗伞、大罗伞。

来源　为豆科植物干花豆 *Fordia cauliflora* Hernsl. 的根、叶。

原植物　直立灌木。幼枝密生锈色短毛。奇数羽状复叶，小叶17～25，披针形、椭圆形或长圆形，先端尾状渐尖，基部近圆形，幼时上面有疏毛，下面疏生白色柔毛；托叶锥状，宿存。总状花序自干上发出；总花梗、序轴密生锈色短柔毛；花萼浅杯状，有短柔毛；花冠淡紫色，旗瓣外面疏生柔毛；雄蕊10，二体；子房有淡黄色柔毛。荚果扁，革质，棕褐色，上部较宽，无毛。种子圆形，扁，褐色，有光泽。花期8月，果期11月。生于山地疏林中或水沟旁。分布于广东、广西、云南等地。

采收加工　根，秋、冬季采挖；叶，夏、秋季采摘，洗净，晒干。

药材性状　根呈圆柱形，新鲜时肉质，表面黄棕色；干燥的根色较深，表面不平，有下陷的浅纵沟，皮孔横列，呈线状突起。质硬，断面不平，带颗粒状。横切面淡黄色，射线不明显。完整的叶为羽状复叶，长可达50cm，小叶17～25，平整的小叶披针形，长4～14cm，宽1.5～5cm，先端尾状渐尖，基部近圆形，全缘，羽状脉。叶片较薄。质脆，气微。

性味　味辛、甘，性平。

功能与主治　活血通络，消肿止痛，化痰止咳。主治风湿痹痛，跌打损伤，痈疮肿痛，咳嗽。

用法用量　内服：煎汤，10～30克。外用：适量，捣敷。

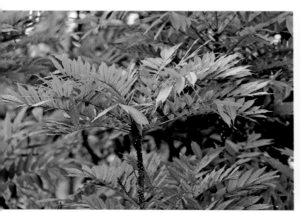

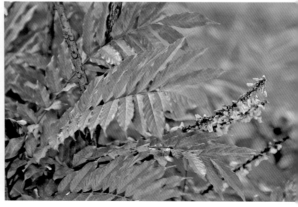

罗裙带

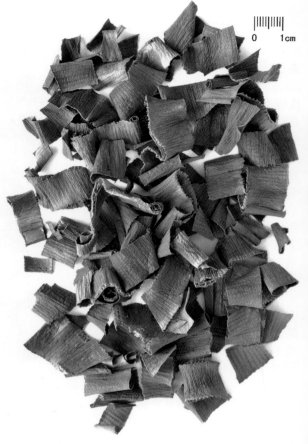

别名 万年青、海蕉。

来源 为石蒜科植物文殊兰*Crinum asiaticum* L. var. *sinicum* (Roxb. ex Herb.) Baker 的叶。

原植物 多年生草本，植株粗壮。鳞茎长柱形，叶多列，带状披针形。花茎直立，粗壮；伞形花序；佛焰苞状总苞片2，白色，膜质；苞片多数，狭条形；花高脚碟状，芳香，花被裂片6，条形，白色，向顶端渐狭；雄蕊6，淡红色，花丝比花被裂片短，上部淡紫红色，花药黄色，狭条形，先端渐尖；雌蕊1，柱头3浅裂或头状，子房下位，3室，蒴果近球形，浅黄色；通常种子1颗。花期6～8月，果期11～12。常生于海滨地区或河旁沙地，也种植于庭园。分布在福建、台湾、湖南、广东、广西、四川、贵州、云南等地。

采收加工 全年均可采收，多采用鲜品或洗净晒干。

药材性状 叶皱缩，带状披针形，长40～90cm，淡绿色。

性味 味辛、苦，性凉，有毒。

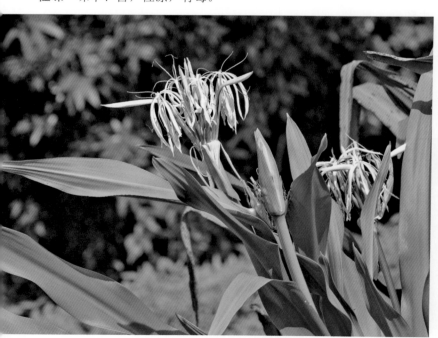

功能与主治 清热解毒，祛瘀止痛。主治热疮肿毒，淋巴结炎，咽喉炎，头痛，痹痛麻木，跌打瘀肿，骨折，毒蛇咬伤。

用法用量 外用：适量，捣敷或煎水洗。

注意事项 寒疽者禁用。

十万错

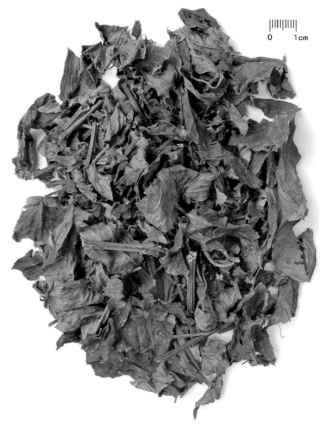

别名 细穗爵床、盗偷草、跌打草。

来源 为爵床科植物十万错 *Asystasia Chelonoides Nees* 的茎、叶。

原植物 多年生草本，高达1m。茎有棱，绿色，节膨大而带紫色。单叶对生，具短柄；叶片卵状披针形或椭圆形，先端渐尖或尾尖，基部近圆形，全缘，上面绿色，粗糙，下面淡绿色，被疏柔毛。总状花序顶生；花多单生而偏向一侧；苞片和小苞片均小，线形；萼5裂达基部，花白色，花冠管短，上部膨大，先端5裂，近等大；雄蕊4，二强，2药室不等高，基部有白色小尖头。蒴果长圆形，上部有种子4颗，下部实心似柄状。花期11～12月至翌年3月。生于沟边、灌木丛阴湿处。分布于广西、云南地区。

采收加工 全年均可采收，多为鲜用。

药材性状 全草可长达1m，多切段。茎具纵棱，少分枝，节膨大。叶对生，皱缩，完整叶片披针形，长6～12cm，先端渐尖或长渐尖，基部楔形，具短柄。

性味 味辛，性平。

功能与主治 散瘀消肿，接骨止血。主治跌打肿痛，骨折，外伤出血。

用法用量 内服：煎汤，15～30克；或浸酒。外用：适量，鲜品捣敷。

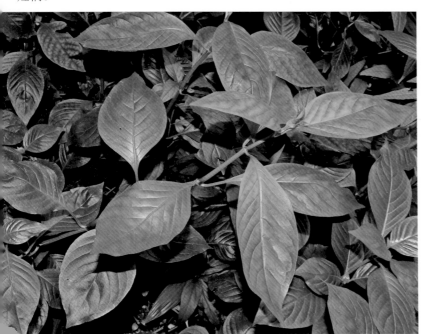

大驳骨丹

别名 逼迫树、黑叶接骨草、大还魂。

来源 为爵床科植物黑叶小驳骨 *Adhatoda ventricosa* (Wall.) Nees 的茎叶或根。

原植物 常绿灌木，高 1 ～ 2.5m。茎直立，圆柱形；新枝绿色，老枝灰黄色，节显著膨大呈膝状。叶对生；具短柄；叶片近革质；椭圆形，先端钝，基部渐窄，全缘。穗状花序顶生；有多数宽卵形的苞片，绿色，稍有毛，内有 3 ～ 4 花；小苞片极小；萼片 5，花冠二唇形，花白色且有红色斑点，上唇 2 裂，下唇较大，3 浅裂，中裂较宽；雄蕊 2，着生于花冠喉部，伸出，花柱线形，2 浅裂。蒴果卵形或椭圆形，有毛。常栽培作绿篱。野生于山坡、水边、路旁灌木丛中或林下湿润地。分布于广东、广西、云南等地。

采收加工 全年可采收，洗净，鲜用或晒干。

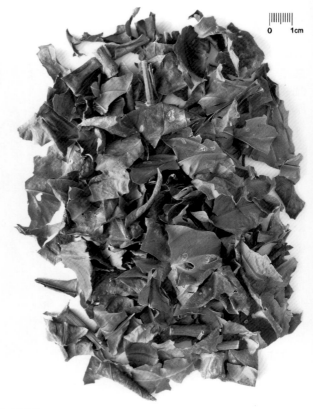

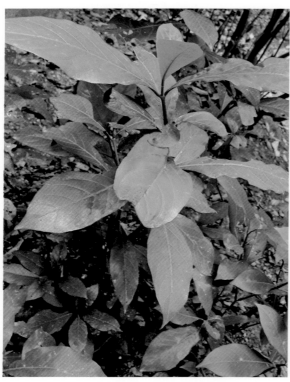

药材性状 茎枝圆柱形，多切成段，长 4 ～ 6cm，直径 0.6 ～ 1cm。表面光滑，微具纵棱，灰绿色或棕黄色，节部膨大，略带紫色，断面中空有髓。叶对生，具短柄；叶片椭圆形，近革质，长 10 ～ 15cm，宽 3 ～ 6cm，先端钝，基部楔形，全缘，叶面青绿色，叶背黄绿色，微显光亮，无毛。气微，味微辛。以茎枝细、叶多、色青绿者为佳。

性味 味辛、苦，性平。

功能与主治 活血止痛，化瘀接骨，祛风除湿，消肿解毒。主治跌打伤肿，骨折，劳伤腰痛，风湿痹痛，胃痛，肺痈，乳痈，无名肿毒，外伤红肿。

用法用量 内服：煎汤，9 ～ 15 克。外用：适量，捣敷。

注意事项 孕妇内服慎用。

可爱花

别名 对节菜、牛七。

来源 为爵床科植物喜花草 *Eranthemum pulchellum* Andrews 的根、叶。

原植物 灌木，高 70～150cm。叶对生；叶片卵形至椭圆形，先端长渐尖，基部渐狭成柄，边缘有不明显的钝齿；侧脉每边约 10 条，两面均凸起。穗状花序顶生或腋生；苞片倒卵形，有脉纹，被柔毛；小苞片线状披针形；萼小，近白色，藏于苞片内，5 深裂；花冠蓝色，花冠管细长，喉部短，稍扩大，冠檐伸展，5 裂；雄蕊伸出，2 枚发育，着生于喉部；子房每室有 2 个胚珠，柱头单一。蒴果棒状。种子 2 颗，两侧呈压扁状，被紧贴的白毛。花期春季。生于山坡、林下或灌丛中。亦有栽培。分布于广东、海南、广西、贵州、云南等地。

采收加工 夏、秋季采收，洗净，晒干或鲜用。

药材性状 叶皱缩，完整叶片卵形至椭圆形，长 5～10cm，先端长渐尖，基部渐狭成柄，下延，边缘微波状或具微圆齿；叶脉明显，小支脉排列整齐几成平行状。气微，味淡。

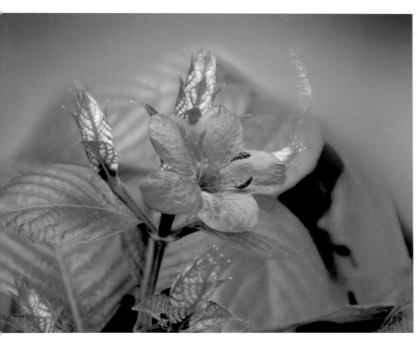

性味 味辛，性平。

功能与主治 散瘀消肿。主治跌打肿痛。

用法用量 外用：适量，捣敷或煎汤洗。内服：煎汤，6～15 克。

密花美登木

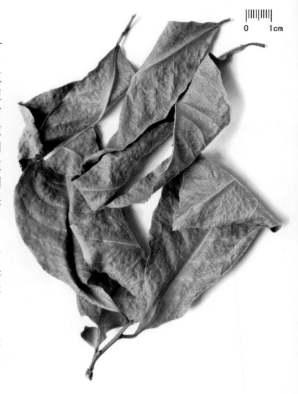

来源　为卫矛科密花美登木 *Maytenus confertiflorus* J. Y. Luo et X. X. Chen 的叶。

原植物　灌木，高至4m，枝刺粗壮。叶互生；叶片纸质，宽椭圆形或倒卵形，先端短渐尖或急尖而钝，基部窄楔形，近全缘或有极浅疏齿，常上下波曲。叶柄、叶脉及幼枝均带紫红色。圆锥花序丛生，总花梗不明显；花小，萼裂片5，花瓣5，雄蕊5，心皮3。蒴果三角状球形。种子暗红棕色，椭圆形或卵球形，具假种皮。花期9～10月，果期10～11月。分布于广西。

采收加工　夏、秋季采收，晒干。

药材性状　叶片宽椭圆形或倒卵形，长11～24cm，宽3～9cm，叶片薄，革质，叶尖钝圆或稍尖，叶缘浅波状或近全缘。叶柄长0.7～1.1cm。气微、味淡。

性味　味辛、苦，性寒，有毒。

功能与主治　祛瘀止痛，解毒消肿。主治跌打损伤，腰痛，并有抗肿瘤作用，现代试用于治疗癌症。

用法用量　内服：煎汤，15～30克。外用：适量，捣敷。

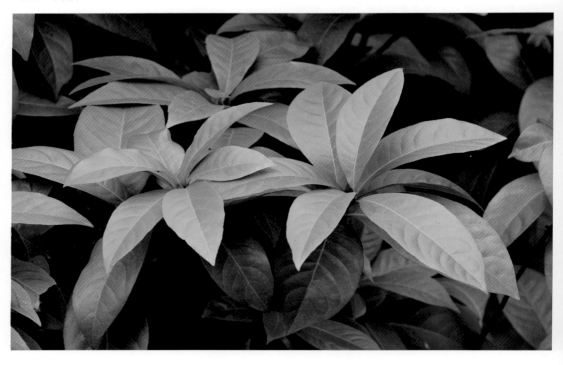

蛇接骨

别名　石三七、树三七、平卧土三七、乌风七。

来源　为菊科植物平卧菊三七 *Gynura procumbens* (Lour.) Merr. 的全草。

原植物　多年生草本，高约50cm。茎下部倾斜，肉质，绿色或淡褐色，略具棱，无毛。单叶互生；叶片卵形或椭圆形，先端渐尖，基部楔形，边缘有不规则的浅锯齿或深裂，两面具粗短毛。头状花序排列成疏散的伞房花序，顶生；总苞圆筒状；苞片1列，绿色，近基部附有数枚较小的短苞片；花全部为管状，花冠紫红色或鲜黄色，先端5裂，雄蕊5；花柱基部小球状，柱头分叉，被毛。瘦果小，有棱线；冠毛多数。生于山坡草丛中或栽培。分布于广西、云南等地。

采收加工　全年均可采收，鲜用或晒干。

药材性状　全草长约50cm。茎下部弯曲，肉质，绿色或淡褐色。叶互生，多皱缩，完整叶片呈卵形或椭圆形，长7 ～ 13cm，宽4.5 ～ 8cm，先端渐尖，基部楔形，叶缘具不规则浅锯齿，两面具短粗毛。头状花序顶生。瘦果小。气微，味微辛。

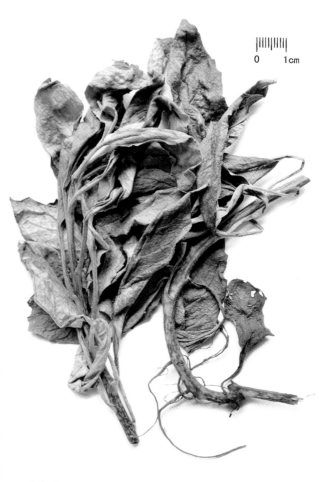

性味　味辛、微苦，性凉。

功能与主治　散瘀，消肿，清热止咳。主治跌打损伤，风湿性关节痛，肺炎，肺结核，痈疽肿毒。

用法用量　内服：煎汤，3 ～ 6克。外用：适量，捣敷。

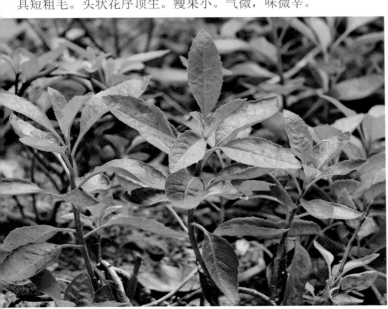

菠萝蜜叶

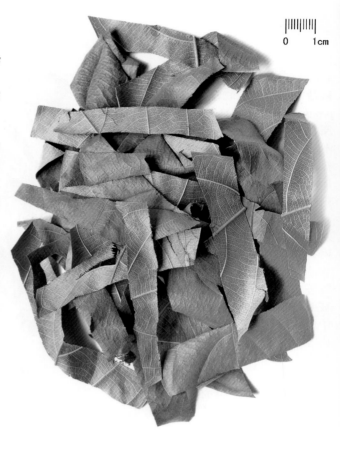

来源 为桑科植物木波罗 *Artocarpus heterophyllus* Lam. 的叶。

原植物 常绿乔木，高8～15m。全株有乳汁。有时有板状根。单叶，螺旋状排列；托叶佛焰苞状，早落；叶片厚革质，倒卵状椭圆形或倒卵形，先端钝而短渐尖，基部楔形稍下延，全缘或3裂（萌生枝或幼枝上叶），上面深绿色，光亮，下面浅绿色，略粗糙。花单性，雌雄异株；雄花序顶生或腋生，圆柱形，幼时包藏于托叶内；雄花花被2裂，裂片钝，雄蕊1；雌花序圆柱形或长圆形，生于树干或主枝上的球形花托内；雌花花被管状，六棱形，花柱侧生。聚合果长圆形、椭圆形或倒卵形，成熟时大者重达20千克，黄绿色，表面有六角形的瘤状突起，内有很多黄色肉质的花被，果柄粗壮。瘦果长圆形。花期春、夏季，果期夏、秋季。生于热带地区，福建、台湾、广东、海南、广西、云南等地有栽培。

采收加工 夏、秋季枝叶茂盛时采摘叶，晒干。

药材性状 叶多纵向内卷，展平后呈椭圆形或倒卵形，长7～25cm，宽3～12cm，先端钝而短渐尖，基部楔形稍下延，全缘，上面绿色或灰绿色，微具光泽，下面绿色或灰黄色，网脉明显，中脉两面突出；叶柄长2～3cm。革质而脆。气微，味淡。

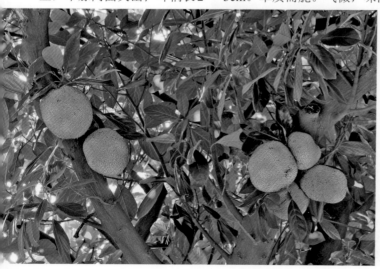

性味 味甘、微酸，性平。

功能与主治 活血消肿，解毒敛疮。主治跌打损伤，疮疡疖肿，湿疹。

用法用量 外用：适量，研末撒或调敷。

水茄

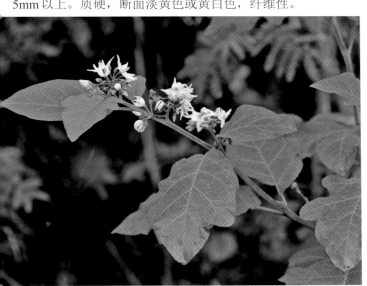

别名 天茄子、野茄子、狗辣子、一面针、金衫扣。

来源 为茄科植物水茄 *Solanum torvum* Sw. 的根及老茎。

原植物 灌木，高1～3m。小枝、叶下面、叶柄及花序柄均被尘土色星状柔毛。茎直立，分枝，粗壮，枝和叶柄散生短刺。叶单生或双生；叶片卵形至椭圆形，先端尖，基部心脏形或楔形，两边不相等，全缘或浅裂。伞房花序腋外生；总花梗具1细直刺或无；萼杯状，外面被星状毛及腺毛，先端5裂，裂片卵状长圆形；花冠辐形，白色，5裂，裂片卵状披针形；雄蕊5，着生于花冠喉部；子房2室，柱头截形。浆果圆球形，黄色，光滑无毛；种子盘状。全年均开花、结果。生长于热带地区的路旁、荒地、沟谷及村庄附近等潮湿处。分布于我国台湾、广东、广西、云南等地。

采收加工 全年均可采收，洗净，切片，鲜用或晒干。

药材性状 根呈不规则圆柱形，多扭曲，有分枝，长达30cm，直径0.7～5cm。表面灰黄色或棕黄色，粗糙，可见突起细根痕及斑点，皮薄，有的剥落，剥落处显淡黄色。茎的皮刺长约5mm以上。质硬，断面淡黄色或黄白色，纤维性。

性味 味辛，性平，小毒。

功能与主治 活血消肿止痛。主治胃痛，瘀证，经闭，跌打瘀痛，腰肌劳损，痈肿，疔疮。

用法用量 内服：煎汤，9～15克。外用：适量，捣敷。

注意事项 青光眼病人忌服。

（四）破血消癥药

莪术

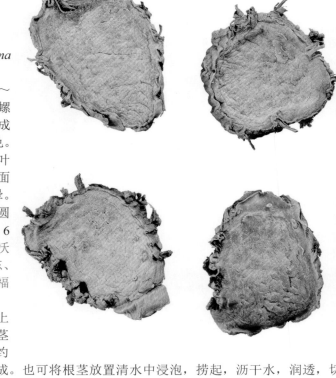

别名 黑心姜、文术。

来源 为姜科植物蓬莪术 *Curcuma phaeocaulis* Val. 的干燥根茎。

原植物 多年生草本，高80～150cm。主根茎陀螺状至锥状陀螺形，侧根茎指状，须根末端膨大成肉质纺锤形，内面黄绿或近白色。叶鞘下段常为褐紫色。叶基生；叶柄较短，叶片长圆状椭圆形，两面无毛，上面沿中脉两侧有紫色晕。穗状花序圆柱状，上部苞片长椭圆形，中下部苞片近圆形。花期4～6月。生于山野、村旁半阴湿的肥沃土壤，亦见于林下。分布于广东、广西、四川、云南等地。浙江、福建、湖南等地有少量栽培。

采收加工 12月中、下旬，地上部分枯萎时，挖掘根部，除去根茎上的泥土，洗净，置锅里蒸或煮约15min，晒干或烘干，撞去须根即成。也可将根茎放置清水中浸泡，捞起，沥干水，润透，切薄片，晒干或烘干。

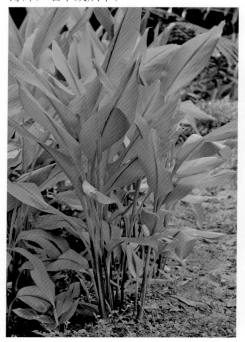

药材性状 呈卵圆形、长卵形、圆锥形或长纺锤形，顶端多钝尖，基部钝圆，长2～8cm，直径1.5～4cm。表面灰黄色至灰棕色，上部环节突起，有圆形微凹的须根痕或残留的须根，有的两侧各有1列下陷的芽痕和类圆形的侧生根茎痕，有的可见刀削痕。体重，质坚实，断面灰褐色至蓝褐色，蜡样，常附有灰棕色粉末，皮层与中柱易分离，内皮层环纹棕褐色。气微香，味微苦而辛。

性味归经 味辛、苦，性温。归肝、脾经。

功能与主治 行气破血，消积止痛。主治癥瘕痞块，瘀血经闭，胸痹心痛，食积胀痛。

用法用量 内服：煎汤，3～10克。外用：适量，煎汤洗。行气止痛生用，破血祛瘀宜醋炒。

注意事项 月经过多者及孕妇禁服。

干漆

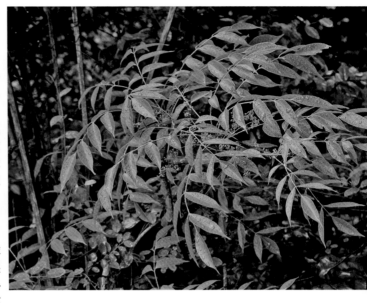

别名 漆渣、漆底。

来源 为漆树科植物漆树 *Toxicodendron vernici fluum* (Stokes) F. A. Barkl. 的树脂经加工后的干燥品。

原植物 落叶乔木，高达20m。树皮灰白色，粗糙，呈不规则纵裂；奇数羽状复叶螺旋状互生，被微柔毛，近基部膨大，半圆形，上面平。花杂性或雌雄异株，花黄绿色；雄花花萼5，卵形；花瓣5，长圆形，开花外卷；雄蕊5，着生于花盘边缘，花丝线形，花药长圆形；雌花较雄蕊小，子房球形，1室，花柱3；果序稍下垂，核果肾形或椭圆形，不偏斜，略压扁，外果皮黄色，无毛，具光泽，成熟后不裂，中果皮蜡质，具树脂条纹，果核棕色，与果同形，坚硬。花期5～6月，果期7～10月。生于向阳山坡林内，亦有栽培。全国除黑龙江、吉林、内蒙古、新疆以外，各地均有分布。

采收加工 一般收集盛漆器具底留下的漆渣，干燥。

药材性状 呈不规则块状，黑褐色或棕褐色，表面粗糙，有蜂窝状细小孔洞或呈颗粒状。质坚硬，不易折断，断面不平坦。具特殊臭气。

性味归经 味辛，性温，有毒。归肝、脾经。

功能与主治 破瘀血，消积，杀虫。主治妇女闭经，瘀血癥瘕，虫积腹痛。

用法用量 内服：入丸、散，2～4.5克。外用：烧烟熏。

注意事项 孕妇、体虚无瘀者慎服。

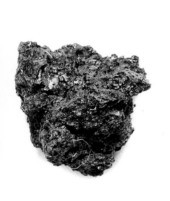 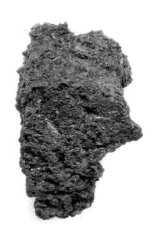 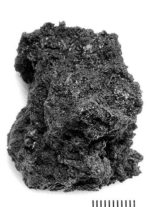

0   1cm

三棱

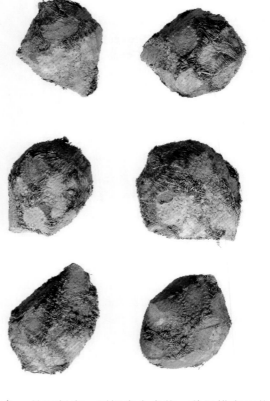

别名 京三棱、红蒲根、光三棱。

来源 为黑三棱科植物黑三棱 *Sparganium stoloniferum* Buch.-Ham. 的干燥块茎。

原植物 多年生草本，高50～100cm。根茎横走，具粗而短的块茎。茎直立，圆柱形，光滑。叶丛生，2列；叶片线形，长60～95cm，宽约2cm，顶端渐尖，基部抱茎，下面有1条纵棱。花茎由叶丛中抽出，单一，有时分枝；花单性，雌雄同株，集成头状花序，具叶状苞片；雄花序位于雌花序的上部，直径约10mm，常2～10个；雌花序直径12mm以上，常1～3个；雄花花被片3～4，倒披针形，雄蕊3；雌花雌蕊1，罕为2，子房纺锤形，花柱长，柱头狭披针形。聚花果直径约2cm，核果倒卵状圆锥形，顶端有锐尖头，花被宿存。花期6～7月，果期7～8月。生长于池沼或水沟等处。分布于东北、华北、华东、西南及陕西、宁夏、甘肃、河南、湖北、湖南等地。

采收加工 冬季至次年春采挖，洗净，削去外皮，晒干。

药材性状 块茎呈圆锥形，稍扁，长2～6cm，直径2～4cm。表面黄白色或灰黄色，具刀削痕，须根痕小点状，稍呈横向环状排列。体重，质坚实。气微，味淡，嚼之微有麻辣感。

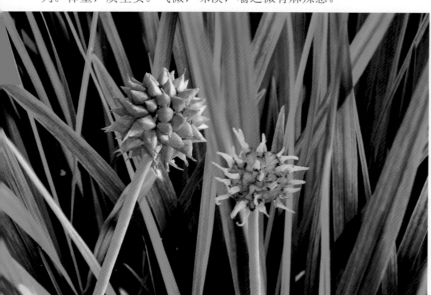

性味归经 味辛、苦，性平。归肝、脾经。

功能与主治 破血行气，消积止痛。主治癥瘕痞块，痛经，瘀血经闭，胸痹心痛，食积胀痛。

用法用量 内服：煎汤，4.5～9克。

注意事项 体虚、血枯经闭者及孕妇禁服。

斑蝥

别名　花壳虫、小豆虫、斑猫、羊米虫、花罗虫。

来源　为芫菁科昆虫南方大斑蝥 *Mylabris phalerata* Pallas 或黄黑小斑蝥 *Mylabris cichorii* Linnaeus 的干燥体。

采收加工　夏、秋二季捕捉，闷死或烫死，晒干。

药材性状　南方大斑蝥：呈长圆形，长 1.5～2.5cm，宽 0.5～1cm。头及口器向下垂，有较大的复眼及触角各 1 对，触角多已脱落。背部有革质鞘翅 1 对，黑色，具 3 条黄色或棕黄色的横纹；鞘翅下面具棕褐色薄膜状透明的内翅 2 片。胸腹部乌黑色，胸部具足 3 对。有特殊的臭气。

黄黑小斑蝥：体型较小，长 1～1.5cm。

性味归经　味辛，性热；有大毒。归肝、胃、肾经。

功能与主治　破血逐瘀，散结消癥，攻毒蚀疮。主治癥痕，经闭，顽癣，瘰疬，赘疣，痈疽不溃，恶疮死肌。

用法用量　内服：炒炙研末，每次 0.03～0.06 克。外用：适量，研末敷贴起泡即除贴，或酒、醋浸制成膏涂。

注意事项　有大毒，心、肾功能不全，体质虚弱，消化道溃疡，以及孕妇均禁服。

水蛭

别名　马蛭、蚂蟥蜞、肉钻子、蚂蟥。

来源　水蛭科动物蚂蟥 *Whitmania pigra* Whitman、水蛭 *Hirudo nipponica* Whitman 的干燥全体。全国大部分地区的湖泊、池塘以及水田中均有分布。

采收加工　夏、秋二季捕捉，用沸水烫死，晒干或低温干燥。

药材性状　① 蚂蟥：呈扁平纺锤形，有多数环节，长 4～10cm，宽 0.5～2cm。背部黑褐色或黑棕色，稍隆起，用水浸后，可见黑色斑点排成 5 条纵纹；腹面平坦，棕黄色。两侧棕黄色，前端略尖，后端钝圆，两端各具 1 吸盘。前吸盘不显著，后吸盘较大。质脆，易折断，断面胶质状。② 水蛭：扁长圆柱形，体多弯曲扭转，长 2～5cm，宽 0.2～0.3cm。

性味归经　咸、苦，平；有小毒。归肝经。

功能与主治　破血通经，逐瘀消癥。主治血瘀经闭，癥瘕痞块，中风偏瘫，跌扑损伤。

用法用量　内服：煎汤，3～9 克；或入丸、散，每次 0.5～1.5 克，大剂量每次 3 克。

使用注意　体弱血虚、孕妇、妇女月经期及有出血倾向者禁用。

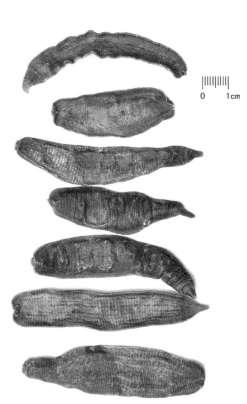

十三、化痰止咳平喘药

（一）温化寒痰药

白前

别名 柳叶白前、消结草。

来源 为萝摩科植物柳叶白前 *Cynanchum stauntonii* (Decne.) Schltr. Ex Levl. 的干燥根茎及根。

原植物 多年生直立半灌木，高0.5～1m。根茎横生或斜生，中空如鹅管状，根系极发达。黄白色或略带红棕。茎圆柱形。叶对生，纸质，披针形或线状披针形，全缘，中脉在叶背明显。伞形聚伞花序腋生，有花3～8朵；花萼5深裂；花冠辐状，5深裂，裂片线形，紫红色；副花冠裂片盾状，肥厚；雄蕊5，与雌蕊合生成蕊柱，柱头微突。蓇葖果单生，窄长披针形，种子先端具白色丝状绢毛。花期5～8月，果期9～10月。生长于溪滩、江边砂碛处，以至半浸于水中。分布于江苏、安徽、浙江、江西、福建、湖北、湖南、广东、广西、贵州等地。

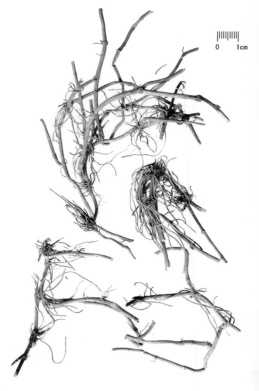

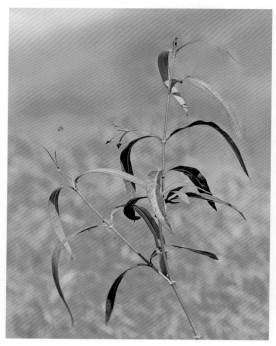

采收加工 秋季采挖，洗净，晒干。

药材性状 根茎细长圆柱形，有分枝，稍弯曲，长4～15cm，直径1.5～4mm。表面黄白色至黄棕色，节明显，节间长1.5～4.5cm，顶端有残茎。质脆，断面中空。节处簇生纤细弯曲的根，可长达10cm，直径不及1mm，有多次分枝呈毛须状，常盘曲成团。气微，味微甜。

性味归经 味辛、苦，性微温。归肺经。

功能与主治 降气，消痰，止咳。主治肺气壅实，咳嗽痰多，胸满喘急。

用法用量 内服：煎汤3～10克。

注意事项 咳逆上气，咳嗽气逆，不由于肺气因邪客壅实者，禁用。

半夏

别名 地雷公、三步跳。

来源 为天南星科植物半夏Pinellia ternata (Thunb.) Breit. 的干燥块茎。

原植物 多年生草本，高15～30cm。块茎球形。叶2～5，幼时单叶，2～3年后为三出复叶；叶柄较长，近基部内侧和复叶基部生有珠芽；叶片卵圆形至窄披针形，中间小叶较大，两侧小叶较小，先端锐尖，两面光滑，全缘。佛焰苞卷合成弧形管状，绿色，上部内面常为深紫红色；肉穗花序顶生；其雌花序轴与佛焰苞贴生，绿色；雄花序长2～6cm；附属器长鞭状。浆果卵圆形，绿白色。花期5～7月，果期8月。南方1年出苗2～3次，故9～10月间仍可见到花果。常生于山地、农田、溪边或林下。分布于我国大部分地区。

采收加工 夏、秋两季采挖，洗净，除去外皮及须根，晒干。

药材性状 呈类球形，有的稍偏斜，直径1～1.5cm。表面白色或浅黄色，较光滑。质坚实，断面洁白，富粉性。 顶端有凹陷的茎痕，周围密布麻点状根痕；下面钝圆，气微，味辛辣、麻舌而刺喉。

性味归经 味辛，性温，有毒。归脾、胃、肺经。

功能与主治 燥湿化痰，降逆止呕，消痞散结。主治痰多咳喘，痰饮眩悸，风痰眩晕，痰厥头痛，呕吐反胃，胸脘痞闷，梅核气；生用外治痈肿痰核。姜半夏多用于降逆止呕。

用法用量 内服：煎汤，3～9克。

注意事项 津伤口渴、阴虚燥咳、血证、燥痰者禁服。孕妇慎服。

0   1cm

水半夏

别名 山慈姑、土田七。

来源 为天南星科植物鞭檐犁头尖 *Typhonium flagelliforme* (Lodd.) Blume. 的块茎。

原植物 多年生草本。块茎近圆形，上部周围密生长2～4cm的肉质根。叶3～4，叶柄较长，中部以下具宽鞘；叶片戟状长圆形，基部心形或下延，前裂片长圆形或长圆披针形，侧裂片向外水平伸展或下倾，长三角形；侧脉4～5对，均上举，背面不明显，集合脉2条。花序柄细；佛焰苞管部绿色，卵圆形，檐部绿色至绿白色，披针形，常伸长卷曲为长鞭状；肉穗花序比佛焰苞短或长；雌花序卵形，其下依次为中性花序和雄花序。雄花序黄色；雌花子房倒卵形或近球形，柱头小，中性花中部以下为棒状，上弯，黄色，先端紫色，上部为锥形，淡黄色，下倾并有时内弯；雄花的雄蕊2，药室近圆球形。浆果卵圆形。花期4～5月，果期6～8月。生于山溪浅水中、水田或田边，以及其他湿地。分布于广东、广西、云南等地。

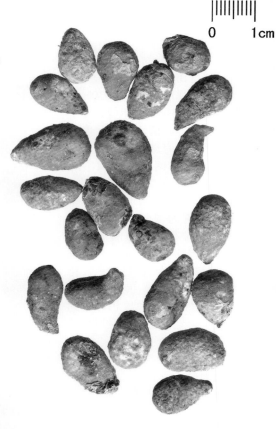

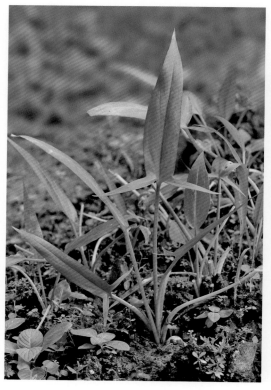

采收加工 11月采收，用石灰水浸泡24h，用木棍搅拌去皮后，晒干或烘干，或鲜用。

药材性状 呈尖圆锥形或椭圆形。表面类白色或淡黄色，具细皱纹和隐约可见的须根痕。一端类圆形，常有偏斜而凸起的叶痕和芽痕，另一端略尖。质坚实，断面白色，粉性。气微，味辛辣，麻舌刺喉。

性味 味辛，性温，有毒。

功能与主治 燥湿化痰，解毒消肿，止血。主治咳嗽痰多，痈疮疔肿，无名肿毒，毒虫蜇伤，外伤出血。

用法用量 内服：煎汤，3～9克。

注意事项 阴虚燥咳者及孕妇慎用。

天南星

来源 为天南星科植物虎掌、天南星、一把伞南星及东北天南星的块根。

原植物 虎掌：多年生草本。1～2年生块茎近圆球形，3年以上块茎由于侧生2～5个乳头状小块茎而形似虎掌。叶丛生；叶片鸟足状分裂，裂片5～12，卵状披针形或椭圆状披针形，中裂片比侧裂片大。花序梗2～4，长15～30cm；佛焰苞为匙状披针形，宿存；肉穗花序中雌花序轴与佛焰苞贴生，长1～3cm，外侧着花；雄花序轴游离，长5～7cm；密生黄色小花；附属器状如鼠尾，长约18cm。浆果卵形。花期5～8月，果期6～11月。生于山谷、河岸、草地及竹林下。分布于我国华北、华中、中南、西南等地。

采收加工 10月挖出块茎，去掉茎叶、须根和泥土，装进撞兜内撞去表皮，倒出清洗干净，然后用硫黄熏制，使之颜色变白，晒干即可。有毒，加工炮制时戴好手套、口罩，预防皮肤发痒红肿。

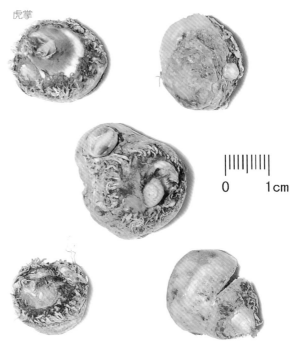

虎掌

0 1cm

药材性状 ①虎掌：块茎多数为一个较大的块茎周围附着几个小块茎组成类圆形；气微，味辣，有麻舌感。②天南星：块茎呈类圆球形，顶端有凹陷的茎痕，四周有一圈1～3列显著的根痕。③一把伞南星：块茎扁圆球形，顶端较平。④东北天南星：块茎扁圆形，中心茎痕呈浅皿状。

性味归经 味苦、辛，性温，有毒。归肺、肝、脾经。

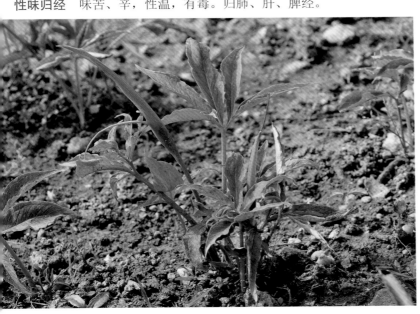

功能与主治 祛风止痉，化痰散结。主治中风痰壅，口眼歪斜，手足麻木，半身不遂，癫痫，惊风，风痰眩晕，咳嗽多痰，痈肿，瘰疬，破伤风，跌打损伤，毒蛇咬伤。

用法用量 内服：煎汤，3～9克，一般炮制后用。外用：适量，研末以醋或酒调敷。

注意事项 阴虚燥咳，热极、血虚动风，禁服。孕妇慎服。

旋覆花

别名 金沸花、猫耳朵花。

来源 为菊科植物旋覆花 *Inula japonica* Thunb. 的干燥头状花序。

原植物 多年生草本，高30～80cm。根状茎短，横走，具须根。茎单生，有细纵沟，被长伏毛。基部叶花期枯萎；中部叶长圆形，上面具疏毛或近无毛，下面具疏伏毛和腺点，中脉和侧脉有较密的长毛；上部叶渐小，线状披针形。头状花序排列成疏散的伞房花序；花序梗细长；总苞半球形，总苞片约5层；舌状花黄色，较总苞长；舌片线形；管状花有三角披针形裂片；冠毛白色，1轮。瘦果圆柱形，有10条纵沟，被疏短毛。花期6～10月，果期9～11月。生于山坡路旁、湿润草地、河岸和田埂上。广布于东北、华北、华东、华中及广西等地。

采收加工 夏、秋两季花开放时采收，除去杂质，阴干或晒干。

药材性状 呈扁球形或类球形，直径1～2cm。总苞由多数苞片组成，呈覆瓦状排列，苞片披针形或条形，灰黄色；总苞基部有时残留花梗，苞片及花梗表面被白色茸毛，舌状花1列，黄色，多卷曲，常脱落，先端3浅裂；管状花多数，棕黄色，长约5mm，先端5齿裂；子房顶端有多数白色冠毛。有的可见椭圆形小瘦果。体轻，易散碎。气微，味微苦。

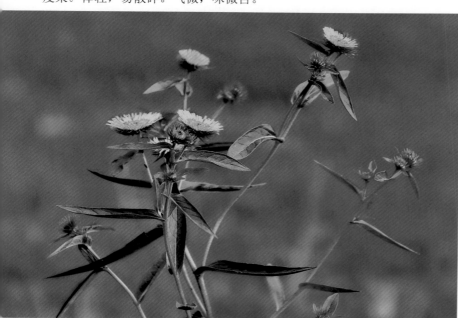

性味归经 味苦、辛、咸，性微温。归肺、脾、胃、大肠经。

功能与主治 降气，消痰，行水，止呕。主治风寒咳嗽，痰饮蓄结，胸膈痞满，喘咳痰多，呕吐噫气，心下痞硬。

用法用量 内服：煎汤，3～10克，包煎。

白附子

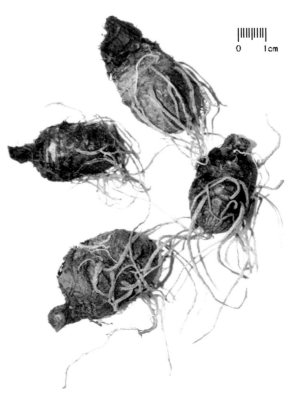

别名 禹白附、野半夏、野慈菇、鸡心白附、麻芋子。

来源 为天南星科植物独角莲 *Typhonium giganteum* Engl. 的干燥块茎。

原植物 多年生草本，植株常较高大。叶1～7（与年限有关）；叶柄肥大肉质，下部常呈淡粉红色或紫色条斑，长达40cm；叶片三角状卵形、戟状箭形或卵状宽椭圆形，长10～40cm，宽7～30cm，初发时向内卷曲如角状，后即开展，顶端渐尖。花梗自块茎抽出，绿色间具紫红色斑块；佛焰苞紫红色，管部圆筒形或长圆状卵形，顶端渐尖而弯曲，檐部卵形，长达15cm；肉穗花序位于佛焰苞内，长约14cm；雌花序和中性花序各长3cm左右；雄花序长约2cm；附属器圆柱形，直立，长约6cm，紫色，藏于佛焰苞内；雄花金黄色；中性花线形，下垂，淡黄色；雌花棕红色。浆果熟时红色。花期6～8月，果期7～10月。生长于阴湿的林下、山涧、水沟及庄稼地。分布于北纬42°以南包括西藏南部在内的广大地区。吉林、辽宁、江苏、湖北等地有栽培。

采收加工 秋季采挖，除去须根和外皮，晒干。

药材性状 块茎呈椭圆形或卵圆形，长2～5cm，直径1～3cm。表面白色至黄白色，稍粗糙，具环纹及须根痕，顶端有茎痕或芽痕。质坚硬，断面白色，粉性。气微，味淡、麻辣刺舌。

性味归经 味辛，性温，有毒。归胃、肝经。

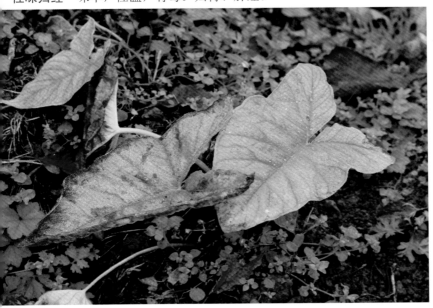

功能与主治 祛风痰，定惊搐，解毒散结，止痛。主治中风痰壅，口眼歪斜，语言謇涩，惊风癫痫，破伤风，痰厥头痛，偏正头痛，瘰疬痰核，毒蛇咬伤。

用法用量 内服：煎汤，3～6克，宜炮制后用。外用：适量，研末调敷。

注意事项 血虚生风、内热生惊者及孕妇禁服。

芥子

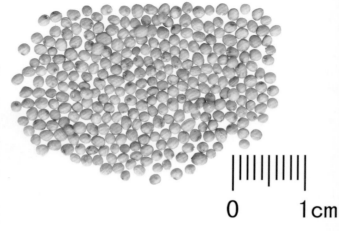

别名 芥菜子、青菜子、黄芥子。

来源 十字花科植物白芥 *Sinapis alba* L. 的干燥成熟种子。

原植物 一年生或二年生粗壮草本，高40～120cm。茎直立，具纵棱，上部多分枝，被白色硬毛。叶互生。质薄，具柄；茎基部叶片大头羽状裂或近全裂，宽椭圆形或卵圆形，长6～15cm，宽2～3cm，顶裂片大，有侧裂片1～3对，边缘具疏齿；茎生叶较小；具短柄，向上裂片数渐少。总状花序顶生或腋生；萼片4，绿色；直立，披针形或长圆形，基部具爪；雄蕊6，4长2短，长雄蕊长8.5～9.5mm，短雄蕊长6～6.5mm；雌蕊1，子房长柱形，长9～10mm，密被白色长刺毛。果圆柱形，长2～2.5cm，密被白色硬刺毛，果瓣在种子间缢缩成念珠状，角果先端具扁平剑形的喙。种子近球形，淡黄色。花期4～6月，果期5～7月。白芥原产中国，为全国各地栽培的常用蔬菜。

采收加工 夏末秋初果实成熟时采割植株，晒干，打下种子，除去杂质。

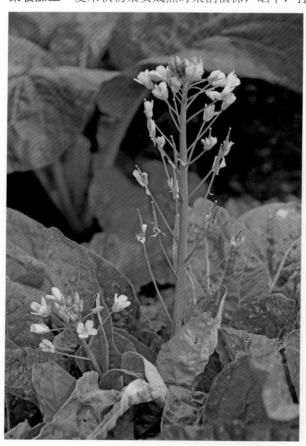

药材性状 种子近球形，直径1～2mm。表面黄色至黄棕色，少数暗红棕色，具细网纹，种脐点状。种皮薄而脆，子叶折叠，有油性。气微，研碎后加水湿润，则产生辛烈的特异臭气，味极辛辣。

性味归经 辛，温。归肺经。

功能与主治 温肺豁痰利气，散结通络止痛。主治寒痰咳嗽，胸胁胀痛，痰滞经络，关节麻木、疼痛，痰湿流注，阴疽肿毒。

用法用量 内服：煎汤，3～9克；或入丸、散。外用：适量，研末调敷。

注意事项 肺虚咳嗽、阴虚火旺者禁服。

前胡

别名 岩风、山芹菜、老虎爪。

来源 为伞形科植物紫花前胡 *Angelica decursiva* (Miq.) Franch. et Sav. 的根。

原植物 多年生草本，高1～2m。根圆锥形，常有数支根，表面黄褐色至棕褐色。茎直立，具浅纵沟纹，光滑，紫色，上部分枝，被柔毛。根生叶和茎生叶有长柄，基部膨大成圆形的紫色叶鞘，抱茎；叶片三角形至卵圆形；末回裂片卵形或长圆状披针形，边缘有白色软骨质锯齿，齿端有尖头，上面深绿色，脉上有短糙毛，下面绿白色，主脉常带紫色；茎上部叶简化成囊状膨大的紫色叶鞘。复伞形花序顶生或侧生，花序梗有柔毛；总苞片1～3，卵圆形，阔鞘状；小总苞片3～8；线形至披针形；伞辐及花柄有毛；花深紫色；萼齿明显，线状锥形或三角状锥形；花瓣倒卵形或椭圆状披针形；花药暗紫色。果实长圆形至卵圆形，背棱线形隆起，尖锐，侧棱有较厚的狭翅。花期8～9月，果期9～11月。生于山坡林缘、溪沟边或杂木林灌丛中。分布于辽宁、河北、陕西、江苏、安徽、浙江、江西、台湾、河南、湖北、湖南、广东、广西、四川等地。

采收加工 栽后2～3年秋、冬季挖取根部，除去地上茎及泥土，晒干。

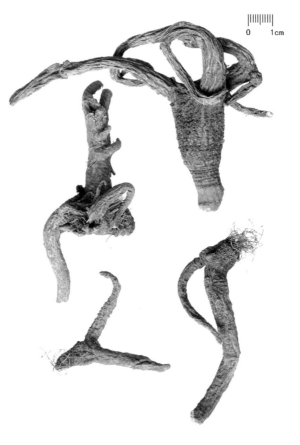

药材性状 根头部较粗短，极少有纤维状叶鞘残基。折断面皮部易与木部分离。气芳香，味微苦、辛。均以条粗壮、质柔软、香气浓者为佳。

性味归经 味苦、辛，性微寒。归肺、脾、肝经。

功能与主治 疏散风热，降气化痰。主治外感风热，肺热痰郁，咳喘痰多，痰黄稠黏，呕逆食少，胸膈满闷。

用法用量 内服：煎汤，5～10克。

注意事项 阴血虚、内热心烦、非外感寒热者禁用。

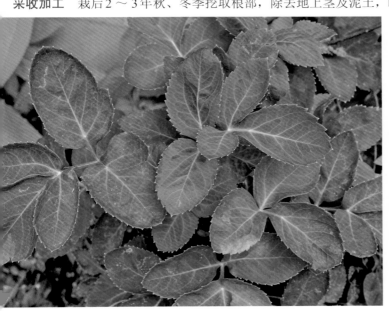

猫爪草

别名 猫爪儿草、三散草。

来源 为毛茛科植物小毛茛 *Ranunculus ternatus* Thunb. 的块根或全草。

原植物 多年生小草本，高5～20cm。簇生多数肉质小块根，块根近纺锤形或卵球形。茎铺散，多分枝，疏生短柔毛，后脱落无毛。基生叶丛生，有长柄；叶片形状多变，单叶3裂或三出复叶；小叶或一回裂片浅裂或细裂成条形裂片；茎生叶较小，细裂，多无柄。花序具少数花；花两性，单生茎顶或分枝顶端。萼片5，椭圆形，外面疏生柔毛；花瓣5，倒卵形，亮黄色，基部有爪，蜜槽棱形；雄蕊多数，花托无毛；心皮多数，无毛，花柱短。瘦果卵球形，无毛，边缘有纵肋。花期3～5月，果期4～8月。生于平原湿草地、田边荒地或山坡草丛中，在中山山地亦可见生长。分布于江苏、安徽、浙江、江西、福建、台湾、河南、湖南、湖北、广西等地。

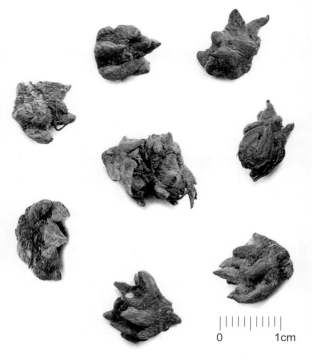

0   1cm

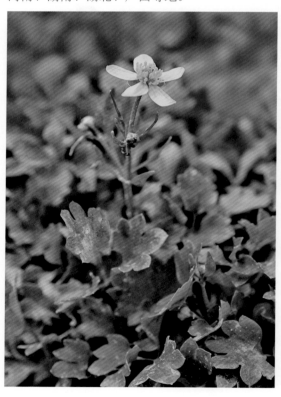

采收加工 栽种2～3年后，于秋末或早春采挖。挖回后，除去茎叶及须根，洗净泥土，晒干。

药材性状 块根纺锤形，多5～6个簇生，形似猫爪，长3～10mm，直径2～3mm，顶端有黄褐色残茎或茎痕。表面黄褐色或灰黄色，久存色泽变深，微有纵皱纹，并有点状须根痕和残留须根。质坚实，断面类白色或黄白色，空心或实心，粉性。气微，味微甘。

性味归经 味甘、辛，性平。归肝、肺经。

功能与主治 解毒，化痰散结。主治瘰疬，结核，咽炎，疔疮，蛇咬伤，疟疾，偏头痛，牙痛。

用法用量 内服：煎汤，9～15克。

石蒜

别名 乌蒜、山乌毒、山蒜、龙爪草头、红花石蒜、秃蒜。

来源 为石蒜科植物石蒜 *Lycoris radiata* (L'Her.) Herb. 的鳞茎。

原植物 多年生草本。鳞茎宽椭圆形或近球形，直径2～4cm。外皮紫褐色。秋季出叶，叶基生；叶片狭带状，先端钝，全缘；中脉明显，深绿色，被粉。花葶在叶前抽出，实心；总苞片2，披针形，干膜质；伞形花序，有花4～7朵；花被裂片6，红色，狭倒披针形，广展而强度反卷，边缘皱波状；花被管绿色；雌雄蕊显著伸出于花被外，长约为花柱的2倍；雄蕊6，着生于花被管近喉部，子房下位，3室。花柱纤弱，柱头极小。花期8～10月。生长于山地阴湿处或林缘、溪边、路旁，庭园亦栽培。分布于我国华东、中南、西南及陕西等地。

采收加工 秋季将鳞茎挖出，选大者洗净，晒干入药，小者做种。野生者四季均可采挖，鲜用或洗净晒干。

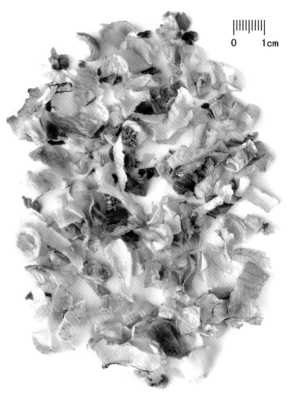

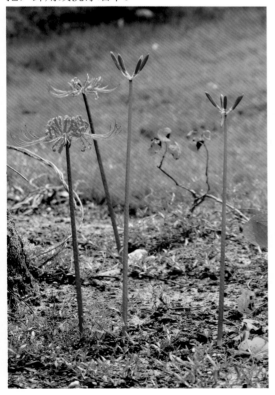

药材性状 呈宽椭圆形或类球形，长4～5cm，直径2～4cm，顶端残留叶基，长约3cm，基部生多数白色须根。表面有2～3层暗棕色干枯膜质鳞片包被，内有10～20层白色富黏性的肉质鳞片，生于短缩的鳞茎盘上，中央有黄白色的芽。气特异而微带刺激性，味辣而苦。

性味归经 味辛、甘，性温，有毒。归肺、胃、肝经。

功能与主治 祛痰催吐，解毒散结。主治喉风，乳蛾，咽喉肿痛，痰涎壅塞，食物中毒，胸腹积水，恶疮肿毒，痰核瘰疬，痔漏，跌打损伤，风湿关节痛，顽癣，烫伤，蛇咬伤。

用法用量 内服：煎汤，1.5～3克。外用：适量，捣敷。

注意事项 体虚、无实邪者及孕妇禁服。皮肤破损者禁敷。

金边龙舌兰

别名 金边莲、龙舌兰、黄边龙舌兰。

来源 为龙舌兰科植物金边龙舌兰 *Agave Americana* L. var. *marginata* Trel. 的叶。

原植物 多年生常绿草本。茎短,稍木质。叶丛生,呈莲座状排列;叶片肉质,长椭圆形、剑形或长带状,质厚,绿色,边缘有黄白色条带,并有紫褐色刺状锯齿。花葶粗壮,多分枝;圆锥花序;花黄绿色;花被裂片6枚;雄蕊6个,着生于花被管上,长约为花被裂片的2倍,花药丁字形着生;子房3室,花柱线形,柱头头状,3裂。蒴果长圆形,胞间开裂。种子多数。花期夏季。我国长江流域及以南地区温室及庭园有栽培。

采收加工 全年均可采,鲜用或烫后晒干。

药材性状 叶片皱缩折曲,展平后完整者呈长椭圆形、剑形或长带状,最宽处在中部,长20~40cm,宽1.5~5cm。从基部到顶端两面边缘金黄色,约为叶片宽的1/3,中间暗绿色,具密集的细小纵纹及大小不等长的折断痕,有的断痕处可见黄棕色胶状物;先端细刺尖,两侧边缘显浅波状,其突起处均具极细小的硬刺。质坚韧,难折断。气稍臭,味酸、涩。

性味 味苦、辛,性凉。

功能与主治 润肺止咳,凉血止血,清热解毒。主治肺燥咳嗽,咯血,虚喘,麻疹不透,痈肿疮毒,烫伤。

用法用量 内服:煎汤,10~15克。鲜品30~60克。外用:适量,捣敷。

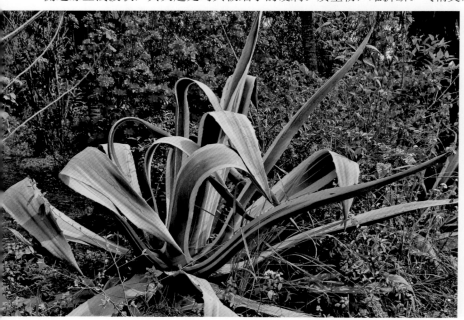

（二）清化热痰药

桔梗

别名 苦梗、苦桔梗。

来源 为桔梗科植物桔梗 *Platycodon grandiflorum* (Jacq.) A. DC. 的干燥根。

原植物 多年生草本，高30～120cm。全株有白色乳汁。主根长纺锤形，少分枝。茎无毛，通常不分枝或上部稍分枝。叶无柄，卵形，下面被白粉。花1朵至数朵单生茎顶或集成疏总状花序；花萼钟状，裂片5；花冠阔钟状，蓝色，裂片5，三角形；雄蕊5，花丝基部变宽，密被细毛；子房下位，花柱5裂。蒴果倒卵圆形，熟时顶部5瓣裂。种子多数，褐色。花期7～9月，果期8～10月。生于山地草坡、林缘或栽培。分布于全国各地。

采收加工 春、秋两季采挖，洗净，除去须根，趁鲜剥去外皮或不去外皮，干燥。

药材性状 呈圆柱形或略呈纺锤形，下部渐细，有的有分枝，略扭曲，长7～20cm，直径0.7～2cm。表面白色或淡黄白色，不去外皮者表面黄棕色至灰棕色；具纵扭皱沟，并有横长的皮孔样斑痕及支根痕。上部有横纹。有的顶端有较短的根茎或不明显，其上有数个半月形茎痕。质脆，断面不平坦，形成层环棕色，皮部类白色，有裂隙，木部淡黄白色。无臭，味微甜后苦。

性味归经 味苦、辛，性平。归肺经。

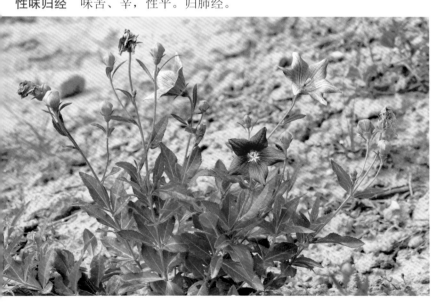

功能与主治 宣肺，利咽，祛痰，排脓。主治咳嗽痰多，胸闷不畅，咽痛，喑哑，肺痈吐脓，疮疡脓成不溃。

用法用量 内服：煎汤，3～10克。外用：适量，烧灰研末敷。

注意事项 阴虚久嗽，气逆，咯血，忌服。

499

川贝母

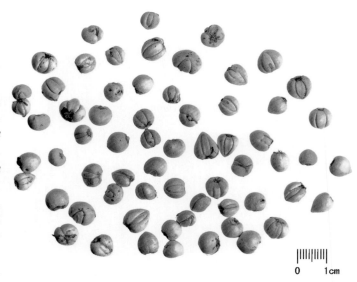

别名 虻、黄虻、茴、贝母、勤母。

来源 为百合科植物川贝母 *Fritillaria cirrhosa* D. Don、暗紫贝母 *Fritillaria unibracteata* Hsiao et K. C. Hsia、甘肃贝母 *Fritillaria przevalskii* Maxim. 或梭砂贝母 *Fritillaria delavayi* Franch. 的鳞茎。前三者性状按不同分别习称"松贝"和"青贝"，后者习称"炉贝"。

原植物 ①暗紫贝母：多年生草本，高15～25cm。鳞茎球形，由2枚鳞片组成。叶最下面的1～2对为对生，余1～2枚散生或对生，叶片条形至条状披针形，先端不卷曲。花单朵生于茎顶，深紫色，有黄褐色小方格，叶状苞片通常1枚；花被片6，外轮3片，内轮3片。蒴果长圆形，具6棱，棱上具窄翅。生于海拔3200～4500m草地上。分布于四川、青海等地。②川贝母：多年生草本，高15～50cm。鳞茎球形，由2枚鳞片组成。叶对生，在中部有时兼有散生或轮生，叶片条形至条状披针形，先端稍卷曲或不卷曲。花通常1朵，极少2～3朵，紫色，花常有小方格，每花有叶状苞片3枚，苞片狭长；花被片6，长3～6cm，外轮3片，内轮3片。蒴果长圆宽约相等，约1.6cm。花期5～7月，果期8～10月。生于海拔1800～4200m草地上。分布于四川、西藏、云南等地。

采收加工 种子播种栽培的第3生长季，鳞茎繁殖栽培的次年6～7月茎叶枯萎后，选晴天采挖，不能淘洗，及时将采回的鲜贝母摊放竹席上晒干，以1d能晒至半干，次日能晒干为好。或烘干。

药材性状 ①松贝：锥形，表面类白色或淡黄色。外层两鳞片大小悬殊，大瓣抱小瓣，习称"怀中抱月"。质坚脆，富粉性。气微，味微苦。②青贝：类扁球形，外层两鳞片大小相近，相对抱合，顶部开裂。③炉贝：长圆锥形，表明类白色或浅棕黄色，有的具棕色斑点。外层两鳞片大小相近，顶部开裂而略尖。

性味归经 味甘、苦，性微寒。归肺、心经。

功能与主治 清热润肺，化痰止咳，散结消肿。主治肺虚久咳，虚劳咳嗽，燥热咳嗽，瘰疬痈肿，肺痈，乳痈。

用法用量 内服：煎汤，3～9克；研末，1～1.5克。外用：适量，研末撒。

注意事项 脾胃虚寒、寒痰、湿痰者慎服。反乌头。

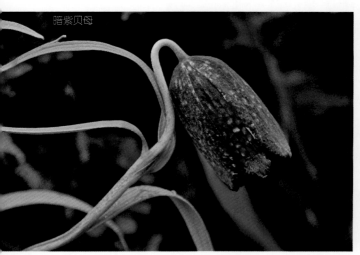

暗紫贝母

浙贝母

别名 土贝母、象贝、大贝母。

来源 为百合科植物浙贝母 *Fritillaria thunbergii* Miq. 的干燥鳞茎。

原植物 多年生草本。高50～80cm。鳞茎扁球形，由2枚白色肥厚的鳞叶对合组成。叶在茎最下面的对生或散生，渐向上常兼有散生、对生和轮生；叶片近条形至披针形。花1～6朵，淡黄色，有时稍带淡紫色，顶端的花具3～4枚叶状苞片，其余具2枚苞片；苞片先端卷曲；花钟状，俯垂，花被片6，长椭圆形，内外轮相似，内面具紫色方格斑纹，基部上方具蜜腺；雄蕊6，长约为花被片的2/5；花药近基着生，花丝无小乳突；柱头裂片。蒴果卵圆形，6棱，棱上有翅。花期3～4月，果期5月。生于海拔较低的山丘荫蔽处或竹林下。分布于江苏、安徽、浙江、湖南等地。

采收加工 于5月中、下旬地上部茎叶枯萎后挖出鳞茎，洗净，大鳞茎先挖出贝心芽，再加工成元宝贝，小个则不挖贝心芽，加工成珠贝。

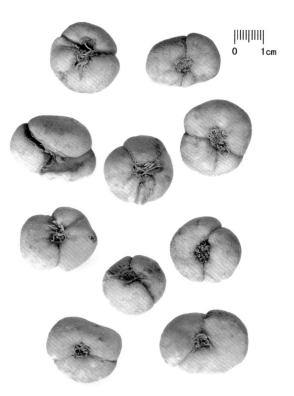

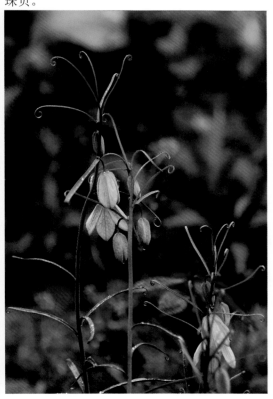

药材性状 ①珠贝：为完整的鳞茎，呈扁球形，直径1～2.5cm，高1～1.5cm。表面类白色，外层两枚鳞叶肥厚，对合，内有小鳞叶2～3枚及残茎。②元宝贝（大贝）：为单瓣肥厚鳞叶，呈元宝形或菱肉形，长2～4cm，高1～2.5cm，厚0.6～1.5cm；外表面类白色至淡黄白色。有淡棕色斑痕，内表面类白色至淡黄白色。以鳞叶肥厚、质坚实、粉性足、断面色白者为佳。

性味归经 味苦，性寒。归肺、心经。

功能与主治 清热化痰，降气止咳，散结消肿。主治风热或痰热咳嗽，肺痈吐脓，瘰疬瘿瘤，疮痈肿毒。

用法用量 内服：煎汤，3～10克。外用：适量，研末撒。

注意事项 湿痰、寒痰、脾胃虚寒者慎服。反乌头。

平贝母

别名 坪贝、贝母、平贝。

来源 为百合科植物平贝母*Fritillaria ussuriensis* Maxim. 的干燥鳞茎。

原植物 草本，高40～60cm。鳞茎粗1～1.4cm，由2枚肥厚的鳞瓣组成，周围还有少数小鳞茎。茎基以上具叶，轮生或对生，中部以上兼有少数散生；叶条形，长9～15cm，宽2～6mm，先端不卷曲或稍卷曲。有花1～3朵，顶生，俯垂，紫色而具黄色小方格；顶端的花具4～6枚叶状苞片，条状苞片顶端极卷曲；花被钟状；花被片6，长圆状倒卵形，钝头，基部上方具蜜腺；雄蕊6，长约为花被片的3/5；花柱有乳头状突起；柱头3深裂。蒴果宽倒卵形，有圆棱。花期5～6月。生于林中肥沃土壤上。分布于我国东北地区。

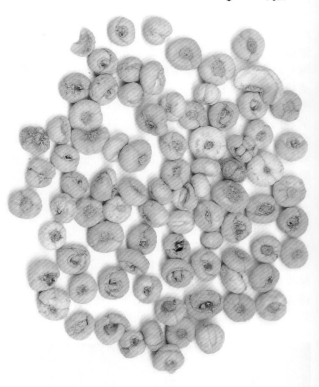

采收加工 春季采挖，除去外皮、须根及泥沙，晒干或低温干燥。

药材性状 本品呈扁球形，直径0.6～2cm。表面乳白色或淡黄白色，外层鳞叶2瓣，肥厚，大小相近或一片稍大抱合，顶端略平或微凹入，常稍开裂；中央鳞片小。质坚实而脆，断面粉性。气微，味苦。

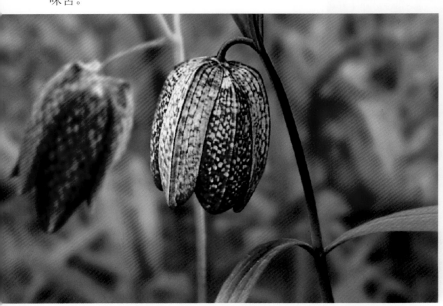

性味归经 味苦、甘，性微寒。归肺、心经。

功能与主治 清热润肺，化痰止咳。主治肺热燥咳，干咳少痰，阴虚劳嗽，咳痰带血。

用法用量 内服：煎汤，3～9克。研粉，每次1～2克。

注意事项 反乌头。

瓜蒌仁

别名　瓜蒌子、栝楼子。

来源　为葫芦科植物栝楼 *Trichosanthes kirilowii* Maxim. 干燥成熟种子。

原植物　攀缘藤本。块根圆柱状，肥厚。茎多分枝，具纵棱及槽，被白色伸展柔毛。叶互生，卷须3～7分歧，被柔毛；叶片纸质，近圆形，沿脉被长柔毛状硬毛，基出掌状脉5条。雌雄异株；雄总状花序，被微柔毛；花冠白色，裂片先端中央具1绿色尖头，两侧具丝状流苏，被柔毛；雌花单生。果实椭圆形，熟时黄褐色。种子卵状椭圆形，压扁，近边缘处具棱线。花期5～8月，果期8～10月。常生长于山坡林下、灌丛中、草地和村旁田边，或在自然分布区内，广为栽培。分布于我国华北、中南、华东及辽宁、陕西、甘肃、四川、贵州、云南等地。

采收加工　秋季果实成熟时摘下，剖开，取出种子，洗净，干燥或将果实置筐内，数日后捣烂果肉，分出种子，洗净，晒干。

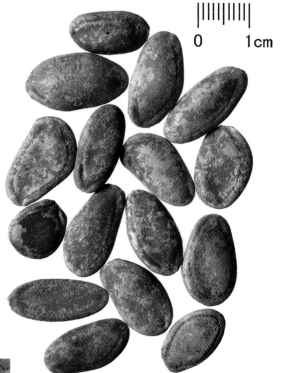

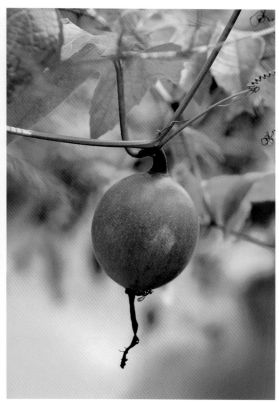

药材性状　呈扁平椭圆形，长12～19mm，宽6～10mm。表面橙红色或棕褐色。以颗粒饱满、均匀、味甘、油足者为佳。

性味归经　味甘、微苦，性寒。归肺、胃、大肠经。

功能与主治　清热涤痰，宽胸散结，润燥滑肠。主治肺热咳嗽，痰浊黄稠，胸痹心痛，结胸痞满，乳痈，肺痈，肠痈肿痛，大便秘结。

用法用量　内服：煎汤，9～20克。外用：适量，捣敷。

注意事项　脾胃虚寒，大便不实，寒痰、湿痰，不宜服用。

黄药子

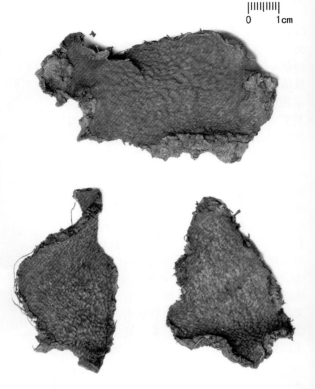

0   1cm

别名 黄独根、金线吊葫芦。

来源 为薯蓣科植物黄独 *Dioscorea bulbifera* L. 的块茎。

原植物 缠绕草质藤本。块茎卵圆形至长圆形，近于土面，棕褐色，表面密生多数细长须根。茎圆柱形，左旋，无毛。单叶互生；叶片宽卵状心形，边缘全缘或微波状；叶腋内有大小不等的紫褐色的球形或卵圆形珠芽（零余子），外有圆形斑点。花单性，雌雄异株；雄花序穗状下垂，常数个丛生于叶腋，有时基部花序延长排列成圆锥状；雄花单生密集，基部有卵形苞片2枚；花被片披针形，新鲜时紫色；雄蕊6，着生于花被基部；雌花序与雄花序相似，常2至数个丛生叶腋，退化雄蕊6。蒴果，种子深褐色，种翅栗褐色，呈长圆形。花期7～10月，果期8～11月。生于海拔2000m以下的河谷边、山谷阴沟或杂木林缘。分布于我国华东、中南、西南及陕西、甘肃、台湾等地。

采收加工 黄药子栽种2～3年后在冬季采挖，把块茎直径在3cm以上的加工作药，其余的可继续栽培1年。洗去泥土，剪去须根后，横切成厚1cm的片，晒干或烘干，或鲜用。

药材性状 多为横切厚片，圆形或近圆形，直径2.5～7cm，厚0.5～1.5cm。表面棕黑色，皱缩，有众多白色、点状突起的须根痕，或有弯曲残留的细根，栓皮易剥落；切面黄白色至黄棕色，平坦或凹凸不平。质坚脆，易折断，断面颗粒状，并散有橙黄色麻点。气微，味苦。

性味归经 味苦，性寒，小毒。归肺、肝经。

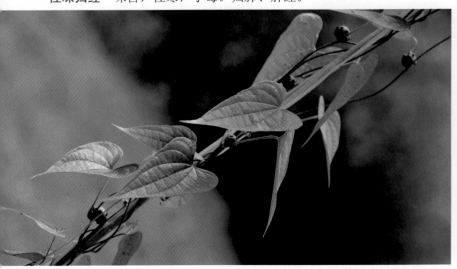

功能与主治 散结消瘿，清热解毒，凉血止血。主治瘿瘤，喉痹，痈肿疮毒，毒蛇咬伤，肿瘤，吐血，咯血，百日咳，衄血，肺热咳喘。

用法用量 内服：煎汤，3～9克。外用：适量，捣敷或研末调敷。

注意事项 内服注意控制剂量。

瓜子金

别名 金锁匙、远志草、辰砂草、山黄连、散血丹。

来源 为远志科植物瓜子金 *Polygala japonica* Houtt. 的干燥全草。

原植物 多年生草本，高15～20cm。茎直立或斜生，绿褐色或绿色。枝圆柱形，有纵棱，被卷曲短柔毛。单叶互生；叶柄长约1mm，黄褐色，具短柔毛；叶纸质至近革质，卵形至卵状披针形，长1～2.3cm，宽5～9mm，绿色，顶端钝，基部圆形至阔楔形，全缘，反卷；主脉在上表面凹陷，并被卷曲短柔毛，侧脉3～5对。花两性，总状花序与叶对生，叶腋外生；花少，长约7mm，小苞片，披针形，早落；萼片5，宿存，外面3枚少，披针形，里面2枚大，花瓣状，卵形至长圆形，基部具爪；花瓣3，白色至紫色，基部合生，侧生花瓣长圆形，长约6mm，基部内侧被短柔毛，龙骨瓣舟状，顶端背部有条鸡冠状附属物。蒴果圆形，直径约5mm，具阔翅，绿色，无毛。种子卵形，黑色，密被白色短柔毛。花期

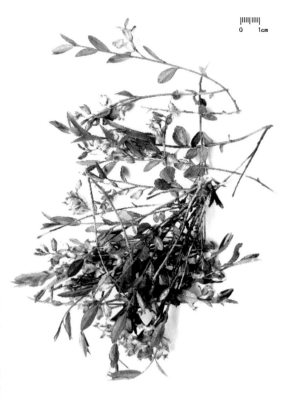

4～5月，果期5～7月。生长于海拔800～2100m的山坡或田埂上。分布于东北、华北、西北、华东、中南、西南和台湾等地。

采收加工 春末花开时采挖，除去泥沙，晒干。

药材性状 本品根呈圆柱形，略弯曲，直径可达4mm；表面黄褐色，具纵皱纹；质硬，断面黄白色。茎少分枝，长10～30cm，淡棕色，被细柔毛。叶互生，展平后呈卵形或卵状披针形；侧脉明显，顶端短尖，基部圆形或楔形，全缘，灰绿色；叶柄短，被柔毛。总状花序腋生，最上的花序低于茎的顶端；花蝶形。蒴果圆而扁，边缘有膜质宽翅，无毛，萼片宿存。种子扁卵形，褐色，密被柔毛。气微，味微辛苦。

性味归经 味辛、苦，性平。归肺经。

功能与主治 祛痰止咳，活血消肿，解毒止痛。主治咳嗽痰多，咽喉肿痛；外治跌打损伤，疔疮疖肿，蛇虫咬伤。

用法用量 内服：煎汤，6～15克，鲜品30～60克。外用：适量，捣敷或研末调敷。

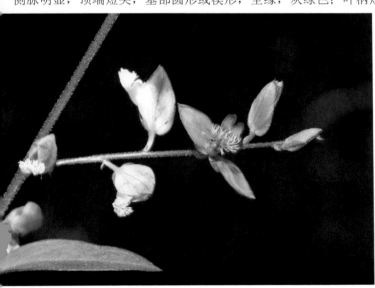

昆布

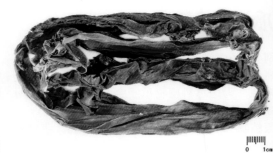

别名 纶布、海昆布。

来源 为海带科植物海带 *Laminaria japonica* Aresch. 或翅藻科植物昆布 *Ecklonia kurome* Okam. 的干燥叶状体。

采收加工 夏、秋二季采捞，晒干。

药材性状 本品卷曲折叠成团状，或缠结成把。全体呈黑褐色或绿褐色，表面有白霜。用水浸软则膨胀成扁平长带状，长50～150cm，宽10～40cm，中部较厚，边缘较薄而呈波状。类革质，残存柄部扁圆柱状。气腥，味咸。

性味归经 味咸，性寒。归肝、胃、肾经。

功能与主治 消痰软坚散结，利水消肿。主治瘿瘤，瘰疬，睾丸肿痛，痰饮水肿。

用法用量 内服：煎汤，5～15克。

注意事项 脾胃虚寒蕴湿者忌服。

海藻

别名 海藻菜、乌菜、海带花、海萝。

来源 为马尾藻科植物海蒿子 *Sargassum pallidum* (Turn.) C.Ag. 或羊栖菜 *Sargassum fusiforme* (Harv.) Setch. 的干燥藻体。前者习称"大叶海藻"，后者习称"小叶海藻"。

采收加工 夏、秋二季采捞，除去杂质，洗净，晒干。

药材性状 大叶海藻：皱缩卷曲，黑褐色，有的被白霜，长30～60cm。主干呈圆柱状，有圆锥形突起，主枝自主干两侧生出。侧枝自主枝叶腋生出，有短小的刺状突起。初生叶披针形或倒卵形，长5～7cm，宽约1cm，全缘或有粗锯齿；次生叶条形或披针形，叶腋间着生有条状叶的小枝。气囊黑褐色，球形或卵圆形，有的具柄，顶端钝圆，有的具细短尖。质脆，潮润时柔软；水浸后膨胀，肉质，黏滑。气腥，味微咸。

性味归经 味苦、咸，性寒。归肝、胃、肾经。

功能与主治 消痰软坚散结，利水消肿。主治瘿瘤，瘰疬，睾丸肿痛，痰饮水肿。

用法用量 内服：煎汤，4.5～9克。

注意事项 脾胃虚寒蕴湿者忌服。

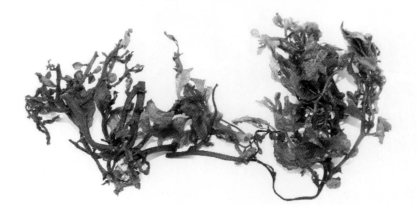

竹茹

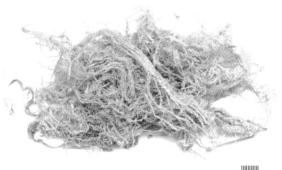

别名 竹皮、青竹茹、淡竹茹、竹二青、青子竹。

来源 禾本科植物青秆竹 *Bambusa tuldoides* Munro、大头典竹 *Sinocalamus beecheyanus* (Munro) McClure *var. pubescens* P.F.Li 或淡竹 *PhyILostachys nigra* (Lodd.) Munro *var. henonis* (Mitf.) Stapf ex Rendle 的茎秆的干燥中间层。

采收加工 全年均可采制，取新鲜茎，除去外皮，将稍带绿色的中间层刮成丝条，或削成薄片，阴干。前者称"散竹茹"，后者称"齐竹茹"。

药材性状 本品为卷曲成团的不规则丝条或呈长条形薄片状。宽窄厚薄不等，浅绿色、黄绿色或黄白色。纤维性，体轻松，质柔韧，有弹性。气微，味淡。

性味归经 甘，微寒。归脾、胃、心、胆经。

功能与主治 清热化痰，除烦，止呕。主治痰热咳嗽，胆火挟痰，惊悸不宁，心烦失眠，中风痰迷，舌强不语，胃热呕吐，妊娠恶阻，胎动不安。

用法用量 内服：煎汤，5～10克；或入丸、散。外用：适量，熬膏贴。

注意事项 寒痰咳喘、胃寒呕逆及脾虚泄泻者禁服。

竹沥

别名 竹汁、淡竹沥、竹油。

来源 禾本科植物淡竹等的茎经火烤后所流出的液汁。

采收加工 取鲜竹竿，截成30～50cm长段，两端去节，劈开，架起，中间用火烤，两端即有液汁流出，以器盛之。

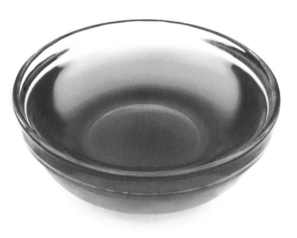

药材性状 本品为青黄色或黄棕色的透明液体。具竹香气，味微甜。

性味归经 甘、苦，寒。归心、肝、肺经。

功能与主治 清热降火，滑痰利窍。主治中风痰迷，肺热痰壅，惊风，癫痫，热病痰多，壮热烦渴，破伤风。

用法用量 内服：冲服，30～60克；或入丸剂，或熬膏。外用：适量，调敷或点眼。

注意事项 寒饮湿痰及脾虚便溏者禁服。

天竺黄

别名 竹黄、天竹黄、竹膏、竹糖。

来源 为禾本科植物青皮竹 *Bambusa textilis* McClure 或华思劳竹 *Schizostachyum chinense* Rendle 等秆内的分泌液干燥后的块状物。

采收加工 秋、冬二季采收，砍取竹竿，剖取竹黄，晾干。

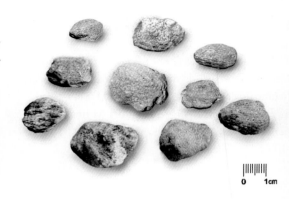

药材性状 本品为不规则的片块或颗粒。大小不一。表面灰蓝色、灰黄色或灰白色，有的洁白色，半透明，稍带光泽。体轻，质硬而脆，易破碎，吸湿性强。气微，味淡。

性味归经 味甘，性寒。归心、肝经。

功能与主治 清热豁痰，凉心定惊。主治热病神昏，中风痰迷，小儿痰热惊痫、抽搐、夜啼。

用法用量 内服：煎汤，3～9克。外用：适量，研末敷。

注意事项 脾虚胃寒便溏者禁服。无湿热痰火者慎服。

蛤壳

别名 海蛤壳。

来源 为帘蛤科动物文蛤 *Meretrix meretrix* Linnaeus 或青蛤 *Cyclina sinensis* Gmelin 的贝壳。

采收加工 夏、秋二季捕捞，去肉，洗净，晒干。

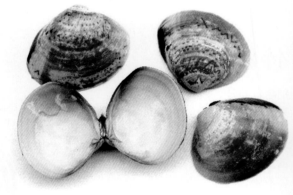

药材性状 ①文蛤：扇形或类圆形，背缘略呈三角形，腹缘呈圆弧形，长3～10cm，高2～8cm。壳顶突出，位于背面，略靠前方。壳外面光滑，黄褐色，同心生长纹清晰，常在背部有锯齿状或波纹状褐色花纹。壳内面白色，边缘无齿纹，铰合部较宽，右壳具主齿3个和前侧齿2个；左壳具主齿3个和前侧齿1个。质坚硬，断面具层纹。气微，味淡。②青蛤：类圆形，壳顶突出，位于背侧近中部。壳外面淡黄色或棕红色，同心生长纹凸出壳面稍呈环肋状。壳内面白色或淡红色，边缘常带紫色并有整齐的小齿纹，铰合部左右两壳均有主齿3个，无侧齿。

性味归经 味苦、咸，性寒。归肺、肾、胃经。

功能与主治 清热化痰，软坚散结，制酸止痛；外用收湿敛疮。主治痰火咳嗽，胸胁疼痛，痰中带血，瘰疬瘿瘤，胃痛吞酸；外治湿疹，烫伤。

用法用量 内服：煎汤，10～15克。外用：适量，研末撒或调敷。

注意事项 脾胃虚寒者慎服。

冬瓜仁

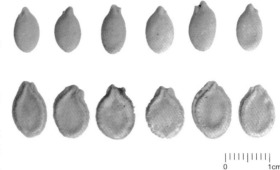

别名 冬瓜子、白瓜子、瓜瓣。

来源 为葫芦科植物冬瓜 *Benincasa hispida* (Thunb.) Cogn. 的种子。

原植物 详见冬瓜皮项下。

采收加工 食用冬瓜时，收集成熟种子，洗净，晒干。

药材性状 长椭圆形或卵圆形，扁平，长 1～1.5cm，宽0.5～1cm，厚约0.2cm。表面黄白色，略粗糙，边缘光滑（单边冬瓜子）或两面外缘各有一环纹（双边冬瓜子）。一端稍尖，有2个小突起，较大的突起有珠孔，较小的为种脐，另一端圆钝。种皮稍硬而脆。以颗粒饱满、色白者为佳。

性味归经 味甘，性微寒。归肺、大肠经。

功能与主治 清肺化痰，消痈排脓，利湿。主治痰热咳嗽，肺痈，肠痈，白浊，带下，脚气，水肿，淋证。

用法用量 内服：煎汤，10～15克。

注意事项 久服寒中。

海浮石

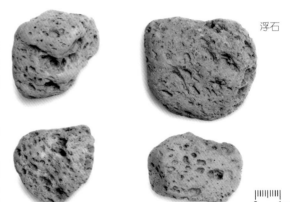

浮石

别名 石花、海石、浮石。

来源 有石花与浮石两种。石花为胞孔科动物脊突苔虫 *Costazia aculeate canu et* Bassler 的干燥骨骼；浮石为火山岩浆形成的多空装石块。

采收加工 ①石花：夏、秋季自海中捞出，用清水漂洗，除去盐质及沙，晒干。②浮石：全年可采，自海中捞出，拣净晒干。

药材性状 ①石花：呈珊瑚样不规则块状或略呈扁圆形或长圆形。直径2～5cm。灰白色或灰黄色。上部表面多突起，作叉状分枝，中部交织如网状；叉状小枝长 2～5mm，直径约2mm，先端多折断，少数完整者呈钝圆形；底部表面略平坦。体轻，质硬而松脆，断面粗糙，表面与断面均密具细孔。入水不沉。气微腥，味微咸。②浮石：为不规则的块状，大小不一，通常直径2～7cm，有的可达20cm。表面粗糙，有多数大小不等的细孔，灰白色或灰黄色。质硬而松脆，易砸碎，断面粗糙有小孔，有的具绢丝样光泽或无。体轻，投入水中，浮而不沉。气微弱，味淡。以体轻、灰白色、浮水者为佳。产于广东、福建、山东、辽宁等地。

性味归经 味咸，性寒。归肺、肾经。

功能与主治 清肺化痰，软坚散结。主治痰热咳嗽，瘿瘤，疮肿。

用法用量 内服：煎汤，9～15克。

瓦楞子

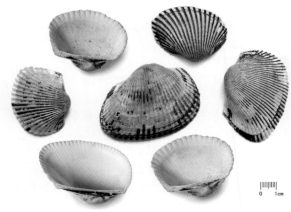

别名　瓦垄子、花蚬壳。

来源　为蚶科动物毛蚶 *Arca subcrenata* Lischke、泥蚶 *Arca granosa* Linnaeus 或魁蚶 *Arca inflata* Reeve 的贝壳。

药材性状　①毛蚶：略呈三角形或扇形，长4～5cm，高3～4cm。壳外面隆起，有棕褐色茸毛或已脱落；壳顶突出，向内卷曲；自壳顶至腹面有延伸的放射肋30～34条。壳内面平滑，白色，壳缘有与壳外面直楞相对应的凹陷，铰合部具小齿1列。②泥蚶：长2.5～4cm，高2～3cm；壳外面无棕褐色茸毛，放射肋18～21条，肋上有颗粒状突起。③魁蚶：长7～9cm，高6～8cm；壳外面放射肋42～48条。

性味归经　味咸，性平。归肺、胃、肝经。

功能与主治　消痰化瘀，软坚散结，制酸止痛。主治顽痰积结，黏稠难咳，瘿瘤，瘰疬，癥瘕痞块，胃痛泛酸。

用法用量　内服：煎汤，9～15克，宜打碎煎。外用：适量，煅后研末调敷。

注意事项　无瘀血痰积者勿服。

礞石

别名　青礞石。

来源　变质岩类黑云母片岩或绿泥石化云母碳酸盐片岩。

药材性状　①黑云母片岩：呈不规则扁块状或长斜块状，无明显棱角。褐黑色或绿黑色，具玻璃样光泽。质软，易碎，断面呈较明显的层片状。碎粉主为绿黑色鳞片（黑云母），有似星点样的闪光。②绿泥石化云母碳酸盐片岩：呈灰色或绿灰色，夹有银色或淡黄色鳞片，具光泽；质松，易碎，粉末为灰绿色鳞片（绿泥石化云母片）和颗粒（主为碳酸盐），片状者具星点样闪光。

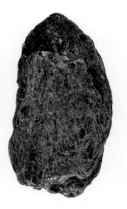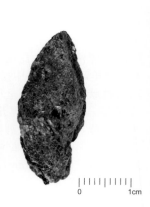

性味归经　味甘、咸，性平。归肺、心、肝经。

功能与主治　坠痰下气，平肝镇惊。主治顽痰胶结，咳逆喘急，癫痫发狂，烦躁胸闷，惊风抽搐。

用法用量　内服：煎汤，9～15克，包煎。

注意事项　脾胃虚弱者、孕妇忌服。

蔊菜

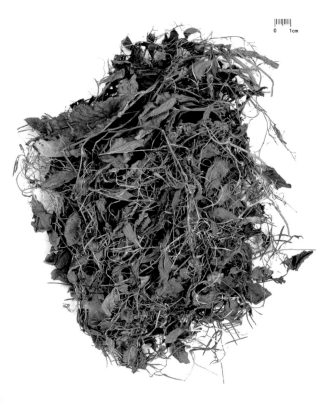

别名 野菜花、山芥菜。

来源 为十字花科植物蔊菜*Rorippa indica* (L.) Hiern的全草。

原植物 一年生或二年生草本。植株较粗壮。叶形多变化，基生叶和茎下部叶具长柄，叶片羽状分裂，顶裂片大，边缘具不规则牙齿，侧裂片1～3对；上部叶片具短柄或耳状抱茎，边缘具疏齿。总状花序顶生或侧生。花小，多数；萼片4，光滑无毛，先端内凹；花瓣4，鲜黄色，宽匙形或长倒卵形，全缘，基部具有短而细的爪；雄蕊6，4长2短；雌蕊1，子房圆柱形，花柱短粗，柱头略膨大。长角果线状圆柱形，较短且粗壮。种子每室2行，多数，淡褐色，表面有凹陷的大网纹。花期4～5月，花后果实渐次成熟。生于路旁、田边、园圃等。分布于陕西、甘肃、山东等地。

采收加工 5～7月采收全草，鲜用或晒干。

药材性状 为不规则的段，茎、叶混合。茎断面皮部类白色，木部黄色，茎纤细，具纵皱纹，淡绿色，有的带紫色。叶卷缩，黄绿色。花序总状，小花黄色。气微，味淡。

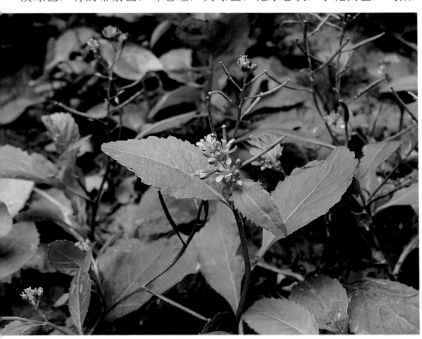

性味归经 味辛、苦，性微温。归肺、肝经。

功能与主治 祛痰止咳，解表散寒，活血解毒，利湿退黄。主治咳嗽痰喘，感冒发热，麻疹透发不畅，风湿痹痛，咽喉肿痛，疔疮痈肿，经闭，跌打损伤，黄疸，水肿。

用法用量 内服：煎汤，10～30克。外用：适量，捣敷。

吉祥草

别名 玉带草、小青胆、软筋藤。

来源 为百合科植物吉祥草 *Reineckia carnea* (Andr.) Kunth 的全草。

原植物 多年生草本。茎匍匐于地上，似根茎，绿色，多节，节上生须根。叶簇生于茎顶或茎节，每簇3～8枚；叶片条形至披针形，先端渐尖，向下渐狭成柄。穗状花序，上部花有时仅具雄蕊；苞片卵状三角形，膜质，淡褐色或带紫色；花被片合生成短管状，上部6裂，裂片长圆形，稍肉质，开花时反卷，粉红色，花芳香；雄蕊6，短于花柱，花丝丝状，花药近长圆形，两端微凹，子房瓶状，3室，花柱丝状，柱头头状，3裂。浆果球形，熟时鲜红色。花、果期7～11月。生于阴湿山坡、山谷或密林下，或栽培。分布于我国西南及陕西、江苏、安徽、浙江、江西、河南、湖北、湖南、广东、广西等地。

采收加工 种植1年后，四季均可采收，可采取去密留稀的办法收获。采收时连根挖起，抖去泥土，洗净，鲜用或晒干。

药材性状 干燥全草呈黄褐色。根茎细长，节明显，节上有残留的膜质鳞叶，并有少数弯曲卷缩须状根。叶簇生；叶片皱缩，展开后呈条形、卵状披针形或线状披针形，全缘，无柄，先端尖或长尖，基部平阔，长7～30cm，宽5～28mm，叶脉平行，中脉显著。气微，味甘。

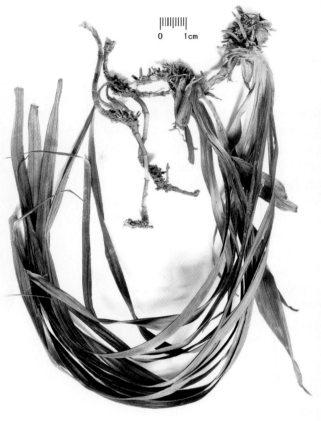

性味 味甘，性凉。

功能与主治 清肺止咳，凉血止血，解毒利咽。主治肺热咳嗽，咯血，吐血，便血，咽喉肿痛，痈肿疮疖。

用法用量 内服：煎汤，6～12克。外用：适量，捣敷。

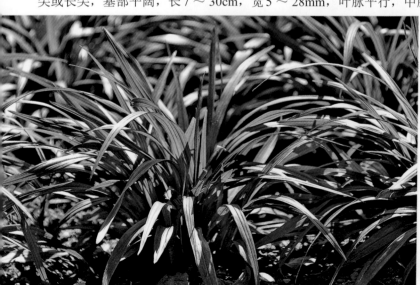

龙利叶

别名 龙舌叶、牛耳叶、龙脷叶。

来源 为大戟科植物龙利叶 *Sauropus rastratus* Miq. 的叶。

原植物 常绿小灌木，高达40cm。小枝稍有"之"字状折曲，有不明显的小柔毛。单叶互生；常聚生于小枝顶端；具短柄；托叶三角形，老时草黄色；叶片卵状披针形至倒卵状披针形，最下部的或近于卵形，先端圆钝稍内凹而有小凸尖，基部窄或近圆形，全缘，上面暗绿色，下面浅绿色，中脉基部初微被柔毛，后无毛。花丛生于叶腋内或排成一极短的总状花序；花单性，雌雄同序，暗紫色；花梗短；雄花花萼较小而稍厚，与雌花花萼同形，花药椭圆形，稍厚，略突出；雌花花柱细，2叉。蒴果具短柄，状如豌豆。外围宿萼与果近等长。多为栽培或生于山谷、山坡湿润肥沃的丛林中。分布于广东、广西等地。

采收加工 5～6月开始，摘取青绿色老叶，晒干。通常每株每次可采叶4～5片，每隔15d左右采1次。

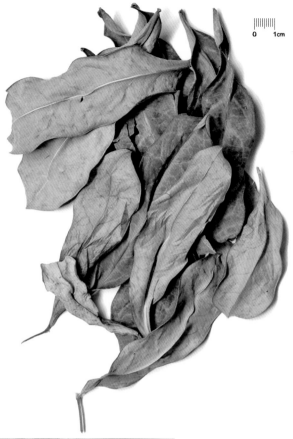

药材性状 呈卵状或倒卵状披针形，先端钝或圆而有小突尖，基部近圆形，全缘，枯黄色或黑绿色，叶背中脉突出。厚纸质。气微，味淡。

性味归经 味甘，性平。归肺经。

功能与主治 清热润肺，化痰止咳。主治肺热咳喘痰多，口干，便秘。

用法用量 内服：煎汤，6～15克。

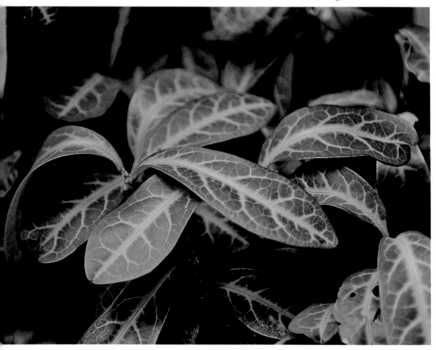

青天葵

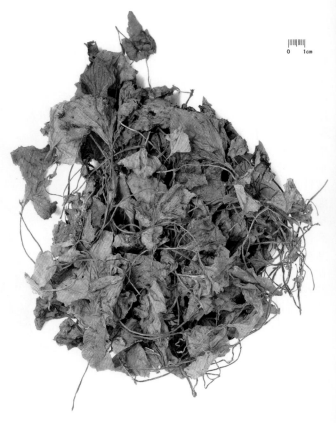

别名 独叶莲、珍珠草、坠千斤、天葵、入地珍珠。

来源 为兰科植物毛唇芋兰 *Nervilia fordii* (Hence) Schltr. 的块茎和全草。

原植物 多年生宿根小草本。块茎球形或扁球形，肉质，白色，直径5～15mm。叶基生，常1片，稀2片；叶柄长5～20cm，下部为管状、紫红色的叶鞘包围；叶片膜质，卵状心形，先端急尖，边缘波状，约具20条明显的叶脉，小脉纵横交错成网状。总状花序从块茎抽出，有花4～9朵；花先于叶开放，常下垂，淡绿色，具反折的线形小苞片。萼片与花瓣几相等，线状披针形，仅上部略张开；唇瓣白色带紫，合抱蕊柱，上部3裂，先端和中部密被白色长柔毛。花期4～5月。多生于石山疏林下、石山山脚或密林阴湿处，有时田边或肥沃的地方也有生长。分布于广东、广西、四川、云南等地。

采收加工 7～8月用刀齐地面割取叶片，洗净后生晒或用热水烫。用热水（80℃）烫过的叶片放在竹席上，置于阳光下暴晒，晒至半干时用手将每片叶搓成粒状，搓后再晒干。

药材性状 全草卷缩成团。块茎肉质，皱缩成不规则的扁平状，类白色或黄白色。叶皱缩，灰绿色或黄绿色，膜质柔韧，展平后呈卵圆形或卵状心形，先端急尖，基部心形，基出弧形脉约20条，呈膜翅状突起；叶柄灰黄色或黄白色。气微、有草菇香，味微甘。以叶嫩小、色青绿、具草菇香气者为佳。

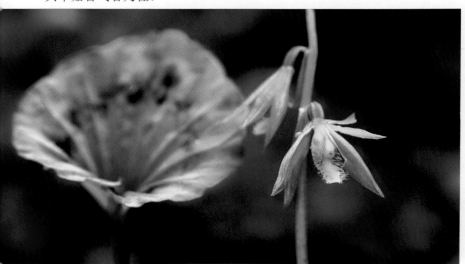

性味 味甘，性凉。

功能与主治 润肺止咳，清热解毒，散瘀止痛。主治肺痨咯血，肺热咳嗽，口腔炎，咽喉肿痛，瘰疬，疮疡肿毒，跌打损伤。

用法用量 内服：煎汤，9～15克。外用：适量，捣敷。

注意事项 阳虚者慎服。

白鹤灵芝

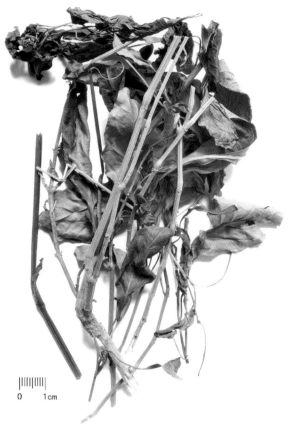

别名 癣草、假红蓝、仙鹤灵芝草。

来源 为爵床科植物白鹤灵芝 *Rhinacanthus nasutus* (L.) Kurz 的枝、叶。

原植物 灌木，高1～1.5m。幼枝具毛。叶对生；有短柄；叶片椭圆形，长3～7cm，宽2～3cm，先端稍钝或尖，基部楔形，全缘，下面叶脉明显，两面均被毛。聚伞花序紧缩，顶生或生上部叶腋内似圆锥花序；苞片及小苞片微小；萼5裂，裂片线状披针形，长约3mm，两面均被腺毛；花冠白色，高脚碟状，外被短腺毛，花冠筒长约2cm，冠檐二唇形，上唇狭披针形，长约8mm，先端微凹，下唇深3裂。长约10mm；雄蕊2，着生花冠喉部，花药2室，上下叠置，花丝长约1mm，外露；子房和花柱下部疏生柔毛。蒴果长椭圆形。种子2～4颗，有种钩。

采收加工 春、夏季采收，洗净，鲜用或晒干。

药材性状 长1～1.5m。幼枝具毛。叶对生；有短柄；叶片椭圆形，两面均具毛，黄绿色。质脆。味甘、微苦。

性味归经 味甘、微苦，性微寒。归肺经。

功能与主治 清热润肺，杀虫止痒。主治劳嗽，疥癣，湿疹。

用法用量 内服：煎汤，10～15克。外用：适量，捣敷。

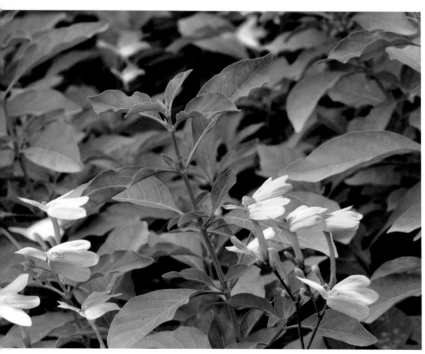

大金牛草

别名 金不换、大兰青、疳积草、多年红、金牛草、腻药虫。

来源 为远志科植物华南远志 *Polygala glomerata* Lour. [*Polygala chinensis* L.] 的带根全草。

原植物 一年生直立草本，高10～50cm。根粗壮，橘黄色。茎基部木质化，枝圆柱形，绿色，被卷曲短柔毛。单叶互生；叶柄被柔毛；叶纸质，倒卵形、椭圆形至披针形，全缘，疏被短柔毛；主脉在上面具槽，下面隆起，侧脉少，背面不明显。花两性，总状花序腋上生，花少，密集；萼片5，绿色，宿存，外面3枚小，卵状披针形，具缘毛，里面2枚大，镰刀形，具缘毛；花瓣3，淡黄色，白色带淡红，基部合生；雄蕊8，花药棒状卵形，顶孔开裂；子房扁圆形，具缘毛，花柱弯曲，先端马蹄状弯曲，柱头嵌入其内。蒴果圆形，先端微凹，具狭翅。种子稍扁，长圆形，黑色，被白色长柔毛，种阜白

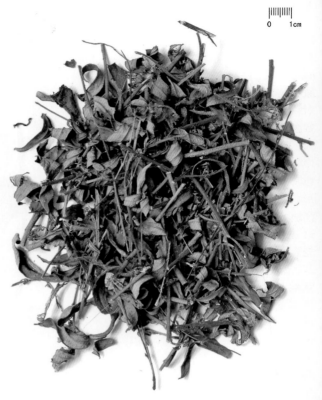

色，具3短裂膜质的附属物。花期7～9月，果期8～10月。生长于草地灌丛中。分布于我国西南及福建、湖北、湖南、广东、海南、广西等地。

采收加工 春、夏季采收，切段晒干。

药材性状 全草长6～40cm，茎被柔毛，多数有分枝。叶片皱缩，完整叶呈椭圆形、长圆状披针形或卵圆形，长1～6cm，宽0.5～1.5cm，灰绿色或褐色，叶端常有一小突尖叶柄，有柔毛。蒴果长约4mm，顶端内凹，边缘有缘毛，萼片宿存。种子基部有3浅裂的种阜。气无，味淡。

性味 味辛、甘，性平。

功能与主治 祛痰，消积，散瘀，解毒。主治咳嗽咽痛，小儿疳积，跌打损伤，瘰疬，痈肿，毒蛇咬伤。

用法用量 内服：煎汤，15～30克。外用：适量，捣敷。

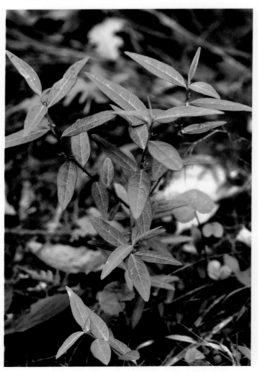

地瓜

别名 地木耳、霜坡虎、钻地龙。

来源 为桑科植物地瓜榕 *Ficus tikoua* Bur. 的茎、叶。

原植物 多年生落叶匍匐灌木。全株有乳汁。茎圆柱形或略扁，棕褐色，分枝多，节略膨大，触地生细长不定根。单叶互生、叶片坚纸质，卵形或倒卵状椭圆形，先端钝尖，基部近圆形或浅心形，边缘有疏浅波状锯齿，上面绿色，被短刺毛，粗糙，下面浅绿色，沿脉被短毛。隐头花序，成对或簇生于无叶的短枝上，常埋于土内，球形或卵圆形，成熟时淡红色、基生苞片3；雄花及瘿花生于同一花序托内，花被片2～6，雄蕊1～3；雌花生于另一花序托内。果为瘦果。花期4～6月，果期6～9月。生于低山区的疏林、山坡、沟边或旷野草丛中。分布于我国西南及陕西、湖北、湖南、广西、西藏等地。

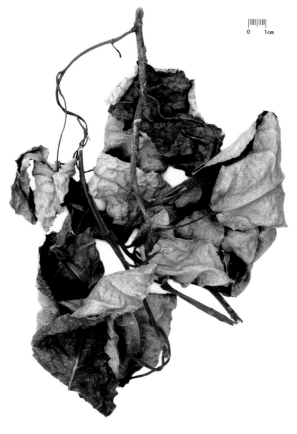

采收加工 9～10月采收，洗净晒干。

药材性状 茎枝圆柱形，直径4～6mm，常附有须状不定根，表面棕红色至暗棕色，具纵皱纹。幼枝有明显的环状托叶痕。质稍硬，断面中央有斑。叶多皱折、破碎，完整叶倒卵状椭圆形，长1.5～6cm，宽1～4cm，先端钝尖，基部近圆形或浅心形，边缘具细锯齿，上面灰绿色至深绿色，下面灰绿色，网脉明显。纸质易碎。气微，味淡。

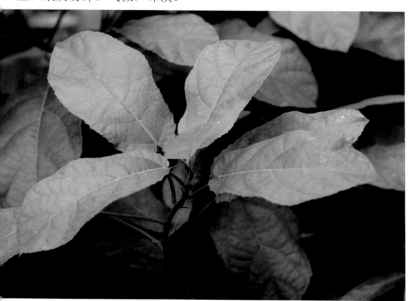

性味 味苦，性寒。

功能与主治 清热利湿，活血通络，解毒消肿。主治肺热咳嗽，痢疾，水肿，黄疸，小儿消化不良，风湿疼痛，经闭，带下，跌打损伤，痔疮出血，无名肿毒。

用法用量 内服：煎汤，15～30克。外用：适量，捣敷或煎水洗。

（三）止咳平喘药

苦杏仁

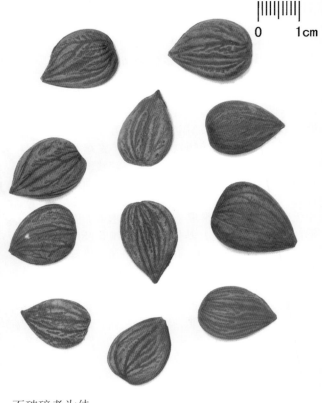

别名 杏核仁、杏子、木落子、苦杏仁、杏梅仁。

来源 为蔷薇科植物东北杏*Armeniaca mandshurica* (Maxim.) Skv. 的种子。

原植物 大乔木，高5～15m。幼枝无毛。叶椭圆形或卵形，长6～12cm，宽3～8cm。花粉红色或白色；雄蕊多数；子房密被柔毛。核果近球形，直径1.5～2.6cm，黄色；核近球形或宽椭圆形，长13～18mm，宽11～18mm，粗糙，边缘钝。花期4～5月，果期7月。生于开阔的向阳山坡灌木林或杂木林下。分布于吉林、辽宁等地。

采收加工 果成熟期采摘果实，除去果肉，洗净，晒干，敲碎果核，取种子，晾干，防虫蛀。

药材性状 类圆锥形而不扁，厚约6mm，长8～11mm，宽8～9mm。种仁味苦，稀甜。均以粒大饱满、仁白、不破碎者为佳。

性味归经 味苦，性微温，小毒。归肺、大肠经。

功能与主治 降气化痰，止咳平喘，润肠通便。主治外感，咳嗽喘满，肠燥便秘。

用法用量 内服：煎汤，3～10克。

注意事项 阴虚咳嗽、肺有虚热、热痰者禁服。恶黄芩、黄芪、葛根。畏蘘草。

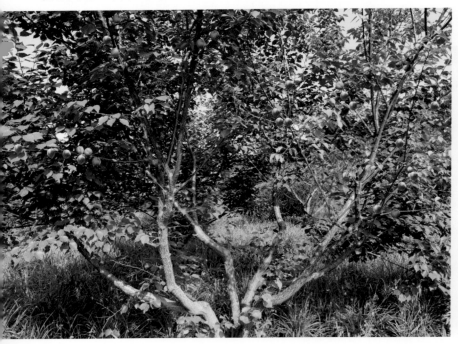

紫苏子

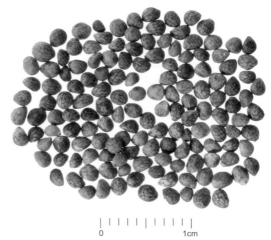

别名 苏子、黑苏子、铁苏子、任子。

来源 为唇形科植物草本紫苏 *Perilla frutescens* (L.) Britt. 的干燥果实。

原植物 详见紫苏项下。

采收加工 秋季果实成熟时采收，除去杂质，晒干。

药材性状 小坚果卵圆形或类球形，直径 0.6～2mm，表面灰棕色或灰褐色，有微隆起的暗紫色网状花纹，基部稍尖，有灰白色点状果梗痕。果皮薄而脆，易压碎。种子黄白色，种皮膜质。子叶2枚，类白色，富有油性。压碎有香气，味微辛。

性味归经 味辛，性温。归肺、大肠经。

功能与主治 降气，消痰，平喘，润肠。主治痰壅气逆，咳嗽气喘，肠燥便秘。

用法用量 内服：煎汤，5～10克。

注意事项 气虚久嗽、阴虚喘逆、脾虚便滑者禁服。

桑白皮

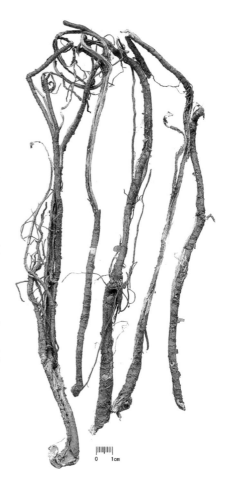

别名 桑根白皮、白桑皮、桑皮。

来源 为桑科植物桑 *Morus alba* L. 的干燥根皮。

原植物 详见桑叶项下。

采收加工 秋末叶落时至次春发芽前采挖根部，刮去黄棕色粗皮，纵向剖开，剥取根皮，晒干，洗净，稍润，切丝，干燥。

药材性状 桑白皮呈长短不一的丝条状，宽3～5mm。外表面类白色或淡黄白色，较平坦；内表面黄白色或灰黄色，有细纵纹。切断面纤维性，体轻，质韧。气微，味微甜。蜜桑白皮表面深黄色，略有光泽，味甜。

性味归经 味甘，性寒。归肺经。

功能与主治 泻肺平喘，利水消肿。主治肺热喘咳，水肿胀满、尿少、面目、肌肤浮肿。

用法用量 内服：煎汤，9～15克。外用：适量，煎水洗。

注意事项 肺虚无火、便多、风寒咳嗽者忌服。

百部

别名 一窝虎、山百根。

来源 为百部科植物对叶百部 *Stemona tuberosa* Lour. 的干燥块根。

原植物 多年生攀缘草本，长达5m。块根肉质，纺锤形或圆柱形，茎缠绕。叶对生；叶柄较短；叶片广卵形，基部浅心形，全缘或微波状；叶脉7～15条。花梗腋生，花单生或2～3朵成总状花序，黄绿色带紫色条纹，花药附属物呈钻状或披针形。蒴果倒卵形且扁。花期5～6月。生于向阳的灌木林下。分布于浙江、福建、台湾、湖北、湖南、广东、广西、四川、贵州、云南等地。

采收加工 移栽2～3年后采挖。于冬季地上部枯萎后或春季萌芽前，挖出块根，除去细根、泥土，在沸水中刚煮透时，取出晒干或烘干。也可鲜用。

药材性状 呈长纺锤形或长条形，长8～24cm，直径0.8～2cm。表面浅黄棕色至灰棕色，具浅纵皱纹或不规则纵槽。质坚实，断面黄白色至暗棕色，中柱较大，髓部类白色。

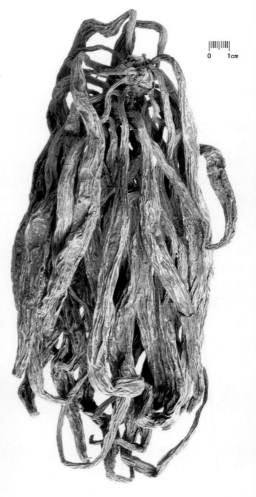

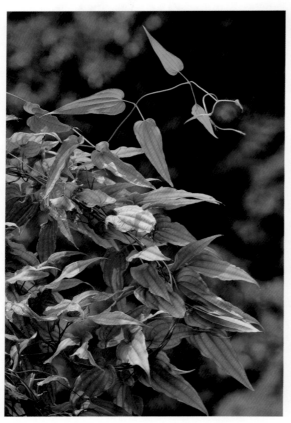

性味归经 味甘、苦，性微温。归肺经。

功能与主治 润肺下气止咳，杀虫。主治新久咳嗽，肺痨咳嗽，百日咳；外用于头虱，体虱，蛲虫病，阴痒。蜜百部润肺止咳，主治阴虚劳嗽。

用法用量 内服：煎汤，3～10克；外用：适量，煎水洗。

注意事项 脾胃有热者慎用。

款冬花

别名 艾冬花、九九花。

来源 为菊科植物款冬 *Tussilago farfara* L. 的干燥花蕾。

原植物 多年生草本。根茎褐色，横生地下。叶于花期过后由近根部生出；叶片宽心形或肾形，先端近圆形或钝尖，边缘有波状顶端增厚的黑褐色疏齿，上面有蛛丝状毛，下面有白色毡毛；掌状网脉，被白色绵毛。冬春之间抽出花葶数条，被白茸毛；苞片椭圆形，淡紫褐色，10余片，密接互生于花葶上；头状花序顶生，鲜黄色，未开放时下垂；总苞钟形；总苞片1～2层，被茸毛；边缘舌状花，雌性，多层，子房下位，柱头2裂；中央管状花，两性，先端5裂，雄蕊5，花药基部尾状，柱头头状，通常不育。瘦果长椭圆形，有5～10棱，冠毛淡黄色。花期1～2月，果期4月。生于向阳的水沟旁。分布于我国华北、西北及江西、湖北、湖南等地。

采收加工 12月或地冻前当花尚未出土时采挖，除去花梗及泥沙，阴干。

药材性状 呈长圆棒状。单生或2～3个基部连生，长1～2.5cm，直径0.5～1cm。上端较粗，下端渐细或带有短梗，外面被有多数鱼鳞状苞片。苞片外表面紫红色或淡红色，内表面密被

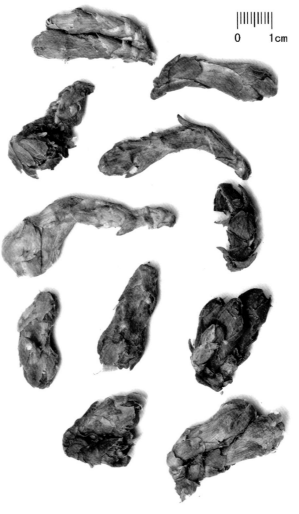

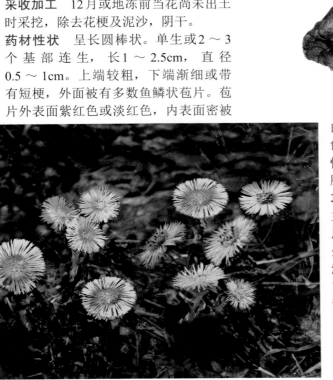

白色絮状茸毛。体轻，撕开后可见白色茸毛。气香，味微苦而辛。

性味归经 味辛、微苦，性温。归肺经。

功能与主治 润肺下气，止咳化痰。主治新久咳嗽，喘咳痰多，劳嗽咯血。

用法用量 内服：煎汤，3～10克。外用：适量，研末调敷。

注意事项 阴虚劳嗽禁服。恶皂荚、玄参、消石。畏贝母、黄芪、辛夷、青葙、麻黄、黄芩、黄连。

紫菀

别名　紫菀茸、关公须。

来源　为菊科植物紫菀 *Aster tataricus* L. f. 的干燥根及根茎。

原植物　多年生草本，高40～150cm。茎直立，通常不分枝，粗壮，有疏糙毛。根茎短，密生多数须根。基生叶花期枯萎、脱落，长圆状，基部下延；茎生叶互生，无柄；叶片长椭圆形，中脉粗壮。头状花序多数，排列成复伞房状；总苞半球形，3层。花序边缘为舌状花，雌性，蓝紫色，花柱柱头2分叉；中央花筒状，两性，黄色。雄蕊5；柱头2分叉。瘦果倒卵状长圆形，扁平，紫褐色，上部具短伏毛。冠毛污白色或带红色。花期7～9月，果期9～10月。生于低山阴坡湿地、山顶和低山草地及沼泽地。分布于我国东北、华北、陕西、甘肃南部及安徽北部、河南西部。

采收加工　春、秋两季采挖，除去有节的根茎（习称"母根"）和泥沙，编成辫状晒干，或直接晒干。

药材性状　根茎呈不规则块状，大小不一，顶端有茎、叶的残基，质稍硬。根茎簇生多数细根，长3～15cm，直径0.1～0.3cm，多编成辫状；表面紫红色或灰红色，有纵皱纹；质较柔韧。气微香，味甜、微苦。

性味归经　味辛、苦，性温。归肺经。

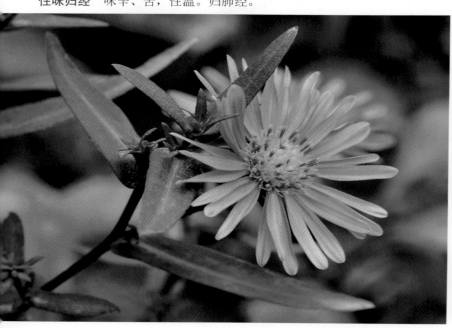

功能与主治　润肺下气，消痰止咳。主治痰多喘咳，新久咳嗽，劳嗽咯血。

用法用量　内服：煎汤，4.5～10克。

注意事项　有实热者忌服。恶天雄、瞿麦、雷丸、远志、藁本。畏茵陈蒿。

522

枇杷叶

别名 巴叶、芦橘叶。

来源 为蔷薇科植物枇杷 *Eriobotrya japonica* (Thunb.) Lindl. 的叶。

原植物 常绿小乔木，高约10m。小枝粗壮，黄褐色，密生锈色或灰棕色茸毛。叶片革质；叶柄短或几无柄，有灰棕色茸毛；托叶钻形，有毛；叶片披针形、倒披针形或长椭圆形，先端急尖或渐尖，基部楔形或渐狭成叶柄，上部边缘有疏锯齿，上面光亮、多皱，下面及叶柄密生灰棕色茸毛，侧脉11～21对。圆锥花序顶生，总花梗和花梗密生锈色茸毛；花萼筒浅杯状，萼片三角卵形，外面有锈色茸毛；花瓣白色，长圆形或卵形，基部具爪，有锈色茸毛；雄蕊20，花柱5，离生，柱头头状，无毛。果实球形或长圆形，黄色或橘红色；种子1～5颗，球形或扁球形，褐色，光亮，种皮纸质。花期10～12月，果期5～6月。常栽种于村边、平地或坡边。分布于我国中南及陕西、甘肃、江苏、安徽、浙江、江西、福建、台湾、四川、贵州、云南等地。

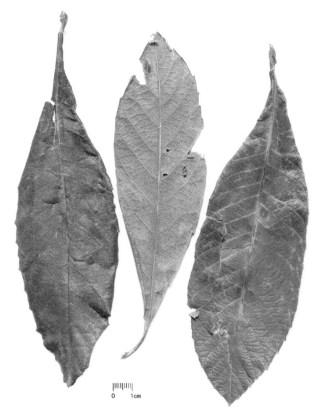

采收加工 全年均可采收，晒至七八成干时，扎成小把，再晒干。

药材性状 呈长圆形或倒卵形，长12～30cm，宽4～9cm。先端尖，基部楔形，边缘有疏锯齿，近基部全缘。上表面灰绿色、黄棕色或红棕色，较光滑；下表面密被黄色茸毛，主脉于下表面显著突起，侧脉羽状。叶柄极短或几无柄，被灰棕色茸毛，革质而脆，易折断。气微，味微苦。

性味归经 味苦，性微寒。归肺、胃经。

功能与主治 清肺止咳，降逆止呕。主治肺热咳嗽，气逆喘急，胃热呕逆，烦热口渴。

用法用量 内服：煎汤，9～15克，或熬膏。

注意事项 胃寒呕吐、肺感风寒咳嗽者禁服。

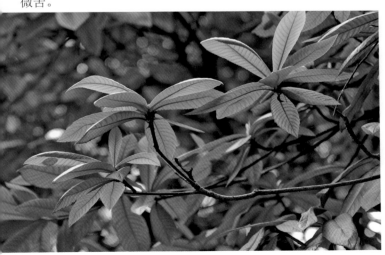

白果

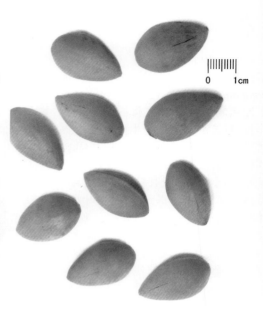

别名 鸭脚子、佛指甲。

来源 为银杏科植物银杏 *Ginkgo biloba* L. 的干燥成熟种子。

原植物 见银杏叶项下。

采收加工 秋季种子成熟时采收，除去肉质外种皮，洗净，稍蒸或略煮后，烘干。

药材性状 略呈椭圆形，一端稍尖，另一端钝，长 1.5～2.5cm。表面黄白色或淡棕黄色，平滑，具 2～3 条棱线。中种皮（壳）骨质，坚硬。内种皮膜质，种仁宽卵球形或椭圆形，一端淡棕色，另一端金黄色、横断面外层黄色，胶质样，内层淡黄色或淡绿色、粉性，中间有空隙。气微，味甘、微苦。

性味归经 味甘、苦、涩，性平，有毒。归肺经。

功能与主治 敛肺定喘，止带浊，缩小便。主治痰多喘咳，带下白浊，遗尿、尿频。

用法用量 内服：煎汤，3～9 克。外用：适量，捣敷或切片涂。

注意事项 有实邪者禁服。不宜生食。

马兜铃

别名 兜铃、马兜零、马兜苓、臭铃铛。

来源 马兜铃科植物马兜铃 *Aristolochia debiLis* Sieb.et Zucc. 的干燥成熟果实。

原植物 见"青木香"项下。

采收加工 秋季果实由绿变黄时采收，干燥。

药材性状 本品呈卵圆形，长 3～7cm，直径 2～4cm。表面黄绿色、灰绿色或棕褐色，有纵棱线 12 条，由棱线分出多数横向平行的细脉纹。顶端平钝，基部有细长果梗。果皮轻而脆，易裂为 6 瓣。果皮内表面平滑而带光泽，有较密的横向脉纹。果实分 6 室，每室种子多数，平叠整齐排列。种子扁平而薄，钝三角形或扇形，长 6～10mm，宽 8～12mm，边缘有翅，淡棕色。气特异，味微苦。

性味归经 苦，微寒。归肺、大肠经。

功能与主治 清肺降气，止咳平喘，清肠消痔。主治肺热咳喘，痰中带血，肠热痔血，痔疮肿痛。

用法用量 内服：煎汤 3～9 克；或入丸、散。止咳清热多炙用，外用熏洗宜生用。

注意事项 本品味苦而寒，内服过量，可致呕吐。虚寒喘咳及脾虚便泄者禁服，胃弱者慎服。本品含马兜铃酸，可引起肾脏损害等不良反应：儿童及老年人慎用；孕妇、婴幼儿及肾功能不全者禁用。

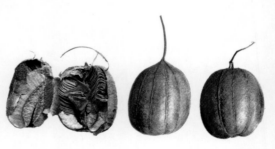

罗汉果

别名 拉汗果、假苦瓜。

来源 为葫芦科植物罗汉果 *Momordica grosvenorii* Swingle 的干燥果实。

原植物 多年生攀缘草本，块根肥大。茎有棱沟，初被黄褐色柔毛和黑色疣状腺鳞，后毛渐脱落。叶片膜质，卵状心形或三角状卵形，被短毛和混生黑色疣状腺鳞，老后渐脱落，边缘具小齿。卷须2歧，在分叉点上下旋卷。雌雄异株；雄花序总状，具有短柔毛和黑色疣状腺鳞，花冠黄色，被黑色腺点；雌花子房密生黄褐色茸毛。果实近长圆形，初密被黄褐色茸毛和黑色腺鳞，老后渐脱落，种子多数，扁压状。花期2～5月，果期7～9月。常生长于海拔400～1400m以上的山坡林下及河边湿地、灌丛。分布于江西、湖南、广东、广西、贵州等地，广西部分地区已将其作为重要的经济作物栽培。

采收加工 秋季果实由嫩绿变深绿色时采收，晾数天后，低温干燥。

药材性状 呈卵形、椭圆形或球形，长4.5～8.5cm，直径3.5～6cm。表面褐色、黄褐色或绿褐色，有深色斑块及黄色柔毛，有的有6～11条纵纹。顶端有花柱残痕，基部有果梗痕。体轻，质脆，果皮薄，易破。果瓤（中、内果皮）海绵状，浅棕色。种子扁圆形，多数；浅红色至棕红色，两面中间微凹陷，四周有放射状沟纹，边缘有槽。气微，味甜。

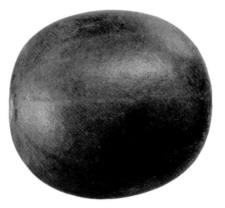

性味归经 味甘，性凉。归肺、大肠经。

功能与主治 清热润肺，滑肠通便。主治肺火燥咳，咽痛失音，肠燥便秘。

用法用量 内服：煎汤，15～30克；或开水泡。

注意事项 脾胃虚寒者忌服。

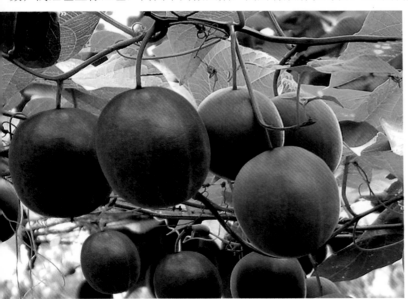

洋金花

别名 曼陀罗花、羊惊花。

来源 为茄科植物白花曼陀罗 *Datura metel* L. 的干燥花。

原植物 一年生草本，高 30 ～ 100cm。全株近无毛。茎直立，圆柱形，基部木质化，上部呈叉状分枝，绿色，表面有不规则皱纹，幼枝四棱形，略带紫色，被短柔毛。叶互生，上部叶近对生；叶片宽卵形、长卵形或心脏形，先端渐尖或锐尖，基部不对称，边缘具不规则短齿或全缘而波状，两面无毛或被疏短毛，叶背面脉隆起。花单生于枝杈间或叶腋；花梗直立或斜伸，被白色短柔毛；花萼筒状，淡绿色；花冠管漏斗状，下部直径渐小，向上扩呈喇叭状，白色。雄蕊 5，生于花冠管内，花药线形；雌蕊 1，子房球形，花柱丝状，柱头盾形。蒴果圆球形或扁球状，外被疏短刺，熟时淡褐色。种子多数，扁平，略呈三角形，熟时褐色。花期 3 ～ 11 月，果期 4 ～ 11 月。生于山坡、草地或住宅附近。分布于江苏、浙江、福建、湖北、广东、广西、四川、贵州、云南等地。

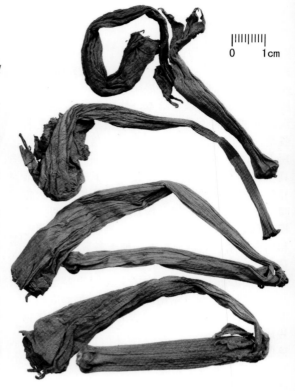

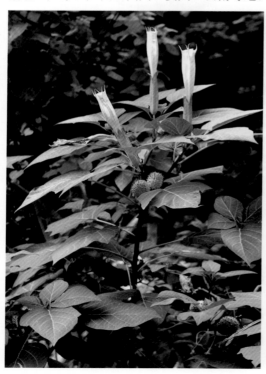

采收加工 4 ～ 11 月花初开时采收，晒干或低温干燥。

药材性状 多皱缩成条状，完整者长 9 ～ 15cm。花萼呈筒状，灰绿色或灰黄色，先端 5 裂，基部具纵脉纹 5 条，表面微有茸毛；花冠呈喇叭状，淡黄色或黄棕色。烘干品质柔韧，气特异；晒干品质脆。气微，味微苦。

性味归经 味辛，性温，有毒。归肺、肝经。

功能与主治 平喘止咳，镇痛，解痉。主治哮喘咳嗽，脘腹冷痛，风湿痹痛，小儿慢惊；外科麻醉。

用法用量 内服：煎汤，0.3 ～ 0.5 克，宜入丸、散用。外用：适量，煎水洗或研末调敷。

注意事项 内服时宜慎用。体弱者禁用。

胡颓子叶

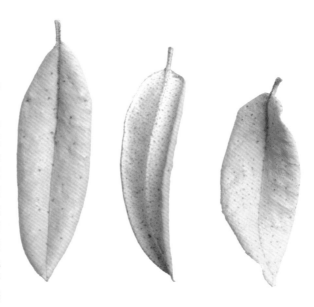

别名 蒲颓叶。

来源 为胡颓子科植物胡颓子 *Elaeagnus pungens* Thunb. 的叶。

原植物 常绿直立灌木，高3～4m。具刺，刺长20～40mm，深褐色；小枝密被锈色鳞片，老枝鳞片脱落后显黑色，具光泽。叶互生；叶柄长5～8mm；叶片革质，椭圆形或阔椭圆形，长5～10cm，宽1.8～5cm，两端钝或基部圆形，边缘微反卷或微波状，上面绿色，有光泽，下面银白色，密被银白色和少数褐色鳞片；侧脉7～9对，网状脉在上面明显。花白色或银白色，下垂，被鳞片，1～3朵生于叶腋；花梗长3～5mm，花被筒圆形或漏斗形，长5～7mm，先端4裂，裂片内面被短柔毛；雄蕊4，花丝极短；子房上位，花柱直立，无毛。果实椭圆形，长12～14mm，幼时被褐色鳞片，成熟时红色。花期9～12月，果期翌年4～6月。生于海拔1000m以下的向阳山坡或路旁。分布于江苏、安徽、浙江、江西、福建、湖北、湖南、广东、广西、四川、贵州等地。

采收加工 全年均可采，鲜用或晒干。

药材性状 叶椭圆形或长圆形，长4～9cm，宽2～4cm，先端钝尖，基部圆形，全缘或微波状缘，革质，上表面浅绿色或黄绿色，具光泽，散生少数黑褐色鳞片；叶背面被银白色星状毛，并散生多数黑褐色或浅棕色鳞片，主脉在叶背面凸出，密生黑褐色鳞片，叶片常向背面反卷，有时成筒状。质稍硬脆，气微，味微涩。以叶大、色浅绿、上表面具光泽、无枝梗、无碎叶杂质者为佳。

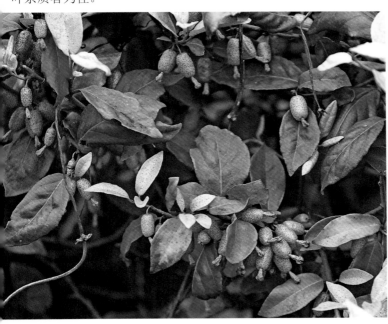

性味归经 酸，微温。归肺经。

功能与主治 止咳平喘，止血，解毒。主治肺虚咳嗽，气喘，咯血，吐血，外伤出血，痈疽；痔疮肿痛。

用法用量 内服：煎汤，9～15克；或研末。外用：适量，捣敷或研末调敷；或煎汤熏洗。

矮地茶

别名 不出林、金牛草。

来源 为紫金牛科植物紫金牛 *Ardisia japonica* (Thumb.) Blume 的干燥全草。

原植物 亚灌木，直立茎可高达40cm。具匍匐根茎；近蔓生，不分枝，幼时被细微柔毛，叶对生或近轮生；叶柄被微柔毛；叶片坚纸质或近革质，椭圆形至椭圆状倒卵形，先端急尖，基部楔形，边缘具细锯齿，有时背面仅中脉被细微柔毛；侧脉5～8对，细脉网状。亚伞形花序，腋生或生于近茎顶端的叶腋，有花3～5朵；花梗常弯曲，两者均被微柔毛。花5数，有时6数；萼片卵形，具缘毛，有时具腺点；花瓣粉红色或白色，宽卵形，具密腺点；雄蕊较花瓣略短，花药披针状卵形或卵形，背部具腺点；雌蕊与花瓣等长，胚珠15枚，3轮。果球形，鲜红色，多少具腺点。花期5～6月，果期11～12月。生于低山林下或竹林下。分布于陕西及长江流域以南各地（海南未发现）。

采收加工 夏、秋两季茎叶茂盛时采挖，除去泥沙，干燥。

药材性状 根茎呈圆柱形或稍扁，疏生须根。茎稍扭曲，长10～30cm，直径2～5mm；表面红棕色，有细纵纹、叶痕及节；质硬，易折断。叶对生，集生于茎梢；叶片稍卷曲或破碎，完整者展平后呈椭圆形，长3～7cm，宽1.5～3cm；灰绿色、棕褐色或浅棕红色；先端尖，基部楔形，边缘具细锯齿；近革质。茎顶偶有红色球形核果。气微，味微涩。

性味归经 味辛、微苦，性平。归肺、肝经。

功能与主治 化痰止咳，利湿，活血。主治新久咳嗽，痰中带血，湿热黄疸，跌打损伤。

用法用量 内服：煎汤，6～15克；或鲜品捣汁服用。外用：适量，捣敷或煎水洗。

注意事项 孕妇忌服。有老胃气痛者，禁服用。

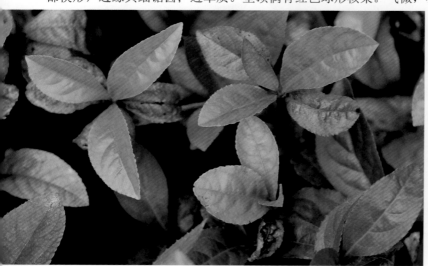

葶苈子

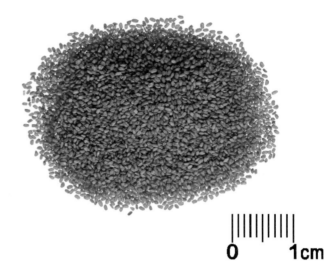

别名 丁历、大適、大室。

来源 为十字花科植物播娘蒿 *Descurainia sophia* (L.) Webb. ex Prantl. 或独行菜 *Lepidium apetalum* Willd. 的干燥成熟种子。前者习称"南葶苈子"，后者习称"北葶苈子"。

原植物 播娘蒿：一年生或二年生草本，高20～80cm。全株呈灰白色。茎直立，上部分枝，有纵棱槽，密被分枝状短柔毛。叶轮廓为长圆形或长圆状披针形，二至三回羽状全裂或深裂，最后裂片条形或条状长圆形，长2～5mm，顶端钝，全缘，两面有分枝短柔毛；茎下部叶具叶柄，向上叶柄逐渐缩短或近于无柄。总状花序顶生，具多数花；花瓣黄色，匙形，与萼片几近等长；雄蕊6，与花瓣几近等长，基部并有爪；雌蕊1，子房圆柱形，花柱短，柱头呈扁压的头状。长角果圆筒状，长2.5～3cm，无毛，略内曲，与果梗不成直线，果瓣中脉明显。种子每室1行，形小，多数，长圆形，略扁，淡红褐色，表面具细网纹，潮湿后具黏胶物质。花、果期为4～7月。生长于山坡、田野和农田。分布于东北、华北、西北、华东、西南等地。

采收加工 夏季果实成熟时采割植株，晒干，搓出种子，除去杂质。

药材性状 南葶苈子：呈长圆形稍扁，长约0.8～1.2mm，宽约0.5mm。表面黄棕色，一端钝圆，另一端稍凹或较平截，中央凹入，种脐位于凹下处，种子表面具细密的网纹及2条纵列的浅槽。气微，味微辛，略带黏性。

性味归经 味辛、苦，性大寒。归肺、膀胱经。

功能与主治 泻肺平喘，行水消肿。主治痰涎壅肺，喘咳痰多，胸胁胀满，不得平卧，胸腹水肿，小便不利。

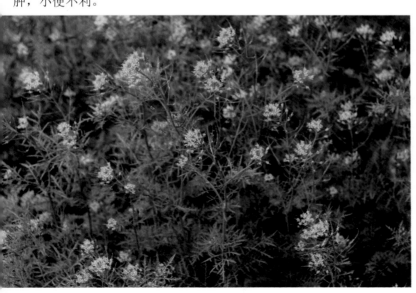

用法用量 内服：煎汤，3～9克。外用：适量，煎水洗或研末调敷。治疗肺虚痰饮喘咳宜蜜炙用；痰饮喘咳宜炒用；利水消肿则宜生用。

注意事项 肺虚喘咳、脾虚肿满者禁服。不宜久服。

沙棘

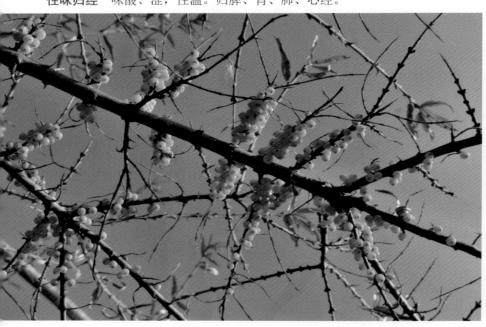

别名 达尔、沙枣、醋柳果、酸刺。

来源 为胡颓子科植物沙棘 *Hippophae rhamnoides* L. 的干燥成熟果实。

原植物 落叶灌木或乔木，高1～5m，在高山沟谷可达18m。棘刺较多、粗壮，顶生或侧生；嫩枝褐绿色，密被银白色而带褐色鳞片或有时被白色星状毛，老枝灰黑色，粗糙；芽大，金黄色或锈色。单叶常近对生；叶柄极短；叶片纸质，狭披针形或长圆状披针形，长3～8cm，宽约1cm，两端钝形或基部近圆形，上面绿色，初具白色盾形毛或星状毛，下面银白色或淡白色，被鳞片。果实圆球形，直径4～6mm，橙黄色或橘红色；果梗长1～2.5mm。种子小，黑色或紫黑色，具光泽。花期4～5月，果期9～10月。生长于海拔800～3600m的阳坡、沙漠地区河谷、平坦沙地和砾石质山坡。分布于华北、西北及四川等地。

采收加工 秋、冬二季果实成熟或冻硬时采收，除去杂质，干燥或蒸后干燥。

药材性状 本品呈类球形或扁球形，有的数个粘连，单个直径5～8mm。表面橙黄色或棕红色，皱缩，先端有残存花柱，基部有短小果梗或果梗痕。果肉油润，质柔软。种子斜卵形，长约4mm，宽约2mm；表面褐色，具光泽，中间具一纵沟；种皮较硬，种仁乳白色，有油性。气微，味酸、涩。

性味归经 味酸、涩，性温。归脾、胃、肺、心经。

功能与主治 止咳祛痰，消食化滞，活血化瘀。主治咳嗽痰多，消化不良，食积腹痛，瘀血经闭，跌扑瘀肿。

用法用量 内服：煎汤，3～9克。外用：适量，捣敷。

天文草

别名 雨伞草、红铜水草、大黄花。

来源 菊科植物金纽扣*Spilanthes paniculata* Wall. ex DC的全草。

原植物 一年生草本。高30～90cm。茎紫红色，斜生倾卧，着地生根，全株疏被柔毛。单叶对生；具叶柄；叶片广卵形或椭圆形，先端尖，基部宽楔形或平截，边缘有浅粗齿，背面叶脉明显。头状花序，顶生或腋生，花梗细，长5～6cm；花小，深黄色；总苞片2层，长卵形，绿色，花托有鳞片；舌状花雌性，1列，舌片黄色或白色；两性花管状，雄蕊着生于花冠管上，子房下位。瘦果，三棱形或背向压扁，黑色，沿角上常有毛。顶冠有芒刺2～3条或无芒刺。花期夏季。生于田野沟旁、路边草丛湿处。分布于福建、台湾、广东、广西、四川、云南、西藏等地。

采收加工 春、夏季采收，鲜用或切段晒干。

药材性状 草本，长30～90cm，全株疏被柔毛。叶片广卵形或椭圆形，边缘有浅粗齿，背面叶脉明显。头状花序。质脆。味辛、苦。

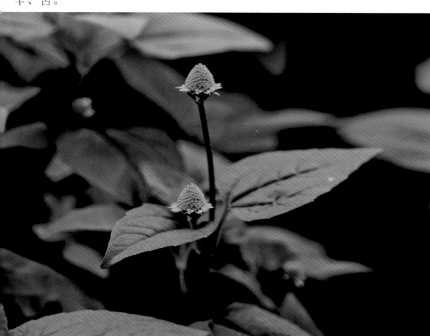

性味 味辛、苦，性微温，小毒。

功能与主治 止咳平喘，解毒利湿，消肿止痛。主治感冒，咳嗽，哮喘，百日咳，肺结核，痢疾，肠炎，疟疾，疮疖肿毒，风湿性关节炎，牙痛，跌打损伤，毒蛇咬伤。

用法用量 内服：煎汤，6～15克。外用：适量，捣敷。

牡荆叶

别名 荆叶。

来源 为马鞭草科植物牡荆 *Vitex negundo* L. var. *cannubifolia* (Sieb. et Zucc.) Hand.-Mazz 的叶。

原植物 落叶灌木或小乔木，植株高1～5m。多分枝，具香味。小枝四棱形，绿色，被粗毛，老枝褐色，圆形。掌状复叶对生；小叶5，稀为3，中间1枚最大；叶片披针形或椭圆状披针形，基部楔形，边缘具粗锯齿，先端渐尖，表面绿色，背面淡绿色，通常被柔毛。圆锥花序顶生；花萼钟状，先端5齿裂；花冠淡紫色，先端5裂，二唇形。果实球形，黑色。花、果期7～10月。生于低山向阳的山坡路边或灌丛中。分布于我国华东及河北、湖南、湖北、广东、广西、四川、贵州。

采收加工 生长季节均可采收，鲜用或晒干。

药材性状 掌状复叶多皱缩、卷曲，展平后小叶3～5枚，中间3小叶披针形，长6～10cm，宽3～5cm，基部楔形，先端长尖，边缘有粗锯齿；两侧小叶略小，卵状披针形。上表面灰褐色或黄褐色，下表面黄褐色，被稀疏毛。羽状叶脉于背面隆起。总叶柄长3～8cm，密被黄色细毛。气特异，味微苦。以色绿、香气浓者为佳。

性味 味辛、苦，性平。

功能与主治 解表化湿，祛痰平喘，解毒。主治伤风感冒，咳嗽，哮喘，胃痛，腹痛，暑湿泻痢，脚气肿胀，风疹瘙痒，脚癣，乳痈肿痛，蛇虫咬伤。

用法用量 内服：煎汤9～15克。外用：适量，捣敷或煎水熏洗。

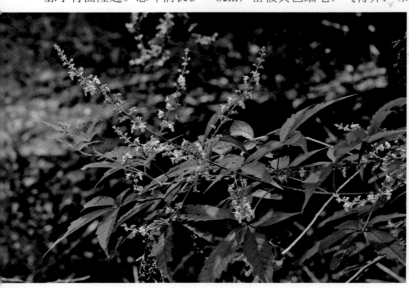

牛角瓜

别名 牛角瓜叶、野攀枝花、羊浸树。

来源 为萝藦科植物牛角瓜 *Calotropis gigantea* (L.) Dry. ex Ait. 的叶。

原植物 直立灌木，高达3m。幼嫩部分具灰白色绒毛，全株具乳汁。叶对生；叶柄极短；叶片倒卵状长圆形，先端急尖，基部心形，两面有毛，后渐脱落，侧脉每边4～6条。聚伞花序伞状，腋生或顶生；花序梗和花梗被灰白色绒毛；花萼5裂，内面基部有腺体；花冠紫蓝色，宽钟状，花冠裂片5，镊合状排列；副花冠5裂，肉质，生于雄蕊的背面，先端内向，基部有外卷的距；花粉块每室1个，长圆形，下垂。蓇葖果单生，臌胀，端部外弯，被短柔毛。种子宽卵形，先端具白绢质种毛。花、果期几乎全年。生于低海拔向阳山坡、旷野地及海边。分布于广东、海南、广西、四川、云南等地。

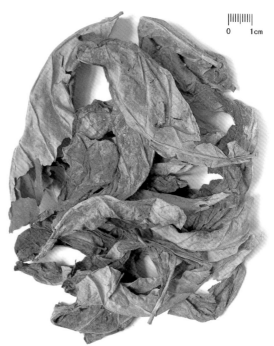

采收加工 夏、秋季采摘，晒干。

药材性状 叶片多皱缩，倒卵状长圆形，先端急尖，基部心形，侧脉每边4～6条。质脆。味微苦、涩。

性味 味微苦、涩，性平，有毒。

功能与主治 祛痰，定喘咳。主治咳喘痰多，百日咳。

用法用量 内服：煎汤，1～3克，炖猪瘦肉服。

注意事项 孕妇忌服。

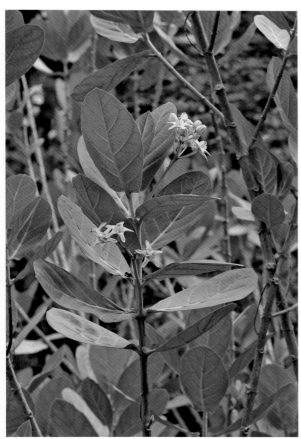

斜叶榕叶

别名 石榕树、山茶石、石皮榕、石壁榕、水榕。

来源 为桑科植物斜叶榕 *Ficus tincturia* Forst. f. subsp. *gibbosa* (Bl.) Comer 的叶。

原植物 乔木，高5～20m。全株有乳汁。单叶互生；叶柄粗短，托叶卵状披针形，略弯曲；叶片革质，变异很大，通常两侧不对称，先端急尖或短渐尖，基部楔形或钝，一边稍阔，全缘或中部以上有波状角；叶背略粗糙，有微小的瘤状突起体。隐头花序，花序托单生或成对腋生，扁球形或球状梨形，成熟时黄色；顶部有脐状突起，下端聚狭成柄，微被柔毛；基部有少数苞片；雄花、瘿花着生于同一花序托内壁；雌花着生于另一植株花序托内。花、果期全年。分布于山地林中或旷地、水旁。分布于福建、广东、海南、广西、贵州、云南等地。

采收加工 全年均可采收，鲜用或晒干。

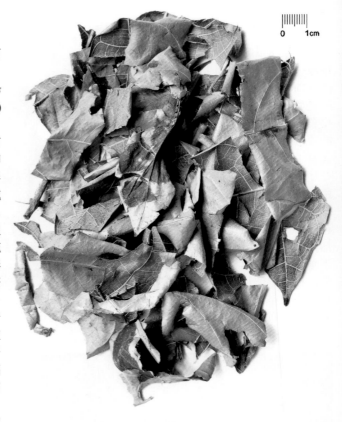

药材性状 叶变异甚大，通常两侧不对称，黄绿色。味苦。

性味 味苦、涩，性平。

功能与主治 祛痰止咳，活血通络。主治咳嗽，风湿痹痛，跌打损伤。

用法用量 内服：煎汤，30～60克。外用：适量，捣敷。

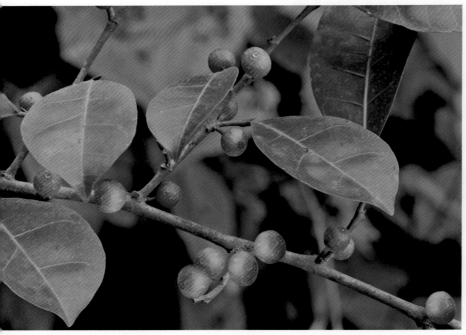

十四、安神药

（一）重镇安神药

朱砂

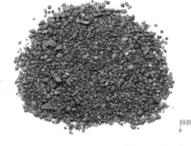

别名　丹砂、辰砂。

来源　为硫化物类矿物辰砂族辰砂，主含硫化汞 (HgS)。

药材性状　为粒状或块状集合体，呈颗粒状或块片状。鲜红色或暗红色，条痕红色至褐红色，具光泽。体重，质脆，片状者易破碎，粉末状者有闪烁的光泽。气微，无味。

性味归经　味甘，性微寒，有毒。归心经。

功能与主治　清心镇惊，安神解毒。主治心悸易惊，失眠多梦，癫痫发狂，小儿惊风，视物昏花，口疮，喉痹，疮疡肿毒。

用法用量　0.1 ～ 0.5克，多入丸散服，不宜入煎剂。外用：合他药研末干撒。

注意事项　有毒，不宜久服、多服，肝肾功能不全者禁服。恶磁石，畏盐水，忌用火煅。

龙骨

来源　为古代哺乳动物象类、犀类、三趾马、牛类、鹿类等的骨骼化石。

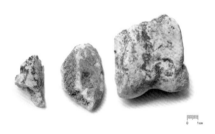

药材性状　呈骨骼状或不规则块状。表面白色、灰白色或黄白色至淡棕色，多较平滑，有的具纵纹裂隙或具棕色条纹与斑点。质硬，砸碎后，断面不平坦，色白或黄白，有的中空。关节处膨大，断面有蜂窝状小孔。吸湿力强，舐之吸舌。无臭，无味。

性味归经　味涩、甘，性平。归心、肝、肾、大肠经。

功能与主治　镇心安神，平肝潜阳，固涩收敛。主治心悸怔忡，失眠健忘，惊痫癫狂，头晕目眩，自汗盗汗，遗精遗尿，崩漏带下，久泻久痢，溃疡久不收口及湿疮。

用法用量　内服：煎汤，9 ～ 15克。外用：适量，研末撒或调敷。

注意事项　湿热、实邪者忌服。

珍珠

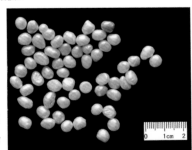

别名　真珠、蚌珠、珠子。

来源　为珍珠贝科动物马氏珍珠贝 *Pteria martensii* (Dunker)、蚌科动物三角帆蚌 *Hyriopsis cumingii* (Lea) 或褶纹冠蚌 *Cristaria plicata* (Leach) 等双壳类动物受刺激形成的珍珠。

药材性状 呈类球形、长圆形、卵圆形或棒形，直径1.5～8mm。表面类白色、浅粉红色、浅黄绿色或浅蓝色，半透明，光滑或微有凹凸，具特有的彩色光泽。质坚硬，破碎面显层纹。气微，无味。

性味归经 味甘、咸，性寒。归心、肝经。

功能与主治 安神定惊，明目消翳，解毒生肌。主治惊悸失眠，惊风癫痫，目生云翳，疮疡不敛。

用法用量 内服：研末，0.3～1克，多入丸、散，不入汤剂。外用：适量，研末干撒或吹喉。

注意事项 病非火热者勿用。疮毒若内毒未净勿用。

琥珀

别名 育沛、虎魄、江珠、血珀、光珀。

来源 为古代松科松属植物的树脂，埋藏地下经年久转化而成的化石样物质。

药材性状 本品为不规则块状、钟乳状、粗颗粒状。不规则块状者大小不一；钟乳状者直径1～4.5cm，长达7cm。表面光滑或凹凸不平，血红色、淡黄色至淡棕色或深棕色，通常相间排列；条痕白色。透明至半透明。树脂样光泽。体较轻，质酥脆，捻之易碎。断面平滑，有玻璃样光泽。摩擦之，显电气性，能吸引灯心草或薄纸片。略有松脂气，味淡，嚼之易碎，无砂石感。以块整齐、色红、质脆、断面光亮者为佳。

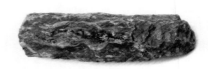
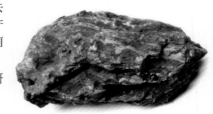

性味归经 味甘，性平。归心、肝、膀胱经。

功能与主治 镇惊安神，散瘀止血，利水通淋，去翳明目。主治惊悸失眠，惊风癫痫，血滞经闭，产后瘀滞腹痛，癥瘕积聚，血淋尿血，目生障翳，痈肿疮毒。

用法用量 内服：入丸、散，1～1.5克。外用：研末点、撒。

注意事项 阴虚内热、无瘀滞者忌服。

磁石

别名 吸针石、灵磁石、摄石、戏铁石。

来源 为氧化物类矿物尖晶石族磁铁矿Magnetite。

药材性状 本品为块状集合体，呈不规则块状，或稍带方形，多有棱角。灰黑色或棕褐色，条痕黑色，有金属光泽。体重，质坚硬，断面不整齐。有磁性。具有土腥气，味淡。

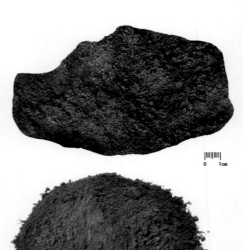

性味归经 味咸，性寒。归肝、心、肾经。

功能与主治 镇惊安神，平肝潜阳，聪耳明目，纳气平喘。主治惊悸失眠，头晕目眩，视物昏花，耳鸣耳聋，肾虚气喘。

用法用量 内服：煎汤，10～30克，打碎先煎。外用：适量，研末敷。

注意事项 脾胃虚者不宜多服、久服。恶牡丹、莽草。畏黄石脂。杀铁毒。

（二）养心安神药

灵芝

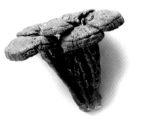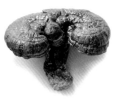

别名　灵芝草、木灵芝。

来源　为多孔菌科真菌赤芝 *Ganoderma lucidum* (Leyss. ex Fr.) Karst. 或紫芝 *Ganoderma sinense* Zhao. Xu et Zhang 的干燥子实体。

原植物　①赤芝：子实体外形呈伞状，菌盖肾形、半圆形或近圆形；多呈紫黑色至近褐黑色，菌肉呈均匀的褐色、深褐色至栗褐色，有同心环纹，微皱或平滑，有亮漆状光泽；孢子顶端脐突形，内壁突出的小刺明显，孢子较大；菌柄圆柱形，侧生或偏生，与菌盖色泽相似；担子果多在秋季成熟；生于阔叶树或松科松属的树桩上；分布于长江以南高温多雨地带。②紫芝：子实体与赤芝相似，主要区别是其菌盖与菌柄皮壳紫黑色或黑色；生境与分布与赤芝相同。

采收加工　全年采收，除去杂质，剪除附有朽木、泥沙或培养基质的下端菌柄，阴干或在40 ~ 50℃烘干。

药材性状　皮壳紫黑色，有漆样光泽。菌肉锈褐色。菌柄长17 ~ 23cm。气微香，味苦涩。栽培品：子实体较粗壮、肥厚，直径12 ~ 22cm，厚1.5 ~ 4cm。皮壳外常被有大量粉尘样的黄褐色孢子。

性味归经　味甘，性平。归心、肺、肝、肾经。

功能与主治　补气安神，止咳平喘。主治眩晕不眠，心悸气短，虚劳咳喘。

用法用量　内服：煎汤，10 ~ 15克；或浸酒。

注意事项　实证慎服。畏茵陈蒿。

柏子仁

别名　柏仁、侧柏子。

来源　为柏科植物侧柏 *Platycladus orientalis* (L.) Franco 的干燥成熟种仁。

原植物　详见侧柏叶项下。

采收加工　秋、冬两季采收成熟种子，晒干，除去种皮，收集种仁。

药材性状　呈长卵形或长椭圆形，长4 ~ 7mm，直径1.5 ~ 3mm。表面黄白色或淡黄棕色，外包膜质内种皮，顶端略尖，有深褐色的小点，基部钝圆。质软，富油性。气微香，味淡。

性味归经　味甘，性平。归心、肾、大肠经。

功能与主治　养心安神，止汗，润肠。主治虚烦失眠，心悸怔忡，阴虚盗汗，肠燥便秘。

用法用量　内服：煎汤，10 ~ 15克。外用：适量，研末调敷或捣敷。

注意事项　便溏、痰多者忌服。

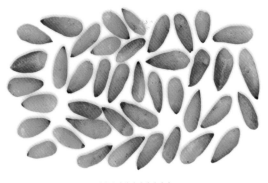

酸枣仁

别名 枣仁、酸枣核。

来源 为鼠李科植物酸枣 *Ziziphus jujuba* Mill. var. *spinosa* (Bunge) Hu ex H. F. Chow 的种子。

原植物 落叶灌木，稀为小乔木，高 1～3m。老枝灰褐色，幼枝绿色；于分枝基部处具刺1对，1枚针形直立，另1枚向下弯曲。单叶互生；托叶针状；叶片长圆状卵形至卵状披针形，边缘具细锯齿。花小，2～3朵簇生于叶腋；花萼5裂，裂片卵状二角形；花瓣5，黄绿色，与萼片互生，雄蕊5，与花瓣对生；花盘明显，10浅裂；子房椭圆形，埋于花盘中，花柱2裂。核果肉质，近球形，成熟时暗红褐色，果皮薄，味酸。花期6～7月，果期9～10月。生于向阳或干燥的山坡、山谷、丘陵、平原、路旁以及荒地。分布于我国华北、西北及辽宁、山东、江苏、安徽、河南、湖北、四川。

采收加工 栽后7～8年，9～10月果实呈红色时，摘下浸泡1夜，搓去果肉，捞出，碾破核壳，淘取酸枣仁，晒干。

药材性状 种子扁圆形或扁椭圆形，长 5～9mm，宽5～7mm，厚约3mm。表面紫红色或紫褐色，平滑有光泽。有的具纵裂纹。一面较平坦，中间有1条隆起的纵线纹；另一面稍凸起。一端凹陷，可见线形种脐；另一端有细小凸起的合点。气微，味淡。以粒大、饱满、有光泽、外皮红棕色、种仁色黄白者为佳。

性味归经 味甘，性平。归心、肝经。

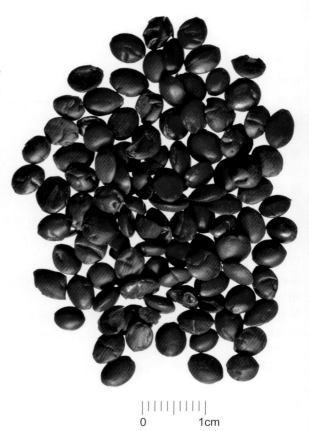

|||||||||||||
0   1cm

功能与主治 宁心安神，养肝，敛汗。主治虚烦不眠，惊悸怔忡，体虚自汗、盗汗。

用法用量 内服：煎汤，6～15克。

注意事项 实邪郁火、有滑泄症者慎服。

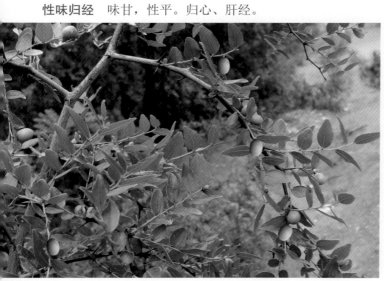

远志

别名 小鸡腿、小草根。

来源 为远志科植物远志 *Polygala tenuifolia* Willd. 的干燥根。

原植物 多年生草本，高25～40cm。根圆柱形，长而微弯。茎直立或斜生，多数，由基部丛生，细柱形，质坚硬，带绿色，上部多分枝。单叶互生，叶柄短或近于无柄；叶片线形，先端尖，基部渐狭，全缘，中脉在上面下陷、下面隆起，无毛或稍被柔毛。春季茎顶抽出总状花序，花小，稀疏；萼片5，其中2枚呈花瓣状，绿白色；花瓣3，淡紫色，其中1枚较大，呈龙骨瓣状；雄蕊8，花丝基部合生；雌蕊1，子房倒卵形，扁平，2室，花柱弯曲，柱头2裂。蒴果扁平，圆状倒心形，绿色，光滑，边缘狭翅状，成熟时边缘开裂。种子卵形，微扁，棕黑色，密被白色绒毛。花期4～5月，果期6～8月。生于向阳山坡或路旁。分布于我国东北、华北、西北及山东、江苏、安徽、江西等地。

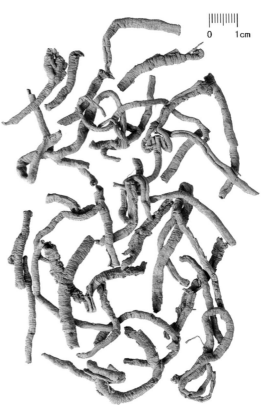

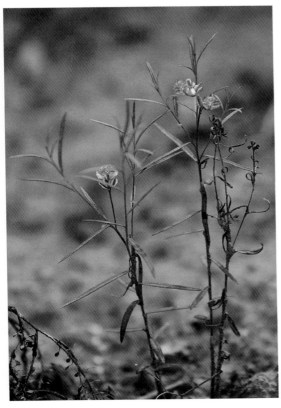

采收加工 栽种后第3～4年秋季返苗后或春季出苗前挖取根部，除去泥土和杂质，用木棒敲打，使其松软，抽出木心，晒干即可。

药材性状 远志根圆柱形，稍弯曲，长3～15cm，直径2～8mm。表面灰黄色至浅棕色，粗糙不平，有支根痕及深陷的横沟纹。质脆易断，断面皮部棕黄色，木部黄白色，易与皮部剥离。气微，味苦、微辛，有刺喉感。

性味归经 味辛、苦，性微温。归心、肺、肾经。

功能与主治 宁心安神，祛痰开窍，解毒消肿。主治心神不安，惊悸失眠，健忘，惊痫，咳嗽痰多，痈疽发背，乳房肿痛。

用法用量 内服：煎汤，3～10克；浸酒。外用：适量，研末酒调敷。

注意事项 心肾有火、阴虚阳亢者忌服。

合欢皮

别名 合昏皮、夜合皮、合欢木皮。

来源 为豆科植物合欢 *Albizia julibrissin* Durazz 的树皮。

原植物 落叶乔木，可高达16m。树冠开展；树干灰黑色；嫩枝、花序和叶轴被绒毛或短柔毛。托叶线状披针形，较小叶小，早落；二回羽状复叶，互生；总叶柄近基部及最顶1对羽片着生处各有一枚腺体；羽片4～12对，栽培的有时达20对；小叶10～30对，线形至长圆形，向上偏斜，先端有小尖头，有缘毛，有时在下面或仅中脉上有短柔毛；中脉紧靠上边缘。头状花序在枝顶排成圆锥状花序；花粉红色；花萼管状；花冠裂片三角形，花萼、花冠外均被短柔毛；雄蕊多数，基部合；花丝细长；子房上位；花柱几与花丝等长，柱头圆柱形。荚果带状，嫩荚有柔毛，老荚无毛。花期6～7月；果期8～10月。生长于山坡或栽培。分布于我国东北、华东、中南及西南各地。

采收加工 夏、秋间剥皮，切段，晒干或烘干。

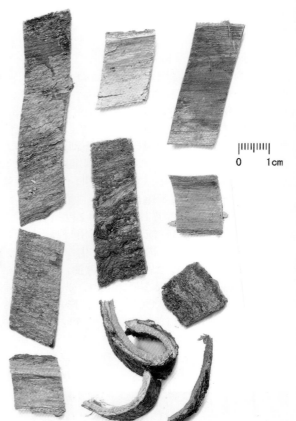

药材性状 呈浅槽状或卷成单筒状，长40～80mm，厚1～3mm。外表面灰褐色，稍粗糙，皮孔红棕色，椭圆形。内表面平滑，淡黄白色，有纵直的细纹理。质硬而脆，易折断。折断面裂片状。气微香，味微涩、稍刺舌，而后喉部有不适感。

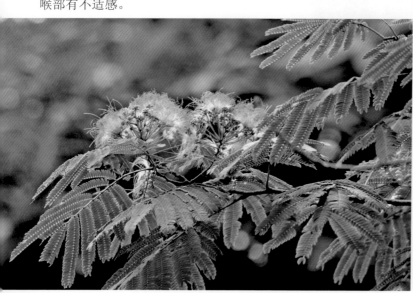

性味归经 味甘，性平。归心、肝、脾经。

功能与主治 安神解郁，活血消痈。主治心神不安，忧郁，不眠，内外痈疡，跌打损伤。

用法用量 内服：煎汤，10～15克。外用：适量，研末调敷。

首乌藤

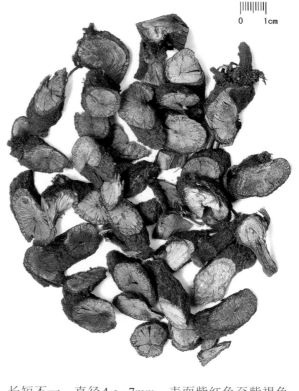

别名 夜交藤、棋藤。

来源 为蓼科植物何首乌 *Polygonum multiflorum* Thunb. 的干燥藤茎。

原植物 多年生缠绕藤本。根细长，末端成肥大的块根，外表红褐色至暗褐色。茎基部略呈木质，中空。叶互生；具长柄；托叶鞘膜质，褐色；叶片狭卵形或心形，先端渐尖，基部心形或箭形，全缘或微带波状，上面深绿色，下面浅绿色，两面均光滑无毛。圆锥花序，小花梗具节，基部具膜质苞片；花小，花被绿白色，5裂，大小不等，外面3片的背部有翅；雄蕊8，不等长，短于花被；雌蕊1，柱头3裂，头状。瘦果椭圆形，有3棱，黑色，光亮，外包宿存花被，花被具明显的3翅。花期8～10月，果期9～11月。生于草坡、路边等。分布于陕西、甘肃南部和华东、华中、华南、四川、云南、贵州等地。

采收加工 秋、冬两季采割，除去残叶，捆成把，干燥。

药材性状 呈长圆柱形，稍扭曲，具分枝，长短不一，直径4～7mm。表面紫红色至紫褐色，粗糙，具扭曲的纵皱纹，节部略膨大，有侧枝痕，外皮菲薄，可剥离。质脆，易折断，断面皮部紫红色，木部黄白色或淡棕色，导管孔明显，髓部疏松，类白色。气微，味微苦涩。

性味归经 味甘，性平。归心、肝经。

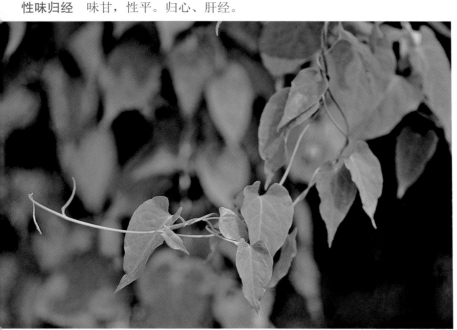

功能与主治 养血安神，祛风通络。主治失眠多梦，血虚身痛，风湿痹痛；外治皮肤瘙痒。

用法用量 内服：煎汤，10～20克。外用：适量，煎水洗或捣敷。

注意事项 躁狂实火者慎服。

十五、平肝息风药

（一）平抑肝阳药

牡蛎

大连湾牡蛎

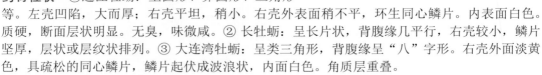

别名　蛎蛤、左壳、海蛎子皮。

来源　为牡蛎科动物近江牡蛎 Ostrea rivularis Gould、长牡蛎 Ostrea gigas Thunberg 及大连湾牡蛎 Ostrea talienwhanensis Grosse 的贝壳。

药材性状　①近江牡蛎：呈圆形、卵圆形、三角形等。左壳凹陷，大而厚；右壳平坦，稍小。右壳外表面稍不平，环生同心鳞片。内表面白色。质硬，断面层状明显。无臭，味微咸。②长牡蛎：呈长片状，背腹缘几平行，右壳较小，鳞片坚厚，层状或层纹状排列。③大连湾牡蛎：呈类三角形，背腹缘呈"八"字形。右壳外面淡黄色，具疏松的同心鳞片，鳞片起伏成波浪状，内面白色。角质层重叠。

性味归经　味咸，性微寒。归肝、肾经。

功能与主治　平肝潜阳，重镇安神，软坚散结，收敛固涩。主治眩晕耳鸣，惊悸失眠，瘰疬瘿瘤，自汗盗汗，遗精，崩漏，带下。

用法用量　内服：煎汤，15～30克，先煎。外用：适量，研末干撒或调敷。

注意事项　不宜多服久服，容易引起便秘和消化不良。

珍珠母

别名　珠牡、珠母、真珠母、真珠母，明珠母。

来源　为蚌科动物三角帆蚌 Hyriopsis cumingii (Lea)、褶纹冠蚌 Cristaria plicata (Leach) 或珍珠贝科动物马氏珍珠贝 Pteria martensii (Dunker) 的贝壳。

采收加工　去肉，洗净，干燥。

药材性状　①三角帆蚌：稍呈不等边四角形。壳面生长轮呈同心环状排列。后背缘向上突起，形成大的三角形帆状后翼。前闭壳肌痕呈卵圆形，后闭壳肌痕稍呈三角形。质坚硬。气微腥，味淡。②褶纹冠蚌：呈不等边三角形。后背缘向上伸展成大形的冠。前闭壳肌痕大呈楔形，后闭壳肌痕呈不规则卵圆形。③马氏珍珠贝：呈斜四方形，后耳大，前耳小，背缘平直，腹缘圆，生长线极细密，成片状。闭壳肌痕大，长圆形。

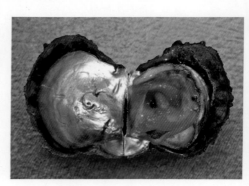

性味归经　味咸，性寒。归肝、心经。

功能与主治　平肝潜阳，安神定惊，明目退翳。主治头痛眩晕，惊悸失眠，目赤翳障，视物昏花。

用法用量　内服：煎汤，10～30克，打碎先煎。

注意事项　脾胃虚寒者慎服。

蒺藜

别名 刺蒺藜、三角刺、陀罗刺。

来源 为蒺藜科植物蒺藜 *Tribulus terrestris* L. 的干燥成熟果实。

原植物 一年生草本。茎通常由基部分枝，平卧地面；全株被绢丝状柔毛。托叶披针形，叶为偶数羽状复叶，对生，一长一短，长叶具6～8对小叶；短叶具3～5对小叶；小叶对生，长圆形，背面被以白色伏生的丝状毛。花淡黄色，单生于短叶的叶腋；萼5，卵状披针形，背面有毛，宿存；花瓣5，倒卵形，先端略呈截形，与萼片互生；雄蕊10，着生于花盘基部。子房5心皮。果实为离果，五棱形或球形，由5个呈星状排列的果瓣组成，每个果瓣具长短棘刺各1对，背面有短硬毛及瘤状突起。花期5～8月，果期6～9月。生于荒丘、田边及田间。分布于全国各地。

采收加工 秋季果实成熟时采割植株，晒干，打下果实，除去杂质。

药材性状 为放射状五棱形，直径6～10mm，表面绿白色或灰白色，背部隆起，有许多网纹及小刺。质坚硬，剖面可见白色而有油性的种仁。无臭。味苦、辛。

性味归经 味辛、苦，性微温，有小毒。归肝经。

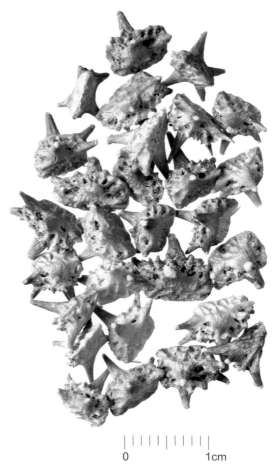

| | | | | | | | | | | |

0   1cm

功能与主治 平肝解郁，活血祛风，明目，止痒。主治头痛眩晕，胸胁胀痛，乳闭乳痈，目赤翳障，风疹瘙痒。

用法用量 内服：煎汤，6～9克。

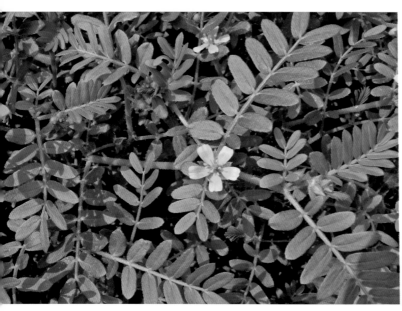

石决明

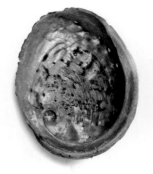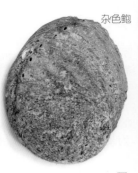

杂色鲍

别名 千里光、金蛤蜊皮、鳆鱼甲。

来源 为鲍科动物杂色鲍 *Haliotis diversicolor* Reeve、皱纹盘鲍 *Haliotis discushannai* Ino、耳鲍 *Haliotis asinine* Linnaeus、羊鲍 *Haliotis ovina* Gmelin 等的贝壳。

药材性状 ①杂色鲍：长卵圆形，内面观略呈耳形，长7～9cm，宽5～6cm，高约2cm。表面暗红色，有多数不规则的螺肋和细密生长线，螺旋部小，体螺部大，从螺旋部顶端开始向右排列有20余个疣状突起，末端6～9个开孔，孔口与壳面平。内面光滑，具珍珠样彩色光泽。壳较厚，稍光滑，质坚硬，不易破碎，断面厚0.5～10mm，有较明显的层次。无臭，味微咸。②皱纹盘鲍：长椭圆形，长8～12cm，宽6～8cm，高2～3cm。表面灰棕色。③耳鲍：狭长，略扭曲，呈耳状，长5～7cm，宽2.5～3.5cm，高约1cm。④羊鲍：近圆形，较小，长4～8cm，宽2.5～6cm，高0.8～2cm。

性味归经 味咸，性寒。归肝经。

功能与主治 平肝清热，明目去翳。主治头痛眩晕，目赤翳障，视物昏花，青盲雀目。

用法用量 内服：煎汤，10～30克，打碎先煎。

注意事项 消化不良、胃酸缺乏者禁服。脾胃虚寒慎服。

赭石

别名 代赭石、须丸、钉赭石。

来源 为氧化物类刚玉族矿物赤铁矿。

药材性状 为鲕状、豆状、肾状集合体。多呈不规则厚板状或块状，有棱角。棕红色至暗棕红色或铁青色，条痕樱红色或棕红色，半金属光泽。一面分布较密的"钉头"，呈乳头状；另一面与突起相对应处有同样大小的凹窝。体重，质坚硬，断面层叠状或颗粒状。无臭，无味。以色棕红、有"钉头"、断面层叠状者为佳。

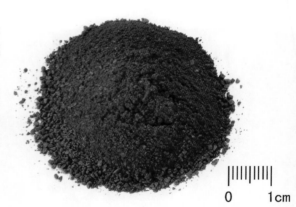

0   1cm

性味归经 味苦、甘，性微寒。归肝、胃、心经。

功能与主治 平肝潜阳，重镇降逆，凉血止血。主治头痛，眩晕，心悸，癫狂，惊痫，呕吐，嗳气，呃逆，噎膈，咳嗽，气喘，吐血，鼻衄，崩漏，便血，尿血。

用法用量 内服：煎汤，10～30克，先煎。

注意事项 孕妇慎用。

罗布麻叶

别名 吉吉麻、红花草、茶叶花、盐柳、野柳树。

来源 为夹竹桃科植物罗布麻 *Apocymum venetum* L. 的叶。

原植物 亚灌木，高1.5～3m。全株具乳汁；光滑无毛，紫红色或淡红色。叶对生；椭圆状披针形至卵圆状长圆形，长1～5cm，宽0.5～1.5cm，先端急尖，具短尖头，基部急尖至钝，叶缘有细牙齿，两面无毛。圆锥状聚伞花序，通常顶生；5数花；花萼裂片披针形，两面被柔毛；花冠筒钟形，紫红色或粉红色，花冠裂片卵圆状长圆形，与冠筒约等长；雄蕊着生于花冠筒基部；子房有2枚离生心皮组成；花盘环状。蓇葖果2枚，平行或叉生，下垂，长8～20cm，直径0.5～0.7cm。花期4～9月，果期7～12月。生于盐碱荒地、沙漠边缘及河流两岸、湖泊周围、冲积平原、戈壁荒滩上。分布于我国西北、华北、东北及山东、江苏、安徽、河南等地。

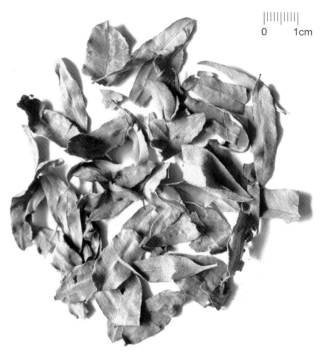

采收加工 夏秋季采收，晒干。

药材性状 叶多破碎，完整叶展平后，呈椭圆状披针形或卵圆状披针形，淡绿色或灰绿色，先端钝，具小芒尖，基部钝圆，边缘具细齿，常反卷，两面无毛，下面叶脉突起。质脆。气微，味淡。以完整、质绿者为佳。

性味 味甘、微苦，性凉。

功能与主治 清热平肝，利水消肿。主治高血压病，头痛，眩晕，心悸，失眠，肾炎水肿，肝炎腹胀，小便少。

用法用量 内服：煎汤，5～10克；或泡茶。

注意事项 脾虚慢惊者慎用。

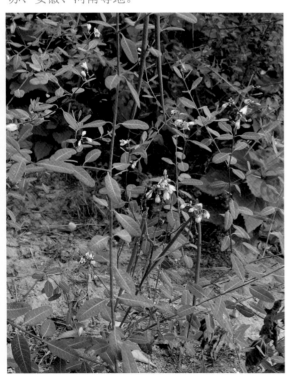

（二）息风止痉药

羚羊角

别名 泠角。

来源 牛科动物赛加羚羊 *Saiga tatarica* Linnaeus 的角。

药材性状 呈长圆锥形，略呈弓形弯曲，长 15～33cm，类白色或黄白色，基部稍呈青灰色。嫩枝对光透视有"血丝"或紫黑色斑纹，光润如玉，无裂纹，老枝则有细纵裂纹。除尖端部分外，有 10～16 个隆起环脊，间距约2cm，用手握之，四指正好嵌入凹处。角的基部横截面圆形，直径3～4cm，内有坚硬质重的角柱，习称"骨塞"，骨塞长约占全角的1/2或1/3，表面有突起的纵棱，与其外面角鞘内的凹沟紧密嵌合，从横断面观，其结合部呈锯齿状。除去"骨塞"后，角的下半段成空洞，全角呈半透明，对光透视，上半段中央有一条隐约可辨的细孔道直通角尖，习称"通天眼"。质坚硬。气微，味淡。

性味归经 味咸，性寒。归肝、心经。

功能与主治 平肝息风，清肝明目，散血解毒。主治高热惊痫，神昏痉厥，子痫抽搐，癫痫发狂，头痛眩晕，目赤翳障，温毒发斑，痈肿疮毒。

用法用量 内服：煎汤，1.5～3克，宜先煎2h以上。外用：适量，煎汤或磨汁涂敷。

注意事项 脾虚慢惊者禁服。

牛黄

别名 犀黄、丑宝。

来源 为牛科动物黄牛 *Bos taurus domesticus* Gmelin 干燥的胆结石。

药材性状 多呈卵形、类球形、三角形或四方形，大小不一，直径0.6～3(4.5)cm，少数呈管状或碎片。表面黄红色至棕黄色，有的表面挂有一层黑色光亮的薄膜，习称"乌金衣"，有的粗糙，具疣状突起，有的具龟裂纹。体轻，质酥脆，易分层剥落，断面金黄色，可见细密的同心层纹，有的夹有白心。气清香，味苦而后甘，有清凉感，嚼之易碎，不粘牙。

性味归经 味甘，性凉。归心、肝经。

功能与主治 清心，豁痰，开窍，凉肝，息风，解毒。主治热病神昏，中风痰迷，惊痫抽搐，癫痫发狂，咽喉肿痛，口舌生疮，痈肿疔疮。

用法用量 内服：研末，每次1.5～3克。外用：适量，研末撒或调敷。

注意事项 脾虚便溏者及孕妇慎服。

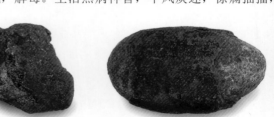

钩藤

别名 钩藤、吊藤、倒挂刺。

来源 为茜草科植物钩藤 *Uncaria rhynchophylla* (Miq.) Miq. ex Havil、大叶钩藤 *Uncaria macrophylla* Wall. 的干燥带钩茎枝。

原植物 钩藤：常绿木质藤本。小枝四棱柱形，褐色，秃净无毛。叶腋有成对或单生的钩，向下弯曲，先端尖。叶对生；具短柄；叶片卵形或椭圆形，先端渐尖，基部宽楔形，全缘，上面光亮，下面在脉腋内常有束毛，略呈粉白色，干后变褐红色；托叶2深裂，裂片条状钻形。头状花序单个腋生或为顶生的总状花序式排列；总花梗纤细；花黄色，花冠合生，上部5裂，裂片外被粉状柔毛；雄蕊5；子房下位。蒴果倒卵形或椭圆形，被疏柔毛，有宿存萼。种子两端有翅。生于山谷溪边的疏林中。分布于陕西、安徽、浙江、江西等地。

大叶钩藤：嫩枝方棱形。叶对生，革质，卵形或阔卵形，顶端短尖或渐尖，基部圆或近心形；上面脉上有黄褐色长毛，下面被疏或稠密的黄褐色长毛；叶脉上面微凹陷，下面突起。头状花序单生叶腋；总花梗具一节；头状花序，花序轴有稠密的毛，无小苞片；花萼管漏斗状，被淡黄色短柔毛；花柱伸出花冠管外，柱头长圆形。果序直径8～10cm；小蒴果长约20mm。花期夏季。生于山谷溪边的次生林中，常攀缘于林冠之上。分布于广东、广西、云南、海南等地。

采收加工 秋、冬两季采收，去叶，切段，晒干。

药材性状 茎枝呈圆柱形或类方柱形，长2～3cm，直径0.2～0.5cm。表面红棕色至紫红色者，具细纵纹，光滑无毛。多数枝节上对生两个向下弯曲的钩（不育花序梗），或仅一侧有钩，另一侧为突起的斑痕；钩略扁或稍圆，先端细尖，基部较阔。质坚韧，断面黄棕色，皮部纤维性，髓部黄白色或中空。气微，味淡。

性味归经 味甘，性凉。归肝、心包经。

功能与主治 清热平肝，息风定惊。主治头痛眩晕，感冒夹惊，惊痫抽搐，妊娠子痫，高血压病。

用法用量 内服：煎汤6～30克。不宜久煎。

注意事项 虚者勿服。

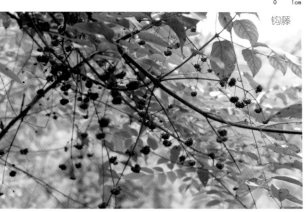

钩藤

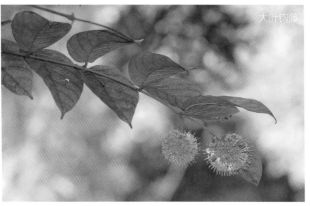

大叶钩藤

天麻

别名　赤箭、赤箭脂、定风草。

来源　为兰科植物天麻 *Gastrodia elata* Bl. 的干燥块茎。

原植物　多年生寄生草本，高60～100cm。全株不含叶绿素。块茎肥厚，肉质，长圆形，有不甚明显的环节。茎圆柱形，黄赤色。叶呈鳞片状，膜质，下部短鞘状抱茎。总状花序顶生，花黄赤色；苞片膜质，线状长椭圆形；花被管歪壶状，先端5裂，裂片三角形；唇瓣高于花被管2/3，具3裂片，中央裂片较大，其基部在花被管内呈短柄状；合蕊柱先端具2个小的附属物；子房倒卵形，子房柄扭转。蒴果长圆状倒卵形。种子多而细小，呈粉尘状。花期6～7月，果期7～8月。生于林下阴湿、腐殖质较厚的地方。分布于吉林、陕西、河南、四川，贵州、西藏等地。现多人工栽培。

采收加工　立冬后至次年清明前采挖，立即洗净，蒸透，敞开低温干燥。

药材性状　本品呈椭圆形或长条形，略扁，皱缩而稍弯曲，长3～15cm，宽1.5～6cm，厚0.5～2cm。表面黄白色至淡黄棕色，有纵皱纹及由潜伏芽排列而成的横环纹多轮，有时可见棕褐色菌索。顶端有红棕色至深棕色鹦嘴状的芽或残留茎基，另端有圆脐形斑痕。质坚硬不易折断，断面较平坦，黄白色至淡棕色，角质样。气微，味甘。

饮片鉴别　天麻顶端有红棕色至棕色鹦嘴状的芽或残留茎基，另一端有圆脐形斑痕。质坚硬，不易折断，断面较平坦，为黄白色至淡棕色，角质样。气微，味甘。多有不规则皱纹，半透明，并可见多轮环节。

性味归经　味甘，性平。归肝经。

功能与主治　平肝息风止痉。主治头痛眩晕，肢体麻木，小儿惊风，癫痫抽搐，破伤风。

用法用量　内服：煎汤，3～10克。

注意事项　气血虚甚者慎服。

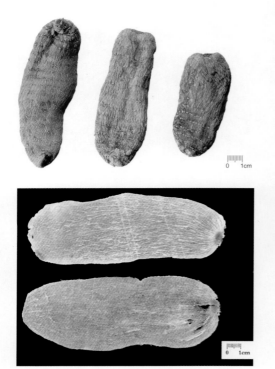

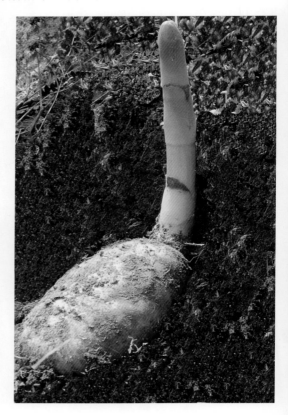

僵蚕

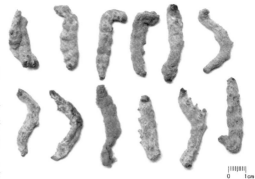

别名　天虫、白僵虫。

来源　为蚕蛾科动物家蚕蛾的幼虫感染白僵菌 *Beauveria bassiana* (Bals.) Vaillant 而僵死的全虫。

采收加工　在蚕 4 次蜕皮后，将白僵菌用温水或冷水调成菌液，用喷雾器均匀地喷到蚕体上，以蚕体见湿为度。接种后 15～20min 第 1 次给桑，以后每隔 5～6h 给桑 1 次。饲养室的温度以 24～26℃、湿度 90% 为宜。避免通风。接种后，蚕陆续发病死亡。要及时拣出，另行摊放，保持同样温度，待其充分发僵变白后，置于通风处风干或弱光下晒干。

药材性状　呈圆柱形，多弯曲皱缩，长 2～5cm，直径 0.5～0.7cm。表面灰黄色，被有白色粉霜状的气生菌丝和分生孢子。头部较圆，足 8 对，体节明显，尾部略呈二分歧状。质硬而脆，易折断，断面平坦，外层白色，显粉色，中间有亮棕色或亮黑色，习称"胶口镜面"，内有丝腺环 4 个，呈亮圈状。气微腥，味微咸。

性味归经　味辛、咸，性平。归肝、肺、胃经。

功能与主治　祛风止痉，化痰散结，解毒利咽。主治惊痫抽搐，中风口眼歪斜，偏正头痛，咽喉肿痛，瘰疬，疔腮，风疹，疮毒。

用法用量　内服：研末，1.5～6 克。

地龙

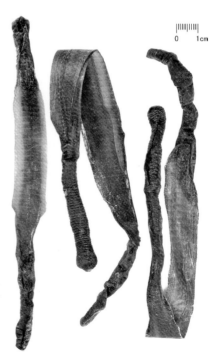

别名　蚯蚓、土龙。

来源　为钜蚓科动物参环毛蚓 *Pheretima aspergillum* (E. Perrier)、威廉环毛引 *Pheretima guillelmi* (Michaelsen)、通俗环毛蚓 *Pheretima vnlgaris* Chen. 或栉盲环毛蚓 *Phetetima pectinifera* Michaelsen 的干燥体。前一种习称"广地龙"，后三种习称"沪地龙"。

采收加工　广地龙春季至秋季捕捉，沪地龙夏季捕捉，及时剖开腹部，除去内脏及泥沙，洗净，晒干或低温干燥。

药材性状　广地龙呈长条状薄片，弯曲，边缘略卷，长 15～20cm，宽 1～2cm。全体具环节，背部棕褐色至紫灰色，腹部浅黄棕色。体前端稍尖，尾端钝圆，刚毛圈粗糙而硬，色稍浅。体轻，略呈革质，不易折断。气腥，味微咸。

性味归经　味咸，性寒。归肝、脾、膀胱经。

功能与主治　清热定惊，通络，平喘，利尿。主治高热神昏，惊痫抽搐，关节痹痛，肢体麻木，半身不遂，肺热喘咳，尿少水肿，高血压病。

用法用量　内服：煎汤，5～10 克。

注意事项　孕妇禁服，脾胃虚寒者不宜服。

全蝎

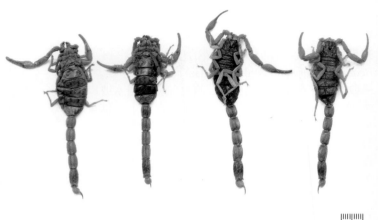

别名 蝎子、全虫、茯背虫。

来源 为钳蝎科动物东亚钳蝎 *Buthus martensii* Karsch 的干燥体。

采收加工 春末至秋初捕捉，除去泥沙，置沸水或沸盐水中，煮至全身僵硬，捞出，置通风处，阴干。

药材性状 头胸部与前腹部呈扁平长椭圆形，后腹部呈尾状，皱缩弯曲，完整者体长约6cm。头胸部呈绿褐色，前面有1对短小的螯肢及1对较长大的钳状脚须，形似蟹螯，背面覆有梯形背甲，腹面有足4对，均为7节，末端各具2爪钩；前腹部由7节组成，第7节色深，背甲上有5条隆脊线。背面绿褐色，后腹部棕黄色，6节，节上均有纵沟，末节有锐钩状毒刺，毒刺下方无距。气微腥，味咸。

性味归经 味辛，性平，有毒。归肝经。

功能与主治 息风镇痉，攻毒散结，通络止痛。主治小儿惊风，抽搐痉挛，中风口歪，半身不遂，破伤风，风湿顽痹，偏正头痛，疮疡，瘰疬。

用法用量 内服：煎汤，2～5克；用蝎尾时，量为全蝎的1/3。

注意事项 血虚生风，孕妇禁服。

蜈蚣

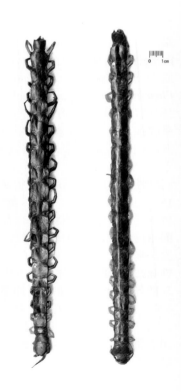

别名 天龙、百足虫、百脚。

来源 为蜈蚣科动物少棘巨蜈蚣 *Scolopendra subspinipes mutilans* L. Koch 的干燥体。

采收加工 春、夏两季捕捉，用竹片插入头尾，绷直，干燥。

药材性状 呈扁平长条形，长9～15cm，宽0.5～1cm。全体共22个环节。头部暗红色或红褐色，有头板覆盖，头板近圆形。除去头、足的躯体，呈扁平状小段，背部棕绿色或墨绿色，有光泽，腹部棕黄色或淡黄色。质脆。具有特殊的刺鼻腥气，味辛而微咸。

性味归经 味辛，性温，有毒。归肝经。

功能与主治 息风镇痉，攻毒散结，通络止痛。主治小儿惊风，抽搐痉挛，中风口歪，半身不遂，破伤风，风湿顽痹，疮疡，瘰疬，毒蛇咬伤。

用法用量 内服：煎汤，2～5克。

注意事项 有毒，用量不宜过大。血虚生风，孕妇禁服。

十六、开窍药

麝香

别名 遗香、臭子、香脐子。

来源 为鹿科动物林麝、马麝或原麝成熟雄体香囊中的干燥分泌物。

药材性状 毛壳麝香：为扁圆形或类椭圆形的囊状体，直径 3 ~ 7cm，厚 2 ~ 4cm。开口面的皮革质，棕褐色，略平，密生白色或灰棕色短毛，从两侧围绕中心排列，中间有 1 小囊孔。剖开后可见中层皮膜呈棕褐色或灰褐色，半透明，内层皮膜呈棕色，内含颗粒状、粉末状的麝香仁和少量细毛及脱落的内层皮膜（习称"银皮"）。

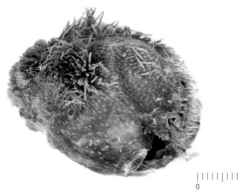

性味归经 味辛，性温。归心、脾经。

功能与主治 开窍醒神，活血通经，消肿止痛。主治热病神昏，中风痰厥，气郁暴厥，中恶昏迷，经闭，癥瘕，难产死胎，心腹暴痛，痈肿瘰疬，咽喉肿痛，跌仆伤痛，痹痛麻木。

用法用量 内服：入丸、散，0.03 ~ 0.1 克，一般不入汤剂。

注意事项 虚脱证禁用。孕妇禁用。

冰片

别名 龙脑、冰片脑、梅片。

来源 为龙脑香科植物龙脑香树的树脂中析出的天然结晶性化合物。

采收加工 从龙脑香树干的裂缝处，采取干燥的树脂，进行加工。或砍下树干及树枝，切成碎片，经水蒸气蒸馏升华，冷却后即成结晶。

药材性状 为白色结晶性粉末或片状结晶。气清香，味辛、凉；具挥发性，点燃时有浓烟，火焰呈黄色。本品在乙醇、三氯甲烷或乙醚中易溶，在水中几乎不溶。

性味归经 味辛、苦，性微寒。归心、脾、肺经。

功能与主治 开窍醒神，清热止痛。主治热病神昏、惊厥，中风痰厥，气郁暴厥，中恶昏迷，目赤，口疮，咽喉肿痛，耳道流脓。

用法用量 内服：入丸、散，0.15 ~ 0.3 克。外用研粉点敷患处。

注意事项 气血虚者禁服，孕妇慎服。

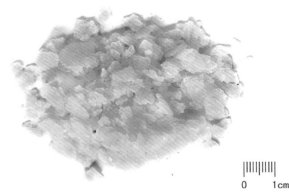

樟脑

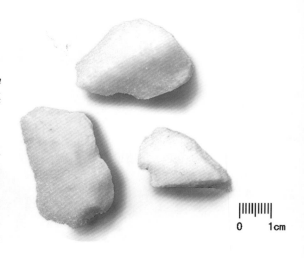

别名 韶脑、潮脑、油脑、树脑。

来源 为樟科植物樟*Cinnamomum camphora* (L.) Presl的根、干、枝、叶经蒸馏精制而成的颗粒状物。

原植物 见樟木子项下。

采收加工 一般在9～12月砍伐老树，取下其根、茎、枝、叶，锯劈成碎片，置蒸馏器中进行蒸馏，樟木中含有的樟脑及挥发油随水蒸气馏出，冷却后，即得粗制樟脑。粗制樟脑再经升华精制。即得精制樟脑粉。将此樟脑粉入模型中压榨，则成透明的樟脑块。

药材性状 本品为白色的结晶性粉末或为无色透明的硬块，粗制品则稍带黄色，具光亮，火试能发出有烟的红色火炽而燃烧。

性味归经 味辛，性热，有小毒。归心、脾经。

功能与主治 通关窍，利滞气，辟秽浊，杀虫止痒，消肿止痛。主治热病神昏、中恶猝倒，痧胀吐泻腹痛，寒湿脚气，疥疮顽癣，秃疮，冻疮，臁疮，水火烫伤，跌打伤痛，牙痛，风火赤眼。

用法用量 内服：入丸、散，0.06～0.15克，不入汤剂。

注意事项 气虚者及孕妇，禁服。皮肤过敏者慎用。

蟾酥

别名 蟾蜍眉脂、蟾蜍眉酥、蛤蟆酥、蛤蟆浆。

来源 为蟾蜍科动物中华大蟾蜍*Bufo bufo gargarizans* Cantor或黑眶蟾蜍*Bufo melanostictus* Schneider的干燥分泌物。

采收加工 多于夏、秋二季捕捉蟾蜍，洗净，挤取耳后腺和皮肤腺的白色浆液，加工，干燥。

药材性状 呈扁圆形团块状或片状。棕褐色或红棕色。团块状者质坚，不易折断，断面棕褐色，角质状，微有光泽；片状者质脆，易碎，断面红棕色，半透明。气微腥，味初甜而后有持久的麻辣感，粉末嗅之作嚏。

性味归经 味辛，性温；有毒。归心经。

功能与主治 解毒，止痛，开窍醒神。主治痈疽疔疮，咽喉肿痛，中暑神昏，痧胀腹痛吐泻。

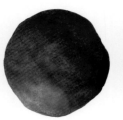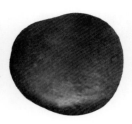

用法用量 内服：入丸、散，0.015～0.03克。外用适量。

注意事项 孕妇禁服，外用不可入目。

石菖蒲

别名 菖蒲、香草、水剑草。

来源 为天南星科植物石菖蒲 *Acorus tatarinowii* Schott 的干燥根茎。

原植物 多年生草本。根茎横卧，芳香，外皮黄褐色，节间长3～5mm，根肉质，具多数须根，根茎上部分枝甚密，植株成丛生状，分枝常被纤维状宿存叶基。叶片薄，线形，基部对折，中部以上平展，先端渐狭，基部两侧膜质，叶鞘上延几达叶片中部，暗绿色，无中脉，平行脉多数，稍隆起。花序柄腋生，三棱形，叶状佛焰苞长13～25cm，为肉穗花序长的2～5倍或更长，稀近等长；肉穗花序圆柱状，上部渐尖。花白色。幼果绿色，成熟时黄绿色或黄白色。花、果期2～6月。分布于黄河流域以南各地。

采收加工 秋、冬两季采挖，除去须根及泥沙，晒干。

药材性状 扁圆柱形，多弯曲，常有分枝，长3～20cm，直径0.3～1cm。表面棕褐色或灰棕色，粗糙，有疏密不匀的环节，节间长0.2～0.8cm，具细纵纹，一面残留须根或圆点状根痕；叶痕呈三角形，左右交互排列，有的其上有毛鳞状的叶基残余。质硬，断面纤维性，类白色或微红色，内皮层环明显，可见多数维管束小点及棕色油细胞。气芳香，味苦、微辛。

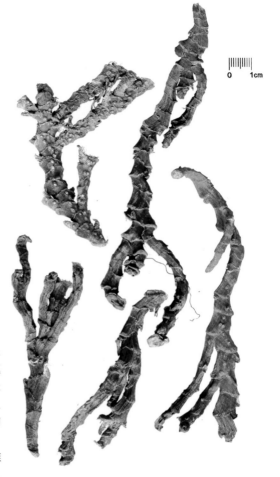
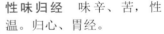

性味归经 味辛、苦，性温。归心、胃经。

功能与主治 化湿开胃，开窍豁痰，醒神益智。主治脘痞不饥，噤口下痢，神昏癫痫，健忘耳聋。

用法用量 内服：煎汤，3～6克。外用：适量，煎水洗或研末调敷。

注意事项 阴虚阳亢、汗多、精滑者慎服。

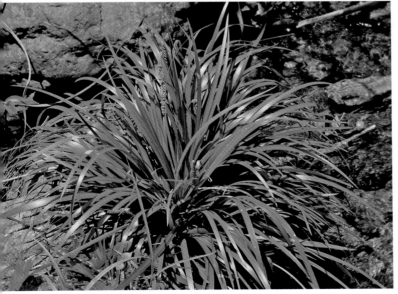

水菖蒲

别名　泥菖蒲、家菖蒲、大叶菖蒲。

来源　为天南星科植物菖蒲 *Acorus calamus* L. 的根茎。

原植物　多年生草本。根茎横走，稍扁，分枝，外皮黄褐色，芳香，肉质根多数，具毛发状须根。叶基生，基部两侧膜质，向上渐狭；叶片剑状线形，基部宽，对折中部以上渐狭，草质，绿色，光亮，中脉在两面均明显隆起，侧脉 3～5 对，平行，纤细，大都伸延至叶尖。花序柄三棱形，叶状佛焰苞剑状线形，肉穗花序斜向上或近直立，狭锥状圆柱形。花黄绿色。子房长圆柱形。浆果长圆形，红色。花期 2～9 月。生于海拔 2600m 以下的水边、沼泽湿地或湖泊浮岛上，也有栽培。分布于全国各地。

采收加工　栽种 2 年后即可采收。全年均可采收，但以 8～9 月采挖者良。挖取根茎后，洗净泥沙，去除须根，晒干。

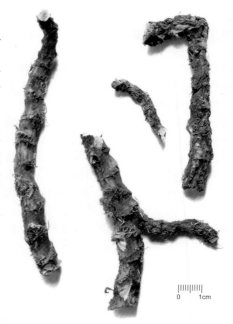

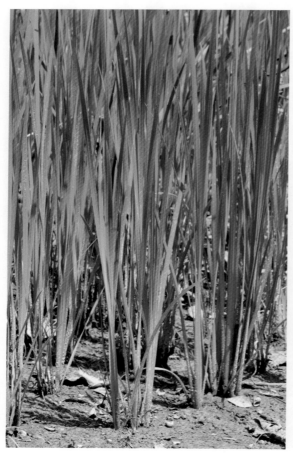

药材性状　根茎扁圆柱形，少有分枝；长10～24cm，直径 1～1.5cm。表面类白色至棕红色，有细纵纹；节间长 0.2～1.5cm，上侧有较大的类三角形叶痕，下侧有凹陷的圆点状根痕，节上残留棕色毛须。质硬，折断面海绵样，类白色或淡棕色；横切面内皮层环明显，有多数小空洞及维管束小点。气较浓烈而特异，味苦辛。

性味归经　味辛、苦，性温。归心、肝、胃经。

功能与主治　化痰开窍，除湿健胃，杀虫止痒。主治痰厥昏迷，中风，癫痫，惊悸健忘，耳鸣耳聋，食积腹痛，痢疾泄泻，风湿疼痛，湿疹，疥疮。

用法用量　内服：煎汤 3～6 克。外用：适量，煎水洗或研末调敷。

注意事项　阴虚阳亢、阴血不足、汗多、精滑者慎服。

安息香

别名 拙贝罗香。

来源 为安息香科植物白花树 Styrax tonkinensis (Pierre) Craib ex Hartw. 的干燥树脂。

原植物 乔木，高达20m。树皮绿棕色，嫩枝被棕色星状毛。叶互生，长卵形，长11cm，宽4.5cm，边缘具不规则齿牙，上面稍有光泽，下面密被白色短星状毛；叶柄长约1cm。总状或圆锥花序腋生或顶生；花萼短钟形，5浅齿；花冠5深裂，裂片长约为萼筒的3倍；花萼及花瓣外面被银白色丝状毛，内面棕红色；雄蕊8～10，2室；子房上位，密被白色茸毛，下部2～3室，上部单室，花柱棕红色。果实扁球形，长约2cm，灰棕色。种子坚果状，红棕色，具6浅色纵纹。野生或栽培于稻田边。花期2～3月，果期7～9月。分布于印度尼西亚的苏门答腊及爪哇。

采收加工 树干经自然损伤或于夏、秋两季割裂树干，收集流出的树脂，阴干。

药材性状 为不规则的小块，常黏结成团块。自然出脂：表面橙黄色，具蜡样光泽；人工割脂：或为不规则的圆柱状、扁平块状。表面灰白色至淡黄白色。质脆，易碎，断面白色，放置后逐渐变为淡黄棕色至红棕色。加热则软化熔融。气芳香，味微辛，嚼之有沙粒感。

性味归经 味辛、苦，性平。归心、脾经。

功能与主治 开窍清神，行气活血，止痛。主治中风痰厥，气郁暴厥，中恶昏迷，心腹疼痛，产后血晕，小儿惊风。

用法用量 内服：研末，0.3～1.5克。

注意事项 阴虚火旺者慎服。

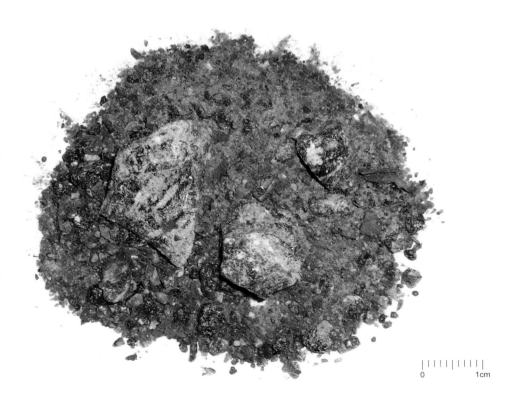

十七、补药

（一）补气药

人参

别名 黄参、玉精、棒棰。

来源 为五加科植物人参 *Panax ginseng* C. A. Mey. 的干燥根及根茎。

原植物 多年生草本，高30～70cm。根肥大，肉质，纺锤形，末端多分歧，外皮淡黄色。叶为掌状复叶，具长柄；轮生叶的数目依生长年限而不同，一般1年生者1片三出复叶，2年生者1片五出复叶，3年生者2片五出复叶，以后每年递增1片复叶，最多可达6片复叶；小叶片披针形，下方2片小叶较小，边缘具细锯齿。伞形花序单一顶生，每花序有10～80朵花，集成圆球形；花小，花萼绿色；花瓣淡黄绿色；子房下位。果实为核果状浆果，扁球形。花期5～6月，果期6～9月。生于林下。野生于黑龙江、吉林、辽宁、河北等地，也可引种栽培。

采收加工 多于秋季采挖，洗净，晒干或烘干。

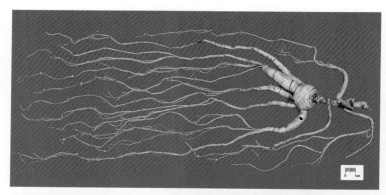

药材性状 主根呈纺锤形，长3～15cm，直径1～2cm，表面灰黄色，上部或全体有粗横纹及纵皱，下部有支根2～3条，并着生多数细长的须根，须根上常有不明显的细小疣状突出。根茎（芦头）多拘挛而弯曲，具不定根和稀疏的凹窝状茎痕（芦碗）。质较硬，断面淡黄白色，显粉性，皮部有黄棕色的点状树脂道及放射状裂隙。香气特异，味微苦、甘。

性味归经 味甘、微苦，性平。归脾、肺、心经。

功能与主治 大补元气，复脉固脱，补脾益肺，生津安神。主治体虚欲脱，肢冷脉微，脾虚食少，肺虚喘咳，津伤口渴，内热消渴，久病虚羸，惊悸失眠，阳痿宫冷；心力衰竭，心源性休克。

用法用量 内服：煎汤，3～9克。

注意事项 实证、热证忌服。

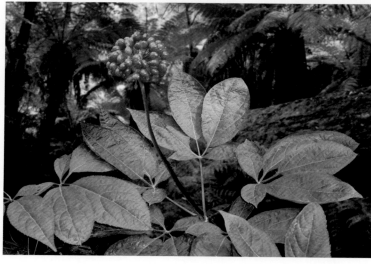

西洋参

别名 西洋人参、洋参、花旗参。

来源 为五加科植物西洋参 *Panax quinque* folium L. 的干燥根。均系栽培品。

原植物 多年生草本，高25～30cm。根肉质，纺锤形，时有分枝。茎圆柱形，具纵条纹。掌状复叶，通常3～4枚轮生茎顶；叶柄压扁状；小叶通常5片，下方2片较小；小叶片倒卵形、阔椭圆形，先端急尾尖，基部下延楔形，边缘具粗锯齿，上面叶脉有稀疏细刚毛。伞形花序单一顶生，多朵小花集成圆球形。苞片卵形；萼钟状，绿色，5齿裂；花冠绿白色，5瓣，长圆形；雄蕊5；雌蕊1，子房下位。核果状浆果，扁球形。多数，集成头状，成熟时鲜红色。花期5～6月，果期6～9月。我国东北及北京、西安、江西等地有栽培。

采收加工 秋季采挖，洗净，晒干或低温干燥。去芦，润透，切薄片，干燥或用时捣碎。

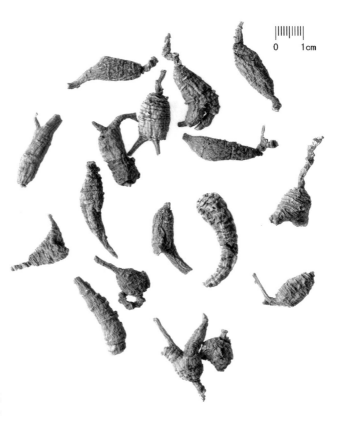

药材性状 呈纺锤形、圆柱形，长3～12cm，直径0.8～2cm，表面浅黄褐色或黄白色，可见横向环纹及线形皮孔状突起，并有细密淡纵皱纹及须根痕。主根中下部有一至数条侧根，多已折断。有的上端有根茎（芦头），环节明显，茎痕（芦碗）圆形或半圆形，具不定根（芋）。体重，质坚实，不易折断，断面平坦，浅黄白色，略显粉性，皮部可见黄棕色点状树脂道，形成层环纹棕黄色，木部略呈放射状纹理。气微而特异，味微苦、甘。

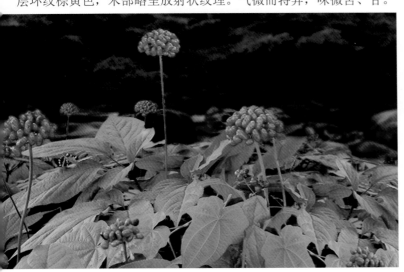

性味归经 味甘、微苦，性凉。归心、肺、肾经。

功能与主治 补气养阴，清热生津。主治气虚阴亏，内热，咳喘痰血，虚热烦倦，消渴，口燥咽干。

用法用量 内服：煎汤，3～6克。

注意事项 中阳衰微，胃有寒湿，忌服。

太子参

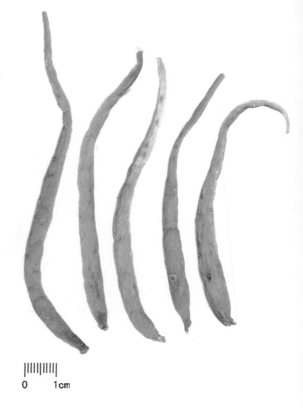

别名 童参、米参。

来源 为石竹科植物孩儿参 *Pseudostellaria heterophylla* (Miq.) Pax 的干燥块根。

原植物 多年生草本，高 15 ～ 20cm。地下有肉质直生纺锤形块根，四周疏生须根。茎单一，下部带紫色，近方形，上部绿色，圆柱形，有明显膨大的节，光滑无毛。单叶对生；茎下部的叶最小，倒披针形，向上渐大，在茎顶的叶最大，通常两对密接成 4 叶轮生状，长卵形。花二型：近地面的花小，为闭锁花；花梗紫色，有短柔毛；萼片 4，背面紫色，边缘白色而呈薄膜质，无花瓣。茎顶上的花较大而开放，萼片 5，披针形，绿色，背面及边缘有长毛；花瓣 5，白色；雄蕊 10；子房卵形。蒴果近球形。种子褐色，扁圆形，有疣状突起。花期 4 月，果期 5 ～ 6 月。生于山坡林下和岩石缝中。分布于我国东北、华北、西北、华东及湖北、湖南等地。

采收加工 夏季茎叶大部分枯萎时采挖，洗净，除去须根，置沸水中略烫后晒干或直接晒干。

药材性状 呈细长纺锤形或细长条形，稍弯曲，长 3 ～ 10cm，直径 0.2 ～ 0.6cm。表面黄白色，较光滑，微有纵皱纹，凹陷处有须根痕。顶端有茎痕。质硬而脆，断面平坦，淡黄白色，角质样；或类白色，有粉性。气微，味微甘。

性味归经 味甘、微苦，性平。归脾、肺经。

功能与主治 益气健脾，生津润肺。主治脾虚体倦，食欲不振，病后虚弱，气阴不足，自汗口渴，肺燥干咳。

用法用量 内服：煎汤，10 ～ 15 克。

注意事项 表实邪盛者不宜用。

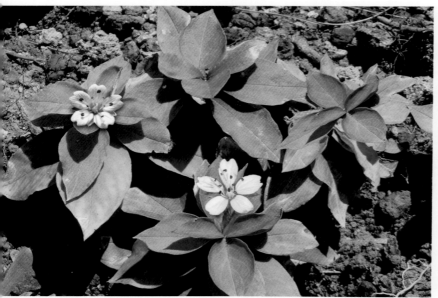

党参

别名 上党人参、防风党参、狮头参、黄参。

来源 为桔梗科植物党参 Codonopsis pilosula (Franch.) Nannf. 的干燥根。

原植物 多年生草本。茎长，缠绕，多分枝，下部疏被白色粗糙硬毛；上部光滑或近于光滑。叶对生、互生或假轮生；叶柄长 0.5～2.5cm；叶片卵形或广卵形，长 1～7cm，宽 0.8～5.5cm，顶端钝或尖，基部截形或浅心形，全缘或微波状，上面绿色，有粗伏毛，下面粉绿色，有疏柔毛。花单生，花梗细；花萼绿色，裂片 5，长圆状披针形，长 1～2cm，顶端钝，光滑或略被茸毛；花冠阔钟形，直径 2～2.5cm，淡黄绿色，具淡紫堇色斑点，顶端 5 裂，裂片三角形至广三角形，直立。蒴果圆锥形，具宿存花萼。种子小，卵形，褐色具光泽。花期 8～9 月，果期 9～10 月。生长于山地灌木丛中及林缘。分布于东北、华北及陕西、宁夏、甘肃、青海、河南、四川、云南、西藏等地。

采收加工 秋季采挖，洗净，晒干。

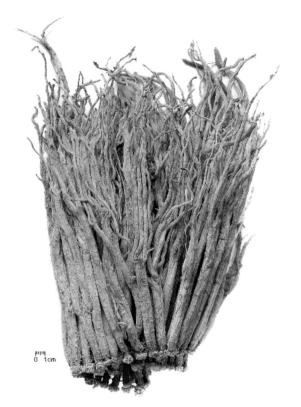

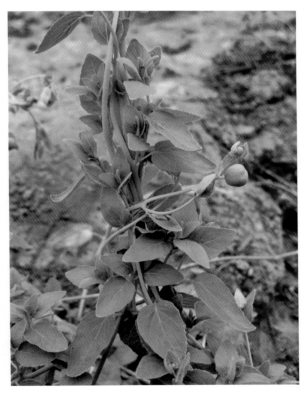

药材性状 根呈长圆柱形，略弯曲，长 10～35cm，直径 0.4～2cm。表面黄棕色至灰棕色，根头部具多数疣状突起的茎痕及芽，每个茎痕的顶端呈凹下的圆点状；根头下具致密的环状横纹，向下渐稀疏，可达全长的一半，栽培品环状横纹少或无；全体具纵皱纹和散在的横长皮孔样突起，支根断落处常具黑褐色胶状物。质稍硬或略带韧性，断面略平坦，有裂隙或放射状纹理，皮部淡黄白色至淡棕色，木部淡黄色。具特殊香气，味微甜。

性味归经 味甘，性平。归脾、肺经。

功能与主治 健脾益肺，养血生津。主治脾肺气虚，食少倦怠，咳嗽虚喘，气血不足，面色萎黄，心悸气短，津伤口渴，内热消渴。

用法用量 内服：煎汤，6～15 克。补脾益肺宜炙用；生津、养血宜生用。

注意事项 实证、热证禁服，正虚邪实证，不宜单独服用。

土党参

别名　奶参、对月参、土洋参、模登果。

来源　为桔梗科植物大花金钱豹 *Campanumoea javanica* Bl. 的根。

原植物　多年生草质缠绕藤本，可长达2m。根茎极短，根肥大，肉质，有分枝，外皮淡黄色。全株光滑无毛，具白色粉霜，有白色乳汁。叶通常对生；叶柄与叶片近等长；叶片卵状心形，先端钝尖，基部心形，边缘有浅钝齿。花1～2朵腋生；萼管短，与子房贴生，5深裂，裂片三角状披针形；花冠钟状，下部与子房连生，5裂近中部，裂片卵状三角形，向外反卷，外面淡黄绿色，内面下部紫色；雄蕊5，子房半下位，柱头通常5裂。浆果近球形。熟时黑紫色。花期8～9月，果期9～10月。生于向阳草坡或丛林中。分布于广东、广西、贵州、云南等地。

采收加工　秋季采挖，洗净，晒干。

药材性状　根呈圆柱形，少分枝，扭曲不直，长10～25cm，直径0.5～1.5cm。顶部有密集的点状茎痕。表面灰黄色，全体具纵皱纹，质硬而脆，易折断。断面较平坦，可见明显的形成层。木质部黄色。木化程度较强，气微，味淡而微甜。

性味归经　味甘，性平。归脾、肺经。

功能与主治　健脾益气，补肺止咳，下乳。主治虚劳内伤，气虚乏力，心悸，多汗，脾虚泄泻，白带，乳汁稀少，小儿疳积，遗尿，肺虚咳嗽。

用法用量　内服：煎汤，15～30克。

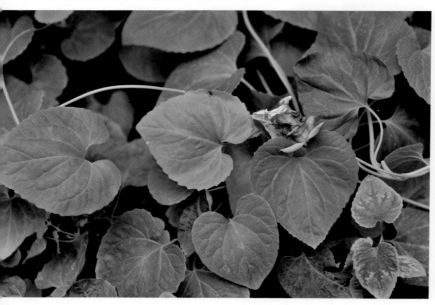

黄芪

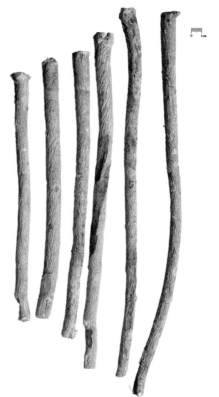

别名 绵芪、黄蓍、绵蓍。

来源 为豆科植物膜荚黄芪 Astragalus membranaceus (Fisch.) Bge. 的干燥根。

原植物 多年生草本，高 50～150cm。主根肥厚，木质，表面淡棕黄色。茎直立，上部多分枝，全株被长柔毛。茎直立，上部有分枝。奇数羽状复叶，互生；叶柄基部有披针形托叶；托叶离生；小叶 13～37 片，小叶片宽椭圆形，长 7～30mm，宽 3～10mm。总状花序腋生，有花 10～25 朵；小花梗生黑色硬毛；花萼筒状，萼齿 5，萼齿长为齿筒的 1/4～1/5，花冠黄色，蝶形；雄蕊 10，二体；子房有柄。荚果膜质、臌胀，卵状长圆形，先端有喙，有显著网纹。种子肾形，黑色。花期 6～7 月，果期 8～9 月。生于山坡、沟旁或疏林下。分布于黑龙江、吉林、内蒙古、山西、西藏等地。也有栽培。

采收加工 春、秋两季采挖，除去须根及根头，晒干。

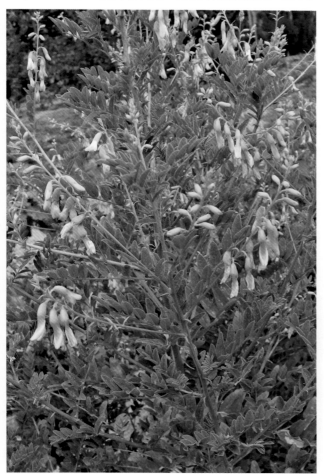

药材性状 圆柱形，有的有分枝，上端较粗，长 30～90cm，直径 1～3.5cm。表面淡棕黄色或淡棕褐色，有不整齐的纵皱纹或纵沟。质硬而韧，不易折断，断面纤维性强，并显粉性，皮部黄白色，木部淡黄色，有放射状纹理及裂隙，老根中心偶呈枯朽状，黑褐色或呈空洞。气微，味微甜，嚼之微有豆腥味。

性味归经 味甘，性温。归肺、脾经。

功能与主治 补气固表，利尿托毒，排脓，托疮生肌。主治气虚乏力，食少便溏，中气下陷，久泻脱肛，便血，崩漏，表虚自汗，气虚水肿，痈疽难溃，久溃不敛，血虚萎黄，内热消渴；慢性肾炎蛋白尿，糖尿病。

用法用量 内服：煎汤，9～30 克。

白扁豆

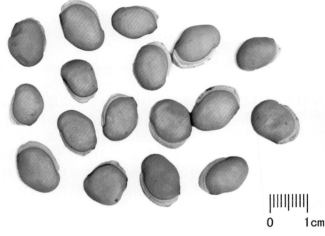

别名 南扁豆、膨皮豆、小刀豆。

来源 为豆科植物扁豆 *Dolichos lablab* L. 的干燥成熟种子。

原植物 详见扁豆花项下。

采收加工 秋、冬两季采收成熟果实，晒干，取出种子，再晒干。

药材性状 呈扁椭圆形或扁卵圆形，长 8～13mm，宽 1～9mm，厚约 7mm。表面淡黄白色或淡黄色，平滑，略有光泽，一侧边缘有隆起的白色眉状种阜。质坚硬。种皮薄而脆，子叶 2，肥厚，黄白色。气微，味淡，嚼之有豆腥气。

性味归经 味甘，性微温。归脾、胃经。

功能与主治 健脾化湿，和中消暑。主治脾胃虚弱，食欲不振，大便溏泻，白带过多，暑湿吐泻，胸闷腹胀。

用法用量 内服：煎汤，10～15克。

蜂蜜

别名 蜜、蜜糖、蜂糖。

来源 为蜜蜂科动物中华蜜蜂 *Apis cerama* Fabr. 或意大利蜜蜂 *Apis mellifera* L. 所酿的蜜糖。

采收加工 蜂蜜采收多在春、夏、秋季进行。

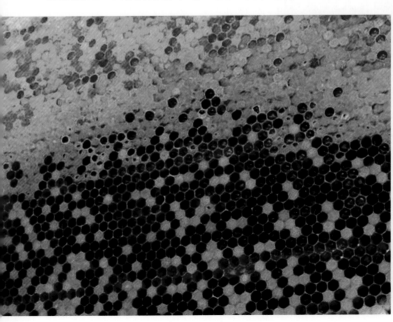

药材性状 本品为半透明、带光泽、浓稠的液体，白色至淡黄色或橘黄色或黄褐色，久置或遇冷渐有白色颗粒状结晶析出。气芳香，味极甜。

性味归经 味甘，性平。归脾、胃、肺、大肠经。

功能与主治 调补脾胃，缓急止痛，润肺止咳，润肠通便，润肤生肌，解毒。主治脘腹虚痛，肺燥咳嗽，肠燥便秘，目赤，口疮，溃疡不敛，风疹瘙痒，水火烫伤，手足皲裂。

用法用量 内服：冲调，15～30克。外用：适量，涂敷。

注意事项 痰湿内蕴，中满痞胀，大便不实，禁服。

白术

别名 山姜、山连、冬白术。

来源 为菊科植物白术 *Atractylodes macrocephala* Koidz 的干燥根茎。

原植物 多年生草本。根茎肥厚，块状。茎高50～80cm，上部分枝，基部木质化。茎下部叶有长柄，叶片3裂或羽状5深裂，裂片卵状披针形，边缘有缘毛或细刺齿，先端裂片较大；茎上部叶柄渐短，狭披针形。头状花序单生于枝顶，基部苞片叶状，羽状裂片刺状；总苞片5～8层，膜质，覆瓦状排列，外面略有微柔毛，卵形，先端钝，最内层多列，先端钝；花多数，全为管状花。花冠紫红色，雄蕊5。瘦果长圆状椭圆形，密被黄白色绒毛，稍扁；冠毛羽状，污白色，基部连合。花期9～10月，果期10～12月。野生种在原产地已绝迹，现各地多有栽培。

采收加工 冬季下部叶枯黄、上部叶变脆时采挖，除去泥沙，烘干或晒干，再除去须根。

药材性状 为不规则的肥厚团块，长3～13cm，直径1.5～7cm，表面灰黄色或灰棕色，有瘤状突起及断续的纵皱和沟纹，并有须根痕，顶端有残留茎基和芽痕。质坚硬不易折断，断面不平坦，黄白色至淡棕色，有棕黄色的点状油室散在；烘干者断面角质样，色较深或有裂隙。气清香，味甘、微辛，嚼之略带黏性。

性味归经 味苦、甘，性温。归脾、胃经。

功能与主治 健脾益气，燥湿利水，止汗，安胎。主治脾虚食少，腹胀泄泻，痰饮眩悸，水肿，自汗，胎动不安。土白术健脾、和胃、安胎，主治脾虚食少、泄泻便溏、胎动不安。

用法用量 内服：煎汤，3～15克。

注意事项 忌桃、李、菘菜、雀肉、青鱼。

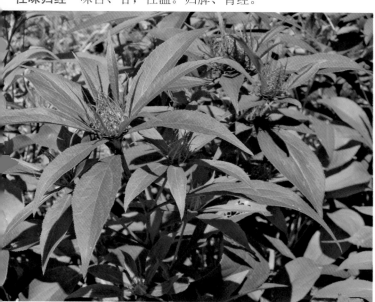

0   1cm

山药

别名 薯蓣、山板薯、九黄姜。

来源 为薯蓣科植物薯蓣 *Dioscorea opposita* Thunb. 的干燥根茎。

原植物 缠绕草质藤本。块茎长圆柱形，垂直生长，长可达1m，新鲜时断面白色、富黏性，干后白色粉质。茎通常带紫红色，右旋，无毛。单叶；叶片变异大，卵状三角形至宽卵状戟形，叶形的变异即使在同一植株上也常有出现。雌雄异株。雄花序为穗状花序，近直立；花序轴明显地呈"之"字形曲折；雄蕊6。雌花序为穗状花序，1～3个着生于叶腋。蒴果不反折，三棱状扁圆形，外面有白粉。种子着生于每室中轴中部，四周有膜质翅。花期6～9月，果期7～11月。生于山坡、山谷林下，或为栽培。分布于我国华北、西北、华东和华中地区。

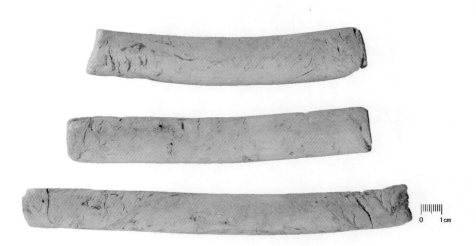

采收加工 冬季茎叶枯萎后采挖，切去根头，洗净，除去外皮及须根，干燥。

药材性状 略呈圆柱形，弯曲而稍扁，长15～30cm，直径1.5～6cm。表面黄白色或淡黄色，有纵沟、纵皱纹及须根痕，偶有浅棕色外皮残留。体重，质坚实，不易折断，断面白色，粉性。气微，味淡、微酸，嚼之发黏。

性味归经 味甘，性平。归脾、肺、肾经。

功能与主治 补脾养胃，生津益肺，补肾涩精。主治脾虚食少，久泻不止，肺虚喘咳，肾虚遗精，带下，尿频，虚热消渴。

用法用量 内服：煎汤，15～30克。健脾止泻，宜炒黄用；补阴，宜生用。

注意事项 湿盛中满、实邪、积滞者禁服。

0   1cm

甘草

别名 国老、美草、甜草。

来源 为豆科植物甘草 *Glycyrrhiza uralensis Fisch.* 的干燥根及根茎。

原植物 多年生草本。根及根茎粗壮，皮红棕色。茎直立，带木质，有白色短毛和刺毛状腺体。奇数羽状复叶；小叶7～17，卵形或宽卵形，先端急尖或钝，基部圆，两面均被短毛和腺体；托叶阔披针形，被白色纤毛。总状花序腋生，花密集；花萼钟状，萼齿5，披针形，外面有短毛和刺毛状腺体；花冠蓝紫色，无毛，旗瓣大，卵圆形，有爪，龙骨瓣直，较翼瓣短，均有长爪。荚果条形，呈镰刀状或环状弯曲，外面密被刺毛状腺体。种子4～8，肾形。花期7～8月，果期8～9月。生于向阳干燥的钙质草原、河岸沙质土等地。分布于我国东北、华北、西北等地。

采收加工 春、秋两季采挖，除去须根，晒干。

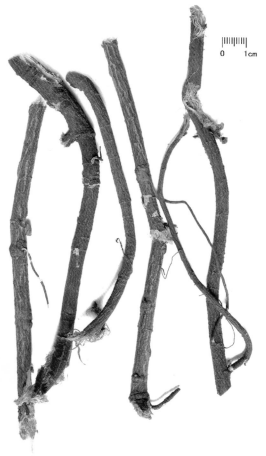

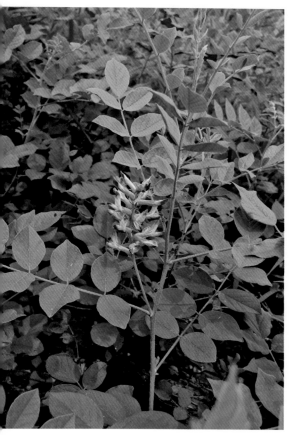

药材性状 根呈圆柱形，长25～100cm，直径0.6～3.5cm。表面红棕色或灰棕色，具显著的纵皱纹、沟纹、皮孔及稀疏的细根痕。质坚实，断面略显纤维性，黄白色，粉性，形成层环明显，射线放射状。

性味归经 味甘，性平。归心、肺、脾、胃经。

功能与主治 补脾益气，清热解毒，祛痰止咳，缓急止痛，调和诸药。主治脾胃虚弱，倦怠乏力，心悸气短，咳嗽痰多，脘腹、四肢挛急疼痛，痈肿疮毒，缓解药物毒性、烈性。

用法用量 内服：煎汤，2～6克，调和诸药用量宜小，主药用量宜稍大，可用10克。清泻药，宜生用，补益，宜炙用。

注意事项 痢疾初作，不宜用。中满者勿用。

红景天

来源 为景天科植物大花红景天 *Rhodiola crenulata*（Hook. f. et Thoms）H.Ohba 的干燥根和根茎。

原植物 多年生草本。地上的根颈短，有少数花枝茎残存，黑色，高 5～20cm。不育枝直立，高 5～17cm，顶端密生叶，叶片宽倒卵圆形，长 1～3cm；花茎多数，直立或呈扇状排列，高 5～20cm，呈稻秆色至红色。叶有短的假柄，叶片椭圆状长圆形或近圆形，长 1.2～3cm，宽 1～2.2cm，全缘、波状或有圆齿。伞房状花序，多花，具苞片；花大型，具长梗，雌雄异株；雄花萼片 5，狭三角形至披针形；花瓣 5，红色，倒披针形，具长爪；雄蕊 10，与花瓣近等长；鳞片 5，近正方形至长方形，顶端微缺；心皮 5，披针形，不育；雌花蓇葖 5，直立。种子倒卵形，两端有翅。花期 6～7月，果期 7～8月。生长于海拔 2800～5600m 的山坡草地、灌丛中、石缝中。分布于四川、云南、西藏等地。

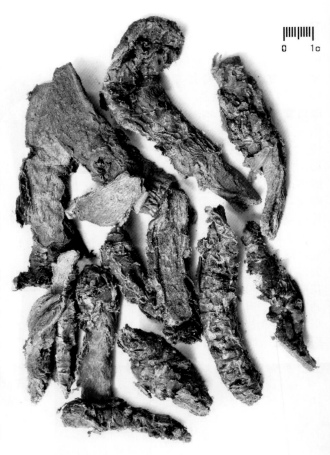

采收加工 秋季花茎凋枯后采挖，除去粗皮，洗净，晒干。

药材性状 本品根茎呈圆柱形，粗短，稍弯曲，少数有分枝，长 5～20cm，直径 2.9～4.5cm。表面棕色或褐色，粗糙具褶皱，剥开外表皮有一层膜质黄色表皮且有粉红色花纹；宿存部分老花茎，花茎基部被三角形或卵形膜质鳞片；节间不规则，断面粉红色至紫红色，具一环纹，质轻，疏松。主根呈圆柱形，粗短，长约 20cm，侧根长 10～30cm；断面橙红色或紫红色，有时有裂隙。气芳香，味微苦涩、后甜。

性味归经 味甘、苦，性平。归肺、心经。

功能与主治 益气活血，通脉平喘。主治气虚血瘀，胸痹心痛，中风偏瘫，倦怠气喘。

用法用量 内服：煎汤，3～9克。

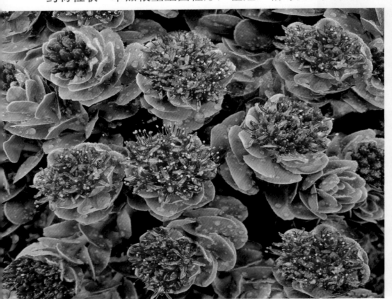

刺五加

别名 刺拐棒、老虎镣子、刺木棒、坎拐棒子。

来源 为五加科植物刺五加*Acanthopanax senticosus* (Rupr. et Maxim.) Harms 的干燥根和根茎或茎。

原植物 落叶灌木,高达2m。茎常密生细长倒刺。掌状复叶,互生;具细刺或无刺;小叶5,稀4或3,小叶柄被褐色毛;叶片椭圆状倒卵形至长圆形,顶端渐尖或突尖,基部楔形,边缘具重锯齿或锯齿。伞形花序顶生,单个或2～4个聚生成疏的圆锥花序;萼筒绿色,与子房合生,萼齿5;花瓣5,卵形,黄色带紫。核果浆果状,近球形,紫黑色,花柱宿存。种子4～6,扁平,新月形。花期6～7月,果期7～9月。生长于海拔500～2000m的落叶阔叶林、针阔混交林的林下或林缘。分布于东北及河北、山西等地。

采收加工 春、秋二季采收,洗净,干燥。

药材性状 根茎呈结节状不规则圆柱形,直径1.4～4.2cm,具分枝;表面灰棕色,具纵皱,弯曲处常具密集的横皱纹,皮孔横长,微突起而色淡。根圆柱形,多扭曲,表面灰褐色或黑褐色,具明显皱纹,皮较薄,剥落处呈灰黄色,质硬,断面黄白色,纤维性。具特异香气,味微辛,稍苦、涩。茎呈长圆柱形,多分枝,长短不一,直径0.5～2cm。表面浅灰色,老枝灰褐色,有纵裂沟,无刺;幼枝黄褐色,密生细刺。质坚硬,难折断,断面皮部薄,黄白色,木部宽广,淡黄色,中心有髓。气微,味微辛。

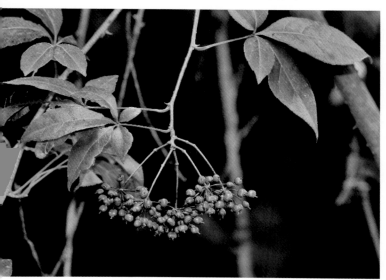

性味归经 味微苦、辛,性温。归脾、肾、心经。

功能与主治 益气健脾,补肾安神。主治脾肺气虚,体虚乏力,食欲不振,肺肾两虚,久咳虚喘,肾虚腰膝酸痛,心脾不足,失眠多梦。

用法用量 内服:煎汤,6～15克;泡酒。外用:适量,捣敷。

注意事项 阴虚火旺者慎服。

大枣

别名 干枣、红枣、刺枣。

来源 为鼠李科植物枣 *Ziziphus jujuba* Mill. 的干燥成熟果实。

原植物 落叶灌木或小乔木，高达10m。长枝平滑，无毛，幼枝纤细略呈"之"字形弯曲，具2个托叶刺，长刺粗直，短刺下弯；短枝短粗。单叶互生，纸质；叶片卵形，边缘具细锯齿，上面深绿色，无毛，下面浅绿色，无毛或沿脉被疏柔毛；基生三出脉。花黄绿色，两性，常2～8朵着生于叶腋而成聚伞花序；萼5裂；花瓣5；雄蕊5，与花瓣对生，着生于花盘边缘。核果长圆形，成熟时红色，后变红紫色，中果皮肉质、厚、味甜，核两端锐尖。种子扁椭圆形。花期5～7月，果期8～9月。全国各地广为栽培，栽培品种甚多。

采收加工 秋季果实成熟时采收，晒干。

药材性状 呈椭圆形或球形，长2～3.5cm，直径1.5～2.5cm。表面暗红色，略带光泽，有不规则皱纹。基部凹陷，有短果梗。外果

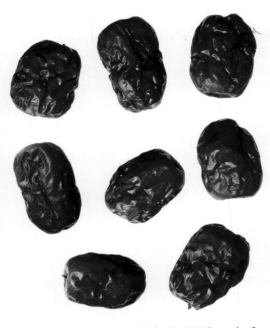

皮薄，中果皮棕黄色或淡褐色，肉质，柔软，富糖性而油润。果核纺锤形，两端锐尖，质坚硬。气微香，味甜。

性味归经 味甘，性温。归脾、胃经。

功能与主治 补中益气，养血安神。主治脾虚食少，乏力便溏，妇人脏躁。

用法用量 内服：煎汤，9～15克。

注意事项 有湿痰、积滞、齿病、虫病者，均不宜。患痰热者不宜。胃痛气闭者，忌服。小儿疳病不宜。黄疸、肿胀者禁服。

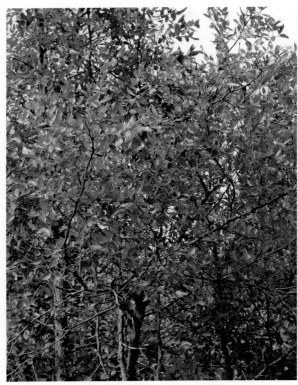

黄花倒水莲

别名　黄花参、黄花远志、木本远志、倒吊黄、黄金印。

来源　为远志科植物黄花倒水莲 *Polygala fallax* Hemsl. 的根。

原植物　灌木或小乔木，高 1 ～ 3m。根粗壮，多分枝，表皮淡黄色，肉质；茎灰色，有浅褐色斑点；枝圆柱形，灰绿色，密被长而平展的短柔毛。单叶互生；叶柄上面具槽，被短柔毛；叶膜质，披针形至椭圆状披针形，全缘，上面深绿色，下面淡绿色。花两性，总状花序顶生或腋生，直立，花后延长，下垂，被短柔毛；萼片 5，早落，均具缘毛；花瓣 3 枚，纯黄色，侧生花瓣长圆形，2/3 以下与龙骨瓣合生；雄蕊 8 枚，花药卵形；子房压扁，圆形，基部具环状花盘。蒴果阔倒心形至圆形，绿黄色，具半同心圆状凸起的棱，无翅，具缘毛。种子圆形，棕黑色至黑色。花期 5 ～ 8 月，果期 8 ～ 12 月。生长于山谷林下、水旁阴湿处。分布于我国华南、西南等地。

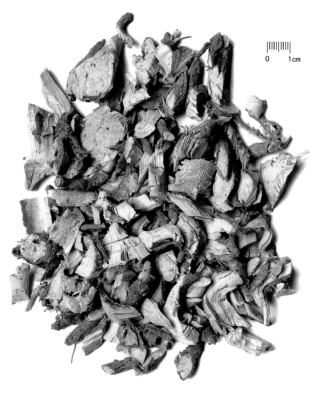

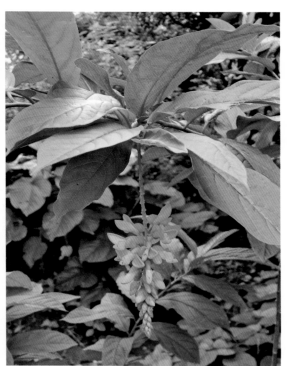

采收加工　茎、叶春、夏季采收，切段晒干。根秋、冬季采挖，切片晒干。

药材性状　根粗大，肥厚多肉，直径 0.6 ～ 3cm，有分枝，表面淡黄色，味甜略苦。气微，味淡。

性味归经　味甘、微苦，性平。归肝、肾、脾经。

功能与主治　补虚健脾，散瘀通络。主治劳倦乏力，子宫脱垂，小儿疳积，脾虚水肿，带下清稀，风湿痹痛，腰痛，月经不调，痛经，跌打损伤。

用法用量　内服：煎汤，15 ～ 30 克。

五指毛桃

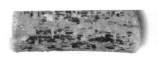

别名 五指牛奶、南芪。

来源 为桑科植物粗叶榕 *Ficus simplicissima* Lour. 的根。

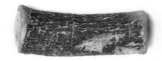

原植物 灌木或落叶小乔木，高1～2m，全株被黄褐色贴伏短硬毛，有乳汁。叶互生；叶片纸质，多型，长椭圆状披针形或狭广卵形，先端急尖或渐尖，基部圆形或心形，常3～5深裂，边缘微波状锯齿或全缘，两面粗糙，基出脉3～7条；具叶柄；托叶卵状披针形。隐头花序，花序托对生于叶腋或已落叶的叶腋间，球形；顶部有苞片形成的脐状突起，基部苞片卵状披针形；总花梗短或无；雄花、瘿花生于同一花序托内；雄花生于近顶部，花被片4，线状披针形，雄蕊1～2；瘿花花被片与雄花相似，花柱侧生；雌花生于另一花序托内，花被片4。瘦果椭圆形。花期5～7月，果期8～10月。生于山林中或山谷灌木丛中，以及村寨沟旁。分布于福建、广东、海南、广西、贵州、云南等地。

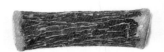

采收加工 全年均可采收，洗净，切片，晒干。

药材性状 根略呈圆柱形，有分枝，长短不一，直径0.2～2.5cm，表面灰棕色或褐色，有纵皱纹，可见明显的横向皮孔及须根痕。部分栓皮脱落后露出黄色皮部。质坚硬，难折断，断面呈纤维性。气微香，味甘。

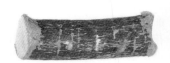

性味 味甘，性平。

功能与主治 健脾补肺，行气利湿，舒筋活络。主治脾虚浮肿，食少无力，肺痨咳嗽，盗汗，带下，产后无乳，风湿痹痛，水肿，肝硬化腹水，肝炎，跌打损伤。

用法用量 内服：煎汤，60～90克。

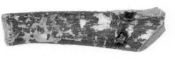

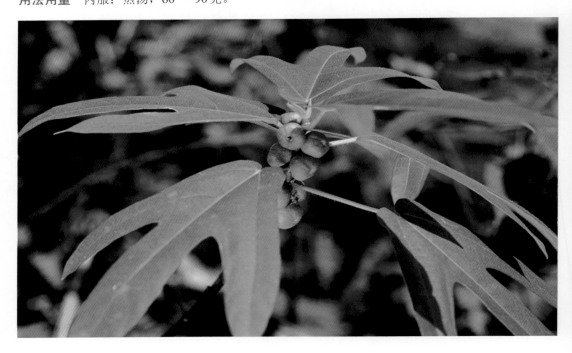

芋头

别名 芋根、土芝、芋芳、百眼芋头、毛芋、水芋。

来源 为天南星科植物芋 *Colocasia esculenta* (L.) Schott的根茎。

原植物 湿生草本。根茎卵形，常生多数小球茎，褐色，具纤毛。叶基生，2～3枚或更多，叶柄肉质，绿色，基部呈鞘状；叶片卵状广椭圆形，质厚，盾状着生，先端短而锐尖，基部耳形；耳片钝头，全缘，呈波状。花序柄常单生，短于叶柄，佛焰苞长短不一；管部绿色，长卵形；檐部披针形或椭圆形，展开成舟状，边缘内卷，淡黄色至绿白色；肉穗花序短于佛焰苞；雌花序位于下部，中性花序位于中部，雄花序位于上部，先端骤狭，附属器钻形。花期2～8月。我国南方及华北各地均有栽培。

采收加工 秋季采挖，去净须根及地上部分，洗净，鲜用或晒干。

药材性状 根茎呈椭圆形、卵圆形或圆锥形，大小不一。有的顶端有顶芽，外表面褐黄色或黄棕色，有不规则的纵向沟纹，并可见点状环纹，环节上有许多毛须，或连成片状，外皮栓化，易撕裂。横切面类白色或青白色，有黏性，质硬。气特异，味甘、微涩，嚼之有黏性。

性味归经 味甘、辛，性平。归胃经。

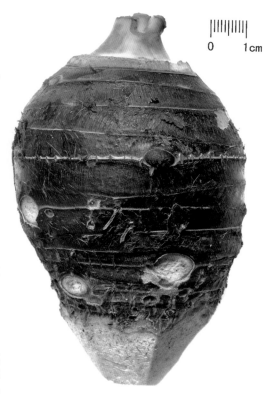

功能与主治 健脾补虚，散结解毒。主治脾胃虚弱，纳少乏力，消渴，瘰疬，腹中癖块，肿毒，赘疣，鸡眼，疥癣，烫火伤。

用法用量 内服：煎汤，60～120克。

注意事项 不可生食、多食。

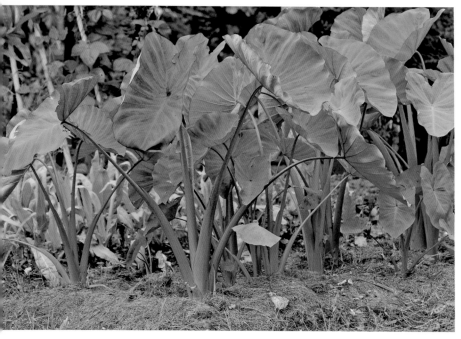

板栗

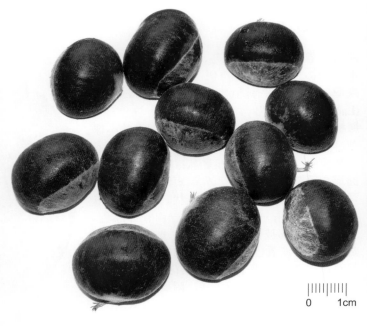

别名 栗实、槚子、栭子、栗果、大栗。

来源 为壳斗科植物板栗 *Castanea mollissima* Bl. 的种仁。

原植物 乔木，高15～20m。植株幼嫩部分被绒毛。树皮深灰色，不规则深纵裂。枝条皮上有黄灰色的圆形皮孔。单叶互生；叶长片椭圆形，两侧不相等，叶缘有锯齿，齿端具芒状尖头，上面深绿色，有光泽。花单性，雌雄同株；雄花序穗状，生于新枝下部的叶腋，雄花着生于花序上、中部，每簇具花3～5；雌花常生于雄花序下部，外有壳斗状总苞，子房下位。壳斗上刺密生，每壳斗有2～3坚果，坚果深褐色。花期4～6月，果期9～10月。常栽培于低山丘陵、河滩等地，分布于辽宁以南各地，除青海、新疆以外，我国各地均有栽培。

采收加工 总苞由青色转黄色，微裂时采收，放冷凉处散热，搭棚遮阴，棚四周夹墙，地面铺河砂，堆栗高30cm，覆盖湿砂，经常洒水保湿。10月下旬至11月入窖贮藏；或剥出种子晒干。

药材性状 种仁呈半球形或扁圆形，先端短尖，直径2～3cm。外表面黄白色，光滑，有时具浅纵沟纹。质实稍重，碎断后内部富粉质。气微，味微甜。

性味归经 味甘、微咸，性平。归脾、肾经。

功能与主治 益气健脾，补肾强筋，活血消肿，止血。主治脾虚泄泻，反胃呕吐，脚膝酸软，筋骨折伤肿痛，瘰疬，吐血，衄血，便血。

用法用量 内服：生食、煮食。

注意事项 外感未去，痞满疳积，疟痢，产后，不宜服。

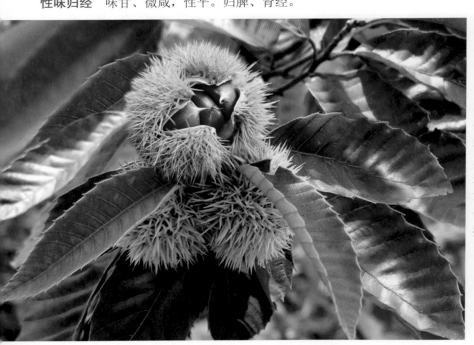

绞股蓝

别名 七叶胆、落地生、遍地生根。

来源 为葫芦科植物绞股蓝 *Gynostemma pentaphyllum* (Thunb.) Makino 的全草。

原植物 多年生攀缘草本。茎细弱，多分枝，具纵棱和沟槽，无毛或疏被短柔毛。叶互生；卷须纤细；叶片膜质或纸质，鸟足状，具5～9小叶，卵状长圆形，侧生小叶较小，边缘具波状齿，两面均被短硬毛。雌雄异株，雄花为圆锥花序，花序穗纤细，多分枝；花冠淡绿色，5深裂；雄蕊5，花丝短，连合成柱；雌花为圆锥花序，较雄花小；子房球形，花柱3，柱头2裂。果实球形，成熟后为黑色，光滑无毛，内含倒垂种子2颗，卵状心形，灰褐色或深褐色。花期3～11月，果期4～12月。生于山谷密林、山坡疏林下或灌丛中。分布于陕西、甘肃和长江以南各地。

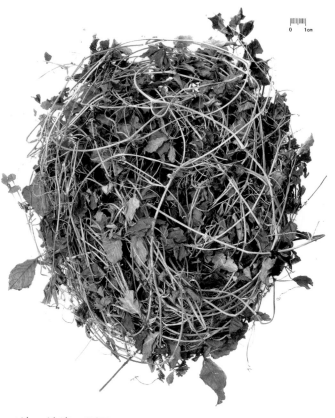

采收加工 每年夏、秋两季可采收3～4次，洗净，晒干。

药材性状 为干燥皱缩的全草，茎纤细，灰棕色或暗棕色，表面具纵沟纹，被稀疏毛茸，润湿展开后，叶为复叶，小叶膜质，叶柄长2～4cm，被糙毛；侧生小叶卵状长圆形或长圆状披针形，叶缘有锯齿。果实圆球形，直径约5mm。味苦，具草腥气。

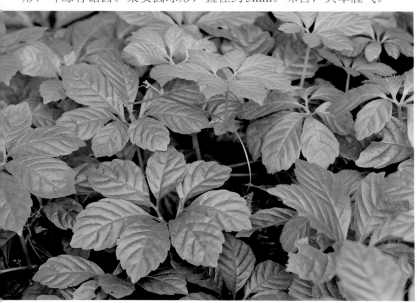

性味归经 味苦、微甘，性凉。归肺、脾、肾经。

功能与主治 清热，补虚，解毒。主治体虚乏力，虚劳失精，白细胞减少症，高脂血症，病毒性肝炎，慢性胃肠炎，慢性气管炎。

用法用量 内服：煎汤，15～30克；或泡茶饮。

（二）补阳药

鹿茸

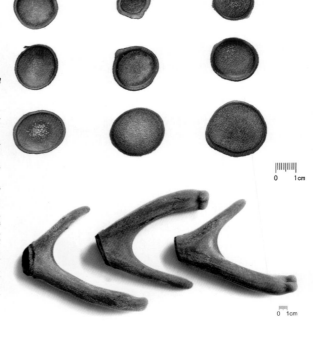

别名　花鹿。

来源　为鹿科动物梅花鹿*Cervus nippon* Temminck雄鹿未骨化密生茸毛的幼角。

采收加工　夏、秋两季锯取鹿茸，经加工后，阴干或烘干。

饮片鉴别　为类圆形或椭圆形薄片，表面粉白色或浅棕色，中间有蜂窝状细孔，外皮无骨质或略具骨质，周边粗糙，红棕色或棕色，质坚脆。气微腥，味微咸。角尖部称"血片"或"蜡片"，表面浅棕或浅黄白色，半透明，微显光泽；中上部称"粉片"，表面黄白色或粉白色，中间有极小的蜂窝状细孔；下部称"老角片"，表面灰白色或灰棕色，中间有明显的蜂窝状细孔。

性味归经　味甘、咸，性温。归肾、肝经。

功能与主治　壮肾阳，益精血，强筋骨，调冲任，托疮毒。主治阳痿滑精，宫冷不孕，羸瘦，神疲，畏寒，眩晕，耳鸣，耳聋，腰脊冷痛，筋骨痿软，崩漏带下，阴疽不敛。

用法用量　内服：研粉冲服，1～3克；或浸酒服。

注意事项　阴虚阳亢，血分有热，胃火盛，肺有痰热，外感热病，均禁服。

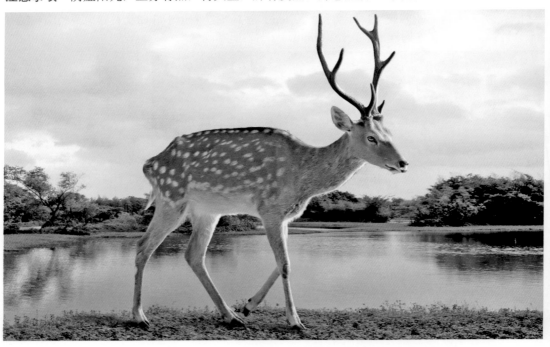

肉苁蓉

别名 大芸、肉松蓉、纵蓉。

来源 为列当科植物肉苁蓉 *Cistanche deserticola* Y. C. Ma 的干燥带鳞叶的肉质茎。

原植物 多年生寄生草本，高40～160cm。茎肉质，单一。叶多数，鳞片状，螺旋状排列，淡黄白色；下部叶排列紧密，宽卵形，上部叶稀疏，线状披针形。穗状花序；苞片1，线状披针形；小苞片2，卵状披针形；花萼钟状，5浅裂；花冠筒状钟形，裂片5，展开，近半圆形；花黄白色、淡紫色，干后变棕褐色，管内有2条纵向的鲜黄色凸起；雄蕊4，二强；子房上位，基部有黄色蜜腺。蒴果卵形，褐色。种子多数。花期5～6月，果期6～7月。生于荒漠中，寄生在藜科植物梭梭、白梭梭等植物的根上。分布于内蒙古、陕西、宁夏、甘肃、青海、新疆。

采收加工 多于春季苗未出土或刚出土时采挖，除去花序，切段，晒干。除去杂质洗净，润透，切厚片，干燥。

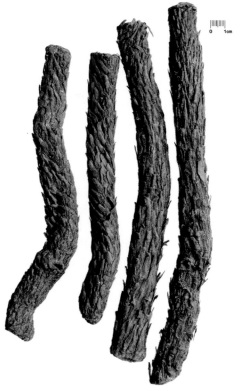

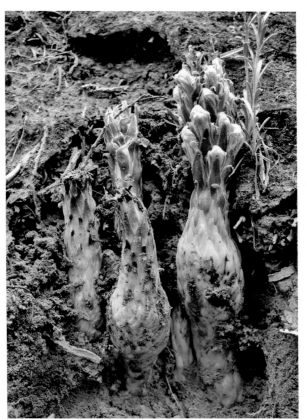

药材性状 呈扁圆柱形，稍弯曲，长3～15cm，直径2～8cm。表面棕褐色或灰棕色，密被覆瓦状排列的肉质鳞叶，通常鳞叶先端已断。体重质硬，微有柔性，不易折断，断面棕褐色，有淡棕色点状维管束，排列成波状环纹。气微，味甜、微苦。

性味归经 味甘、咸，性温。归肾、大肠经。

功能与主治 补肾阳，益精血，润肠通便。主治阳痿，不孕，腰膝酸软，筋骨无力，肠燥便秘。

用法用量 内服：煎汤，10～15克；或浸酒。

注意事项 胃弱便溏、相火旺者忌服。精不固者忌服。忌铜、铁。

锁阳

别名 琐阳、不老药、锈铁棒、地毛球、锁严子。

来源 为锁阳科植物锁阳 *Cynomorium songaricum* Rupr. 的干燥肉质茎。

原植物 多年生肉质寄生性草本，高10～100cm。无叶绿素，全体呈暗紫红色或红色。地下茎短粗，有多数瘤突状吸收根。茎肉质，圆柱形，下位埋于土中，通常仅顶端露出地面，基部略膨大，直径3～6cm，鳞片状叶互生，密集在茎基部，覆瓦状排列，上部呈稀疏螺旋状排列，长达1cm，宽不足1cm，顶端尖。花杂性同株。穗状花序顶生，肉质，棒状，长5～12cm，直径2～4cm，小花密集，覆以鳞片状苞片；花暗紫色；雄花花被片1～6线形，雄蕊1，长于花被；退化雌蕊不明显或有时呈倒卵状突起；雌花有数片线状肉质总苞片，其中一片通常较宽大，花被片棒状，雌蕊1，子房下位或半下位。花柱棒状；两性花多在雄花开前即开，有雄蕊、雌蕊各1。坚果球形，很小。花期5～6月，果期8～9月。生长于多沙地区，寄生在蒺藜科植物白刺的根上。分布于西北及内蒙古等地。

采收加工 春季采挖，除去花序，切段，晒干。

药材性状 本品呈扁圆柱形，略弯曲，长5～15cm，直径1.5～5cm。表面棕色或棕褐色，粗糙，有明显纵沟和不规则凹陷，有的残存三角形的黑棕色鳞片。体重，质硬，难折断，断面浅棕色或棕褐色，具黄色三角状维管束。气微，味甘而涩。

性味归经 味甘，性温。归肾、肝、大肠经。

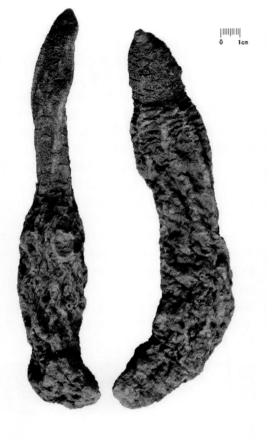

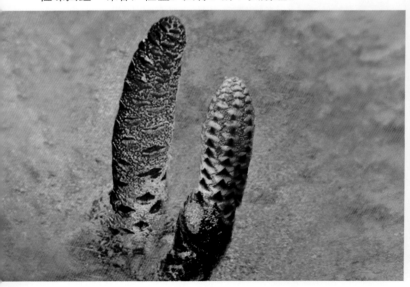

功能与主治 补肾阳，益精血，润肠通便。主治肾阳不足，精血亏虚，腰膝痿软，阳痿滑精，肠燥便秘。

用法用量 内服：煎汤，5～15克。

注意事项 阴虚火旺、脾虚泄泻及实热便秘者禁服。长期食用，亦可致便秘。

淫羊藿

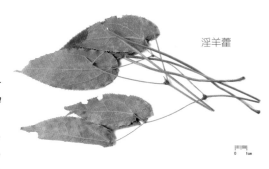

淫羊藿

别名 仙灵脾、铁菱角、铁耙头。

来源 为小檗科植物淫羊藿 *Epimedium brevicornum* Mexim、箭叶淫羊藿 *Epimedium sagittatum* (Sieb. et Zucc) Maxim 的干燥地上部分。

原植物 ①淫羊藿：多年生草本，高30～40cm。根茎横走，质硬，生多数须根。茎直立，有棱。茎生叶2，生于茎顶；有长柄；二回三出复叶，小叶宽卵形，基部深心形，边缘有刺齿，上面绿色，下面苍白色；顶生小叶基部裂片圆形，均等，两侧小叶基部裂片不对称。圆锥花序顶生；花梗基部苞片卵状披针形；花白色，外萼片狭卵形，带暗绿色，内萼片披针形，白色。花瓣4；雄蕊4；雌蕊1。蓇葖果先端有喙。种子1～2颗，褐色。花、果期5～8月。生于山坡阴湿处或山谷林下。分布于内蒙古、山西、陕西、宁夏、青海、新疆、广西、四川等地。②箭叶淫羊藿：多年生常绿草本，高25～50cm。根茎短粗，略呈结节状，坚硬，外皮褐色，断面白色。茎有条棱。基生叶1～3，一回三出复叶，茎生叶2，小叶革质，狭卵形，两侧小叶基部呈不对称心形，边缘生细刺毛；顶生小叶基部裂片近圆形，均等，侧生小叶基部裂片不对称，内侧裂片较小，圆形，外侧裂片较大，三角形。圆锥花序顶生；花白色，萼片2轮各4片，花瓣棕黄色，有短距；雄蕊4。蓇葖果有喙。种子肾状长圆形，深褐色。花期2～3月，果期5～6月。生于山地、岩石缝中、溪旁或潮湿地。分布于甘肃、江苏、江西、福建、湖北、广西、四川等地。

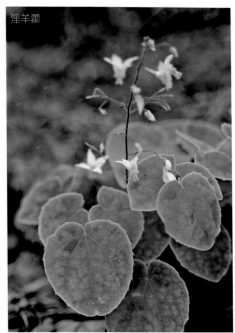

淫羊藿

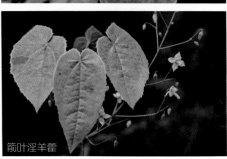

箭叶淫羊藿

采收加工 夏、秋季茎叶茂盛时采割。①淫羊藿：摘取叶片，除去杂质，喷淋清水，稍润，切丝，干燥。②炙淫羊藿：取羊脂油加热熔化，加入淫羊藿丝，用文火炒至均匀有光泽，取出，放凉。每100kg淫羊藿，用羊脂油（炼油）20kg。

药材性状 ①淫羊藿：茎细圆柱形。茎生叶对生，小叶片卵圆形，先端微尖，顶生小叶基部心形，两侧小叶较小，偏心形外侧较大，呈耳状，边缘具黄色刺毛状细锯齿。叶片近革质。气微，味微苦。②箭叶淫羊藿：一回三出复叶。两侧小叶基部显著偏斜；叶缘锯齿硬刺状。叶片革质，硬脆。

性味归经 味辛、甘，性温。归肝、肾经。

功能与主治 补肾阳，强筋骨，祛风湿。主治阳痿遗精，筋骨痿软，风湿痹痛，麻木拘挛，更年期高血压病。

用法用量 内服：煎汤，3～9克；或浸酒。外用：适量，煎水洗。

注意事项 阴虚而相火易动者禁服。

杜仲

别名 丝连皮、玉丝皮、扯丝皮。

来源 为杜仲科植物杜仲 *Eucommia ulmoides* Oliv. 的干燥树皮。

原植物 落叶乔木，高达20m。树皮灰褐色，粗糙，折断拉开有多数细丝。幼枝有黄褐色毛，后变无毛，老枝有皮孔。单叶互生；叶片椭圆形，上面暗绿色，下面淡绿色，老叶略有皱纹，边缘有锯齿。花单性，雌雄异株，花生于当年枝基部，雄花无花被，花梗无毛；雄蕊无毛，无退化雌蕊；雌花单生，子房1室，先端2裂，子房柄极短。翅果扁平，长椭圆形，先端2裂，基部楔形，周围具薄翅；坚果位于中央，与果梗相接处有关节。早春开花，秋后果实成熟。生于低山、谷地或疏林中。分布于陕西、甘肃等地。现各地广泛栽种。

采收加工 4～6月剥取树皮，刮去粗皮，堆置"发汗"至内皮呈紫褐色，晒干。

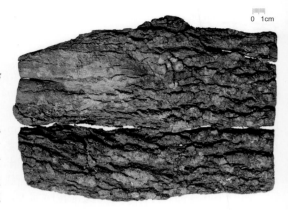

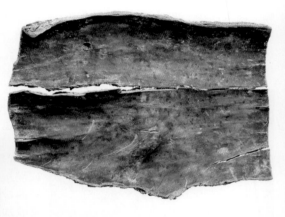

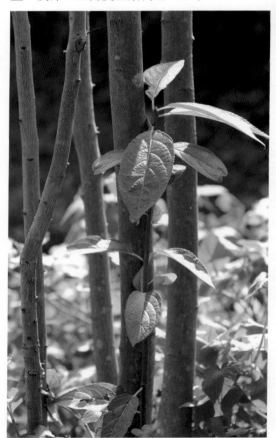

药材性状 呈板片状或两边稍向内卷，大小不一，厚3～7mm。外表面淡棕色或灰褐色，有明显的皱纹或纵裂槽纹，有的树皮较薄，未去粗皮，可见明显的皮孔。内表面暗紫色，光滑。质脆，易折断，断面有细密、银白色、富弹性的橡胶丝相连。气微，味稍苦。

性味归经 味甘，性温。归肝、肾经。

功能与主治 补肝肾，强筋骨，安胎。主治肾虚腰痛，筋骨无力，妊娠漏血，胎动不安，高血压病。

用法用量 内服：煎汤，6～15克；或浸酒。

注意事项 肾虚火炽者不宜服用。

续断

别名 接骨草、川断、山萝卜。

来源 为川续断科植物川续断Dipsacus asperoides C. Y. Cheng et T. M. Ai 的干燥根。

原植物 多年生草本，高60～200cm。除根外全株被毛。根1至数条，圆柱状，黄褐色，稍肉质。茎直立，具6～8棱。基生叶具长柄，向上叶柄渐短，叶片琴状羽裂，两侧裂片靠近中央裂片一对较大；茎生叶在茎中下部的羽状深裂，中央裂片特长；上部叶披针形。花序头状球形；总苞片5～7片；小苞片倒卵楔形；花萼四棱皿状；花冠淡黄白色，花冠管窄漏斗状，先端4裂；雄蕊4，着生于花冠管的上部；子房下位。瘦果长倒卵柱状。花期8～9月，果期9～10月。生于土壤肥沃、潮湿的山坡、草地。分布于江西、湖北、广西、四川、云南、西藏等地。

采收加工 秋季采挖，除去根头及须根，用微火烘至半干，堆置"发汗"至内部变绿色时，再烘干。

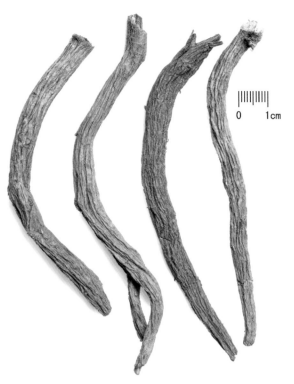

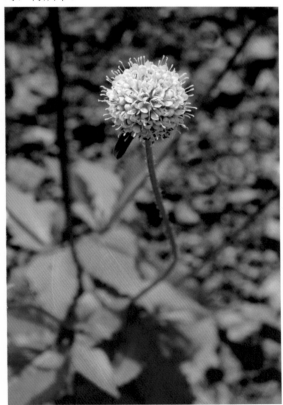

药材性状 呈圆柱形，略扁，有的稍弯曲，长5～15cm，直径0.5～2cm。表面灰褐色或黄褐色，有稍扭曲或明显扭曲的纵皱及沟纹，可见横裂的皮孔样斑痕及少数须根痕。质软，久置后变硬，易折断，断面不平坦，皮部墨绿色或棕色，外缘褐色或淡褐色，木部黄褐色，导管束呈放射状排列。气微香，味苦，微甜而后涩。

性味归经 味苦、辛，性微温。归肝、肾经。

功能与主治 补肝肾，强筋骨，续折伤，止崩漏。主治腰膝酸软，风湿痹痛，崩漏、胎漏，跌打损伤。酒续断多用于风湿痹痛，跌打损伤；盐续断多用于腰膝酸软。

用法用量 内服：煎汤，6～15克。外用：适量，捣敷。

注意事项 初痢勿用，怒气郁者禁服。

补骨脂

别名 胡韭子、胡故子、破故纸。

来源 为豆科植物补骨脂*Psoralea coryli-folia* L. 的干燥成熟果实。

原植物 一年生草本。枝坚硬，具纵棱；全株被白色柔毛和黑褐色腺点。单叶互生，托叶成对，三角状披针形，膜质；叶片阔卵形，边缘具粗锯齿，两面均具显著黑色腺点。花多数密集成穗状的总状花序，腋生；花萼钟状，基部连合成管状，先端5裂，被黑色腺毛；花冠蝶形，淡紫色或黄色，旗瓣倒阔卵形，翼瓣阔线形，龙骨瓣长圆形，先端钝，稍内弯；雄蕊10，花药小；雌蕊1，子房上位，倒卵形或线形，花柱丝状。荚果椭圆形，不开裂，果皮黑色，与种子粘贴。种子1颗，有香气。花期7～8月，果期9～10月。栽培或野生。分布于山西、陕西、安徽等地。

采收加工 秋季果实成熟时采收果序，晒干，搓出果实，除去杂质。

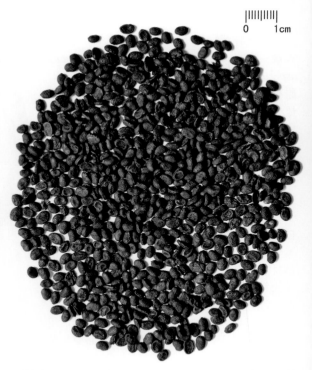

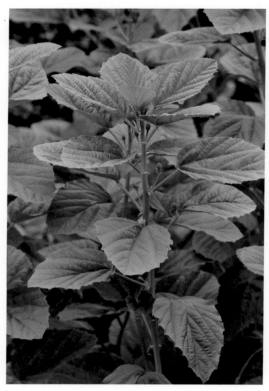

药材性状 呈肾形，略扁，长3～5mm，宽2～4mm，厚约1.5mm。表面黑色、黑褐色或灰褐色，具细微网状皱纹。顶端圆钝，有一小突起，凹侧有果梗痕。质硬。果皮薄，与种子不易分离。气香，味辛、微苦。

性味归经 味辛、苦，性温。归肾、脾经。

功能与主治 温肾助阳，纳气，止泻。主治阳痿遗精，遗尿尿频，腰膝冷痛，肾虚作喘，五更泄泻；外用治白癜风，斑秃。

用法用量 内服：煎汤，6～15克。外用：适量，酒浸涂患处。

注意事项 阴虚火动，尿血，梦遗，小便短涩，口苦舌干，火升目赤，内热作渴，大便燥结，皆不宜服。

益智仁

别名 益智子、摘芋子。

来源 为姜科植物益智 *Alpinia oxyphylla* Miq. 的干燥成熟果实。

原植物 多年生丛生草本。叶柄短；叶片披针形，边缘具脱落性小刚毛，其残痕呈细齿状，两面无毛；叶舌二裂。总状花序顶生；花萼管状，先端3浅齿裂，一侧深裂；花冠管与萼管几等长，裂片3，上方1片稍大，白色；唇瓣倒卵形，粉红色，并有红色条纹；雄蕊1，花丝扁平；子房下位，密被绒毛。蒴果球形或椭圆形，干时纺锤形，果皮上有明显的纵向维管束条纹，果熟时黄绿色或乳黄色。花期2～4月，果期5～8月。生于林下阴湿处。分布于广东、海南、福建、广西等地亦有栽培。

采收加工 夏、秋间果实由绿变红时采收，晒干或低温干燥，除去杂质及外壳。用时捣碎。

药材性状 呈椭圆形，两端略尖，长1.2～2cm，直径1～1.3cm。表面棕色或灰棕色，有纵向凹凸不平的突起棱线，顶端有花被残基，基部常残存果梗。果皮薄而稍韧，与种子紧贴，种子集结成团，中有隔膜将种子团分为3瓣。种子呈不规则的扁圆形，直径约3mm，表面灰褐色或灰黄色。有特异香气，味辛，微苦。

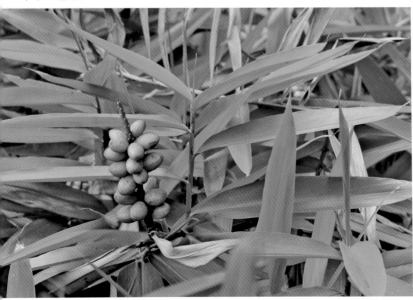

性味归经 味辛，性温。归脾、肾经。

功能与主治 温脾止泻，摄唾涎，暖肾，固精缩尿。主治脾寒泄泻，腹中冷痛，口多唾涎，肾虚遗尿，小便频数，遗精白浊。

用法用量 内服：煎汤，3～9克。

菟丝子

别名 吐丝子、菟丝实、龙须子。

来源 为旋花科植物菟丝子 *Cuscuta chinensis* Lam.、南菟丝子 *Cuscuta austrlis* R. Br. 的干燥成熟种子。

原植物 菟丝子：一年生寄生草本。茎缠绕，黄色，纤细，直径约1mm，多分枝，随处可生出寄生根；花萼杯状；雄蕊着生于花冠裂片弯缺微下处，花丝

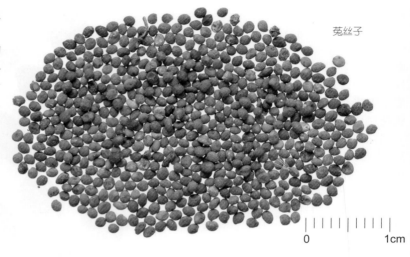

菟丝子

短；蒴果几乎被缩存花冠包围，成熟时整齐开裂；种子2～4颗。分布以我国北方地区为主。

南菟丝子与菟丝子的区别：雄蕊着生于花冠裂片弯缺处，花丝较长，花冠基部鳞片先端2裂；蒴果仅下半部被缩存花冠包围，成熟时不整齐开裂；种子4颗；分布于辽宁、河北、陕西、福建、广东、云南等地。

采收加工 秋季果实成熟时采收植株，晒干，打下种子，除去杂质。

药材性状 呈类球形，直径1～1.5mm，表面灰棕色或黄棕色，具细密突起的小点，一端有微凹的线形种脐。质坚实。气微，味淡。金灯藤菟丝子较大，直径3～5mm，表面黄棕色或淡褐色。

性味归经 味甘，性温。归肝、肾、脾经。

功能与主治 滋补肝肾，固精缩尿，安胎，明目，止泻。主治阳痿遗精，尿有余沥，遗尿尿频，腰膝酸软，目昏耳鸣，肾虚胎漏，胎动不安，脾肾虚泻；外治白癜风。

用法用量 内服：煎汤，6～15克。

注意事项 孕妇及血崩、肾脏有火、阴虚火动、阳强、便结者禁用。

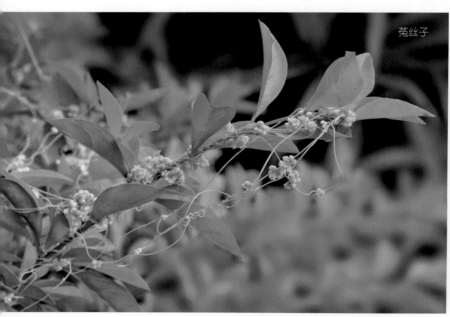

菟丝子

巴戟天

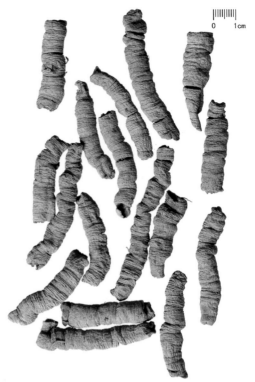

别名 巴戟、鸡肠风、巴戟肉。

来源 为茜草科植物巴戟天 *Morinda officinalis* How 的干燥根。

原植物 藤状灌木。根肉质肥厚，圆柱形，不规则地断续膨大，呈念珠状。茎有细纵条棱。叶对生，叶柄有褐色粗毛；叶片长椭圆形，全缘，上面深绿色，下面沿中脉上被短粗毛，叶缘有短睫毛；托叶膜质，鞘状。花序头状，生于小枝的顶端或排成伞形花序；花萼倒圆锥状，先端有不规则的齿裂；花冠白色，肉质，花冠管的喉部收缩，内面密生短粗毛，多数3深裂；雄蕊与花裂片同数，花丝短；子房下位。核果近球形，熟时红色。有种子4颗，近卵形，背部隆起，侧面平坦，被白色短柔毛。花期4～7月，果期6～10月。生于山谷、溪边或栽培。分布于福建、江西、广东等地。

采收加工 全年均可采挖，洗净，除去须根，晒至六七成干，轻轻捶扁，晒干。

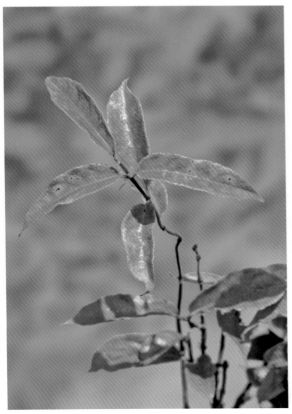

药材性状 扁圆柱形，略弯曲，长短不等，直径0.5～2cm。表面灰黄色或暗灰色，具纵纹及横裂纹，有的皮部横向断离露出木部；质韧，断面皮部厚，紫色或淡紫色，易与木部剥离；木部坚硬，黄棕色或黄白色，直径1～5mm。气微，味甘而微涩。

性味归经 味甘、辛，性微温。归肾、肝经。

功能与主治 补肾阳，强筋骨，祛风湿。主治阳痿遗精，宫冷不孕，月经不调，少腹冷痛，风湿痹痛，筋骨痿软。

用法用量 内服：煎汤，6～15克；或浸酒。

注意事项 阴虚火旺者忌服。

仙茅

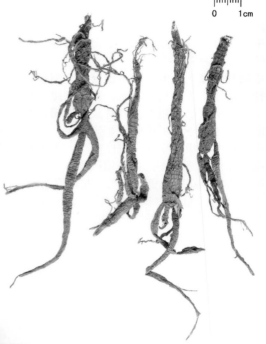

别名 独茅根、地棕根、黄茅参、独足绿茅根、仙茅参、千年棕、山棕皮。

来源 为石蒜科植物仙茅 *Curculigo orchioides* Gaertn. 的干燥根茎。

原植物 多年生草本。根茎近圆柱状直生，外皮褐色；须根常丛生，肉质，具环状横纹。地上茎不明显。叶基生；叶片线形，先端长渐尖，基部下延成柄。花茎甚短，大部分隐藏于鞘状叶柄基部之内，膜质，具缘毛；总状花序多少呈伞房状，通常具4～6朵花；花黄色，下部花筒线形，上部6裂，裂片披针形；雄蕊6；柱头3裂，分裂部分较花柱为长，子房狭长，先端具长喙。浆果近纺锤状。先端有长喙。种子亮黑色，表面具纵凸纹，有喙。花果期4～9月。生于林下草地或荒坡上。分布于江苏、江西、福建、湖南、广东、广西、四川、云南等地。

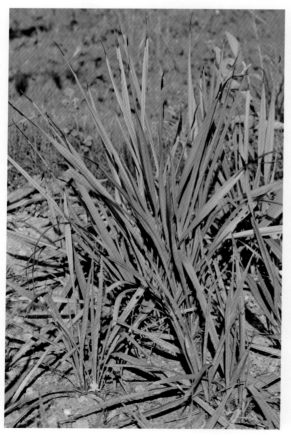

采收加工 秋、冬两季采挖，除去根头和须根，洗净，干燥；或除去杂质，洗净，切段，干燥。

药材性状 呈圆柱形，略弯曲，长3～10cm，直径0.4～1.2cm。表面棕色至褐色，粗糙，有细孔状的须根痕及横皱纹。质硬而脆，易折断，断面不平坦，灰白色至棕褐色，近中心处色较深。气微香，味微苦、辛。

性味归经 味辛，性热，有毒。归肾、肝、脾经。

功能与主治 补肾阳，强筋骨，祛寒湿。主治阳痿精冷，筋骨痿软，腰膝冷痹，阳虚冷泻。

用法用量 内服：煎汤，3～10克；或浸酒。外用：适量，捣敷。

注意事项 阴虚火旺者忌服。

大叶仙茅

别名 独脚莲、大地棕根、野棕。

来源 为石蒜科植物大叶仙茅 *Curculigo rapitulatu* (Lour.) O. Kuntze (*Leucajum capitulate* Lou) 的根茎。

原植物 多年生草本，高达1m多。根茎粗厚，块状，具细长的走茎。全体被柔毛。叶基生，通常4～7片；叶柄上面有槽；叶片长圆状披针形，纸质，全缘，先端长渐尖。花葶从叶腋发出，通常短于叶；总状花序强烈缩短成头状，俯垂，具多数排列密集的花；苞片卵状披针形；花黄色，花被裂片6，卵状长圆形，先端钝；雄蕊6，花药线形；花柱比雄蕊长，纤细，柱头近头状，有极浅的3裂，子房长圆形。浆果近球形，白色，无喙；种子黑色，表面具不规则的纵凸纹。花期5～6月，果期8～9月。生长于林下或阴湿处。分布于我国华南、西南及江西、福建、西藏等地。

采收加工 夏、秋季采挖，除去叶，洗净，切片晒干。

药材性状 表面粗糙，肉质，节显著，有圆点状须根痕及横纹，褐色或棕色。横切面白色，中柱显著。质硬。味辛、微苦。

性味归经 味辛、微苦，性温。归肾、肺、肝经。

功能与主治 补肾壮阳，祛风除湿，活血调经。主治肾虚咳喘，阳痿遗精，白浊带下，腰膝酸软，风湿痹痛，宫冷不孕，月经不调，崩漏，子宫脱垂，跌打损伤。

用法用量 内服：煎汤，6～9克。外用：适量，研末调敷。

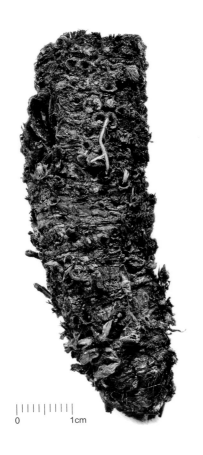

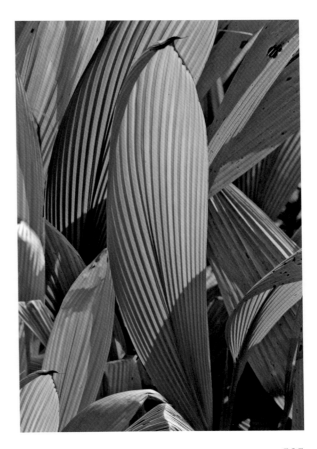

胡芦巴

别名　苦豆、芦芭、胡巴、芦巴子。

来源　豆科植物胡芦巴 *Trigonella foenumgraecum* L. 的干燥成熟种子。

原植物　一年生草本，高 30 ～ 80cm。全株有香气。茎、枝被疏毛。三出复叶，互生；叶柄长 1 ～ 4cm；小叶 3，顶生小叶片倒卵形或倒披针形，长 1 ～ 4cm，宽 0.5 ～ 1.5cm，先端钝圆，上部边缘有锯齿，两面均被疏柔毛，侧生小叶略小；托叶与叶柄连合，宽三角形，全缘，有毛。花 1 ～ 2 朵腋生；萼筒状，萼齿披针形，与萼筒近等长；花冠蝶形，黄白色或淡黄色，基部稍带紫堇色，旗瓣长圆形，顶端深波状凹陷，翼瓣狭长圆形，龙骨瓣长方状倒卵形。荚果线状圆筒形，直或稍呈镰状弯曲，先端具长喙，表面有纵长网纹。种子 10 ～ 20 颗，近椭圆形，稍扁，黄褐色。花期 4 ～ 7 月，果期 7 ～ 9 月。多为栽培或野生，分布于东北、西南及河北、陕西、甘肃、新疆、山东、江苏、安徽、河南、湖北、广西。

采收加工　夏季果实成熟时采割植株，晒干，打下种子，除去杂质。

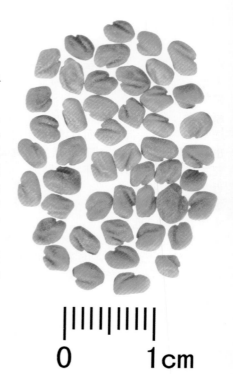

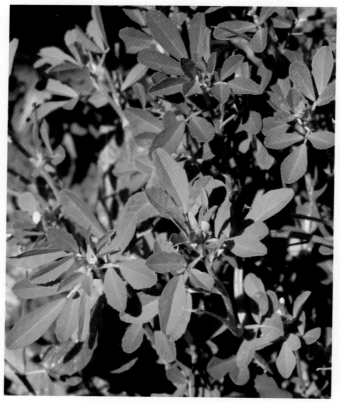

药材性状　本品略呈斜方形或矩形，长 3 ～ 4mm，宽 2 ～ 3mm，厚约 2mm。表面黄绿色或黄棕色，平滑，两侧各具一深斜沟，相交处有点状种脐。质坚硬，不易破碎。种皮薄，胚乳呈半透明状，具黏性；子叶 2，淡黄色，胚根弯曲，肥大而长。气香，味微苦。

性味归经　苦，温。归肾经。

功能与主治　温肾助阳，祛寒止痛。主治肾阳不足，下元虚冷，小腹冷痛，寒疝腹痛，寒湿脚气。

用法用量　内服：煎汤，3 ～ 10 克；或入丸、散。

注意事项　阴虚火旺或有湿热者慎服。

海马

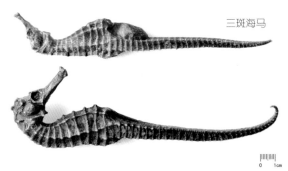

三斑海马

别名 水马、大海马、马头鱼、龙落子鱼。

来源 为海龙科动物线纹海马、大海马、三斑海马、刺海马或小海马（海蛆）的干燥体。

原动物 三斑海马：体侧扁，一般长10～18cm，躯干七棱形，腹部突出，尾部四棱形，尾端卷曲。头冠矮小，顶端具5个短小棘。体长为头长5.3～6.5倍，头长为吻长的2.2～2.5倍、为眼径5.3～5.9倍。吻细长，管状。眼小而圆，眼上棘较发达。体无鳞，全为骨环所包，体部骨环11，尾部40～41。体黑褐。眼上有放射状褐色斑点。体侧背方第1、第4、第7节小棘基部各具一黑色圆斑。分布于我国东海和南海。

采收加工 夏、秋两季捕捞，洗净，晒干；或除去皮膜及内脏，晒干。

性味归经 味甘，性温。归肝、肾经。

功能与主治 温肾壮阳，散结消肿。主治阳痿，遗尿，肾虚作喘，癥瘕积聚，跌打损伤；外治痈肿疔疮。

用法用量 内服：煎汤，3～9克；研末，1～1.5克；或浸酒。外用：适量，研末掺或调敷。

注意事项 孕妇，阴虚阳亢，禁服。

海龙

别名 水雁。

来源 为海龙科动物刁海龙、拟海龙或尖海龙的干燥体。

药材性状 ①刁海龙：体狭长侧扁，全长30～50cm，表面黄白色；头部具管状长吻，口小，无牙，两眼圆而深陷，五棱形，尾部前方六棱形，后方四棱形，尾端卷曲；背棱两侧各有1列灰黑色斑点状色带；骨质，坚硬；气微腥，味微咸。②拟海龙：体长而扁平，躯干略呈四棱形，长约22cm；表面灰黄色；头部与体轴几乎在同一直线上。③尖海龙：体细而弯曲，长14～20cm；腹部灰黄色，背部灰褐色；躯干呈七棱形。

性味归经 味甘，性温。归肝、肾经。

功能与主治 温肾壮阳，散结消肿。主治阳痿遗精，癥瘕积聚，瘰疬痰核，跌打损伤；外治痈肿疔疮。

用法用量 内服：煎汤，3～9克；研末，1.5～3克；或浸酒。外用：适量，研末掺敷。

注意事项 孕妇，阴虚火旺，外感，禁服。

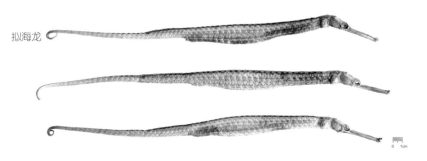

拟海龙

蛤蚧

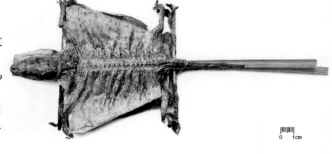

别名　蛤解、蛤蟹、仙蟾、蚧蛇、大壁虎。

来源　为壁虎科动物蛤蚧 *Gekko gecko* Linnaeus 的干燥体。

采收加工　全年均可捕捉，除去内脏，拭净，用竹片撑开，使全体扁平顺直，低温干燥。

药材性状　呈扁片状，头颈部及躯干部长9～18cm，头颈部约占三分之一，腹背部宽6～11cm，尾长6～12cm。头稍呈扁三角状，两眼多凹陷成窟窿，口内具细齿，生于颚的边缘，无异型大齿。吻部半圆形，吻鳞不切鼻孔，与鼻鳞相连，上鼻鳞左右各1片，上唇鳞12～14对，下唇鳞（包括颏鳞）21片。腹背部呈椭圆形，腹薄。背部呈灰黑色或银灰色，具黄白色、灰绿色或橙红色斑点散在或密集成不明显的斑纹，脊椎骨和两侧肋骨突起。四足均有5趾；趾间仅具蹼迹，足趾底具吸盘。尾细而坚实，微显骨节，与背部颜色相同，具6～7个明显的银灰色环带，有的再生尾较原生尾短，且银灰色环带不明显。全身密被圆形或多角形微具光泽的细鳞。气腥，味微咸。

性味归经　味咸，性平。归肺、肾经。

功能与主治　补肺益肾，纳气定喘，助阳益精。主治肺肾不足，虚喘气促，劳嗽咯血，阳痿，遗精。

用法用量　内服：煎汤，3～6克；研末，1～1.5克；或浸酒。

注意事项　外感风寒喘嗽，阳虚火旺，禁服。

冬虫夏草

别名　北冬虫夏草、蛹草。

来源　为麦角菌科真菌冬虫夏草菌 *Cordyceps sinensis* (Berk.) Saccc. 寄生在蝙蝠蛾科昆虫幼虫上的子座及幼虫尸体的复合体。

药材性状　本品由虫体与从虫头部长出的真菌子座相连而成。虫体似蚕，表面深黄色至黄棕色，有环纹20～30个，近头部的环纹较细，头部红棕色，足8对，中部4对较明显，质脆，易折断，断面略平坦，淡黄白色。子座细长圆柱形，表面深棕色至棕褐色，有细纵皱纹，上部稍膨大，质柔韧，断面类白色。气微腥，味微苦。

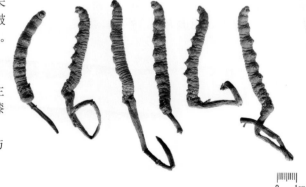

性味归经　味甘，性平。归肺、肾经。

功能与主治　补肺益肾，止血，化痰。主治久咳虚喘，劳嗽咯血，阳痿遗精，腰膝酸痛。

用法用量　内服：煎汤，5～10克；或与鸡鸭炖服。

注意事项　有表邪者慎用。

韭菜子

别名 韭子、韭菜仁。

来源 为百合科植物韭菜 *Allium tuberosum* Rottler ex sprengle 的干燥成熟种子。

原植物 多年生草本，高 20～45cm。具特殊强烈气味。根茎横卧，鳞茎狭圆锥形，簇生；鳞茎外皮黄褐色，网状纤维质。叶基生，条形，扁平。总苞2裂，比花序短，宿存；伞形花序簇生状或球状，多花；花梗为花被的 2～4 倍长；具苞片；花白色或微带红色；花被片6，狭卵形至长圆状披针形；花丝基部合生并与花被贴生，长为花被片的 4/5，狭三角状锥形；子房外壁具细的疣状突起。蒴果具倒心形的果瓣。花、果期 7～9 月。全国广泛栽培。

采收加工 秋季果实成熟时采收果序，晒干，搓出种子，除去杂质。

药材性状 呈半圆形或半卵圆形，略扁，长 2～4mm，宽 1.5～3mm。表面黑色，一面突起，粗糙，有细密的网状皱纹，另一面微凹，皱纹不甚明显。顶端钝，基部稍尖，有点状突起的种脐。质硬。气特异，味微辛。

性味归经 味辛、甘，性温。归肝、肾经。

功能与主治 温补肝肾，壮阳固精。主治阳痿遗精，腰膝酸痛，遗尿尿频，白浊带下。

用法用量 内服：煎汤，6～12克。

注意事项 阴虚火旺者忌服。

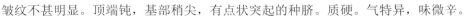

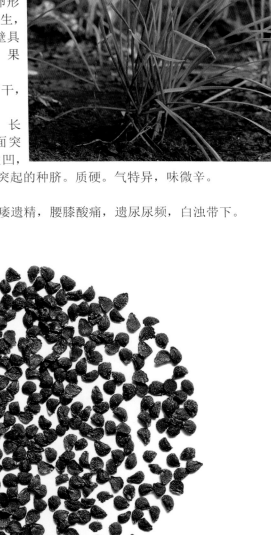

0   1cm

核桃仁

别名 胡桃仁、胡桃肉。

来源 为胡桃科植物胡桃 *Juglans regia* L. 的干燥成熟种子。

原植物 落叶乔木，高20～25m。树皮灰白色，髓部白色，薄片状。奇数羽状复叶，互生，椭圆状卵形，全缘，表面深绿色，有光泽，背面淡绿色，脉腋内有一簇短柔毛。花单性，雌雄同株，与叶同时开放，雄柔荑花序腋生，下垂，花小而密集；雌花序穗状，直立，生于幼枝顶端；子房下位。果实近球形，外果皮绿色，表面有斑点，中果皮肉质，不规则开裂，内果皮骨质，表面凹凸不平，有2条纵棱，先端具短尖头，内果皮壁内具空隙而有皱褶，隔膜较薄，内里无空隙。花期5～6月，果期9～10月。生于山地及丘陵地带。我国南北各地均有栽培。

采收加工 秋季果实成熟时采收，除去肉质果皮，晒干，再除去核壳及木质隔膜。

药材性状 多破碎，为不规则的块状，有皱曲的沟槽，大小不一；完整者类球形，直径 2～3cm。种皮淡黄色或黄褐色，膜状，维管束脉纹深棕色。子叶类白色。质脆，富油性。气微，味甘；种皮味涩、微苦。

性味归经 味甘，性温。归肾、肺、大肠经。

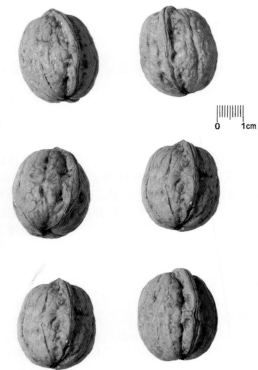

功能与主治 补肾，温肺，润肠。主治腰膝酸软，阳痿遗精，虚寒喘嗽，大便秘结。

用法用量 内服：煎汤，9～15克；单味嚼服：10～30克。

注意事项 痰火积热，阴虚火旺，忌服。

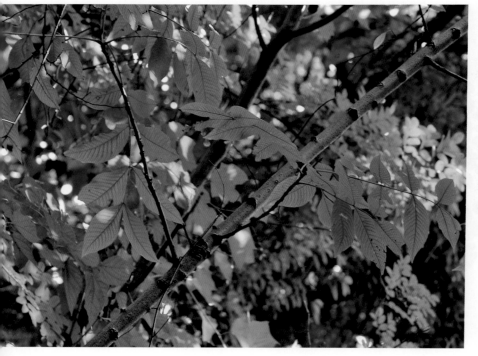

阳起石

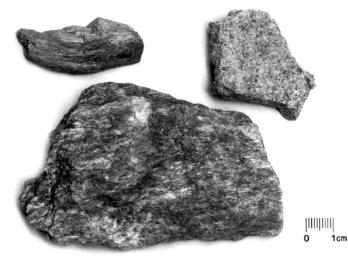

别名　白石、羊起石、阳石、起阳石。

来源　为硅酸盐类角闪石族矿物透闪石 *Tremolite* 及其异种透闪石石棉。

药材性状　为长柱状、针状、纤维状集合体，呈不规则块状、扁长条状或短柱状。大小不一。白色、浅灰白色或淡绿白色，具丝绢样光泽。体较重，质较硬脆，有的略疏松。可折断，碎断面不整齐，纵面呈纤维状或细柱状。气无，味淡。以针束状、色白、有光泽、无杂质者为佳。

性味归经　味咸，性温。归肾经。

功能与主治　温肾壮阳。主治肾阳虚衰，腰膝冷痹，男子阳痿遗精，女子宫冷不孕，崩漏，癥瘕。

用法用量　内服：入丸、散，3～4.5克。

注意事项　阴虚火旺者忌服。

紫河车

别名　胞衣、仙人衣、胎衣、人胞。

来源　为人科健康产妇的干燥胎盘。

采收加工　收集健康产妇的新鲜胎盘，除去脐带、羊膜，反复冲洗直至去净血液，蒸或置沸水中略煮后，干燥。

药材性状　本品呈圆形或碟状椭圆形，直径9～15cm，厚薄不一。黄色或黄棕色，一面凹凸不平，具不规则沟纹；另一面较平滑，常附有残余脐带，其四周见有细血管。质硬脆，有腥气。

性味归经　味甘、咸，性温。归肺、肝、肾经。

功能与主治　温肾补精，益气养血。主治虚劳羸瘦，阳痿遗精，不孕少乳，久咳虚喘，骨蒸劳嗽，面色萎黄，食少气短。

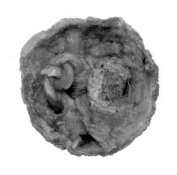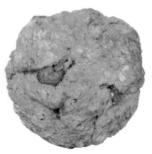

用法用量　内服：研末，1.5～3克。

注意事项　有表邪及实证者禁服。脾虚湿困纳呆者慎服。

（三）补血药

当归

别名 马尾当归、岷当归、马尾归。

来源 为伞形科植物当归*Angelica sinensis* (Oliv.) Diels 的干燥根。

原植物 多年生草本。根圆柱状，分枝，有多数肉质须根，黄棕色，有浓郁香气。茎直立，有纵深沟纹，光滑无毛。叶三出式，二至三回羽状分裂；基部膨大成管状的薄膜质鞘；基生叶及茎下部叶为卵形，小叶片3对；茎上部叶简化成囊状鞘和羽状分裂的叶片。复伞形花序顶生，密被细柔毛；总苞片2，小总苞片2～4，线形，萼齿5卵形；花瓣长卵形；花柱短。果实椭圆形，背棱线形，隆起，侧棱成宽而薄的翅，翅边缘淡紫色。花期6～7月，果期7～9月。栽培于陕西、甘肃等地。

采收加工 秋末采挖，除去须根及泥沙，待水分稍蒸发后，捆成小把，上棚，用烟火慢慢熏干。

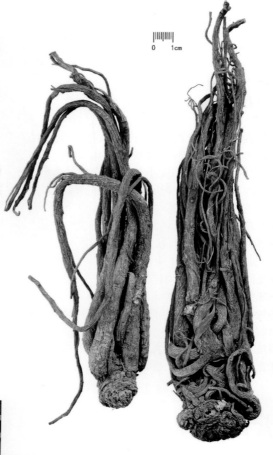

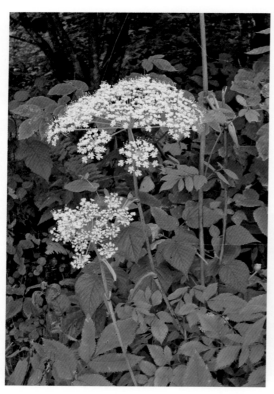

药材性状 略呈圆柱形，下部有支根3～5条或更多，长15～25cm。表面黄棕色至棕褐色，具纵皱纹及横长皮孔样突起。根头（归头）具环纹，上端圆钝，有茎及叶鞘的残基；主根（归身）表面凹凸不平；支根（归尾）上粗下细，多扭曲。质柔韧，断面黄白色或淡黄棕色，皮部厚，有裂隙及多数棕色点状分泌腔，木部色较淡，形成层环黄棕色。有浓郁的香气，味甘、辛、微苦。柴性大、干枯无油或断面呈绿褐色者不可供药用。

性味归经 味甘、辛，性温。归肝、心、脾经。

功能与主治 补血活血，调经止痛，润肠通便。主治血虚萎黄，眩晕心悸，月经不调，经闭痛经，虚寒腹痛，肠燥便秘，风湿痹痛，跌打损伤，痈疽疮疡。

用法用量 内服：煎汤，6～12克；或浸酒。

注意事项 湿阻中满、大便溏泄者慎服。风寒未清、恶寒发热、表证外见者禁服。

熟地黄

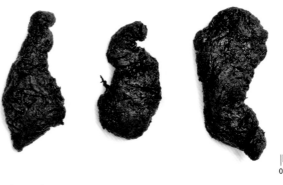

别名 熟地。

来源 为玄参科植物地黄 *Rehmannia glutinosa* (Geartn.) Libosch. ex Fisch. et Mey. 的块根经加工蒸晒而成。

原植物 详见生地黄项下。

采收加工 取干地黄加黄酒30%，拌和，入蒸器中，蒸至内外黑润，取出晒干即成。或取干地黄置蒸器中蒸8h后，焖一夜，次日翻过，再蒸4～8h，再焖一夜取出，晒至八成干，切片后，再晒干。

药材性状 为不规则的块状，内外均呈漆黑色，有光泽，外表皱缩不平。断面滋润，中心部往往可看到光亮的油脂状块，黏性大，质柔软。味甜。以块根肥大、软润、内外乌黑有光泽者为佳。

性味归经 味甘，性温。归肝、肾经。

功能与主治 补血滋阴，益精填髓。主治血虚萎黄，眩晕心悸，月经不调，崩漏不止，肝肾阴亏，潮热盗汗，遗精阳痿，不育不孕，腰膝酸软，耳鸣耳聋，头目昏花，须发早白，消渴，便秘，肾虚喘促。

用法用量 内服：煎汤，10～30克；或浸酒。

注意事项 脾胃虚弱，腹满便溏，气滞痰多，忌服。

何首乌

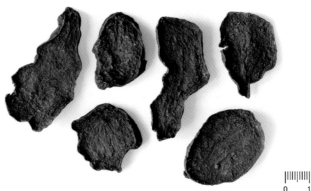

别名 首乌、山精、赤首乌。

来源 为蓼科植物何首乌 *Polygonum multiflorum* Thunb. 的干燥块根。

原植物 详见首乌藤项下。

采收加工 秋、冬两季叶枯萎时采挖，削去两端，洗净，个大的切成块，干燥。

药材性状 呈团块状或不规则纺锤形，长6～15cm，直径4～12cm。表面红棕色或红褐色，皱缩不平，有浅沟，并有横长皮孔样突起及细根痕。体重，质坚实，不易折断，断面浅黄棕色或浅红棕色，显粉性，皮部有4～11个类圆形异型维管束环列，形成云锦状花纹，中央木部较大，有的呈木心。气微，味微苦而甘涩。

性味归经 味苦、甘、涩，性温。归肝、心、肾经。

功能与主治 解毒，消痈，润肠通便。主治瘰疬疮痈，风疹瘙痒，肠燥便秘，高血脂。

用法用量 内服：煎场，10～20克；或浸酒。外用：适量，煎水洗、研末撒或调涂。

注意事项 大便清泄、有湿痰者不宜。

白芍

别名　白芍药、金芍药。

来源　为毛茛科植物芍药 *Paeonia lactiflora* Pall. 的干燥根。

原植物　多年生草本，无毛。根肥大，纺锤形或圆柱形，黑褐色。茎直立，上部分枝，基部有数枚鞘状膜质鳞片。叶互生；茎下部叶为二回三出复叶，上部叶为三出复叶；小叶狭卵形，边缘具白色软骨质细齿，下面沿叶脉疏生短柔毛，近革质。花两性，数朵生于茎顶和叶腋；萼片4，绿色，宿存；花瓣9～13，倒卵形，白色，有时基部具深紫色斑块或粉红色，栽培品花瓣各色并具重瓣；雄蕊多数，花丝长7～12mm，花药黄色；心皮2～5，离生，无毛。蓇葖果卵形，先端具喙。花期5～6月，果期6～8月。生于山坡草地和林下。多栽培，主产于浙江、安徽、四川。产于浙江者称"杭白芍"，产于安徽者称"亳白芍"，产于四川者称"川白芍"。

采收加工　夏、秋两季采挖，洗净，除去头尾及细根，置沸水中煮后除去外皮或去皮后再煮，晒干。

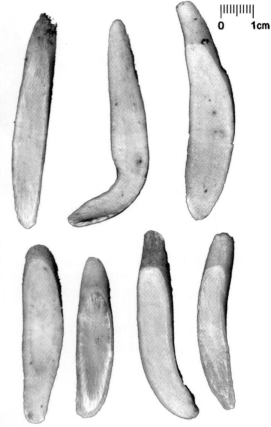

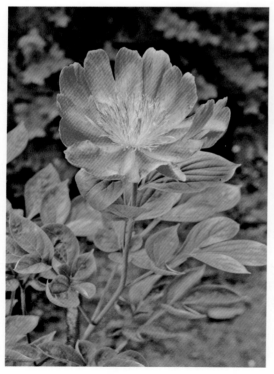

饮片鉴别　白芍为类圆形或椭圆形的薄片，直径10～25mm，表面类白色或微带棕红色，平滑，角质样，中间类白色，有明显的环纹和放射状纹理；周边淡棕红色或粉白色，有皱纹。质坚脆。气微，味微苦、酸。

性味归经　味苦、酸，性微寒。归肝、脾经。

功能与主治　平肝止痛，养血调经，敛阴止汗。主治头痛眩晕，胁痛，腹痛，四肢挛痛，血虚萎黄，月经不调，自汗，盗汗。

用法用量　内服：煎汤，5～12克。

注意事项　虚寒之证不宜单用。反藜芦。

桑葚

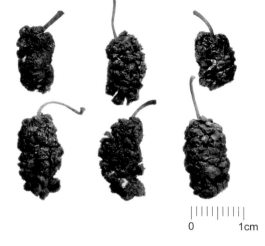

别名 桑实、桑椹子、桑粒、桑果。

来源 为桑科植物桑 *Morus alba* L. 的干燥果穗。

原植物 详见桑叶项下。

采收加工 5～6月果穗变红色时采收，晒干或蒸后晒干。

药材性状 聚花果由多数小瘦果集合而成，呈长圆形，长1～2cm，直径6～8mm。黄棕色、棕红色至暗紫色；有短果序梗。小瘦果卵圆形，稍扁，长约2mm，宽约1mm，外具肉质花被片4枚。气微，味微酸而甜。

性味归经 味甘、酸，性寒。归肝、肾经。

功能与主治 滋阴养血，生津，润肠。主治肝肾不足和血虚精亏之头晕目眩，腰酸耳鸣，须发早白，失眠多梦，津伤口渴，消渴，肠燥便秘。

用法用量 内服：煎汤，10～15克；或浸酒、生啖。

注意事项 脾胃虚寒便溏者禁服。

阿胶

别名 驴皮胶、盆覆胶、傅致胶。

来源 为马科动物驴 *Equus asinus* L. 的干燥皮或鲜皮经煎煮、浓缩制成的固体胶。

采收加工 将驴皮浸泡去毛，切块洗净，分次水煎，滤过，合并滤液，浓缩至稠膏状，冷凝，切块，晾干，即得。

药材性状 呈长方形块，黑褐色，有光泽。质硬而脆，断面光亮。气微，味微甘。

性味归经 味甘，性平。归肺、肝、肾经。

功能与主治 补血滋阴，润燥，止血。主治血虚萎黄，眩晕心悸，肌痿无力，心烦不眠，虚风内动，肺燥咳嗽，劳嗽咯血，吐血尿血，便血崩漏，妊娠胎漏。

用法用量 烊化兑服，3～9克。

注意事项 脾胃虚弱、消化不良者慎服。

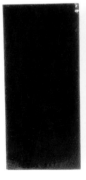
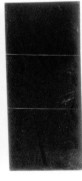
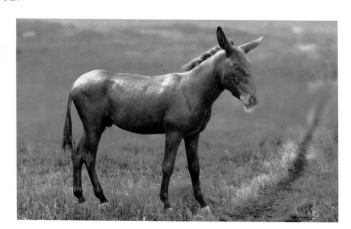

龙眼肉

别名 龙眼干、桂圆肉、亚荔枝。

来源 为无患子科植物龙眼 *Dimocarpus longan* Lour. 的假种皮。

原植物 常绿乔木，高10m左右。具板根，小枝粗壮，被微柔毛，散生苍白色皮孔。偶数羽状复叶，互生；叶片薄革质，长圆状椭圆形，两侧常不对称，上面深绿色，有光泽，下面粉绿色，两面无毛。花序大型，顶生和近枝腋生，密被星状毛；花梗短；萼片、花瓣各5，花瓣乳白色，披针形，仅外面被微柔毛；雄蕊8，花丝被短硬毛。果近球形，核果状，不开裂，通常黄褐色，有时灰黄色，外面稍粗糙，或少有微凸的小瘤体；种子茶褐色，光亮，全部被肉质的假种皮包裹。花期3～4月，果期7～9月。我国西南部至东南部栽培很广，以福建、台湾最盛。

采收加工 夏、秋两季采收成熟果实，干燥，除去壳、核，晒至干爽不黏。

药材性状 为纵向破裂的不规则薄片，常数片粘结，长约1.5cm，宽2～4cm，厚约0.1cm。棕褐色，半透明。一面皱缩不平，一面光亮且有细纵皱纹。质柔润。气微香，味甜。

性味归经 味甘，性温。归心、脾经。

功能与主治 补益心脾，养血安神。主治气血不足，心悸怔忡，健忘失眠，血虚萎黄。

用法用量 内服：煎汤，10～15克；或浸酒。

注意事项 内有痰火、湿滞停饮者忌服。

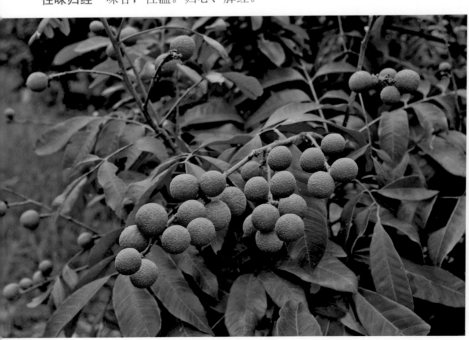

桃金娘

别名 山稔子、多莲、多奶、岗稔、乌肚子。

来源 为桃金娘科植物桃金娘 *Rhodomyrtus tomentosa* (Ait.) Hassk. 的果实。

原植物 灌木，高 1～2m。嫩枝有灰白色柔毛。叶对生；叶片革质，椭圆形，上面初有毛，以后变无毛，发亮，下面有灰色茸毛，全缘；离基 3 出脉，直达先端且相结合；花单生，紫红色；萼管倒卵形，裂片 5，近圆形，宿存；花瓣 5，倒卵形；雄蕊红色，多数；子房下位，3 室，柱头扩大。浆果卵状壶形，熟时紫黑色；种子多数。果期 7～9 月。生于丘陵坡地。分布于福建、湖南、广东、海南、广西、贵州、云南等地。

采收加工 于秋季果实成熟时采收，晒干。

药材性状 果实卵状壶形，一端稍尖，直径约 1cm，表面土黄色或暗绿褐色，质较硬，顶端有宿存萼片 5 枚及花柱残迹。内有种子多数，黄白色，扁平。味淡、微甜，气微香。以个大、干燥者为佳。

性味归经 味甘、涩，性平。归肝、脾经。

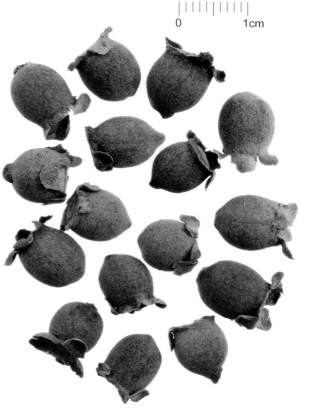

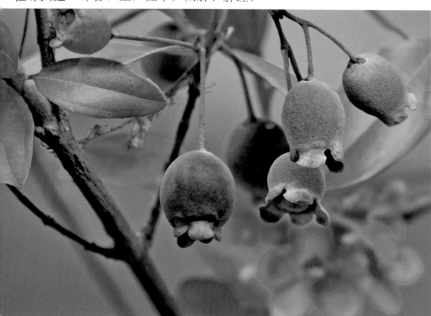

功能与主治 养血止血，涩肠固精。主治血虚体弱，吐血，鼻衄，劳伤咯血，便血，崩漏，遗精，带下，痢疾，脱肛，烫伤，外伤出血。

用法用量 内服：煎汤，6～15 克，或浸酒。

注意事项 大便秘结者禁服。

（四）补阴药

南沙参

别名 苦心、文希、南沙参、桔参、山沙参。

来源 为桔梗科植物杏叶沙参 *Adenophora hunanensis* Nannf. 的干燥根。

原植物 多年生草本，茎高 40～80cm。不分枝，常被短硬毛或长柔毛。基生叶心形，大而具长柄；茎生叶在茎上部的无柄或仅有楔状短柄，叶基部常楔状下延，基生叶具长柄。花序分枝粗壮，几乎平展或弓曲向上；花萼裂片卵形至长卵形，最宽处在中下部，通常多少重叠；花盘多数有毛，少无毛；花柱与花冠等长。花期 7～9月。生于山地草丛中。分布于河北、山西、江西、湖北、湖南、广西、四川、贵州等地。

杏叶沙参亚种华东杏叶沙参的茎叶近无柄或仅茎下部的叶有很短的柄。花萼裂片较窄，宽 1.5～2.5cm；花盘多数无毛。分布于江苏、安徽、浙江、江西、福建等地。

采收加工 播种后 2～3年采收，秋季挖取根部，除去茎叶及须根，洗净泥土，趁新鲜时用竹片刮去外皮，切片，晒干。

药材性状 根圆锥形，下部分枝极少，长 9～17cm，直径 0.7～2cm。表面灰黄色或灰褐色，无环纹，有纵皱。顶端芦头长 1.4～8.8cm，盘节明显或不明显。折断面不平坦，类白色，较结实。

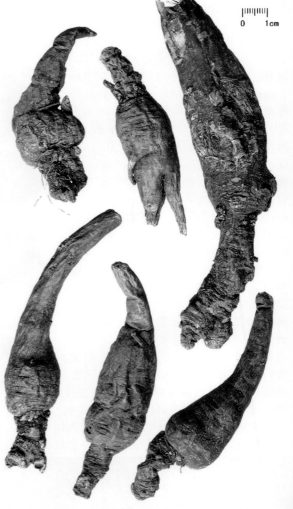

性味归经 味甘、微苦，性微寒。归肺、胃经。

功能与主治 养阴清热，润肺化痰，益胃生津。主治阴虚久咳，劳嗽痰血，燥咳痰少，虚热喉痹，津伤口渴。

用法用量 内服：煎汤，10～15克。

注意事项 风寒咳嗽者禁服。恶防己，反藜芦。

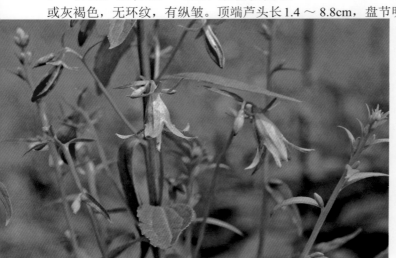

北沙参

别名　真北沙参、银条参、辽沙参、野香菜根。

来源　为伞形科植物珊瑚菜 *Glehnia littoralis* Fr.Schmidt ex Miq. 的干燥根。

原植物　多年生草本，高 5 ～ 20cm。全株被白色柔毛。茎露出地上部分较短，地下部分伸长。基生叶质厚，具长柄；长 5 ～ 15cm，基部宽鞘状，边缘膜质；叶片轮廓呈圆卵形至三角状卵形，三出式分裂或三出式二回羽状分裂，末回裂片倒卵形至卵圆形，先端圆至渐尖，基部楔形至截形，边缘具缺刻状锯齿，齿缘白色软骨质；叶柄和叶脉被细微硬毛；茎生叶形状与基生叶相似，叶柄基部渐膨大成鞘。复伞形花序顶生，密被灰褐色长柔毛，花序梗长 2 ～ 6cm；伞辐 8 ～ 16，不等长，长 1 ～ 3cm；无总苞片；小总苞片多片，线状披针形，边缘及背部密被柔毛；小伞形花序具 15 ～ 20；萼齿 5，窄三角状披针形，疏被粗毛；花瓣白色；花柱基短圆锥状。双悬果圆球形或椭圆形，密被棕色长柔毛及绒毛，果棱具木栓质翅，分生果横剖面扁椭圆形，具 5 棱。花期 5 ～ 7 月，果期 6 ～ 8 月。生长于海岸沙地、沙滩，或栽培于肥沃疏松的砂质土壤。分布于辽宁、河北、山东、江苏、浙江、福建、台湾、广东等地。

采收加工　夏、秋二季采挖，除去须根，洗净，稍晾，置沸水中烫后，除去外皮，干燥。或洗净直接干燥。

药材性状　本品呈细长圆柱形，偶有分枝，长 15 ～ 45cm，直径 0.4 ～ 1.2cm。表面淡黄白色，稍粗糙，偶有残存外皮，不去外皮的表面黄棕色。全体具细纵皱纹和纵沟，并有棕黄色点状细根痕；顶端常见黄棕色根茎残基；上部稍细，中部略粗，下部渐细。质脆，容易折断，断面皮部浅黄白色，木部黄色。气特异，味微甘。

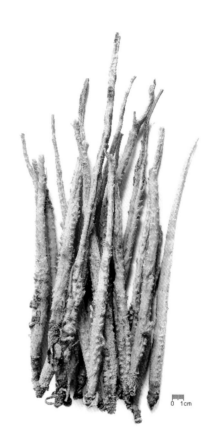

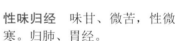

性味归经　味甘、微苦，性微寒。归肺、胃经。

功能与主治　养阴清肺，益胃生津。主治肺热燥咳，劳嗽痰血，胃阴不足，热病津伤，咽干口渴。

用法用量　内服：煎汤，10 ～ 15 克。

注意事项　风寒咳嗽者禁服。恶防己，反藜芦。

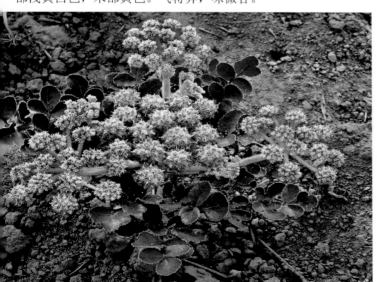

麦冬

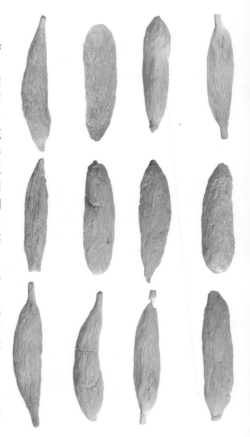

别名 麦门冬、禹余粮、不死药。

来源 为百合科植物麦冬 *Ophiopogon japonicus* (Thunb.) Ker-Gawl. 的干燥块根。

原植物 多年生草本，须根中部或先端常膨大形成肉质小块根。叶丛生；叶柄鞘状，边缘有薄膜；叶片窄长线形，基部有多数纤维状的老叶残基，先端急尖，基部绿白色并稍扩大。总状花序穗状，顶生，小苞片膜质，每苞片腋生1～3朵花；花小，淡紫色，略下垂，花被片6，不展开，披针形；雄蕊6，花药三角状披针形；子房半下位，3室，基部宽阔，略呈圆锥形。浆果球形，早期绿色，成熟后暗蓝色。花期5～8月，果期7～9月。生于海拔2000m以下的山坡阴湿处、林下或栽培。分布于我国华东、中南等地。浙江、四川、广西有大量栽培。

采收加工 夏季采挖，洗净，反复暴晒、堆置，至七八成干，除去须根，干燥。

药材性状 呈纺锤形，两端略尖，长1.5～3cm，直径3～7mm。表面黄白色或淡黄色，有细纵纹。质柔韧，断面黄白色，半透明，中柱细小。气微香，味甘、微苦。

性味归经 味甘、微苦，性微寒。归心、肺、胃经。

功能与主治 养阴生津，润肺清心。主治肺燥干咳，虚劳咳嗽，津伤口渴，心烦失眠，内热消渴，肠燥便秘，白喉。

用法用量 内服：煎汤，6～15克。

注意事项 湿浊中阴、虚寒泄泻、风寒或寒痰咳喘者，禁服。

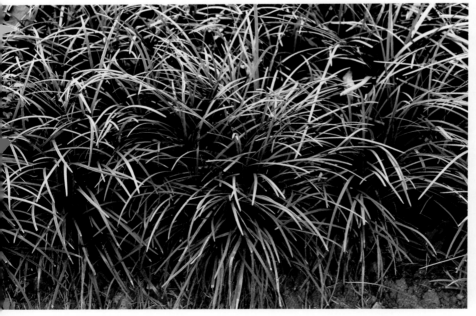

山麦冬

来源 为百合科植物沿阶草 *Ophiopogon bodinieri* Levl. 的块根。

原植物 多年生草本，高 12～44cm。须根中部或先端常膨大形成肉质小块根。叶丛生；叶柄鞘状，边缘有薄膜；叶片窄长线形，基部有多数纤维状的老叶残基。叶基部绿白色并稍扩大。花葶通常稍短于叶或近等长，总状花序穗状，顶生，小苞片膜质，每苞片腋生 1～13 朵花；花小，淡紫色，略下垂，花被片 6，花被片在花盛开时多少展开，披针形；雄蕊 6，花药三角状披针形；子房半下位，3 室。浆果球形，早期绿色，成熟后暗蓝色。花、果期 5～9 月。生于山坡、山谷潮湿处、沟边或林下。分布于我国西南及陕西、甘肃、江西、湖北、广西等地。

采收加工 四川在栽后第 2 年 4 月下旬收获，浙江在第 3 年或第 4 年收获。选晴天挖取麦冬，抖去泥土，切下块根和须根，洗净泥土，晒干水气后，揉搓，再晒，再搓，反复 4～5 次，直到去尽须根后，干燥即得。浙江是将洗净的块根晒 3～5d，放在笋筐内闷放 2～3d，再翻晒 3～5d，剪去须根。晒干或鲜用。

药材性状 块根纺锤形，长 0.8～2cm，中部直径 2～4mm。表面有细纵纹。断面黄白色，中柱细小。味淡。以肥大、淡黄白色、半透明、质柔、嚼之有黏性者为佳。

性味归经、功能与主治、用法用量、注意事项 同麦冬。

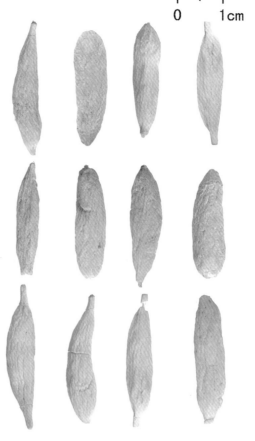

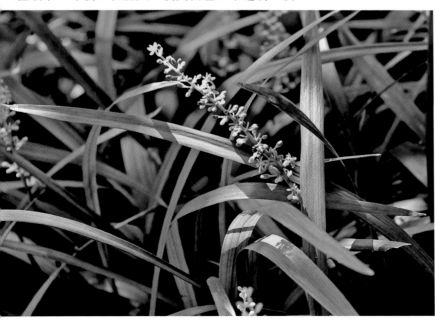

石斛

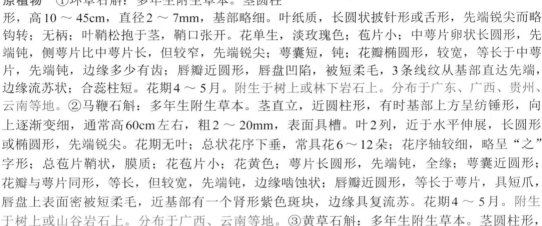

环草石斛

别名 ①环草石斛：美花石斛、粉花石斛。②马鞭石斛：流苏石斛。③黄草石斛：束花石斛。④金钗石斛：金钗花、吊兰花、扁黄草。

来源 为兰科植物环草石斛 *Dendrobium loddigesii* Rolfe、马鞭石斛 *Dendrobium fimbriatum* Hook.、黄草石斛 *Dendrobium chrysanthum* Wall. ex Lindl.、金钗石斛 *Dendrobium nobile* Lindl. 的新鲜或干燥茎。

原植物 ①环草石斛：多年生附生草本。茎圆柱形，高10～45cm，直径2～7mm，基部略细。叶纸质，长圆状披针形或舌形，先端锐尖而略钩转；无柄；叶鞘松抱于茎，鞘口张开。花单生，淡玫瑰色；苞片小；中萼片卵状长圆形，先端钝，侧萼片比中萼片长，但较窄，先端锐尖；萼囊短，钝；花瓣椭圆形，较宽，等长于中萼片，先端钝，边缘多少有齿；唇瓣近圆形，唇盘凹陷，被短柔毛，3条线纹从基部直达先端，边缘流苏状；合蕊柱短。花期4～5月。附生于树上或林下岩石上。分布于广东、广西、贵州、云南等地。②马鞭石斛：多年生附生草本。茎直立，近圆柱形，有时基部上方呈纺锤形，向上逐渐变细，通常高60cm左右，粗2～20mm，表面具槽。叶2列，近于水平伸展，长圆形或椭圆形，先端锐尖。花期无叶；总状花序下垂，常具花6～12朵；花序轴较细，略呈"之"字形；总苞片鞘状，膜质；花苞片小；花黄色；萼片长圆形，先端钝，全缘；萼囊近圆形；花瓣与萼片同形，等长，但较宽，先端钝，边缘啮蚀状；唇瓣近圆形，等长于萼片，具短爪，唇盘上表面密被短柔毛，近基部有一个肾形紫色斑块，边缘具复流苏。花期4～5月。附生于树上或山谷岩石上。分布于广西、云南等地。③黄草石斛：多年生附生草本。茎圆柱形，节间长3～4cm；叶鞘膜质，鞘口张开呈杯状。花期无叶，伞形花序，花苞片小，花黄色，中萼片长圆形，花瓣倒卵状长方形，边缘具短流苏。花期5～9月。附生于离山岩石上或林中树干上。分布于湖北、广东、广西、四川、贵州、云南等地。④金钗石斛：多年生附生草本。茎丛生，直立，高30～50cm，直径1～1.3cm，黄绿色，多节。叶近革质，常3～5枚生于茎上端；叶片长圆形或长圆状披针形，先端2圆裂，叶脉平行，通常9条；叶鞘紧抱于节间；无叶柄。总状花序自茎节生出，通常具2～3花；苞片卵形，小，膜质，花大，下垂；花萼及花瓣白色，末端呈淡红色；萼片3，中萼片离生，两侧萼片斜生于蕊柱足上，长圆形；花瓣卵状长圆形或椭圆形，与萼片几等长，唇瓣近圆卵形，生于蕊柱足的前方，先端圆，基部有短爪，下半部向上反卷包围蕊柱，两面被茸毛，近基部的中央有一块深紫色的斑点；具合蕊柱；雄蕊圆锥状，花药2室，花药块4，蜡质。蒴果。花期5～6月。附生于高山岩石上或林中树干上。分布于台湾、

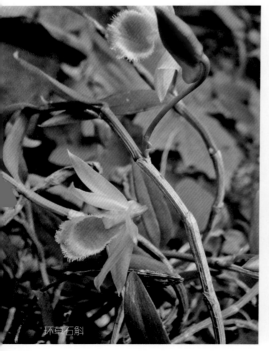

环草石斛

湖北、广东，广西、四川、贵州、云南等地。

采收加工　全年均可采收，鲜用者除去根及泥沙；干用者采收后，除去杂质，用开水略烫或烘软，再边搓边烘晒，至叶鞘搓净，干燥。

药材性状　①环草石斛：茎细长圆柱形，常弯曲，盘绕成团或捆成把，长11～40cm，直径1～3mm，节间长0.4～2.3cm。表面金黄色，有光泽，具细纵纹。质柔韧而实，断面较平坦。气无，味较苦，有黏性。②马鞭石斛：呈长圆柱形，长40～120cm，直径0.5～0.8cm，节间长3～4.5cm。表面黄色至暗黄色，有深纵槽。质疏松，断面呈纤维性。味微苦。③黄草石斛：茎细长圆柱形，中、上部不规则弯曲，长23～120cm，直径2～5mm，节间长2～3.5cm。表面金黄色或棕黄色，有纵纹，体轻质实，易折断，断面略纤维性。气微，味微苦，嚼之有黏性。④金钗石斛：茎中、下部扁圆柱形，向上稍呈"之"字形弯曲，长18～42cm，中部直径0.4～1cm，节间长1.5～6cm。表面金黄色或绿黄色，有光泽，具深纵沟及纵纹，节稍膨大，棕色，常残留灰褐色叶梢。质轻而脆，断面较疏松。气微，味苦。

性味归经　味甘，性微寒。归胃、肺、肾经。

功能与主治　生津养胃，滋阴清热，润肺益肾，明目强腰。主治热病伤津，口干烦渴，胃阴不足，胃痛干呕，肺燥干咳，虚热不退，阴伤目暗，腰膝软弱。

用法用量　内服：煎汤6～15克。鲜石斛清热生津力强，宜热津伤者；干石斛则用于胃虚夹热伤阴者为佳。

注意事项　湿温病未化燥、温热病早期阴未伤、脾胃虚寒，均禁服。

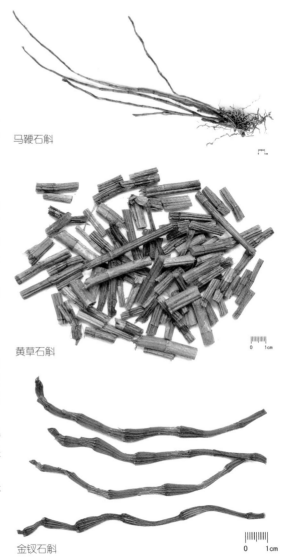

马鞭石斛

黄草石斛

0　1cm

金钗石斛

0　1cm

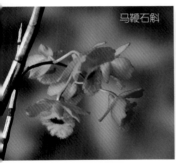

马鞭石斛

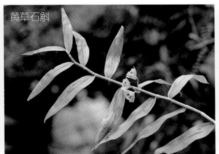

黄草石斛

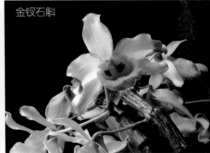

金钗石斛

铁皮石斛

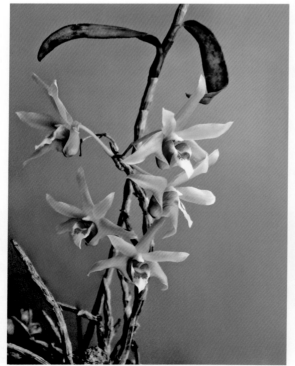

别名 黑节草、铁皮兰。

来源 为兰科植物铁皮石斛 *Dendrobium officinale* kimura et Migo 的新鲜或干燥茎。

原植物 多年生附生草本。茎丛生，圆柱形。高达35m，粗2～4mm，上部茎节上有时生根，长出新植株，干后呈青灰色。叶纸质，长圆状披针形，先端略钩转，边缘和中脉淡紫色；叶鞘具紫斑，鞘口张开，常与叶留下一个环状间隙。总状花序常生于无叶的茎上端，回折状弯曲，常具3花；苞片干膜质，淡白色；花被片黄绿色；中萼片和花瓣相似，长圆状披针形，先端锐尖，侧萼片镰状三角形，先端急尖；萼囊明显；唇瓣卵状披针形，反折，比萼片略短，不裂或不明显3裂，基部边缘内卷并具1个胼胝体，先端急尖，边缘波状；唇盘被乳突状毛，具紫红色斑点。花期4～6月。附生于树上。分布于广西、贵州、云南等地。

采收加工 11月至翌年3月采收，除去杂质，剪去部分须根，边加热边扭成螺旋形或弹簧状，烘干；或切成段，干燥或低温烘干，前者习称"铁皮枫斗"(耳环石斛)；后者习称"铁皮石斛"。

药材性状 ①铁皮枫斗：本品呈螺旋形或弹簧状，通常为2～6个旋纹，茎拉直后长3.5～8cm，直径0.2～0.4cm。表面黄绿色或略带金黄色，有细纵皱纹，节明显，节上有时可见残留的灰白色叶鞘；一端可见茎基部留下的短须根。质坚实，易折断，断面平坦，灰白色至灰绿色，略角质状。气微，味淡，嚼之有黏性。②铁皮石斛：本品呈圆柱形的段，长短不等。

性味归经 甘，微寒。归胃、肾经。

功能与主治 益胃生津，滋阴清热。主治热病津伤，口干烦渴，胃阴不足，食少干呕，病后虚热不退，阴虚火旺，骨蒸劳热，目暗不明，筋骨痿软。

用法用量 煎服，6～12克。

黄精

别名 德保黄精、节节高、仙人饭。

来源 为百合科植物滇黄精 *Polygonatum kingianum* Coll. et Hemsl.、黄精 *Polygonatum sibirifum* Red. 的干燥根茎。

原植物 滇黄精：多年生草本，根茎横走，圆柱状，结节膨大。植株高1～3m。顶端常作缠绕状。叶片轮生，每轮通常4～8叶；叶片线形至线状披针形，先端渐尖并拳卷。花腋生，下垂，通常2～4朵成短聚伞花序；花被较大，筒状，长18～25mm，常带粉红色。浆果，成熟时红色。生于林下、灌丛或阴湿草坡。分布于广西、四川、贵州、云南等地。

采收加工 栽后3年收获。春、秋两季采挖，除去须根，洗净，置沸水中略烫或蒸至透心，干燥。

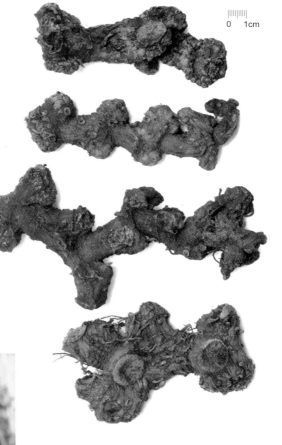

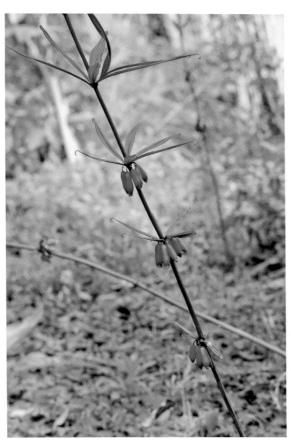

药材性状 根茎肥厚，姜块状或连珠状，直径2～4cm或以上，每一结节有明显茎痕，圆盘状，稍凹陷，直径5～8mm；须根痕多，常突出，直径约2mm。表面黄白色至黄棕色，有明显环节及不规则纵皱。质实，较柔韧，不易折断，断面黄白色，平坦。颗粒状，有众多深色维管束小点。气微，味甜，有黏性。

性味归经 味甘，性平。归脾、肺、肾经。

功能与主治 养阴润肺，补脾益气，滋肾填精。主治阴虚劳嗽，肺燥咳嗽；脾虚乏力，食少口干，消渴；肾亏腰膝酸软，阳痿遗精，耳鸣目暗，须发早白，体虚羸瘦，癣疾。

用法用量 内服：煎汤，10～15克。

注意事项 中寒泄泻，痰湿痞满气滞，忌服。

龟甲

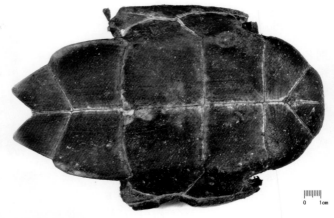

别名 神屋、龟壳、龟板、拖泥板。

来源 为龟科动物乌龟 *Chinemys ree-vesii* (Gray) 的背甲及腹甲。

药材性状 背甲呈长椭圆形拱状，前窄后宽，长7.5～22cm，宽6～18cm；外表面棕褐色或黑褐色，脊棱3条；颈角板1块；椎角板5块，两侧各有对称肋角板4块，缘角板每侧11块，臀盾2块。腹甲呈板片状，近长方椭圆形，长6.4～21cm，宽5.5～17cm；外表面淡黄棕色至棕黑色，由腹鳞甲12块相对嵌合而成，呈"V"形缺刻。质坚硬。气微腥，味微咸。以块大、无残肉、板有血迹者为佳。

性味归经 味咸、甘，性微寒。归肝、肾、心经。

功能与主治 滋阴潜阳，益肾强骨，养血补心。主治阴虚潮热，骨蒸盗汗，头晕目眩，虚风内动，筋骨痿软，心虚健忘。

用法用量 内服：煎汤，10～30克，先煎。外用：适量，烧灰存性，研末调敷。

注意事项 脾胃虚寒，孕妇，禁服。

鳖甲

别名 上甲、鳖壳、甲鱼壳、团鱼壳、王八盖子。

来源 为鳖科动物中华鳖 *Trionyx sinensis* (Wiegmann) 的背甲。

药材性状 呈椭圆形或卵圆形，背面隆起，长10～15cm，宽9～14cm。外表面黑褐色或墨绿色，略有光泽，具细网状皱纹及灰黄色或灰白色斑点，中间有一条纵棱，两侧各有左右对称的横凹纹8条，外皮脱落后，可见锯齿状嵌接缝。内表面类白色，中部有突起的脊椎骨，颈骨向内卷曲，两侧各有肋骨8条，伸出边缘。质坚硬。气微腥，味淡。

性味归经 味咸，性微寒。归肝、肾经。

功能与主治 滋阴潜阳，软坚散结，退热除蒸。主治阴虚发热，劳热骨蒸，虚风内动，经闭，癥瘕，久疟疟母。

用法用量 内服：煎汤，10～30克，先煎。外用：适量，烧灰存性，研末调敷。

注意事项 脾胃虚寒，食少便溏，孕妇，禁服。

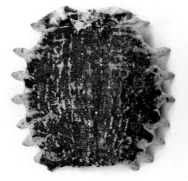 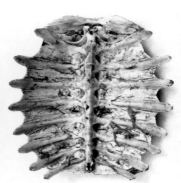

枸杞子

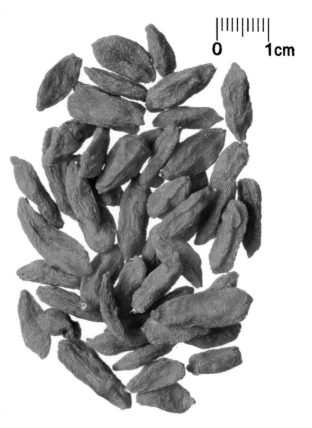

别名 红青椒、枸杞果、地骨子、红耳坠、枸地芽子。

来源 为茄科植物宁夏枸杞 *Lycium barbarum* L. 的干燥成熟果实。

原植物 灌木或经栽培后而成大灌木，高1～3m。主茎数条，粗壮；小枝有纵棱纹，有不生叶的短棘刺和生叶、花的长棘刺；果枝细长，通常先端下垂，外皮淡灰黄色，无毛。叶互生或数片簇生于短枝上；叶柄短；叶片披针形或长圆状披针形，上面深绿色，背面淡绿色，无毛。花腋生，常单1或2～6朵簇生在短枝上；花梗细；花萼钟状，先端2～3深裂，裂片宽卵状或卵状三角形；花冠漏斗状，先端5裂，裂片卵形，粉红色或淡紫红色；雄蕊5；雌蕊1，子房长圆形，2室，花柱线形，柱头头状。浆果卵圆形、椭圆形或阔卵形，红色或橘红色，果皮肉质。种子多数，近圆肾形而扁平，棕黄色。花期5～10月，果期6～11月。生于沟岸及山坡或灌溉地埂和水渠边等处。分布于我国华北、西北等地。其他地区也有栽培。

采收加工 夏、秋两季果实呈红色时采收，热风烘干，除去果梗，或晾至皮皱后，晒干，除去果梗。

药材性状 呈类纺锤形或椭圆形，长6～20mm，直径3～10mm。表面红色或暗红色，顶端有小突起状的花柱痕，基部有白色的果梗痕。果皮柔韧，皱缩；果肉肉质，柔润。气微，味甜。

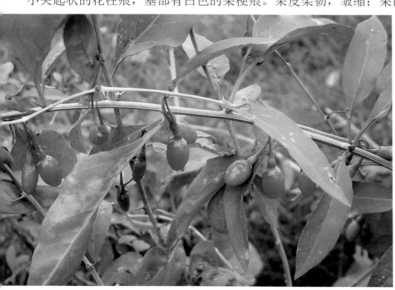

性味归经 味甘，性平。归肝、肾、肺经。

功能与主治 养肝，滋肾，润肺。主治肝肾亏虚，头晕目眩，目视不清，腰膝酸软，阳痿遗精，虚劳咳嗽，消渴引饮。

用法用量 内服：煎汤，5～15克。

注意事项 外邪实热，脾虚有湿，泄泻，忌服。

天冬

别名 天门冬、大当门根。

来源 为百合科植物天门冬 *Asparagus cochinchinensis* (Lour.) Merr. 的干燥块根。

原植物 多年生攀缘草本，全株无毛。块根肉质，簇生，长椭圆形或纺锤形，灰黄色。茎细，分枝具棱或狭翅；叶状枝通常每3枚成簇，扁平，先端锐尖。叶退化成鳞片，先端长尖，基部有木质倒生刺，刺在茎上，在分枝上较短或不明显。花1～3朵簇生叶腋，单性，雌雄异株，淡绿色；雄花花被片5，花丝不贴生于花被片上。花药卵形，浆果球形，成熟时红色；具种子1颗。花期5～7月，果期8月。产于贵州、广西、云南、陕西、甘肃、安徽、湖北、河南、湖南、江西等地。

采收加工 秋、冬两季采挖，洗净，除去茎基和须根，置沸水中煮或蒸至透心，趁热除去外皮，洗净，干燥。

药材性状 呈长纺锤形，略弯曲，长5～18cm，直径0.5～2cm。表面黄白色至淡黄棕色，半透明，光滑或具深浅不等的纵皱纹，偶有残存的灰棕色外皮。质硬或柔润，有黏性，断面角质样，中柱黄白色。气微，味甜、微苦。

性味归经 味甘、苦，性寒。归肺、肾经。

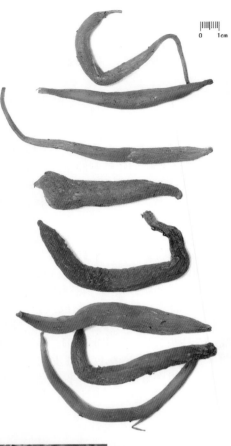

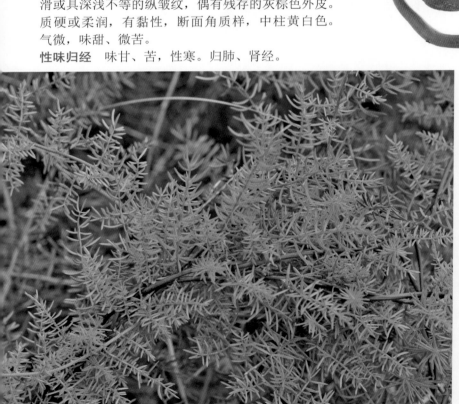

功能与主治 滋阴润燥，清肺降火。主治燥热咳嗽，阴虚劳嗽，热病伤阴、内热消渴，肠燥便秘，咽喉肿痛。

用法用量 内服：煎汤，6～15克。

注意事项 虚寒泄泻，风寒咳嗽，禁服。虚寒假热，脾肾溏泄，忌服。

玉竹

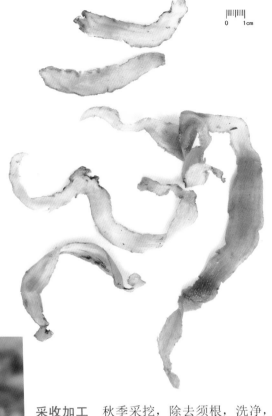

别名 葳参、十样错、山姜、尾参、连竹。
来源 为百合科植物玉竹 *Polygonatum odoratum* (Mill.) Druce 干燥根茎。
原植物 多年生草本。根茎横走，肉质，黄白色，密生多数须根。茎单一，高20～60cm。具7～12叶。叶互生，无柄；叶片椭圆形至卵状长圆形，先端尖。基部楔形，上面绿色，下面灰白色；叶脉隆起，平滑或具乳头状突起。花腋生，通常1～3朵簇生，无苞片或有线状披针形苞片；花被筒状，黄绿色至白色，先端6裂，裂片卵圆形，常带绿色；雄蕊6，着生于花被筒的中部，花丝丝状，近平滑至具乳头状突起。浆果球形，熟时蓝黑色。花期4～6月，果期7～9月。生于林下及山坡阴湿处。分布于我国东北、华北、华东及陕西、甘肃、青海、台湾、河南、湖北、湖南、广东等地。

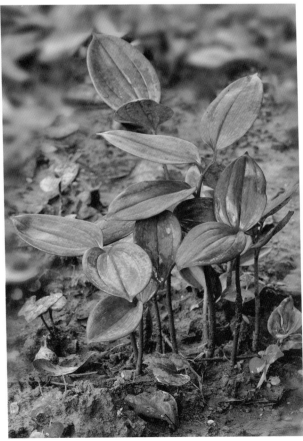

采收加工 秋季采挖，除去须根，洗净，晒至柔软后，反复揉搓、晾晒至无硬心，晒干；或蒸透后，揉至半透明，晒干。
饮片鉴别 玉竹为不规则厚片，表面黄色或棕黄色，颗粒性或角质样。质硬而脆或稍软。气微，味微甜，嚼之发黏。炙玉竹形如玉竹片，表面棕黄色，味微甜。蒸玉竹形如玉竹段，表面黑色，内部棕褐色。酒玉竹形如玉竹片，色泽加深，略具酒气。气微，味甜。
性味归经 味甘，性平。归肺、胃经。
功能与主治 滋阴润肺，养胃生津。主治燥咳，劳嗽，热病阴液耗伤之咽干口渴，内热消渴，阴虚外感，头昏眩晕，筋脉挛痛。
用法用量 内服：煎汤，6～12克；或浸酒。阴虚有热宜生用，热不甚者则宜制用。
注意事项 痰湿气滞者禁服。脾虚便溏者慎服。

百合

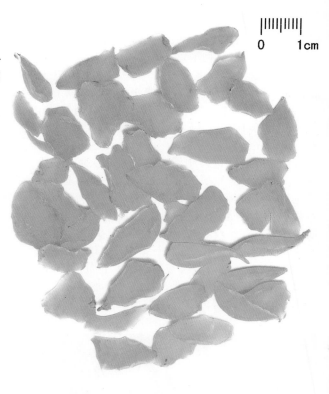

别名　重迈、重箱、百合蒜、蒜脑薯。

来源　为百合科植物百合 *Lilium brownii* F. E. Brown var. *viridulum* Baker 的干燥肉质鳞茎。

原植物　多年生草本，高 70～150cm。茎上有紫色条纹，无毛；鳞茎球形，鳞茎瓣广展，无节，白色。叶散生，具短柄；下部叶常小于中部叶，叶片倒披针形至倒卵形，先端急尖，基部斜窄，全缘，无毛，有 3～5 条脉。花 1～4 朵，喇叭形，有香味；花被片 6，倒卵形，多为白色，背面带紫褐色，无斑点，先端弯而不卷，蜜腺两边具小乳头状突起；雄蕊 6，前弯，花丝具柔毛，花药椭圆形，"丁"字着生，花粉粒褐红色；子房长柱形，无毛，柱头 3 裂。蒴果长圆形，有棱。种子多数。花、果期 6～9 月。生于山坡草丛、石缝中或村舍附近，也有栽培。分布于河北、山西、陕西、安徽、浙江、江西、河南、湖北、湖南等地。

采收加工　秋季采挖，洗净，剥取鳞叶，置沸水中略烫，干燥。

药材性状　呈长椭圆形，长 2～5cm，宽 1～2cm，中部厚 1.3～4mm。表面类白色、淡棕黄色或微带紫色，有数条纵直平行的白色维管束。顶端稍尖，基部较宽，边缘薄，微波状，略向内弯曲。质硬而脆，断面较平坦，角质样。气微，味微苦。

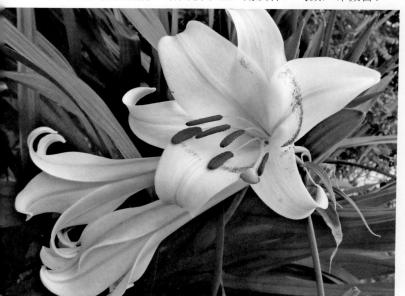

性味归经　味甘、微苦，性微寒。归心、肺经。

功能与主治　养阴润肺，清心安神。主治阴虚久咳，痰中带血，虚烦惊悸，失眠多梦，精神恍惚。

用法用量　内服：煎汤，6～12克；或蒸食、煮粥。

注意事项　风寒咳嗽、中寒便溏者忌服。

墨旱莲

别名 野水凤仙、黑头草、墨汁草、节节乌、摘落乌、水葵花。

来源 为菊科植物鳢肠 *Eclipta prostrata* L. 的干燥地上部分。

原植物 一年生草本，高 10～60cm。全株被白色粗毛，折断后流出的汁液数分钟后即呈蓝黑色。茎直立或基部倾伏，着地生根，绿色或红褐色。叶对生；叶片线状椭圆形至披针形，全缘或稍有细齿，两面均被白色粗毛。头状花序腋生或顶生，总苞钟状，总苞片 5～6 片，花托扁平，托上着生少数舌状花及多数管状花；舌状花雌性，花冠白色，发育或不发育；管状花两性，黄绿色，全发育。瘦果黄黑色，无冠毛。花期 7～9 月，果期 9～10 月。生于路边、湿地、沟边或田间。分布于全国各地。

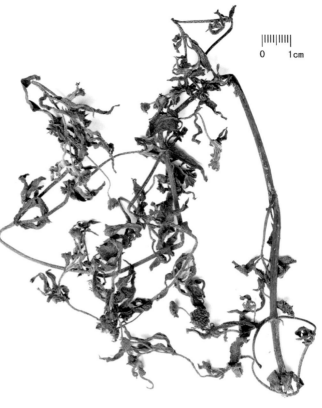

采收加工 夏、秋季割取全草，洗净泥土，去除杂质，阴干或晒干。鲜用可随采随用。

药材性状 全体被白色粗毛。茎呈圆柱形，有纵棱，直径 2～5mm；表面绿褐色或墨绿色。叶对生，近无柄，叶片皱缩卷曲或破碎，完整者展平后呈长披针形，全缘或具浅齿，墨绿色。头状花序直径 2～6mm。瘦果椭圆形而扁，长 2～3mm，棕色或浅褐色。气微，味微咸。

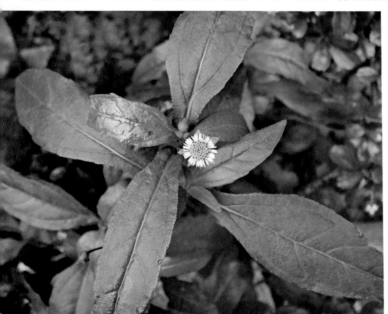

性味归经 味甘、酸，性凉。归肝、肾经。

功能与主治 补益肝肾，凉血止血。主治肝肾不足，头晕目眩，须发早白，吐血，咯血，衄血，便血，血痢，崩漏，外伤出血。

用法用量 内服：煎汤，9～30克。外用：适量，捣敷；或捣绒塞鼻。

注意事项 脾肾虚寒者忌服。

女贞子

别名 女贞实、冬青子、白蜡树子、鼠梓子。

来源 为木犀科植物女贞 *Ligustrum lucidum* Ait. 的干燥成熟果实。

原植物 常绿灌木或乔木，可高达25m。树皮灰褐色。枝黄褐色、灰色或紫红色，疏生圆形或长圆形皮孔。单叶对生；叶片革质，卵形、长卵形。圆锥花序顶生，花序基部苞片常与叶同型；花无梗或近无梗；花萼无毛，齿不明显或近截形；花柱柱头棒状。果肾形或近肾形，深蓝黑色，成熟时呈红黑色，被白粉。花期5～7月，果期7月至翌年5月。生于疏林或密林中，亦多栽培于庭院或路旁。分布于陕西、甘肃及长江以南各地。

采收加工 冬季果实变黑而有白粉时采收，除去枝叶，稍蒸或置沸水中略烫后，干燥；或直接干燥。

药材性状 呈卵形、椭圆形或肾形，长6～8.5mm，直径3.5～5.5mm。表面黑紫色或灰黑色，皱缩不平，基部有果梗痕或具宿萼及短梗。体轻。外果皮薄，中果皮较松软，易剥离，内果皮木质，黄棕色，具纵棱，破开后种子通常为1粒，肾形，紫黑色，油性。气微，味甘、微苦涩。

性味归经 味甘、苦，性凉。归肝、肾经。

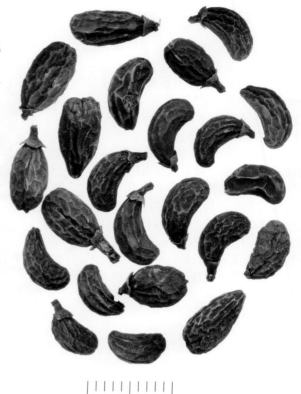

| | | | | | | | |
| 0 | | | | | | | 1cm |

功能与主治 补益肝肾，清虚热，明目。主治头昏目眩，腰膝酸软，遗精，耳鸣，须发早白，骨蒸潮热，目暗不明。

用法用量 内服：煎汤，6～15克。清虚热宜生用，补肝肾则宜熟用。

注意事项 脾胃虚寒泄泻，阳虚，忌服。

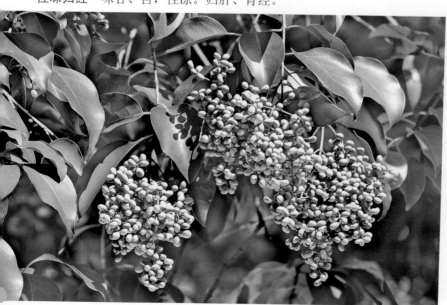

黑芝麻

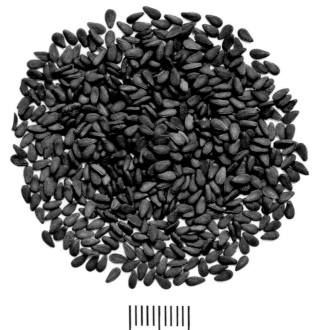

别名 胡麻、油麻、黑脂麻、乌芝麻、小胡麻。

来源 为脂麻科植物脂麻 *Sesamum indicum* L. 的黑色种子。

原植物 一年生草本，高80～180cm。茎直立，四棱形，棱角突出，不分枝，具短柔毛。叶对生，或上部者互生；叶片卵形、长圆形或披针形，全缘，有锯齿或下部叶3浅裂，表面绿色，背面淡绿色，两面无毛或稍被白色柔毛。花单生，或2～3朵生于叶腋；花萼稍合生，绿色，5裂，裂片披针形，具柔毛；花冠筒状，唇形，白色，有紫色或黄色彩晕，裂片圆形，外侧被柔毛；雄蕊4，着生于花冠筒基部，花药黄色，呈矢形；雌蕊1，心皮2，子房圆锥形，花柱线形，柱头2裂。蒴果椭圆形，纵裂，初期绿色，成熟后黑褐色。种子多数，卵形，两侧扁平，黑色、白色或淡黄色。花期5～9月，果期7～9月。我国除西藏高原外，各地区均有栽培。

采收加工 秋季果实成熟时采割植株，晒干，打下种子，除去杂质，再晒干。

药材性状 呈扁卵圆形，长约3mm，宽约2mm。表面黑色、平滑或有网状皱纹，尖端有棕色点状种脐。种皮薄，子叶2，白色，富油性。气微，味甘，有油香气。

0   1cm

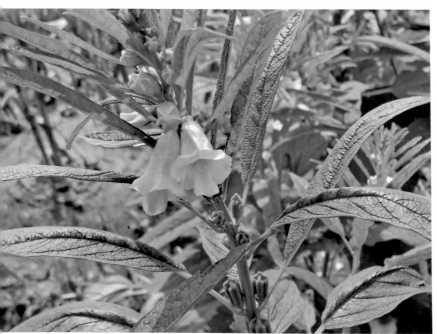

性味归经 味甘，性平。归肝、脾、肾经。

功能与主治 补益肝肾，养血益精，润肠通便。主治肝肾不足所致的头晕耳鸣、腰脚痿软、须发早白、肌肤干燥，肠燥便秘；妇人乳少，痈疮湿疹，烫伤，痔疮。

用法用量 内服：煎汤，9～15克。或煮粥食用。

楮实子

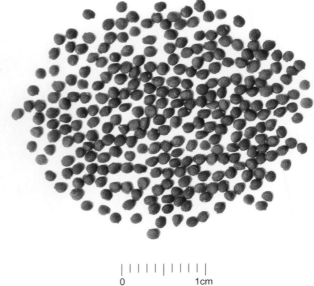

别名 角树子、野杨梅子、构泡。

来源 为桑科植物构树 *Broussonetia papyrifera* (L.) Vent. 的干燥成熟果实。

原植物 落叶乔木。树皮暗灰色，平滑，有乳汁。单叶互生；叶片阔卵形或矩圆状卵形，先端渐尖，基部略偏斜心形，不分裂或不规则的 3 ～ 5 深裂，边缘有粗锯齿，膜质或纸质，叶上面粗糙，下面密生柔毛，三出脉。春夏开淡绿色花，单性，雌雄异株；雌花序头状。聚花果球形，肉质，红色。生于旷野村旁或杂树林中，也有栽培。分布于黄河、长江和珠江流域各省区。

采收加工 秋季果实成熟时采收，洗净，晒干，除去灰白色膜状宿萼及杂质。

药材性状 略呈球形或卵圆形，稍扁，直径约 1.5mm。表面红棕色，有网状皱纹或颗粒状突起，一侧有棱，一侧有凹沟，有的具果梗。质硬而脆，易压碎。胚乳类白色，富油性。气微，味淡。

性味归经 味甘，性寒。归肝、肾、脾经。

功能与主治 滋肾益阴，清肝明目，健脾利水。主治肾虚腰膝酸软，阳痿，目昏，目翳，水肿，尿少。

用法用量 内服：煎汤，6 ～ 10 克。

注意事项 脾胃虚寒，不宜服用。

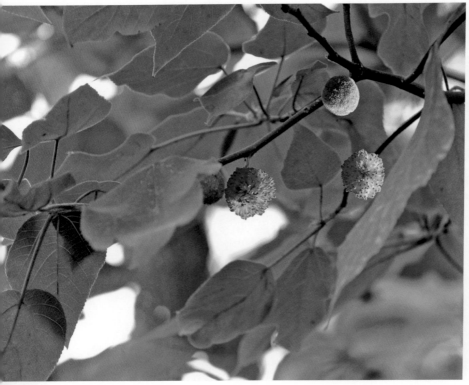

银耳

别名 白木耳、白耳子、五鼎芝。

来源 为银耳科银耳 *Tremella fuciformis* Berk. 的子实体。

原植物 子实体纯白色，胶质，半透明，由多数宽而薄的瓣片组成，新鲜时软，干后收缩。担子近球形，纵分隔，孢子无色，光滑，近球形。生于栎树及其他阔叶树腐木上。分布于我国西南及陕西、江苏、安徽、浙江、江西、福建、台湾、湖北、湖南、广东、海南、广西等地。现多人工栽培。

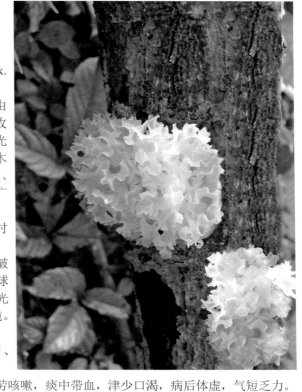

采收加工 当耳片开齐停止生长时，应及时采收，清水漂洗3次后及时晒干或烘干。

药材性状 子实体由数片至10余片薄而多皱褶的瓣片组成，呈菊花形、牡丹花形或绣球形，直径3～15cm，白色或类黄色，表面光滑，有光泽，基蒂黄褐色。角质，硬而脆。浸泡水中膨胀，有胶质。气微，味淡。

性味归经 味甘、淡，性平。归肺、胃、肾经。

功能与主治 滋补生津，润肺养胃。主治虚劳咳嗽，痰中带血，津少口渴，病后体虚，气短乏力。

用法用量 内服：煎汤，3～10克；或炖冰糖、肉类服用。

注意事项 风寒咳嗽、湿热酿痰致咳者禁用。

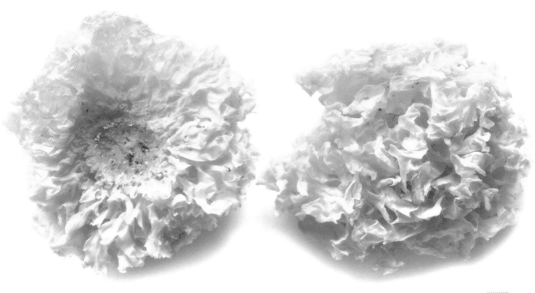

0 1cm

盘龙参

别名 龙缠柱、扭兰、海珠草、镰刀草、九龙蛇、马牙七。

来源 为兰科植物绶草 *Spiranthes sinensis* (Pers.) Ames 的根和全草。

原植物 陆生植物，高 15～50cm。茎直立，基部簇生数条粗厚、肉质的根，近基部生 2～4 枚叶。叶条状倒披针形或条形。花序顶生，具多数密生的小花，似穗状；花白色或淡红色，螺旋状排列；花苞片卵形，长渐尖；中萼片条形，先端钝，侧萼片等长，较狭；花瓣和中萼片等长但较薄，先端极钝，唇瓣近长圆形，先端极钝，伸展，基部至中部边缘全缘，中部以上呈强烈的皱波状

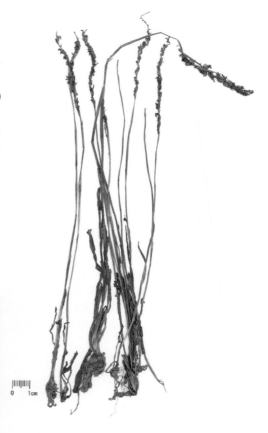

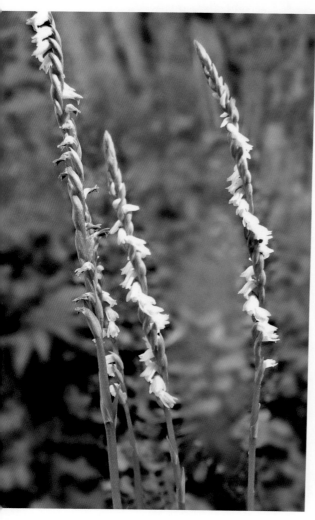

啮齿，在中部以上的表面具皱波状长硬毛，基部稍凹陷，呈浅囊状，囊内具 2 枚突起。生于山坡林下、灌丛下、草地、路边或沟边草丛中，分布几遍全国。

采收加工 夏、秋季采收，鲜用或晒干。

药材性状 茎圆柱形，具纵条纹，基部簇生数条小纺锤形块根，表面灰白色。叶条形，数枚基生，展平后呈条状披针形。有的可见穗状花序，呈螺旋状扭转。气微，味淡、微甘。

性味归经 味甘、苦，性平。归心、肺经。

功能与主治 益气养阴，清热解毒。主治病后虚弱，阴虚内热，咳嗽吐血，头晕，腰痛酸软，糖尿病，遗精，淋浊带下，咽喉肿痛，毒蛇咬伤，烫火伤，疮疡痈肿。

用法用量 内服：煎汤，9～15 克；鲜品 15～30 克。

注意事项 湿热瘀滞者忌服。

十八、收涩药

（一）止汗药

麻黄根

来源 为麻黄科植物草麻黄 *Ephedra sinica* Stapf 的干燥根。

原植物 详见麻黄项下。

采收加工 立秋后采挖，去尽须根及茎苗，晒干。

药材性状 根多呈圆柱形，略弯曲，长8～25cm，直径0.5～1.5cm。表面均呈红棕色或灰棕色，有纵皱纹及支根痕，外皮粗糙，易成片状剥落；上端较粗，下部较细，常扭曲。根茎粗细均匀，具突起的节。体轻，质硬脆，易折断，断面皮部黄白色，木部淡黄色或黄色，射线放射状排列，根茎中部有髓。无臭，味微苦。

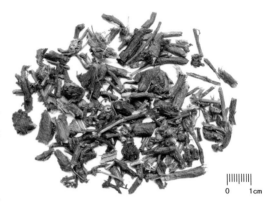

性味归经 味甘、微涩，性平。归肺经。

功能与主治 止汗。主治自汗，盗汗。

用法用量 内服：煎汤，3～10克。外用：研粉扑身上。

注意事项 有表邪者忌服。

浮小麦

别名 浮麦。

来源 为禾本科一年生草本植物小麦 *Triticum aestivum* L. 的未成熟颖果。

采收加工 夏至前后，成熟果实采收后，取瘪瘦轻浮与未脱净皮的麦粒，筛去灰屑，用水漂洗，晒干。

药材性状 干瘪颖果呈长圆形，两端略尖。表面黄白色，皱缩。腹面有一深陷的纵沟，顶端钝形，带有浅黄棕色柔毛，另一端成斜尖形，有脐。无臭，味淡。以粒均匀、轻浮、无杂质者为佳。

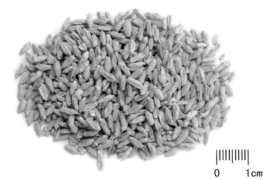

性味归经 味甘，性凉。归心经。

功能与主治 除虚热，止汗。主治阴虚发热，盗汗，自汗。

用法用量 内服：煎汤，15～30克。止汗，宜微炒用。

使用注意 无汗而烦躁或虚脱汗出者忌用。

糯稻根

别名 糯稻根须、稻根须、糯谷根、糯稻草根。

来源 为禾本科植物糯稻 *Oryza sativa* L. var. *glutinosa* Matsum. 的根。

原植物 一年生草本，高1m左右。秆直立，圆柱状。叶鞘与节间等长，下部者长过节间；叶舌膜质而较硬，狭长披针形，基部两侧下延与叶鞘边缘相结合；叶片扁平披针形，幼时具明显叶耳。圆锥花序疏松。颖片常粗糙；小穗长圆形，通常带褐紫色；退化外稃锥刺状，能育外稃具5脉，被细毛，有芒或无芒；内稃3脉，被细毛；鳞被2，卵圆形；雄蕊6；花柱2，柱头帚刷状，自小花两侧伸出。颖果平滑，粒饱满，稍圆，色较白，煮熟后黏性较大。花、果期7～8月。我国南部和中部各地均有栽培。

采收加工 夏、秋两季，糯稻收割后，挖取根茎及须根，除去残茎，洗净，晒干。

药材性状 全体集结成疏松的团状，上端有分离的残茎，圆柱形，中空，外包数层灰白色或黄白色的叶鞘；下端簇生多数须根，须根细长而弯曲，表面黄白色至黄棕色，表皮脱落后显白色，略具纵皱纹。体轻，质软，气微，味淡。

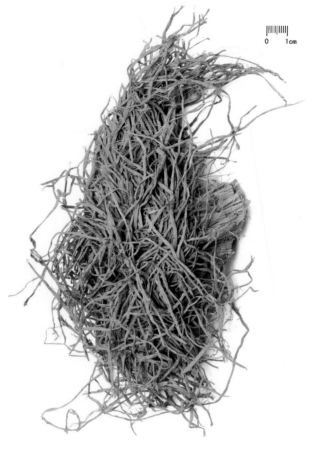

性味归经 味甘，性平。归肺、肾经。

功能与主治 养阴除热，止汗。主治阴虚发热，自汗盗汗，口渴咽干，肝炎，丝虫病。

用法用量 内服：煎汤，15～30克。以鲜品为佳。

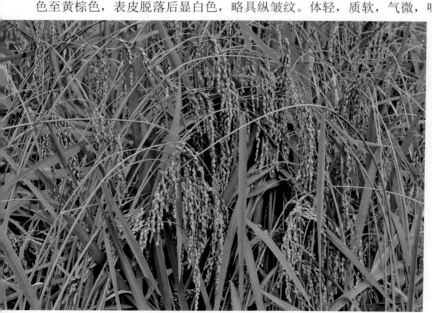

（二）敛肺涩肠药

五味子

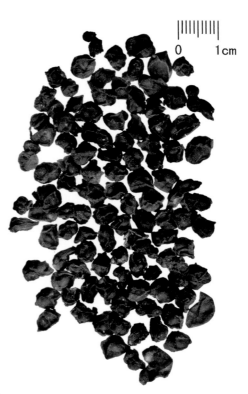

别名 会及、五子、山花椒。

来源 为五味子科植物五味子 *Schisandra chinensis* (Turcz.) Baill. 的果实。

原植物 落叶木质藤本。幼枝红褐色，老枝灰褐色，稍有棱角。叶互生，膜质；叶片倒卵形或卵状椭圆形，先端急尖或渐尖，基部楔形，边缘有腺状细齿，上面光滑无毛，下面叶脉上幼时有短柔毛。花多为单性，雌雄异株，稀同株，花单生或丛生叶腋，乳白色或粉红色，花被6～7片；雄蕊通常5枚，花药聚生于圆柱状花托的顶端，药室外侧向开裂；雌蕊群椭圆形，离生心皮17～40，花后花托渐伸长为穗状。小浆果球形，成熟时红色。种子1～2，肾形，淡褐色，有光泽。花期5～6月，果期8～9月。生于向阳山坡杂林中、林缘及溪旁灌木中。分布于我国东北、华北及河南等地。

采收加工 栽后4～5年结果，在8月下旬至10月上旬，果实呈紫红色时，随熟随收，晒干或阴干。

药材性状 呈不规则的球形或扁球形，直径5～8mm。表面红色、紫红色或暗红色，皱缩，显油润。果肉柔软。种子肾形，表面棕黄色，有光泽，种皮薄而脆。果肉气微，味酸；种子破碎后，有香气。味辛、微苦。

性味归经 味酸，性温。归肺、心、肾经。

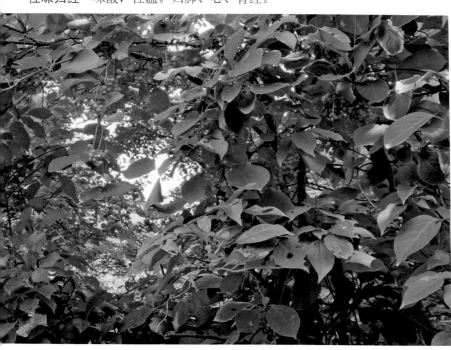

功能与主治 收敛固涩，益气生津，宁心安神。主治久咳虚喘，梦遗滑精，尿频遗尿，久泻不止，自汗盗汗，津伤口渴，心悸失眠。

用法用量 内服：煎汤，3～6克。

注意事项 外有表邪，内有实热，痧疹初发，咳嗽初起，忌服。

南五味子

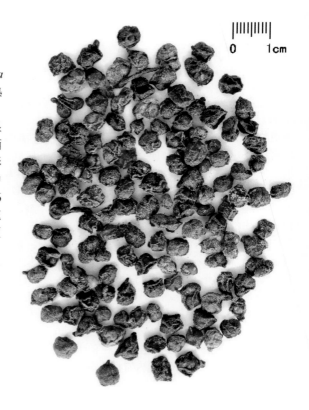

别名 玄及、会及、五梅子、山花椒。

来源 为木兰科植物华中五味子 *Schisandra sphenanthera* Rehd. et Wils. 的干燥成熟果实。

原植物 落叶藤本。老枝灰褐色,具明显皮孔,小枝紫红色。叶互生,纸质;叶柄长1～3cm,带红色;叶片倒卵形、宽卵形或倒卵状长椭圆形,通常最宽处在叶的中部以上,边缘具疏生波状细齿,侧脉4～6对,网脉较明显。花单性,雌雄异株,花橙黄色,单生或1～3朵簇生于叶腋,花梗细长2～4cm,花被5～8,排成2～3轮。果序长3.5～10cm,小浆果球形,成熟时鲜红色。种子2,肾形,长约3mm,种皮在脊背上具少数瘤状点。花期4～6月,果期8～9月。生长于600～2400m的密林中或溪沟边。分布于山西、陕西、甘肃、江苏、浙江、安徽、江西、河南、湖北、湖南、四川、贵州、云南等地。

采收加工 秋季果实成熟时采摘,晒干,除去果梗和杂质。

药材性状 本品呈球形或扁球形,直径4～6mm。表面棕红色至暗棕色,干瘪,皱缩,果肉常紧贴在种子上。种子1～2,肾形,表面棕黄色,具光泽,种皮薄而脆。果肉气微,味微酸。

性味归经 味酸、甘,性温。归肺、心、肾经。

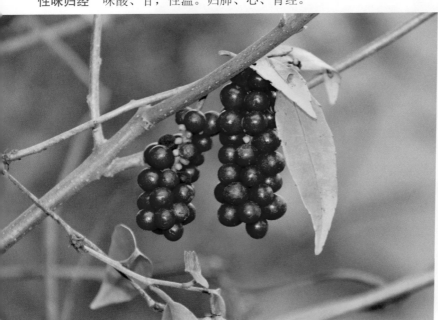

功能与主治 收敛固涩,益气生津,补肾宁心。主治久咳虚喘,梦遗滑精,遗尿尿频,久泻不止,自汗盗汗,津伤口渴,内热消渴,心悸失眠。

用法用量 内服:煎汤,9～15克。外用:适量,煎汤洗;或研末调敷。

注意事项 孕妇慎用。

肉豆蔻

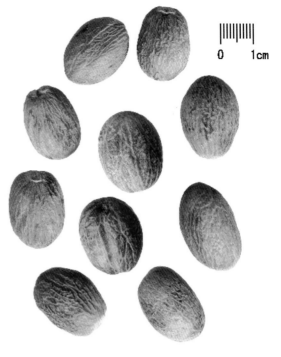

别名 迦拘勒、豆蔻、肉果、顶头肉。

来源 为肉豆蔻科植物肉豆蔻 *Myristica fragrans* Houtt. 的干燥种仁。

原植物 常绿乔木，高达15m。叶互生，革质；叶柄长4～10mm；叶片椭圆形或椭圆状披针形，长3.5～7cm，顶端短渐尖，基部楔形，全缘，两面无毛，侧脉8～10对。花单性，异株；总状花序，腋生；雄花序长1～3cm，有花3～20朵，稀1～2朵，花被裂片3～4，三角状卵形，密被灰褐色绒毛，花药9～12，条形，花丝连合成圆柱状；雌花序长于雄花，总梗粗，有花1～2朵，花被裂片3，密被微柔毛，子房椭圆形，密被锈色绒毛，花柱极短，柱头2裂。果常单生，有短柄，梨形或近圆球形，淡黄色或橙红色，成熟时纵裂成2瓣，可见绯红色肉质的假种皮。内含种子1颗，种皮红褐色，木质坚硬。我国台湾、广东、云南等地有引入栽培。

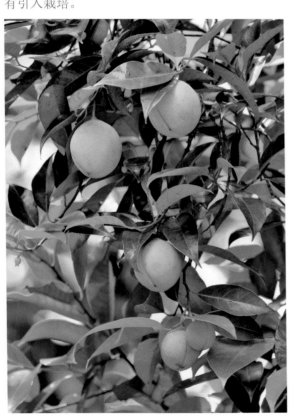

采收加工 采摘成熟果实，除去果皮，剥去假种皮，将种仁用45℃低温慢慢烤干，要经常翻动，当种仁摇之作响时即可。若高于45℃，脂肪溶解，失去香味，质量下降。

药材性状 本品呈卵圆形或椭圆形，长2～3cm，直径1.5～2.5cm。表面灰棕色或灰黄色，有时外被白粉（石灰粉末）。全体具浅色纵行沟纹和不规则网状沟纹。种脐位于宽端，呈浅色圆形突起，合点呈暗凹陷。种脊呈纵沟状，连接两端。质坚，断面显棕黄色相杂的大理石花纹，宽端可见干燥皱缩的胚，富油性。气香浓烈，味辛。

性味归经 味辛，性温。归脾、胃、大肠经。

功能与主治 温中行气，涩肠止泻。主治脾胃虚寒，久泻不止，脘腹胀痛，食少呕吐。

用法用量 内服：煎汤，1.5～6克。

注意事项 中暑热泄暴注，湿热积滞正盛，滞下初起，大肠有火，肠风下血，胃火牙痛，皆不宜服。忌铜器。

乌梅

别名 梅实、黑梅、熏梅。

来源 为蔷薇科植物梅 *Armeniaca mume* Sieb. 近成熟的果实经熏焙加工而成者。

原植物 落叶乔木，高达10m。树皮灰棕色，小枝细长，先端刺状。单叶互生；叶柄被短柔毛；托叶早落；叶片椭圆状宽卵形，春季先叶开花，有香气，1～3朵簇生于二年生侧枝叶腋。花梗短；花萼通常红褐色，但有些品种花萼为绿色或绿紫色；花瓣5，白色或淡红色，宽倒卵形；雄蕊多数。果实近球形，黄色或绿白色，被柔毛；核椭圆形，先端有小突尖，腹面和背棱上有沟槽，表面具蜂窝状孔穴。花期冬春季，果期5～6月。我国各地多已栽培，以长江流域以南各地最多。

采收加工 5～6月间，当果实呈黄白或青黄色，尚未完全成熟时采摘。低温烘干后，再闷至色变黑。

药材性状 类球形或扁球形，直径2～3cm，表面乌黑色至棕黑色，皱缩，于放大镜下可见茸毛，基部有圆形果梗痕。果肉柔软或略硬，果核坚硬，椭圆形，棕黄色，表面有凹点，内含卵圆形、淡黄色种子1粒。具焦酸气，味极酸而涩。

性味归经 味酸，性平。归肝、脾、肺、大肠经。

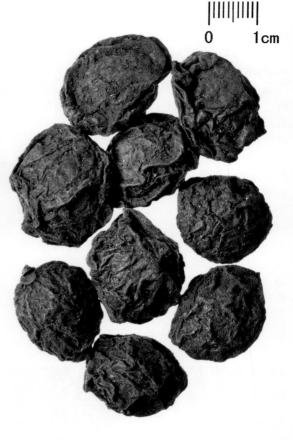

功能与主治 敛肺止咳，涩肠止泻，止血，生津，安蛔，治疮。主治久咳不止，久泻久痢，尿血便血，崩漏，虚热烦渴，蛔厥腹痛，疮痈胬肉。

用法用量 内服：煎汤，2.5～4.5克。

注意事项 有实邪者忌服。胃酸过多者慎服。

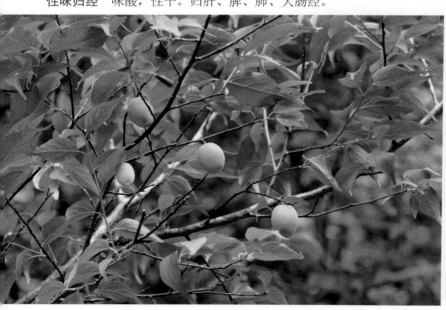

诃子

别名　诃黎勒、诃黎、诃梨、随风子。

来源　为使君子科多年生植物诃子 *Terminalia chebula* Retz. 的成熟果实。

原植物　乔木，高达30m。枝近无毛，皮孔细长，白色或淡黄色，幼枝黄褐色，被绒毛。叶互生或近对生；叶柄粗壮，距顶端1～5mm处有2（～4）腺体；叶卵形或椭圆形，先端短尖，基部钝圆或楔形，偏斜，全缘或微波状，两面无毛，密被细瘤点；穗状花序腋生或顶生，有时又组成圆锥花序；花两性；花萼管杯状，淡绿带黄色，5齿裂，三角形，外面无毛，内面被黄棕色的柔毛；花瓣缺；雄蕊10，高出花萼之上，花药小，椭圆形；子房下位，1室，圆柱形，被毛，干时变黑褐色，花柱长而粗，锥尖。核果，卵形或椭圆形，青色，粗糙，无毛，成熟时变黑褐色，通常有5条钝棱。花期5月，果期7～9月。

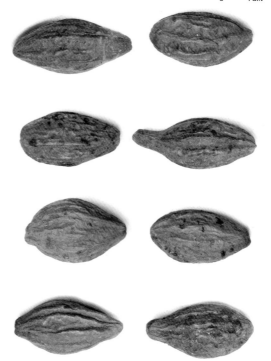

采收加工　果实成熟时，选晴天采摘成熟果实，晒干或烘干。

药材性状　呈长圆形或卵圆形，长2～4cm，直径2～2.5cm。表面黄棕色或暗棕色，略具光泽，有5～6条纵棱线及不规则的皱纹，基部有圆形果梗痕。质坚实。果肉黄棕色或黄褐色。果核长1.5～2.5cm，直径1～1.5cm，浅黄色，粗糙，坚硬。种子狭长纺锤形，种皮黄棕色。气微，味酸涩、后甜。

性味归经　味苦、酸、涩，性平。归肺、大肠、胃经。

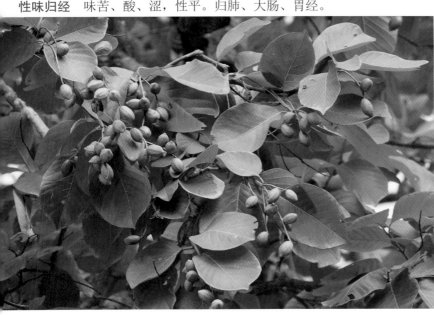

功能与主治　涩肠，敛肺，下气，利咽。主治久泻，久痢，脱肛，喘咳痰嗽，久咳失喑。

用法用量　内服：煎汤，3～6克。敛肺清火宜生用，涩肠止泻则煨用。

注意事项　外邪未解，内有湿热火邪，禁服用。气虚之人不宜多服。

石榴皮

别名 石榴壳、安石榴酸实壳、酸榴皮、西榴皮。

来源 为石榴科植物石榴 *Punica granatum* L. 的干燥果皮。

原植物 落叶灌木或乔木，高通常3～5m。枝顶常成尖锐长刺，幼枝有棱角，老枝近圆柱形。叶对生或簇生；叶片长圆状披针形。花1～5朵生枝顶；萼筒钟状，通常红色，6裂，裂片略外展，卵状三角形，外面近顶端有一黄绿色腺体，边缘有小乳突；花瓣6，红色，与萼片互生，倒卵形；雄蕊多数，着生于萼管中部，花药球形，花丝细短；雌蕊1，子房下位或半下位。浆果近球形，果皮肥厚，先端有宿存花萼裂片。种子多数，钝角形，红色至乳白色。花、果期夏秋季。生于向阳山坡或栽培。我国大部分地区均有分布。

采收加工 秋季果实成熟，顶端开裂时采摘，除去种子及隔瓢，切瓣晒干，或微火烘干。

药材性状 呈不规则的片状或瓢状，大小不一，厚1.5～3mm。外表面红棕色、棕黄色或暗棕色，略有光泽，粗糙，有多数疣状突起。有的有突起的筒状宿萼及粗短果梗或果梗痕。内表面黄色或红棕色，有隆起呈网状的果蒂残痕。质硬而脆，断面黄色，略显颗粒状。气微，味苦涩。以皮厚、棕红色者为佳。

性味归经 味酸、涩，性温，小毒。归大肠经。

功能与主治 涩肠止泻，止血，驱虫。主治泄泻，痢疾，肠风下血，崩漏，带下，虫积腹痛，痈疮，疥癣，烫伤。

用法用量 内服：煎汤，3～10克。外用：适量，煎水熏洗。

注意事项 痢积未尽，不宜太早服用。

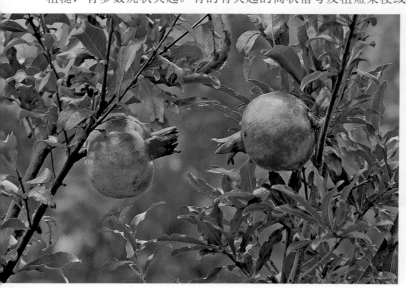

罂粟壳

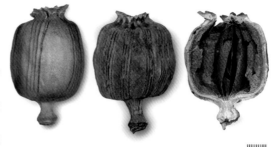

别名　御米壳、米囊皮、粟壳、米壳。

来源　为罂粟科植物罂粟 *Papaver somniferum* L. 的干燥成熟果壳。

采收加工　6～8月采摘成熟果实，破开，除去种子，晒干。

药材性状　呈椭圆形或瓶状卵形，多已破碎成片状。外表面黄白色、浅棕色至淡紫色，平滑，略有光泽，有纵向或横向的割痕；顶端有6～14条放射状排列呈圆盘状的残留柱头；基部有短柄。内表面淡黄色，微有光泽；有纵向排列的假隔膜，棕黄色，上面密布略突起的棕褐色小点。气微清香，味微苦。

性味归经　味酸、涩，性平，有毒。归肺、大肠、肾经。

功能与主治　敛肺，涩肠，固肾，止痛。主治久咳劳嗽，喘息，泄泻，痢疾，脱肛，遗精，白带，心腹及筋骨疼痛。

用法用量　内服：煎汤，3～10克。咳嗽，宜蜜炙用；泻痢，则醋炙用。

注意事项　痢疾或咳嗽初起，禁服用。

五倍子

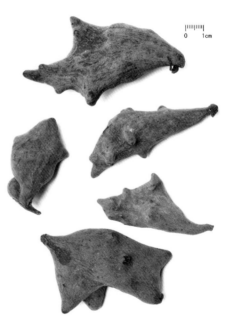

别名　百虫仓、木附子、漆倍子、红叶桃、旱倍子。

来源　为漆树科植物盐肤木 *Rhus chinensis* Mill. 叶上的虫瘿。

采收加工　秋季采摘，置沸水中略煮或蒸至表面呈灰色，杀死蚜虫，取出，干燥。

药材性状　①肚倍：呈长圆形或纺锤形囊状，长2.5～9cm，直径1.5～4cm。表面灰褐色或灰棕色，微有柔毛。质硬而脆，易破碎，断面角质样，有光泽，壁厚0.2～0.3cm，内壁平滑，有黑褐色死蚜虫及灰色粉状排泄物；气特异，味涩。②角倍：呈菱形，具不规刻的钝角状分枝，柔毛较明显，壁较薄。

性味归经　味酸、甘，性温。归肺、心、肾经。

功能与主治　收敛固涩，益气生津，补肾宁心。主治久嗽虚喘，梦遗滑精，遗尿尿频，久泄不止，自汗，盗汗，津伤口渴，短气脉虚，内热消渴，心悸失眠。

用法用量　内服：煎汤，3～10克。外用：适量，煎汤熏洗。

注意事项　外感风寒、肺有实热之咳嗽，积滞未清之泻痢，忌服用。

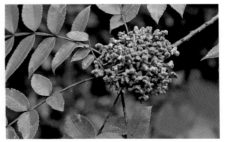

（三）涩精缩尿止带药

山茱萸

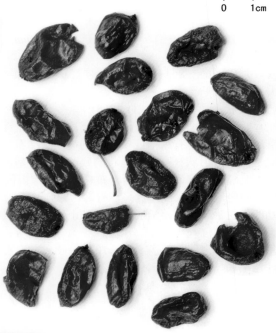

别名 肉枣、枣皮、山萸肉。

来源 为山茱萸科植物山茱萸 *Cornus officinalis* Sieb. et Zucc. 的干燥成熟果肉。

原植物 落叶灌木或乔木。枝黑褐色。叶对生；叶柄上面有浅沟；叶片纸质，卵形，先端渐尖，基部楔形，上面疏生平贴毛，下面毛较密。伞形花序先叶开花，腋生，下具4枚小型的苞片，苞片卵圆形，褐色；花黄色；花萼4裂，裂片宽三角形；花瓣4，卵形；花盘环状，肉质；子房下位。核果椭圆形，成熟时红色。花期3～4月，果期9～10月。生于林缘或林中。分布于山西、甘肃、山东、江苏、安徽、湖南。四川有引种栽培。

采收加工 果皮变红时采收果实，用文火烘或置沸水中略烫后，及时除去果核，干燥。

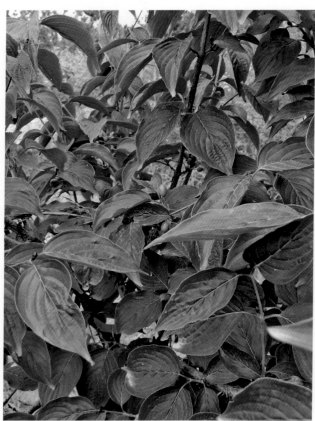

药材性状 呈不规则的片状或囊状，长1～1.5cm，宽0.5～1cm。表面紫红色至紫黑色，皱缩，有光泽。顶端有的有圆形宿萼痕，基部有果梗痕。质柔软。气微，味酸、涩、微苦。

性味归经 味酸、涩，性微温。归肝、肾经。

功能与主治 补益肝肾，涩精固脱。主治眩晕耳鸣，腰膝酸痛，阳痿遗精，遗尿尿频，崩漏带下，大汗虚脱，内热消渴。

用法用量 内服：煎汤，5～10克。

注意事项 命门火炽，强阳不痿，素有湿热，小便淋涩，忌服用。恶桔梗、防风、防己。

芡实

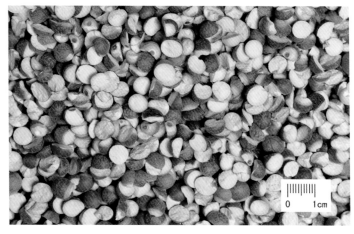

别名 卵菱、刺莲蓬实、肇实、刀芡实、鸡头苞、鸡咀莲。

来源 为睡莲科植物芡 *Euryale ferox* Salisb. 的干燥成熟种仁。

原植物 一年生大型水生草本。全株具尖刺。根茎粗壮而短，具白色须根及不明显的茎。初生叶沉水，箭形或椭圆肾形，两面无刺；叶柄无刺；后生叶浮于水面，革质，椭圆肾形至圆形，上面深绿色，多皱褶，下面深紫色，有短柔毛，叶脉凸起，边缘向上折。叶柄及花梗粗壮，花单生，昼开夜合；萼片4，披针形，内面紫色；花瓣多数，长圆状披针形，紫红色，成数轮排列；雄蕊多数；子房下位，心皮8个，柱头红色。浆果球形，海绵质，暗紫红色。种子球形，黑色。花期7～8月，果期8～9月。生于池塘、湖沼及水田中。分布于我国东北、华北、华东、华中及西南等地。

采收加工 秋末冬初采收成熟果实，除去果皮，取出种子，洗净，再除去硬壳（外种皮），晒干。

药材性状 呈类球形，多为破粒，完整者直径5～8mm。表面有棕红色内种皮，一端黄白色，约占全体1/3，有凹点状的种脐痕，除去内种皮显白色。质较硬，断面白色，粉性。气微，味淡。以饱满、断面白色、粉性足、无碎末者为佳。

性味归经 味甘、涩，性平。归脾、肾经。

功能与主治 固肾涩精，补脾止泻。主治遗精，白浊，带下，小便不禁，大便泄泻。

用法用量 内服：煎汤，15～30克；或适量煮粥食用。

注意事项 大小便不利者禁服。食滞不化者慎服。

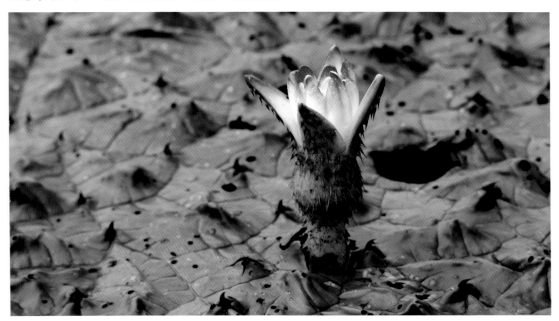

覆盆子

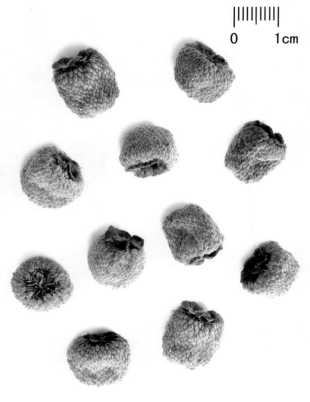

别名 乌藨子、小托盘、山泡、笋藨子。

来源 蔷薇科植物华东覆盆子 *Rubus chingii* Hu 的干燥果实。

原植物 落叶灌木，高2～3m。幼枝绿色，有白粉，有少数倒刺。单叶互生；叶柄长3～4.5cm；托叶线状披针形；叶片近圆形，直径5～9cm，掌状5深裂，中裂片菱状卵形，基部近心形，边缘有重锯齿，两面脉上有白色短柔毛；基生五出脉。花两性；单生于短枝的顶端，花萼5，宿存，卵状长圆形，萼裂片两面有短柔毛；花瓣5，白色，椭圆形或卵状长圆形，先端圆钝；直径2.5～3.5cm；花梗长2～3.5cm；雄蕊多数，花丝宽扁；花药丁字着生，2室；雌蕊多数，具柔毛，着生在凸起的花托上。聚合果球形，直径1.5～2cm，红色，下垂；小核果密生灰白色柔毛。花期3～4月，果期5～8月。在山坡、路边阳处或阴处灌木丛中常见。分布于江苏、安徽、浙江、江西、福建、广西等地。

采收加工 夏初果实由绿变绿黄时采收，除去梗、叶，置沸水中略烫或略蒸，取出，干燥。

药材性状 本品为聚合果，由多数小核果聚合而成，呈圆锥形或扁圆锥形，高0.6～1.3cm，直径0.5～1.2cm。表面黄绿色或淡棕色，顶端钝圆，基部中心凹入。宿萼棕褐色，下有果梗痕。小果易剥落，每个小果呈半月形，背面密被灰白色茸毛，两侧有明显的网纹，腹部有突起的棱线。体轻，质硬。气微，味微酸涩。

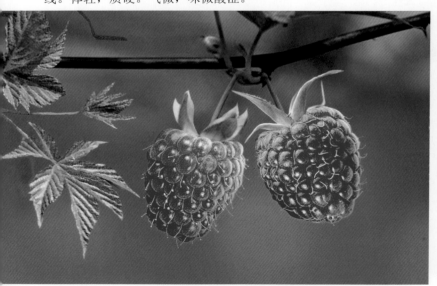

性味归经 甘、酸，温。归肝、肾、膀胱经。

功能与主治 益肾固精缩尿，养肝明目。主治遗精滑精，遗尿尿频，阳痿早泄，目暗昏花。

用法用量 内服：煎汤5～10克；或入丸、散，亦可浸酒或熬膏。

注意事项 阴虚火旺、小便短赤者禁服。

金樱子

别名 灯笼果、蜂糖罐、金茶瓶、糖橘子、刺橄榄。

来源 为蔷薇科植物金樱子 *Rosa laevigata* Michx. 的干燥成熟果实。

原植物 常绿攀缘灌木，高达5m。茎无毛，有钩状皮刺和刺毛。羽状复叶，叶柄、叶轴具小皮刺和刺毛；托叶披针形，与叶柄分离，早落。小叶通常3，革质，椭圆状卵形，边缘具细齿状锯齿，有光泽。花在侧枝顶端单生，花梗、萼筒外面均密被刺毛；萼片与花瓣均为5；花白色；雄蕊多数；心皮多数，柱头聚生于花托口。果实倒卵形，紫褐色，外面密被刺毛。花期4～6月，果期7～11月。生于向阳山坡、田边。分布于陕西、江苏、福建、河南、广东、云南、贵州等地。

采收加工 10～11月果实红熟时采摘，晾晒后放入桶内搅拌，擦去毛刺，再晒至全干。

药材性状 为花托发育而成的假果，呈倒卵形，长2～3.5cm，直径

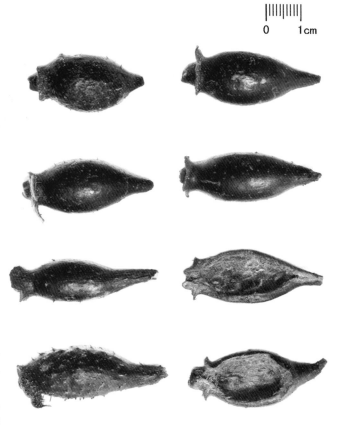

1～2cm。表面红黄色或红棕色，有突起的棕色小点，系毛刺脱落后的残基。顶端有盘状花萼残基，中央有黄色柱基，下部渐尖。质硬。切开后，花托壁厚1～2mm，内有多数坚硬的小瘦果，内壁及瘦果均有淡黄色绒毛。气微，味甘、微涩。以个大、色红黄、有光泽、去净毛刺者为佳。

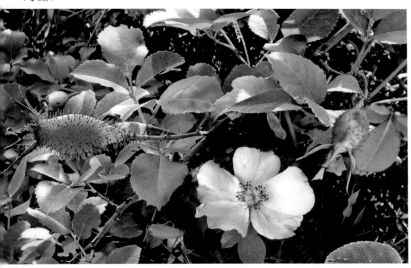

性味归经 味酸、涩，性平。归脾、肾、膀胱经。

功能与主治 固精，缩尿，涩肠，止带。主治遗精，滑精，遗尿，尿频，久泻，久痢，白浊，白带，崩漏，脱肛，子宫下垂。

用法用量 内服：煎汤，9～15克。

注意事项 实火、邪热者忌服。

桑螵蛸

别名 桑蛸、螵蛸、猴儿包、螳螂壳。

来源 为螳螂科昆虫大刀螂 *Tenodera sinensis* Saussure、小刀螂 *Statilia maculata* (Thunberg) 或巨斧螳螂 *Hierodula patellifera* (Ser-ville) 的干燥卵鞘。以上三种分别习称"团螵蛸""长螵蛸"及"黑螵蛸"。

采收加工 深秋至次春收集，除去杂质，蒸至虫卵死后，干燥。

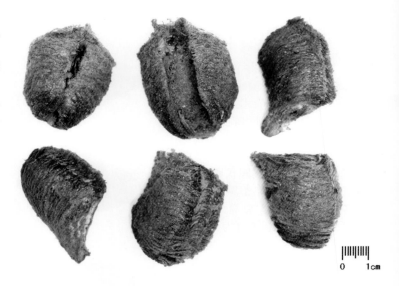

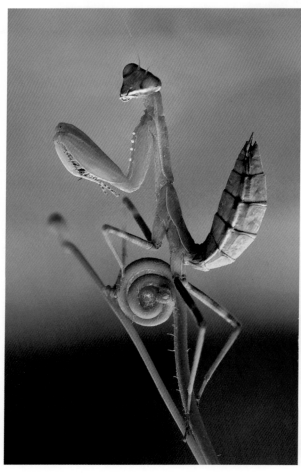

药材性状 ①团螵蛸：稍呈圆柱形或半圆形，由多层膜状薄片叠成，长2.5～4cm，宽2～3cm。表面浅黄褐色，上面带状隆起不明显，下面平坦或有凹沟。体轻，质松而韧，横断面可见外层为海绵状，内层为许多放射状排列的小室，室内各有一细小椭圆形卵，深棕色，有光泽。气微腥，味淡或微咸。②长螵蛸：略呈长条形，一端较细，长2.5～5cm，宽1～1.5cm。表面灰黄色，上面带状隆起明显，带的两侧各具一条暗棕色浅沟和斜向纹理。质硬而脆。③黑螵蛸：略呈平行四边形，长2～4cm，宽1.5～2cm。表面灰褐色，上面带状隆起明显，两侧具斜向纹理，近尾端微向上翘。质硬而韧。

性味归经 味甘、咸，性平。归肝、肾经。

功能与主治 固精缩尿，补肾助阳。主治遗精滑精，遗尿尿频，小便白浊。

用法用量 内服：煎汤，5～10克。

注意事项 阴虚火旺，膀胱有热，慎服。

莲子

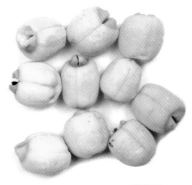

别名 藕实、莲实、莲蓬子、莲肉。

来源 为睡莲科植物莲 *Nelumbo nucifera* Gaertn. 的成熟种子。

原植物 详见莲子心项下。

采收加工 9～10月间果实成熟时，剪下莲蓬，剥出果实，趁鲜用快刀划开，剥去壳皮，晒干。

药材性状 略呈椭圆形或类球形，长1.2～1.7cm，直径0.8～1.5cm。表面浅黄棕色至红棕色，有细纵纹和较宽的脉纹，先端中央呈乳头状突起，深棕色，常有裂口，其周圈及下方略下陷。种皮菲薄，紧贴子叶，不易剥离。质硬，破开后可见黄白色肥厚子叶2，中心凹入呈槽形，具绿色莲子心。气无，味甘、涩。莲子心极苦。以个大饱满者为佳。

性味归经 味甘、涩，性平。归脾、肾、心经。

功能与主治 补脾止泻，益肾固精，养心安神。主治脾虚久泻、久痢，肾虚遗精、滑泄、小便不禁，妇人崩漏带下，心神不宁，惊悸，不眠。

用法用量 内服：煎汤，6～15克。或适量煮粥食用。

注意事项 中满痞胀，大便燥结，忌服。食滞不化，慎服。

海螵蛸

别名 乌鲗骨、乌贼骨、墨鱼骨、墨鱼盖。

来源 为乌贼科动物无针乌贼 *Sepiella maindroni* de Rochebrune 或金乌贼 *Sepia esculenta* Hoyle 的干燥内壳。

采收加工 收集乌贼鱼的骨状内壳，洗净，干燥。

药材性状 ①无针乌贼：呈扁长椭圆形，中间厚，边缘薄，长9～14cm，宽2.5～3.5cm，厚约1.3cm。背面有磁白色脊状隆起，两侧稍显微红色，具不甚明显的细小疣点；腹面白色，自尾端到中部具细密波状横层纹；角质缘半透明，尾部较宽平，无骨针。体轻，质松，容易折断，断面粉质，可见疏松层纹。气微腥，味微咸。②金乌贼：长13～23cm，宽约6.5cm。背面疣点明显，略呈层状排列；腹面的细密波状横层纹占全体大部分，中间具纵向浅槽；尾部角质缘渐宽，向腹面翘起，末端有1骨针，多已断落。

性味归经 味咸、涩，性温。归脾、肾经。

功能与主治 收敛止血，涩精止带，制酸止痛，收湿敛疮。主治吐血衄血，崩漏便血，遗精滑精，赤白带下，胃痛吞酸；外治损伤出血，湿疹湿疮，溃疡不敛。

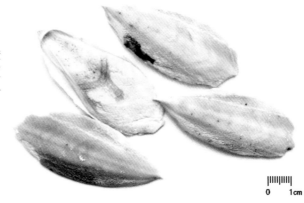

用法用量 内服：煎汤，10～30克。

注意事项 阴虚多热者不宜多服。

番石榴

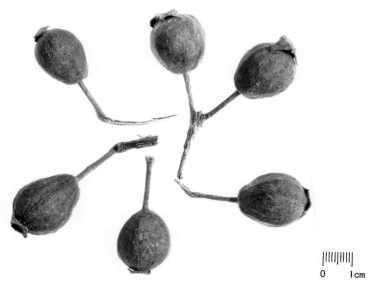

别名　鸡矢果、秋果、番桃。

来源　为桃金娘科植物番石榴 *Psidium guajava* L.的干燥幼果。

原植物　乔木，高达13m。树皮平滑，灰色，片状剥落，嫩枝有棱，被毛。叶对生；叶片革质，长圆形，先端急尖或钝，基部近于圆形，全缘，上面稍粗糙，下面有毛。花单生或2～3朵排成聚伞花序；萼管钟形，有毛，萼帽近圆形，不规则裂开；花瓣4～5，白色；雄蕊多数，子房下位。浆果球形，先端有宿存萼片，种子多数。花期5～8月，果期8～11月。生于荒地或低丘陵上。我国华南各地栽培，分布于福建、台湾、广东、海南、广西、四川、云南等地。

采收加工　夏、秋季采收幼果，晒干。

药材性状　干燥的未成熟幼果，呈圆球形、卵形或梨形等，横径2～3cm，鲜时青绿色，干者黑褐色；表面稍粗糙坚硬，先端有宿存的花萼及残存花柱。果肉坚硬，浅棕色，5室，有多数种子密集镶嵌于内；种子灰褐色，大如绿豆，呈不规则之扁圆形或三角形。味微酸而涩，气微香。以饱满、坚实者为佳。

性味　味涩，性平。

功能与主治　收敛止泻，止血。主治泻痢无度，崩漏。

用法用量　内服：煎汤，3～9克；或研末；或生食，每次2～3枚，每日2～3次。

注意事项　热毒血痢者禁服。

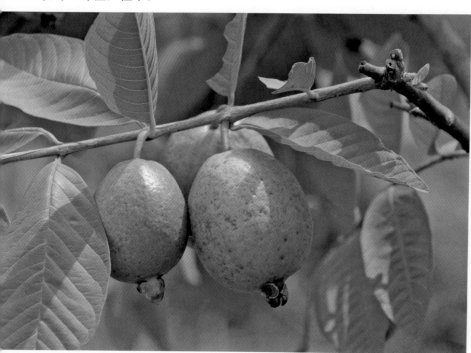

632

椿皮

别名 臭椿、椿根皮、樗白皮、樗根皮。

来源 本品为苦木科植物臭椿 *Ailanthus altissima*（Mill.）Swingle 的干燥根皮或干皮。

原植物 落叶乔木，高可达 20m，树皮平滑而有直纹；嫩枝幼时被黄色或黄褐色柔毛，后脱落。叶为奇数羽状复叶，有小叶13 ～ 27；小叶对生或近对生，纸质，卵状披针形，先端长渐尖，基部偏斜，截形或稍圆，两侧各具1或2个粗锯齿，齿背有腺体1个，叶面深绿色，背面灰绿色，柔碎后具臭味。圆锥花序长 10 ～ 30cm；花淡绿色，萼片5，覆瓦状排列，花瓣5，基部两侧被硬粗毛。翅果长椭圆形，长 3 ～ 4.5cm；种子位于翅的中间，扁圆形。花期 4 ～ 5月，果期 8 ～ 10月。我国除黑龙江、吉林、新疆、青海、宁夏、甘肃和海南外，各地均有分布。

采收加工 全年均可剥取，晒干，或刮去粗皮晒干。

药材性状 本品根皮呈不整齐的片状或卷片状，长宽不一，厚 0.3 ～ 1cm。外表面灰黄色或黄褐色，粗糙，有多数突起的纵向皮孔及不规则纵、横裂纹，除去粗皮者显黄白色；内表面淡黄色，较平坦，密布梭形小孔或小点。质硬而脆，断面外层颗粒性，内层纤维性。气微，味苦。干皮呈不规则板片状，大小不一，厚 0.5 ～ 2cm。外表面灰黑色，极粗糙，有深裂。

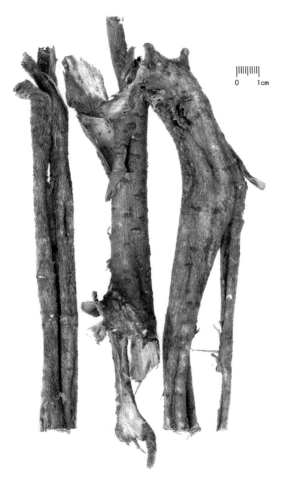

性味归经 苦、涩，寒。归大肠、胃、肝经。

功能与主治 清热燥湿，收涩止带，止泻，止血。主治赤白带下，湿热泻痢，久泻久痢，便血，崩漏。

用法用量 内服：煎汤，6 ～ 15克。

注意事项 泻痢初起，脾胃虚寒，慎服。

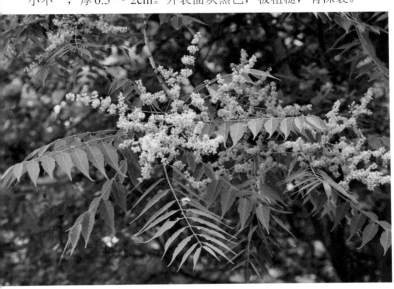

玫瑰茄

别名 红梅果、洛济葵、红金梅、仙茄。

来源 为锦葵科植物玫瑰茄 *Hibiscus sabdariffa* L.的花萼。

原植物 一年生直立草本，高达2m。茎淡紫色，无毛。叶异形；叶柄疏被长柔毛；托叶线形，疏被长柔毛；下部的叶卵形，不分裂，上部的叶掌状3深裂，裂片披针形，具锯齿，先端钝或渐尖，基部圆形至宽楔形，两面均无毛；上脉3～5条，背面中肋具腺。花单生于叶腋，近无梗；小苞片8～12，红色，肉质，披针形，疏被长硬毛，近顶端具刺状附属物，基部与萼合生；花萼杯状，淡紫色，疏被刺和粗毛，基部1/3处合生，裂片5，三角状渐尖形；花黄色，内面基部深红色。蒴果卵球形，密被粗毛。种子肾形，无毛。花期夏、秋季。我国福建、台湾、广东、海南、广西和云南南部引入栽培。

采收加工 11月中、下旬，叶黄籽黑时，将果枝剪下，摘取花萼连同果实，晒1d，待缩水后脱出花萼，置干净草席或竹笸上晒干。

药材性状 略呈圆锥形，花萼浅杯状，淡紫色，疏被刺和粗毛，基部合生，裂片5，三角形或披针形。质脆。

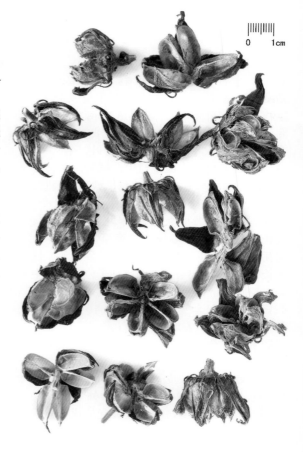

性味归经 味酸，性凉。归肺经。

功能与主治 敛肺止咳，降血压，解酒。主治肺虚咳嗽，高血压病，醉酒。

用法用量 内服：煎汤，9～15克。

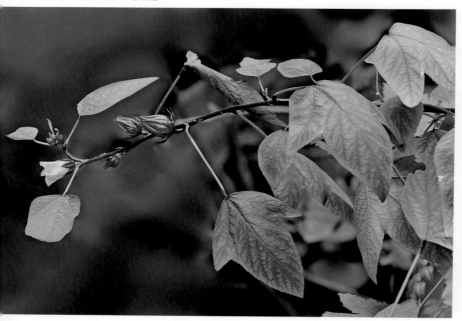

锡叶藤

别名 锡叶、涩藤、涩沙藤、水车藤、糙米藤、擦锡藤。

来源 为五桠果科植物锡叶藤 *Tetracera asiatica* (Lour.) Hoogland. 的根或茎叶。

原植物 常绿木质藤本，长3～7m或更长，多分枝。枝条粗糙，嫩枝被毛，老枝秃净。单叶互生；叶柄有较多刚伏毛；叶革质，极粗糙，椭圆形，先端急尖，基部宽楔形，常不等侧，中部以上边缘有小锯齿，两面被刚毛，用手触之有极粗糙感。圆锥花序顶生，被柔毛；花多数，萼片5，离生，大小不等，无毛；花瓣3，卵圆形，与萼片近等长，白色；雄蕊多数，心皮1，无毛，花柱突出雄蕊之外。蓇葖果成熟时黄红色，有残存花柱。种子1，黑色，基部有碗状假种皮。花期5～6月，果期7～10月。生于荒山、疏林地。分布于广东、广西、云南等地。

采收加工 全年均可采收，洗净切段，晒干。

药材性状 根圆柱形，直或略弯曲，直径0.5～1.5cm。表面灰棕色，栓皮极易剥离；剥离栓皮的表面呈淡棕红色。质硬，断面木部灰棕色，射线淡黄棕色，有众多小孔。叶卷曲，平展后呈长圆形，先端急尖，基部近阔楔形，边缘中部以上具锯齿，上面灰绿色，下面浅绿色，粗糙似砂纸；叶柄长约1.5cm，腹面具沟。薄革质。气微，味微涩。

性味归经 味酸、涩，性平。归肝、大肠经。

功能与主治 收涩固脱，消肿止痛。主治久泻久痢，便血，脱肛，遗精，白带，子宫脱垂，跌打肿痛。

用法用量 内服：煎汤，茎、叶9～30克；根15～30克。外用：适量，鲜叶、茎藤煎水洗或捣敷。

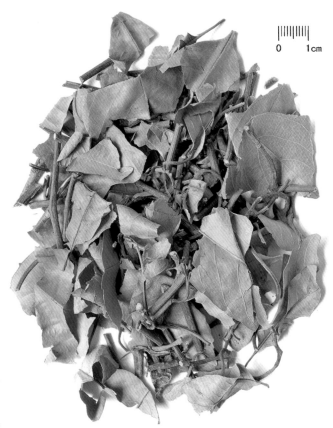

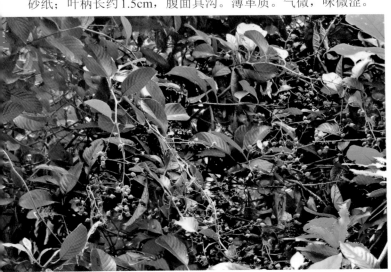

常山

别名 互草、黄常山、茗叶常山、大常山、鸡骨风、摆子药。

来源 为虎耳草科植物常山 *Dichroa febrifuga* Lour. 的干燥根。

原植物 灌木，高1～2m。小枝绿色，常带紫色，无毛，或稀被微柔毛。叶对生；叶形变化大，通常椭圆形、长圆形、倒卵状椭圆形，稀为披针形，先端渐尖，基部楔形，边缘有密的锯齿或细锯齿；中脉上面凹陷。侧脉弯拱向上。伞房花序圆锥形；顶生，有梗；花蓝色或青紫色；花萼倒圆锥状，萼齿4～7；花瓣4～7，近肉质，花时反卷；雄蕊10～20，半数与花瓣对生，花丝扁平；子房下位，花柱5（4～6），初时基部合生。浆果蓝色，有多数种子。花期6～7月，果期8～10月。生于林缘、沟边、湿润的山地。分布于我国华南、西南及陕西、甘肃、西藏等地。

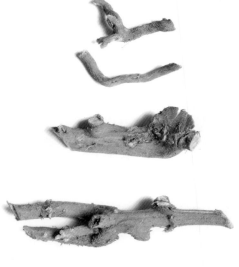

采收加工 秋季采挖，除去须根，洗净，晒干。

药材性状 呈圆柱形，常弯曲扭转，或有分枝，长9～15cm，直径0.5～2cm。表面棕黄色，具细纵纹，外皮易剥落，剥落处露出淡黄色木部。质坚硬，不易折断，折断时有粉尘飞扬；横切面黄白色，射线类白色，呈放射状。无臭，味苦。

性味归经 味苦、辛，性寒，小毒。归肝、脾经。

功能与主治 涌吐痰涎，截疟。主治痰饮停聚，胸膈痞塞，疟疾。

用法用量 内服：煎汤，5～10克。

注意事项 正气虚弱，久病体弱，忌服。

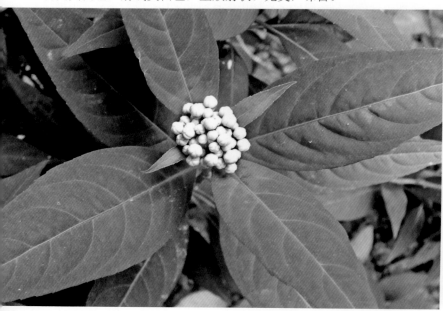

藜芦

别名 葱苒、山葱、葱芦、旱葱、毒药草、七厘丹。

来源 为百合科植物藜芦 *Veratrum nigrum* L. 的干燥根及根茎。

原植物 多年生草本，高60～100cm。植株粗壮，基部的鞘枯死后残留为有网眼的黑色纤维网。叶互生；无叶柄或茎上部叶有短柄；叶片薄革质，椭圆形、宽卵状椭圆形或卵状披针形，长22～25cm，宽约10cm，顶端锐尖或渐尖，两面被短毛。圆锥花序30～50cm，侧生总状花序常具雄花，顶生总状花序几乎全部为两性花，且常较侧生花序长2倍以上，总轴和枝轴密被白色绵状毛；花被片6。开展或稍反折，长圆形，全缘，黑紫色。蒴果卵圆形，有三钝棱。种子扁平，有膜质翅。花、果期7～9月。生长于海拔1200～3000m的山坡林下或草丛中。分布于东北、华北及陕西、甘肃、山东、河南、湖北、四川、贵州等地。

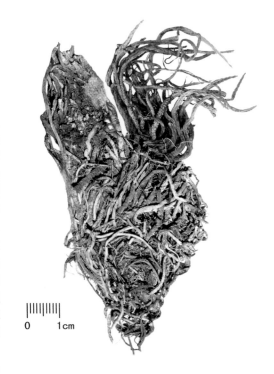

采收加工 5～6月未抽花葶前采挖，除去叶，晒干或烘干。

药材性状 根茎呈圆柱形或圆锥形，表面棕黄色或土黄色，上端残留叶基及黑色纤维，形如蓑衣，有的可见斜方形的网眼，下部着生10～30条细根。根细长稍弯曲，黄白色或黄褐色，有细密的横皱纹；体轻，质坚脆，断面类白色，中心有淡黄色细木心，与皮部分离。气微，味苦、辛，有刺喉感，粉末具强烈的催吐性。

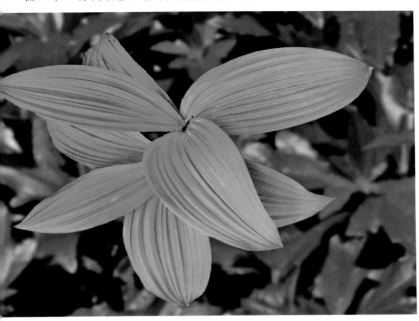

性味归经 味辛、苦，性寒，有毒。归肝、肺、胃经。

功能与主治 涌吐风痰，杀虫。主治中风痰壅，癫痫，疟疾，疥癣，恶疮。

用法用量 内服：入丸、散，0.3～0.6克。

注意事项 体虚气弱，孕妇，忌服。反细辛、芍药、人参、沙参、丹参、玄参、苦参，恶大黄。

瓜蒂

别名 甜瓜蒂、瓜丁、苦丁香、甜瓜把。

来源 葫芦科植物甜瓜 *Cucumis melo* L. 的干燥果柄。

原植物 一年生匍匐或攀缘草本。茎、枝有黄褐色或白色的糙毛和疣状突起。卷须单一，被微柔毛。叶互生；叶柄长8～12cm，具槽沟及短刚柔毛；叶片厚纸质，近圆形或肾形，上面被白色糙硬毛，下面沿脉密被糙硬毛，边缘不分裂或3～7浅裂，裂片先端圆钝，有锯齿。花单性，雌雄同株；雄花数朵，簇生于叶腋；花梗纤细，长0.5～2cm，被柔毛；花萼筒

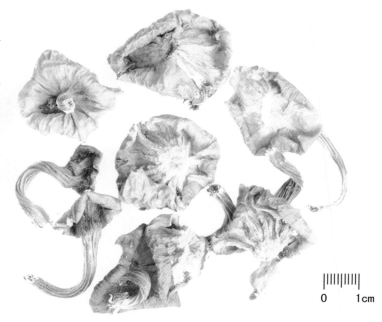

狭钟形，密被白色长柔毛，裂片近钻形；花冠黄色，长约2cm，裂片卵状长圆形，急尖；雄蕊3，花丝极短，药室折曲；雌花单生，花梗被柔毛；子房长椭圆形，密被长柔毛和硬毛，花柱长1～2mm，柱头靠合。果实形状、颜色变异较大，一般为球形或长椭圆形，果皮平滑，有纵沟或斑纹，果肉白色、黄色或绿色。种子污白色或黄白色，卵形或长圆形。花、果期夏季。全国各地广泛栽培。

采收加工 夏季采收成熟果实，在食用时将切下的果柄收集，阴干或晒干。

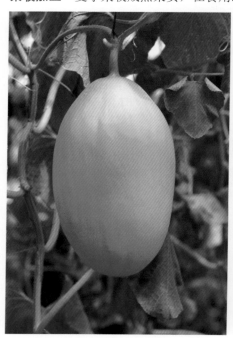

药材性状 本品呈细圆柱形，常扭曲，长3～6cm，直径0.2～0.4cm，连接瓜的一端略膨大，直径约8mm，有纵沟纹；外表面灰黄色，有稀疏短毛茸。带果皮的果柄较短，长0.3～2.6cm，略弯曲或扭曲，有纵沟纹，果皮部分近圆盘形，直径约2cm，外表面暗黄色至棕黄色，皱缩，边缘薄而内卷，内表面黄白色至棕色。果柄质较而韧，不易折断，断面纤维性，中空。气微，味苦。

性味归经 苦，寒；有毒。归脾、胃、肝经。

功能与主治 涌吐痰食，除湿退黄。主治中风，癫痫，喉痹，痰涎壅盛，呼吸不利，宿食不化，胸脘胀痛，湿热黄疸。

用法用量 内服：煎汤，3～6克；或入丸、散，0.3～1.5克。外用：适量，研末吹鼻。

注意事项 体虚、失血及上部无实邪者禁服。本品有毒，不宜大量服用，过量则易出现头晕眼花、脘腹不适、呕吐、腹泻，严重者可因脱水，造成电解质紊乱，终致循环衰竭及呼吸中枢麻痹而死亡。

胆矾

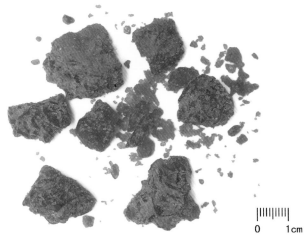

别名　毕石、立制石、胆子矾。

来源　为硫酸盐类胆矾族矿物胆矾 *Chalcanthite* 的晶体，或为硫酸作用于铜而制成的含水硫酸铜结晶。

药材性状　呈不规则斜方扁块状、棱柱状。表面不平坦，有的面具纵向纤维状纹理。蓝色或淡蓝色；条痕白色或淡蓝色。半透明至透明，玻璃样光泽。体较轻，硬度近于指甲；质脆，易砸碎。气无，味涩。以块大、色深蓝、透明、质脆、无杂质者为佳。

性味归经　味酸、辛，性寒，有毒。归肝、胆经。

功能与主治　涌吐，解毒，去腐。主治中风，癫痫，喉痹，喉风，痰涎壅塞，牙疳，口疮，烂弦风眼，痔疮，肿毒。

用法用量　内服：入丸、散，0.3～0.6克。

注意事项　体虚者忌服。

食盐

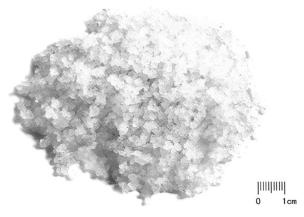

别名　盐。

来源　为海水或盐井、盐池、盐泉中的盐水经煎、晒而成的结晶体。主要为氯化钠 (NaCl)。

药材性状　为立方体形、长方形或不规则多棱形晶体。纯净者，无色透明；通常呈白色或灰白色，半透明。具玻璃样光泽。体较重，质硬，易砸碎。气微，味咸。露置空气中易潮解。能溶于水，不溶于乙醇，在无色火焰上燃烧，火焰呈鲜黄色。

性味归经　味咸，性寒。归胃、肾、大肠、小肠经。

功能与主治　涌吐，清火，凉血，解毒，软坚，杀虫止痒。主治食停上脘，心腹胀痛，胸中痰癖，二便不通，齿龈出血，喉痛，牙痛，目翳，疮疡，毒虫蜇伤。

用法用量　内服：沸汤溶化，0.9～3克；催吐：9～18克，宜炒黄。外用：炒热熨敷或水化漱口、洗疮。

注意事项　咳嗽、口渴者慎服，水肿者忌服。

二十、攻毒杀虫燥湿止痒药

硫黄

别名 昆仑黄、黄牙、将军、天生黄、硫黄花。

来源 为自然元素类硫黄族矿物自然硫，主要用含硫物质或含硫矿物经炼制升华的结晶体。

药材性状 呈不规则块状、粗颗粒状，浅黄色、黄色或略呈绿黄色。条痕白色或淡黄色。表面不平坦或粗糙，常具多数小孔隙。脂肪光泽。体轻，质松脆，易砸碎。有的断面呈蜂窝状，纵面可见细柱或针状晶体，近于平行排列，金刚光泽。具特异臭气，味淡。以块整齐、色黄、有光泽、质松脆、无杂质者为佳。

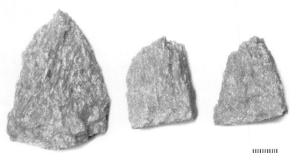

性味归经 味酸，性热，有毒。归肾、脾、大肠经。

功能与主治 补火壮阳，温脾通便，杀虫止痒。主治阳痿，遗精，尿频，带下，寒喘，心腹冷痛，久泻久痢，便秘，疥疮，顽癣，秃疮，天疱疮，湿毒疮，阴蚀，阴疽，恶疮。

用法用量 外用：适量，油调敷；或研末撒；或烧烟熏。内服：入丸、散，1.5～3克。

注意事项 内服宜用制品，不宜多服、久服。阴虚火旺者及孕妇禁止服用。

雄黄

别名 黄食石、石黄、熏黄、天阳石、鸡冠石。

来源 为硫化物类矿物雄黄族雄黄，主含二硫化二砷(As_2S_2)。

药材性状 雄黄为极细腻的粉状，橙红色或淡黄色，质重，手触之易被染成橙黄色，气特异而刺鼻，味淡。

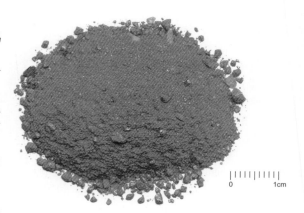

性味归经 味辛、苦，性温，有毒。归肝、胃经。

功能与主治 解毒，杀虫，燥湿，祛痰。主治痈疽疔疮，走马牙疳，喉风喉痹，疥癣，缠腰火丹，湿毒疮，痔疮，蛇虫咬伤，虫积，惊痫，疟疾，哮喘。

用法用量 外用：研末撒、调敷或烧烟熏。内服：入丸、散，0.3～1克。

注意事项 阴亏血虚者及孕妇忌服。

蛇床子

别名 蛇米、蛇珠、蛇粟。

来源 为伞形科植物蛇床 *Cnidium monnieri* (L.) Cuss. 的干燥成熟果实。

原植物 一年生草本，高 20～80cm。根细长，圆锥形。茎直立或斜上，圆柱形，多分枝，中空，表面具深纵条纹，棱上常具短毛。根生叶具短柄，叶鞘短宽，边缘膜质，上部叶几全部简化成鞘状；叶片卵形，二至三回三出式羽状全裂；末回裂片线形，具小尖头。复伞形花序顶生或侧生；总苞片线形，边缘膜质，有短柔毛；小总苞片线形，边缘膜质，具细睫毛；花瓣白色。分生果长圆形，横剖面近五角形，主棱 5，均扩展成翅状，每棱槽中有油管 1，合生面 2。花、果期 4～7 月。生于低山坡、田野、路旁、河边湿地。分布几遍全国各地。

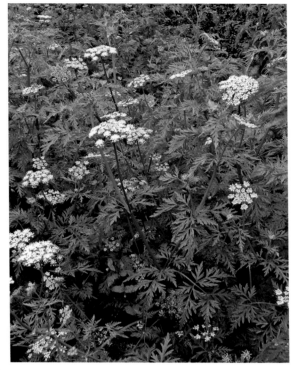

采收加工 夏、秋两季果实成熟时采收，除去杂质，晒干。

药材性状 为双悬果，呈椭圆形，长 2～4mm，直径约 2mm。表面灰黄色或灰褐色，顶端有 2 枚向外弯曲的柱基，基部偶有细梗。分生果的背面有薄而突起的纵棱 5 条，结合面平坦，有 2 条棕色略突起的纵棱线。果皮松脆，揉搓易脱落。种子细小，灰棕色，显油性。气香，味辛凉，有麻舌感。

性味归经 味辛、苦，性温，有小毒。归肾经。

功能与主治 温肾壮阳，燥湿，祛风，杀虫。主治阳痿，宫冷，寒湿带下，湿痹腰痛；外治外阴湿疹，妇人阴痒，滴虫性阴道炎。

用法用量 内服：煎汤，3～9 克。外用：适量，煎汤熏洗或研末调敷。

注意事项 下焦有湿热，或肾阴不足，相火易动，精关不固，忌服用。

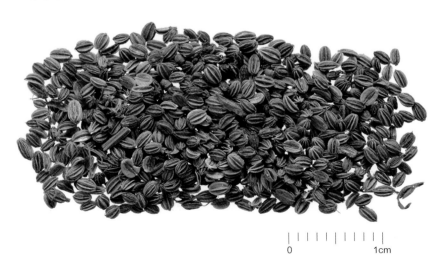

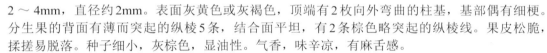

0　　　　　　　　1cm

木槿皮

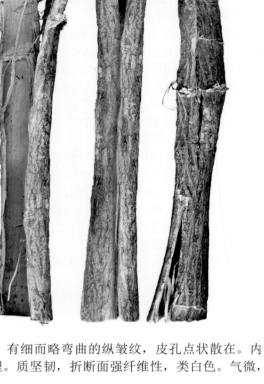

别名 槿皮、川槿皮、桐树皮、芦树皮。

来源 为锦葵科植物木槿 *Hibiscus syriacus* L. 的茎皮或根皮。

原植物 落叶灌木，高3～4m。小枝密被黄色星状绒毛。叶互生；叶柄被星状柔毛；托叶线形，疏被柔毛；叶片菱形或三角状卵形，具深浅不同的3裂或不裂，先端钝，基部楔形，边缘具不整齐齿缺，下面沿叶脉微被毛或近无毛。花单生于枝端叶腋间，花梗被星状短绒毛；小苞片6～8，线形，密被星状疏绒毛；花萼钟形，密被星状短绒毛，裂片5，三角形；花钟形，淡紫色，花瓣倒卵形，外面疏被纤毛和星状长柔毛；雄蕊柱长约3cm；花柱枝无毛。蒴果卵圆形，密被黄色星状绒毛。种子肾形，背部被黄色长柔毛。花期7～10月。原产于我国中部各地。我国华东、中南、西南及河北、陕西、台湾等地均有栽培。

采收加工 茎皮于4～5月剥取，晒干。根皮于秋末挖取根，剥取根皮，晒干。

药材性状 多内卷成长槽状或单筒状。大小不一，厚1～2mm。外表面青灰色或灰褐色，有细而略弯曲的纵皱纹，皮孔点状散在。内表面类白色至淡黄白色，平滑，具细致的纵纹理。质坚韧，折断面强纤维性，类白色。气微，味淡。

性味归经 味甘、苦，性微寒。归大肠、肝、脾经。

功能与主治 清热利湿，杀虫止痒。主治湿热泻痢，肠风泻血，脱肛，痔疮，赤白带下，阴道滴虫，皮肤疥癣，阴囊湿疹。

用法用量 外用：适量，煎水熏洗或酒浸搽擦。内服：煎汤，3～9克。

注意事项 脾胃虚弱者慎用。无湿热者不宜服用。

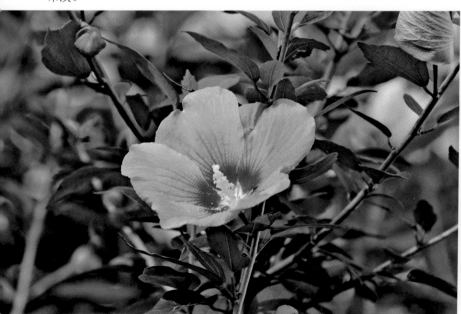

大蒜

别名　胡蒜、独头蒜、独蒜。

来源　为百合科植物大蒜 *Allium sativum* L. 的鳞茎。

原植物　越年生草本，具强烈蒜臭气。鳞茎大形，球状至扁球状，通常由多数肉质、瓣状的小鳞茎紧密排列而成，外面被数层白色至带紫色的膜质外皮。叶基生；叶片实心，宽条形至条状披针形，扁平，先端长渐尖，比花葶短，基部鞘状。花葶实心，圆柱状，中部以下被叶鞘；总苞具长喙；伞形花序，小苞片大，卵形，膜质；花常为淡红色；花被片披针形至卵状披针形；子房球状；花柱不伸出花被外。花期7月。全国各地均有栽培。

采收加工　在蒜薹采收后20～30d即可采挖蒜头。采收的蒜头，除去残茎及泥土，置通风处至外皮干燥。

药材性状　类球形，直径3～6cm，由6～10个小鳞茎着生在扁平木质鳞茎盘上抱合而生，外包1～3层白色或淡紫色膜质鳞叶，中央有干缩的花葶残基。气特异，味辛辣。以个大、肥厚、味辛辣者为佳。

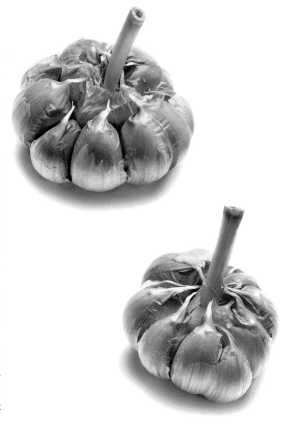

|||||||||
0　　1cm

性味归经　味辛，性温。归脾、胃、肺经。

功能与主治　温中行滞，解毒，杀虫。主治脘腹冷痛，痢疾，泄泻，肺痨，百日咳，感冒，痈疖肿毒，肠痈，癣疮，蛇虫咬伤，钩虫病，蛲虫病，带下阴痒，疟疾，喉痹，水肿。

用法用量　内服：煎汤，4.5～9克；生食、煨食。外用：捣敷。

注意事项　阴虚火旺，眼疾，口齿、喉、舌诸患，时行病后，均不宜食用。

蓖麻子

别名 萆麻子、蓖麻仁、大麻子。

来源 为大戟科植物蓖麻 *Ricinus communis* L. 的干燥成熟种子。

原植物 高大一年生或多年生灌木或小乔木。幼嫩部分被白粉，绿色或稍呈紫色，无毛。单叶互生；叶片盾状圆形，掌状分裂，裂片5～11，边缘有锯齿，主脉掌状。圆锥花序与叶对生或顶生，下部生雄花，上部生雌花；花单性同株，无花瓣；雄蕊多数，花丝多分枝；雌花子房3室，每室1胚珠；花柱3，深红色，2裂。蒴果球形，有软刺，成熟时开裂，种子长圆形，光滑，有斑纹。全国各地均有栽培。

采收加工 当年8～11月蒴果呈棕色、未开裂时，选晴天，分批剪下果序，摊晒，脱粒，扬净。

药材性状 呈椭圆形或卵形，稍扁，长0.9～1.8cm，宽0.5～1cm。表面光滑，有灰白色与黑褐色或黄棕色与红棕色相间的花斑纹。一面较平，一面较隆起，较平的一面有1条隆起的种脊；一端有灰白色或浅棕色突起的种阜。种皮薄而脆。胚乳肥厚，白色，富油性。无臭，味微苦、辛。以个大、饱满者为佳。

性味归经 味甘、辛，性平，小毒。归肝、脾、肺、大肠经。

功能与主治 消肿拔毒，泻下导滞，通络利窍。主治痈疽肿毒，瘰疬，乳痈，喉痹，疥癞癣疮，烫伤，水肿胀满，大便燥结，口眼歪斜，跌打损伤。

用法用量 外用：适量，捣敷或调敷。内服：入丸剂，1～5克。

注意事项 孕妇及便滑者忌服。

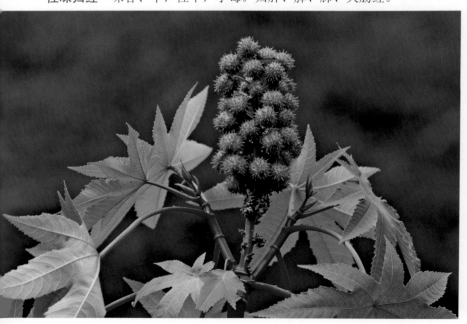

大风子

别名　大枫子、麻风子、驱虫大风子。

来源　为大风子科植物海南大风子 *Hydnocarpus hainanensis* (Merr.) Sleum. 的干燥成熟种子。

原植物　乔木，高6～9m。叶互生；叶长椭圆形；总状花序腋生，无毛；雄花：密集，萼片4，椭圆形，花瓣4，肾状卵形，边缘有缘毛，雄蕊12，花丝疏被短柔毛，花药呈圆形；雌花：花被与雄花相似而略大，退化雄蕊约15，子房卵状椭圆形，密被黄色绒毛，1室，侧膜胎座5个，胚珠多数，花柱缺，柱头3裂。浆果球形，密被褐色柔毛，果皮革质，内含种子约20颗，略呈三角状卵形。花果期夏秋季。生于山地疏林的半阴处、石灰岩山地林中。分布于海南、广西等地。

采收加工　秋季，当部分果实果皮裂开时，即可全部采收。摊放至果肉软化，去皮，将种子洗净，晒干。

药材性状　略呈四面体，一面隆起，三面稍平坦；长1～2cm，宽0.5～1cm。灰黄白色至灰棕色，有多数隆起的纵脉纹，种脐位于种子的一端。种皮硬而脆，厚0.5mm，易碎。种仁不规则长卵形，外被暗紫褐色薄膜，具微细皱纹；胚乳黑棕色，子叶心脏形稍尖，色较浅。

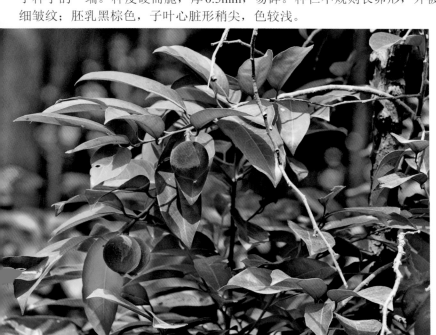

性味归经　味辛，性热，有毒。归肝、脾经。

功能与主治　祛风燥湿，攻毒杀虫。主治麻风，杨梅疮，疥癣，酒渣鼻，痤疮。

用法用量　外用：适量，捣敷；或煅存性研末调敷。

注意事项　阴虚血热者忌服。

皂角刺

别名 皂刺、皂角针。

来源 为豆科植物皂荚 *Gleditsia sinensis* Lam. 的棘刺。

原植物 乔木，高达15m。刺粗壮，通常分枝，长可达16cm，圆柱形。小枝无毛。一回偶数羽状复叶；小叶长卵形、长椭圆形至卵状披针形，先端钝或渐尖，基部斜圆形或斜楔形，边缘有细锯齿，无毛。花杂性，排成腋生的总状花序；花萼钟状，有4枚披针形裂片；花瓣4，白色；雄蕊6～8；子房条形，沿缝线有毛。荚果条形，不扭转，微厚，黑棕色，被白色粉霜。花期4～5月，果期9～10月。生于路边、沟旁、住宅附近。分布于我国东北、华北、华东、华南以及四川、贵州等地。

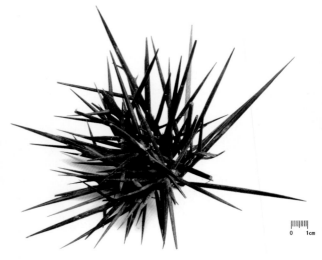

采收加工 全年均可采收，干燥，或趁鲜切片，干燥。

药材性状 为主刺及1～2次分枝的棘刺。主刺长圆锥形，长3～15cm或更长，直径0.3～1cm；分枝刺长1～6cm，刺端锐尖。表面紫棕色或红褐色。体轻，质坚硬，不易折断。切片厚0.1～0.3cm，常带有尖细的刺端；木部黄白色，髓部疏松，淡红棕色。气微，味淡。

性味归经 味辛，性温。归肝、胃经。

功能与主治 消肿托毒，排脓，杀虫。主治痈疽初起或脓成不溃，外治疥癣麻风。

用法用量 内服：煎汤，3～9克。外用：适量，醋煎涂或研末撒。

注意事项 痈疽已溃者不宜服用，孕妇禁服。

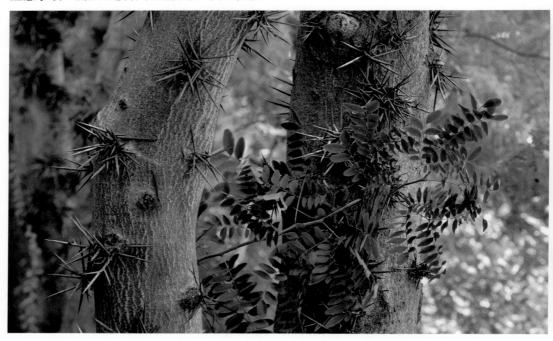

狼毒

别名 白狼毒、黄皮狼毒、猫眼睛。

来源 为大戟科植物月腺大戟 *Euphorbia ebracteolata* Hayata 或狼毒大戟 *Euphorbia fischeriana* Steud. 的干燥根。

原植物 狼毒大戟：多年生草本，高30～60cm。植物体有白色乳汁。根肉质，长圆锥形，外皮红褐色或褐色。茎直立，单一。茎下部叶鳞片状，茎中部以上的叶3～5枚轮生；叶片长圆形，无柄。多歧聚伞花序，顶生，通常具5伞梗，每伞梗又生出3小梗或再3、4小伞梗；杯状总苞外面被柔毛，内面近无毛，边缘具睫毛，腺体4个，肾形。总苞内具多数雄花，每花仅有1雄蕊；雌花1朵着生于总苞中央，具1雌蕊，通常伸出总苞外而下垂。蒴果密被短柔毛或无毛。花期5～6月，果期6～7月。生长于草甸、向阳丘陵地。分布于黑龙江、吉林、辽宁、内蒙古、河北、河南、山西等地。

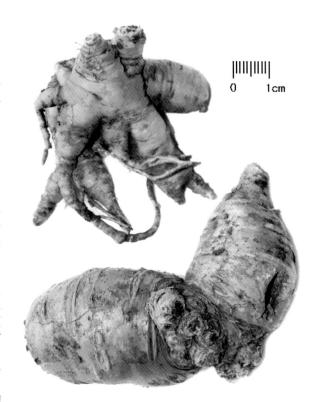

采收加工 春、秋二季采挖，洗净，切片，晒干。

药材性状 根长圆锥形，药材多切为类圆形或长圆形块片，直径1.5～8cm，厚0.3～4cm。外皮棕黄色，切面纹理或环纹显黑褐色。水浸后具黏性，撕开可见黏丝。气微，味微辛。

性味归经 味辛，性平；有毒。归肝、脾经。

功能与主治 散结，杀虫。外用于淋巴结结核、皮癣；灭蛆。

用法用量 内服：煎汤，1～2.4克。外用：适量，磨汁涂或研末调敷。

注意事项 有毒，内服宜慎用；体弱者及孕妇禁服。

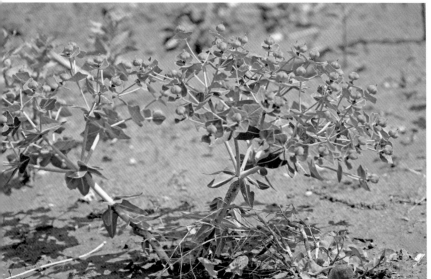

土荆皮

别名 罗汉松皮、土槿皮、荆树皮、金钱松皮。

来源 为松科植物金钱松 *Pseudolarix amabilis* (Nelson) Rehd. 的干燥根皮或近根树皮。

原植物 乔木，高达40m。树干挺直，树皮灰褐色，粗糙，不规则鳞片状开裂。一年生枝淡红褐色或淡红黄色，具光泽，老枝及短枝呈灰色或暗灰色。叶线形，柔软，扁平，顶端锐尖或尖，上面绿色，中脉略明显，下面蓝绿色，中脉明显，长枝上叶辐射伸展，短枝叶上簇生。雄球花黄色，圆柱状，下垂；雌球花紫红色，直立，椭圆形，具短梗。球果卵圆形或倒卵圆形。熟时淡红褐色；中部种鳞卵状披针形，两侧耳状，顶端钝有凹缺。种子卵圆形，白色，种翅三角状披针形，淡黄色或淡褐黄色，具光泽。花期4～5月，果熟期10～11月上旬。生长于海拔100～1500m的山地针、阔叶树混交林中。分布于江苏、安徽、浙江、江西、福建、湖北、湖南、四川等地。多为栽培。

采收加工 春、秋两季采挖，剥取根皮，除去外粗皮，洗净，晒干。

药材性状 ①根皮：呈不规则的长条状，扭曲而略卷，大小不一，厚2～5mm。外表面灰黄色，粗糙，具皱纹和灰白色横向皮孔样突起，粗皮常呈鳞片状剥落，剥落处红棕色；内表面黄棕色至红棕色，平坦，具细致的纵向纹理。质韧，折断面呈裂片状，可层层剥离。气微，味苦而涩。②树皮：呈板片状，厚约至8mm，粗皮较厚。外表面龟裂状，内表面较粗糙。

性味归经 味辛，性温；有毒。归肺、脾经。

功能与主治 杀虫，疗癣，止痒。主治疥癣瘙痒。

用法用量 外用：适量，研末调敷或浸酒涂擦。

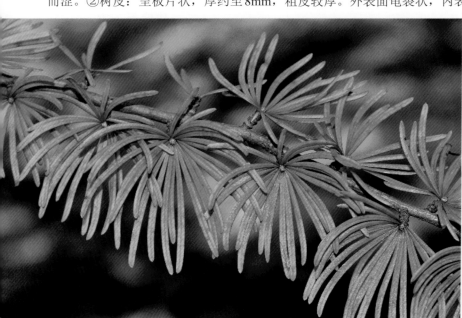

虫白蜡

别名　白蜡、虫蜡、木蜡、树蜡、蜡膏。

来源　为介壳虫科昆虫白蜡虫 *Ericerus pela* (Chavannes) Guerin 的雄虫群栖于木犀科植物白蜡树、女贞或女贞属其他种植物枝干上分泌的蜡，经精制而成。

采收加工　8～9月采蜡。清晨用刀将包有蜡质的树枝切下，名曰"蜡花"，放入沸水中煮之，使蜡质熔化而浮于水面，冷后凝结成块。取出，再加水加热熔化，过滤后凝固即成。

药材性状　本品呈块状，白色或类白色。表面平滑，或稍有皱纹，具光泽。体轻，质硬而稍脆，搓捻则粉碎。断面呈条状或颗粒状。气微，味淡。

性味归经　味甘、淡，性温。归肝经。

功能与主治　止血，生肌，定痛。主治金疮出血，尿血，便血，疮疡久溃不敛。

用法用量　外用：适量，熔化调制药膏。内服：入丸、散，3～6克。

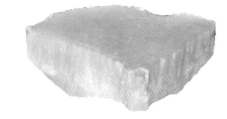

0　1cm

蜂房

别名　露蜂房、蜂肠、马蜂窝、蜂巢、马蜂包。

来源　为胡蜂科昆虫果马蜂 *Polistesolivaceous* (DeGeer)、日本长脚胡蜂 *Polistesjaponicus* Saussure 或异腹胡蜂 *Parapolybiavaria* Fabricius 的巢。

采收加工　秋、冬二季采收，晒干，或略蒸，除去死蜂死蛹，晒干。

药材性状　本品呈圆盘状或不规则的扁块状，有的莲房状，大小不一。表面灰白色或灰褐色。腹面具多数整齐的六角形房孔，孔径3～4mm或6～8mm；背面有1个或数个黑色短柄。体轻，质韧，稍有弹性。气微，味辛淡。质酥脆或坚硬者不可供药用。

性味归经　味甘，性平。归胃经。

功能与主治　攻毒杀虫，祛风止痛。主治疮疡肿毒，乳痈，瘰疬，皮肤顽癣，鹅掌风，牙痛，风湿痹痛。

用法用量　煎汤，3～5克。外用：适量，研末油调敷患处，或煎水漱口或洗患处。

注意事项　气虚弱及肾功能不全者慎服。

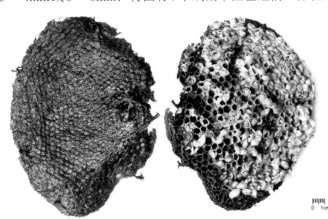

0　1cm

白矾

别名 矾石、羽泽、理石、明矾。

来源 为硫酸盐类矿物明矾石Alunite经加工提炼制成。煅后称枯矾。

药材性状 本品呈不规则的块状或粒状。无色或淡黄白色，透明或半透明，表面稍平滑或凹凸不平，有细密纵棱，具玻璃样光泽。质硬而脆。气微，味酸、微甘而极涩。

性味归经 味酸、涩，性寒。归肺、脾、肝、大肠经。

功能与主治 外用解毒杀虫，燥湿止痒；内服止血止泻，祛除风痰。外治湿疹，疥癣，脱肛，痔疮，聤耳流脓；内服主治久泻不止，便血，崩漏，癫痫发狂。枯矾收湿敛疮，止血化腐；主治湿疹湿疮，脱肛，痔疮，聤耳流脓，阴痒带下，鼻衄齿衄，鼻瘜肉。

用法用量 内服，煎汤0.6～1.5克。外用：适量、研末敷或化水洗患处。

注意事项 阳虚胃弱、无湿热者忌服。

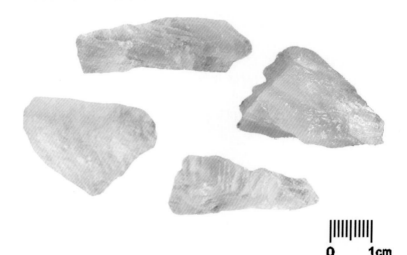

炉甘石

别名 甘石、羊肝石、浮水甘石、炉眼石、干石。

来源 为碳酸盐类矿物方解石族菱锌矿Smithsonite。

药材性状 本品为块状集合体，呈不规则的块状。灰白色或淡红色，表面粉性，无光泽，凹凸不平，多孔，似蜂窝状。体轻。易碎。气微，味微涩。

性味归经 味甘，性平。归肝、脾经。

功能与主治 解毒明目退翳，收湿止痒敛疮。主治目赤肿痛，睑弦赤烂，翳膜遮睛，胬肉攀睛，溃疡不敛，脓水淋漓，湿疮瘙痒。

用法用量 外用，适量。

注意事项 忌内服。

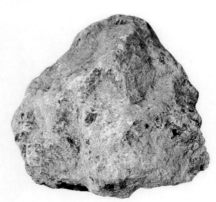

木鳖子

别名 木蟹、土木鳖、壳木鳖。

来源 为葫芦科植物木鳖 Momordica cohinc-hinensis (Lour.) Spreng 的干燥成熟种子。

原植物 多年生粗壮大藤本，长达15m。具板状根。全株近无毛和稍被短柔毛。卷须较粗壮。叶柄粗壮，有2～4个腺体；叶片卵状心形，质较硬。雌雄异株；雄花单生或3～4朵着生；单生时，有1大苞片，兜状，花萼筒漏斗状。花冠黄色，裂片基部有齿状黄色腺体，雄蕊3；雌花单生，苞片、花冠及花萼同雄花，子房密生刺状毛。果实卵球形，先端有1短喙，成熟时红色，肉质，密生刺状突起。种子多数，卵形，干后黑褐色，边缘有齿，两面稍拱起，具雕刻纹。花、果期6～10月。常生于山沟、林缘和路旁。分布于浙江、江西、福建、广西、四川、西藏等地。

采收加工 冬季采收成熟果实，剖开，晒至半干，除去果肉，取出种子，干燥。

药材性状 呈扁平圆板状，中间稍隆起或微凹陷，直径2～4cm，厚约0.5cm。表面灰棕色至黑褐色，有网状花纹，在边缘较大的一个齿状突起上有浅黄色种脐。外种皮质硬而脆，内种皮灰绿色，绒毛样。子叶2，黄白色，富油性。有特殊的油腻气，味苦。

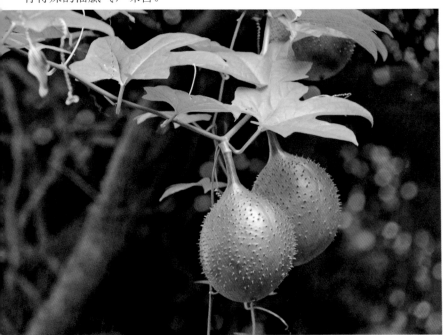

性味归经 味苦、微甘，性凉，有毒。归肝、脾、胃经。

功能与主治 散结消肿，攻毒疗疮。主治疮疡肿毒，乳痈，瘰疬，痔漏，干癣，秃疮。

用法用量 外用：适量，研末调醋敷、磨汁涂或水熏洗。

注意事项 孕妇及体虚者禁服。

红帽顶

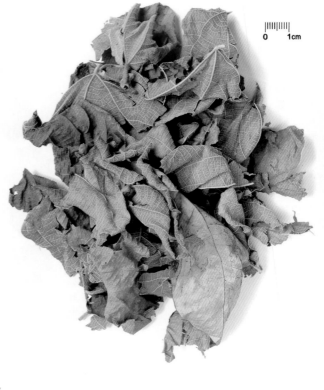

别名　毛叶子。

来源　为大戟科植物毛桐*Mallotus barbatus* (Wall.) Muell. Arg. 的叶。

原植物　落叶灌木或小乔木，高1～4m。幼枝、叶柄密被棕黄色星状绵毛。叶互生，幼叶红色，质厚，绒状；叶片纸质，卵形，基部圆形，盾状着生，边缘具疏细齿，不分裂或3浅裂。总状花序腋生或顶生；花单性，常异株；无花瓣；雄花序通常分枝。雄花5～8朵簇生，萼片披针形，外面密被绒毛，内面有腺点；雄蕊多数；雌花单生于苞腋内。子房圆形，有乳头状突起。蒴果扁球形，被有软刺和星状绒毛，基部具苞片3，合生，果柄长5～8cm；种子卵形，黑色，光亮。花期4～6月，果期7～10月。生于疏林或灌丛中。分布于湖北、广东、广西、四川、云南等地。

采收加工　夏、秋季采收，洗净，晒干。

药材性状　卵形，基部圆，盾状着生，先端渐尖，长13～30cm，宽12～26cm。边缘具疏细齿，下面密被星状绵毛及棕黄色腺点，叶脉放射；叶柄长5～22cm，密被星状绵毛。气微，味苦、涩。

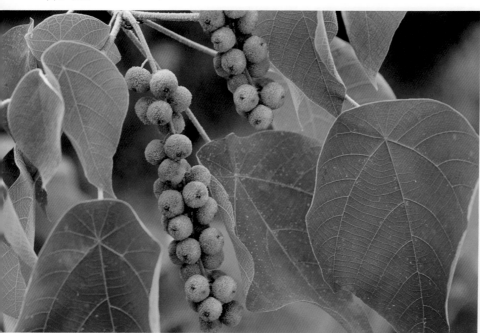

性味归经　味苦，性寒。归肝经。

功能与主治　清热解毒，燥湿止痒，凉血止血。主治褥疮，下肢溃疡，湿疹，背癣，漆疮，外伤出血。

用法用量　外用：适量，捣敷；或研末撒；或煎水洗。

白背叶

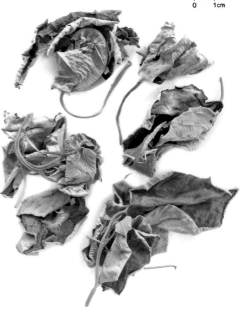

别名 白面风、白桃叶、白鹤叶。

来源 为大戟科植物白背叶 *Mallotus apelta* (Lour.) Muell. -Arg. 的叶。

原植物 直立灌木或小乔木，高 1.5～3m。小枝、叶柄、花和果均被白色或微黄色尾状绒毛或软刺，单叶互生；叶阔卵形，基部近截平，具 2 腺点；上面绿色，背面灰白色，有细密红棕色腺点；花单性异株，无花瓣；雄花序为穗状花序，顶生；雄花簇生；萼裂片卵形，内面有红色腺点；雄蕊多数；雌花序穗状不分枝，果时圆柱状；雌花单生；花萼钟状，裂片卵形；子房 3～4 室。果序圆柱形；蒴果近球形；种子近球形，黑色，光亮。花期 4～7 月，果期 8～11 月。生于山坡路旁灌丛中或林缘。分布于陕西、安徽、浙江、福建、河南、海南、广西、云南等地。

采收加工 全年均可采收，鲜用或晒干。

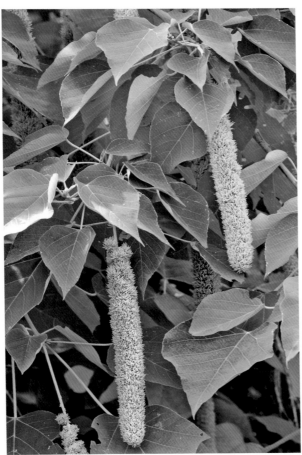

药材性状 叶具长柄；叶片圆卵形，长 7～12cm，宽 5～14cm。先端渐尖，基部近截形或短截形，具 2 腺点，全缘或不规则 3 浅裂，上面近无毛，下面灰白色，密被星状毛，有细密棕色腺点。气微，味苦、涩。

性味归经 味苦，性平。归肝、脾经。

功能与主治 清热，解毒，祛湿，止血。主治蜂窝组织炎，化脓性中耳炎，鹅口疮，湿疹，跌打损伤，外伤出血。

用法用量 外用：适量，捣敷，研末撒；或煎水洗。内服：煎汤，1.5～9 克。

漆大姑

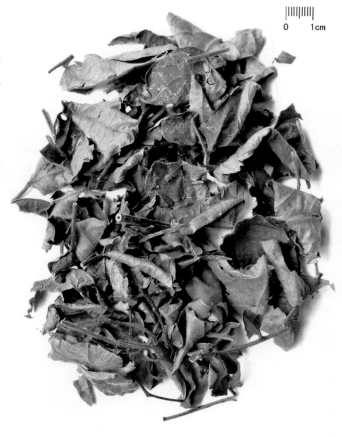

别名　毛七公、毛七哥、山橘子。

来源　为大戟科植物毛果算盘子 *Glochidion eriocarpum* Champ. ex Benth. 的枝叶。

原植物　多为灌木，高 0.4～2m。枝条密被淡黄色的长柔毛。单叶互生；托叶钻形，被毛；叶厚纸质，卵形或狭卵形，先端渐尖，基部钝或圆形，全缘，上面蓝绿色，下面灰白色，两面被长柔毛，下面尤密。花单性同株，黄绿色；雄花 2～4 朵簇生于叶腋，花梗长 4～10mm，被毛；萼片 6，长圆形外被柔毛，雄蕊 3；雌花常单生于小枝上部叶腋，几无梗，萼片 6，长圆形，其中 3 片较狭，两面均被长柔毛；子房扁球形，密被柔毛，5 室，花柱短。蒴果扁球形，顶部压入，有 5 条纵沟，直径 8~10mm，密被长柔毛。种子橘红色。花期 6～10 月，果期 7～11 月。生于山坡或山谷阳处灌丛中。分布于福建、台湾、广东、海南、广西、云南、贵州等地。

采收加工　夏、秋季采，鲜用或晒干。

药材性状　叶具短柄；叶片卵形或狭卵形，基部钝或圆形，全缘，两面均被长柔毛，下面尤密；托叶钻形。纸质。气特异，味苦涩。

性味　味苦、涩，性平。

功能与主治　清热解毒，祛湿止痒。主治稻田皮炎，生漆过敏，皮肤瘙痒，湿疹，荨麻疹，乳腺炎，痢疾，急性胃肠炎，烧伤。

用法用量　外用：适量，煎水洗；或捣敷；或研末敷。内服：煎汤，5～15 克。

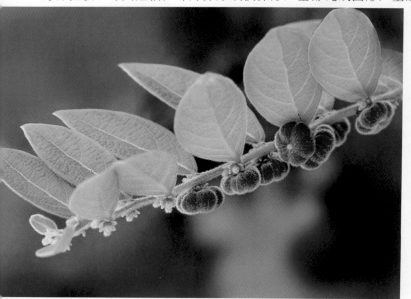

阳桃花

来源 为酢浆草科植物阳桃 *Averrhoa carambola* L. 的花。

原植物 乔木，高5～12m。幼枝被柔毛及小皮孔。奇数羽状复叶；总叶柄及叶轴被毛，具小叶5～11枚，小叶卵形至椭圆形，先端渐尖，基部偏斜。圆锥花序生于叶腋或老枝上；花萼5，红紫色，覆瓦状排列；花冠近钟形，白色至淡紫色，花瓣倒卵形，旋转状排列；雄蕊10，其中5枚较短且无花药，花丝基部合生；子房5室，具5棱槽，每室胚珠多数。浆果卵状或椭圆状，长5～8cm，黄绿色，光滑，具3～5翅状棱。花、果期7～9月。多栽培于园林或村旁。分布于福建、台湾、广东、海南、广西、云南等地。

采收加工 7～8月花刚开时采收，鲜用或晒干。

药材性状 花序圆锥形，花呈棕色、棕黄色或棕褐色。

性味归经 味甘，性平。归胆经。

功能与主治 截疟，止痛，解毒，杀虫。主治疟疾，胃痛，漆疮，疥癣。

用法用量 内服：煎汤，9～30克。外用：适量，捣汁涂。

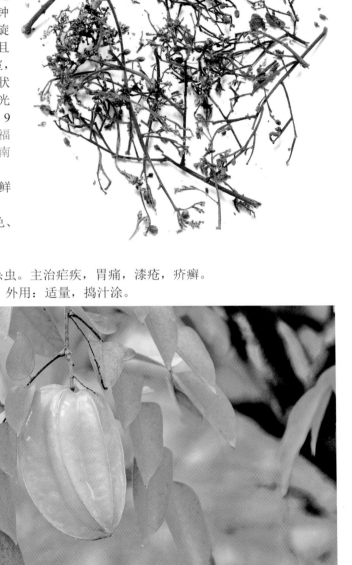

土荆芥

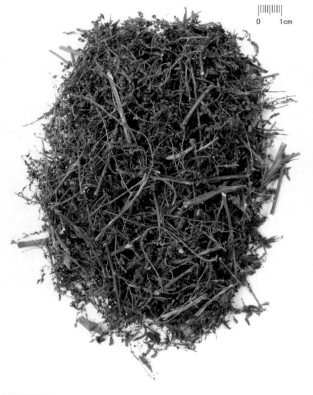

别名 鹅脚草、钩虫草、洋蚂蚁草。

来源 为藜科植物土荆芥 *Chenopodium ambrosioides* L. 的带果穗全草。

原植物 一年生或多年生直立草本，高 50～80cm，有强烈气味。茎直立，有棱，多分枝，被腺毛或无毛。单叶互生，具短柄；叶片披针形，下部的叶边缘有不规则钝齿，上部的叶较小，为线形，全缘，上面绿色，下面有腺点，揉之有特殊香气。穗状花序腋生；花小，绿色，两性或雌性，3～5 朵簇生于叶腋；花被 5 裂，果时常闭合；雄蕊 5；花柱不明显，柱头 3，伸出花被外。胞果扁球形，包于花被内。种子黑色或暗红色，平滑，有光泽。花期 8～9 月，果期 9～11 月。生于旷野、路旁、河岸和溪边。分布于我国华东、中南、西南等地，北方各地常有栽培。

采收加工 8 月下旬至 9 月下旬收割全草，摊放在通风处或捆束悬挂阴干，避免日晒及雨淋。

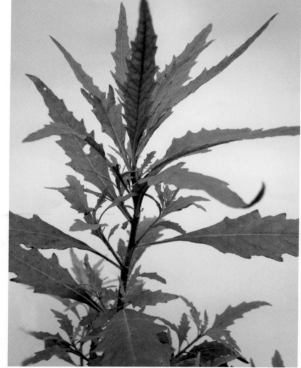

药材性状 全草黄绿色，茎上有柔毛。叶皱缩破碎，叶缘常具稀疏不整齐的钝锯齿；上表面光滑，下表面可见散生油点；叶脉有毛。花着生于叶腋。胞果扁球形，外被一薄层囊状而具腺毛的宿萼。种子黑色或暗红色，平滑，直径约 0.7mm，具强烈而特殊的香气。味辣而微苦。

性味归经 味辛、苦，性微温，有毒。归脾经。

功能与主治 祛风除湿，杀虫止痒，活血消肿。主治钩虫病，蛔虫病，蛲虫病，头虱，皮肤湿疹，疥癣，风湿痹痛，经闭，痛经，口舌生疮，咽喉肿痛，跌打损伤，蛇虫咬伤。

用法用量 外用：适量，煎水洗或捣敷。内服：煎汤，3～9 克。

注意事项 虚弱、营养不良者慎用。孕妇忌服。

犁头尖

别名 芋头草、犁头草、三角青、山半夏、金半夏。

来源 为天南星科植物犁头尖 *Typhonium divaricatum* (L.) Decne. 的块茎及全草。

原植物 多年生草本。块茎近球形、椭圆形，褐色，具环节，节间有黄色根迹，颈部生长的黄白色纤维状须根，散生疣状芽眼。幼株叶1～2，叶片深心形、卵状心形至戟形，多年生植株叶4～8枚，叶柄基部鞘状，淡绿色；叶片戟状三角形，绿色。花序柄单一，直立；佛焰苞管部绿色，檐部绿紫色，卷成长角状，盛花时卵状长披针形，内面深紫色，外面绿紫色；肉穗花序无柄；雌花序圆锥形；中性花序淡绿色；雄花序橙黄色；附属器具强烈的粪臭，鼠尾状，近直立；浆果卵圆形。花期5～7月。生于地边、草坡、石隙中。分布于我国西南及浙江、福建、广东、广西等地。

采收加工 秋季采挖，洗净，鲜用或晒干。

药材性状 块茎长圆锥形，直径为0.3～1cm，表面褐色，栓皮薄，不易剥落，稍有皱纹。芽痕多偏向一侧，须根痕遍布全体，并有多数外凸的珠芽痕。

性味归经 味苦、辛、麻，性温，有毒。归肝、脾经。

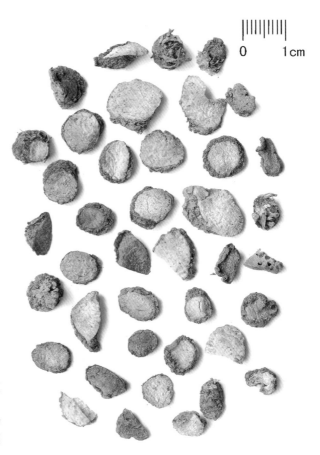

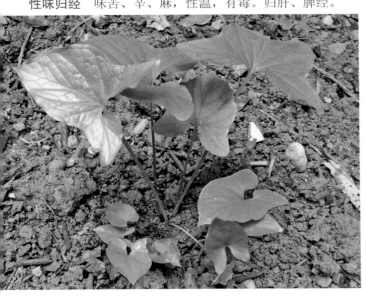

功能与主治 解毒消肿，散瘀止血。主治痈疽疔疮，无名肿毒，瘰疬，血管瘤，疥癣，毒蛇咬伤，蜂蜇伤，跌打损伤，外伤出血。

用法用量 外用：适量，捣敷；或研末撒；或磨涂。

注意事项 一般外用，不作内服。

断肠草

别名 钩吻、大茶藤。

来源 为马钱科植物胡蔓藤 *Gelsemium elegans* (Gardn. et Champ.) Benth. 的全株。

原植物 常绿藤本，长3～12m。枝光滑，幼枝具细纵棱。单叶对生；具短柄；叶片卵状长圆形至卵状披针形；全缘。聚伞花序多顶生，三叉分枝，苞片2；萼片5，分离；花小，黄色；雄蕊5；子房上位，2室，花柱丝状，柱头4裂。蒴果卵状椭圆形，下垂，基部有宿萼，果皮薄革质。种子长圆形，具刺状突起，边缘有翅。花期5～11月，果期7月至翌年2月。生于向阳山坡、路边草丛或灌丛中。分布于浙江、江西、福建、湖南、广东、海南、广西、贵州、云南等地。

采收加工 全年均可采收，切段，晒干或鲜用。

药材性状 茎呈圆柱形，直径0.5～5cm，外皮灰黄色至黄褐色，具深纵沟及横裂隙；幼茎较光滑，黄绿色或黄棕色，具细纵纹及纵向椭圆形突起的点状皮孔。节稍膨大，可见叶柄痕。质坚，不易折断，断面不整齐，皮部黄棕色，木部淡黄色，具放射状纹理，密布细孔，髓部褐色或中空。叶不规则皱缩，完整者展平后呈卵形或卵状披针形，叶脉于下面突起，上面灰绿色至淡棕褐色，下面色较浅。气微，味微苦，有毒。

性味 味辛、苦，性温，有大毒。

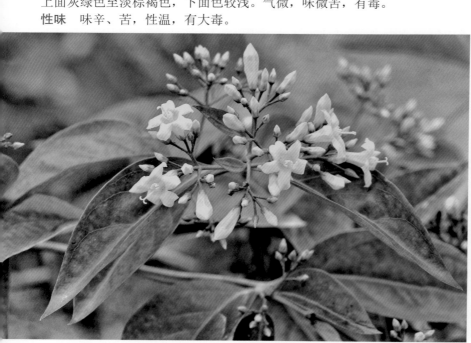

功能与主治 祛风攻毒，散结消肿，止痛。主治疥癞，湿疹，瘰疬，痈肿，疔疮，跌打损伤，风湿痹痛，神经痛。

用法用量 外用：适量，捣敷；或煎水洗；或研末调敷。

注意事项 本品有剧毒，只作外用，禁止内服。

白饭树

别名 盐桑树、鹊饭树、白鱼眼。

来源 为大戟科植物白饭树 *Flueggea virosa* (Roxb. Ex Willd.) Voigt 的叶。

原植物 落叶灌木，高1～4m。全株无毛。茎嫩时绿色，老时红褐色；小枝具纵棱。单叶互生；托叶2，近二角形；叶长圆状倒卵形至椭圆形，先端钝而有小尖头，基部宽楔形，上面绿色，下面带苍白色；侧脉5～7对。花单性异株，极少同株；雄花多数，淡黄色，组成稠密、腋生的花簇，花梗纤细，近卵形，基部连合，无花瓣，雄蕊5，与花盘腺体互生，伸出于花萼之上，花丝淡黄色，花药圆形，退化雌蕊3，线形，基部连合，先端弯曲或2～3裂；雌花单生或少数簇生于叶腋，花萼5，形似雄花花萼；花盘杯状，边缘具齿缺；子房卵形，3室，着生于花盘上，花柱3，稍扁。蒴果浆果状，近球形，顶梢压扁，未熟时果皮绿色，全熟时乳白色，肉质，状似鱼眼，有3个2裂的分果。花期3～8月。果期7～12月。生于疏林或灌丛中。分布于福建、台湾、湖北、湖南、广东、海南、广西、贵州、云南等地。

采收加工 全年均可采收，多为鲜用。

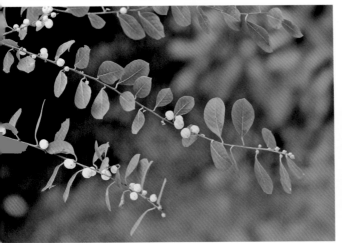

药材性状 单叶，叶柄长3～6mm，叶片近革质，长圆状倒卵形至椭圆形，长1～5cm，宽1～3.5cm，先端钝圆而有极小的凸尖，基部楔形，边缘全缘，上面绿色，下面苍白色。气微，味苦，微涩。

性味 味苦、微涩，性凉，小毒。

功能与主治 祛风除湿，清热解毒，杀虫止痒。主治风湿痹痛，疮疖脓肿，湿疹瘙痒。

用法用量 内服：煎汤，15～30克。外用：适量，煎水洗。

山菅兰

别名 碟碟草、山交剪、绞剪草、假射干。

来源 为百合科植物山菅兰 *Dianella ensifolia* (L.) DC. 的根茎或全草。

原植物 草本，高 0.8～1.5m。具根茎。叶 2 列状排列，条状披针形，基部鞘状套折，先端长渐尖，边缘和沿叶背中脉具细锐齿。总状花序组成顶生圆锥花序，分枝疏散；花淡黄色、绿白色至淡紫色；具长短不一的花梗；花被片 6，长圆状披针形，开展，内轮的具 5 脉，外轮的具 5～7 脉；雄蕊 6，花丝极厚，花药线形，暗棕色，2 孔裂；子房 3 室，近圆形，花柱线状，柱头不明显的 3 裂。浆果卵圆形，蓝紫色，光滑；种子 5～6 颗，黑色。花期 6～8 月，果期 7～9 月。生于林下、山坡或草丛中。分布于我国西南及浙江、江西、福建、广东、海南、广西等地。

采收加工 全年均可采收，洗净，鲜用。

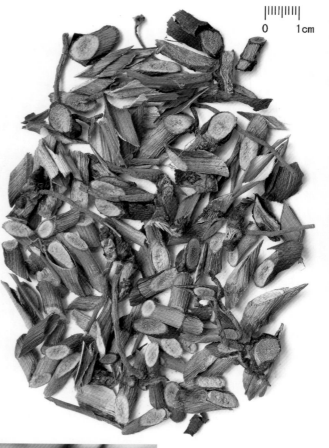

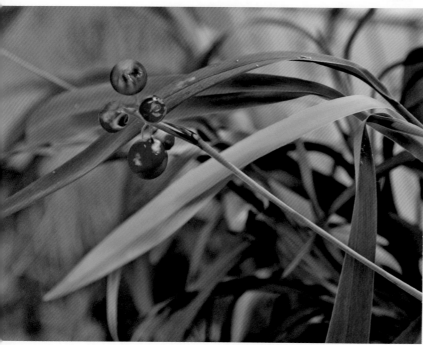

药材性状 全草长 0.6～1.5m。具根茎。叶条状披针形，淡绿色。饮片一般为切成 1～2cm 的小段，根茎或茎圆柱形，有纵棱，淡黄色或淡棕色。味辛。

性味 味辛，性温，有毒。

功能与主治 拔毒消肿，散瘀止痛。主治瘰疬，痈疽疮癣，跌打损伤。

用法用量 外用：适量，捣敷或研粉醋调敷。

注意事项 禁止内服。

马鞭草

别名 铁马鞭、土荆芥。

来源 为马鞭草科植物马鞭草 *Verbena officinalis* L. 的干燥地上部分。

原植物 多年生草本，植株高 30 ～ 120cm。茎呈方柱形，节及枝上有硬毛。叶对生；叶片卵圆形；基生叶的边缘通常有粗锯齿及缺刻；茎生叶多为3深裂，裂片边缘有不整齐锯齿，两面均被硬毛。穗状花序顶生及腋生，细弱；花小，初密集，结果时疏离；花萼管状，膜质，有5棱，具5齿；花冠淡紫色至蓝色，花冠管直或弯，先端5裂；雄蕊4，着生于花冠管的中部，花丝短。果长圆形，包于宿萼内，成熟后4瓣裂。花期6～8月，果期7～9月。生于山坡、路边、溪旁或林边。分布于我国中南、西南及山西、陕西、甘肃、新疆、江苏、安徽、浙江、江西、福建。

采收加工 6 ～ 8月花开时采割，除去杂质，晒干。

药材性状 茎呈方柱形，多分枝，四面有纵沟，长0.5 ～ 1m；表面绿褐色，粗糙；质硬而脆，断面有髓或中空。叶对生，皱缩，多破碎，绿褐色，完整者展平后叶片3深裂，边缘有锯齿。穗状花序细长，有小花多数。气微，味苦。

性味归经 味苦，性凉。归肝、脾经。

功能与主治 活血散瘀，截疟，解毒，利水消肿。主治癥瘕积聚，经闭痛经，疟疾，喉痹，痈肿，水肿，热淋。

用法用量 内服：煎汤，15 ～ 30克。外用：适量，捣敷或煎水洗。

注意事项 孕妇慎服。

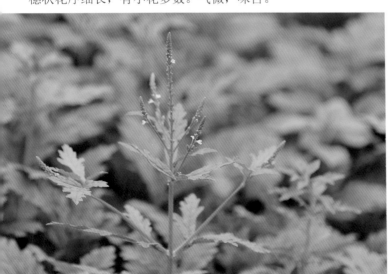

喜树果

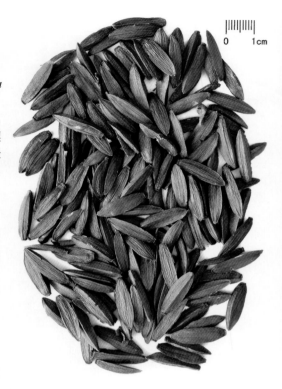

别名 旱莲、水桐树、野芭蕉。

来源 为蓝果树科植物喜树 *Camptotheca acuminate* Decne. 的果实。

原植物 落叶乔木，高20～25m。树皮灰色。叶互生，纸质，长卵形，先端渐尖，基部宽楔形，全缘或微呈波状，上面亮绿色，下面淡绿色，疏生短柔毛，脉上较密。花单性同株；多数排成球形头状花序，雌花顶生，雄花腋生；苞片3，两面被短柔毛；花萼5裂，边缘有纤毛；花瓣5，淡绿色，外面密被短柔毛；花盘微裂；雄花有雄蕊10，两轮，外轮较长；雌花子房下位，花柱2～3裂。瘦果窄长圆形，先端有宿存花柱，有窄翅。花期4～7月，果期10～11月。生于林缘、溪边或栽培于庭院、道旁。分布于我国西南及江苏、浙江、江西、福建、台湾、湖北、湖南、广东、广西等地。

采收加工 果实于10～11月成熟时采收，晒干。

药材性状 果实窄长圆形，长2～2.5cm，宽5～7mm，先端尖，有柱头残基；基部变狭，可见着生在花盘上的椭圆形凹点痕，两边有翅。表面棕色至棕黑色，微有光泽，有纵皱纹，有时可见数条角棱和黑色斑点。质韧，不易折断，断面纤维性，内有种子1粒，干缩成细条状。气微，味苦。

性味归经 味苦、辛，性寒，有毒。归脾、胃、肝经。

功能与主治 清热解毒，散结消癥。主治食管癌，贲门癌，胃癌，肠癌，肝癌，白血病，牛皮癣，疮肿。

用法用量 内服：煎汤，3～9克。

注意事项 不宜过量。

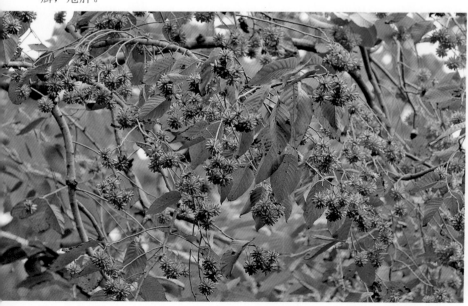

长春花

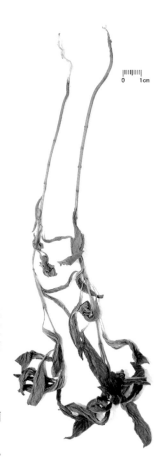

别名 雁来红、四时春、五色梅、四时花。

来源 为夹竹桃科植物长春花 *Catharanthus roseus*（L.）G. Don 的干燥全草。

原植物 半灌木或多年生草本，高达60cm。茎近方形，有条纹；节明显。叶对生，膜质，倒卵状长圆形，先端浑圆，有短尖头，基部广楔形渐狭而成叶柄。聚伞花序腋生或顶生，有花2～3朵；花萼萼片披针形或钻状渐尖；花冠红色，高脚碟状，花冠筒圆筒状，喉部紧缩，雄蕊着生于花冠筒上半部，但花药隐藏于花喉之内，与柱头离生；花盘由2片舌状腺体所组成，子房由2枚离生心皮组成，花柱丝状，柱头头状。蓇葖果2个，直立，外果皮厚、纸质。种子黑色，长圆筒形，两端截形，具有颗粒状小瘤凸起。花期、果期几乎全年。我国华东、中南、西南有栽培。

采收加工 9月下旬至10月上旬采收，选晴天收割地上部分，先切除植株茎部木质化硬茎，再切成小段，晒干。

药材性状 全草长30～50cm。主根圆锥形，略弯曲。茎枝绿色或红褐色，类圆柱形，有棱。折断面纤维性，髓部中空。叶对生，皱缩，展平后呈倒卵状长圆形，深绿色或绿褐色，羽状脉明显；叶柄甚短。枝端或叶腋有花，花冠高脚碟形，淡红色或紫红色。气微，味微甘、苦。

性味归经 味苦，性寒，有毒。归肝、肾经。

功能与主治 解毒抗癌，清热平肝。主治多种癌肿，高血压病，痈肿疮毒，烫伤。

用法用量 内服：煎汤，5～9克；或将提取物制成注射剂静脉注射。外用：适量，捣敷或研末调敷。

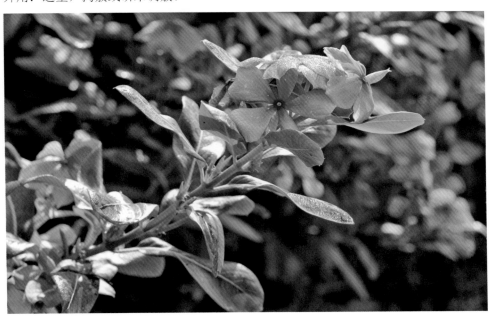

夹竹桃叶

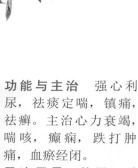

别名 水甘草、白羊桃、柳竹桃。

来源 为夹竹桃科植物夹竹桃 *Nerium indicum* Mill. 的叶及枝皮。

原植物 常绿直立大灌木，高达5m。全株含水液，无毛，枝条灰绿色。叶3～4枚轮生，下枝为对生，叶柄扁平，基部稍宽；叶片窄披针形，先端急尖，基部楔形，叶缘反卷；表面深绿色，背面淡绿色，有多数洼点；侧脉扁平，密生而平行。顶生聚伞花序；苞片披针形，花萼5深裂，红色；花冠深红色或粉红色，花冠裂片5，倒卵形；雄蕊5，着生于花冠筒中部以上，花丝短，花药箭头状；无花盘，心皮2，离生，柱头近圆球形。蓇葖果2，离生，平行或并联，长圆形，两端较窄，绿色，无毛，具细纵条纹。种子长圆形，褐色，种皮被锈色短柔毛。花期几乎全年，果期一般在冬、春季。全国各地均有栽培，尤以南方为多。

采收加工 对2～3年生以上的植株，结合整枝修剪，采集叶片及枝皮，晒干或烘干。

药材性状 叶窄披针形，长可达15cm，宽约2cm，先端渐尖，基部楔形，全缘稍反卷，上面深绿色，下面淡绿色，主脉于下面凸起，侧脉细密而平行；叶柄长约5mm，厚革质而硬。气特异，味苦，有毒。

性味归经 味苦，性寒，大毒。归心经。

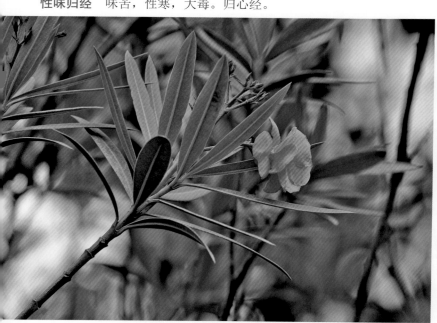

功能与主治 强心利尿，祛痰定喘，镇痛，祛癣。主治心力衰竭，喘咳，癫痫，跌打肿痛，血瘀经闭。

用法用量 外用：适量，捣敷。内服：煎汤，0.3～0.9克。

注意事项 孕妇禁服。不宜多服久服。

猕猴桃

别名 藤梨、木子、猕猴梨、羊桃、甜梨。

来源 为猕猴桃科植物中华猕猴桃 *Actinidia chinensis* Planch. 的成熟果实。

原植物 藤本。幼枝赤色，密被灰棕色柔毛，老枝无毛；髓大，白色，片状。单叶互生；叶柄长达6cm，密被灰棕色柔毛；叶片纸质，圆形、卵圆形或倒卵形，长5～17cm，顶端突尖、微凹或平截，基部阔楔形至心脏形，边缘有刺毛状齿，上面暗绿色，仅叶脉有毛，下面灰白色，密被灰棕色星状绒毛。花单生或数朵簇生于叶腋；单性花，雌雄异株或单性花与两性花共存；花瓣5，稀为4，或多至6～7片，刚开放时呈乳白色，后变黄色。浆果卵圆形或长圆形，长3～5cm，密被棕色长毛，有香气。种子黑色。花期6～7月，果熟期8～9月。生长于山地林间或灌丛中。分布于中南及陕西、四川、贵州、云南、江苏、安徽、浙江、江西、福建等地。

采收加工 9月中、下旬至10月上旬采摘成熟果实，鲜用或晒干用。

药材性状 浆果近球形、圆柱形，倒卵形或椭圆形，长4～6cm。表面黄褐色或绿褐色，被茸毛、长硬毛或刺毛状长硬毛，有的秃净，具小而多的淡褐色斑点，先端喙不明显，微尖，基部果柄长1.2～4cm，宿存萼反折；果肉外部绿色，内部黄色。种子细小，长2.5mm。气微，味酸、甘、微涩。

性味归经 味酸、甘，性寒。归胃、肝、肾经。

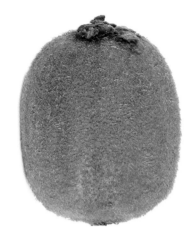

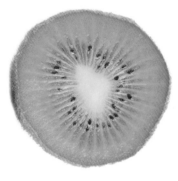

功能与主治 解热，止渴，健胃，通淋。主治烦热，消渴，肺热干咳，消化不良，湿热黄疸，石淋，痔疮。

用法用量 内服：煎汤30～60克；或生食。

注意事项 脾胃虚寒者慎服。

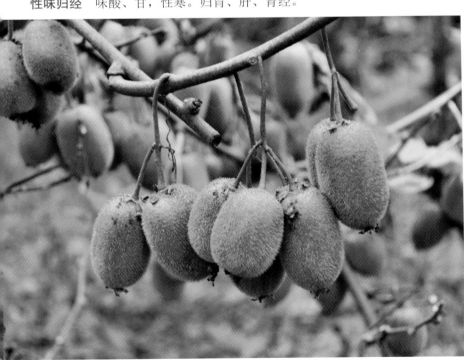

凉薯

别名 土萝卜、草瓜茹、豆薯。

来源 为豆科植物豆薯 *Pachyrhizus erosus* (L.) Urban 的块根。

原植物 一年生草质藤本。块根肉质肥大，圆锥形或纺锤形，肉白色，味甜多汁。茎缠绕状。三出复叶，互生；顶端小叶菱形，两侧小叶卵形或菱形，先端锐尖，上部呈数浅裂，中部以下全缘，基部阔楔形，两面均有毛。总状花序生于枝端，有花约10朵；苞片小，卵形；花萼钟形，绿色有毛，先端5裂。裂片披针形，蝶形花冠，蓝紫色或淡紫红色，旗瓣近圆形，先端微凹，基部两侧有耳，翼瓣稍呈倒卵形，基部有两爪，龙骨瓣分离；雄蕊10，二体；子房长柱形而扁，有毛，花柱内弯，柱头圆形。荚果扁平，表面有绒毛，褐色，开裂；种子5～10颗，近方形而扁，棕褐色，平滑，有光泽。花期7～9月，果期10～11月。生于酸性的黏质土壤，为栽培种。分布于江苏、安徽、浙江、江西、福建、台湾、湖北、湖南、广东、海南、广西、四川、贵州、云南等地。

采收加工 秋季采挖，通常鲜用，或晒干。

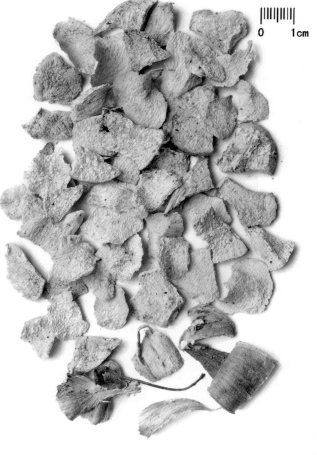

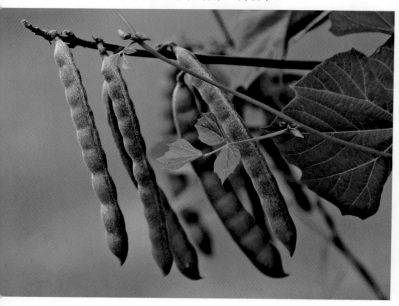

药材性状 块根纺锤形或扁球形，有的凹陷呈瓣状，长5～20cm，直径可达20cm，表面黄白色或棕褐色，肥厚肉质，鲜时外皮易撕去，内面白色，水分较多，干品粉白色，粉性足。气微，味甘。

性味 味甘，性凉。

功能与主治 清肺生津，利尿通乳，解酒毒。主治肺热咳嗽，肺痈，中暑烦渴，消渴，乳少，小便不利。

用法用量 内服：生啖，120～250克，或煮食。

中文名称索引

671